普通高等医学院校护理学类专业第二轮教材

外科护理学

（第2版）

（供护理学类专业用）

主　编　李惠萍　田建丽

副主编　韩江英　陈树军　武江华　林　静　李　领　邓　英

编　者　（以姓氏笔画为序）

王　岚（天津医科大学）

王　颖（承德医学院）

王广玲（南京医科大学第一附属医院）

王景艳（河北大学附属医院）

邓　英（湖南中医药大学附属宁乡医院）

田建丽（承德医学院）

付丽丽（长治医学院附属和平医院）

刘　佳（贵州中医药大学第二附属医院）

孙竹梅（华北理工大学）

李　成（江西中医药大学）

李　领（海南医学院）

李惠萍（安徽医科大学）

豆欣蔓（兰州大学）

张　婷（安徽医科大学）

张传坤（济宁医学院）

陈树军（滨州医学院烟台附属医院）

武江华（山东第一医科大学）

林　静（承德医学院附属医院）

周　燕（河北工程大学）

周丽华（皖南医学院第一附属医院）

桑梅洁（河北中医学院）

韩江英（安徽医科大学）

樊　华（中国科学技术大学附属第一医院）

霍　蕊（蚌埠医学院第一附属医院）

中国健康传媒集团

中国医药科技出版社

内容提要

本书是“普通高等医学院校护理学类专业第二轮教材”之一，根据本套教材编写总体思路与原则，结合外科护理学教学大纲的基本要求和课程特点编写而成。全书分上、下两篇，主要内容包括上篇的水电解质及酸碱失衡、休克、麻醉、围手术期护理及下篇的颅脑疾病、胸肺疾病、腹部疾病、泌尿外科疾病、骨科疾病等病人的护理内容。本教材设有“学习目标”“案例引导”“知识链接”“本章小结”“目标检测”等模块。同时配套有“医药大学堂”在线学习平台，即纸质教材融合电子教材、教学配套资源（PPT、视频、微课、图片、动画等）、题库系统、数字化教学服务（在线学习、在线作业、在线考试），从而使教材内容更加立体化、多样化，易教易学。本教材具有符合教学规律、紧密结合临床实际、针对性及适用性强的特点。

本教材主要供全国普通高等医学院校护理学类专业师生教学使用，也可作为护理工作人员继续教育的参考读本。

图书在版编目（CIP）数据

外科护理学/李惠萍，田建丽主编．—2版．—北京：中国医药科技出版社，2022.8

普通高等医学院校护理学类专业第二轮教材

ISBN 978-7-5214-3221-3

Ⅰ.①外…　Ⅱ.①李…②田…　Ⅲ.①外科学-护理学-医学院校-教材　Ⅳ.①R473.6

中国版本图书馆CIP数据核字（2022）第081563号

美术编辑　陈君杞

版式设计　友全图文

出版　**中国健康传媒集团**｜中国医药科技出版社

地址　北京市海淀区文慧园北路甲22号

邮编　100082

电话　发行：010-62227427　邮购：010-62236938

网址　www.cmstp.com

规格　889mm×1194mm $^{1}/_{16}$

印张　30

字数　1250千字

初版　2016年8月第1版

版次　2022年8月第2版

印次　2022年8月第1次印刷

印刷　三河市万龙印装有限公司

经销　全国各地新华书店

书号　ISBN 978-7-5214-3221-3

定价　89.00元

出版说明

为了贯彻《中共中央、国务院中国教育现代化2035》“加强创新型、应用型、技能型人才培养规模”的战略任务要求，落实《国务院办公厅关于加快医学教育创新发展的指导意见》，紧密对接新医科建设对医学教育改革的新要求，满足新时代医疗卫生事业对人才培养的新需求，中国医药科技出版社在教育部、国家药品监督管理局的领导下，通过走访主要院校对2016年出版的全国普通高等医学院校护理学类专业“十三五”规划教材进行了广泛征求意见，有针对性地制定了第2版教材的出版方案，旨在赋予再版教材以下特点。

1.立德树人，融入课程思政

把立德树人贯穿、落实到教材建设全过程的各方面、各环节。课程思政建设应体现在知识技能传授中厚植爱国主义情怀，加强品德修养、增长知识见识、培养奋斗精神灌输，不断提高学生思想水平、政治觉悟、道德品质、文化素养等。医学教材着重体现加强救死扶伤的道术、心中有爱的仁术、知识扎实的学术、本领过硬的技术、方法科学的艺术的教育，培养医德高尚、医术精湛的人民健康守护者。

2.精准定位，培养应用人才

体现《国务院办公厅关于加快医学教育创新发展的指导意见》“立足基本国情，以服务需求为导向，以新医科建设为抓手，着力创新体制机制，分类培养研究型、复合型和应用型人才”的医学教育目标，结合医学教育发展“大国计、大民生、大学科、大专业”的新定位，注重人才培养应从疾病诊疗提升拓展为预防、诊疗和康养，以健康促进为中心，服务生命全周期、健康全过程的转变，精准定位教材内容和体系。教材编写应体现以医疗卫生事业需求为导向，以岗位胜任力为核心，以培养医工、医理、医文学科交叉融合的高素质、强能力、精专业、重实践的本科护理人才培养目标。

3.适应发展，优化教材内容

教材内容必须符合行业发展要求：体现医疗机构对护理人才在临床实践能力、沟通交流能力、服务意识和敬业精神等方面的要求；体现临床程序贯穿于教学的全过程，培养学生的整体临床意识；体现国家相关执业资格考试的有关新精神、新动向和新要求；注重吸收行业发展的新知识、新技术、新方法，体现学科发展前沿，并适当拓展知识面，为学生后续发展奠定必要的基础；满足以学生为中心而开展的各种教学方法的需要，充分发挥学生的主观能动性。

4.遵循规律，注重“三基”“五性”

教材内容应注重“三基”（基本知识、基础理论、基本技能）、“五性”（思想性、科学性、先进性、启发性、适用性）；“内容成熟、术语规范、文字精炼、逻辑清晰、图文并茂、易教易学”；注意“适用性”，即以普通高等学校医学教育实际和学生接受能力为基准编写教材，满足多数院校的教学需要。

5. 创新模式，提升学生能力

在不影响教材主体内容的基础上要保留“案例引导”“学习目标”“知识链接”“目标检测”模块，去掉“知识拓展”模块。进一步优化各模块的内容，培养学生理论联系实践的实际操作能力、创新思维能力和综合分析能力；增强教材的可读性和实用性，培养学生学习的自觉性和主动性。

6. 丰富资源，优化增值服务内容

搭建与教材配套的中国医药科技出版社在线学习平台“医药大学堂”（数字教材、教学课件、图片、视频、动画及练习题等），实现教学信息发布、师生答疑交流、学生在线测试、教学资源拓展等功能，促进学生自主学习。

本套教材凝聚了省属院校高等教育工作者的集体智慧，体现了凝心聚力、精益求精的工作作风，谨此向有关单位和个人致以衷心的感谢！

尽管所有参与者尽心竭力、字斟句酌，教材仍然有进一步提升的空间，敬请广大师生提出宝贵意见，以便不断修订完善！

普通高等医学院校护理学类专业第二轮教材

建设指导委员会

李惠萍（安徽医科大学）

肖洪玲（天津中医药大学）

张　瑛（长治医学院）

张春玲（贵州中医药大学）

陈　廷（济宁医学院）

罗　玲（重庆医科大学）

周谊霞（贵州中医药大学）

房民琴（三峡大学第一临床医学院）

赵　娟（承德医学院）

赵春玲（西南医科大学）

钟志兵（江西中医药大学）

洪静芳（安徽医科大学）

徐旭东（济宁医学院）

郭先菊（长治医学院）

龚明玉（承德医学院）

梁　莉（承德医学院）

董志恒（北华大学基础医学院）

雷芬芳（邵阳学院）

魏秀红（潍坊医学院）

杨　渊（湖南医药学院）

宋维芳（山西医科大学汾阳学院）

张凤英（承德医学院）

张银华（湖南中医药大学）

武志兵（长治医学院）

金荣疆（成都中医药大学）

单伟颖（承德护理职业学院）

孟宪国（山东第一医科大学）

赵秀芳（四川大学华西第二医院）

柳韦华（山东第一医科大学）

钟清玲（南昌大学）

徐　刚（江西中医药大学）

徐富翠（西南医科大学）

黄文杰（湖南医药学院）

章新琼（安徽医科大学）

彭德忠（成都中医药大学）

蒋谷芬（湖南中医药大学）

潘晓彦（湖南中医药大学）

数字化教材编委会

主　编　李惠萍　田建丽　武江华

副主编　韩江英　陈树军　林　静　李　领　邓　英

编　者　（以姓氏笔画为序）

王　岚（天津医科大学）

王　颖（承德医学院）

王广玲（南京医科大学第一附属医院）

王景艳（河北大学附属医院）

邓　英（湖南中医药大学附属宁乡医院）

田建丽（承德医学院）

付丽丽（长治医学院附属和平医院）

刘　佳（贵州中医药大学第二附属医院）

孙竹梅（华北理工大学）

李　成（江西中医药大学）

李　领（海南医学院）

李惠萍（安徽医科大学）

豆欣蔓（兰州大学）

张　婷（安徽医科大学）

张传坤（济宁医学院）

陈树军（滨州医学院烟台附属医院）

武江华（山东第一医科大学）

林　静（承德医学院附属医院）

周　燕（河北工程大学）

周丽华（皖南医学院第一附属医院）

桑梅洁（河北中医学院）

韩江英（安徽医科大学）

樊　华（中国科学技术大学附属第一医院）

霍　蕊（蚌埠医学院第一附属医院）

PREFACE 前　言

《外科护理学》第2版在继承前一版教材编写思想、经验和模式的基础上，根据普通高等医学院校护理学类专业第二轮教材编写总体思想和原则，紧密结合临床护理现状和需求，以病人为中心，以人的健康为根本，以整体护理观为指导，以护理程序为框架，结合我国临床护理现状和需求，体现服务生命全周期、健康全过程的护理理念。强调与护理岗位胜任力相对接，在注重基本知识、基本理论、基本技能的基础上，加强人文关怀、评判性思维及临床综合分析能力的培养，力求体现思想性、科学性、启发性、先进性和适用性。本教材主要供护理学类专业师生教学使用，也可作为护理工作人员继续教育的参考读本。

本教材分上、下两篇，共四十八章，全书内容简明扼要，准确地把握了教材内容的深度和广度，坚持以"必需、够用"为度，实用性强。在编写内容安排上，力求突出外科护理学的专业特点，既有总论的外科护理共性内容，又有各论的个性化内容，各论内容仍按人体解剖结构顺序，以符合学生学习认知思维。将显微外科病人护理调整到骨科手外伤及断肢（指）再植章节内容中；鉴于微创外科已在临床普遍开展，这部分内容在各章节中具体体现，不再单独设置章节；删除了皮肤性病学、运动系统慢性损伤病人护理，使教材更加精练、实用及更具针对性；删除章节前的解剖生理概述，减少教材的重复内容，也鼓励培养学生自主学习的能力。外科护理技能相关内容在各章节中力求体现，有助于学生学习并掌握外科护理基本技能；新增了食管运动功能障碍、骨科常用诊疗技术及护理，以适应目前外科临床的发展。

在编写体例结构上，每章均设"学习目标"，从知识、技能、素质三个方面帮助学生明确学习要求；"案例导入"引导学生进入临床情境中，培养临床思维及人文关怀和职业素养，正文包括疾病概述、护理评估、护理诊断/问题、护理目标、护理措施、护理评价等方面，有助于学生形成整体护理意识；文中插入"知识链接"，内容涉及学科进展、创新理论、科学证据、循证指南、历史回顾等多个方面，以拓宽读者的知识面；章末设"本章小结"，帮助学生梳理和总结整章内容；并设"目标检测"，帮助学生复习和巩固已学的知识，以达到温故知新的目的。全书图文并茂，有利于学生理解和记忆。

为了培养学生自主学习能力，帮助学生进一步学习和掌握外科护理学的知识和技能，编者们依据主教材编制了配套"医药大学堂"在线学习平台的数字化学习资源，包括外科护理学知识点的疏理、视频、课件、习题、微课、动画、图片等，以增强教材的趣味性、多样性、可读性，读者可通过扫描教材中二维码或登录平台等方式阅读及应用资源，巩固所学内容。营造交互性、开放性的教学环境，满足线下线上融合教学需求，促进学生自主学习。

鉴于现代科学技术的飞速发展和各生命学科的广泛融合渗透，为保证教材内容的"新、精、准"，本教材编写过程中编者参考国内《外科学》《外科护理学》等有关教材和专著，吸取了本学科的最新科研成果，同时本教材得到编者所在学校领导、参编院校及医院等多方的大力支持，在此一并表示诚挚的谢意！

本教材的24位编者来自全国21所大学、医学院和医院，既有护理教育专家，也有临床护理专家，具有广泛的代表性和权威性。为了保证教材质量，编者们在广泛调研基础上，讨论制订编写大纲，按计划认真编写，交叉审稿，再由副主编、主编反复审阅修改，最后集体讨论定稿。由于受编者水平所限，书中难免存在不足之处，敬请读者批评指正。

编　者
2022年3月

目　录 CONTENTS

上篇　总论

下篇 各论

上篇　总论

第一章　绪　论

PPT

学习目标

知识目标：

1. 掌握　外科护理学的概念和范畴。
2. 熟悉　外科护士具备的素质。
3. 了解　外科护理学的发展。

技能目标：

学会外科护理学的学习方法。

素质目标：

具有明确的学习目的和良好的职业素养。

第一节　外科护理学的概述

一、外科护理学的概念与范畴

外科护理学是阐述和研究如何对外科病人进行整体护理的一门临床护理学科。其研究范畴是损伤、感染、肿瘤、畸形、梗阻和功能障碍等疾病病人的护理。研究的内容包括如何配合医师对这些外科病人进行治疗，根据病人的身心、社会和精神文化等需要，以健康为中心，以护理程序为框架，提供个性化的整体护理。它以医学基础理论、外科学基础理论及护理学基础理论与技术为基础，涉及护理心理学、护理伦理学和社会学等人文学科的知识。

外科护理学是在外科领域中对病人实施护理的学科，其与外科学有着紧密的联系。随着医学科学的发展，人们对人体各系统、各器官疾病的病因和病理方面获得比较明确的认识，加之诊断方法和手术技术不断改进，现代外科学的范畴也不断更新。外科护理学的范畴依据外科学的发展和范畴而定，外科学是医学科学的一个重要组成部分，它的范畴是在整个医学的历史发展中形成，并且不断更新变化的。

二、外科护理学的发展

外科护理学的发展与外科学的发展密不可分，是人们长期与疾病作斗争的经验总结，其进展由社会各个历史时期的生产和科学技术发展所决定。

我国医学史上外科开始很早，公元前14世纪，商代的甲骨文中就有“疥”“疮”等字的记载。在周代，外科已成为独立的学科，外科医师被称为“疡医”。秦汉时期的医学名著《黄帝内经》已有“痈疽篇”的外科专章。汉末杰出医学家华佗使用麻沸散麻醉行死骨剔除术、剖腹术等。汉代以后，我国外科手术有了长足进步，在断肠缝合术、血管结扎术、鼻息肉切除术、痔疮切除术、咽部异物探取术等方面取得可喜进步，对外科疾病的认识和治疗水平不断提高，但发展过程漫长且曲折。古代外科学以诊治体表的疾病和外伤为主，期间医学文献记载虽尚未出现“护理”一词，但护理始终相伴相随，服务于病人。

16世纪，欧洲文艺复兴时期，文化、科学、技术全面发展，医学基础研究和临床工作开始启动。17世纪以后，随着现代工业和科学技术的发展，西方外科学迎来重要的发展时期，进一步完善对人体器官解剖结构的认识，相关基础学科如人体解剖学、病理解剖学以及实验外科学等学科的建立，麻醉镇痛、消毒灭菌、止血输血等技术的问世，先后解决了阻碍外科学发展的疼痛、伤口感染、止血与输血等问题，奠定了现代外科学的基础。

1853~1856年，克里米亚战争爆发，现代护理学创始人弗洛伦斯·南丁格尔在前线医院看护伤病员的过程中成功应用清洁、消毒、包扎、换药、改善休养环境，并注重伤病员的心理调节、营养补充等护理手段，使伤病员病死率从42%降至2.2%，充分证实了护理工作在外科疾病病人治疗过程中的独立地位和意义，由此创建了现代护理学，并延伸出外科护理学。1949年后，我国外科护理学的发展与外科学的发展紧密相关。1958年首例大面积烧伤病人的成功抢救，1963年世界首例断指再植在上海的成功实施，20世纪60年代初器官移植的实施等，既体现了外科学的发展，同时也彰显了外科护理学的重要作用，是外科护理学发展的结果。

随着社会生产力和科学技术的进步，医学科学快速发展，外科学也获得了较大的发展。现代外科学在原有基础上拓展了新的领域，如心血管外科、微创技术、机器人的应用等。人工材料与脏器（如组织工程材料、纳米生物材料、人工关节、人工心脏瓣膜等）的应用为外科学的发展提供了新条件，救治了许多以前无法治疗或治愈的病人。免疫学、分子生物学、B超、CT、MRI、PET-CT等诊断技术的应用，进一步提高了外科疾病的诊断水平。

随着科学技术的进步，各种先进医疗设备和器械应用于临床，微创外科得到进一步发展。英国医师Wickhanm于1983年首次提出了微创外科的概念"minimally invasive surgery (MIS)"。直至1987年，法国医师Philipe Mouret成功施行首例腹腔镜胆囊切除术，带动外科领域腔镜手术的发展，腹腔镜手术现几乎覆盖了腹腔、盆腔手术和传统外科的各个领域。1999年美国研制成功达芬奇机器人手术系统（da Vinci surgical system，DVSS），并于2000年正式应用于临床。目前机器人手术逐渐在腹部外科、心胸外科、泌尿外科、妇科等领域得到普及，拓展了传统的腹腔镜微创外科，对病人而言，其创伤小、恢复快，并节省了大量人力、物力，无论是社会效益还是经济效益，都是不可估量的。

在现代外科学广度和深度得到快速发展的同时，外科护理学也紧跟外科学发展的步伐，现代护理观也随之迅猛转变。以现代护理观为指导、以护理程序为核心的整体护理，是根据人的生理、心理、社会、文化、精神等多方面的需要，提供适合人的最佳护理。现代外科学的发展，新的医学模式和现代护理观的确立，使外科护理学在一定的理论基础上不断走向更专、更细、更深，发展日臻完善。

第二节　外科护理学的学习方法与要求

一、以现代护理观指导学习

1977年美国医学家恩格尔（G. L. Engel）提出了生物-心理-社会医学模式，与之相适应的现代护理观也发生了转变，不仅丰富了护理的内涵，也拓展了护理的职能。该模式强调，护理是以人的健康为中心，护理对象不仅是病人，也包括健康人；护理服务范围不仅在医院，还包括家庭和社区。护士承担着多种角色，不仅要帮助和护理病人，还需提供健康教育和康复指导服务。因此，护士是护理的提供者、决策者、管理者、沟通者和研究者，也是教育者。这就要求护士将病人看作是生物、心理、社会、文化、发展的有机统一体，不仅要为病人提供舒适的医疗护理环境，更应提供温馨的心理环境，与病人建立良好的护患关系，调动病人的积极性，使病人主动地参与治疗护理过程，加速康复。由于外科病人手术前常会有各种担心顾虑，因此，手术前的护理重点是与病人建立良好的护患关系，协助完成术前检查、指导病人进行适应性训练、有针对性地讲解有关疾病与手术的相关知识，为病人提供心理支持与疏导，使其从被动接受护理转向主动参与和配合护理。手术后的护理重点则是对病人的病情观察、伤口护理、营养支持、心理护理、疼痛管理和并发症的预防等；对即将出院的病人，则应积极对其健康问题进行指导和宣教，以促进病人康复。

因此，在外科护理实践中，应始终以病人为中心，以现代护理观为指导，以护理程序为框架，通过护理评估收集和分析资料，明确病人现存的和潜在的护理问题，确定护理目标，采取有效的护理措施并评价其效果，为外科病人提供整体护理，最终达到帮助病人恢复健康的目的。

二、注重理论与实践相结合

外科护理学是一门实践性很强的应用性学科，学习过程中必须自觉地运用理论与实践相结合的原则。在掌握解剖学、生理学、药理学等基础知识和认真学习外科护理学基本理论和知识的基础上，积极参加临床实践，将临床经验与理论知识、操作技能紧密结合，勤思考、多动手、细观察，才能透过细微的病情变化看到疾病本质，解决护理实践中的一系列问题。如外科病人手术后，局部解剖关系和生理功能发生变化，术后的护理问题也相应发生改变，护理重点以及护理的首要问题自然也随之转移。即使同一疾病，由于病人身心的差异性，护理问题也可能迥然各异。

这些都提示我们必须综合运用所学的外科护理学知识，结合病人的年龄、性别、社会－文化背景、心理状况、工作性质等，发现和分析病人的护理问题，有针对性地制定护理计划和实施护理措施，促进病人康复。

三、掌握外科护理的发展趋势

进入21世纪后，人类科学技术迅猛发展，科学技术已成为人类社会持续发展的强大推动力。在科学技术高速发展的过程中，外科学得以快速发展。伴随着外科学的发展，外科护理学呈现出特有的发展趋势。

1. 护理专科化发展 伴随着外科学的专业化发展，外科护理学也随之分为不同的专科，更需要相应的专科护士，要求他们既要通晓外科护理，又要在某一领域有护理专长，如肿瘤护理专科护士、器官移植专科护士、伤口造口专科护士、手术室专科护士、急诊急救专科护士、重症监护专科护士等。

2. 快速康复理念的临床应用 快速康复外科理念最先由丹麦哥本哈根的Kehlet教授提出，是将外科、麻醉、护理的最新研究融合的新概念，目的是采用优化的措施，减少病人的创伤应激，促进病人的早期康复。实践表明，快速康复外科可明显改善外科病人的预后，显著加速术后康复进程，目前在国内外得到广泛应用。

3. 微创外科的发展体现以人为本 医学的基本目的是帮助病人解除病痛，恢复健康。“病人付出尽量小的代价而达到同样良好的效果，这是医学史上永恒的主题”。微创外科技术包括腔镜外科技术、内镜外科技术、介入超声技术和介入放射学技术，利用高精尖的图像系统及微型器械，将传统手术操作的创伤减少到最小程度，目前这些技术已应用于外科各个领域。微创外科的发展经历了近百年的历史，从最初对疾病的诊断，发展成现在的涉及几乎所有专科的一种技术；它本身不是一门专科，而是一种科学的思维方式与哲学。微创外科强调在诊断与治疗疾病的全过程，尽可能减轻或不损害机体内环境稳定；强调以人为本，病人至上，治病过程中要从人文关怀出发，在不违背医学原则的基础上，确立以病人为中心的诊疗方案，促进其身心全面康复。

4. 开展科学研究促进学科发展 人工材料的应用、微创技术的开展、手术机器人的运用等大大提高了外科疾病治疗水平，使外科治疗方法向精细、专业、科学、微创等方向发展。外科护士不仅要完成临床护理工作，还要不断地跟踪外科技术发展的前沿动态，探索和研究与外科技术发展相适应的护理新技术、新方法，通过科学研究充实护理理论，指导护理实践，推动外科护理学的发展。

第三节 外科护士的素质要求

随着医学的发展、科学技术的进步、现代护理理念的更新、各学科间的相互渗透和交叉，外科护理学的内涵得到更广阔的外延和发展。外科急诊多、危重病人多、护理操作治疗多、工作强度大；且外科疾病因为创伤、麻醉及手术的影响，病情复杂多变、演变迅速，因此外科护士更需具备良好的素质，这对病人的治疗和康复至关重要。

1. 高尚的道德素质 护士肩负着救死扶伤、促进人类健康的神圣职责。护士要具备崇高的道德素质和无私的奉献精神。作为外科护士，还要有高尚的护理职业风范，爱岗敬业、敬畏生命、热爱生命、全心全意为病人服务的思想，用崇高的职业道德和高度的责任心完成护士的神圣使命。

2. 扎实的业务素质 外科护士必须具备护理工作所需的基本理论、基础知识和基本技能。掌握外科护理的专业知识，具有敏锐的观察力和分析判断能力，能够应用护理程序正确评估，及时发现病人现存的或潜在的护理问题，并协助医师进行有效处理，为病人提供个性化的护理。护理学的发展，如护理学理论的完善、护理技术的研发、护理方法的改进、护理设备的更新等，都需要护理科研的支撑和推动。因此，外科护士要认真钻研业务，不断开拓创新，善于在实践中发现问题、思考问题、解决问题，培养和提高科研能力，推动外科护理学的不断发展。

3. 优秀的人文素质 随着时代的发展和社会文化的进步，护理对象对护理服务的要求越来越高，“以人为本、人文关怀”成为现代护理的主题。要全面提高护理质量，就必须在护理工作中坚持“以人为本”的核心理念，尊重病人、理解病人、关心病人，让病人感受到人文关怀和医学抚慰生命的善意，感触到护理人员全心全意为病人服务的诚意。因此，要求外科护士仪表大方，举止端庄，服装整洁，待人彬彬有礼，对病人具有爱心、耐心、责任心。在护理工作中要关注病人在生理、心理、社会等各方面对健康问题的反应和对护理的需求，真正做到“以人为本”，使护士成为病人心目中名副其实的白衣天使。

4. 良好的身心素质 急诊多、工作强度大是外科护理工作的特点，外科护士经常会面临各种突发及多变的情况，当发生工伤、交通事故等突发事件时，短时间内可能有大批伤员被送达医院并需要立即得到治疗和护理，护理工作负荷骤然加大，这就要求外科护士不仅要具备扎实的业务素质和应急能力，也要具有强健的体魄、饱满的精神状态和过硬的心理素质，时刻保持沉着、冷静、理智，给病人以安全感，积极配合医师做好抢救工作，圆满完成各项护理工作。

随着医学科学的进步、医学模式的转变及护理理念的更新，护理工作的范畴不断扩大，外科护理学的职能也在不断拓宽。作为一名外科护士，只有具备崇高的职业道德素质、扎实的业务素质、优秀的人文素质和良好的身心素质，并不断吸收新知识，提高自身的综合素质，才能适应和推动外科护理学的发展。

（李惠萍）

目标检测

答案解析

简答题

1. 请简述外科护理学的研究范畴。
2. 请简述外科护士应具备的素质。

书网融合……

本章小结

题库

第二章 水、电解质及酸碱平衡失调病人的护理

PPT

学习目标

知识目标：

1. 掌握 等渗性缺水、低钾血症、代谢性酸中毒的病因、临床表现、治疗原则及护理措施。

2. 熟悉 水钠代谢失调、钾代谢失调及酸碱平衡失调的类型、临床特点及护理要点。

3. 了解 体液的组成与分布；体液平衡和酸碱平衡的调节；水钠代谢紊乱和酸碱平衡失调的病理生理；钙、镁、磷代谢异常的护理。

技能目标：

学会应用护理程序为体液和酸碱平衡失调的外科病人提供整体护理。

素质目标：

具有良好的临床思维能力及认真细致的态度。

正常的体液容量、渗透压及电解质、酸碱平衡是维持机体正常代谢、内环境稳定和各器官功能正常的基本保证。创伤、感染等外科疾病及手术均可导致体内水、电解质和酸碱平衡的失调。本章重点介绍等渗性缺水、低钾血症、代谢性酸中毒的临床特点及护理。

案例引导

案例 王女士，48岁，体重52kg。因急性粘连性肠梗阻住院，出现口渴、少尿、脉速，测血压为89/56mmHg。血清电解质检测示血钾浓度3.5mmol/L，血钠浓度138mmol/L；动脉血气分析示pH 7.32，HCO_3^- 12mmol/L。医嘱静脉滴注5%葡萄糖盐水1500ml，10%葡萄糖液3000ml，10%氯化钾40ml，5%碳酸氢钠250ml。

讨论：

1. 该病人发生哪种类型的体液代谢失调？

2. 目前主要的护理诊断/问题是什么？

3. 应该先输注哪种液体？为什么？

第一节 概 述

一、体液的组成及分布

体液由水、电解质、低分子有机化合物及蛋白质等组成，广泛分布于组织细胞内外。人体内体液总量与性别、年龄和脂肪含量有关。由于男性体内的脂肪较女性少，因此成年男性的体液量约为体重的60%，而成年女性的体液量约为体重的50%。婴幼儿的生理特性决定其具有体液总量大（70%～80%）、细胞外液比例高、对水代谢的调节与代偿能力弱等特点。老年人体液总量减少，以细胞内液减少为主。

体液可分为细胞内液（intracellular fluid，ICF）和细胞外液（extracellular fluid，ECF），细胞内液约占体重的40%。细胞外液又可分为血浆和组织间液（interstitial fluid，ISF）两部分，血浆量约占体重的5%，组织间液量约占体重的15%。男、女性的细胞外液均约占体重的20%。

体液分布除以细胞内液和细胞外液区分外，还可以用3个间隙的分布表示。第一间隙容纳细胞内液，是细胞进行物质代谢的场所。第二间隙容纳细胞外液的主体部分，即组织间液和血浆。第三间隙是指存在于体内密闭腔隙的一小部分组织间液，包括胸腔液、腹腔液、心包液、脑脊液、关节液、滑膜液、眼内的房水等。第三间隙仅有缓慢地交换和取得平衡的能力，它们具有各自的功能，但在维持体液平衡方面作用甚微，故可称其为无功能性细胞外液。无功能性细胞外液占体重的1%～2%，占组织间液的10%。某些体液虽属无功能性细胞外液，但其变化仍可导致机体水、电解质和酸碱平衡的明显失调，如消化液大量丢失可造成体液量及其成分的明显变化。

水和电解质是人类体液的重要组成部分和主要成分。细胞外液和细胞内液中所含的离子成分有很大的不同。细胞外液中最主要的阳离子是钠离子（Na^+），主要的阴离子是Cl^-、HCO_3^-和蛋白质。细胞内液中的主要阳离子是钾离子（K^+）和Mg^{2+}，主要的阴离子是HPO_4^{2-}和蛋白质。

细胞外液和细胞内液的渗透压相等，正常血浆渗透压为290～310mmol/L。保持渗透压的稳定，是维持细胞内、外液平衡的基本保证。

二、水、电解质平衡及调节

（一）水平衡

人体内环境的稳定有赖于体内水分的恒定，正常成人24小时体液的摄入量与排出量均为2000～2500ml（表2-1），保持着动态平衡。其中，皮肤和呼吸道蒸发的水分称为不显性失水，约为850ml。

表2-1 正常成人的体液出入量

摄入	量（ml）	排出	量（ml）
饮水	1000～1500	尿液	1000～1500
食物含水	700	皮肤蒸发	500
代谢氧化生水	300	呼吸蒸发	350
		粪便含水	150
总量	2000～2500		2000～2500

（二）电解质平衡

正常情况下，人体摄入的电解质经消化道吸收并参与体内代谢。维持体液电解质平衡的主要电解质是 Na^+ 和 K^+。

Na^+ 是细胞外液中最重要的阳离子，占细胞外液中阳离子总数90%以上。其主要生理功能是维持细胞外液的渗透压及神经－肌肉的兴奋性。正常成人对钠的日需要量为6～10g，主要来自食盐。人体摄入的钠通过小肠吸收，主要经尿液排出，一部分可经汗液排出，以维持血清钠浓度为135～145mmol/L。肾对钠的调节能力强，当体内钠不足时，肾排钠量将明显减少。

K^+ 是细胞内液中的主要阳离子，全身 K^+ 总量的98%在细胞内。其主要生理功能是维持细胞的正常代谢，维持细胞内液的渗透压和酸碱平衡，保持神经－肌肉系统的正常激动功能，维持心肌正常功能。正常成人对钾的日需要量为3～4g，主要来自含钾的食物。人体摄入的钾经消化道吸收，80%经肾排出，以维持血清钾浓度为3.5～5.5mmol/L。肾对钾的调节能力较弱，当体内钾不足时，肾排钾不能随之减少，故易出现低钾血症。

（三）体液平衡的调节

体液平衡主要通过神经－内分泌系统调节。体液的正常渗透压由下丘脑－神经垂体－抗利尿激素系统来恢复和维持，血容量的恢复和维持则是通过肾素－血管紧张素－醛固酮系统。肾是调节体液平衡的重要器官，上述两种系统共同作用于肾，调节水及钠等电解质的吸收及排泄，达到维持体液平衡、保持内环境稳定的目的。

当体内水分丧失时，细胞外液的渗透压增高，刺激下丘脑－神经垂体－抗利尿激素系统，产生渴觉，机体主动增加饮水。同时，抗利尿激素的分泌增加，使远曲小管和集合管上皮细胞对水分的重吸收增加，尿量减少，水分被保留在体内，使已升高的细胞外液渗透压降至正常。反之，体内水分过多时，细胞外液的渗透压降低，口渴反应被抑制，抗利尿激素的分泌减少，使远曲小管和集合管上皮细胞对水分的重吸收减少，尿量增加，体内多余的水分被排出，使已降低的细胞外液渗透压回升至正常。抗利尿激素分泌的这种反应十分灵敏，当血浆渗透压较正常值增减约2%时，其分泌就出现相应的变化，最终使机体水分能保持动态平衡。

此外，肾小球旁细胞分泌的肾素和肾上腺皮质分泌的醛固酮也参与体液平衡的调节。当循环血量减少时，肾小球滤过率相应下降，肾素分泌增加，催化血浆中的血管紧张素原转化为血管紧张素Ⅰ和血管紧张素Ⅱ，后者刺激肾上腺皮质球状带分泌醛固酮，促进远曲小管和集合管对 Na^+ 的重吸收和 K^+、H^+ 的排泌。随着 Na^+ 重吸收的增加，水的重吸收也增加，尿量减少，使水分留在体内，细胞外液增加，循环血量和血压恢复正常，使重要生命器官的灌注得到保证。

三、酸碱平衡及调节

酸碱度适宜的体液环境是机体进行正常生理活动和代谢过程的需要。通常人的体液保持着一定的 H^+ 浓度，使动脉血浆pH保持在7.40±0.05。机体在代谢过程中不断产生酸性和碱性物质，使体液中的 H^+ 浓度经常变化。为使血中 H^+ 浓度仅在很小的范围内变动，人体通过体液的缓冲系统、肺的呼吸和肾的排泄完成对酸碱的调节，以维持酸碱平衡。

（一）缓冲系统的调节

血液中的缓冲系统以 HCO_3^-/H_2CO_3 最为重要，其比值决定血浆的pH。HCO_3^- 的正常值为24mmol/L，H_2CO_3 平均为1.2mmol/L，两者的比值为20∶1，这个比值使血浆pH维持于7.40±0.05。缓冲系统的作用发生快，但总量有限，最终还需要肺和肾的调节。

（二）肺的调节

肺通过调节二氧化碳（CO_2）的排出量调节酸碱平衡。血中 $PaCO_2$ 增高（缺氧）时，中央化学感受器受抑制，周围化学感受器兴奋，使呼吸加深加快，加速肺排出 CO_2，使血中 $PaCO_2$ 下降，即调节血中的 H_2CO_3 浓度。

（三）肾的调节

肾通过排出固定酸及保留碱性物质来维持正常的

HCO_3^- 浓度，使血浆 pH 相对稳定。主要机制可概括为：①通过 Na^+-H^+交换而排 H^+。②通过 HCO_3^- 重吸收而增加碱储备。③通过产生 NH_3 并与 H^+ 结合成 NH_4^+ 后而排 H^+。④通过尿的酸化过程而排 H^+。

第二节 水钠代谢失调

体液平衡失调表现为容量失调、浓度失调和成分失调。容量失调是指等渗性体液的减少或增加，仅引起细胞外液容量的变化，而细胞内液容量无明显改变，如缺水或水过多。浓度失调是指细胞外液中的水分增加或减少，导致渗透微粒的浓度发生改变，即渗透压发生改变，如低钠血症或高钠血症。成分失调是指细胞外液中离子成分改变而导致的病理生理变化，如低钾血症或高钾血症、低钙血症或高钙血症、酸中毒或碱中毒等。

在细胞外液中，水和钠的关系十分密切，一旦发生代谢紊乱，缺水和缺钠常同时存在。由于引起水钠代谢紊乱的原因不同，在缺水和缺钠的程度上各有不同，即二者可等比例丧失，也可缺钠多于缺水，或缺水多于缺钠。

一、等渗性缺水

等渗性缺水（isotonic dehydration）又称急性缺水或混合性缺水，是指由于水和钠成比例缺失，血清钠和细胞外液渗透压在正常范围内，但等渗性缺水因水分丢失，可造成细胞外液量（包括循环血量）的迅速减少。该缺水类型在外科病人中最为常见。

【病因】

1. 消化液的急性丧失 如大量呕吐、肠外瘘、胃肠减压、腹泻等。

2. 体液丧失在感染区或软组织内 如腹腔内或腹膜后感染、大面积烧伤早期、挤压伤等。

【病理生理】

细胞外液减少，刺激肾入球小动脉壁的压力感受器，同时肾小球滤过率下降致使远曲小管内 Na^+减少。这些可引起肾素－血管紧张素－醛固酮系统兴奋，醛固酮分泌增加。醛固酮促进远曲小管对 Na^+的重吸收，随着钠一同被重吸收的水分也增加，从而代偿性地使细胞外液量增多。

【临床表现】

病人出现恶心、呕吐、厌食、乏力、少尿、口唇干燥、眼窝凹陷、皮肤弹性降低、皮肤松弛等症状和体征，但不口渴。若短时间内体液丧失达到体重的5%，病人可出现脉搏细速、血压不稳定或下降、肢端湿冷等血容量不足的症状。若体液继续丧失达到体重的6%～7%时，病人有明显的休克表现。由于休克时微循环障碍会导致酸性代谢产物的大量产生和堆积，因此常伴发代谢性酸中毒。若丧失的体液主要为胃液，由于有 H^+ 的大量丧失，可伴发代谢性碱中毒。

【辅助检查】

1. 实验室检查 可发现血液浓缩现象，包括红细胞计数、血红蛋白和红细胞比容均明显增高。

2. 血清电解质 血清 Na^+、血清 Cl^- 等含量一般无明显改变。

3. 尿液检查 尿比重增高。

4. 动脉血气分析 判断是否伴有酸（碱）中毒。

【治疗原则】

1. 治疗原发病，消除病因

2. 补液治疗 可用等渗盐水或平衡盐溶液补充血容量。平衡盐溶液的电解质含量与血液含量相仿，用以治疗等渗性缺水较为理想，常用乳酸钠溶液或复方氯化钠溶液。等渗盐水因其 Cl^- 含量高于血清 Cl^- 含量，大量补充后可能导致血 Cl^-过高，引起高氯性酸中毒，因此建议大量补液时选用平衡盐溶液。在缺水纠正后，排钾量会有所增加，血清 K^+浓度也因细胞外液量增加而被稀释降低，故应注意预防低钾血症的发生。

【护理评估】

1. 健康史

（1）一般情况 询问病人年龄、性别、婚姻和职业等；评估病人体重变化、生活习惯等。

（2）家族史 了解病人家庭成员中有无该疾病。

（3）既往史 询问病人有无肿瘤病史或手术治疗史；有无传染病史；有无其他伴随疾病。

2. 身体状况

（1）症状与体征 评估病人有无皮肤弹性下降；有无口腔内颊黏膜或齿龈线区干燥；有无心率加快、脉搏细速、血压不稳或降低等血容量不足的表现；有无神经症状，包括病人的清醒程度及有无乏力表现；评估病人的出入水量。

（2）辅助检查 红细胞计数、红细胞比容、血红蛋白、血清 Na^+、血清 Cl^-、尿比重、中心静脉压等。

3. 心理－社会状况 了解病人对疾病的认知程度，对疾病有何顾虑；了解病人家属对病人的关心程度、支持程度，对疾病治疗的经济承受能力等。

【常见护理诊断/问题】

1. 体液不足 与大量呕吐、肠梗阻、腹膜炎、大面积烧伤、胃肠减压、高热等原因致体液急性丧失有关。

2. 有受伤的危险 与意识障碍、低血压有关。

3. 潜在并发症 休克、电解质紊乱、酸碱平衡失调等。

【护理目标】

1. 病人体液量恢复平衡，无等渗性缺水的症状和体征。

2. 病人对受伤危险的认知程度增加，并能采取有效措施加以预防，未出现受伤现象。

3. 病人未出现并发症，或并发症及早被发现并得到妥善处理。

【护理措施】

1. 去除病因 配合医师积极处理原发疾病。

2. 补充液体 应根据其生理状况和各项实验室检查结果，遵医嘱实施液体疗法以补充血容量。补液时应严格遵循定量、定性、定时原则。①定量：包括生理需要量、已经损失量、继续损失量。生理需要量一般根据每日出入量，补充每日所需水量2000～2500ml，氯化钠4～6g。已经损失量按缺水程度补充，每丧失体重的1%补液400～500ml。继续损失量根据所丢失液体的不同性质和特点，尽可能等量、等质补充。此外，体温每升高1℃，应按每公斤体重3～5ml增补液体；中度出汗者，丢失的体液量可估算为500～1000ml；大量出汗估计丢失体液1000～1500ml；气管切开病人从呼吸道丢失的水分每日可达800～1200ml。②定性：原则上是缺什么补什么。可静脉滴注平衡盐溶液或等渗盐水，补充每日所需水、氯化钠、氯化钾。③定时：根据体液丧失的量和速度、心肺功能状态合理安排补液的速度。一般先快后慢，输液总量应分次完成，同时监测心脏功能。为防止因纠正缺水、排钾量增加而发生低钾血症，尿量达40ml/h后，应及时补充氯化钾。

3. 准确记录24小时的液体出入量 入水量包含病人的饮食、饮水量和静脉补液量等，出水量包含病人的大小便（尿量为反映微循环灌注的关键指标）、呕吐、引流液、汗液以及通过呼吸道、创面挥发的不显性失水量。

4. 密切观察病情变化及治疗效果 ①生命体征：严密观察血压、脉搏、体温的改善情况。②精神状态：萎靡、嗜睡等症状是否改善。③缺水征象：皮肤弹性下降、眼窝内陷、黏膜干燥等表现的恢复程度。④观察辅助检查结果及并发症情况。

5. 减少受伤的危险 ①监测血压。②加强安全防护措施。③建立安全的活动模式，与病人及家属共同制订活动的时间、量及形式。④根据病人肌张力的改善程度，逐步调整活动内容、时间、形式和幅度，以免长期卧床致失用性肌萎缩。

6. 健康教育 指导病人及家属在日常生活中应注意均衡饮食。有大量呕吐、大面积烧伤等易致等渗性缺水者，应及早就诊和治疗。

【护理评价】

1. 病人的体液量是否恢复平衡，有无尿比重下降，缺水症状和体征是否改善。

2. 病人是否发生受伤情况，能否复述预防受伤的有效措施。

3. 病人的并发症是否得以预防或及时被发现并得到合理处置。

二、低渗性缺水

低渗性缺水（hypotonic dehydration）又称慢性缺水或继发性缺水，是指水和钠同时丢失，但失钠多于失水，故血清钠低于135mmol/L，细胞外液渗透压降低。

【病因】

1. 胃肠道消化液持续性丢失 如反复呕吐、长期胃肠减压引流或慢性肠梗阻等，导致大量钠随消化液而排出。

2. 大创面的慢性渗液

3. 丢失的钠盐未及时补充 应用排钠利尿药时未注意补给适量的钠盐，以致体内缺钠多于缺水。等渗性缺水治疗时补充水分过多而忽略补钠也可导致低渗性缺水。

【病理生理】

由于失钠多于失水，细胞外液呈低渗状态。机体的代偿机制表现为抗利尿激素分泌减少，使肾小管对水分的重吸收减少，尿量排出增多，从而提高细胞外液渗透压。但此代偿调节结果会使细胞外液总量进一步减少，为避免循环血量的再减少，机体将不再维持渗透压，优先保持和恢复血容量。肾素－血管紧张素－醛固酮系统兴奋，醛固酮分泌增多，抗利尿激素分泌增加，使肾小管重吸收水分增加，尿量减少。若循环血量继续减少，上述代偿功能无法维持血容量时，将出现休克。

【临床表现】

低渗性缺水的临床表现随缺钠程度而不同，病人一般无口渴感。根据缺钠程度，低渗性缺水可分为3度。①轻度缺钠：血清钠低于135mmol/L。病人感疲乏、头晕、手足麻木；尿量增多，尿中Na^+减少。②中度缺钠：血清钠低于130mmol/L。病人除有上述临床表现外，还伴有恶心、呕吐、脉搏细速、视物模糊、血压不稳定或下降，脉压变小，浅静脉萎陷，站立性晕倒；尿量减少。③重度缺钠：血清钠低于120mmol/L。病人神志不清，四肢痉挛性抽搐，腱反射减弱或消失，木僵，甚至昏迷。常发生休克。

【辅助检查】

1. 血清电解质 测定血清钠低于135mmol/L。

2. 尿液检查 尿比重<1.010，尿中Na^+和Cl^-明显减少，中重度缺钠者尿中几乎不含Na^+和Cl^-。

3. 实验室检查 红细胞计数、血红蛋白量、血细胞比容及血尿素氮值均增高。

【治疗原则】

1. 去除病因 积极治疗原发病。

2. 补充钠盐 给予静脉输注高渗盐水或含盐溶液，以纠正细胞外液的低渗状态和补充血容量。

【护理措施】

1. 监测生命体征 观察记录病人的体温、脉搏、呼吸、血压。

2. 补充液体 遵医嘱补充等渗或高渗盐水以维持充足的体液量，纠正细胞外液的低渗状态及血容量不足。低渗性缺水的补钠量可按下列公式计算：

需补充的钠量（mmol）=［血钠的正常值（mmol/L）-血钠的测得值（mmol/L）］×体重（kg）×0.6（女性为0.5）

以17mmol Na^+相当于1g钠盐计算，当天先补1/2量，其余的1/2量可在第2天补给。此外，注意补给每日氯化钠正常需要量约4.5g。

重度缺钠出现休克者，应先补足血容量，以改善微循环和组织器官的灌注。先输晶体溶液，如复方乳酸氯化钠溶液、等渗盐水，后输胶体溶液，如羟乙基淀粉、右旋糖酐溶液和血浆等以补足血容量。晶体溶液用量要比胶体溶液大2～3倍。然后可静脉滴注高渗盐水，如5%氯化钠溶液，尽快纠正血钠过低，以进一步恢复细胞外液量和渗透压。输注高渗盐水时应严格控制滴速，每小时不应超过100～150ml。

3. 其他护理措施 参见本节等渗性缺水。

三、高渗性缺水

高渗性缺水（hypertonic dehydration）又称原发性缺水，是指水和钠同时丢失，但失水多于失钠，因此血清钠高于150mmol/L，细胞外液渗透压升高。

【病因】

1. 水分摄入不足 如禁食、吞咽困难、危重病人给水不足、经鼻胃管或空肠造瘘管给予高浓度肠内营养液、静脉注射大量高渗液体等。

2. 水分丧失过多 如高热病人大量出汗、大面积烧伤暴露疗法、糖尿病病人因血糖未控制致高渗性利尿等。

【病理生理】

由于细胞外液的渗透压高于细胞内液，因此，水分由细胞内液向细胞外液转移，导致细胞内、外液量都有所减少，但以细胞内液减少为主。严重时，脑细胞因缺水而致脑功能障碍。机体对高渗性缺水的代偿机制是：细胞外液的高渗状态刺激位于视丘下部的口渴中枢，病人感口渴而饮水，使体内水分增加，以降低细胞外液渗透压。此外，细胞外液的高渗状态可引起抗利尿激素分泌增加，使肾小管对水的重吸收增加，尿量减少，以降低细胞外液的渗透压并恢复其容量。如缺水加重导致循环血量显著减少，可引起醛固酮分泌增加，加强对钠和水的重吸收，以维持血容量。

【临床表现】

依据缺水程度，可将高渗性缺水分为3度。①轻度缺水：缺水量达病人体重的2%～4%。病人除感口渴外，无其他临床症状。②中度缺水：缺水量达病人体重的4%～6%。病人感觉极度口渴，乏力、口舌干燥、皮肤弹性差、眼窝内陷，尿少、尿比重增高，常有烦躁。③重度缺水：缺水量超过体重的6%。病人除上述症状外，还可出现中枢神经系统的表现，如躁狂、幻觉、谵妄，甚至昏迷。

【辅助检查】

1. 血清电解质 测定血清钠高于150mmol/L。

2. 尿液检查 尿比重增高。

3. 实验室检查 红细胞计数、血红蛋白量、血细胞比容轻度升高。

【治疗原则】

1. 去除病因 积极去除原发病。

2. 补充液体 鼓励病人饮水，无法口服者，可静脉输注5%葡萄糖溶液或0.45%氯化钠溶液。所需补充液体量可先根据临床表现，估计缺水占体重的百分比，然后按每丧失体重的1%需补液400～500ml计算。

【护理措施】

1. 监测生命体征 观察记录病人的体温、脉搏、呼吸、血压、神志等。

2. 补充液体 遵医嘱静脉输注5%葡萄糖溶液或0.45%氯化钠溶液。根据临床表现及缺水程度，按每丧失体重的1%需补液400～500ml计算所需补液量。为避免输注过量而致血容量过分扩张及水中毒，计算的补液量一般可分在两日内补完。此外，还需补给每日正常的水需要量2000ml。补液治疗时，应监测病人的全身情况及血清钠浓度变化，必要时补钠。

3. 其他护理措施 参见本节等渗性缺水。

四、水中毒

水中毒（water intoxication）又称稀释性低钠血症，是指机体水分的摄入量大于排出量，水分潴留在体内致血浆渗透压下降和循环血量增多。临床较少见。

【病因】

各种原因引起的抗利尿激素分泌过多；肾功能不全，

排尿能力下降；机体摄入不含电解质水分过多或静脉补水过多等。

【病理生理】

由于水分摄入过多或排出过少，细胞外液量明显增加，血清钠因被稀释而浓度降低，细胞外液渗透压下降，低于细胞内液，水分由细胞外转移至细胞内，使细胞内、外液量都增加而渗透压均降低。由于细胞外液量增加，循环血量增多，抑制醛固酮分泌，使肾脏的远曲小管和集合管对 Na^+ 的重吸收作用减弱，尿中排 Na^+ 量增多，血清 Na^+ 浓度降低更明显，细胞外液渗透压进一步降低。

【临床表现】

按起病的急、缓分为2类。①急性水中毒：起病快，因水分过多导致脑细胞肿胀，造成颅压增高，引起神经、精神症状，如头痛、躁动、精神紊乱、定向能力失常、谵妄、惊厥，甚至昏迷。严重者可发生脑疝。②慢性水中毒：症状往往被原发病的症状所掩盖，可出现软弱无力、恶心、呕吐、嗜睡、体重明显增加、皮肤苍白等。通常不出现凹陷性水肿。

【辅助检查】

血红细胞计数、血红蛋白量、红细胞比容、白蛋白及血浆渗透压均降低；红细胞平均容积增加。

【治疗原则】

立即停止水分摄入。程度轻者，在机体排出多余的水分后，水中毒即可解除；程度严重者，除停止水分摄入外，还需用利尿药以促进水分的排出。一般可用渗透性利尿药，如20%甘露醇250ml快速静脉滴注（20分钟内滴完），可减轻脑水肿和增加水分排出，也可静脉注射袢利尿药，如呋塞米；静脉输入高渗盐水可减轻细胞肿胀、增加细胞外液渗透压；肾衰竭所致的水中毒可透析治疗。

【护理措施】

1. 停止水分摄入 停止可能继续增加体液量的各种治疗，如应用大量低渗液或清水洗胃、灌肠等。

2. 纠正体液过多 对易引起抗利尿激素分泌过多的高危病人，如休克、疼痛、创伤、失血、大手术或急性肾功能不全的病人，应严格遵治疗计划补液，切忌过量补液或过快补液。对重症水中毒者，遵医嘱用利尿药促进水分的排出。

3. 观察病情 观察记录尿液的颜色、性状和量。严密监测病情变化，及时评估脑或肺水肿的进展程度。对重症水中毒者，遵医嘱用利尿药以促进水分的排出。

第三节 电解质代谢失调

一、钾代谢失调

钾是机体重要的矿物质之一，体内钾总量的98%位于细胞内，是细胞内的主要阳离子。钾正常血清钾浓度为3.5～5.5mmol/L。钾代谢异常包括低钾血症（hypokalemia）和高钾血症（hyperkalemia），以前者多见。

（一）低钾血症

血清钾低于3.5mmol/L。

【病因及发病机制】

1. 钾摄入不足 如长期进食不足，未及时补充钾盐。补液病人长期接受不含钾盐的液体，或静脉营养液中钾盐补充不足。

2. 钾丧失过多 如呕吐、腹泻、胃肠道引流、急性肾衰竭多尿期、应用排钾利尿药（呋塞米、依他尼酸）及肾小管性酸中毒、盐皮质激素分泌过多使肾排钾过多等。

3. 钾向细胞内转移 如大量输注葡萄糖和胰岛素、代谢性碱中毒、呼吸性碱中毒等。

【临床表现】

1. 肌无力 最早出现的临床表现。先是四肢软弱无力，随后可延及躯干和呼吸肌，累及呼吸肌可致呼吸困难或窒息。重者可出现软瘫、腱反射减弱或消失。

2. 胃肠道表现 病人有恶心、呕吐、腹胀、肠鸣音消失等肠麻痹的表现。

3. 心脏受累 主要表现为传导阻滞和节律异常，严重缺钾的病人可出现心脏收缩期停搏。

4. 代谢性碱中毒 一方面，是由于 K^+ 从细胞内移出，与 Na^+ 和 H^+ 的交换增加（每移出3个 K^+，便有2个 Na^+ 和1个 H^+ 移入细胞），使细胞外液 H^+ 浓度下降；另一方面，远曲肾小管 Na^+-K^+ 交换减少，Na^+-H^+ 交换增加，使 H^+ 排出增多，使尿液呈酸性，即反常性酸性尿。上述两方面的共同作用可使病人出现低钾性碱中毒，可有头晕、躁动、昏迷、面部及四肢抽动、手足搐搦、口周及手足麻木等碱中毒症状。

【辅助检查】

1. 血清电解质测定 血清钾低于3.5mmol/L。

2. 心电图检查 典型心电图改变为早期出现T波降低、变平或倒置，随后出现ST段降低、Q－T间期延长和U波。心电图检查有辅助诊断价值。

【治疗原则】

1. 处理原发病 积极处理造成低钾血症的原因，减少或终止钾的继续丧失。

2. 补钾 补充钾盐，宜分次补钾，边治疗边观察，常用的补钾药物有10%氯化钾、枸橼酸钾。

【护理评估】

1. 健康史

（1）一般情况 询问病人的年龄、性别、婚姻和职业等；评估病人的生活习惯、精神状态等。

（2）家族史 了解家庭成员中有无该疾病。

（3）既往史 了解病人有无肿瘤病史或手术治疗史；有无其他伴随疾病；有无导致 K^+ 代谢紊乱的各类诱因，如长期禁食、肾衰竭、酸碱代谢紊乱等。

2. 身体状况

（1）症状与体征 评估病人有无肌力的改变，如四肢无力或软瘫；有无神经、肌肉兴奋性降低的表现；有无消化道功能障碍，如恶心、呕吐、腹胀、便秘、肠麻痹等；有无心功能异常，如传导阻滞和节律异常。

（2）辅助检查 了解血清钾和心电图检查有无异常改变。

3. 心理－社会状况 了解病人对疾病的认知程度，对疾病有何顾虑；了解病人家属对病人的关心程度、支持程度，家庭对疾病治疗的经济承受能力。

【常见护理诊断/问题】

1. 活动无耐力 与低钾血症致肌无力有关。

2. 有受伤的危险 与肌无力有关。

3. 潜在并发症 代谢性碱中毒、心律失常、心搏骤停、高钾血症等。

【护理目标】

1. 病人血清钾水平恢复正常，活动耐力增强。

2. 病人未出现受伤现象。

3. 病人未出现并发症，或并发症得到及早处理。

【护理措施】

1. 严密观察病情 监测病人心率、心律、心电图及意识状况。

2. 纠正低钾

（1）口服补钾 轻症以口服补钾为主，可予以10%氯化钾或枸橼酸钾溶液口服，也可鼓励病人多进食含钾丰富的食物，如全谷类、大豆、黑豆、家禽类、鱼、红肉及香蕉、橙子等水果。

（2）静脉补钾 ①静脉补钾前先评估肾功能：因肾功能不良可影响 K^+ 排出。每小时尿量大于40ml或每日尿量大于500ml方可补钾。②控制补钾总量，监测血钾浓度：补钾总量一般控制在40～80mmol/d。以每克氯化钾等于13.4mmol钾计算，每日补氯化钾3～6g。少数严重低钾血症病人，每天补钾量可能达100～200mmol，大剂量静脉补钾需要心电监护，以免出现高钾血症所致心律失常。此外，因低钾血症常伴有碱中毒，而补充的氯化钾中的 Cl^- 有助于减轻碱中毒。同时，Cl^- 缺乏会影响肾的保钾能力，故输入氯化钾后，不仅补充了钾，还可增强肾的保钾能力，有利于低钾血症的治疗。③控制补钾浓度：每升输液中含钾量不宜超过40mmol/L（相当于氯化钾3g）。④控制补钾速度：补钾应静脉缓慢滴入，速度不宜超过20mmol/h。因为细胞外液的钾总量仅60mmol，如果含钾溶液输注过快，血清钾浓度可能短时间内骤增，有致命危险。

3. 减少钾丢失 遵医嘱予以止吐、止泻等治疗，以减少钾继续丢失。

4. 减少受伤的危险 参见本章等渗性缺水病人的护理内容。

5. 健康教育 长时间禁食者、长期控制饮食摄入者或近期有呕吐、腹泻、胃肠道引流者，应及时补钾，以防发生低钾血症。

【护理评价】

1. 病人血清钾是否恢复正常，能否耐受正常活动。

2. 病人有无受伤，是否掌握预防受伤的有效措施。

3. 病人是否出现代谢性碱中毒、心律失常、心搏骤停等并发症。

（二）高钾血症

血清钾高于5.5mmol/L。

【病因】

1. 钾摄入增多 如口服或静脉输入过多钾，使用含钾药物或输入大量库存血等，使进入体内（或血液内）的钾过多。

2. 钾排出减少 如急性及慢性肾衰竭，应用保钾利尿药（如螺内酯、氨苯蝶啶）、盐皮质激素分泌不足等，使肾排出的钾减少。

3. 钾分布异常 如溶血、严重组织损伤（如挤压综合征、大面积烧伤）、代谢性酸中毒等，使细胞内钾移出至细胞外。

【临床表现】

高钾血症的临床表现无特异性。可因神经、肌肉应激性改变，病人很快由兴奋转入抑制状态，表现为意识模糊、感觉异常、肢体软弱无力、腹胀和腹泻等。

严重的高钾血症者有微循环障碍的表现，如皮肤苍白、湿冷、青紫及低血压等。常有心动过缓或心律不齐，高钾血症最危险的是其可导致舒张期心搏骤停，具有致死性。

【辅助检查】

1. 血清电解质测定 血清钾高于5.5mmol/L。

2. 心电图检查 典型心电图改变为T波高而尖，Q－T间期延长，随后出现QRS波增宽，P－R间期延长。当血清钾超过7mmol/L时几乎都可出现心电图异常，有辅助诊断价值。

【治疗原则】

1. 停止入钾 立即停用含钾药物。

2. 降低血清钾浓度

（1）促使 K^+ 转入细胞内 ①碱化细胞外液：静脉推注5%碳酸氢钠60～100ml，再继续静脉滴注100～200ml。可使 K^+ 移入细胞内或随尿液排出，并且有助于治疗酸中毒。②促进糖原合成：静脉滴注25%葡萄糖溶液100～200ml，每5g糖加入胰岛素1U，可促进糖原合成，必要时每3～4小时重复给药。

（2）促使 K^+ 排出 口服阳离子交换树脂，每日4次，每次15g，促使 K^+ 从消化道排出。为防止便秘、粪块堵塞，可同时口服山梨醇或甘露醇进行导泻治疗。

（3）透析疗法 经上述治疗仍无法降低血钾浓度或者严重高钾血症病人，可行腹膜透析或血液透析。

3. 对抗心律失常 钙与钾有对抗作用，可给予10%葡萄糖酸钙20ml静脉缓慢推注，能缓解 K^+ 对心肌的毒性作用，必要时可重复用药。

【护理措施】

1. 观察生命体征 除严密观察病人的体温、脉搏、呼吸、血压外，尤其要注意观察心率及心律变化。

2. 用药护理 输注高渗性溶液时应避免输液渗漏。药物外渗轻者可导致局部肿胀、疼痛，重者可引起局部组织溃疡、坏死，甚至导致神经、肌肉、关节的损害，造成功能障碍。

3. 饮食护理 告知病人避免进食含钾量高的食物，如全谷类、大豆、黑豆、家禽类、鱼、红肉及香蕉、橙子等水果。

4. 监测血钾和心电图变化 一旦发生心律失常应立即通知医师，积极协助治疗。若出现心搏骤停，立即行心肺复苏。

5. 健康教育 告知肾功能减退及长期使用保钾利尿药的病人，应限制含钾食物和药物的摄入，并定期复诊，监测血钾浓度，以防发生高钾。

二、钙代谢失调

机体内99%的钙以骨盐的形式贮存在骨骼与牙齿中，细胞外液中钙含量仅为钙总量的0.1%。血清钙的存在方式有3种：50%为离子化钙，又称游离钙，有维持神经-肌肉稳定性的作用；40%为蛋白结合钙；10%为扩散结合钙。血清钙浓度的正常范围为2.25～2.75mmol/L，钙代谢异常时可分为低钙血症（hypocalcemia）及高钙血症（hypercalcemia），以低钙血症较为多见。

（一）低钙血症

血清钙低于2.25mmol/L。

【病因】

常见病因有急性重症胰腺炎、坏死性筋膜炎、肾衰竭、消化道瘘、甲状旁腺功能受损、降钙素分泌亢进、高磷酸血症、维生素D缺乏、血清白蛋白水平下降等。

【临床表现】

病人表现为口周和指（趾）尖麻木及针刺感、手足抽搐、腱反射亢进及面神经征（Chvostek征）阳性，上述表现与血清钙浓度降低后神经-肌肉兴奋性增强有关。

知识链接

Chvostek征

Chvostek征是轻叩外耳道前面神经引起面肌非随意收缩。正常健康人有10%存在。低钙血症、隐匿型营养性维生素D缺乏性手足搐搦症的病人常为阳性。

1. 正常值 用叩诊槌或手指叩击面神经，位置在耳前2～3cm处，不引起嘴角抽搐。

2. 临床意义 用叩诊槌或手指叩击面神经，位置在耳前2～3cm处，引起嘴角抽搐为阳性反应。嘴角抽搐分为1+～4+。1+是仅可察觉的嘴角抽动，2+是明显的嘴角抽搐，3+是面肌见轻微抽搐，4+是面肌明显抽搐。甲状旁腺功能减退可以诱发Chvostek征。

3. 需要检查的人群 低钙血症、隐匿型营养性维生素D缺乏性手足搐搦症的人群。

【辅助检查】

1. 血清电解质测定 血清钙低于2.25mmol/L有诊断价值。

2. 血清甲状旁腺素测定 部分病人血清甲状旁腺素低于正常。

【治疗原则】

1. 处理原发病

2. 补充钙剂 可给予10%葡萄糖酸钙10～20ml或5%氯化钙10ml静脉注射，必要时8～12小时后再重复注射。需要长期治疗者可口服钙剂和维生素D。

【护理措施】

1. 补充钙剂 遵医嘱补钙，静脉输注钙剂速度宜慢，以免引起血压过低或心律不齐；避免局部渗漏。静脉注射时如漏出血管外，可致注射部位皮肤发红、皮疹和疼痛，并可随后出现脱屑和组织坏死。若发现药液漏出血管外，应立即停止注射，并用0.9%氯化钠注射液进行局部冲洗注射，局部给予氢化可的松、1%利多卡因和透明质酸，同时抬高局部肢体及湿敷；口服补钙病人指导其正确补充钙剂和维生素D。

2. 防止窒息　严重的低钙血症会累及呼吸肌，应加强呼吸频率和节律的观察，做好气管切开的准备。

3. 监测血清钙　了解血清钙的动态变化，一旦发现血清钙低于正常值，应及时通知医师。

4. 减少受伤的危险　参见等渗性缺水。

（二）高钙血症

血清钙高于2.75mmol/L。

【病因】

多见于甲状旁腺功能亢进症，如甲状旁腺增生或腺瘤形成。其次是癌或骨转移性癌，特别是接受雌激素治疗的骨转移性乳腺癌。

【临床表现】

早期症状无特异性，随血钙浓度进一步升高，可出现头痛、背部和四肢疼痛、便秘、多尿等。在甲状旁腺功能亢进症的病程后期，可致全身性骨质脱钙，发生多发性病理性骨折。血清钙超过4.5mmol/L后，病人可出现高钙血症危象，表现为高热、脱水、意识模糊、心律失常等，可死于心搏骤停、肾衰竭。

【辅助检查】

血清钙升高，高于2.75mmol/L。血清甲状旁腺素明显升高。

【治疗原则】

控制原发病，减少钙摄入，促进钙排出。甲状旁腺功能亢进症病人应接受手术治疗，切除腺瘤或增生的腺组织即可治愈。对骨转移性癌病人，可给予低钙饮食，补充水分以利于钙的排泄。

【护理措施】

1. 补充钙剂　遵医嘱使用乙二胺四乙酸（EDTA）、肾上腺糖皮质激素和硫酸钠等药物降低血清钙浓度。

2. 饮食护理　指导病人摄入低钙饮食、多饮水、利尿，降低血清钙水平。鼓励病人多进食富含粗纤维食物，以利排便。便秘严重者，给予导泻或灌肠。

3. 观察病情　注意观察病情变化，动态监测血清钙浓度。

4. 其他护理　对于甲状旁腺功能亢进症接受手术治疗的病人，参见甲状腺术后护理。

三、镁代谢失调

机体内约50%的镁存在于骨骼中，49%在细胞内液，1%在细胞外液。镁在神经活动的控制、神经－肌肉兴奋性的传递、肌肉收缩及心脏激动性等方面均具有重要作用。正常血清镁浓度为0.75～1.25mmol/L。镁代谢异常包括低镁血症（hypomagnesemia）和高镁血症（hypermagnesemia）。

（一）低镁血症

血清镁浓度低于0.75mmol/L。

【病因】

1. 常见病因有镁摄入不足　如饥饿、吸收障碍综合征、长期禁食而静脉输入的液体不含镁。

2. 镁排出过多　如胃肠道消化液丧失、长期利尿治疗、高钙血症等。

3. 体内镁异常分布　如胰岛素治疗糖尿病酮症酸中毒时。

【临床表现】

低镁血症与低钙血症的临床表现相似，有肌震颤、手足抽搐及Chvostek征阳性等。由于血清镁浓度与机体镁缺乏不一定相平行，故在排除或纠正钙缺乏后，对症状未改善者应注意是否存在镁缺乏。

【辅助检查】

1. 血清电解质测定　血清镁低于正常水平，常伴血清钾和钙的缺乏。

2. 心电图检查　Q－T间期延长，QRS波增宽。

3. 镁负荷试验　具有诊断价值。正常人在静脉输注氯化镁或硫酸镁0.25mmol/L后，注入量的90%很快从尿中排出；而镁缺乏者则不同，注入量的40%～80%被保留于体内，尿镁很少。

【治疗原则】

控制原发病，增加镁的摄入。症状轻者口服镁剂，重症者经静脉补充如氯化镁或硫酸镁。完全纠正镁缺乏需要较长时间，故症状消失后仍应补充镁剂1～3周。

【护理措施】

1. 补充镁剂　遵医嘱静脉滴注或肌内注射镁剂。补充镁盐过程中密切观察有无呼吸抑制、血压下降、腱反射减弱等镁中毒征象；肌内注射时应做深部注射，并经常更换注射部位，以防局部形成硬结而影响疗效。

2. 监测血清镁　了解血清镁的动态变化趋势，一旦发现血清镁异常，及时通知医师。

3. 心理护理　因完全纠正镁缺乏需较长时间，再加之低镁血症所致的神经系统和肌肉功能亢进，病人易出现精神紧张及激动，故应多鼓励和安慰病人，帮助其调整情绪，正确面对疾病。

（二）高镁血症

血清镁浓度高于 1.25mmol/L。

【病因】

主要发生于肾功能不全时，偶见于应用硫酸镁治疗子痫的过程中。烧伤早期、广泛性外伤或外科应激反应、严重细胞外液量不足和严重酸中毒也可致血清镁增高。

【临床表现】

高镁血症主要表现为乏力、疲倦、腱反射消失、血压下降等。血清镁浓度明显增高时可发生心脏传导障碍，心电图改变与高钾血症相似。晚期病人可出现呼吸抑制、嗜睡和昏迷，甚至心搏骤停。

【辅助检查】

血清镁高于正常水平，常伴血清钾升高。心电图检查与高钾血症相似。

【治疗原则】

立即停用镁剂。静脉缓慢输注 10% 葡萄糖酸钙或氯化钙 10 ~ 20ml 以对抗镁对心脏和肌肉的抑制。同时纠正酸中毒和脱水。必要时行透析治疗。

【护理措施】

1. 对抗心律失常 遵医嘱静脉缓慢推注钙剂，以对抗镁对心脏和肌肉的抑制作用；必要时行透析治疗，其护理参见内科护理学相关章节。

2. 监测血清镁 了解血清镁的动态变化趋势，一旦发现异常，及时通知医师。

3. 健康教育 告知肾功能减退的病人定期监测血镁浓度，以防发生高镁血症。

四、磷代谢失调

机体内的磷约 85% 存在于骨骼中，细胞外液中含量很少。磷是核酸及磷脂的基本成分、高能磷酸键的成分之一，磷还参与蛋白质的磷酸化、参与细胞膜的组成，以及维持酸碱平衡等。正常血清无机磷浓度为 0.96 ~ 1.62mmol/L。磷代谢紊乱包括低磷血症（hypophosphatemia）及高磷血症（hyperphosphatemia）。

（一）低磷血症

血清无机磷低于 0.96mmol/L。

【病因】

1. 排出过多 甲状旁腺功能亢进症、严重烧伤或感染、急性乙醇中毒、肾小管性酸中毒、利尿药的使用等。

2. 体内磷异常分布 大量葡萄糖及胰岛素输入促进磷进入细胞内。

3. 摄入不足 长期肠外营养未补充磷、呕吐、腹泻、维生素 D 缺乏、饥饿等。

【临床表现】

无特异性。可有神经 - 肌肉症状，如头晕、厌食、肌无力等。重症者可有抽搐、精神错乱、昏迷，甚至因呼吸肌无力而危及生命。

【辅助检查】

血清无机磷测定低于正常，常伴有血清钙升高。

【治疗原则】

积极治疗原发病。对甲状旁腺功能亢进症病人，手术治疗可纠正低磷血症。

【护理措施】

1. 增加磷摄入 遵医嘱补磷，长期静脉输液者，每日经静脉补充磷 10mmol，预防低磷血症。

2. 监测血清无机磷浓度 了解血清无机磷的动态变化，一旦发现血清磷低于正常值，及时通知医师。

3. 减少受伤的危险 参见等渗性缺水。

（二）高磷血症

血清无机磷浓度高于 1.62mmol/L。

【病因】

临床很少见，可发生在急性肾衰竭、甲状旁腺功能低下等病人。

【临床表现】

缺乏特异性，由于高磷血症常继发低钙血症，故病人出现低钙血症的一系列临床表现。还可因异位钙化而出现肾功能受损的表现。

【辅助检查】

血清无机磷高于 1.62mmol/L，常伴有血清钙降低。

【治疗原则】

治疗原发病，促进磷排出，减少磷摄入。可应用磷结合剂进行治疗，如碳酸镧、思维拉姆及氢氧化铝凝胶等。此外，针对低钙血症进行治疗。急性肾衰竭伴明显高磷血症者，必要时做透析治疗。

【护理措施】

参见低钙血症病人的护理。

第四节　酸碱平衡失调

pH、HCO_3^- 及 $PaCO_2$ 是反映机体酸碱平衡的基本因素。其中，HCO_3^- 反映代谢性因素，HCO_3^- 原发性减少或增加，可引起代谢性酸中毒或代谢性碱中毒。$PaCO_2$ 反映呼吸性因素，H_2CO_3 原发性增加或减少，可引起呼吸性酸中毒或呼吸性碱中毒。

临床上，许多外科疾病状态下机体会出现酸碱平衡失调。原发性酸碱平衡失调可分为代谢性酸中毒、代谢性碱中毒、呼吸性酸中毒、呼吸性碱中毒四种，有时可同时存在两种以上的原发性酸碱失调，即混合性酸碱平衡失调。

一、代谢性酸中毒

代谢性酸中毒（metabolic acidosis）是由于体内酸性物质的积聚或产生过多，或 HCO_3^- 丢失过多所致，临床上最为多见。

【病因】

1. 酸性物质产生过多 失血性或感染性休克致急性循环衰竭、组织缺血缺氧，可使丙酮酸及乳酸大量产生，发生乳酸性酸中毒；糖尿病或长期不能进食者，体内脂肪分解过多，可形成大量酮体，引起酮症酸中毒；抽搐、心搏骤停等引起体内有机酸的过多形成，也可引起酸中毒。

2. 碱性物质丢失过多 腹泻、胆瘘、肠瘘或胰瘘等，可致大量碱性消化液丧失，造成 HCO_3^- 排出过多。

3. 肾功能不全 肾小管功能障碍，内生性 H^+ 不能排出体外或 HCO_3^- 吸收减少，引起酸中毒。

【病理生理】

任何原因所致的酸中毒均直接或间接地使体内 HCO_3^- 减少，血浆中 H_2CO_3 相对增加，机体通过肺和肾进行代偿性调节。一方面，体内 H^+ 浓度升高可刺激呼吸中枢，呼吸加深加快，加速排出 CO_2，使动脉血 $PaCO_2$ 降低，HCO_3^-/H_2CO_3 的比值重新接近 20∶1，而维持血浆 pH 在正常范围，此即为代偿性酸中毒。另一方面，肾小管上皮细胞中的碳酸酐酶和谷氨酰酶活性开始增高，促进 H^+ 和 NH_3 的生成。H^+ 和 NH_3 形成 NH_4^+ 后排出，从而使 H^+ 排出增加。此外，代偿性的 $NaHCO_3$ 重吸收也增加。但这些代偿是有限的，如果病因持续存在，超过了机体的代偿能力，则会产生失代偿性酸中毒。

【临床表现】

轻度代谢性酸中毒可无明显症状。重症病人可出现疲乏、眩晕、嗜睡、感觉迟钝或烦躁。最明显的表现是呼吸又深又快，呼吸频率可达 40～50 次/分。病人面色潮红、心率加快、血压偏低，可出现对称性肌张力减弱、腱反射减弱或消失、神志不清或昏迷。病人常伴有脱水的症状。代谢性酸中毒可降低心肌收缩力和周围血管对儿茶酚胺的敏感性，故病人易发生心律不齐、急性肾功能不全和休克，一旦发生很难纠正。

【辅助检查】

1. 动脉血气分析 在代偿期，血浆 pH 可在正常范围，但 HCO_3^-、剩余碱（BE）和 $PaCO_2$ 均有一定程度的降低。失代偿期，血浆 pH 低于 7.35，HCO_3^- 降低，$PaCO_2$ 正常。

2. 血清电解质测定 可伴有血清钾升高。

【治疗原则】

1. 病因治疗 消除引起代谢性酸中毒的病因。

2. 纠正酸中毒 轻度代谢性酸中毒病人（血浆 HCO_3^- 在 16～18mmol/L 者），经消除病因和补液纠正缺水后，即可自行纠正，不必用碱性药物。对重症酸中毒病人（血浆 HCO_3^- 低于 10mmol/L），应立即输液和用碱剂进行治疗。

【护理评估】

1. 健康史

（1）一般情况 询问病人的年龄、性别、婚姻和职业等；评估病人的生活习惯等。

（2）家族史 了解家庭成员中有无该疾病的患病史。

（3）既往史 了解病人有无肿瘤病史或手术治疗史；有无失血性或感染性休克等；有无腹泻、胆瘘、肠瘘或胰瘘等；有无肾功能不全。

2. 身体状况

（1）症状与体征 评估病人有无疲乏、眩晕、嗜睡、感觉迟钝或烦躁；有无呼吸节律和频率异常，呼出气是否带有酮味等；有无心功能异常，如传导阻滞和节律异常；有无面色潮红、心率加快、血压偏低；有无肌张力减弱、腱反射减弱或消失、神志不清或昏迷等；有无同时伴有脱水所致的体液不足的其他症状。

（2）辅助检查 了解动脉血气分析和血清钾测定有无异常发现。

3. 心理－社会状况 了解病人对疾病的认知程度，对疾病有何顾虑；了解病人家属对病人的关心程度、支持程度，家庭对疾病治疗的经济承受能力。

【常见护理诊断/问题】

1. 低效性呼吸型态 与呼吸过快过深有关。

2. 潜在并发症 高钾血症、代谢性碱中毒。

【护理目标】

1. 病人能维持正常的气体交换型态。

2. 病人未出现各种并发症，或已发生的并发症得到及时发现和处理。

【护理措施】

1. 观察病情 持续监测病人的生命体征，尤其要注意监测病人的呼吸频率和深度。监测血清钾含量、血浆 pH 范围及 HCO_3^-、BE 和 $PaCO_2$ 等实验室指标。

2. 补充碱剂 常用的碱剂是 5% 碳酸氢钠溶液，首次可补给 100～250ml，用后 2～4 小时复查动脉血气分析及血清电解质浓度，根据测定结果再决定是否继续输注及输注量。由于代谢性酸中毒时离子化的钙增多，故即使病人有低钙血症，也可不出现手足抽搐。但在酸中毒纠正后，离子化的钙减少，病人便会出现手足抽搐。故应及时静脉注射葡萄糖酸钙。静脉输注5%碳酸氢钠溶液时，应控制输液速度。因5%碳酸氢钠溶液为高渗溶液，过快输入可致高钠血症，使渗透压升高。过快地纠正酸中毒还能引起大量K^+转移到细胞内，引起低钾血症，故应注意防治。

3. 并发症的护理 在纠正代谢性酸中毒时，加强对病人生命体征、动脉血气分析和血电解质指标动态变化趋势的监测，及时发现相应的并发症：①应用碳酸氢钠过量可致代谢性碱中毒，表现为呼吸浅、慢，脉搏不规则及手足抽搐。②代谢性酸中毒未及时纠正可致高钾血症，表现为神志淡漠、感觉异常、乏力、四肢软瘫等，严重者可出现心搏骤停。一旦发现上述并发症，应及时通知医师，并协助处理。

【护理评价】

1. 病人的气体交换型态是否正常。

2. 病人是否出现各种并发症，或已发生的并发症是否得到及时发现和处理。

二、代谢性碱中毒

代谢性碱中毒（metabolic alkalosis）是由于体内H^+丢失或HCO_3^-增多所致。

【病因】

1. 酸性物质丢失过多 严重呕吐、长期胃肠减压等，造成酸性胃液大量丢失，可丧失大量的H^+及Cl^-。此外，胃液中的Cl^-丢失使肾近曲小管的Cl^-减少，为维持离子平衡，代偿性地重吸收HCO_3^-增加，导致碱中毒。胃液丢失过多是外科病人发生代谢性碱中毒最常见的原因。

2. 碱性物质摄入过多 长期服用碱性药物，使血浆HCO_3^-浓度增高；大量输注库存血，抗凝血药入血后可转化为HCO_3^-，导致碱中毒。

3. 缺钾 钾缺乏时，细胞内K^+向细胞外转移，每3个K^+从细胞内移出，就有2个Na^+和1个H^+进入细胞内，引起细胞外碱中毒。同时，在血容量不足的情况下，机体为了保存Na^+，经远曲小管排出的H^+及K^+增加，HCO_3^-重吸收也增加，加重了碱中毒及低钾血症，同时出现反常性酸性尿。

4. 利尿药的作用 使用呋塞米、依他尼酸等利尿药可抑制近曲小管对Na^+和Cl^-的重吸收，却并不影响远曲小管内Na^+和H^+的交换。因此，经尿排出的Cl^-比Na^+多，重吸收的Na^+和HCO_3^-增多，发生低氯性碱中毒。

【病理生理】

代谢性碱中毒时血浆H^+浓度下降，呼吸中枢受到抑制，呼吸变浅变慢，CO_2排出减少，$PaCO_2$升高，维持HCO_3^-/H_2CO_3的比值接近正常范围。肾小管上皮细胞中的碳酸酐酶和谷氨酰酶活性降低，使H^+排泌和NH_3生成减少。HCO_3^-重吸收减少，经尿排出增多，从而使血浆HCO_3^-减少。代谢性碱中毒时，氧合血红蛋白解离曲线左移，使氧不易从氧合血红蛋白中释放。因此，尽管病人的血氧饱和度正常，但组织仍处于缺氧状态。

【临床表现】

轻者常无明显症状，有时可有呼吸变浅、变慢或精神方面的异常，如嗜睡、精神错乱或谵妄等。可有低钾血症和脱水的表现。严重者可因脑或其他器官代谢障碍而出现昏迷。

【辅助检查】

1. 动脉血气分析 在代偿期，血浆pH基本正常，但HCO_3^-和BE均有一定程度增高。失代偿期，血浆pH和HCO_3^-明显增高，$PaCO_2$正常。

2. 血清电解质测定 可伴有血清钾和血清氯降低。

【治疗原则】

1. 积极治疗原发病 对胃液丧失所致的代谢性碱中毒，可输入等渗盐水或葡萄糖盐水，既恢复了细胞外液量，又补充了Cl^-，可以纠正轻症低氯性碱中毒。

2. 纠正低钾血症 代谢性碱中毒常伴有低钾血症，故在病人尿量超过40ml/h后开始补充氯化钾。

3. 应用酸性药物 严重的代谢性碱中毒者（pH > 7.65，血浆HCO_3^-为45～50mmol/L），可应用稀释的盐酸溶液或盐酸精氨酸溶液，迅速中和细胞外液中过多的HCO_3^-。

【护理措施】

1. 观察病情 监测病人的生命体征、意识状况、动脉血气分析及血清电解质等。

2. 用药护理 ①输注盐酸溶液应从中心静脉导管缓慢滴入，因溶液渗漏会发生软组织坏死，故不可经周围静脉输入。②输注盐酸精氨酸溶液可致高钾血症，故使用时需密切监测心电图和血清钾变化。③遵医嘱正确应用含钙、含钾药物。

三、呼吸性酸中毒

呼吸性酸中毒（respiratory acidosis）是由于肺泡通气及换气功能减弱，不能充分排出体内生成的CO_2，导致血液中$PaCO_2$增高，引起高碳酸血症。

【病因】

常见原因有：①全身麻醉过深、镇静药过量、中枢神经系统损伤、气胸、急性肺水肿和呼吸机使用不当等。②

肺组织广泛纤维化、重度肺气肿等慢性阻塞性肺疾病。③外科手术后痰液引流不畅、肺不张、胸腔积液、肺炎、伤口疼痛等原因，使换气量减少。

【病理生理】

呼吸性酸中毒时，机体可通过血液中的缓冲系统进行调节。血液中的 H_2CO_3 与 Na_2HPO_4 结合，形成 $NaHCO_3$ 和 NaH_2PO_4，后者经尿中排出，使血液中的 H_2CO_3 减少，HCO_3^- 增多。但此代偿作用较为微弱；此外，机体还可通过肾进行代偿。肾小管上皮细胞中的碳酸酐酶和谷氨酰酶活性增加，一方面使 H^+ 和 NH_3 生成 NH_4^+ 后排出，同时 Na^+ 与 H^+ 交换增加，从而使 H^+ 排出增多，$NaHCO_3$ 重吸收增加，但此代偿过程较慢。

【临床表现】

病人可有胸闷、气促、呼吸困难、发绀、头痛、躁动不安等，重者可伴有血压下降、谵妄、昏迷等。脑缺氧可致脑水肿、脑疝，甚至呼吸骤停。病人因严重酸中毒所致的高钾血症，可出现突发性心室纤颤。

【辅助检查】

动脉血气分析显示血浆 pH 明显降低，$PaCO_2$ 增高，HCO_3^- 可正常。

【治疗原则】

积极治疗原发病。改善病人通气功能，必要时行气管插管或气管切开术，进行呼吸机辅助呼吸。

【护理措施】

1. 观察病情 严密观察病人的体温、脉搏、呼吸、血压和意识状态，尤其应注意观察病人的呼吸频率、深度及呼吸困难的程度，以便及时发现，及时处理。定时监测动脉血气分析及血清电解质。

2. 改善通气 选择半坐卧位，有利于改善病人的呼吸。协助医师行气管插管或气管切开等；注意调节呼吸机的潮气量及呼吸频率，以保证足够的有效通气量。

3. 持续给氧 给予低流量吸氧，因高浓度吸氧可减弱呼吸中枢对缺氧的敏感性，从而抑制呼吸。长期吸入高浓度的氧可出现呼吸性碱中毒。应用呼吸机时，应注意调整呼吸机参数，保证足够的有效通气量，既可将潴留在体内的 CO_2 迅速排出，又可纠正缺氧状态。一般将吸入氧浓度调节至60% ~70% 。

四、呼吸性碱中毒

呼吸性碱中毒（respiratory alkalosis）是指由于肺泡通气过度，体内生成的 CO_2 排出过多，导致 $PaCO_2$ 降低而引起低碳酸血症。

【病因】

癔症、中枢神经系统疾病、严重创伤或感染、高热、疼痛、肝衰竭、低氧血症、呼吸机辅助通气过度等。

【病理生理】

$PaCO_2$ 降低可抑制呼吸中枢，使呼吸变浅、变慢，CO_2 排出减少，血中 H_2CO_3 代偿性增高。但这种代偿很难维持下去，因其可致机体缺氧。肾代偿作用表现为肾小管上皮细胞分泌 H^+ 减少及 HCO_3^- 的重吸收减少，排出增多，使血中 HCO_3^- 降低。随着 HCO_3^-、H_2CO_3 的代偿性降低，HCO_3^-/H_2CO_3 的比值接近 20∶1，从而使血浆 pH 维持在正常范围内。

【临床表现】

多数病人有呼吸急促的表现。可有眩晕，手、足和口周麻木及针刺感，肌震颤及手足抽搐。病人常有心率加快。危重病人发生急性呼吸性碱中毒常提示预后不良，或将发展为呼吸窘迫综合征。

【辅助检查】

动脉血气分析显示血浆 pH 增高，$PaCO_2$ 和 HCO_3^- 下降。

【治疗原则】

积极治疗原发病。可用纸袋罩住口鼻，增加呼吸道无效腔，可减少 CO_2 的呼出，以提高血 $PaCO_2$。或让病人吸入含 5% CO_2 的氧气，从而增加血 $PaCO_2$。中枢神经系统疾病所致的通气过度，可使用镇静药。

【护理措施】

1. 观察病情 定时监测并记录病人的生命体征、出入量、意识状态、动脉血气分析结果等。

2. 维持正常气体交换型态 教会病人使用纸袋呼吸的方法，指导病人深呼吸，减慢呼吸频率。如因呼吸机管理不当所致的通气过度，应调整呼吸频率和潮气量。

（孙竹梅）

目标检测

答案解析

一、简答题

1. 简述水钠代谢紊乱的类型。
2. 简述低钾血症的补钾措施及注意事项。
3. 简述酸碱平衡失调的类型及临床表现。

二、病例分析题

王先生，53 岁，胰腺十二指肠切除术后 1 周发生胰瘘。查体：病人处于嗜睡状态，呼之能应，体温 38.5℃，脉搏 115 次/分，呼吸 28 次/分，血压 86/50mmHg，肌张力减低，腱反射减弱。动脉血气分析显示血 pH 7.21，HCO_3^- 9.5mmol/L，$PaCO_2$ 40mmHg。

请思考：

（1）该病人出现了哪种类型的酸碱失衡？

（2）首选何种治疗措施？

（3）主要护理措施有哪些？

书网融合……

本章小结

题库

第三章 外科休克病人的护理

PPT

学习目标

知识目标：

1. 掌握 休克的概念；休克的临床表现及护理措施。

2. 熟悉 休克的病因及分类；休克的病理生理及治疗原则。

3. 了解 不同类型休克的临床特点及护理要点。

技能目标：

能运用所学相关知识对休克病人进行抢救及护理。

素质目标：

具备救死扶伤精神及尊重病人隐私和共情能力。

休克的本质是组织细胞氧供不足和需求增加。休克发病急，进展快，并发症严重，若未能及时发现并治疗，可导致全身多器官功能障碍综合征或多器官衰竭等而引起死亡。因此，休克的救治关键是尽早恢复机体的有效循环血量，保证组织灌注，改善微循环，维护细胞的正常功能。本章重点介绍休克的病因、病理生理、临床表现、救治原则及护理措施。

案例引导

案例 李先生，23岁，未婚，司机。因车祸伤2小时急诊入院。测体温36℃，脉搏116次/分，呼吸25次/分，血压80/53mmHg，中心静脉（CVP）4cmH_2O。病人神志尚清楚、表情淡漠、面色苍白、肢体发冷，少尿，自诉全腹剧烈疼痛。体检：全腹有明显压痛、反跳痛，腹肌紧张，以左上腹为甚。

讨论：

1. 目前该病人处于休克的哪一期？

2. 针对该病人应采取哪些护理措施？

第一节 概 述

休克（shock）是机体受到强烈致病因素侵袭后，导致有效循环血量减少、组织灌注不足所引起的以微循环障碍、细胞代谢紊乱和功能受损为特征的病理生理综合征，可由多种病因引起，是严重的全身性应激反应。

【病因】

1. 失血失液 如大血管破裂、消化道出血、产后大出血、严重的创伤等引起的大量失血，因剧烈呕吐、腹泻、肠梗阻、大面积烧伤等导致的大量体液丢失，可引起低血容量性休克。

2. 感染 严重感染，特别是继发于以释放内毒素的革兰阴性细菌感染，常可引起感染性休克。

3. 过敏 过敏体质者注射某些药物（如青霉素）、血清制剂或疫苗，接触或进食某些致敏物质，可引起过敏性休克，这种休克属Ⅰ型变态反应。

4. 急性心力衰竭 常由心功能不全引起，多见于大面积急性心肌梗死、急性心肌炎、心脏压塞及严重心律失常，引起心排血量明显减少，有效循环血量降低，重要脏器组织灌注不足而致休克，称为心源性休克。

5. 强烈的神经刺激 剧烈疼痛、高位脊髓麻醉或损伤，可引起神经源性休克（图3-1）。

【分类】

1. 按病因分类 可按病因将休克分为低血容量性休克、感染性休克、过敏性休克、心源性休克、神经源性休克五类。其中，低血容量性休克、感染性休克在外科最常见。低血容量性休克包括失血性休克和创伤性休克。

2. 按发生休克的起始环节分类

（1）低血容量性休克（hypovolemic shock） 见于失血、失液、烧伤或创伤等情况。常因大量出血、体液丢失或体液积聚在组织间隙导致有效循环血量降低所致，是外科最常见的休克类型。

（2）血管源性休克（vasogenic shock） 指由于大量毛细血管和小静脉扩张，血管床容量扩大，血容量相对不足，使有效循环血量减少且分布异常，导致组织灌流量减少而引起的休克，故又称低阻力性休克或分布性休克。

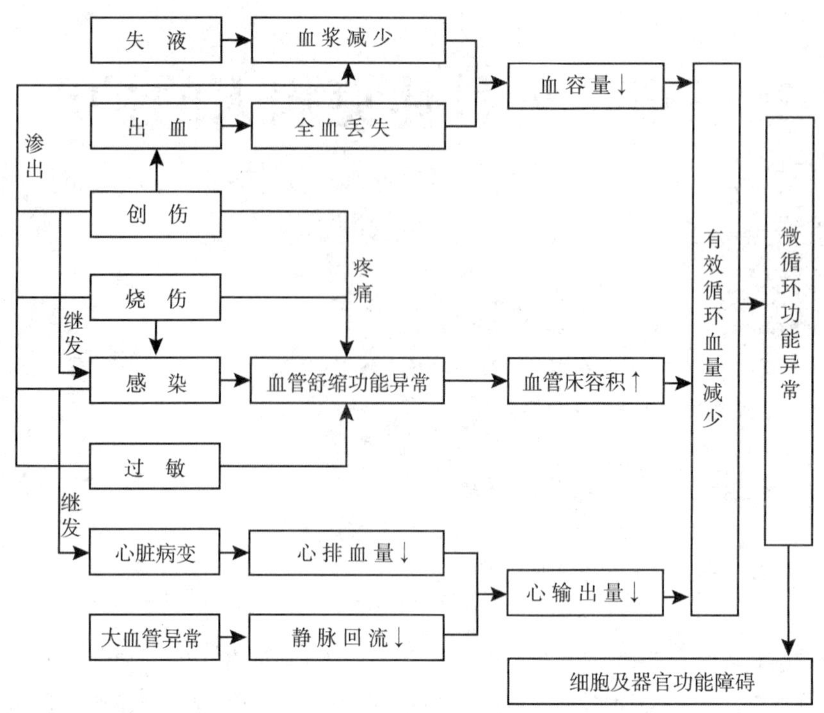

图 3－1 休克发生的病因和环节

（3）心源性休克（cardiogenic shock） 始动因素主要为心功能不全，使有效循环血量和微循环灌流量显著下降而引起的休克。

3. 按休克时血流动力学特点分类

（1）低排高阻型休克 又称低动力型休克，其血流动力学特点是外周血管收缩导致外周血管阻力增高，心排血量减少。由于皮肤血管收缩，血流量减少，使皮肤温度减低，故又称冷休克，临床上最常见。低血容量性、心源性、创伤性和由革兰阴性菌引起的感染性休克均属此类。

（2）高排低阻型休克 又称高动力型休克，其血流动力学特点是外周血管扩张致外周血管阻力降低，心排血量正常或增加。由于皮肤血管扩张，血流量增多，致皮肤温暖干燥，故又称为暖休克。由革兰阳性菌引起的感染性休克属于此类。

【病理生理】

各类休克共同的病理生理基础是有效循环血量锐减，组织灌注不足及产生炎性介质。

1. 微循环的变化 在有效循环血量不足引起休克的进程中，占总循环量20%的微循环会出现相应变化。根据微循环障碍发展过程，将休克病程分为3期。

（1）微循环收缩期 又称微循环缺血期、休克代偿期。休克早期，机体有效循环血量锐减，引起循环容量减小，动脉血压下降导致组织灌注不足、细胞缺氧，此时机体启动一系列代偿机制：刺激主动脉弓和颈动脉窦压力感受器，引起血管舒缩中枢加压反射和交感－肾上腺轴兴奋，从而释放大量儿茶酚胺和肾素－血管紧张素，使心率加快、心排血量增加；选择性收缩外周（如皮肤、骨骼肌）和内脏（如肝、胃肠、脾）的小血管、微血管平滑肌，动静脉短路和直捷通道开放，使循环血量重新分布，保证心、脑等重要器官的有效灌注。由于内脏的小动、静脉血管平滑肌及毛细血管前括约肌受儿茶酚胺等激素的影响发生强烈收缩，动静脉短路开放，使周围血管阻力增加、回心血量增加。由于此期微循环内毛细血管前括约肌收缩而毛细血管后括约肌处于相对开放状态，微循环内呈现“只出不进”“少灌少流，灌少于流”特点，真毛细血管网内血量减少，毛细血管内静水压降低，使组织间液回吸收入毛细血管网，但组织仍处于低灌注、缺氧状态。若能在此期采取积极措施，去除病因进行复苏，休克较容易得到纠正（图3－2）。

（2）微循环扩张期 又称淤血缺氧期、休克抑制期。若休克未及时纠正，病情继续发展，微循环因动静脉短路和直捷通道大量开放，组织灌注不足进一步加重。细胞因严重缺氧处于无氧代谢状态，导致能量不足，产生并释放大量酸性产物和组胺、缓释肽等舒血管介质。这些物质直接引起毛细血管前括约肌舒张，后括约肌因敏感性低仍处于收缩状态，致使微循环出现“只进不出”“灌大于流”。大量血液淤滞在毛细血管网内，导致毛细血管网内静水压升高，通透性增强。血浆外渗至第三间隙，血液浓缩，血液黏稠度增加，回心血量进一步减少，心排血量继续下降，心、脑等重要器官灌注不足，休克进一步加重进入抑制期。

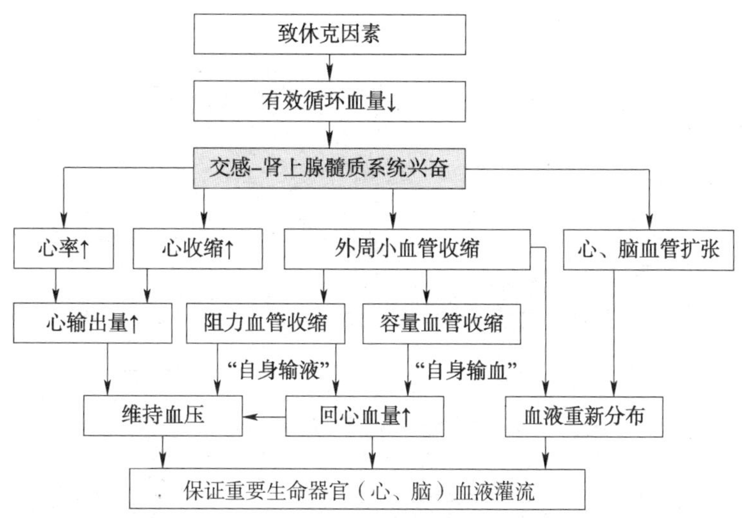

图3-2　休克早期的代偿机制

（3）微循环衰竭期　又称弥散性血管内凝血期、休克失代偿期，此期休克进入不可逆阶段。浓缩且黏稠度高的血液在酸性环境中处于高凝状态，红细胞与血小板易发生凝集并在血管内形成大量的微血栓，甚至发生弥散性血管内凝血（disseminated intravascular coagulation，DIC）。休克后期，随着各种凝血因子大量消耗，纤维蛋白溶解系统被激活，临床可出现严重的出血倾向。此期微循环的特点是“不进不出”。此时组织出现严重灌注不足，细胞处于严重缺氧和能量缺乏状态，加之酸性代谢产物和内毒素的作用，细胞内溶酶体膜破裂，多种酸性水解酶溢出，引起细胞自溶并损害周围其他细胞。最终引起广泛的组织损害，整个器官甚至多个器官功能受损。

2. 代谢改变

（1）代谢性酸中毒　当氧的释放无法满足细胞对氧的需求时，葡萄糖在细胞内进行无氧酵解。缺氧状态下，丙酮酸在胞质内转变成乳酸，使乳酸生成增多，而丙酮酸减少，乳酸/丙酮酸（L/P）比率增高。肝脏因灌注不足，功能受损，处理乳酸的能力降低，致使乳酸在体内的清除减少而血液内含量增多，而引起高乳酸血症及代谢性酸中毒。在排除其他原因造成高乳酸血症情况下，血乳酸盐的含量及乳酸/丙酮酸比值可反映病人细胞缺氧的状况。酸中毒可损伤血管内皮，激活溶酶体酶，诱发DIC，进一步加重微循环紊乱和器官功能障碍。当发展至重度酸中毒（$pH < 7.2$）时，心血管对儿茶酚胺的反应性降低，表现为血管扩张、心率缓慢、心排血量下降，氧合血红蛋白离解曲线右移。

（2）能量代谢障碍　由于组织灌注不足和细胞缺氧，体内的葡萄糖以无氧酵解为主，无氧酵解产生的能量远低于有氧代谢产生的能量，从而进一步加剧机体能量不足。此外，创伤和感染使机体处于应激状态，导致交感神经-肾上腺髓质系统和下丘脑-垂体-肾上腺皮质轴兴奋，机体分泌大量的儿茶酚胺和肾上腺皮质激素，从而抑制蛋白质合成，促进蛋白质分解，使血中尿素、尿酸及肌酐增加。同时还可以促进糖异生、抑制糖降解，使血糖升高。此外，脂肪分解代谢明显增强，成为病人获取能量的主要来源。

3. 炎性递质释放和细胞损伤

（1）炎性递质释放　严重的创伤、感染、休克刺激机体释放过量的炎性介质：白介素、肿瘤坏死因子、集落刺激因子、干扰素和血管扩张剂一氧化氮（NO）等，形成“瀑布样”的连锁放大反应。活性氧代谢产物可造成脂质过氧化和细胞膜破裂。

（2）细胞损伤　休克时，因无氧酵解使ATP产生不足、代谢性酸中毒，影响细胞各种膜的屏障功能。出现受损的细胞膜通透性增加，细胞膜上离子泵如钠-钾泵、钙泵等功能障碍，导致细胞内外离子及体液分布异常，进入细胞内的钠离子、钙离子不能排出，细胞外的钾离子则无法进入细胞内，导致血钠降低、血钾增高，细胞外液却随钠离子进入细胞内，造成细胞肿胀、死亡；大量钙离子进入细胞后，不仅能激活溶酶体，而且还使线粒体内钙离子增多，破坏线粒体。此外，溶酶体膜破裂后释放的水解酶导致细胞自溶和组织损伤，进一步加重休克（图3-3）。

4. 内脏器官的继发损伤　由于持续的缺血、缺氧，细胞可发生变性、坏死，导致内脏器官功能障碍，常引起内脏器官的不可逆损害，甚至衰竭。若两个或两个以上器官或系统同时或序贯发生衰竭，称为多器官功能障碍综合征（multiple organ dysfunction syndrome，MODS），是休克的主要死因。

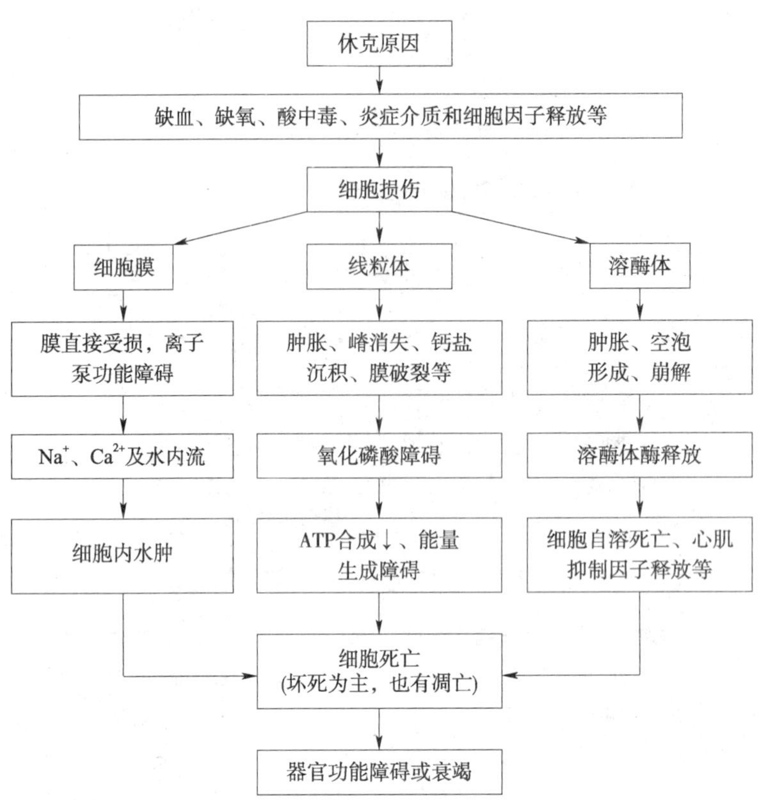

图3-3　休克时细胞损伤示意图

（1）肺　是休克引起MODS时最常累及的器官。低灌注和缺氧可损伤肺毛细血管内皮细胞和肺泡上皮细胞。毛细血管内皮细胞受损可造成血管壁通透性增加，导致肺间质水肿，肺泡上皮细胞受损可造成肺泡表面活性物质生成减少、肺顺应性降低，肺泡表面张力升高，继发肺泡萎陷、肺不张及肺水肿。进而出现氧弥散障碍，通气/血流比例失调，进一步加重组织缺氧。严重时可发生急性呼吸窘迫综合征（acute respiratory distress syndrome，ARDS），是由各种肺内和肺外致病因素所致的急性弥漫性、炎症性肺损伤引起的急性呼吸衰竭。ARDS常发生于休克期内或稳定后48～72小时，一旦发生，死亡率高达40%。

（2）肾　是休克时易受损害的重要器官。休克时，儿茶酚胺、血管升压素和醛固酮分泌增加，使肾的入球血管痉挛和有效循环血量减少，肾滤过率明显降低而引起尿量减少。此时，肾内血流重新分布并转向髓质，肾皮质血流减少，导致皮质区的肾小管上皮细胞因缺血缺氧大量坏死，发生急性肾衰竭（acute renal failure，ARF）。

（3）心　心脏的血液灌注80%来自舒张期，舒张压成为影响心脏灌注水平的重要因素。由于冠状动脉的平滑肌β受体占优势，在休克早期，由于血中儿茶酚胺浓度上升，冠状动脉没有明显的收缩。因此，除心源性休克外，其他类型休克早期一般无心功能异常。但休克加重后，致病因子对心肌血管内皮细胞的损伤，可引起冠状动脉收缩、冠状动脉自身血流调节机制障碍、血小板积聚、血流量明显减少，心肌因缺血缺氧而受损，当心肌微循环内血栓形成，可引起心肌局灶性坏死和心力衰竭。此外，休克时的酸中毒及高钾血症、低氧血症等也可导致心律失常和心肌的收缩功能下降，加重心肌损害。

（4）脑　休克早期，由于血液重新分布和脑循环的自身调节，一般无明显的脑功能障碍。休克晚期，由于动脉血压持续下降，脑灌注压和血流量下降导致脑缺氧。缺血、CO_2潴留和酸中毒引起胶质细胞肿胀、血管通透性升高，导致继发性脑水肿和颅内压增高，严重者可引起脑疝。

（5）肝　休克可引起肝缺血、缺氧性损伤，从而破坏肝的合成与代谢功能。肝受损时，其解毒和代谢功能均下降，可引起内毒素血症，使已有的代谢紊乱和酸中毒进一步加重，严重者甚至可发生肝性脑病和肝衰竭。

（6）胃肠道　休克时机体因代偿机制而进行血液重新分布，使胃肠道最早出现缺血和酸中毒。肠系膜血管的血管紧张素Ⅱ受体的密度高，对血管加压物质非常敏感，休克时，肠系膜上动脉血流量可减少70%。休克时，胃肠道黏膜因持续性缺血、缺氧，可使胃肠道黏膜上皮细胞的屏障功能受损，并发急性胃黏膜糜烂、上消化道出血或应激性溃疡，使肠黏膜上皮的免疫屏障功能受损，肠道内的细菌及其毒素发生移位，经淋巴或门静脉途径侵害机体，可形成肠源性感染，可引起急性胃黏膜糜烂、上消化道出血或胃应激性溃疡。胃肠道黏膜的屏障结构和功能受到破坏，是导致休克继续发展和形成多器官功能障碍综合征甚至死亡的重要原因。

【临床表现】

按照休克的发病过程，其临床表现分为休克代偿期和失代偿期（表3－1）。

表3－1　休克不同时期的临床表现

分期	程度	神志	外周循环				生命体征		尿量	估计失血量*
			口渴	皮肤色泽	皮肤温度	体表血管	脉搏（次/分）	血压		
休克代偿期	轻度	神志清楚，烦躁，表情痛苦，伴精神紧张	口渴	开始苍白	正常或发凉	无塌陷	100，尚有力	收缩压正常或稍升高，舒张压增高，脉压缩小	正常/减少	20%以下（800ml以下）
休克失代偿期	中度	神志尚清楚，表情淡漠	很口渴	苍白	发冷	表浅静脉塌陷，毛细管充盈缓慢	10～120	收缩压为70～90mmHg，脉压小	尿少	20%～40%（800～1600ml）
	重度	意识模糊，甚至昏迷	极度口渴，但可能无主诉	显著苍白伴肢端发绀	厥冷（肢端尤为明显）	表浅静脉塌陷，毛细血管充盈更缓慢	速而细弱，或摸不清	收缩压＜70mmHg或测不到	少尿/无尿	40%以上（1600ml以上）

注　*成人低血容量性休克。

1. 休克代偿期　又称休克早期，血容量减少不超过循环血量的20%（800ml以下）。由于机体的代偿作用，病人中枢神经系统兴奋性增高，交感－肾上腺轴兴奋。病人表现为精神紧张，兴奋或烦躁不安、口渴、面色苍白，四肢湿冷、脉搏增快（＜100次/分）、收缩压正常或略低、脉压缩小（＜30mmHg）、尿量正常或减少（25～30ml/h）。此期，如能及时处理，休克可很快得到纠正。否则，病情继续发展，进入休克失代偿期。

2. 休克失代偿期　又称休克期，病人表现为神情淡漠、反应迟钝，出现神志不清或甚至昏迷。中度休克，失血量占循环血量的20%～40%（800～1600ml）。口唇肢端发绀、皮肤和黏膜发绀、四肢湿冷或花斑；呼吸浅快、脉搏细速（＞120次/分）；收缩压为70～90mmHg，脉压减小；浅静脉瘪陷、毛细血管充盈时间延长；尿量少于30ml/h。体温改变较为明显，若肛温低于36℃，提示存在严重的生理功能紊乱，是病人生存受到威胁的强烈预警信号。此期若能正确处理，休克尚有逆转的可能。重度休克，失血量占循环血量的40%以上（1600ml以上）。此期已发展至DIC和重要脏器功能衰竭阶段。病人意识模糊，甚至昏迷、全身皮肤、黏膜明显发绀、四肢厥冷；脉搏速而细弱或摸不清、血压测不出、尿少甚至无尿、有出血症状、表浅静脉塌陷，毛细血管充盈非常迟缓等。如出现进行性呼吸困难，脉速、烦躁，一般吸氧仍无改善，提示可能并发呼吸窘迫综合征，病人常因继发MODS而死亡。

【辅助检查】

1. 实验室检查

（1）血、尿和粪常规检查　红细胞计数、血红蛋白含量减低，提示失血；血细胞比容增高提示血液浓缩；白细胞计数及中性粒细胞比例增高提示有感染存在。尿比重增高提示有血液浓缩或血容量不足。粪便隐血阳性提示消化系统出血。

（2）血生化检查　包括肝肾功能检查、动脉血乳酸盐测定、血糖、电解质检查等，目的是了解病人是否合并MODS及细胞缺氧、酸碱平衡失调的程度等，有助于估计休克及复苏的变化趋势。

（3）动脉血气分析　有助于了解酸碱平衡状况。动脉血氧分压（PaO_2）正常值为80～100mmHg，可反映血氧供应情况。若PaO_2降至60mmHg以下，而且吸入纯氧仍不能改善则提示急性呼吸窘迫综合征（ARDS）可能。动脉血二氧化碳分压（$PaCO_2$）正常值为36～44mmHg，是通气和换气功能的指标，可作为呼吸性酸中毒或碱中毒的依据。若$PaCO_2$超过45～50mmHg，而通气良好，表示存在严重肺功能不全。动脉血pH为7.35～7.45。可采取监测pH、BE、缓冲碱（BB）的动态变化等措施了解休克时酸碱平衡的情况。

（4）动脉血乳酸盐测定　可反映细胞缺氧程度，有助于估计休克及复苏的变化趋势，正常值为1～1.5mmol/L，可用于休克的早期诊断（＞2mmol/L），危重病人有时会达到4mmol/L及以上。

（5）凝血功能检查　在休克早期进行凝血功能的监测，对选择适当的容量复苏方案及液体种类有重要的临床意义。包括血小板计数、出凝血时间、血浆纤维蛋白原、凝血酶原时间、凝血因子等。当血小板计数＜80×10^9/L、血浆纤维蛋白原＜1.5g/L或呈进行性下降、凝血酶原时间较正常延长3s以上则表示存在DIC。通过对这些指标的动态监测，可及时了解机体凝血功能状态，采取相应措施。

2. 血流动力学监测

（1）中心静脉压（CVP） 代表右心房或胸腔段腔静脉内压力的变化，可反映全身血容量和右心功能之间的关系。正常值为5～12cmH_2O。若CVP<5cmH_2O，提示血容量不足；CVP>15cmH_2O时，则提示右心功能不全、静脉血管床过度收缩或肺循环阻力增高；若CVP>20cmH_2O时，则提示存在充血性心力衰竭。中心静脉压的变化一般早于动脉压的变化，通常要求连续测定，动态观察CVP的变化趋势以准确反映右心前负荷的状况。

（2）肺毛细血管楔压（PCWP） 反映肺静脉、左心房和左心室的压力，应用Swan－Ganz漂浮导管测量。正常值为6～15mmHg。若PCWP低于正常值，则提示有血容量不足（较CVP敏感）；高于正常值则表示肺循环阻力增加，如急性肺水肿。另外，通过Swan－Ganz漂浮导管还可获得混合静脉血标本进行血气分析，有助于判断预后。

（3）心排血量和心脏指数 心排血量（CO）可应用Swan－Ganz漂浮导管通过热稀释法测得。CO＝每搏量（SV）×心率。成人CO正常值为4～6L/min。心脏指数（CI）是指单位体表面积的心排血量。正常值为2.5～3.5L/（min·m^2）。休克病人CO及CI常见降低，但某些感染性休克可增高。

3. 影像学检查 超声、CT、X线、MRI等检查有助于了解脏器损伤、感染等情况。如创伤病人，应做相应部位的影像学检查，以排除颅脑、内脏等损伤。感染病人可通过B超发现感染灶，并判断感染的原因。

4. 诊断性穿刺 疑有腹腔内脏损伤者，可行诊断性腹腔穿刺；育龄妇女有月经过期史应行阴道后穹窿穿刺，若抽出不凝血性液体，疑为异位妊娠破裂出血。

【治疗原则】

针对病因积极处理原发病，迅速恢复有效循环血量，纠正微循环障碍，恢复组织灌注，增强心肌功能，恢复机体正常代谢，防止发生MODS。

1. 紧急处理 ①对于创伤后存在进行性失血或内脏进行性失血的病人，要立即对体表和四肢的创面和出血部位进行包扎、固定、制动和应急止血措施。②保持呼吸道通畅，解除气道压迫，清理呼吸道异物或分泌物。早期以鼻导管或面罩间歇给氧，减轻组织缺氧状态；呼吸困难严重者，可行气管插管或气管切开。③采取休克体位，以利于呼吸和增加回心血量。④注意保暖，尽量减少搬动，骨折处临时固定，必要时应用镇痛药等。

2. 补充血容量 是纠正休克引起的组织低灌注和缺氧的关键。补液原则是及时、快速、足量。应迅速建立静脉通道。在连续监测动脉血压、尿量和CVP的基础上，结合病人的皮肤温度、脉搏及毛细血管充盈时间，计算输液量及判断补液效果。通常先晶后胶，必要时可进行成分输血或输入新鲜全血。也可用3%～7.5%的高渗盐溶液进行抗休克复苏治疗。对于休克病人，建议采取早期达标治疗（early goal directed therapy，ECDT），即争取在诊断的最初6小时黄金时段内进行积极的输液复苏，以尽快恢复最佳心排血量、稳定循环功能和组织氧供。

3. 积极处理原发病 外科疾病引起的休克，多需手术治疗原发病变。如内脏大出血、消化道穿孔、肠绞窄坏死或梗阻性化脓性胆管炎等，应在尽快恢复有效循环血量后，及时施行手术，治疗原发病，或在积极抗休克的同时施行手术，以免延误抢救时机。不同类型的休克采取针对性治疗。

4. 纠正酸碱平衡失调 休克时微循环改变、细胞代谢异常和重要器官功能障碍，可引起酸碱平衡紊乱，应积极采取防治措施，维持机体的酸碱平衡。根本措施是改善组织灌注，在保证呼吸功能完整的前提下适时适量的使用碱性药物，否则会导致CO_2潴留和继发呼吸性酸中毒。一般使用5%碳酸氢钠溶液纠正，但不主张早期使用碱性药物。目前多主张宁酸勿碱，因酸性环境能增加氧与血红蛋白的解离从而增加向组织释氧，对复苏有利。

5. 血管活性药物的应用 在充分补充血容量的前提下可应用血管活性药物，以维持重要脏器灌注压。即使低血容量状态尚未纠正，液体复苏的同时仍可暂时使用升压药以维持生命。若病人仍存在四肢冰冷、皮肤苍白、尿少等外周阻力增高的症状，临床判断血容量已基本补足，CVP、血压维持正常范围，仍可使用血管扩张药。常用药物如硝普钠、硝酸甘油等可改善微循环及组织灌注。血管活性药物的选择应结合主要病情，为了保证重要脏器的灌注水平，临床常将血管收缩剂和扩张剂联合使用。

6. 皮质类固醇和其他药物的应用 皮质类固醇可用于感染性休克和其他较严重的休克。其作用主要有：①阻断α受体兴奋作用，使血管扩张，降低外周血管阻力，改善微循环。②保护细胞内溶酶体，防止溶酶体破裂。③增强心肌收缩力，增加心排血量。④增进线粒体功能，防止白细胞凝集。⑤促进糖异生，减轻酸中毒。应早期、大剂量、短程使用，临床常用氢化可的松、地塞米松等。

7. 治疗DIC 对诊断明确的DIC，早期可用肝素抗凝，晚期使用抗纤溶药物，如氨甲苯酸、氨基己酸，以及抗血小板黏附和聚集的药物，如阿司匹林、双嘧达莫和低分子右旋糖酐。

【护理评估】

1. 健康史

（1）一般情况 了解病人的年龄、性别、经济状况等。

（2）既往史 了解有无导致休克的相关原因（如骨折、感染或烧伤等引起的大量失血失液）及休克后的救治情况。

2. 身体状况

（1）症状与体征 评估病人有无精神紧张、兴奋、烦躁不安，或表情淡漠、反应迟钝、意识模糊、昏迷；监测生命体征，皮肤色泽及温度，周围血管情况有无浅静脉萎陷、毛细血管充盈延迟等，注意观察尿色、尿量及尿比重，24小时液体出入量是否平衡。

（2）辅助检查 了解各项实验室检查的结果，动态监测血流动力学指标，结合影像学检查结果，以辅助判断病情的严重程度和制定护理计划。

3. 心理－社会状况 观察了解病人和家属有无紧张、恐惧、焦虑的情绪反应和对疾病及其伴随症状的认知程度，评估其心理承受能力和心理反应情况，以及对治疗和预后的知晓程度。

【常见护理诊断/问题】

1. 体液不足 与急性大量失血、失液有关。

2. 组织灌注量改变 与有效循环血量减少、微循环障碍有关。

3. 气体交换受损 与微循环障碍、缺氧和呼吸型态改变有关。

4. 有体温失调的危险 与感染、毒素吸收或组织灌注减少有关。

5. 潜在并发症 多器官功能障碍。

【护理目标】

1. 病人体液保持平衡，生命体征平稳，面色红润，肢端温暖，尿量正常。

2. 病人有效循环血量恢复，组织灌注充足，心排血量维持在正常范围。

3. 病人呼吸道通畅，呼吸平稳，维持在正常范围。

4. 病人体温维持在正常范围。

5. 病人未出现多器官功能障碍或被及时发现和处理。

【护理措施】

1. 迅速补充血容量，维持体液平衡

（1）迅速建立静脉通路 补液是治疗休克的重要措施。迅速建立2条以上静脉通路。穿刺时尽量选择比较粗、直的血管，以确保液体能快速输入。静脉穿刺困难时，可进行中心静脉穿刺。

（2）合理补液 可根据病人的心肺功能、失血失液量、血压及CVP调整补液量和速度。可根据动脉血压和中心静脉压，以及病人外周循环情况，判断补充血容量的效果（表3－2）。目前，晶体液仍是容量复苏的首选。

表3－2 中心静脉压与补液的关系

中心静脉压	血压	原因	处理原则
低	低	血容量严重不足	充分补液
低	正常	血容量不足	适当补液
高	低	心功能不全或血容量相对过多	给予强心药，纠正酸中毒，舒张血管
高	正常	容量血管过度收缩	舒张血管
正常	低	心功能不全或血容量不足	补液试验

注 补液试验：取等渗盐水250ml，于5～10分钟内经静脉滴入，若血压升高而CVP不变，提示血容量不足；若血压不变而CVP升高3～5cmH_2O，提示心功能不全。

（3）准确记录24小时出入量 在抢救过程中，应有专人记录用药及补液情况（种类、数量、速度、时间），详细记录24小时出入量，作为后续治疗的重要依据。应重点对尿量及尿比重进行动态监测。

2. 密切观察病情 定期观察并记录病人生命体征、神志的变化，观察皮肤颜色及温度。

（1）意识和精神状态 反映脑部血流灌注情况和全身循环状况。了解意识和精神状态，有无精神紧张、兴奋、烦躁不安，或表情淡漠、反应迟钝、意识模糊、昏迷等。

（2）生命体征 ①血压：是最常用的监测指标，但不是最敏感的指标，收缩压＜90mmHg、脉压＜20mmHg，提示休克。休克好转的征象是血压回升、脉压增大。②脉搏：脉搏的变化往往早于血压变化。休克早期脉率增快，休克加重时脉细弱或测不到。临床常根据脉率/收缩压（mmHg）计算休克指数，休克指数≥1.0提示休克，＞2.0提示严重休克。③呼吸：注意呼吸次数、节律及幅度，呼吸急促、变浅、不规则，提示病情恶化；呼吸次数＞30次/分或＜8次/分，提示病情危重。④体温：多数休克病人体温偏低，感染性休克病人可有高热。若体温突升至40℃以上或骤降至36℃以下，均提示病情危重。

（3）外周循环状况 ①皮肤色泽及温度：皮肤色泽和肢端温度能反映体表血流灌注情况。休克病人皮肤由苍白转为发绀，提示从休克代偿期进入休克失代偿期，甚至发生DIC；相反，如发绀程度减轻并逐渐转为红润，说明循环灌注好转。②周围血管情况有无浅静脉萎陷、毛细血管充盈延迟等。此外，需注意暖休克皮肤表现为干燥潮红、手足温暖。

（4）尿量　肾对微循环的变化最为敏感，故应密切观察尿量及尿比重，以此判断组织灌注情况。尿量是反映组织灌流情况的最佳定量指标。尿比重可帮助鉴别少尿的原因，对指导临床治疗具有重要意义。休克病人应留置尿管，测定每小时尿量及尿比重尿量大于30ml/h，提示休克好转。

3. 改善组织灌注

（1）取休克卧位　将病人置于仰卧中凹位，即头和躯干抬高20°～30°、下肢抬高15°～20°，以利于膈肌下移促进肺扩张，可增加回心血量，改善重要内脏器官的血供。

（2）用药护理　在充分容量复苏的前提下可应用血管活性药物，以维持脏器灌注压。临床上常联合使用血管收缩剂和舒张剂。使用过程中应根据病人血压，严格控制药物浓度和滴速。一般应从低浓度、慢速度开始，建议使用输液泵控制滴速，每5～10分钟测血压1次，血压平稳后每15～30分钟测1次，同时应逐渐降低药物浓度，减慢速度后撤除。严防药物外渗，若发现注射部位红、肿、热、痛，应立即更换注射部位，局部用0.25%普鲁卡因局部封闭，以免发生皮下组织坏死。

知识链接

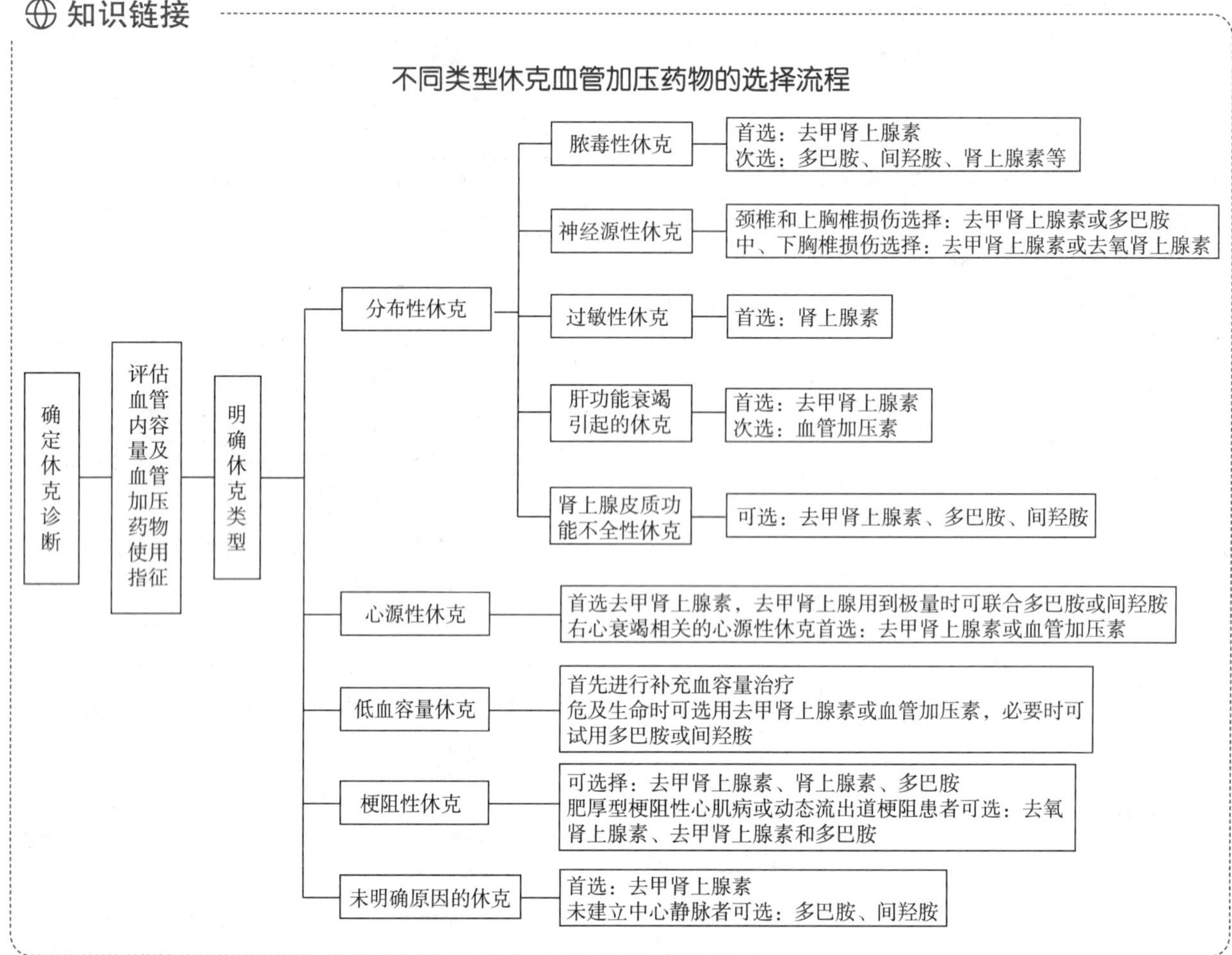

4. 维持有效气体交换

（1）监测呼吸功能　密切观察病人的呼吸频率、节律、深浅度及面唇色泽变化，动态监测动脉血气，了解缺氧程度及呼吸功能。

（2）改善缺氧情况　遵医嘱行鼻导管给氧，氧浓度为40%～50%，流量为6～8L/min，以提高动脉血氧浓度。必要时应协助医师行气管插管或气管切开。神志淡漠或昏迷者应注意出现误吸。在病情允许情况下，鼓励病人定时做深呼吸，协助拍背并鼓励进行有效咳嗽、排痰。及时清理呼吸道分泌物，保持呼吸道通畅。协助病人定时进行双上肢和胸廓运动，促进肺扩张，改善缺氧状况。

5. 维持正常体温　注意为病人保暖，可采用加盖棉被、调节室温等措施进行保暖，禁止使用热水袋或电热毯等。高热病人可给予物理降温，必要时可遵医嘱使用药物降温，病室定时通风，及时更换被汗液浸湿的床单、被服等。失血性休克病人输注库存血前，应将库存血置于常温下复温后再输入，避免因大量输入库存血引起体温降低。

6. 预防感染　休克病人机体免疫力降低，容易继发感染，因此要严格按照无菌技术原则进行各项护理操作。加强导尿管的护理，防止发生泌尿系逆行感染。休克纠正，尿量恢复正常后，遵医嘱尽早拔除导尿管。必要时，可遵医嘱使用抗生素。

7. 预防意外 对于神志不清或烦躁不安的病人，应加床栏保护，防止病人坠床。必要时，四肢用约束带固定。妥善固定引流管或输液管道，避免病人将其拔出。做好病人皮肤护理，保持床单元清洁干燥，防止压疮的发生。

8. 健康教育 向病人及家属讲解休克及休克预防的相关知识，使其了解损伤发生后的初步处理和急救知识。介绍各项治疗措施的必要性及携带各种管道的重要性，使其能积极配合。指导康复期的病人适当休息，加强营养，加强自我保护，防止因意外伤害而再次发生休克。

【护理评价】

1. 病人能否维持生命体征平稳，各项辅助检查指标是否在正常范围，末梢循环是否改善。

2. 病人有效循环血量是否恢复，组织灌注是否充足。

3. 病人是否保持呼吸道通畅，呼吸平稳，在正常范围。

4. 病人体温是否维持在正常范围。

5. 病人是否出现多器官功能障碍或被及时发现和处理。

第二节 低血容量性休克

低血容量性休克（hypovolemic shock）常因短时间内大量失血或体液丢失，或液体积存在第三间隙，导致有效循环血量减少引起。包括失血性休克和创伤性休克。其血流动力学特点为心排血量降低，外周血管阻力升高。由于皮肤血管收缩，血流量减少，使皮肤温度降低，主要表现为“冷休克”。

一、失血性休克

失血性休克在外科休克中最为常见，多见于大血管破裂、腹部损伤引起的实质性脏器破裂、上消化道出血（门静脉高压所致的胃、食管静脉曲张破裂出血）等。通常迅速失血超过全身总血量的20%，即可出现休克。

【临床分级】

失血性休克的严重性取决于有效循环血容量缺少的程度，以及机体在失血前的循环功能状态。

Ⅰ级：轻度出血，丧失10% ~15%的血容量（约750ml）；病人可有心动过速，但血压和呼吸改变不明显。

Ⅱ级：丧失20% ~25%的血容量（1000 ~1250ml）；病人可伴有心动过速，收缩压降低，脉压减少，尿量减少。

Ⅲ级：丧失30% ~35%的血容量（1500 ~1750ml）；病人除心动过速外，还可出现末梢灌注减少和酸中毒，呼吸急促，脉压减少，低血压和尿少。

Ⅳ级：丧失40% ~45%的血容量（2000 ~3000ml），此期若不急救会立即出现心搏骤停。末梢循环和肾血管阻力会明显增加，表现为皮肤湿冷和无尿。

【临床表现】

失血性休克不一定伴有严重创伤，而创伤尤其是严重创伤常伴有大量失血，晚期还可伴有严重感染。严重创伤病人除表现为休克的常见症状和体征外，早期还可因严重创伤或处置措施不当而迅速出现致命三联征：凝血功能障碍、低体温、代谢性酸中毒。

1. 凝血功能障碍 严重创伤以大量失血为基本特征，创伤后早期死亡病例30% ~40%归因于出血。机体受到创伤后，血管内皮细胞的完整性被破坏，导致血小板的活化、黏附以及血小板血栓的形成。血小板血栓参与活化凝血蛋白，加速凝血过程，致使凝血因子的耗损。组织损坏、缺氧和休克等因素会激活凝血过程，随之激活纤溶系统，导致大量出血。

2. 低体温 创伤后机体因开放性的伤口、大量失血、快速容量复苏、手术散热、腹腔冲洗等，导致病人体温降低。体温过低将可导致全身细胞代谢障碍、血管收缩、心排血量减少、寒战、耗能增加；促使氧解离曲线左移，组织缺氧，导致代谢性酸中毒；凝血酶及凝血因子活力降低，影响凝血功能等。

3. 代谢性酸中毒 是严重创伤病人的并发症。当动脉血pH降低至7.2以下时，可出现心肌收缩力下降和心排血量降低，表现为血管扩张、低血压、心动过缓以及重要脏器血流减少。此外，代谢性酸中毒还可影响凝血功能。

【治疗原则】

在补充血容量的同时积极处理原发病。

1. 补充血容量 快速补充血容量是低血容量性休克病人的首要措施，应根据病人的血压和脉率的变化估计失血量。可先经静脉快速滴注平衡盐溶液或人工胶体液（如羟乙基淀粉）1000 ~2000ml。若病人血压恢复正常，并能继续维持，表明失血量比较小且已不再继续出血。如果此时病人的血红蛋白浓度 >100g/L、红细胞比容 >30%，表明能够满足病人的生理需要（携氧能力），可不必输血。如果失血量大或继续失血，则应输入血液制品。

2. 有效止血 在补充血容量的同时，应该尽快止血。临时的止血措施有止血带止血、包扎止血、纤维内镜止血、三腔二囊管压迫止血等。对于上消化道出血、肝、脾破裂等出血病人，应在保持血容量的同时积极进行手术准备，尽早进行手术止血。

【护理措施】

1. 迅速建立静脉通路 迅速建立2条以上静脉通路。

穿刺时尽量选择比较粗、直的血管进行穿刺，以确保液体能快速输入。静脉穿刺困难时，应进行中心静脉穿刺置管，同时监测 CVP。

2. 合理补液 可根据动脉血压和中心静脉压，以及病人外周循环情况，判断补充血容量的效果，晶体液仍是容量复苏的首选。目前认为，对于存在活动性出血的病人，补液过多会稀释血液，影响机体内环境，破坏凝血机制，导致新形成的凝血块脱落，不利于止血。

3. 其他护理措施 见本章第一节概述。

二、创伤性休克

【病因和病理】

创伤性休克（traumatic shock）多见于严重的创伤，如复杂性骨折、大血管破裂、挤压伤、烧伤等，引起大量血液或体液丢失，同时损伤处炎性肿胀和体液渗出，导致低血容量。受损机体内出现血管活性物质引起血管扩张和通透性增高，致有效循环血量进一步降低。另一方面，创伤引起疼痛和神经－内分泌反应，影响心血管功能。有些部位的创伤则直接影响心血管功能。所以创伤性休克的病情常较复杂。

【治疗原则】

补充血容量及对症处理。

1. 急救处理 妥善固定受伤部位，对危及生命的创伤，应做必要的紧急处理，如张力性气胸或开放性气胸、连枷胸等。创伤后疼痛严重者可适当给予镇痛镇静药。

2. 补充血容量 由于创伤性休克也属于低血容量性休克，故积极快速补充血容量仍是其首要急救措施。

3. 预防感染 早期合理使用抗生素，预防和避免继发感染。

4. 手术治疗 需手术治疗者，尽量在血压回升或稳定后进行。

【护理措施】

1. 心理护理 创伤性休克病人由于病情突发且危急，病人常表现出恐惧、焦虑、精神紧张甚至濒死感。在抢救过程中应鼓励病人，同时保持沉着冷静，有条不紊地组织抢救工作，帮病人树立战胜疾病的信心。

2. 对症处理 妥善固定受伤部位，避免进一步损伤血管、神经，但不可强行将开放性骨折断端进行复位，以免感染。遵医嘱给予镇痛镇静药。若病人有呼吸障碍，应禁用吗啡。严密监测病人血糖，遵医嘱予以降糖治疗，避免病人因高血糖导致严重感染及多器官功能衰竭，甚至死亡。

3. 其他护理措施 见本章第一节概述。

第三节 感染性休克

感染性休克（septic shock）是由于病原体（如细菌、真菌或病毒等）侵入人体，向血液内释放内毒素，导致循环障碍、组织灌注不良而引起的休克。此类休克是外科多见和治疗较困难的一类休克，是机体对宿主－微生物应答失衡的表现。

【病因与病理】

常继发于以释放内毒素的革兰阴性菌为主的感染，如急性腹膜炎、急性化脓性阑尾炎、急性梗阻性化脓性胆管炎、泌尿系统感染、败血症等，故又称内毒素休克。内毒素与体内的补体、抗体或其他成分结合，可引起血管痉挛，损伤血管内皮细胞；同时，内毒素可促使体内多种炎性递质释放，引起全身炎症反应。确诊的病人中可没有明显的感染病灶，但具有全身炎症反应综合征（systemic inflammatory response syndrome，SIRS）：①体温 >38℃或 <36℃。②心率 >90 次/分。③呼吸急促 >20 次/分或过度通气，$PaCO_2$ <32mmHg。④白细胞计数 >12 × 10^9/L 或 <4 × 10^9/L，或未成熟白细胞 >10%。SIRS 进一步发展即可导致休克及 MODS。

【临床表现】

感染性休克有低动力型（冷休克）和高动力型（暖休克）两种，其临床表现不同（表 3－3）。

表 3－3 感染性休克的临床表现

临床表现	低动力型（冷休克）	高动力型（暖休克）
神志	烦躁不安、淡漠、嗜睡、昏迷	清醒
皮肤色泽	苍白、发绀或呈花斑样	淡红或潮红
脉搏	细速	慢而有力
血压（mmHg）	下降，脉压减少（<30）	下降，脉压较大（>30）
尿量（ml/h）	尿量减少，<25	尿量不减
皮肤温度	湿冷或冷汗	温暖、干燥
毛细血管充盈时间	延长	1～2 秒

【治疗原则】

1. 补充血容量 快速输入平衡盐溶液，适当补充胶体液、血液或全血。

2. 控制感染 积极使用抗菌药物处理原发感染病灶。根据细菌培养结果与药物敏感试验，遵医嘱给予抗生素。如病因未明，可结合临床规律及经验给予广谱抗菌药物。

3. 纠正酸碱失衡　感染性休克病人常伴有严重酸中毒，应及时纠正。在补充血容量的同时，经另一条静脉通路滴注5%碳酸氢钠，并根据血气分析结果及时予以调整。

4. 应用血管活性药物　经补充血容量、纠正酸中毒治疗后，休克仍未见好转者，应考虑使用血管扩张药物。心功能受损者，可给予强心药物。用药期间注意观察血压变化。

5. 糖皮质激素的应用　早期、大剂量（正常用量的10～20倍）、短程（不宜超过48小时）应用皮质激素。否则有发生严重并发症的危险。

6. 其他治疗　营养支持、多功能器官衰竭的处理。

【护理措施】

1. 补充血容量　遵医嘱快速输入平衡盐溶液，必要时适当补充胶体液、血液或全血。感染性休克病人常有心肌和肾损伤，故应根据CVP调节输液速度和输液量，防止过多过快输液导致不良后果。休克早期常伴有高血糖，加之机体对糖的利用率降低，故应减少或避免使用葡萄糖。

2. 控制感染　遵医嘱使用抗菌药物。对于有局部感染病灶者，应协助医师进行局部脓性分泌物的采集，进而进行细菌培养；全身脓毒血症者，应在病人寒战、高热时采集血培养标本，以确保标本的准确检出率。

3. 给氧　氧疗是感染性休克病人重要的治疗措施，可减轻酸中毒，改善组织缺氧。根据病人血氧饱和度、末梢循环情况适当调整氧浓度及氧流量，以血氧饱和度≥92%为宜。

4. 其他护理措施　参见本章第一节概述。

（田建丽）

目标检测

答案解析

一、简答题

1. 简述影响循环血量的因素。
2. 简述休克代偿期的临床表现。

二、病例分析题

1. 张女士，48岁，因急性梗阻性化脓性胆管炎入院，出现寒战、高热，体温41℃，脉搏116次/分，血压80/60mmHg。

请思考：

（1）病人休克类型是什么？判断依据是什么？

（2）此时主要的处理措施有哪些？

2. 王先生，39岁。因车祸发生脾破裂，急诊入院。体格检查：T 36.4℃、P 100次/分、R 24次/分、BP 70/50mmHg，病人口渴，烦躁不安，皮肤苍白，四肢湿冷。

请思考：

（1）目前该病人最主要的护理问题是什么？

（2）针对该问题应采取哪些护理措施？

书网融合……

本章小结

题库

第四章　外科营养支持病人的护理

PPT

学习目标

知识目标：

1. **掌握**　肠内营养的并发症及其防治；肠内营养病人的监测及护理。

2. **熟悉**　肠外营养的概念、适应证、并发症及护理；病人营养状态评定；肠内营养适应证、途径、方法。

3. **了解**　创伤与感染时机体代谢的改变；营养不良的分类；全胃肠外营养成分及作用。

技能要求：

正确实施外科病人的肠内、肠外营养支持。

素质目标：

具有高度的责任心、良好的沟通观察能力及人文关怀的职业素养。

机体的正常代谢及良好的营养状态是维护生命活动的重要保证。任何代谢紊乱或营养不良都可影响组织、器官功能，若进一步恶化，可使器官功能衰竭。机体的营养状态与罹病率及死亡率密切相关。营养支持治疗是20世纪临床医学中的重大发展之一，已经成为危重病人治疗中不可缺少的重要内容。目前的营养支持方式可分为肠内营养（enteral nutrition，EN）及肠外营养（parenteral nutrition，PN）两种。

案例引导

案例　张女士，48岁，因车祸致外伤，急诊入院。病人神志不清，处于低血容量性休克状态。入院体查：体温37.8℃、脉搏118次/分、呼吸32次/分、血压72/44mmHg。给予输血、扩容、抗休克处理。复测：脉搏101次/分、血压108/72mmHg。腹部CT检查结果提示肝破裂、脾破裂、腹腔积血、盆腔积血。急诊行肝破裂修补、脾切除术，术中探查无其他内脏出血情况，放置腹腔引流，术后转入外科ICU。

讨论：

1. 该病人是否需要给予营养支持？选择何种营养支持治疗方式？

2. 如何判断该病人营养支持给予的时机？

第一节　概　述

为能合理地实施营养支持治疗，应充分了解机体的正常代谢及饥饿创伤引起的代谢变化，使营养支持治疗措施能适应病人的代谢状态，从而有效减少并发症的发生。

【人体的基本营养代谢】

1. 蛋白质代谢　氨基酸是蛋白质的基本单位，可分为必需氨基酸（essential amino acids，EAA）和非必需氨基酸（nonessential amino acids，NEAA）两类。NEAA中的一些氨基酸在体内的合成率很低，当机体需要量增加时则需体外补充，称为条件必需氨基酸，例如精氨酸、谷氨酰胺、组氨酸、酪氨酸及半胱氨酸等。患病时因摄入减少，EAA来源不足，体内NEAA的合成受到影响。因此从临床营养角度，应把NEAA放在与EAA相同重要的地位。

谷氨酰胺（glutamine，Gln）在组织中含量丰富，它是小肠黏膜、淋巴细胞及胰腺腺泡细胞的主要能源物质，为合成代谢提供底物，促进细胞增殖。Gln还参与抗氧化剂谷胱甘肽的合成。机体缺乏Gln可导致小肠、胰腺萎缩，肠屏障功能减退及细菌移位等。骨骼肌中缺乏Gln可使蛋白质合成率下降。Gln缺乏还易导致脂肪肝。创伤、应激时很容易发生Gln缺乏。因此Gln不仅是一种条件必需氨基酸，也是一种具有药理作用的物质。

精氨酸的特殊作用也受到重视。精氨酸可刺激胰岛素和生长激素的释放，从而促进蛋白质合成。精氨酸还是淋巴细胞、巨噬细胞以及参与伤口愈合的细胞等很好的能源。

支链氨基酸（branched－chain amino acids，BCAA）属EAA范围，包括亮氨酸、异亮氨酸及缬氨酸三种。BCAA可以与芳香氨基酸竞争通过血－脑屏障，在肝性脑病时有利于对脑内氨基酸谱失衡的纠正。机体在应激状态下，BCAA成为肌肉的能源物质，补充BCAA将有利于代谢稳定。正常机体的蛋白质（氨基酸）需要量为0.8～1.0g/(kg·d)，相当于氮量0.15g/(kg·d)，应激、创伤时蛋白质需要量则增加，可达1.2～1.5g/(kg·d)，氮为0.2～

0.25 g/(kg·d)。

2. 能量代谢　机体的能量贮备包括糖原、蛋白质及脂肪。糖原的含量有限，供能仅约 3765.6kJ（900kcal），只占一天正常需要量的 1/2。蛋白质是各器官、组织的组成成分，在体内无贮备，若蛋白质在饥饿或应激状态下作为能源而被消耗，必然会使器官功能受损。因此，蛋白质不能被作为能源考虑。体脂则是体内最大的能源仓库，贮量约 15kg。饥饿时消耗脂肪以供能，对组织器官的功能影响不大。但在消耗同时，也有一定量的蛋白质被氧化供能。

机体的能量需要，可按 Harris－Benedict 公式计算出基础能量消耗（basic energy expenditure，BEE）：

男性 BEE（kcal）$= 66.5 + 13.7 \times W + 5.0 \times H - 6.8 \times A$

女性 BEE（kcal）$= 655.1 + 9.56 \times W + 1.85 \times H - 4.68 \times A$

［式中，W：体重（kg）；H：身高（cm）；A：年龄（岁）］

应用代谢仪可测得病人的实际静息能量消耗（resting energy expenditure，REE）。代谢仪检测的结果提示，REE 值比 H－B 公式的 BEE 值低 10%。为此，在应用 H－B 公式时应作相应校正，即计算所得的 BEE 值减去 10%，就是病人实际的 REE 值。营养素中的能源物质是蛋白质、脂肪与碳水化合物，其供能各占总能量的一定比例。正常状态下，脂肪与碳水化合物提供非蛋白质热量，蛋白质作为人体合成代谢原料，热氮比为（125～150kcal）：1g。严重应激状态下，营养素供给中应增加氮量、减少热量，降低热氮比，即给予代谢支持，以防止过多热量引起的并发症。

3. 饥饿及创伤后的代谢变化　机体在饥饿或创伤的情况下，受神经－内分泌系统的调控，可发生一系列病理生理变化，包括物质代谢及能量代谢的变化。

（1）饥饿时的代谢变化　机体对饥饿的代谢反应是调节机体的能量需要，减少活动和降低基础代谢率，减少能量消耗，从而减少机体组成的分解，表现为以下方面。

1）内分泌及代谢变化　为使机体更好地适应饥饿状态，许多内分泌物质参与这一反应，其中，主要有胰岛素、胰高血糖素、生长激素、儿茶酚胺、甲状腺素、肾上腺皮质激素及抗利尿激素等。饥饿时，血糖下降，胰岛素分泌减少，胰高血糖素、生长激素、儿茶酚胺分泌增加，以加速糖原分解，使糖生成增加。另一方面，饥饿时受内分泌的支配，体内脂肪水解增加，成为机体的主要能源。充分利用脂肪能源，减少蛋白质的分解，是饥饿后期机体为生存的自身保护措施，可反映在尿氮排出量的变化，初期约 8.5g/L，饥饿后期则减少至 2～4g/d。

2）机体组成的改变　包括水分丢失，大量蛋白质、脂肪分解，使组织、器官重量减轻，功能下降。这种变化涉及所有器官，例如肾浓缩能力消失、肝蛋白丢失、胃肠排空运动延迟、消化酶分泌减少、肠上皮细胞萎缩等。长期饥饿可使肺的通气及换气能力减弱，心脏功能减退，最终可导致死亡。

（2）创伤及感染后的代谢变化

1）神经－内分泌反应　创伤等外周刺激传导至下丘脑，通过神经－内分泌反应引起交感神经系统兴奋，胰岛素分泌减少，肾上腺素、去甲肾上腺素、胰高血糖素、促肾上腺皮质激素、肾上腺皮质激素及抗利尿激素分泌增加。

2）机体代谢变化　①创伤、感染致水、电解质及酸碱平衡失调。②交感神经兴奋可致高代谢状态，使机体的静息能量消耗（REE）增加。因此适量的能源提供是创伤、感染时合成代谢的必备条件。③创伤时机体对糖的利用率下降，容易发生高血糖、糖尿。蛋白质分解增加，尿氮排出增加，出现负氮平衡。糖异生过程活跃，脂肪分解明显增加。

【营养状态评定】

营养评定（nutritional assessment）是专业人员通过人体组成测定、人体测量、生化检查、临床检查以及多项综合营养评定方法等手段对病人进行全面检查和评估，目的是判断病人有无营养不良、营养不良的类型与程度以及营养支持治疗效果等。

1. 健康史　包括有无慢性消耗性疾病、手术创伤、感染等应激状态，注意摄食量变化、体重变化以及是否有呕吐、腹泻等消化道症状。

2. 人体测量

（1）体重　综合反映蛋白质、能量的摄入、利用和储备情况。短期内出现的体重变化可受水钠潴留或脱水影响，故应根据病前 3～6 个月的体重变化加以判断。当实际体重仅为标准体重 90% 以下时，即可视为体重显著下降。

（2）体质指数（body mass index，BMI）　BMI＝体重（kg）/身高（m^2），中国成人 BMI 正常参考值为 $18.5kg/m^2 \leqslant BMI < 24kg/m^2$，$BMI < 18.5kg/m^2$ 为消瘦，$BMI > 24kg/m^2$ 为超重。

（3）握力测定　反映肌肉功能的有效指标，与机体营养状况及手术后恢复程度相关，可在整个病程中重复测定、随访其变化。正常男性握力≥35kg，女性握力≥23kg。

（4）其他　三头肌皮褶厚度是测定体脂储备的指标，上臂肌围用于判断骨骼肌或体内瘦体组织群的量。由于缺乏中国人群正常参考值，测量误差较大且与临床结局无确定关系，临床应用价值不高。人体成分分析是采用生物电阻抗分析法评价肌体构成和营养状况，还能反映疾病的严重程度。

3. 实验室检测

（1）内脏蛋白　包括血清白蛋白、转铁蛋白及前白蛋白，是营养评定的重要指标。血清白蛋白浓度降低是营养不良最明显的生化特征，而转铁蛋白及前白蛋白的半衰期较短，可反映短期营养状态变化。

（2）氮平衡　能动态反映体内蛋白质的平衡情况。氮的摄入量大于排出量为正氮平衡，反之为负氮平衡。在正常口服饮食情况下，氮平衡计算公式为：氮平衡 = 氮摄入量［静脉输入氮量或口服蛋白质（g）/6.25］－氮排出量（尿中尿素氮 +4g）。食物中每 6.25g 蛋白质含 1g 氮。在没有消化道及其他额外体液丢失的情况下，机体蛋白质分解后基本以尿素氮形式排出；公式里的 4g 氮包括尿中其他含氮物质和经粪便、皮肤排出的氮。

（3）免疫指标　营养不良时常伴有免疫功能降低。①周围血液总淋巴细胞计数：低于 1.5×10^9/L 常提示营养不良。②延迟型皮肤超敏试验：接种 5 种抗原，观察皮肤迟发超敏反应以了解免疫功能，但因其影响因素较多，特异性较差。

将上述各项指标的检测结果与标准值比较，以判断病人的营养状态（表 4－1）。

表 4－1　营养状态的评定

评价指标	正常范围	轻度营养不良	中度营养不良	重度营养不良
标准体重百分率（%）	>90	81～90	60～80	<60
白蛋白（g/L）	>35	28～34	21～27	<21
转铁蛋白（g/L）	2.0～2.5	1.8～2.0	1.6～1.8	<1.6
前白蛋白（g/L）	0.18～0.45	0.14～0.16	0.10～0.14	<0.10
氮平衡	0±1	－5～－10	－10～－15	<－15
总淋巴细胞计数（$\times10^9$/L）	1.5	1.2～1.5	0.8～1.2	<0.8
皮肤超敏试验	至少对 2 种抗原有反应	只对 1 种抗原有反应	只对 1 种抗原有反应	对抗原无反应

【营养风险筛查】

在进行营养支持治疗前，要对病人的营养风险进行评估。目前临床上有多种营养筛查工具，在具体应用时应根据被筛查对象的特点和筛查人员情况选择适当的筛查工具。

1. 营养风险筛查 2002（nutritional risk screening 2002，NRS 2002）　由丹麦 Kondrup J 于 2002 年提出，2003 年发表，是营养风险筛查工具。该工具特点是：被筛查对象对 4 项初筛因素任一项回答"是"即进入终筛评分，且对年龄因素予以分层，即≥70 岁加 1 分。该工具有 128 项 RCT 研究支持，以≥3 分为有营养风险标准。其筛查营养风险的敏感度为 62%，特异度为 93%。由于 NRS 2002 临床参数精炼，评分标准分明、操作流程简便，是目前国际上公认的适合任何人群的首选营养风险筛查工具。

2. 主观全面评定（subjective global assessment，SGA）量表　由加拿大 Detsky AS 于 1984 年提出，1987 年发表，实为营养风险筛查工具。该工具由医师主观完成五项营养筛查提问和三项查体评定而作出判断，是适用于一般住院病人的营养筛查与评估的工具。临床医师使用 SGA 量表对病人的病史、体格检查指标进行评估（分 A、B、C 三级），在评估这些指标的基础上，根据医师对病人营养状态的主观判断，得出 SGA 总营养分级，如果病人的营养指标中 B、C 级较多，提示病人可能为营养不良，如果 A 级较多，提示病人营养状态较好。

3. 病人自评主观全面评定（patient－generated subjective global assessment，PG－SGA）量表　是美国 Ottery FD 于 1994 年对 SGA 量表改良形成的工具，由分类诊断和评分诊断组成，实为营养筛查与评估兼顾工具。该工具由医师（或护士、营养师）和病人共同完成主客观营养状况评估，病人完成 4 项，医生完成 3 项。PG－SGA 量表是目前国际上应用最为普遍的营养风险评估工具。

4. 微型营养评定（mininutritional assessment，MNA）量表　是美国 Guigoz Y 于 1994 年发表的工具，力求在 10 分钟内完成营养状况评估，评估项目包括人体测量、整体评定、膳食问卷以及主观评定等 18 项内容，具有很高的准确性，是预测住院老年人术前营养风险与术后并发症风险的首选营养评估工具。

5. 营养不良通用筛查工具（malnutrition universal screening tool，MUST）　是英国 Elia M 于 2003 年开发的简便、快捷，无需特殊临床检测指标的营养筛查工具。筛查评分来源于 BMI 评分、体重丢失评分和急性病影响评分之和。MUST 总分 6 分，0 分为低营养风险，1 分为中营养风险，≥2 分为高营养风险。

6. 重症营养风险评分表（Nutric score）　又称 NUTRIC 评分，由加拿大学者 Heylend 等在 2011 年提出，适用于 ICU 病情危重、意识不清卧床病人的营养风险评估，能弥补常用营养风险筛查工具的缺陷，其评估内容包括病人年龄、疾病严重程度、器官功能情况、并发症、炎症指标及入住 ICU 前的住院时间。评价危重症病人营养风险及预后的指标包括年龄、APACHE Ⅱ 评分、SOFA 评分、并发症数量、入住 ICU 前住院时间、IL－6 这 6 项。同时将 6 项指标分别给予赋值，总分相加即为 Nutric 分值，总分0～5 分为低营养风险组，6～10 分为高营养风险组。无 IL－6 指标时，总分 0～4 为低营养风险组，5～9 分为高营养风险组。得分越高，表明病人死亡风险越高。

【营养不良分类】

目前，营养不良（malnutrition）通常指能量或蛋白质摄入不足或吸收障碍造成的特异性营养缺乏症状，有 3 种类型。

1. 消瘦型营养不良 由于蛋白质和能量摄入不足，肌肉组织和皮脂肪被消耗。表现为体重下降，人体测量值较低，但内脏蛋白指标基本正常。

2. 低蛋白型营养不良 因疾病应激状态下分解代谢增加、营养摄入不足所致。表现为血清白蛋白、转铁蛋白测定值降低，总淋巴细胞计数及皮肤超敏试验结果异常。

3. 混合型营养不良 是长期慢性营养不良发展的结果，兼有上 2 种类型的表现，可致器官功能损害、感染等并发症。

第二节 肠内营养

肠内营养（enteral nutrition，EN）是指经胃肠道途径给予较全面营养素的一种方式。它具有营养物质经肠道和门静脉吸收，能很好地被机体利用，整个过程符合生理；能维持肠道正常结构，保护肠道屏障功能；无严重代谢并发症，安全、经济等优点。因此，凡胃肠道功能正常，或存在部分功能者，应首选肠内营养。

【肠内营养制剂】

为适合机体代谢的需要，EN 制剂的成分均很完整，包括碳水化合物、蛋白质、脂肪或其分解产物，也含有生理需要量的电解质、维生素和微量元素等。制剂分粉剂及溶液两种，前者需加水后使用。两种溶液的最终浓度为 24%，可供能量 4.18kJ/ml。根据病情需要，EN 制剂大致可分成以下几类。

1. 以整蛋白为主的制剂 其蛋白质源为酪蛋白或大豆蛋白，碳水化合物源为麦芽糖、糊精，脂肪源为玉米油或大豆油，不含乳糖。溶液的渗透量（压）较低（约 320mmol/L）。适用于胃肠道功能正常者。

2. 以蛋白水解产物（或氨基酸）为主的制剂 其蛋白质源为乳清蛋白水解产物、肽类或结晶氨基酸，碳水化合物源为低聚糖、糊精、脂肪源为大豆油及中链三酰甘油，不含乳糖。渗透量（压）较高（470～850mmol/L）。适用于胃肠道消化、吸收功能不良者。

3. 其他制剂 近年来，肠内营养制剂的研制和发展较快，已有组件制剂（如蛋白质组件、脂肪组件等）或配方，以适应病人的特殊需要；也有特殊治疗用制剂（如肝衰竭用制剂、肾病专用制剂等），以满足个性化营养支持的需要。

知识链接

口服营养补充在围手术期营养治疗中的应用

普通外科围手术期营养治疗对提高手术安全性、加速病人康复、减少手术后并发症等具有重要意义。口服营养补充（oral nutritional supplements，ONS）是一种方便、有效的干预措施。ONS 指除日常饮食之外，经口摄入由一定比例碳水化合物、蛋白质、脂肪、矿物质、维生素、微量元素等组成的具有特殊医学用途的食物，ONS 制剂大多为流质或半流质。欧、美肠外肠内营养学会、中华医学会肠外肠内营养学分会等营养支持指南中，都推荐将 ONS 作为营养支持治疗的首选。围术期口服营养补充制剂可以加速术后康复，保证机体的胶体渗透压和有效循环血量，并保证心脑等重要器官的血供。而对于围手术期 ONS 的使用，用量要根据个体情况，逐渐增加剂量，达到进食后无消化道症状为适宜。

【肠内营养适应证及禁忌证】

1. 适应证

（1）胃肠道功能正常 ①不能正常经口进食者，如意识障碍及口腔、咽喉、食管疾病病人。②处于高代谢状态者，如严重感染、大面积烧伤、复杂大手术后、危重病人及重度甲状腺功能亢进症病人。③处于慢性消耗状态者，如结核、肿瘤等病人。④肝、肾、肺功能不全及糖不耐受者。

（2）胃肠道功能不良 如消化道瘘、短肠综合征、急性坏死性胰腺炎、炎性肠病或消化道术后早期等经肠外营养至病情稳定时，可逐步增加或过渡到肠内营养。

2. 禁忌证 肠梗阻；消化道活动性出血；腹腔或肠道感染；顽固性呕吐、严重腹泻或吸收不良；休克。

【肠内营养液的输注】

1. 输注途径 肠内营养包括口服和管饲 2 种方法。多数病人因经口摄入受限或不足而采用管饲，有经鼻置管和造瘘管 2 种输注途径。具体途径的选择取决于病人疾病情况、喂养时间长短和胃肠道功能等。

（1）经鼻胃管或鼻肠管　适用于胃肠功能良好的病人。鼻胃管多用于短期（1个月内）肠内营养支持者；鼻肠管用于需长期营养支持者。

（2）经鼻肠管或空肠造口　适用于胃功能不良、误吸危险性较大者。鼻肠管多用于短期（1个月内）营养支持者；空肠造口适用于长期营养支持者。

2. 输注方式

（1）按时分次给予　适用于喂养管端位于胃内和胃肠功能良好者。将配好的肠内营养液用注射器分次缓慢注入，每次入量100～300ml，在10～20分钟内完成。此方式易引起胃肠道反应，如腹胀、腹泻、恶心等。

（2）间断输注　将营养液置于吊瓶内，经输注管与喂养管相连，借助重力缓慢滴注。每次入量在2～3小时内完成，间隔2～3小时。多数病人可耐受。

（3）连续输注　装置与间断输注相同，在12～24小时内持续滴注。采用肠内营养输注泵可保持恒定滴速，便于监控管理，尤其适用于病情危重、胃肠道功能和耐受性较差、经十二指肠或空肠造口管饲的病人。

【护理评估】

1. 健康史

（1）一般情况　询问病人年龄、性别、婚姻和职业；近期饮食情况，如饮食习惯和食欲有无改变，有无厌食，饮食种类和进食量；是否因检查或治疗而需禁食，禁食天数；有无额外丢失营养；是否存在消化道梗阻、出血、严重腹泻或因腹部手术等不能经胃肠道摄食的疾病或因素。

（2）家族史　了解病人家庭中有无类似消化道病史。

（3）既往史　近期或既往有无消化系统手术史、较大的创伤、灼伤、严重感染或慢性消耗性疾病，如结核、癌症等。

2. 身体状况

（1）症状与体征　有无恶心、呕吐、腹泻及腹部胀痛、压痛、反跳痛和肌紧张等腹膜炎体征；生命体征是否平稳，有无休克、脱水或水肿征象。

（2）辅助检查　了解体重、血清白蛋白、细胞免疫功能等检查结果，以评估病人的营养状况及对营养支持的耐受程度。

3. 心理－社会状况　了解病人及家属对营养支持重要性和必要性的认识程度，对营养支持的接受程度和对营养支持费用的承受能力。

【常见护理诊断/问题】

1. 有胃肠动力失调的危险　与不能经口摄食、管饲、病人不耐受等有关。

2. 有皮肤完整性受损的危险　与留置喂养管有关。

3. 有误吸的危险　与胃排空障碍、喂养管尖端位置、病人不耐受等有关。

4. 潜在并发症　感染性并发症，如吸入性肺炎、急性腹膜炎。

【护理目标】

1. 病人胃肠功能改善，未发生腹痛、腹泻、恶心、呕吐及厌食等情况。

2. 病人未发生皮肤破损、感染等情况。

3. 病人未发生误吸的情况。

4. 病人未发生并发症或并发症得到及时发现、处理。

【护理措施】

1. 预防误吸

（1）管道护理

1）妥善固定喂养管　①注意观察喂养管在体外的标记。②经鼻置管者妥善固定于面颊部。③造口置管者采用缝线固定于腹壁，病人翻身、床上活动时防止压迫、扭曲、拉脱喂养管。

2）输注前确定导管的位置是否恰当　可用pH试纸测定抽吸液的酸碱性，必要时可借助X线透视、摄片确定管端位置，并注意置管处周围皮肤状况，如有红、肿、热、痛等应及时处理。

（2）取合适体位　经鼻胃管或胃造口途径肠内营养时，取30°～45°半卧位，有助于防止营养液反流和误吸，经鼻肠管或空肠造口途径者可取随意卧位。

（3）及时评估胃内残留量　每次输注营养液前及连续输注过程中（每隔4小时）抽吸并评估胃内残留量，若超过100～150ml，应减慢或暂停输注，必要时遵医嘱加用胃动力药物，以防胃潴留引起反流和误吸。

（4）密切观察　若病人突然出现呛咳、呼吸急促或咳出类似营养液的痰时，疑有误吸可能。鼓励和刺激病人咳嗽，排出吸入物和分泌物，必要时经鼻导管或气管镜清除误吸物。

2. 提高胃肠道耐受性

（1）加强观察　注意有无腹泻、腹胀、恶心、呕吐等胃肠道不耐受症状，采取针对性措施，如减慢速度或降低浓度，若对乳糖不耐受，应改用无乳糖配方营养制剂。

（2）输注环节的调控　输注时注意营养液的浓度、速度及温度。①经胃管：开始即可用全浓度（20%～24%），滴速约50ml/h，每日给予500～1000ml，3～4天内逐渐增加滴速至100ml/h，达到每日所需总量2000ml。②经空肠管：先用1/4～1/2全浓度（即等渗液），滴速宜慢（25～

50ml/h)，从500~1000ml/d开始，用输注泵控制输注速度为佳。输注时保持营养液温度合适（38~40℃），室温较低时可使用恒温加热器。

（3）防止营养液污染 配制营养液时遵守无菌操作原则；现配现用，1次仅配1天量；暂不用时置于4℃冰箱保存，用时取出，并适当加温，24小时内用完；每日更换输注管或专用泵管。

（4）支持治疗 伴有低蛋白血症者，遵医嘱给予清蛋白或血浆等，以减轻肠黏膜组织水肿导致的腹泻。

3. 避免黏膜和皮肤损伤 经鼻置管常引起病人鼻咽部不适，可采用细软质的喂养管，用油膏涂拭鼻腔黏膜可起润滑作用，防止鼻咽部黏膜长期受压产生溃疡。经胃、空肠造口者，保持造口周围皮肤干燥、清洁，防止造口周围皮肤损伤。

4. 保持喂养管通畅 每次输注前后、连续输注每隔4小时、特殊用药前后均以温开水30ml冲洗管道，防止营养液堵塞管腔。喂养管通常只用于营养液的输注，如特殊情况需管饲药物，需参考药物说明书，经研碎、溶解后注入喂养管，避免与营养液同时输注，以免影响药物吸收。

5. 代谢及效果监测 注意监测血糖或尿糖，以及时发现高血糖和高渗性非酮性昏迷。记录液体出入量，防止水、电解质紊乱。定期监测血常规、血生化及肝、肾功能，留尿测定氮平衡，进行人体测量，以评价肠内营养效果。

6. 感染性并发症的护理

（1）吸入性肺炎 是肠内营养最严重的并发症，多见于经鼻胃管行肠内营养发生误吸者。防止胃内容物潴留及反流是预防吸入性肺炎的重要措施。

（2）急性腹膜炎 多见于经空肠造瘘置管进行肠内营养者，与导管移位有关。①观察：若病人突然出现腹痛、造瘘管周围渗出或腹腔引流管引流出类似营养液的液体，应怀疑喂养管移位致营养液进入游离腹腔。②处理：立即停止输注并报告医师，尽可能协助清除或引流出渗漏的营养液，遵医嘱合理应用抗生素，避免继发性感染或腹腔脓肿。

7. 健康教育

（1）EN相关知识 向病人及家属讲解肠内营养的重要性、必要性及注意事项，从而降低自行拔管的风险。

（2）饮食护理 术后恢复经口饮食是循序渐进的过程，指导病人和家属知晓各恢复阶段饮食护理的内容，保持均衡饮食。

（3）出院指导 携带喂养管出院的病人及家属掌握居家喂养、自我护理方法及注意事项，包括饮食量、性质及进食频率、皮肤护理等，并定期到医院复诊。

【护理评价】

1. 病人是否能维持正常的排便形态，是否出现腹胀或腹泻。

2. 病人是否发生黏膜、皮肤的损伤。

3. 病人是否有误吸发生的风险。

4. 病人是否发生与肠内营养支持相关的感染性并发症。

第三节 肠外营养

肠外营养（parenteral nutrition，PN）是通过静脉为无法经胃肠道摄取或摄取的营养物不能满足自身代谢需要的病人提供包括氨基酸、脂肪、碳水化合物、维生素及矿物质在内的营养素，以抑制分解代谢，促进合成代谢并维持结构蛋白的功能。所有营养素完全经肠外获得的营养支持方式，称为全肠外营养（total parenteral nutrition，TPN）。

【肠外营养制剂】

1. 葡萄糖 是肠外营养的主要能源物质。机体所有器官、组织都能利用葡萄糖，补充葡萄糖100g/24h就有显著节省蛋白质的作用。葡萄糖具有来源丰富、价格低廉、监测方便等优点，其存在的缺点主要有：①用于PN的葡萄糖溶液往往是高浓度的，25%及50%葡萄糖液的渗透量（压）分别高达1262mmol/L及2525mmol/L，对静脉壁的刺激很大，不适合经周围静脉输注。②机体利用葡萄糖的能力有限，为5mg/(kg·min)，应激后普遍存在“胰岛素抵抗”，糖的利用率更差，过量或过快输入可能导致高血糖、糖尿，甚至高渗性非酮性昏迷。外科病人合并糖尿病者糖代谢紊乱更易发生。因此，糖尿病和手术创伤致胰岛素不足的病人必须补充外源性胰岛素，一般每8~10g葡萄糖给予1U胰岛素。③多余的糖将转化为脂肪而沉积在器官内，例如肝脂肪浸润，损害其功能。因此，目前PN时强调糖和脂肪双能量来源。

2. 脂肪乳剂 是PN的另一种重要能源。以大豆油或红花油为原料，磷脂为乳化剂，制成的乳剂有良好的理化稳定性，微粒直径与天然乳糜微粒相仿，应激时其氧化率不变，甚至加快，安全无毒，但需注意使用方法，输注太快可致胸闷、心悸或发热等反应。脂肪乳剂的最大用量为2g/(kg·d)。脂肪乳剂可按其脂肪酸碳链长度分为长链三酰甘油（LCT）及中链三酰甘油（MCT）两种。LCT内包含人体的必需脂肪酸（EFA）——亚油酸、亚麻酸及花生四烯酸，临床上应用很普遍。MCT的主要脂肪酸是辛酸及癸酸。MCT在体内代谢比LCT快，代谢过程不依赖肉毒碱，且极少沉积在器官、组织内。但 MCT 内不含 EFA，且大量输入后可致毒性反应。临床上对于特殊病人（例如肝功能不良）常选用兼含 LCT 及 MCT 的脂肪乳剂（两者重量比为 1∶1）。脂肪乳剂的新制剂还有以橄榄油为原料的乳剂，其多不饱和脂肪酸较 LCT 乳剂少，可减轻脂质过氧化所致的免疫抑制。另外，还有以鱼油为原料的乳剂也开始用于临床。

3. 复方氨基酸溶液 是按合理模式（人乳或鸡蛋白）配制的结晶、左旋氨基酸溶液。其配方符合人体合成代谢的需要，是肠外营养的唯一氮源。复方氨基酸有平衡型及特殊型两类。平衡氨基酸溶液含 EAA 8 种、NEAA 8 ~ 12 种，其组成符合正常机体代谢的需要，适用于大多数病人。特殊氨基酸溶液专用于不同疾病，例如用于肝病的制剂中含 BCAA 较多，而含芳香氨基酸较少。用于肾病的制剂主要 8 种必需氨基酸，仅含少数非必需氨基酸（精氨酸、组氨酸等）。用于严重创伤或危重病人的制剂含更多的 BCAA，或含谷氨酰胺二肽等。由于谷氨酰胺的水溶性差，因此，目前用于肠外营养的制剂都是用其二肽物质（如甘氨酰 - 谷氨酰胺、丙氨酰 - 谷氨酰胺）。

4. 电解质 肠外营养时需补充钾、钠、氯、钙、镁及磷，其中不少是临床常用制剂，例如，10% 氯化钾、10% 氯化钠、10% 葡萄糖酸钙及 25% 硫酸镁等。磷在合成代谢及能量代谢中发挥重要作用，用于肠外营养的有机磷制剂（甘油磷酸钠）含磷 10mmol/10ml。

5. 维生素 用于肠外营养的维生素制剂有水溶性及脂溶性两种，均为复方制剂。每支注射液包含正常人各种维生素的每日基本需要量。

6. 微量元素 每支复方注射液含锌、铜、锰、铁、铬、碘等微量元素的每天需要量。

【肠外营养适应证及禁忌证】

1. 适应证 凡不能或不宜经口摄食超过 5 ~ 7 小时的病人都是肠外营养的适应证，包括：不能从胃肠道进食者，如高流量消化道瘘、食管胃肠道先天性畸形、短肠综合征、急性坏死性胰腺炎等；消化道需要休息或消化不良者，如肠道炎性疾病、长期腹泻等；处于高分解代谢状态者，如严重感染、大面积烧伤、复杂手术特别是腹部大手术后；需要改善营养状况者，如营养不良者的术前应用、放疗和化疗期间胃肠道反应重者、肝肾衰竭者。

2. 禁忌证 严重水、电解质紊乱，酸碱平衡失调；凝血功能异常；休克。

【肠外营养液的输注】

1. 途径 可经周围静脉或中心静脉途径给予。临床上选择 PN 途径时，应考虑营养液渗透压、预计输注时间、既往静脉置管史、拟定穿刺部位的血管条件、病人疾病及凝血功能等。

（1）经周围静脉肠外营养支持（peripheral parenteral nutrition，PPN） 技术操作较简单、并发症较少，适用于 PN 时间 <2 周、部分补充营养素的病人。

（2）经中心静脉肠外营养支持（central parenteral nutrition，CPN） 包括经锁骨下静脉或颈内静脉穿刺置管入上腔静脉途径，以及近年来发展的经外周置入中心静脉导管途径。CPN 需有严格的技术。适用于 PN 时间 > 10 天、营养需要量较多及营养液的渗透压较高（超过 900mOsm/L）的病人。

2. 输注方法

（1）全营养混合液（total nutrients admixture，TNA）输注 系将 PN 各营养素配制于 3L 塑料袋中，又称全合一（all in one，AIO）营养液。其优点是：①以较佳的热氮比和多种营养成分同时进入体内，增加节氮效果，降低代谢并发症发生率。②混合后液体的渗透压降低，使经外周静脉输注成为可能。③单位时间内脂肪乳剂输入量大大低于单瓶输注，可避免因脂肪乳剂输注过快引起的不良反应。④使用过程中无须排气及更换输液瓶，简化了输注步骤。⑤全封闭的输注系统减少了污染和空气栓塞的机会。

全营养混合液的配制过程要符合规定的程序，由专人负责，以保证混合液中脂肪乳剂的理化性质仍保持在正常状态。在基本溶液中，根据病情及血生化检查，酌情添加各种电解质溶液。由于机体无水溶性维生素的贮备，因此肠外营养液中均应补充复方水溶性维生素注射液。短期禁食者不会产生脂溶性维生素或微量元素缺乏，只需在禁食时间超过 2 ~ 3 周者予以补充。溶液中需加正规胰岛素适量[胰岛素∶葡萄糖 = 1U∶（8 ~ 10） g]。目前已有将 TNA 制成两腔或三腔袋的产品，腔内分装氨基酸、葡萄糖和脂肪乳剂，有隔膜将各成分分开，临用前用手加压即可撕开隔膜，使各成分立即混合。这种产品符合 TNA 原则，做到各营养底物同时输入，而且节省了配制所需的设备，简化了步骤，有很好的应用价值。

（2）单瓶输注 不具备 TNA 输注条件时，可采用单瓶输注。但由于各营养素非同步输入，不利于所供营养素的有效利用。

【护理措施】

1. 合理安排输液顺序和控制输注速度 对存在水、电解质紊乱者，应先予以纠正，并根据病人 24 小时液体出入量合理补液，维持水、电解质和酸碱平衡。为了适应人体代谢能力并充分利用输入的营养液，TNA输注不超过200ml/h，并保持连续性，不可突然大幅度改变输液速度。

2. 定期监测和评价 PN最初3天每日监测血清电解质、血糖水平，3天后视稳定情况每周测1~2次。血清白蛋白、转铁蛋白、前白蛋白、淋巴细胞计数等营养指标及肝肾功能测定每1~2周1次，每周称体重，有条件时进行氮平衡测定，以评价营养支持效果。

3. 并发症的护理

（1）置管相关并发症 与静脉插管或留置有关。病人出现气胸、血管损伤、胸导管损伤、空气栓塞、导管移位或堵塞等。护理：①掌握静脉导管留置技术，遵循静脉治疗临床实践指南规范。②妥善固定静脉导管，防止导管扭曲、移位，每班查看体外导管长度，确保输注装置、接头紧密连接。③严格遵守操作流程，防止空气进入血液，引发空气栓塞。④在应用不相溶的药物或液体前、后，采用脉冲式冲管，确保导管畅通，如果导管堵塞不能再通，不可强行推注通管，应拔除或更换导管。⑤停止输注时，采用脉冲式正压封管技术，防止回血凝固致导管堵塞。

（2）感染

1）导管性脓毒症 与输入液污染、插管处皮肤感染或其他部位感染的病原菌经血行种植于导管有关。病人可出现发热、寒战，局部穿刺部位红、肿、渗出等症状。护理：①管道维护。严格遵守无菌操作原则，穿刺24小时后消毒置管口皮肤，更换透明敷贴并注明时间，以后每周至少更换1次，局部有异常时及时消毒和更换敷贴，每日更换输液管道。②规范配制和使用全肠外营养混合液。在层流环境中由专人按无菌操作要求进行配置；配制过程符合规定的程序，遵医嘱将各种营养素均匀混合，注意配伍禁忌，保证混合液中营养素的理化性质保持在正常状态；营养液现配现用，不得加入抗生素、激素、升压药等；全肠外营养混合液在24小时内输完，暂时不用者保存于4℃冰箱内，输注前0.5~1小时取出置室温下复温后再输。③怀疑出现导管性脓毒症者，应做营养液细菌培养及血培养，更换输液袋及输液管；观察8小时后仍不退热者，拔除静脉导管，导管尖端送培养；24小时后仍不退热者，遵医嘱用抗生素。

2）肠源性感染 与长期全肠外营养时肠道缺少食物刺激而影响胃肠激素分泌、体内谷氨酰胺缺乏等引起肠黏膜萎缩、肠屏障功能减退、肠内细菌和内毒素移位有关。因此，当病人胃肠功能恢复，应尽早开始肠内营养。

（3）糖代谢紊乱

1）高血糖和高渗性非酮性昏迷 较常见，与外科应激病人对葡萄糖的耐受力及利用率降低、输入葡萄糖浓度过高、速度过快有关。当血糖浓度超过40mmol/L可致高渗性非酮性昏迷。病人主要表现为血糖异常升高、渗透性利尿、脱水、电解质紊乱和神志改变等症状。护理：①葡萄糖的输注速度应小于5mg/(kg·min)。一旦血糖异常升高，立即报告医师，停止输注葡萄糖液或含大量糖的营养液。②静脉输注低渗或等渗盐水以纠正高渗环境，内加适量胰岛素以降低血糖，但应避免血浆渗透压下降过快引发急性脑水肿。

2）低血糖 外源性胰岛素用量过大，或高浓度葡萄糖输入促使机体持续释放胰岛素，若突然停止输注葡萄糖，可出现低血糖。病人可出现脉搏加速、面色苍白、四肢湿冷和低血糖性休克。一旦发生应协助医师处理，推注或输注葡萄糖溶液。

（4）肝功能异常 主要是葡萄糖超负荷引起肝脂肪变性，其他相关因素包括必需脂肪酸缺乏、长期全肠外营养时肠道缺少食物刺激、体内谷氨酰胺大量消耗，以及肠黏膜屏障功能降低、内毒素移位等。病人可出现转氨酶升高、碱性磷酸酶升高、高胆红素血症等。护理：肠内营养是预防和治疗肝脏损伤最有效的措施，一旦出现肝功能异常和胆汁淤积，应设法改用肠内营养。

（5）血栓性静脉炎 多发生于经周围静脉肠外营养支持。主要原因：①化学性损伤。静脉管径细小时，血流缓慢，输入的高渗营养液不能得到有效稀释，导致血管内皮受损。②机械性损伤。静脉穿刺针或留置的导管对血管壁的摩擦刺激引起损伤。护理：一般经局部湿热敷、更换输液部位或外涂经皮吸收的抗凝消炎软膏后可逐渐消退。

4. 健康教育

（1）PN相关知识 告知病人及家属合理输注营养液及控制输注速度的重要性，不能自行调节速度；告知保护静脉导管的方法，避免翻身、活动、更衣时导管脱出。

（2）饮食护理 尽早经口进食或肠内营养，当病人胃肠功能恢复或允许进食情况下，鼓励病人经口进食或行肠内营养，以降低和防治PN相关并发症。

（3）出院指导 制定饮食计划，指导均衡营养，定期到医院复诊。

（豆欣蔓）

目标检测

答案解析

一、简答题

1. 营养不良的分类包含哪几种类型？

2. 肠内营养的适应证有哪些？

3. 对行肠外营养（PN）支持的病人进行健康教育时，应包括哪些内容？

二、病例分析题

张先生，80岁，胃癌姑息性切除术后第5天，禁食，血清白蛋白27g/L，经空肠造瘘予以肠内营养支持（500ml/d）。肠内营养支持第2天，病人主诉在营养液输注期间腹部不适，24小时排便6次，且不成形。体检：体温37.4℃，脉搏92次/分钟，呼吸20次/分。腹部平软，无压痛、反跳痛和肌紧张。粪便隐血试验（-），粪便常规检查（-）。

请思考：

（1）该病人出现了什么并发症？可能的原因是什么？

（2）对于该病人出现的并发症，该采取哪些护理措施？

书网融合……

本章小结

题库

第五章　手术室护理工作

PPT

学习目标

知识目标：

1. **掌握**　手术中的无菌操作原则；手术室的无菌技术；手术室洗手护士和巡回护士的职责要求。
2. **熟悉**　手术室的日常管理；不同级别洁净手术室的适用范围。
3. **了解**　手术室的设置和布局要求；手术室环境清洁与消毒方法。

技能目标：

1. 熟练掌握外科手消毒、穿脱无菌手术衣及戴无菌手套方法。
2. 能识别基本手术器械、物品，并掌握其正确的传递方法。
3. 能正确安置常用手术体位。
4. 能熟练准备无菌器械桌及管理器械台。

素质目标：

具备良好的慎独意识和团队协作能力。

手术室是外科诊疗和病人抢救的重要场所，是医院的重要技术部门。手术室要求布局合理、洁净条件达标、功能齐备，以保证外科手术高效高质量的完成。手术室护理也是临床护理工作的重要组成部分，手术室护士不仅需要具备业务面广、技术性高、无菌操作严格的专业素质，还应兼具灵敏、稳重、谦和的心理素质和健康体魄，以便更好地与手术医师、麻醉医师默契协作，共同完成高质量手术工作。

案例引导

案例　潘女士，40岁，因“发现左乳包块”入院。病人于12天前无意中发现左乳外上象限一约2cm×1cm大小的包块，伴皮肤凹陷。门诊拟以“左乳腺癌”收住入院，入院后完善相关检查，拟在局部麻醉下行手术切除，病人的HBsAg及HBeAg均为阳性，给予术前准备。

讨论：

1. 术前应为该病人摆放何种手术体位？
2. 术后该手术间应如何处理？

第一节　手术室环境与管理

一、手术室布局与环境

（一）位置

手术室应设立在含尘浓度较低、环境安静的位置，需邻近外科科室、重症监护室（ICU）、输血科、病理科、放射科等科室，以便手术的高效进行，保障病人安全。在低层建筑中，手术室通常设立在顶层或中上层，而在高层建筑中，则尽量避免将手术室设立在一层或顶层，以创造有利于满足室内空气洁净度要求。

（二）布局

手术室设计强调平面布局和人流、物流的合理、顺畅，以充分发挥手术室的功能，尽可能降低交叉感染的风险，全过程控制污染因素。设有医务人员通道、手术病人通道、无菌物品通道及污染物品通道。手术室内部分洁净走廊和清洁走廊：洁净走廊供医护人员、病人和无菌物品运输；清洁走廊供使用后的手术器械、敷料等污物的运送。手术间、洗手间和无菌物品间等设置于洁净走廊周围。手术室按照洁净程度分为3个区。

1. 洁净区　洁净要求严格，设在手术室内侧，包括手术间洁净走廊、洗手间、手术间、无菌物品间、药品储备室、麻醉准备室等。非手术人员或非在岗人员禁止入内，此区内的一切人员及行为都必须严格遵守无菌原则。

2. 准洁净区　设在手术室中间，包括器械室、敷料室、洗涤室、消毒室、手术间清洁走廊、麻醉复苏室及石膏室等。该区是非洁净区进入洁净区的过渡区域，进入者不得大声谈笑或喧哗，凡已完成手臂消毒或已穿无菌手术衣者，不可进入此区。

3. 非洁净区　设在手术室最外侧，包括办公室、会议室、实验室、标本室、污物室、资料室、示教室、值班室、更衣室、更鞋室、医护人员休息室及手术病人家属等候区等。交接病人处应保持安静，病人在此区域换乘平车进入手术间。

（三）手术间设计要求

手术间的面积应根据手术大小和各种手术设备仪器所需空间而定。一般大手术间每间40～50m² 为宜；中小手术间面积为20～40m²；用于心脏体外循环手术、器官移植手术的手术间需约60m²。手术间数量应按手术科室的病床数设定，一般按1∶（20～25）比例计算。手术其他附属用房数则根据手术间的数量设定。手术间内净高2.8～3.0m，走廊宽2.2～2.5m。门窗需有密闭性能，一般为封闭式无窗手术室，防止尘埃或飞虫进入。门禁宽应不小于1.4m，便于平车进出，最好采用感应自动门。天花板、墙面、地面应具有坚硬、光滑无孔隙、耐湿、防火、不着色、易清洁、不易受化学消毒剂腐蚀等特点。墙面最好用整体或装配式壁板，Ⅱ级以下洁净用房可采用大块瓷砖或涂料，不宜有凹凸。天花板、墙面、地面交界处呈弧形，防止积聚尘埃。手术间应有隔音、空气过滤净化装置，以防手术间相互干扰并保持空气清洁。手术间应保持室温在21～25℃，相对湿度在40%～60%。

（四）手术室设施

1. 手术间内的基本配置 多功能手术台、无影灯、麻醉药、监护仪器台、高频电刀、器械桌、托盘、输液架、手术桌、药品敷料柜、可升降圆凳、脚踏凳、X线阅片灯、石英钟、温湿度计、污物桶、中心供氧及中心吸引、各种扶托及固定病人的物品、监护仪、X线摄影、显微外科设备及多功能控制面板。

2. 其他工作间的设置和要求 麻醉预备间供病人进入手术间前进行麻醉诱导；麻醉复苏室供全身麻醉病人术后苏醒用，均应备有必要的仪器设备和急救药品。物品准备用房包括器械准备间和清洗间、敷料间、灭菌间等，要符合洁污流程，防止物品污染。手术室须有单独的快速灭菌装置，以便进行紧急物品的消毒灭菌；同时设有无菌物品贮藏间以存放无菌敷料、器械等；还需配有一定空间存放必要的药品、器材和仪器。洗手间设备包括感应式或脚踏式水龙头、外科消毒洗手液和消毒液、无菌擦手巾及计时钟等。

（五）洁净手术室

洁净手术室（clean operating room）是指采用空气净化技术，使手术室内的细菌数控制在一定范围，空气洁净度达到一定级别。

1. 空气净化技术（air cleanliness technique） 是通过科学设计的多级空气过滤系统最大限度地清除空气中的悬浮微粒及微生物，过滤进入手术室的空气，以控制尘埃含量，创造洁净环境。净化空气按照气流方式分为两种形式。

（1）乱流 指流线不平行、流速不均匀、方向不单一且时有交叉回旋的气流流过工作区整个截面。除尘率较差，适用于污染手术间和急诊手术间。

（2）层流 指流线平行、流速均匀、方向单一的气流流过房间工作区整个截面的洁净室，又分为垂直层流和水平层流。①垂直层流：其送风气流形式为垂直于地面的单向流洁净室。将高效过滤器装在手术室的顶棚内，垂直向下送风，两侧墙下部回风。②水平层流：其送风气流形式为平行于地面的单向流洁净室。将高效过滤器在一个墙上布满，水平吹送气流。

2. 空气洁净度（air cleanliness） 表示空气洁净的程度，是以含有的微粒浓度衡量，浓度高则洁净度低，反之则高。

3. 空气洁净度级别（air cleanliness class） 以数字表示的空气洁净度等级，数字越小，级别越高，洁净度越高；反之，则洁净度越低（表5-1）。

表5-1 洁净手术室的等级标准

等级	静态空气洁净度级别		细菌浓度	
	相应级别	≥0.5μm微粒数（个/L）	浮游菌（个/m³）	沉降菌（个/ϕ90）
Ⅰ	100	≤3.5	≤5	≤1
Ⅱ	1000	≤35	≤75	≤2
Ⅲ	10000	≤350	≤150	≤5
Ⅳ	100000	≤3500	≤400	≤10

注 浮游菌指经过培养得出的单位体积空气中的菌落数，单位为个/m³；沉降菌指用直径为90mm培养皿静置室内30分钟，然后培养得出的每个皿的菌落数。

4. 洁净手术室的适用范围　见表5-2。

表5-2　洁净手术室的适用范围

洁净等级	手术室名称	适用范围
Ⅰ级	特别洁净	关节置换，器官移植，脑、心脏及眼科手术中的无菌手术
Ⅱ级	标准洁净	胸外科、整形外科、泌尿外科、肝胆胰外科、骨科和普外科中的Ⅰ类无菌手术
Ⅲ级	一般洁净	普外科（除Ⅰ类手术）、妇产科等Ⅱ类手术
Ⅳ级	准洁净	肛肠外科及污染类等手术

（六）手术室的环境管理

1. 清洁和消毒　洁净手术室的所有清洁工作必须采用湿式清扫，在净化空调系统运行时进行。手术间里的无影灯、手术床、器械车、壁柜表面及地面必须每天于手术前、后用清水和含氯消毒液各擦拭1次。特殊感染手术后必须用500mg/L有效氯消毒液擦拭地面及房间物品。HIV、HBV、HCV、艾滋病、梅毒等感染的手术，术后物体表面、用物用1000mg/L的含氯消毒剂擦拭和浸泡消毒；污染的地面用1000mg/L的含氯消毒剂喷洒，30分钟后去除污染，再湿拖；房间清洁后再行空气净化60分钟。手术前1小时开启净化空调系统，术中持续净化运行，当日手术结束后净化空调系统继续运行，直至恢复该手术间的洁净级别。手术间内禁止放置任何物品遮挡回风口，以免影响空气回流。每日做好回风口的清洁处理；每周清洗1次过滤网，每周至少进行1次彻底大扫除；每月进行1次空气洁净度和生物微粒监测。

2. 手术室管理制度　非手术人员未经许可不得进入手术室。患有上呼吸道感染或急性感染性疾病者不得进入手术室。参加手术人员应提前进入手术室作好无菌准备。进入手术室人员必须按要求着装。进入手术室人员必须遵守手术室规则，在指定手术间工作，不得随便出入其他手术间，减少人员流动。手术进行过程中前后门必须保持关闭，清洁手术与污染手术分开。安排接台手术时，应先安排清洁手术，后安排污染手术。手术室应备齐急救用物，专人负责检查补充，手术室人员必须熟知各种物品放置地点和使用方法。

二、手术人员职责

每台手术须配备手术医师、麻醉医师、护士和其他工勤人员等。手术人员必须分工明确、职责清晰、相互配合。其中，护士在手术中的配合可分为直接配合与间接配合两类。在手术台上直接配合手术医师完成手术全程的护士称为洗手护士或器械护士。在固定的手术间内，与器械护士、手术医师及麻醉医师间接配合完成手术的护士称为巡回护士。

（一）手术医师

手术医师分为主刀医师和助手。主刀医师负责并主持整台手术操作的全过程。助手包括第一、第二助手等，主要完成手术区皮肤的消毒和铺巾，协助主刀医师进行止血、结扎和暴露手术野等各种操作。

（二）麻醉医师

麻醉医师负责手术病人的麻醉、给药、监测及处理，保证手术顺利进行。手术过程中维持手术所需要的麻醉深度，密切观察、记录和及时发现病人的病情变化并通知术者，配合抢救处理。手术结束后，协同手术室人员将病人安全转运至病房。

（三）手术护士

1. 洗手护士（scrub nurse）　又称器械护士。在手术过程中，工作范围仅为无菌区内，主要职责是管理器械台、传递器械物品，配合手术医师完成手术；必须严格执行和监督无菌技术操作规程。具体工作职责如下。

（1）术前1天访视病人，了解病情。复习手术的相关解剖、手术步骤、配合要点，根据手术种类和范围准备手术器械和敷料。

（2）手术当天再次检查手术所需物品是否准备齐全、正确，如有遗漏，及时进行补充。

（3）提前15～20分钟作好个人无菌准备，整理好手术所需的无菌器械台，所有物品定位放置。检查器械零件是否齐全，关节性能是否良好。与巡回护士共同核对、登记器械、纱布、缝针等。

（4）协助手术医师进行手术区皮肤消毒和铺无菌手术单。

（5）严格执行无菌操作，保持手术野及器械台的无菌、整洁和干燥，无菌巾一旦浸湿，必须立即更换或加盖无菌巾。

（6）手术过程中严密观察手术的进展和需要，主动、迅速、准确地传递所需的器械物品，及时将使用过的器械收回并归放至原处，擦拭血迹，不允许将器械堆积于切口周围。

（7）术中妥善保管好手术切下的病理标本，按要求进行处理。

（8）术前、术中关闭体腔前后、缝合皮肤后，与巡回护士共同清点手术器械、纱布及缝针等用品。

（9）配合抢救，密切关注手术进展，若出现大出血、心搏骤停等紧急情况，立即备好抢救用品，积极配合医师进行抢救。

（10）术后协助医师消毒处理切口，包扎切口并固定好各种管道。整理用物，按要求分类处理手术器械及各种用物等。

2. 巡回护士（circulating nurse） 又称辅助护士。工作范围在手术间的无菌区以外，主要负责台下的配合及手术用物的供给。职责是将病人接入手术间，配合手术及麻醉，协同安置手术体位，监督手术人员无菌技术的正确执行，协助完成输液、输血。具体工作职责如下。

（1）术前1天访视病人，了解其病情、身心状况、静脉充盈程度，向病人介绍手术流程，做好术前宣教，给予心理支持。

（2）检查手术各项用物是否齐全，与手术医师进行沟通，备好手术所需仪器设备并保持良好备用状态。

（3）病人入室后认真做好查对工作，核对床号、姓名、性别、年龄、住院号、诊断、手术名称、手术部位、术前用药。检查病人皮肤完整性、肢体活动情况及手术区皮肤的准备情况。检查术前皮试结果并询问有无过敏史。核对病人血型、交叉配血试验结果，作好输血准备。注意保暖和保护病人隐私。与麻醉医师、手术医师共同完成“三方核查”。

（4）建立静脉通路，根据医嘱进行输液及用药，协助麻醉医师进行工作。

（5）麻醉后再按照手术要求摆放体位，充分暴露手术区，固定牢靠，确保病人安全舒适。

（6）协助洗手护士铺置无菌台；在术前、术中关闭体腔前后、缝合皮肤后，与洗手护士共同清点手术器械、纱布、缝针等用物的数目，并及时准确地填写手术护理记录单。严格执行核对制度，避免异物存留于体内。

（7）连接各种仪器电源、吸引器，帮助手术医师穿手术衣。

（8）观察手术进展，及时准确地供应手术过程中所需用物。严密观察病人病情变化，保证病人输液通畅，体位正确。

（9）保持手术间安静、有序，监督手术人员的无菌操作。管理参观人员，嘱其不要随意走动或进入非参观手术间。发现参观人员距无菌手术台、器械桌 <30cm 或影响操作时，应立即纠正。

（10）手术结束后，协助医师清洁病人皮肤、包扎伤口、妥善固定引流管，注意保暖。整理病人物品并护送其返回至病房，将病人术中情况及物品与病区护士进行交接。返回并整理手术间，补充所需物品，更换手术床被服，进行日常清扫及空气消毒。若为特殊感染手术，按相关要求进行处理。

三、手术室安全管理

手术安全是高质量手术工作的前提，手术室应建立健全配套的安全管理制度，保障手术病人安全，确保手术室护理工作安全、有序、规范运转。

1. 手术标本管理制度 规范手术标本的产生、查对、处理及送检等流程，有效防止标本差错。

2. 手术安全核查制度 手术安全核查由手术医师、麻醉医师和手术室护士3方共同完成，分别在麻醉实施前、手术开始前和病人离开手术室前，对病人身份和手术部位等内容进行核查工作，确保手术病人、部位、术式和用物正确。

3. 手术病人体位安全管理制度 为手术病人安置合适的手术体位，防止因体位不当造成手术病人的皮肤、神经、肢体等损伤。

4. 手术中安全用药制度 术中用药、输血应由麻醉医师或手术医师根据情况需要下达医嘱并做好相应记录，由手术室护士与麻醉医师共同核查。加强特殊药品的管理，指定专人负责，防止用药差错。

5. 手术物品清点制度 巡回护士与器械护士共同做好物品清点工作，预防手术用物遗留病人体内，保证病人安全。

6. 手术分级管理制度 根据手术技术难度、复杂程度和风险水平，将手术进行分级，并根据手术分级安排相应手术人员及辅助人员，确保手术病人安全。

7. 易燃、易爆物品管理制度 妥善保管与安全使用易燃易爆设备、设施及气体，加强消防安全管理，消除安全隐患，有效预防病人在手术过程中的意外灼伤。

8. 突发事件应对制度 制订并完善突发事件应急预案和处置流程，快速有效应对意外事件，提高防范风险的能力。

第二节　手术物品的准备

手术室物品主要分为手术布类、敷料、手术器械、手术药品及一次性手术耗材等。手术室物品种类繁多，因此，需将物品分类后指定专人管理，放置于固定位置，做到物尽其用、减少浪费；同时，要做好维护，延长物品使用寿命，充分满足手术需求。手术室物品均需经消毒灭菌处理，以防止伤口感染。手术室常见消毒灭菌方法有物理消毒法和化学消毒法。物理消毒法主要包括热力（主要是高压蒸汽灭菌）、紫外线、辐射、等离子、超声波和过滤除菌。化学消毒法主要包括浸泡法、擦拭法、熏蒸法。

一、手术室物品的分类及使用

（一）手术布类

1. 手术衣　用于遮盖手术参加人员身体和手臂，应遮至膝下，形成无菌区。手术衣前襟至腰部应双层，防止被手术过程中产生的血液、体液等浸透；袖口应为松紧口，便于穿戴手套。折叠时衣面向里，领口在最外面，避免取用时污染无菌面。

2. 洗手衣、洗手裤　分为大、中、小号，供进入手术室的工作人员穿着。

3. 参观衣　供进入手术室参观的人员使用。

4. 治疗巾　用于手术切口周围消毒后的皮肤遮盖。

5. 手术单　分为大单、中单、手术巾、各部位手术单及各类包布等，均有不同的规格尺寸和折叠方法。各类布单也可根据不同的手术需要，组成各种手术包，如胸部手术包、开腹手术包等，以提高工作效率。

（二）敷料

敷料类包括吸水性强的脱脂纱布类和脱脂棉花类，用于手术中止血、拭血、压迫、包扎等。

1. 纱布块　由4层纱布制成，分为大、中、小纱布，用于不同手术部位，小纱布也可用于皮肤消毒。

2. 纱布垫　由6～8层纱布制成，使用时用生理盐水浸湿，用于保护脏器组织。

3. 纱布　按用途分子宫纱条、腹腔纱条、鼻纱条，用于填塞、压迫止血。

4. 纱布球　用于压迫深部出血点或拭血等。

5. 棉片　常用于神经外科手术。

6. 棉球　用于皮肤黏膜的消毒、压迫深部出血点或拭血。

目前临床上已广泛使用敷贴替代纱布类敷料。其优点是柔软、舒适、透气、不粘连伤口、贴合力强、便于揭除，一次性灭菌包装使用。适用于各类手术切口或伤口的覆盖。

（三）手术器械

手术器械是手术医师为病人进行手术的重要工具，器械的性能直接影响手术操作质量甚至成败。良好的手术器械不仅能缩短手术时间，减少病人痛苦，也能促进手术医师提高技术水平。

1. 基本手术器械

（1）刀类　刀片常用型号为10#、11#、12#、15#、21#、23#，截肢（指）刀、半月刀、激光刀、微波刀、超声刀、高频电刀等切割及解剖器械（图5－1）。

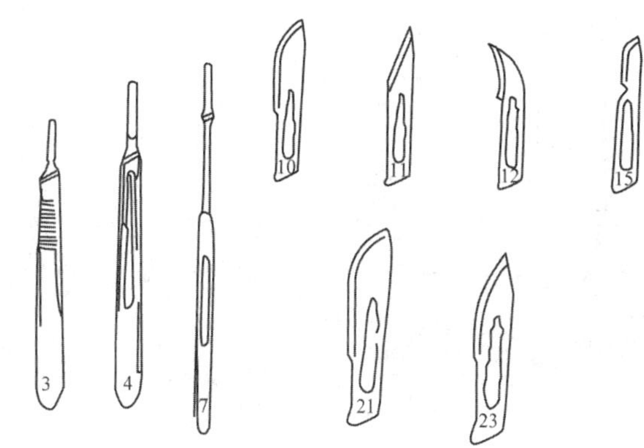

图5－1　手术刀柄及刀片

（2）剪类　分为线剪、组织剪、扁桃剪、眼科剪、血管剪、钢丝剪、骨剪、肋骨剪等切割及解剖器械（图5－2）。

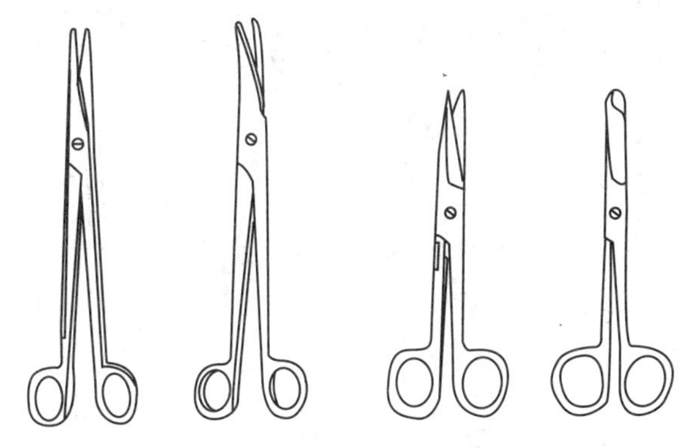

图5－2　手术剪

（3）镊类　种类分为长（短）有（无）齿镊、眼科镊、整形镊、血管镊等（图5－3）。

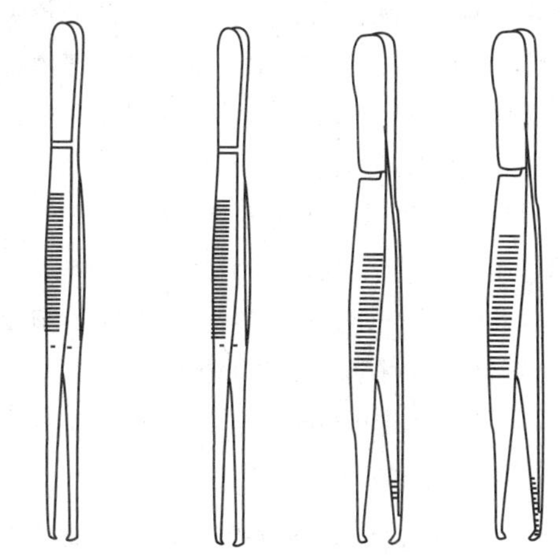

图5－3　手术镊

（4）钳类　分为直（弯）蚊式钳、直钳、中弯钳、小弯钳、大弯血管钳、三翼钳、鼠齿钳、密克斯托钳、肺叶钳、心耳钳、双爪钳、有（无）齿海绵钳、持针钳、阑尾钳、取石钳、胃钳、椎板咬骨钳等。用于持夹组织、止血、分离组织、持针等（图5-4）。

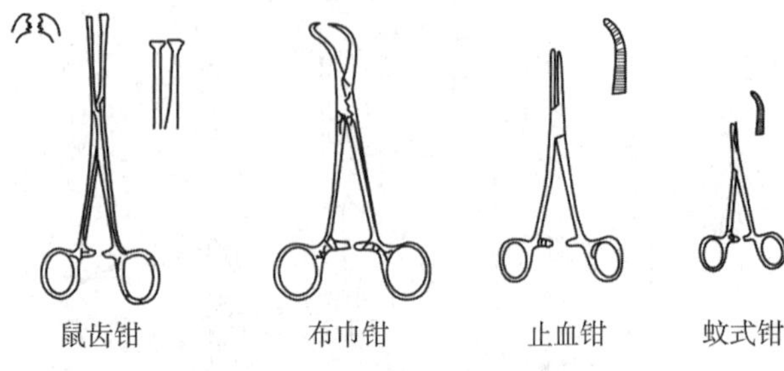

图5-4 手术钳类

（5）拉钩类 常见皮肤拉钩、阑尾拉钩、双头拉钩、神经根拉钩、肩胛骨拉钩、胸腔拉钩、腹腔拉钩、S形拉钩（带状拉钩）、眼睑拉钩、上颌窦拉钩、肝叶拉钩等。用于牵开组织，保障手术视野（图5-5）。

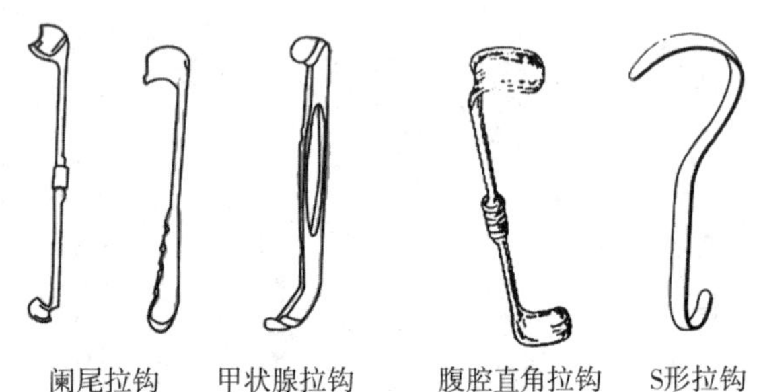

图5-5 各种拉钩

2. 特殊手术器械

（1）显微手术器械 分为显微组织镊、显微剪刀、显微持针器、显微血管钳、显微血管夹、冲洗针头等。

（2）外科自动拉钩 种类有外科手术自动拉钩、心脏乳内动脉牵开器、骨科手术拉钩、神经外科自动拉钩等。

3. 内镜器械 内镜手术顺利完成要联合使用基本器械、特殊器械及各种仪器设备，以及各种规格的一次性用品。内镜设备主要包括监视器、视频转换器、摄像头、冷光源、二氧化碳气腹系统、单双极多功能高频电刀、冲洗吸引装置、超声刀、电脑反馈控制双极电刀系统、各种动力系统、电外科工作站等；内镜器械主要包括穿刺器、气腹针、抓持器械、手术剪、止血用器械、吸引和冲洗管、腹腔镜拉钩、缝合和结扎器械及各专科腔镜器械。

（四）缝线和缝针

1. 缝线 用于各类组织及脏器的缝合，可促进手术伤口愈合，也可用于结扎血管，起到止血的作用。缝线粗细不同，用号码区分，常用1～10号线，号码越大线越粗；细线用0表明，0越多，线越细。缝线分为不可吸收和可吸收两类，不可吸收缝线包含丝线、金属线、尼龙线等；可吸收线包括天然和合成两类，肠线、胶原线为天然可吸收线，聚乳酸羟基乙酸线（XLG）、聚二氧杂环己酮线（PDS）等为合成缝线。

2. 缝针 常用三角针和圆针两类。三角针用于缝合皮肤或韧带等坚韧组织；圆针对组织的损伤较小，用于缝合血管、神经、脏器、肌肉等软组织。两类针都有直、弯两种，大小、粗细各异，可根据缝合的组织选择适当的种类和粗细。

（五）引流物

外科引流是指将人体组织间或体腔中积聚的脓、血或其他液体通过引流物导流至体外的技术。引流物有很多种类，可根据手术部位、引流液量及性质选用。常用管状引流、烟卷式引流、纱布条引流、橡皮片引流等。

1. 橡胶引流管 用于深部组织或胸腹腔引流。若胸腔引流管的质地较硬，则使用时需在管前端的管壁上开2～3个侧孔，以免压瘘。端头剪成鱼口状，避免堵塞，同时提高引流效果。T管用于胆总管引流，蕈状引流管用于膀胱或胆囊手术引流。

2. 烟卷式引流 是将细纱布卷成卷烟状，外侧用薄乳胶管，纱卷两头端各露出套管边1～2cm，用于腹腔或深部组织引流。

3. 纱布条引流 包括干纱条、盐水纱条、凡士林纱条、抗生素纱条等，用于浅表部位引流。

4. 橡皮片引流 用于表浅部位切口和小量渗液的引流。

（六）器械物品的传递

手术室物品的传递是手术室洗手护士必须掌握的工作技能，作为切开、止血、结扎、暴露、分离、缝合等外科手术技术的辅助，可以较好地提高洗手护士对手术流程、操作步骤、器械使用、器械台管理、无菌观念等方面的业务能力。洗手护士要熟练掌握各种器械的握持、使用及传递方法。正确的传递方法在便于外科医师操作的同时，可缩短手术时间、提高工作效率，也能尽量降低器械对参加手术人员的伤害风险。

1. 器械的使用及传递

（1）手术刀 握持方法有执弓式、执笔式、握持式、反挑式4种。传递时应握住刀柄中前段背侧，刀刃向下，将刀柄尾端传递给手术医师（图5-6）。尽量采用弯盘进行无接触式传递。

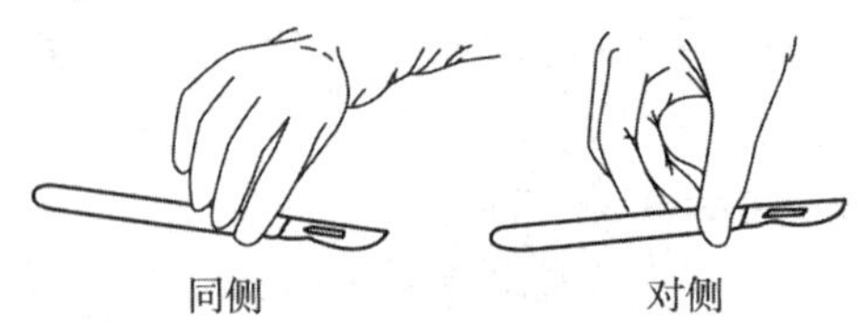

图5-6 手术刀传递法

（2）钳、剪类器械 握持方法相同，用拇指和无名指套入环柄，中指扶持靠近关节处。传递时，持器械前段或中段，弯曲面向上，将柄端递给术者（图5-7）。

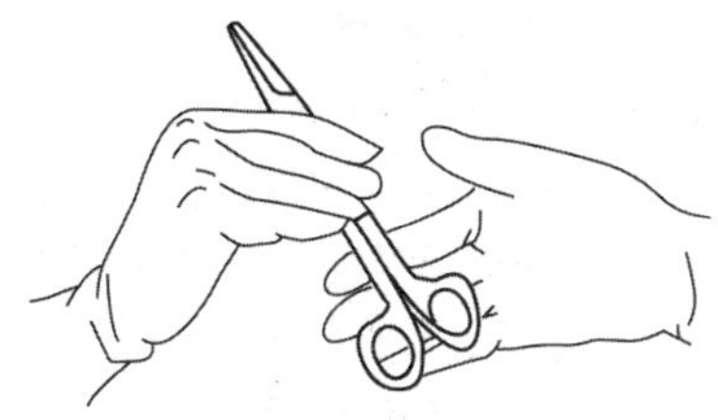

图5-7　剪刀传递法

（3）持针器和缝针　持针器有握持式和抓持式两种握持方法。先用持针器前端夹持缝针中、后三分之一交界处，再穿入缝线，将缝线重叠1/3，将重叠部分嵌在钳叶前端缝隙间，防止滑脱。传递时，使针尖朝上，将柄端传递给手术医师（图5-8）。

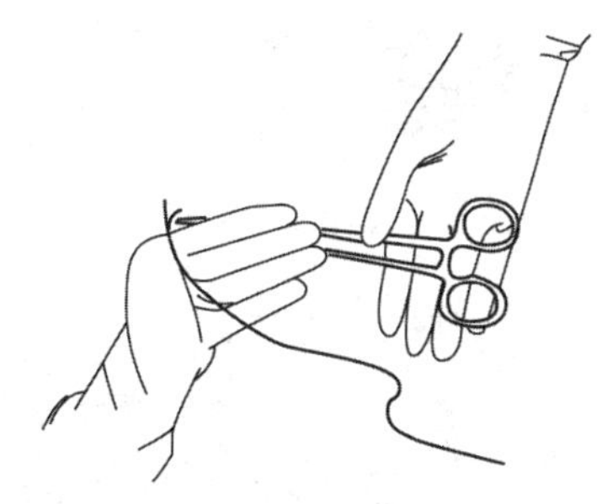

图5-8　递持针钳法

（4）镊子　用拇指、示指及中指捏持。传递时，握住镊子的前段，闭合开口，直立式传递给术者（图5-9）。

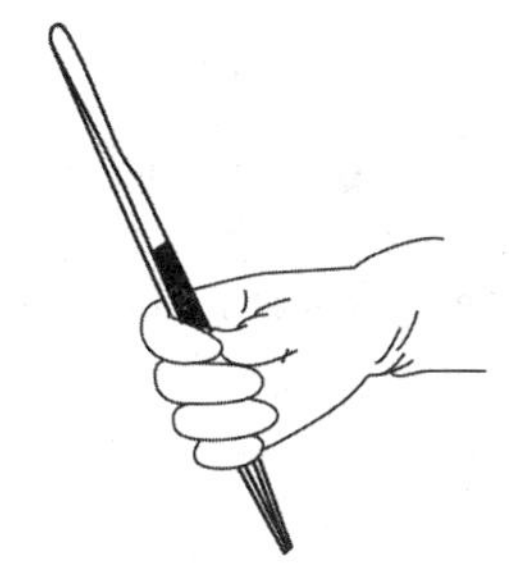

图5-9　递镊法

（5）牵开器　手动拉钩用单手握住拉钩的柄端，利用拉力牵开组织，传递时，要先将钩端湿润或用盐水纱布包裹，然后将柄端传递给手术医师。传递自动牵开器时，需同时提供盐水纱布或纱布垫，以保护组织。

2. 缝线的传递　传递时双手持线，适当紧绷缝线，增强手术医师手感，手术医师在双手间接线。深部结扎时，最好使用血管钳带线法，将线的端头平行夹入血管钳2～3mm，将钳柄端递给手术医师。

3. 纱布、纱布垫的传递　纱布和纱布垫都要展开后传递，先用生理盐水浸湿、拧干后传递。

二、手术室常用物品的消毒与灭菌

手术中使用的所有器械和物品都必须进行严格灭菌处理，以防伤口感染。消毒灭菌的方法很多，包括高压蒸汽灭菌法、环氧乙烷灭菌法、过氧化氢低温等离子灭菌法、低温甲醛蒸汽灭菌法、干热灭菌法等。高压蒸汽灭菌法最为常用，多用于耐高温、耐湿的物品。

（一）手术布类

手术布类通常采用高压蒸汽灭菌，过期须重新灭菌消毒。环氧乙烷低温灭菌后的密封包装纸及塑料袋，有效期可保持半年到1年。使用过的手术布类若污染严重，尤其是HBeAg阳性病人使用过的手术布类，需先放入专用污物池，使用500mg/L有效氯溶液浸泡30分钟，然后再洗涤、灭菌。现在一次性无纺布手术衣和手术单的应用越来越广泛，免去反复清洗、灭菌、消毒、折叠的程序，节约了人力和时间，特别适用于感染手术的铺巾，但不能完全替代棉质布单。

（二）敷料

各种敷料可经加工缝制后包成小包，经过高压蒸汽灭菌或制作成小包后用纸塑双层包装供手术使用。特殊敷料，如用于消毒止血的碘仿纱条，严禁高压蒸汽灭菌，要严格按无菌操作技术，制成后保存于消毒、密闭容器内。使用过的敷料按医疗垃圾处理。对于感染性手术，特别是特异性感染手术用过的敷料不可随意丢弃，必须用大塑料袋集中包装，包装袋外注明“特异感染”，并及时送到指定处焚烧。

（三）手术器械

手术器械一般为不锈钢材质，术后用酶溶液浸泡擦洗，去除器械上的血渍、污垢，再用流水冲净。有关节、齿槽和缝隙的器械，尽量张开或拆卸后进行彻底清洗。若有条件的医院，可采用超声清洗、压力清洗等方法对手术器械进行清洗。洗净的器械放烘箱内进行烘干处理后，使用水溶性润滑剂保护，然后分类存放于器械柜内。手术前根据需要取用器械，并检查器械功能的完好性，按要求打包，然后进行压力蒸汽灭菌，置于无菌柜内待用。

对朊毒体、气性坏疽梭菌及原因不明的特殊感染手术器械，在医院感染控制部门指导进行处理后，再按普通器械处理方法处理。朊毒体污染的器械先浸泡于1mol/L氢氧化钠溶液内60分钟，再按普通器械处理流程处理，高压蒸汽灭菌应选用134～138℃、18分钟或132℃、30分钟或121℃、60分钟。气性坏疽梭菌污染的器械，先用3%过氧化氢或0.2%过氧乙酸或2000～5000mg/L的含氯消毒液浸泡30～60分钟，再按普通器械处理流程处理。

腔镜类器械，手术结束后立即用含酶溶液擦洗管道外部，抽吸清洁液至内镜管道中。按要求对气道和水道进行清洗，并进行漏气测试。用清洁刷反复刷洗整个吸引管道系统至无碎屑，流水冲净内镜并拆下附件，用压缩空气吹干所有管腔后垂直悬挂。较好的灭菌方法为环氧乙烷灭菌。

第三节 手术病人的准备

一、一般准备

护士在术前应对手术病人进行访视，了解病人的一般情况，做好术前宣教。病人应在手术前提前送入手术室，护士按照手术表安排仔细核对病人的基本信息：姓名、性别、年龄、床号、住院号、手术术前诊断、拟行手术名称、手术部位、手术标识、麻醉方式、血型等。护士按手术递交单核对病人和核对接收的用物，作好麻醉和手术前的各项准备工作。同时，注意保暖，保护病人隐私，加强心理护理，减轻病人焦虑与恐惧。

二、手术体位准备

手术体位的摆放既要达到手术视野的清晰暴露和术中方便操作，以提高手术的成功率为目的，又要全面考虑病人的舒适安全和生理代偿功能，不能超越病人的代偿能力。手术体位由手术医师、麻醉医师和巡回护士共同完成，巡回护士根据病人手术部位要求，调整手术床或利用体位垫、体位架、约束带等物品安置合适的手术体位。

（一）手术体位的安置原则

1. 保持人体正常的生理弯曲及生理轴线，维持功能位，防止过度牵拉、扭曲及血管神经损伤。

2. 保持病人呼吸通畅、循环稳定。

3. 注意分散压力，防止局部长时间受压，保护病人皮肤完整性。

4. 正确约束病人，松紧度适宜（以能容纳一指为宜），维持体位稳定，防止术中移位、坠床。

（二）手术体位的安置方法

1. 仰卧位（supine position） 为最常见的手术体位。适用于头部、颈部、胸部、腹部等手术体位的安置。包括水平仰卧位、垂头仰卧位、侧头仰卧位、上肢外展仰卧位等。安置方法如下（图5-10）。

（1）水平仰卧位 适用于胸、腹部及下肢等手术。方法：①病人仰卧于手术床上，头部垫软枕。②双上肢自然放于身体两侧，中单固定肘关节部位。③双下肢伸直，双膝下放置软垫，以免双下肢伸直时间过长引起神经损伤。④约束带固定于膝部上方或下方5cm处。

（2）垂头仰卧位 适用于甲状腺手术、颈前路术、扁桃体摘除、气管及食管异物等颈部手术。方法：①双肩下垫一肩枕（平肩峰），抬高肩部20°，头后仰。②颈下垫一圆枕，以防止颈部悬空。③头两侧置小沙袋或头圈，固定头部避免晃动。④将手术床背板抬高10°~20°，以利头颈部静脉血回流，其余同“水平仰卧位”。

（3）侧头仰卧位 适用于耳廓、颌面部、头部等手术。方法：①病人仰卧，患侧在上，健侧头下垫头圈，避免压伤耳廓。②肩下垫一软枕，头转向对侧（侧偏程度依据手术部位而定）。其余同“水平仰卧位”。

（4）上肢外展仰卧位 适用于上肢、乳房的手术。方法：患侧上肢外展置于托手器械台上，外展不得超过90°，其余同“水平仰卧位”。

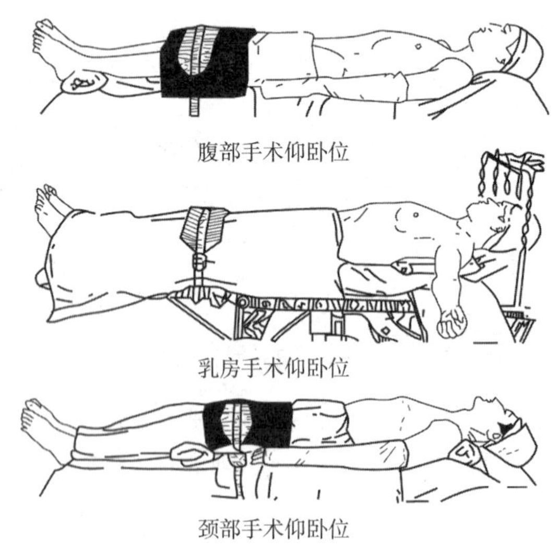

图5-10 常见仰卧位

2. 俯卧位（prone position） 适用于颅后窝、颈椎后路、脊柱后入路、骶尾部、背部等手术。安置方法：①病人俯卧，头转向一侧或支撑于头架上。②胸部垫大软枕，尽量靠上，髂棘两侧各垫方垫，使胸腹部呈悬空状，保持胸腹部呼吸运动不受限制，同时避免压迫下腔静脉，以免回流不畅而引起低血压。③双肘稍屈曲，置于头旁。④双足部垫大软枕，使踝关节自然弯曲下垂，防止足背过度拉伸，引起足背神经拉伤（图5-11）。

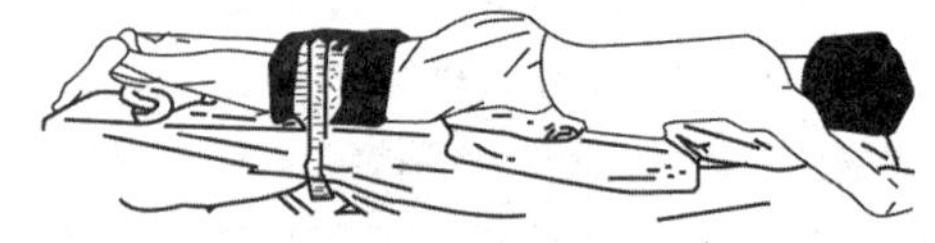

图5-11 俯卧位

3. 侧卧位（lateral position） 包括一般侧卧位、神经外科侧卧位和髋部手术侧卧位。安置方法如下（图5-12）。

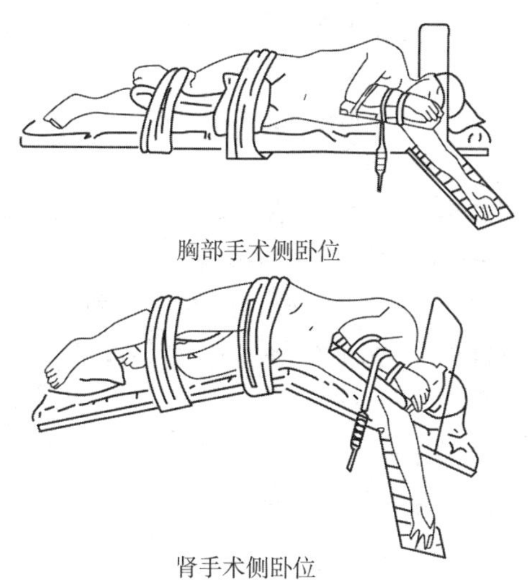

图 5-12　常见侧卧位

（1）一般侧卧位　适用于肺部、食管、侧胸壁、侧腰部等手术。方法：①病人健侧卧 90°，患侧向上。②两只手臂向前伸展于双层托手架。③腋下垫腋垫，距离腋窝约 10cm，防止上臂受压而损伤腋神经；束臂带固定双上肢；头下枕高度约 25cm 的枕垫，使下臂三角肌群下方留有空隙，防止三角肌受压引起挤压综合征。④胸背部两侧各垫大沙袋置于中单下固定，女性病人应注意勿压伤乳房。⑤下侧下肢伸直、上侧下肢屈曲 90°，有利于固定和放松腹部。⑥两腿之间夹大软垫，以保护膝部骨隆突处。⑦约束带固定髋部。

（2）神经外科侧卧位　适用于后颅窝（包括小脑、四脑室、天幕顶）、枕骨大孔等手术。方法：①病人侧卧 90°，背侧靠近床边缘。②头下垫头圈、一次性胶单，下耳廓置于圈中防止受压，上耳孔内塞棉花防止进水。③腋下垫腋垫，距腋窝约 10cm，防止下臂受压损伤腋神经。④束臂带固定双上肢于支臂架。⑤背侧的背部、臀部和腹侧的胸部、腹部各用挡板固定身体。⑥上侧下肢屈曲、下侧下肢向后伸直，以放松腹部。⑦两腿之间夹大软垫，以保护膝部骨隆突处。⑧约束带固定髋部。

（3）髋部手术侧卧位　适用于髋臼骨折合并髋关节后脱位、人工髋关节置换术、股骨干骨折切开复位内固定等手术。方法：①侧卧 90°，患侧向上。②腋下垫腋垫。③束臂带固定双上肢于托手架。④骨盆两侧放置骨盆挡板，以免术中体位变动，影响复位效果。⑤胸背部两侧各放置肩托挡板 1 个，挡板与病人之间用方型垫隔开，以保持身体稳定及防止受压。⑥头下垫软枕。⑦两腿之间夹大软垫，约束带将大软垫与下侧肢体一起固定。

4. 膀胱截石位（lithotomy position）　适用于肛门、尿道、会阴部、阴道、经尿道前列腺电切、输尿管镜碎石等手术。方法：①病人仰卧。②在近髋关节平面放置截石位腿架。③用约束带固定下肢。④放下手术床腿板，必要时，臀部下方垫体位垫；双下肢外展小于 90°，大腿前屈的角度应根据手术需要而改变。⑤当需要头低脚高位时，可加用肩托（图 5-13）。

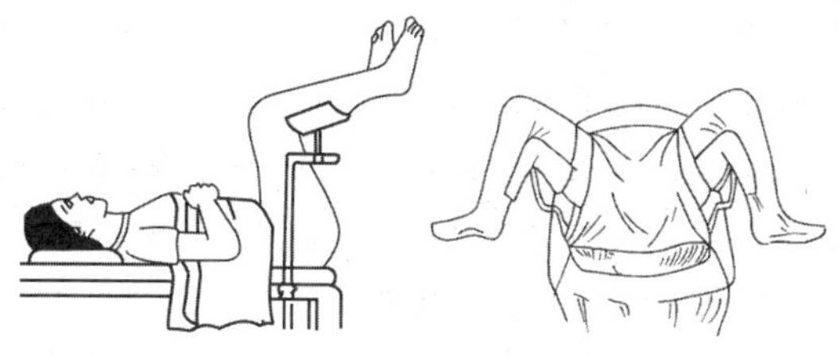

图 5-13　膀胱截石位

三、手术区皮肤消毒

手术区皮肤黏膜消毒的目的是消灭手术切口和周围皮肤的暂居菌，最大限度地杀灭或减少常居菌，避免术后感染的发生。因此，严格进行手术区皮肤消毒是手术之前的一个重要环节。

（一）消毒剂的选择

1. 常用皮肤、黏膜的消毒　0.5% ～1% 碘伏、2% ～3% 碘酊、75% 乙醇、0.1% ～0.5% 氯己定、3% 过氧化氢溶液。

2. 特殊部位消毒　婴儿、碘过敏者以及面部、会阴、生殖器等处的消毒，一般使用 0.1% 氯己定、75% 乙醇、0.1% 硫柳汞酊、0.5% 水溶性碘剂等。

（二）消毒方法

1. 消毒原则

（1）充分暴露消毒区域，以免影响消毒效果。

（2）消毒顺序是以切口为中心，由内向外、自上而下、由中心向四周涂擦。若为感染伤口或肛门区的消毒，则应由外向内，不可留有空白处，已经接触边缘的消毒棉球不得返回中央进行涂擦。

（3）消毒范围以切口为中心向外 20cm。

2. 注意事项

（1）在消毒过程中，消毒者双手不可触碰手术区或其他物品。

（2）消毒液不可过多，若在消毒过程中浸湿床单需要加铺布单或更换床单，以免术中使用电刀造成皮肤灼伤。

（3）注意脐部、腋下、会阴区等皮肤皱褶处的消毒。在进行头面部消毒时，要注意对双眼和耳的保护。

（4）消毒钳使用过后不可再放回无菌器械台上。

（三）消毒范围

消毒包括手术切口周围 15 ~ 20cm 的区域，如有延长切口的可能，应扩大消毒范围。

第四节　手术人员的准备

一、一般准备

手术人员应保持身体清洁，进入手术室时，在入口处更鞋室换手术室专用鞋，进入更衣室更换手术衣裤；自身衣服不得外露，将上衣扎入裤中，戴专用手术帽和口罩，要求头发及口鼻不得外露；摘除首饰，修剪指甲，并除去甲下积垢，手臂皮肤无破损、无化脓性感染，方可进入手术室参加手术。

二、外科手消毒

外科手消毒（surgical hand antisepsis）是指在外科手术前医务人员用皂液和流动水洗手，再用手消毒剂清除或杀灭手部及上肢暂居菌和减少常居菌的过程。

1. 目的和原则　外科手消毒目的是清除或者杀灭手表面暂居菌，减少常居菌，抑制手术过程中手表面微生物的生长，减少手部皮肤细菌的释放，防止病原微生物在医务人员和病人之间的传播，有效预防手术部位感染发生。原则是先洗手，后消毒；不同手术之间或手术过程中手被污染时，应重新进行外科手消毒。

2. 方法　外科手消毒包括洗手和消毒两个步骤。

（1）洗手方法　①取适量的皂液清洗双手、前臂和上臂下1/3，认真揉搓。清洁双手时，应注意清洁指甲下的污垢和手部皮肤皱褶处。②流动水冲洗双手、前臂和上臂下1/3。从手指到肘部，沿一个方向用流动水冲洗手和手臂，不要在水中来回移动手臂。③使用干手物品擦干双手、前臂和上臂下1/3。

（2）手消毒方法　有免刷手消毒方法和刷手消毒方法，其中，免刷手消毒方法包括冲洗法和免冲洗法。目前临床常规使用免刷手消毒方法。

1）冲洗法　取适量的手消毒剂揉搓至双手的每个部位、前臂和上臂下1/3，并认真揉搓2～6分钟，用流动水冲净双手、前臂和上臂下1/3，用无菌巾彻底擦干。流动水应达到GB5749的规定。特殊情况水质达不到要求时，手术医师在戴手套前，应用醇类消毒剂再消毒双手后戴手套。手消毒剂的取液量、揉搓时间及使用方法应遵循产品的使用说明。

2）免冲洗法　取适量的手消毒剂涂抹至双手的每个部位、前臂和上臂下1/3，并认真揉搓直至消毒剂干燥。手消毒剂的取液量、揉搓时间及使用方法应遵循产品的使用说明。

3）消毒手臂　①取免冲洗手消毒剂于一侧手心，揉搓一侧指尖、手背、手腕，将剩余手消毒液环转揉搓至前臂、上臂下1/3。②取免冲洗手消毒剂于另一侧手心，步骤同上。③最后取手消毒剂，按照六步洗手法揉搓双手至手腕部，揉搓至干燥。

3. 注意事项　在外科手消毒过程中，应注意以下方面：①在整个过程中，双手应保持位于胸前并高于肘部，保持手尖朝上，使水由指尖流向肘部，避免倒流。②手部皮肤应无破损。③冲洗双手时，避免溅湿衣裤。④戴无菌手套前，避免污染双手。⑤摘除外科手套后应清洁洗手。⑥外科手消毒剂开启后应标明日期、时间，易挥发的醇类产品开瓶后的使用期不得超过30天，不易挥发的产品开瓶后使用期不得超过60天。

三、穿脱无菌手术衣

1. 目的　避免和预防手术过程中医护人员衣物上的细菌污染手术切口，同时保障手术人员安全，预防职业暴露。

2. 方法

（1）穿无菌手术衣（图5－14）　①拿取无菌手术衣，选择较宽敞处站立，面向无菌台，手提衣领，抖开，使无菌手术衣的另一端下垂。②两手提住衣领两角，衣袖向前位将手术衣展开，举至与肩同齐水平，使手术衣的内侧面面对自己，顺势将双手和前臂伸入衣袖内，并向前平行伸展。③巡回护士在穿衣者背后抓住衣领内面，协助将袖口后拉，并系好领口的一对系带及左叶背部与右侧腋下的一对系带。④应采用无接触式戴无菌手套。⑤解开腰间活结，将右叶腰带递给台上其他手术人员或交由巡回护士用无菌持物钳夹取，旋转后与左手腰带系于胸前，使手术衣右叶遮盖左叶。

（2）协助穿无菌手术衣　①洗手护士持无菌手术衣，选择无菌区域较宽敞的地方协助医师穿衣。②双手持号码适中的手术衣衣领，内面朝向医师打开，护士的双手套入手术衣肩部的外面并举至与肩同齐水平。③医师面对护士跨前一步，将双手同时伸入袖管至上臂中部，巡回护士协助系衣领及腰带。④洗手护士协助医师戴手套并将腰带协助打开拽住，医师自转后自行系带。

（3）脱无菌手术衣　①他人协助脱衣法：自己双手向前微屈肘，巡回护士面对脱衣者，握住衣领将手术衣向肘部，手的方向顺势翻转和扯脱，手套的腕部正好翻于手上。②个人脱衣法：脱衣者左手抓住右肩衣服外面，由上向下拉，使衣袖由里向外翻，同法拉左肩，然后脱下手术衣，并使衣里外翻，保护手臂及洗手衣裤不被手术衣的外面所污染。

3. 注意事项　穿脱无菌手术衣时应注意：①穿无菌手术衣必须在相应手术间进行。②无菌手术衣不可触及非无

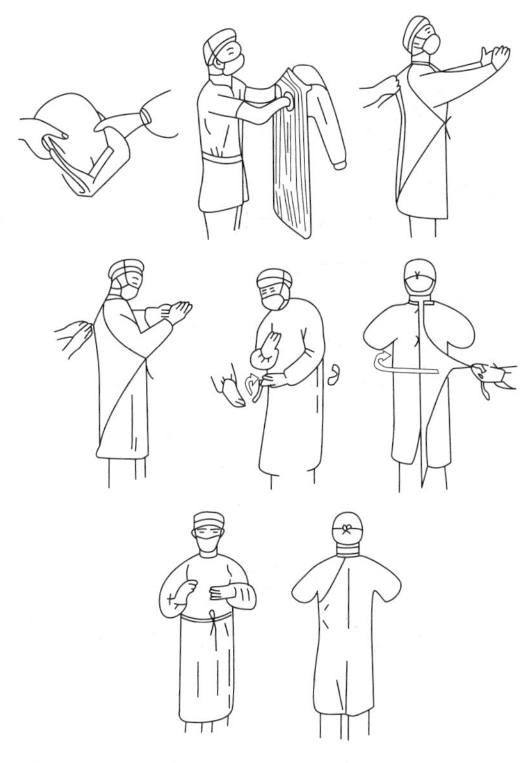

图 5－14 穿无菌手术衣

菌区域，如有质疑立即更换。③有破损的无菌衣或可疑污染时立即更换。④巡回护士向后拉衣领时，不可触及手术衣外面。⑤穿无菌手术衣人员必须戴好手套，方可解开腰间活结或接取腰带，未戴手套的手不可拉衣袖或触及其他部位。⑥无菌手术衣的无菌区范围为肩以下、腰以上及两侧腋前线之间。⑦脱无菌手术衣原则是由巡回护士协助解开衣领系带，先脱手术衣，再脱手套，确保不污染刷手衣裤。

四、戴无菌手套

戴无菌手套分为接触式戴手套法和无接触式戴手套法两种。无接触戴手套法是医护人员外科手消毒后，借助手术衣的衣袖完成的一种手不直接接触灭菌手套的穿戴方法，也是现在临床最常使用的一种方法。其优点是保证了医护人员从手消毒到穿手术衣、戴手套的整个过程中，消毒的手不会直接接触到手套而在衣袖内完成戴手套的全部动作，有效地杜绝了消毒手未戴无菌手套前就拿取无菌物品的情况。

1. 方法

（1）无接触式戴手套法 ①穿无菌手术衣时双手不露出袖口。②隔衣袖取手套置于同侧的掌侧面，指端朝向前臂，拇指相对，反折边与袖口平齐，隔衣袖抓住手套边缘并将之翻转包裹手及袖口。③同法戴另一侧手套（图 5－15）。

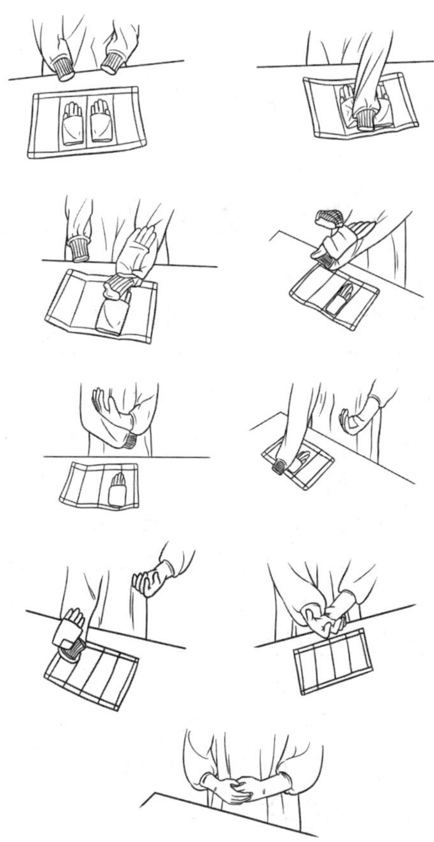

图 5－15 无接触式戴手套法

（2）接触式戴手套法 ①先穿手术衣，后戴手套。②打开手套包布，显露无粉手套。③右手持住手套反折面（手套的内面），移向手套包布的中央后取出，避免污染。④戴左手，右手持住手套反折面，对准手套五只手指，插入左手。⑤戴右手，左手指插入右手套的反折部内面（手套的外面）托住手套，插入右手。⑥将反折部分翻向上，盖住手术衣的袖口。

（3）协助术者戴手套法 ①洗手护士戴好无菌手套后，取出一只手套，将双手手指（拇指除外）插入手套反折口内面的两侧，四只手指用力稍向外拉开，手套拇指朝向术者，其余四只手指朝下，呈“八”字形，扩大手套入口，利于术者穿戴。②术者同手对准手套，五只手指向下，洗手护士向上提，并翻转手套翻折边压住术者衣袖口。③同法戴另一侧。

（4）脱手套 ①用戴手套的手抓取另一手的手套外面翻转摘除。②用已摘除手套的手伸入另一手套的内侧面翻转摘除。注意清洁手不被手套外侧面所污染。

2. 注意事项 无接触式戴无菌手套时应注意：①向近心端拉衣袖时用力不可过猛，袖口拉到拇指关节处即可。②双手始终不能露于衣袖外，所有操作双手均在衣袖内。③戴手套时，将反折边的手套口翻转过来包裹住袖口，不可将腕部裸露。④感染、骨科等手术时手术人员应戴双层手套（穿孔指示系统），有条件内层为彩色手套。

第五节　手术室无菌操作技术

一、手术无菌操作原则

手术中的无菌操作是预防切口感染、保证病人安全的关键，是影响手术的重要因素。所有参加手术的人员都要充分认识其重要性，严格遵守无菌原则，执行外科无菌技术，并贯穿于手术的全过程。

1. 手术前的无菌原则　①术前应做好准备工作，术中应尽量减少人员流动，各项操作动作轻，不可在手术间内抖动各种敷料。②层流手术室尽量使用少尘、无尘、无粉的物品，使用无粉手套等。③未经灭菌或灭菌日期不清的物品严禁使用。④打开的无菌器械、敷料包 24 小时内未用，则视为过期，需重新灭菌后再使用。

2. 手术中的无菌原则

（1）明确无菌概念，建立无菌区域　分清无菌区、相对无菌区和相对污染区。无菌区内无菌物品都必须是灭菌合格的，无菌操作台边缘平面以上属无菌区，无菌操作台边缘以下的桌单不可触及也不可再上提使用。任何无菌操作台或容器的边缘，以及手术台上穿着无菌手术衣者的背部、腰部以下和肩部均视为相对无菌区，取用无菌物品时不可触及以上部位。若无菌包破损、潮湿、可疑污染时，均视为污染。

（2）器械台无菌管理　①无菌台的铺设，尽可能接近手术开始的时间，无菌台一旦建立，必须有人看管，防止污染。②布类无菌单应铺 4 层，下垂约 30cm。手术器械、敷料等无菌物品的摆放不能超出无菌器械车的边缘。

（3）保持无菌物品的无菌状态　手术中若手套破损或接触到污染物品，应立即更换无菌手套；无菌区的铺单若被浸湿，应加盖无菌巾或更换无菌单；严禁跨越无菌区；若有或疑似被污染，应按污染处理。

（4）手术物品管理　手术开始后，各手术台上的所有物品均不允许交换使用，1 份无菌物品只能用于 1 个病人，打开后即使未用，也不能留给其他病人使用；已取出的无菌物品虽未被污染，也不能放回无菌容器内，需要重新灭菌后才能使用。术中摆放在器械车上暂时不用的器械用物应用无菌巾覆盖备用。托盘上的缝针需妥善放置，以免发生职业暴露。需留置在体内的物品不能用手直接拿取，尽量采用无接触式传递。

（5）手术人员管理　手术进行时门窗应关闭，限制参观人数，以减少污染的机会；参观人员应离手术操作者保持 30cm 的距离、站立不能高于术者 50cm，不得随意在室内走动，未经允许不能随意进出各手术间。

（6）保护皮肤，保护切口　皮肤消毒后贴皮肤保护膜，保护切口不被污染。切开皮肤和皮下脂肪层后，边缘应以盐水纱布垫遮盖并固定或条件允许者建议使用切口保护套，显露手术切口。凡与皮肤接触的刀片和器械不应再用，延长切口或缝合前再次消毒皮肤；手术中途因故暂停时，切口应使用无菌巾覆盖。

（7）正确传递物品和调换位置　手术过程中，术者或助手需要器械时应由器械护士从器械升降台侧正面方向传递，手术者或助手不可随意跨过手术区取器械，禁止从手术人员背后传递器械和手术用品。若从术者臂下传递，不得低于手术台平面。手术人员需要更换位置时，如两人相邻，则应双手放于胸前，各后退一步，采取背靠背交换，不得污染手臂和无菌区域。

（8）严格执行手术隔离技术　凡手术中接触过肿瘤的器械物品应单独放置在一旁，不得再用于健康组织，防止肿瘤细胞的种植。手术中已经接触污染部位如胃肠道、宫腔等的器械、纱布，必须单独存放，不可再用，完成全部沾染步骤后，手术人员应用灭菌用水冲洗或更换无菌手套，尽量减少污染的机会。

二、无菌器械桌的准备

1. 目的　使用无菌单建立无菌区域，建立无菌屏障，防止无菌手术器械及敷料再污染，最大限度地减少微生物由非无菌区域转移至无菌区域；同时可以加强手术器械管理。正确的手术器械传递方法，可以准确、迅速地配合手术医师，缩短手术时间，降低手术部位感染，预防职业暴露。

2. 方法

（1）规范更衣，戴帽子、口罩。

（2）根据手术的性质及范围，选择适宜的器械车，备齐所需无菌物品。

（3）选择近手术区较宽敞区域铺置无菌器械台。

（4）将无菌包放置于器械车中央，检查无菌包名称、灭菌日期和包外化学指示物，包装是否完整、干燥，有无破损。

（5）打开无菌包及无菌物品　①方法一：打开无菌包外层包布后，洗手护士进行外科手消毒，由巡回护士用无菌持物钳打开内层无菌单。先打开近侧，检查包内灭菌化学指示物合格后再走到对侧打开，无菌器械台的铺巾保证 4～6 层，四周无菌单垂于车缘下约 30cm 以上，并保证无菌单下缘在回风口以上。协助洗手护士穿无菌手术衣、戴无菌手套。再由巡回护士与洗手护士一对一打开无菌敷料、无菌物品。②方法二：打开无菌包外层包布后，洗手护士用无菌持物钳打开内层无菌单，自行使用无菌持物钳将无菌物品放置于无菌器械台内，再将无菌器械台置于无人走动的位置后进行外科手消毒，巡回护士协助洗手护士穿无菌手术衣，无接触式戴无菌手套。

（6）将器械按使用先后分类，并有序地摆于器械桌上（图5-16）。

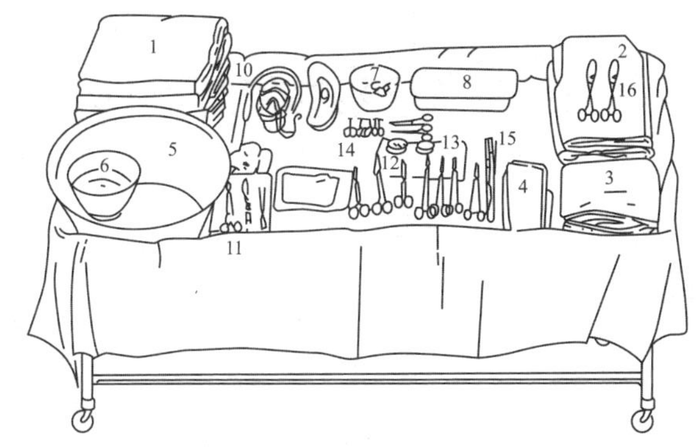

图5-16　无菌桌无菌物品的摆放

1. 手术衣；2. 手术单类；3. 手术巾；4. 纱垫纱布；5. 大盆；6. 盐水碗；7. 酒精碗；8. 标本盘；9. 弯盘；10. 吸引管及橡皮管；11. 手术刀、剪及镊子；12. 针盒；13. 持针器及血管钳；14. 布巾钳；15. 长镊；16. 皮肤灭菌拭子

3. 注意事项

（1）洗手护士穿无菌手术衣、戴无菌手套后，方可进行器械台整理。未穿无菌手术衣及未戴无菌手套者，手不得跨越无菌区及接触无菌台内的任一物品。铺置好的无菌器械台原则上不应进行覆盖。

（2）无菌器械台的台面为无菌区，无菌单应下垂台缘下30cm以上，手术器械、物品不可超出台缘。保持无菌器械台及手术区整洁、干燥。无菌巾如果浸湿，应及时更换或加盖无菌单。移动无菌器械台时，洗手护士不能接触台缘平面以下区域。巡回护士不可触及下垂的手术布单。洁净手术室建议使用一次性无菌敷料，防止污染洁净系统。

三、无菌手术区准备

1. 铺单的目的和原则　在手术切口或其他有创操作部位铺置无菌手术单，显露所需的最小皮肤区域，建立无菌屏障，为医护人员临床操作提供无菌区域。原则是手术区周围要有4~6层无菌单覆盖，外周最少2层。

2. 铺单的基本方法（以腹部手术为例）　铺无菌巾由洗手护士和手术医师共同完成。

（1）铺切口巾　洗手护士穿手术衣、戴手套，将无菌巾折边1/3，前3块无菌巾折面朝向术者，递给已行外科手消毒的医师，依次铺盖切口的下方、对侧和上方，第4块无菌巾折边对向自己，铺盖切口的同侧；每块巾内侧距离切口线2~3cm。已铺好的无菌巾不可随意移动，如必须移动只能向切口外移。铺巾过程中洗手护士戴无菌手套的双手不可与术者的双手接触。

（2）铺中单　与已穿戴手术衣及手套的手术医师进行配合，麻醉头架端、腹部和托盘上各铺一块中单；铺中单时双手托住中单，将中单对折面翻开、一端递给手术医师，2人各持一端同时后退悬空展开，将中单一侧平齐切口巾边缘，向另一侧展开时手要握住单子角向内卷遮住，展平后同时松手，使中单自然垂下。

（3）铺大单　将有孔洞的剖腹大单正对切口，短端朝向病人头端，翻开对折面，2人同时后退横向展开，然后先向病人头端展开，再向病人足端展开。遮盖全身、头架和托盘。展开时也应手握住无菌单角向内卷遮住，以免手接触周围的非无菌物品而被污染。

（张　婷）

目标检测

答案解析

一、简答题

1. 简述洗手护士的工作职责。
2. 简述手术体位的安置原则。

二、病例分析题

王女士，42岁，因甲状腺癌入院。入院后，完善术前准备，现拟行全麻下甲状腺全切术。

请思考：

（1）如何安置该病人术前手术体位？

（2）巡回护士应做好哪些手术配合？

书网融合……

本章小结

题库

第六章　麻醉病人的护理

PPT

学习目标

知识目标：

1. 掌握　麻醉的概念及分类；麻醉前用药的种类及目的；麻醉后主要并发症的原因、临床表现及护理措施。
2. 熟悉　不同麻醉方式的特点及实施方法；术后镇痛的方法。
3. 了解　麻醉学的工作范畴及内容。

技能目标：

1. 能实施麻醉期间及麻醉恢复期的监护。
2. 学会镇痛泵的使用操作，并为病人提供健康指导。

素质目标：

具有慎独、细心、人文关怀的职业素质。

麻醉护理学是麻醉学和护理学相结合的交叉学科，是研究围术期尤其是围麻醉期如何护理病人使其处于最佳状态的学科。随着外科及麻醉学科的发展，麻醉和麻醉学的范畴在不断地变化和发展，麻醉专科护士的工作范畴也在拓展。麻醉护理不仅贯穿病人的整个手术过程，还包括平时麻醉设备的保养、麻醉物品的管理等。本章重点介绍麻醉前的准备工作，局部麻醉、椎管内麻醉、全身麻醉的护理及术后镇痛管理。

案例引导

案例　张先生，42岁，体重62kg。因慢性鼻窦炎伴息肉收入院。术前检查：血常规、生化、心电图、胸片未见明显异常，无高血压、糖尿病；既往史：2年前偶有哮喘发作喘息，近一年病情稳定，哮喘未发作及治疗，完善术前检查后拟行鼻内镜下鼻窦开放术及鼻息肉切除术。

讨论：

1. 此类手术通常采用何种麻醉方式？
2. 麻醉前需要作哪些准备？
3. 麻醉过程中可能出现哪些并发症？应如何处理？

第一节　概　述

【麻醉学的工作范畴及内容】

麻醉（anesthesia）是指用药物或其他方法，使病人整体或局部暂时失去感觉，以达到无痛的目的，为手术治疗或其他临床诊疗提供条件。随着外科学和麻醉学的不断发展，麻醉和麻醉学的范畴不断更新变化，已发展为包括临床麻醉、急救复苏、重症监护治疗和疼痛诊疗等多个领域的临床二级学科。工作内容已由单纯的手术中麻醉发展为对病人术前、术中、术后的生理机能的调控和监测。

临床麻醉工作的主要任务包括：①参与麻醉前准备，麻醉前对病人进行评估，有条件的医院可开设麻醉科门诊。②为病人实施麻醉，消除手术和某些诊疗操作时的疼痛和不适，减少手术等引起的不良反射并减轻应激反应，提供良好的手术或操作条件，使病人在无痛、安静、无记忆、无不良反应情况下完成手术。③监测病人生理功能，及时发现并纠正异常情况或进行调控，预防相关并发症的发生，保证病人安全。④麻醉恢复期病人的病情观察，麻醉后随访。⑤促进外科病人的康复。麻醉相关操作及麻醉后监测治疗的优劣将直接影响病人的安危和手术的成败，临床麻醉的发展也为新手术的开展提供了必要的条件。⑥临床麻醉工作已不再局限于手术室中，很多工作是在手术室外进行的，麻醉医生也参与众多临床诊疗操作和检查的麻醉、镇静和监测，开展舒适医疗工作。

【麻醉的分类】

根据麻醉作用部位和所用药物的不同，将临床麻醉分为以下5类。

1. 局部麻醉（local anesthesia）　简称局麻，是将局麻药应用于身体局部，使机体某一部分的神经传导功能暂时可逆性阻断，病人局部无痛且意识清醒。包括表面麻醉（topical anesthesia）、局部浸润麻醉（local infiltration anesthesia)、区域阻滞麻醉(regional anesthesia)、神经及神经丛阻滞麻醉(nerve and nerve plexus block)。

2. 椎管内麻醉(intrathecal anesthesia) 是将局部麻醉药注入椎管内的某一腔隙，使部分脊神经的传导功能发生可逆性阻滞的麻醉方法。根据局麻药注入的腔隙不同，分为蛛网膜下隙阻滞(subarachnoid block)(简称腰麻)、硬脊膜外隙阻滞(epidural block)，其中硬脊膜外隙阻滞包括骶管阻滞(caudal block)。

3. 全身麻醉(general anesthesia) 是指麻醉药经呼吸道吸入或经静脉、肌内注射进入人体内，产生中枢神经系统抑制，使病人神志消失、全身疼痛消失、遗忘、反射抑制和一定程度肌肉松弛的麻醉方法。包括吸入麻醉(inhalation anesthesia)和静脉麻醉(intravenous anesthesia)。

4. 复合麻醉(combined anesthesia) 是合并或配合使用不同药物或(和)方法施行麻醉的方法。包括静吸复合麻醉、全麻与非全麻复合麻醉等。

5. 基础麻醉(basal anesthesia) 是麻醉前使病人进入类似睡眠状态，以利于其后麻醉处理的方法。

第二节 麻醉前的准备

【麻醉前病情评估】

麻醉医生在手术前1~3天对病人进行麻醉前访视，详细了解病人的有关病史、检验结果和精神状态；向病人及家属介绍麻醉医生、麻醉方法，讲解术中可能出现的不适感及麻醉后常见并发症等，解除病人的焦虑、恐惧心理；根据病史、体格检查，评估病人对麻醉及手术的耐受性，以提早采取有效措施，积极预防术中及术后可能出现的并发症。

目前临床多采用美国麻醉医师协会(American Society of Anesthesiologists，ASA)颁布的全身体格健康状况6级分类法判断病人对手术和麻醉的耐受力(表6-1)。

表6-1 ASA病情分级

分级	标准
Ⅰ	体格健康，发育良好，各器官功能正常
Ⅱ	除外科疾病外，有轻度或并存其他疾病，功能代偿健全
Ⅲ	并存病较严重，体力活动受限，但尚能应付日常活动
Ⅳ	并存病严重，丧失日常活动能力，经常面临生命威胁
Ⅴ	无论手术与否，生命难以维持24小时的濒死病人
Ⅵ	确诊为脑死亡，其器官拟用于器官移植手术

注 急症病例，在每级数字后标注“急”或“E”，如1E、2E，表示风险较择期手术增加。

【麻醉前病人准备】

1. 心理准备 恐惧和焦虑是术前病人最普遍的心理状态。由于病人缺乏疾病及麻醉和手术的相关知识，担心麻醉的痛苦与安全、手术能否成功、术后并发症等，因而会产生不同程度的心理负担。术前应有针对性地对病人进行心理护理，对其顾虑的问题进行耐心解释，设法消除其思想顾虑。过度紧张者可通知医师给予药物辅助治疗，必要时可请心理专家协助治疗。

2. 身体准备

(1)正确评估病人ASA分级和营养状况 对病人进行饮食指导，尽可能在术前纠正营养缺乏，以提高病人对手术的耐受力。纠正脱水、电解质紊乱和酸碱平衡失调，治疗合并的内科疾病尤其是冠心病、糖尿病和高血压等，使病人各脏器功能处于较好状态。

(2)胃肠道准备 为防止术中或术后发生反流、呕吐、误吸、肺部感染或窒息等意外，成人一般术前禁食8~12小时，禁饮4小时；小儿术前禁食(奶)4~8小时，禁水2~3小时，胃肠道手术需常规进行胃肠减压和清洁灌肠。

(3)呼吸道准备 麻醉后，上呼吸道的一般性细菌易被带入下呼吸道，在术后病人抵抗力低下的情况下，可引发肺部感染等并发症，故病人住院后应嘱其注意口腔卫生，勤刷牙、勤漱口、戒烟等；进手术室前应将义齿摘下，防止麻醉中脱落，造成误吸入气管或嵌顿于食管。

(4)泌尿道准备 病人送入手术室前应嘱其排空膀胱，以防术中尿床和术后尿潴留；对盆腔和疝手术，排空膀胱有利于暴露术野和预防膀胱损伤；危重病人或复杂大手术，均需留置导尿管，以利观察尿量。

知识链接

中国加速康复外科临床实践指南(2021)

术前禁食禁饮是加速康复外科(enhanced recovery after surgery，ERAS)的核心项目及措施之一。缩短术前禁食时间，有利于减少术前病人的饥饿、口渴、烦躁、紧张等不良反应，减少术后胰岛素抵抗，缓解分解代谢，缩短术后的住院时间。

除合并胃排空延迟、胃肠蠕动异常、糖尿病、急诊手术等病人外，目前提倡禁饮时间延后至术前2小时，之前可口服清流质饮料，包括清水、糖水、无渣果汁、碳酸类饮料、清茶及黑咖啡(不含奶)等，不包括含酒精类饮品；禁食时间延后至术前6小时，之前可进食淀粉类固体食物(牛奶等乳制品的胃排空时间与固体食物相当)。术前推荐口服含碳水化合物的饮品，通常在术前10小时饮用12.5%碳水化合物饮品800ml，术前2小时饮用≤400ml。

【麻醉用品准备】

为使麻醉和手术能安全顺利地进行，防止意外事件发生，麻醉前必须充分准备麻醉用具、麻醉机、监测设备及药品，保证各仪器设备的功能正常。

【麻醉前用药】

1. 用药目的

（1）镇静和催眠　消除病人紧张、焦虑及恐惧心理，使其情绪稳定，配合麻醉。

（2）镇痛　缓解或消除麻醉操作可能引起的疼痛和不适，增强麻醉效果。

（3）抑制腺体分泌　抑制呼吸道腺体分泌，减少唾液的分泌，保持呼吸道通畅，防止误吸。

（4）抑制不良反射　消除因手术或麻醉引起的不良反射，维持血流动力学的稳定，如牵拉内脏引起的迷走神经反射。

2. 常用药物

（1）镇静药和催眠药　具有镇静、催眠、抗焦虑及抗惊厥作用，对局麻药的毒性反应也有一定的预防作用。①巴比妥类：苯巴比妥钠（鲁米那），成人肌内注射剂量为100～200mg。②苯二氮䓬类：地西泮（安定），对情绪反应有选择性抑制作用，成人口服或静脉注射剂量为5～10mg；咪达唑仑（咪唑安定），成人口服剂量7.5mg，肌内注射剂量为5～10mg。

（2）麻醉性镇痛药　与全身麻醉药有协同作用，可减少全麻药用量；椎管内麻醉时辅助应用镇痛药，可减轻内脏牵拉反应。常用药物：吗啡，成人0.1mg/kg；哌替啶，成人0.6～1.2mg/kg。

（3）抗胆碱能药　能阻断M胆碱能受体，抑制腺体分泌，减少呼吸道和口腔分泌物，解除平滑肌痉挛及迷走神经兴奋对心脏的抑制作用。常用药物：阿托品，成人肌内注射剂量为0.5mg；东莨菪碱，成人肌内注射剂量为0.3mg。

（4）抗组胺药　可以拮抗或抑制组胺释放。H_1受体阻断剂作用于平滑肌和血管，解除其痉挛。常用药物：异丙嗪，成人12.5～25mg，麻醉前1～1.5小时肌内注射，忌皮下注射。

第三节　局部麻醉

局麻是一种简便易行、安全有效、并发症较少的麻醉方法，可保持病人意识清醒，适用于较表浅、局限的手术，但也可干扰重要器官的功能。

【常用局麻药】

1. 局麻药的分类

（1）按作用时间长短　可分为短效局麻药（如普鲁卡因）；中效局麻药（如利多卡因）；长效局麻药（如布比卡因、丁卡因等）。

（2）按化学结构　可分为酯类局麻药（如普鲁卡因、丁卡因）；酰胺类局麻药（如利多卡因、布比卡因和罗哌卡因等）。

2. 局麻药的理化性质及特性

（1）离解常数（pK_a）　大多数局麻药的pK_a在7.6～9.1。pK_a越大，起效时间越长。

（2）脂溶性　局麻药的脂溶性愈高，麻醉效能愈强。布比卡因和丁卡因脂溶性高，利多卡因中等，普鲁卡因最低。按此规律，布比卡因和丁卡因麻醉效能最强，利多卡因居中，普鲁卡因最弱，罗哌卡因的脂溶性略低于布比卡因。

（3）蛋白结合率　局麻药注入人体后，一部分呈游离状态起麻醉作用，另一部分与局部组织的蛋白结合，或吸收入血与血浆蛋白结合，结合状态的药物将暂时失去药理活性。局麻药的血浆蛋白结合率与作用时间有密切关系。结合率愈高，作用时间愈长。

这些因素决定了局麻药的起效时间、麻醉效能、阻滞作用持续时间及毒性作用的大小（表6－2）。

表6－2　常用局麻药特性

药名	维持时间（小时）	相对强度	相对毒性	穿透力	主要用途
普利卡因	0.5～1	1	1	弱	多用于局部浸润麻醉
丁卡因	2～3	10	10～12	强	除局部浸润麻醉外的所有局麻
利多卡因	1～2	2	2	强	各种局麻
布比卡因	5～7	10	4～6	中等	浸润、硬膜外阻滞
罗哌卡因	5～7	15	4～6	中等	多用于神经阻滞和硬膜外阻滞

【常用局部麻醉方法】

1. 表面麻醉　将渗透作用强的局麻药用于局部黏膜表面，使其透过黏膜作用于黏膜下神经末梢而产生的局部麻醉作用，称为表面麻醉。常用于眼、鼻、咽喉、气管、尿道等处的浅表手术及内镜检查。常用的表面麻醉药物为丁卡因或利多卡因。根据不同手术部位的需要，选择不同的用药浓度和方法。表面麻醉前需使用抗胆碱药减少黏膜分泌，以保证确切的麻醉效果。

2. 局部浸润麻醉　沿手术切口线分层注入局麻药，以阻滞组织中神经末梢而起到麻醉作用，称为局部浸润麻醉。局部浸润麻醉主要用于体表短小手术、有创性检查和治疗。常用药物为普鲁卡因（短效）、利多卡因（中效）、罗哌卡因（长效）。

3. 区域阻滞麻醉　围绕手术区四周和底部注射局麻药，以阻滞进入手术区域的神经干和神经末梢，称为区域阻滞麻醉。用药同局部浸润麻醉，适用于肿块切除术等。

4. 神经及神经丛阻滞　将局麻药注射至躯干或四肢的神经干、神经丛或神经节旁，暂时阻断该神经的传导功能，使受该神经支配的区域产生麻醉作用，称为神经阻滞或神经丛阻滞。神经及神经丛阻滞可为病人提供满意的术中和术后镇痛，有利于早期开展康复锻炼；与全身麻醉联合使用时，减少阿片类药物用量，降低围术期恶心、呕吐和术后认知功能障碍的发生率。

【护理措施】

（一）麻醉前护理

麻醉前向病人解释局部麻醉的特点、体位以及要求合作的内容，使病人有充分的思想准备。根据不同疾病和病人，依据其产生恐惧、焦虑的原因，有针对性地做好解释和开导工作。为防止术后并发症，手术前要指导病人如何放松思想，如何进行术后咳嗽、肢体运动、翻身等，减少病人对术后可能存有问题的忧虑，稳定情绪，配合医护计划。

（二）麻醉中及麻醉后护理

1. 观察病情　密切监测病人生命体征，观察病情变化。

2. 并发症的护理

（1）全身毒性反应　当麻醉药使用过量、注药速度过快或误入血液或鞘内时，单位时间内血液中局麻药浓度超过一定阈值，机体就会出现一系列全身毒性反应，严重者可危及生命。使用小剂量局麻药后即出现毒性反应症状者，称为高敏反应。

1）主要原因　①一次性用量超过病人的耐受量。②局麻药误入血管或注入血管丰富部位致吸收过快。③病人体质衰弱，对局麻药耐受性差。

2）临床表现　早期可出现口舌麻木、头痛、头晕、耳鸣、视物模糊、定向障碍、血压升高、心律失常等症状，此时若药物停止吸收，症状可在短时间内消失。若继续发展，则可出现言语不清、精神错乱、面肌和四肢震颤、惊厥、发绀、血压下降、心率减慢甚至心搏骤停。

3）护理措施　①立即停止使用局麻药。②吸氧，辅助或控制呼吸。③抗惊厥处理：静脉缓慢注射咪达唑仑、硫喷妥钠或丙泊酚。④开放静脉，维持血流动力学稳定，必要时可加快输液速度，使用利尿药以加快药物的代谢。⑤治疗心律失常，心率缓慢者可静脉注射阿托品。一旦呼吸心搏骤停，应立即进行心肺复苏。

4）预防措施　①一次用药量不超过限量。②注药前回抽，无回血者方可注射。③根据病人具体情况及用药部位酌减剂量。④如无禁忌，局麻药内加入适量肾上腺素。⑤麻醉前给予巴比妥类或苯二氮䓬类药物，以提高毒性阈值。

（2）过敏反应　临床上酯类局麻药过敏者较多，酰胺类极罕见。临床症状及处理与平时无异。

（三）健康教育

局麻手术对机体影响较小，若麻醉及手术过程中无异常，一般不需要特殊护理。若术中用药剂量较大、手术时间较长，应嘱病人休息片刻，观察无异常后方可离开医院，并告知病人离院后，如有不适，即刻就诊。

第四节　椎管内麻醉

一、蛛网膜下隙阻滞

蛛网膜下隙阻滞又称腰麻，是将局麻药注入蛛网膜下隙中，随脑脊液流动扩散并对相应节段脊神经产生不同程度的阻滞作用的麻醉方法。其优点是起效快、效果好、局麻药用量少。

【适应证与禁忌证】

1. 适应证　腰麻适用于持续 2 ~ 3 小时以内的下腹部、盆腔、会阴、肛门及下肢手术。

2. 禁忌证　①精神疾病及不能合作者。②中枢神经系统疾病者。③全身严重感染或穿刺部位及邻近组织有炎症。④严重心血管疾病循环功能不全者及凝血功能异常者。⑤脊柱畸形、脊椎外伤者。

【常用麻醉药】

常用麻醉药包括普鲁卡因、丁卡因和布比卡因，可根据手术种类和持续时间加以选择。普鲁卡因常用于简单、短时手术，成人一次用量为 100 ~ 150mg；丁卡因常用于时间较长的手术，成人一次用量为 10 ~ 15mg；布比卡因常用于时间较长的手术，成人剂量为 8 ~ 12mg。以上药物需要加入注射用水或 10% 葡萄糖溶液配置成一定的比重液使用。

【麻醉方法】

1. 腰椎穿刺术　病人侧卧在手术台上，取低头、弓腰、抱膝姿势。一般选择第3～4或4～5腰椎棘突间隙为穿刺点，在局麻下用腰椎穿刺针垂直依次刺入各层组织，当穿刺针刺破硬脊膜和蛛网膜、拔出针芯有脑脊液滴出，说明穿刺成功。随后将一定浓度和剂量的局麻药物经腰椎穿刺针注入蛛网膜下隙。

2. 麻醉平面调节 麻醉药注入蛛网膜下隙后，须在短时间内主动调节和控制麻醉平面以达到手术所需的范围，但又要避免麻醉平面过高。腰麻的麻醉平面是皮肤感觉消失的分界线，临床常用针刺或指捏皮肤判断痛觉、触觉消失情况。影响腰麻麻醉平面最重要的影响因素是局麻药的剂量与比重、椎管的形状以及注药时病人的体位。麻醉平面过低会导致麻醉失败，过高则对病人生理功能影响较大，甚至危及病人生命安全。对高龄、心脏病、高血压等病人，应严格控制用药量和麻醉平面。

【护理措施】

（一）麻醉前护理

1. 心理护理 向病人介绍麻醉医生、手术室环境。解释蛛网膜下隙阻滞的目的、体位以及要求合作的内容，使病人有充分的思想准备，缓解其焦虑和恐惧，取得病人的合作。

2. 术前指导 解释术后可能出现的并发症，指导病人练习床上排尿，嘱其术后若有尿意，及时排尿。

3. 麻醉前准备 腰椎穿刺前建立静脉通路，监测生命体征，协助安置麻醉体位及麻醉物品准备。

（二）麻醉中及麻醉后护理

1. 观察病情 密切监测病人的意识和生命体征，防止麻醉并发症的出现，尤其应关注病人的呼吸及循环功能。

2. 麻醉中并发症的护理

（1）血压下降或心率减慢 是蛛网膜下隙阻滞最常见的并发症。多发生于注药后5～15分钟，同时伴有心率缓慢，严重者可因脑供血不足而出现恶心、呕吐、面色苍白、躁动不安等症状。血压下降的程度主要取决于麻醉平面的高低，但与病人心血管功能代偿状态及是否伴有高血压、血容量不足或酸中毒等情况有密切关系。

护理措施：①对术前已存在高血压、低血压及血容量不足的病人，有效控制血压，补足血容量，可在麻醉前进行血管内扩容。②术中密切观察病人血压和心率变化，注意有无低血压和心动过缓出现。③调整麻醉深度，补充血容量。对血压下降明显者，可先快速静脉补液以扩充血容量。经上述处理无效者，可按医嘱静脉注射麻黄碱收缩血管，提升血压。对心动过缓者，可遵医嘱静脉注射阿托品。

（2）呼吸抑制 常见于胸段脊神经阻滞者。由于肋间肌麻痹，可出现呼吸抑制，表现为胸式呼吸减弱，腹式呼吸增强，胸闷气短、吸气无力、说话费力、甚至发绀。若发生全脊髓麻醉，病人可出现呼吸停止、血压骤降，甚至心搏骤停。此外，麻醉平面过高也可导致呼吸中枢缺血缺氧而引起呼吸抑制。

护理措施：①密切观察病情，注意有无呼吸抑制的表现。②若发现病人呼吸功能不全，应立即予以吸氧，同时采用面罩辅助呼吸。一旦呼吸停止，应立即行气管内插管并人工呼吸。

（3）恶心、呕吐 多为麻醉平面过高，引起低血压和呼吸抑制，导致脑缺血缺氧而兴奋呕吐中枢；迷走神经功能亢进，使胃肠蠕动增强以及手术牵拉腹腔内脏而引起。

护理措施：①麻醉前应用阿托品，以降低迷走神经兴奋性。②麻醉过程中密切观察病人有无恶心、呕吐反应，一旦发生，应积极寻找原因，并采取针对性治疗措施。如提升血压、吸氧，暂停手术牵拉以减少迷走神经反射。

3. 麻醉后并发症的护理

（1）头痛 是蛛网膜下隙阻滞常见的并发症之一。其特点是抬头或坐起时加重，平卧后减轻或消失，多发生于枕部、顶部，偶尔伴有耳鸣、畏光。此类头痛主要为低压性头痛，其主要原因是蛛网膜下隙阻滞穿破了硬脊膜和蛛网膜，脑脊液从穿刺孔漏出，导致颅内压降低，颅内血管扩张而引起血管性疼痛。

护理措施：①麻醉时采用细针穿刺，提高穿刺技术，避免反复多次穿刺。②围术期足量补液并预防脱水。③术后常规采取去枕平卧4～6小时，以预防腰麻后头痛的发生。④对发生头痛者，予以平卧休息；必要时遵医嘱给予镇痛药或安定类药物，严重者可于硬膜外腔注入生理盐水或5%葡萄糖液。

（2）尿潴留 临床较常见。主要因支配膀胱的S_2～S_4副交感神经纤维被阻滞后恢复较迟，以及下腹部、肛门或会阴部手术后切口疼痛和病人不习惯卧床排尿等所致。

护理措施：①术前解释术后可能发生尿潴留的原因，指导病人练习床上排尿。②术后指导病人一旦有尿意，应及时排尿，若无禁忌，可协助其下床排尿。③若排尿困难，可行膀胱区热敷、按摩，或针刺足三里穴、三阴交穴、阳陵泉穴等穴位，也可按医嘱肌内注射副交感神经兴奋药（如卡巴胆碱）促进排尿。④若上述措施无效，应予以留置导尿管，解除尿潴留。

（3）神经并发症 主要有脑神经受累、粘连性蛛网膜炎及马尾丛综合征。注意观察病情，发现异常，及时通知医师，协助处理。

（三）健康教育

少数腰麻后头痛病人在出院时若疼痛仍未缓解，无须过分焦虑，注意休息后能自行缓解。如有其他异常感觉或不适，及时复诊。

二、硬脊膜外隙阻滞

硬脊膜外隙阻滞（epidural block）简称硬膜外阻滞，是将局麻药注入硬脊膜外隙，阻滞脊神经根传导功能，使其所支配区域产生暂时性麻痹的麻醉方法。其优点有：①节段性麻醉，时间可控性强。②可进行区域性麻醉，适用于手术后镇痛以及某些疾病的治疗。③与腰麻相比，对循环的干扰较轻，麻醉后并发症较少。④术中意识清醒，便于术后护理。⑤可与多种麻醉方法联合应用。

【适应证与禁忌证】

1. 适应证　①颈部及其以下各部位的手术。②疼痛的治疗：硬膜外阻滞是分娩镇痛最有效的方法。③某些疾病的对症治疗。④特殊情况下的控制性降压。

2. 禁忌证　蛛网膜下隙阻滞的禁忌证适用于硬脊膜外隙阻滞。

【常用麻醉药】

1. 利多卡因　起效快，5～10 分钟起效，在组织内浸透扩散能力强，所以阻滞效果好，常用浓度为 1%～2%，作用维持时间 1 小时左右；成年人一次最大量为 400mg。

2. 丁卡因　常用浓度为 0.25%～0.33%，起效时间为 10～20 分钟，作用持续时间为 1.5～3 小时；成人一次最大用量为 60mg。

3. 布比卡因　常用浓度为 0.5%～0.75%，起效时间 7～10 分钟，维持时间为 2～3 小时。近年来术后镇痛和无痛分娩，常用浓度为 0.5%～0.75% 的罗哌卡因 2ml，加 10% 葡萄糖 1ml，配成重比重溶液，麻醉维持时间为 2 小时左右。

【麻醉方法】

1. 硬膜外穿刺术　病人的体位及消毒方法与腰麻相同。穿刺点应根据手术部位选定，一般取支配手术范围中央的相应棘突间隙。

2. 硬膜外阻滞的麻醉平面　与腰麻不同，影响其麻醉平面的因素如下。

（1）局麻药容量和注射速度　硬膜外腔无脑脊液，药液的扩散取决于其容量多少。容量愈大，阻滞范围愈广；反之，则阻滞范围窄。

（2）导管的位置和方向　导管向头端插入时，药液易向胸、颈段扩散；向尾端插入时，则可多向尾侧扩散 1～2 个节段，但仍以向头侧扩散为主；导管偏于一侧，可出现单侧麻醉。但最终决定药物扩散方向的仍是导管口所在位置。

（3）病人情况　婴幼儿、老年人硬膜外间隙小，用药量需减；妊娠后期，由于下腔静脉受压，硬膜外间隙相对变小，药物容易扩散，用药量也需减少。某些病理因素，如脱水、血容量不足等，可加速药物扩散，用药也应格外慎重。

【护理措施】

（一）麻醉前护理

1. 心理护理　缓解病人焦虑和恐惧情绪。

2. 术前指导　向病人解释硬膜外阻滞的目的、体位以及要求合作的内容。

（二）麻醉中及麻醉后护理

1. 观察病情　严密监测病人生命体征，建立静脉通路，遵医嘱补液，保证足够的循环血量。

2. 麻醉中并发症的护理

（1）全脊髓麻醉　是硬膜外麻醉最严重的并发症。多因硬膜外隙阻滞剂量的局麻药误入蛛网膜下隙所致。表现为注药后病人迅速（一般 5 分钟内）出现意识不清、双侧瞳孔扩大固定、呼吸停止、肌无力、低血压、心动过缓，甚至出现室性心律失常或心搏骤停。

护理措施：①严格按照操作规程，确保局麻药注入硬膜外隙。②麻醉过程中密切观察病人呼吸、血压、心率和意识变化，注意有无迅速出现的低血压、意识不清、呼吸困难，甚至呼吸、心搏骤停等全脊髓麻醉表现。③一旦发生全脊髓麻醉，应立即行面罩加压给氧，必要时建立人工气道机械通气，并积极配合医师紧急行心肺脑复苏术，同时加快输液速度，遵医嘱给予升压药，维持循环稳定。

（2）严重低血压　多发生于胸段硬膜外阻滞，由于内脏大小神经麻痹，导致腹内血管扩张，回心血量减少所致。多发生于用药后 25 分钟之内。表现为血压突然下降、心搏缓慢，甚至发生心搏骤停。

护理措施：调整病人体位；硬膜外阻滞前必须建立静脉通路，输入适量液体，维持血压、心率，必要时可根据医嘱给予血管活性药物；面罩给氧，给予高浓度氧气吸入，作好辅助呼吸的准备。

（3）呼吸抑制　硬膜外阻滞对呼吸系统的影响取决于阻滞平面的高度，平面越高，影响越大。当阻滞平面低于 T_8 时，呼吸功能可基本维持正常；但若达 T_2 以上，则通气功能明显降低。通过降低用药浓度，避免阻滞平面过高，可以减轻局麻药对呼吸的抑制作用。其临床表现、观察和护理措施详见本节腰麻部分的相关内容。

（4）局麻药毒性反应　详见本章第二节。

3. 麻醉后并发症的护理

（1）神经损伤　其主要原因包括穿刺针直接损伤神经、导管质硬而损伤脊神经根或脊髓、局麻药神经毒性。

病人表现为局部感觉或（和）运动障碍，并与神经分布有关。

护理措施：选择质地较柔软的导管，避免损伤脊神经根或脊髓；穿刺或置管过程中注意观察病人的感觉和运动功能变化，若出现电击样异样感并向肢体放射，说明已触及神经，对出现神经损伤征象者，一般予以对症治疗，数周或数月后可自愈。

（2）硬膜外血肿　硬膜外隙有丰富的静脉丛，穿刺或置管时容易导致损伤出血，如出血量多形成血肿，可压迫脊髓致使截瘫；多见于凝血功能异常者。病人表现为麻醉腰背部剧痛，短时间内出现肌无力及括约肌障碍，发展至完全截瘫。

护理措施：①术前纠正凝血功能障碍。对有严重凝血功能障碍或正在接受抗凝血治疗者，禁用硬膜外阻滞。②注意观察病人有无进行性肌力减退，甚至肌无力或截瘫表现。③尽早发现和处理。一旦发现血肿压迫征兆，应及时报告医师并作好手术准备，争取在血肿形成后 8 小时内进行椎板切开减压术，清除血肿，解除压迫。若超过 24 小时，一般很难恢复。

（3）硬膜外脓肿　多因消毒或无菌操作不严格，或穿刺针经过感染组织，将细菌带入硬膜外隙引起感染而逐渐形成脓肿。病人表现为脊髓、神经根受刺激和压迫的症状，如放射性疼痛、肌无力和截瘫，并伴感染征象。

护理措施：硬膜外脓肿治疗效果较差，应强调预防为主。①严格无菌操作，凡穿刺部位或有全身感染者，严禁使用硬膜外阻滞。②观察病人体温、脉搏、肌力及白细胞计数等变化，注意有无全身感染征象及肌无力或截瘫表现。③一旦明确为硬膜外脓肿，应按医嘱应用大剂量抗生素，并积极作好手术准备，尽早行椎板切开引流术。

（4）导管打结或折断　多因导管老化或有裂痕、导管被穿刺针切断、导管拔出困难及导管置入过深所致。

护理措施：麻醉前应认真检查导管，严格按操作流程进行置管、拔管操作。拔出后应检查导管前段是否完整。如有断端残留硬膜外隙，可密切观察，如无感染或神经刺激症状，可不必急于手术取出，但应密切观察。

（三）健康教育

硬膜外阻滞病人术后即可睡软枕平卧休息，观察 6 小时，生命体征平稳后即可采取半卧位。

第五节　全身麻醉

全身麻醉是目前临床麻醉最常用的方法，因麻醉药物对中枢神经的控制可控、可逆且无时间限制，病人清醒后不留任何后遗症，且较局部和阻滞麻醉更舒适和安全，故适用于身体各部位手术。

【全身麻醉的方法】

按麻醉药进入体内的途径不同，全身麻醉可分为吸入麻醉和静脉麻醉。

1. 吸入麻醉（inhalation anesthesia）　是将挥发性麻醉药物或麻醉气体经呼吸道吸入肺内进入血液，抑制中枢神经系统而产生全身麻醉作用的方法。吸入麻醉药在体内代谢、分解少，大部分从肺排出体外，故吸入麻醉具有较高的可控性和安全性。

2. 静脉麻醉（intravenous anesthesia）　是一种将麻醉药物注入静脉，通过血液循环作用于中枢神经系统而产生全身麻醉作用的麻醉方法。优点是诱导迅速，无诱导期兴奋，对呼吸道无刺激，无环境污染，麻醉苏醒期较平稳；缺点是麻醉深度不易调节，容易产生快速耐药，无肌松作用，长时间用药后可产生体内药物蓄积和苏醒延迟。

【常用全身麻醉药】

（一）吸入麻醉药

1. 氧化亚氮（nitrous oxide）　又称笑气。性质稳定，不易燃爆，无刺激性，味甜，为麻醉效能较弱的气体麻醉药。吸入浓度为 30% ~50% 时，有镇痛作用；吸入浓度 > 60% 时可产生遗忘作用。对呼吸有轻度抑制作用，可使潮气量降低、呼吸频率加快，但对呼吸道无刺激性，对肺组织无损害。在麻醉中须维持吸氧浓度 > 30%，以免导致低氧血症。麻醉恢复期有发生弥散性缺氧的可能，停止吸入氧化亚氮后应吸入纯氧 5 ~ 10 分钟。氧化亚氮可使体内封闭腔（如中耳、肠腔）内压升高，故肠梗阻者不宜使用。

2. 氟烷（halothane）　性质不稳定，不易燃爆，气味芳香。麻醉效能较强，可用于小儿麻醉诱导，但对心肌抑制作用较强；与肾上腺素并用，可导致严重心律失常，甚至心室颤动。另外，氟烷对肝脏造成一定损害，特别在 3 个月内重复使用或低氧状态更易发生，目前已较少应用。

3. 恩氟烷（enflurane，安氟醚）　性质稳定，不易燃爆。麻醉效能较强，麻醉诱导速度较快，可用于麻醉诱导和维持。对中枢神经系统和心肌收缩力有抑制作用，对外周血管有轻度舒张作用，可引起血压下降和反射性心率增快；对呼吸的抑制作用较强，可表现为潮气量降低，呼吸增快。可降低眼压，故适用于眼科手术。高浓度深度麻醉时，脑电图呈现癫痫样发作，临床表现为面部及肌肉抽搐，故有癫痫病史者慎用。

4. 异氟烷（isoflurane，异氟醚）　不易燃。麻醉效能强，可用于麻醉诱导和维持。以面罩吸入诱导时，因有刺激气味，病人（尤其儿童）难以耐受，易引起呛咳和屏气，故常在静脉诱导后予以异氟烷吸入以维持麻醉。停药后苏醒较快，需 10～15 分钟。因其对心肌收缩力抑制轻微，对外周血管扩张明显，故可用于控制性降压。

5. 七氟烷（sevoflurane，七氟醚） 麻醉效能较强，诱导期用于麻醉诱导和维持。对中枢神经系统有抑制作用，对脑血管有舒张作用，可导致颅内压升高。对呼吸的抑制作用较强，但对呼吸道无刺激性，面罩吸入诱导时呛咳和屏气的发生率很低。麻醉苏醒迅速，苏醒过程平稳。

6. 地氟烷（desflurane，地氟醚） 麻醉效果较弱，停药后苏醒较快。麻醉诱导期所需浓度较高，且本身对呼吸道有轻度刺激作用，可单独以面罩吸入诱导，低浓度时很少引起呼吸道刺激症状，高浓度可引起呛咳、屏气和呼吸道分泌物增多，甚至导致喉痉挛。恶心、呕吐发生率明显低于其他吸入麻醉药，但需采用特殊蒸发器。

（二）静脉麻醉药

1. 常用静脉麻醉药

（1）丙泊酚（propofol，异丙酚） 是目前使用最广泛的静脉麻醉药。具有起效快（静注后 30～40 秒病人即入睡），维持时间短，停药后苏醒快（3～10 分钟）而完全，镇静、催眠作用强。主要用于全麻静脉诱导与麻醉维持、门诊小手术和检查的麻醉及阻滞麻醉辅助药。对心血管系统和呼吸的抑制作用明显，可致严重低血压或呼吸暂停。老年人和术前循环功能不全者应减量。

（2）依托咪酯（etomidate，乙咪酯） 为短效催眠药，无镇痛作用。可降低脑血流量、颅内压及脑代谢率。对心率、血压及心排血量影响较小。注射后常可发生肌阵挛，对静脉有刺激性，恢复期恶心、呕吐发生率较高。

（3）氯胺酮（ketamine） 为一种强镇痛静脉麻醉药。能产生明显的分离麻醉，即病人感觉与所处环境分离。恢复期病人常有精神方面的不良反应，如幻觉和怪梦等。还可增加脑血流、颅内压及脑代谢率。有兴奋交感神经作用，使心率增快、血压及肺动脉压升高。癫痫、颅内压增高及缺血性心脏病病人应慎用。临床主要用于全麻诱导和小儿基础麻醉。

（4）硫喷妥钠（thiopental sodium） 是一种超短效的巴比妥类静脉全麻药，可降低脑代谢率及耗氧量，降低脑血流量和颅内压。有较强的循环和呼吸抑制作用，故婴儿及支气管哮喘者禁用。此外，该药皮下注射可引起组织坏死，动脉内注射可引起动脉痉挛、剧痛，处理不及时可引起远端肢体坏死。临床主要用于全麻诱导、短小手术麻醉、控制惊厥和小儿基础麻醉。

2. 麻醉性镇痛（辅助）药

（1）苯二氮䓬类 具有镇静、催眠、抗焦虑及抗惊厥作用。用于静脉麻醉用药和麻醉辅助药，也常用于麻醉诱导。常用药物有地西泮和咪达唑仑。咪达唑仑为短时间作用药，其作用同地西泮，但作用强度为地西泮的 1.5～2 倍，且呼吸和循环抑制较地西泮重。

（2）吗啡 作用于大脑边缘系统，可消除紧张和焦虑并引起欣快感，有成瘾性。对呼吸中枢有明显抑制作用，并有组胺释放作用而引起支气管痉挛。为麻醉性镇痛药，具有良好的镇静和镇痛作用，常作为麻醉前用药和麻醉辅助药，也可与催眠药和肌松药配伍进行全静脉麻醉。

（3）芬太尼 是临床麻醉中最常用的麻醉性镇痛药。为人工合成的强镇痛药，作用强度为吗啡的 75～125 倍，作用时间约 30 分钟。对心血管系统影响较轻，不抑制心肌收缩力，一般不影响血压，常用于心血管手术者的麻醉。大剂量用药后可出现呼吸抑制，胸壁肌肉强直。

（三）肌肉松弛药

骨骼肌松弛药（skeletal muscular relaxants）简称肌松药。选择性作用于神经－肌肉接头，暂时干扰正常神经－肌肉兴奋传递，从而使肌肉松弛。这类药物又分为去极化肌松药和非去极化肌松药两大类。

1. 去极化肌松药 琥珀胆碱，由于其起效快、时效短、肌松佳、毒性低、组胺释放少，是目前唯一在临床麻醉中使用的去极化肌松药。

2. 非去极化肌松药 常用药物有阿曲库铵、顺式阿曲库铵、罗库溴铵、泮库溴铵、维库溴铵等。

【全身麻醉的实施】

（一）全身麻醉的诱导

全身麻醉的诱导是指病人接受全麻药后，由清醒状态到神志消失，并进入全麻状态后进行气管内插管的阶段，称为全麻诱导期。麻醉诱导是麻醉过程中的最初、也是最危险阶段。麻醉诱导的目的是尽快缩短诱导期，使病人平稳地转入麻醉状态。全麻诱导方有 2 种。

1. 吸入麻醉的诱导

（1）开放点滴诱导法 将金属丝网面罩绷以纱布罩于病人口鼻部，将挥发性麻醉药液滴于纱布上，通过病人的自主呼吸吸入而使其逐渐进入麻醉状态。

（2）面罩吸入诱导法 将麻醉面罩罩于病人口鼻部，开启麻醉药蒸发器并逐渐增加吸入浓度，待病人意识丧失并进入麻醉第三期时，静脉注射肌松药后行气管内插管。此法目前常用。

2. 静脉诱导法 先以面罩吸入纯氧 2～3 分钟，增加氧储备并排出肺及组织内的氮气，再根据病情选择适当的静脉麻醉药和剂量，自静脉缓慢注入，待病人意识丧失后注入肌松药，直至其全身骨骼肌及下颌逐渐松弛，呼吸由浅至完全停止。此时采用麻醉面罩进行人工呼吸，然后进行气管插管。插管成功后，立即与麻醉机连接并行人工呼吸或机械通气。与吸入诱导法相比，静脉诱导较迅速，病人也较舒适，无环境污染，但麻醉深度的分期不明显，对循环的干扰较大。

（二）全身麻醉的维持

1. 吸入麻醉的维持 指经呼吸道吸入一定浓度的麻醉药，以维持适当的麻醉深度。目前采用的吸入麻醉药有的麻醉作用弱，有的肌松作用差，有的可引起缺氧危险，故多联合应用气体麻醉药，氧气和挥发性麻醉药维持麻醉。低流量吸入麻醉是目前维持麻醉的主要方法。术中应根据手术特点，术前用药情况及病人对麻醉和手术刺激的反应来调节麻醉深度。

2. 静脉麻醉的维持 进入麻醉期后，静脉给药方法有单次、分次和连续注入法3种，应根据手术需要和不同静脉麻醉药的药理特点来选择给药方法。全麻诱导和短小手术可选用单一的静脉麻醉，对复杂或较长时间的手术，临床常将静脉麻醉药、镇痛药及肌松药联合使用，称为复合全身麻醉。根据给药途径的不同，复合麻醉大致分为全静脉麻醉和静脉吸入复合麻醉两种。全静脉麻醉（total intravenous anesthesia，TIVA）指在静脉麻醉诱导后，采用多种短效静脉麻醉药复合应用，以间断或连续静脉注射法维持麻醉。静吸复合麻醉则是在全静脉麻醉基础上，于麻醉减浅时予以间断吸入挥发性麻醉剂，以维持麻醉稳定，减少吸入麻醉剂的用量，有利于病人麻醉后迅速苏醒。

【护理评估】

（一）麻醉前评估

1. 健康史

（1）一般资料　如年龄、性别、职业等；有无烟、酒等嗜好及药物成瘾史。

（2）既往史　既往手术、麻醉史；近期有无呼吸系统感染；有无影响完成气管内插管的因素，如颌关节活动受限、下颏畸形或颈椎病等；有无中枢神经系统、心血管系统和呼吸系统等病史。

（3）用药史　目前用药情况及不良反应；有无过敏史。

（4）其他　如婚育史、家族史等。

2. 身体状况

（1）症状与体征　有无牙齿缺少或松动，是否有义齿。意识和精神状态，生命体征；有无营养不良、发热、脱水及体重减轻；有无皮肤、黏膜出血及水肿等征象。

（2）辅助检查　了解血、尿、大便常规及血生化检查、血气分析、心电图、影像学检查结果；有无重要脏器功能不全及凝血机制障碍。

3. 心理－社会状况 评估病人及家属对麻醉方式、麻醉前准备、麻醉中护理配合和麻醉后康复知识的了解程度；是否存在焦虑或恐惧等不良情绪；其担心的问题；家庭和单位对病人的支持程度等。

（二）麻醉中及麻醉后评估

1. 麻醉情况 麻醉中注意麻醉方式、麻醉药种类和用量；术中失血量、输血量和补液量；术中有无低氧血症、血压异常、呼吸心搏骤停等情况发生。

2. 身体状况 病人的意识状态、血压、心率和体温；心电图及血氧饱和度是否正常；基本生理反射是否存在；感觉是否恢复；有无麻醉后并发症等。

3. 心理－社会状况 病人对麻醉和术后不适（如恶心、呕吐、切口疼痛等）的认识，对术后不适的情绪反应，社会支持程度等。

【常见护理诊断/问题】

1. 恐惧 与对手术室环境陌生、担心麻醉安全性和手术等有关。

2. 知识缺乏 缺乏有关麻醉前和麻醉后须注意和配合的知识。

3. 潜在并发症 恶心、呕吐、窒息、麻醉药过敏、麻醉意外、呼吸道梗阻、低氧血症、低血压、高血压、心律失常、心搏骤停、坠积性肺炎等。

4. 有受伤的危险 与病人麻醉后未完全清醒或感觉未完全恢复有关。

5. 疼痛 与手术、创伤和麻醉药物作用消失有关。

【护理目标】

1. 病人能说出应对恐惧心理的措施，或自述焦虑和恐惧减轻或消失。

2. 病人知晓麻醉前和麻醉后注意事项及配合的相关知识。

3. 病人未发生相关并发症，或并发症得到及时发现和处理。

4. 病人未发生受伤。

5. 病人疼痛减轻或缓解。

【护理措施】

（一）麻醉前护理

1. 心理护理 在访视和日常护理过程中关心病人，向病人及家属介绍麻醉医师、麻醉方法，讲解术中可能出现的不适感及麻醉后常见并发症等，并针对其顾虑的问题作耐心解释。

2. 术前宣教 告知病人有关麻醉须知和配合方面的知识。

3. 完善术前准备 尤其注意呼吸道及胃肠道的准备，术前有慢性咽喉炎及急性呼吸道炎症病人应予以治疗和控制。对术前存在高血压、糖尿病的病人，应完善其术前准备并有效控制高血压、高血糖。

（二）麻醉期间护理

1. 麻醉期间监测　麻醉期间应连续监测病人的生命体征、麻醉深度，密切观察病情变化，及时配合处理术中可能出现的各种情况，尽可能保持内环境的稳定和脏器功能的正常。

2. 麻醉期间并发症的护理

（1）反流与窒息　全身麻醉时，病人意识消失、吞咽和咳嗽反射丧失、贲门松弛，若胃内容物较多且未及时吸除时，易发生胃内容物反流、呕吐或误吸而引起窒息。

护理措施：①完善术前胃肠道准备，按要求禁食、禁水。②麻醉未清醒者，可取平卧位，头偏向一侧。③发生呕吐时，立即清理口腔呕吐物，以免造成误吸。④预防肺部感染。

（2）呼吸道梗阻

1）上呼吸道梗阻　常见于舌后坠、呼吸道分泌物增多、呕吐、反流、误吸、喉痉挛等。表现为胸部和腹部呼吸运动反常，不同程度的吸气性喘鸣，重者出现呼吸困难及“三凹征”，常伴有不同程度的 SpO_2 下降。

护理措施：密切观察病人有无舌后坠、口腔内分泌物积聚、发绀或呼吸困难征象；对舌后坠者应托起其下颌将其头后仰；置入口咽或鼻咽通气管；清除咽喉部分泌物和异物，解除梗阻；对轻度喉头水肿者，可按医嘱经静脉注射皮质激素或雾化吸入肾上腺素；对重症者，应配合医师立即行气管切开并做好相关护理工作。

2）下呼吸道梗阻　常见于气管导管扭折、导管斜面过长致其紧贴于气管壁、分泌物或呕吐物误吸入后阻塞气管及支气管。轻者无明显症状，仅能在肺部听到啰音。重者可表现为呼吸困难、潮气量降低、气道阻力增高、发绀、心率增快和血压降低，处理不及时可危及病人生命。

护理措施：及时清除呼吸道分泌物和吸入物；注意观察病人有无呼吸困难、发绀；听诊肺部有无啰音；观察病人有无潮气量降低、气道阻力增高、心率增快和血压降低等下呼吸道梗阻的症状，若发现异常应及时报告医生并协助处理。

（3）低氧血症　当病人吸入空气时，其 $SpO_2<90\%$、$PaO_2<60mmHg$ 或吸入纯氧时 $PaO_2<90mmHg$ 即为低氧血症。常见原因包括氧气供应不足、呼吸道梗阻、吸入性麻醉药（如氧化亚氮）所致弥散性缺氧及体内麻醉镇痛药、肌松药残余导致的潮气量不足等。误吸、肺不张、肺水肿等病人表现为呼吸窘迫感，呼吸浅快，鼻翼扇动、吸气时出现“三凹征”。麻醉状态下可出现心率加快、发绀、烦躁不安、心动过速、心律失常和血压升高等。

护理措施：加强供氧和通气护理，必要时配合医师行机械通气。

（4）恶心、呕吐　是全麻后常见的并发症，常发生于术后24小时内，发生率为20%～80%。

护理措施：①加强术前宣教。②对易发生恶心、呕吐的病人术前加用止吐药和减少胃酸分泌的药物，麻醉时尽量减少胃胀气，嘱病人放松情绪、深呼吸，以减轻紧张感。③对呕吐频繁者，除保持胃肠减压通畅外，必要时按医嘱予以甲氧氯普胺10mg经静脉或肌内注射。

（5）低血压　当麻醉病人的收缩压下降超过基础值的30%或绝对值<90mmHg时，即为低血压。麻醉中出现低血压的原因包括血容量不足、麻醉过深或麻醉药对心血管系统的抑制作用、过敏反应、体位改变等。

护理措施：①加强观察。注意病人有无皮肤弹性差、少尿、代谢性酸中毒、心肌缺血及中枢神经功能障碍等表现，合理评估出入量，及时补充。②调整麻醉深度，补充血容量。③及时按医嘱应用血管收缩药，以维持血压。④注意调节体位，防止体位性低血压发生。

（6）高血压　是全身麻醉中最常见的并发症。常见原因包括病人精神紧张、并发原发病变，如原发性高血压、颅内压增高等；机械刺激，如气管插管等刺激引起心血管反应；麻醉浅、镇痛药用量不足；药物，如氯胺酮应用后也可引起高血压。

护理措施：①消除高血压诱因，及时镇痛、镇静，给予心理安慰缓解焦虑。②纠正呼吸问题，改善通气。③遵医嘱使用降压药物治疗。④术中合理控制输液量，防止补液过多。

（7）心律失常和心搏骤停　常见原因包括低血容量、麻醉过浅、麻醉药物影响、手术牵拉、病人有器质性心脏病等。

护理措施：①密切监测病人心律变化，一旦发现异常，应及时报告医师，并配合救治。②根据诱发心律失常原因，进行对症处理。③保持麻醉深度适宜，维持血流动力学稳定。

（三）麻醉恢复期护理

麻醉恢复室（recovery room）又称麻醉后监测治疗室（post－anesthesia care unit，PACU），是对手术麻醉后病人进行集中严密观察和监测，继续治疗直至病人生命体征恢复稳定的单位。麻醉病人恢复期的监测和护理多在麻醉恢复室进行。

1. 麻醉恢复期的监测

（1）生命体征和病情的观察　麻醉病人苏醒前有专人护理，常规监测心电图、血压、呼吸频率和 SpO_2，每15～30分钟测量1次，注意观察病人的皮肤和口唇色泽及周围毛细血管床的反应，直至病人完全清醒。

（2）维持循环功能稳定　在麻醉恢复期，血压容易波动，体位变化也可影响循环功能。应严密监测血压变化，出现异常时查明原因，对症处理。

（3）维持呼吸功能稳定　常规给氧，保持呼吸道通畅，注意病人呼吸、皮肤、口唇色泽及周围毛细血管反应，及时清除呼吸道分泌物。

（4）保持体温正常　注意病人保暖。如病人有低体温的征象，如寒战、肢体末端凉等，应采取主动升温措施，如暖风升温系统和静脉输液加温等。如发现病人体温高于正常，应采取降温措施。

（5）其他　保持静脉输液及各引流管通畅，记录苏醒期用药及引流量。严密观察有无术后出血，协助某些项目的监测并做记录。

2. 麻醉复苏评分标准　麻醉手术病人在 PACU 的监护时间长短不等，一般为 1～2 小时。达到出室标准后方可离开 PACU，目前国际上用于麻醉后恢复病人转出 PACU 时的评分主要是改良 Aldrete 评分（表 6－3）和 Steward 苏醒评分。

表 6－3　改良 Aldrete 评分

评分	活动力	呼吸	循环	意识	经皮脉搏血氧饱和度
0 分	无法按指令移动肢体	呼吸暂停	全身血压波动幅度超过麻醉前水平的 50%	无反应	即使辅助给氧下氧饱和度 <90%
1 分	按指令移动两个肢体	呼吸困难	全身血压波动幅度为麻醉前水平的 20% ～49%	可唤醒	需辅助给氧下维持氧饱和度 >90%
2 分	按指令移动四肢	能深呼吸和随意咳嗽	全身血压波动幅度不超过麻醉前水平的 20%	完全清醒	呼吸室内空气下氧饱和度 ≥92%

Steward 苏醒评分主要包括：①清醒程度，对刺激无反应评为 0 分；对刺激有反应评为 1 分；完全清醒评为 2 分。②呼吸道通畅程度，呼吸道需予以支持评为 0 分；可自主维持呼吸道通畅评为 1 分；可按医生指令咳嗽评为 2 分。③肢体活动度，肢体无活动评为 0 分；肢体无意识活动评为 1 分；肢体能做有意识的活动评为 2 分。

3. 气管拔管的处理

（1）气管插管的拔管指征　①意识及肌力完全恢复，根据指令可睁眼、开口、舌外伸、握手等，上肢可抬高 10 秒以上。②自主呼吸恢复良好，无呼吸困难表现，潮气量 >5ml/kg，肺活量 >15ml/kg，呼吸频率 <30 次/分钟；吸空气状态下，PaO_2 > 60mmHg；吸纯氧状态下，PaO_2 > 300mmHg。③咽喉反射恢复。④鼻腔、口腔及气管内无分泌物。

（2）拔管的注意事项　①拔管前必须先清理残留于呼吸道内的分泌物；拔管后应继续吸尽口咽腔内的分泌物。②吸痰动作要轻柔，吸痰过程密切观察病人的血氧饱和度。③拔管动作轻柔、迅速，尽可能减轻病人不适；拔除气管导管后，及时给予面罩或鼻导管吸氧。④及时记录拔管时间和生命体征。

4. 苏醒病人的转运　转运前应补足容量，轻柔、缓慢地搬动病人。转送过程中妥善固定各种管道，防止脱出。有呕吐可能者，将其头偏向一侧；全麻未醒状态，在人工呼吸状态下转运；心脏及大手术、危重病人，在吸入纯氧及监测循环、呼吸等生命体征的同时进行转运。

【护理评价】

1. 病人能否说出应对恐惧心理的措施，或恐惧得到缓解。

2. 病人是否知晓麻醉相关注意事项，是否积极配合。

3. 病人相关并发症是否得以预防，或及时发现和处理。

4. 病人意外受伤是否得以预防，或及时发现和处理。

5. 病人术后疼痛是否得到有效控制。

第六节　术后镇痛的管理

疼痛是伴随实际或潜在的组织损伤而产生的一种不愉快的感觉和情绪体验。术后疼痛治疗目的是减轻或消除手术创伤所致的疼痛，改善功能，提高生活质量，将疼痛对机体带来的不利影响降到最低，促进病人尽早康复。术后疼痛的治疗应考虑疼痛的部位、程度、病史，因人而异选择镇痛方案。

【影响镇痛效果的因素】

1. 心理因素　对疼痛的性质、程度以及临床表现都能产生巨大影响。神经质、焦虑、认知、周围病人的暗示和病人对疼痛的注意力等心理因素，均对术后疼痛有一定的影响。

2. 个人经历　经受过疼痛折磨的人会对疼痛产生恐惧心理，对疼痛的敏感性增强。除此之外，病人的社会文化背景、文化修养、文化水平等均会影响术后镇痛的效果。

3. 年龄因素　年龄对疼痛的敏感性有一定影响。一般认为，婴儿对疼痛刺激不敏感，疼痛感受弥散；随着年龄的增长，痛觉逐渐变得清晰、敏感、定位确切。

4. 手术情况　手术种类、手术方式、切口大小及位置等对术后疼痛的程度有一定影响。

【术后镇痛的方法】

镇痛药可以通过不同的给药途径产生局部或全身镇痛的效果。临床上通常根据疼痛的部位与性质、疼痛的严重程度、病人的一般情况、镇痛药物本身的药代学和药效学特点等选择给药途径。给药途径可分为以下几种。

1. 全身途径　包括口服给药、黏膜给药、皮下给药、经皮给药、肌内注射和静脉注射等方法。

2. 局部途径　包括椎管内给药、神经阻滞、关节腔内给药和局部浸润等方法。

3. 病人自控镇痛（patient controlled analgesia，PCA）　是目前临床使用较普遍的一种经硬膜外或静脉途径、由病人通过自动输注装置自主控制阿片类药物用量的镇痛方法。PCA 的特点是在医师设置的范围内，病人自己按需调控注射镇痛药的时机和剂量，达到不同病人、不同时刻、不同疼痛强度下的镇痛要求。其优点在于病人可自主控制疼痛，且效果令人满意，并可减少阿片类药物用量及不良反应。

（1）PCA 类型　①病人自控静脉镇痛（PCIA）：是指经静脉给药途径实施的 PCA 治疗。以阿片类药物为主。②病人自控硬膜外镇痛（PCEA）：是指经硬膜外腔给药途径实施的 PCA 治疗。以局麻药为主。③外周神经阻滞 PCA（PCNA）：是指经外周神经根、丛给药途径实施的 PCA 治疗。④皮下 PCA（PCSA）：镇痛药物注入皮下。

（2）PCA 的护理　①观察并记录镇痛效果：注意观察并记录应用镇痛药物后的效果，为有效调整镇痛方案和镇痛效果提供依据。②提供相关知识：告知病人及家属镇痛药物的使用时间及剂量要求、镇痛泵应用及自我管理方法，教会其正确使用并保护镇痛装置；告知病人翻身、活动时避免管道折叠、扭曲；妥善固定，防止脱管。③异常情况的观察和处理：若病人发生镇痛效果不佳或病人需要调整镇痛药物剂量时，应及时与麻醉医师联系；若遇脱管、断管等异常情况，应立即停用镇痛泵，同时请麻醉医师会诊处理。

【术后镇痛的护理】

1. 观察病情　观察并记录病人的生命体征变化。及时发现并处理镇痛相关并发症，如遇严重意外或并发症，应立即停用镇痛药，同时报告医生，必要时请相关科室会诊处理。

2. 有效镇痛　正确评价镇痛效果。对于镇痛效果不佳的病人，及时与主管医师沟通或负责术后镇痛的相关科室联系，并遵医嘱及时调整镇痛药物剂量。

3. 健康教育　加强疼痛健康教育，使病人了解疼痛相关知识，消除病人的焦虑和恐惧，使病人能够主动参与并配合治疗和护理。对疼痛的健康教育应贯穿整个围术期。

（1）向病人讲述疼痛对机体可能产生的不利影响。术前评价病人及家属对疼痛相关知识的了解程度及病人的既往疼痛病史和预期疼痛处理应达到的目标。

（2）告知病人及家属术后大部分疼痛可以缓解，并提供多种镇痛方法以供选择；告知病人镇痛药物的作用、效果及不良反应，消除病人及家属的排斥心理。

（3）向病人介绍自我镇痛的方法，对使用 PCA 治疗的病人讲述给药的方式和时机，以达到良好的镇痛效果。

（4）劝告病人及时向护理人员叙述心中的焦虑和担忧，避免因过分担心疾病的康复导致高度焦虑从而降低耐受性，加重疼痛。

（豆欣蔓）

目标检测

答案解析

一、简答题

1. 简述腰麻后头痛的原因及特点。
2. 简述局麻药毒性反应的预防措施。

二、病例分析题

朱先生，50 岁。在全麻下行“甲状腺切除术”。术后清醒回普通病房，约 30 分钟后开始呼吸急促，有鼾声，之后出现鼻翼扇动，三凹征。

请思考：

（1）该病人发生了什么并发症？

（2）应采取哪些护理措施？

书网融合……

本章小结

题库

第七章　手术前后病人的护理

PPT

学习目标

知识目标：

1. 掌握　手术前后病人的护理诊断和护理措施；手术前后病人的健康教育。
2. 熟悉　术前适应性锻炼的具体内容；术后常见并发症的观察和护理。
3. 了解　围术期、围术期护理的概念；手术的分类；手术切口的分类和愈合等级。

技能目标：

1. 熟练掌握手术前病人备皮的技能。
2. 学会应用护理程序为手术前后病人提供整体护理。

素质目标：

具备良好的人文关怀及护患沟通能力。

手术是治疗外科疾病的重要手段，接受手术治疗的病人及其家属可能产生不同程度的心理压力。麻醉、手术创伤会加重术后病人的身心负担，可能出现并发症、后遗症等不良后果。因此，重视围术期护理，对保证病人安全、有效体现治疗效果有重要意义。本章重点介绍手术前及手术后常规护理。

案例引导

案例　王先生，30 岁。1 周前单位体检时发现"右叶甲状腺结节"，自行未扪及，无疼痛，无吞咽困难、饮水呛咳、声音嘶哑、心慌乏力等不适，于当地医院行甲状腺针吸细胞学检查，提示为"查见大量滤泡上皮细胞，有异型性，考虑甲状腺癌"，后行甲状腺切除术。该病人既往有吸烟史 10 年，6～8 支/天。术后切口无渗出，颈部引流管一根引出淡红色血性液体，每日 10ml 左右，吞咽及发音功能正常，痰液较多，病人因切口疼痛不敢咳痰，因手术切口导致形象改变而情绪低落。

讨论：

1. 该病人目前主要的护理问题有哪些？
2. 如何针对该病人的护理问题采取相应的护理措施？

第一节　概　述

一、围术期概念

围术期（perioperative period）是指从拟手术治疗起至手术相关治疗完成为止的一段时间。具体可分为手术前期、手术中期和手术后期 3 个阶段。围术期护理（perioperative nursing care）是指在围术期为病人提供全程、整体的护理。主要为了加强术前至术后整个治疗期间病人的身心护理，并且通过全面评估，充分作好术前准备，有针对性地采取有效措施维护病人机体功能，提高手术安全性，减少术后并发症，协助病人尽快康复。围术期护理包含 3 个阶段：①手术前期，充分评估病人生理与心理、社会状况，作好术前准备。②手术中期，主要为手术环境的准备、病人的术中和麻醉护理。③手术后期，缓解病人术后不适，防治并发症，促进病人恢复。

二、手术分类

（一）按手术目的分类

1. 诊断性手术　目的是为了明确诊断，如活体组织检查、开腹探查术等。

2. 根治性手术　目的是为了彻底治愈疾病。

3. 姑息性手术　目的是为了减轻疾病症状，提升生活质量。常见于因条件限制而不能行根治性手术。

（二）按手术时限分类

1. 急症手术（emergency operation）　病情危急，需要以最快的速度进行必要的准备后立即实施手术，以抢救病人生命。如外伤性肝、脾和肠破裂，胸腹腔大血管破裂等。

2. 限期手术（confine operation）　手术时间可以在一定限度内进行选择，但不宜过久，以免延误手术时机，需在限定的时间内作好术前准备。如各类恶性肿瘤的根治术、已用碘剂作术前准备的针对甲状腺功能亢进症的甲状腺大部切除术等。

3. 择期手术（selective operation）　手术时间没有期限的限制，可进行充分的术前准备后开展手术。如一般的良性肿瘤切除术、腹股沟疝修补术等。

手术的具体种类应当取决于疾病的情况，同一种外科疾病的不同发展阶段的手术种类可能会不同。如单纯胆囊结石是择期手术，但若同时并发急性胆囊炎，则变成急症手术；胃溃疡是择期手术，但若发生癌变，就变成了限期手术，若并发急性穿孔、腹膜炎，则成为急症手术。

第二节　手术前病人的护理

病人入院至进入手术室接受手术这一阶段的护理，称为手术前护理（preoperative nursing care）。完善的手术前护理是手术成功的重要条件。手术前护理的重点是全面评估病人的健康状况，帮助其作好心理和身体两方面的准备，提高机体对手术的耐受力，以最佳状态接受手术，以达到更好的治疗效果。手术前，不仅要注意外科疾病本身，同时要对病人的身心情况有充分的评估，明确是否存在增加手术风险或不利身心恢复的因素。因此，需仔细询问病史、进行详细的体格检查，了解各项辅助检查结果，从而准确评估病人的手术耐受力。

【护理评估】

（一）健康史

1. 现病史　评估本次发病的诱因及入院时间、临床表现、诊断等。

（1）年龄　新生儿和婴幼儿对手术的耐受力较差，手术时容易发生误吸、呼吸道不通畅、药物及液体过量等情况。老年人器官功能衰退、代谢调节和组织愈合能力较差，多伴有慢性病病史，易发生代谢紊乱、切口愈合不良等情况。

（2）药物治疗史　了解有无服用与手术或术后恢复有关的药物。

2. 既往史　了解有无心脏病、高血压、糖尿病、哮喘、慢性支气管炎、结核、肝炎、肝硬化、肾炎、贫血等病史及既往对疾病的治疗和用药等；有无麻醉毒品成瘾史；是否有吸烟、饮酒等不良嗜好；有无手术史及手术的名称、时间等；有无药物过敏史；有无遗传病史及传染病史。

（二）身体状况

1. 营养状态　病人的营养状态与手术的耐受力有直接关系。营养不良病人对手术、麻醉的耐受力明显降低；术后抗感染能力低下，切口愈合能力差，易发生切口裂开、切口感染；肥胖病人皮下脂肪厚、血供差，同样视为营养不良。

2. 体液平衡状态　询问有无引起体液失衡的原因，如摄入不足、发热、呕吐、腹泻、多尿、肠梗阻、急性胃扩张等；评估有无脱水及脱水程度、类型，有无电解质紊乱和酸碱失衡。

3. 重要脏器功能

（1）循环系统　近6个月内有无心肌梗死、心律失常（房室传导阻滞）、心脏瓣膜疾病、急性心肌炎、心力衰竭及先天性心脏病等病史。手术前应常规做心电图检查。

（2）呼吸系统　呼吸功能不全和大量吸烟者术后易发生肺部感染。密切观察病人呼吸情况，如有无咳嗽、咳痰、胸痛、哮喘、杵状指等。血气分析和肺最大通气量等指标可以反映肺功能状况。

（3）肝功能　长期饮酒、肝炎和肝硬化导致病人肝功能低下，影响伤口愈合，增加术后感染机会。询问病人有无饮酒史与乙醇中毒史，观察病人有无黄疸、腹水、蜘蛛痣、肝掌等。

（4）肾功能　肾小球肾炎、尿毒症等导致病人肾功能下降，影响病人的手术耐受力，应加强肾功能的监测。需要观察病人的尿液及尿量，有无尿频、尿急、尿痛、排尿困难等。了解血尿素氮、肌酐等肾功能指标，观察下尿路症状。

（5）凝血功能　凝血功能异常会引起术中及术后出血，了解病人有无出血史、是否正在使用抗凝血药，以及有无引起凝血因子缺乏的疾病。观察病人有无牙龈出血、皮肤瘀斑等。

（6）内分泌功能　评估病人饮食、血糖、糖化血红蛋白、糖化血清蛋白、口服葡萄糖耐量试验等情况。

（三）心理－社会状况

对于病人而言，手术既是一种治疗手段，又是创伤的经历，易产生不良的心理反应，如害怕和焦虑、恐惧、抑郁或情绪激动等，可削弱病人对手术和麻醉的耐受力，影响切口的愈合和手术效果。病人因缺乏相关知识，担心手术、麻醉效果及疾病预后，担心家人照顾负担，担心手术治疗费用等。护理人员应评估手术病人的常见心理反应，识别、判断其所处的心理状态，并及时提供针对性的心理护理。

【常见护理诊断/问题】

1. 疼痛　与外科疾病有关。

2. 体液不足　与所患疾病造成的失血、失液、液体摄入不足等有关。

3. 营养失调：低于机体需要量　与病人恶心、呕吐、营养摄入不足及消耗性疾病有关。

4. 焦虑或恐惧 与疾病对病人身体和心理产生的压力、陌生的医院环境有关。

5. 睡眠型态紊乱 与疾病造成的不适、环境的改变及对疾病相关的担忧有关。

6. 知识缺乏 与缺乏手术和麻醉的相关知识、术前准备、手术后适应等方面的知识有关。

【护理目标】

1. 病人疼痛减轻或消失。
2. 病人体液平衡得到维持，循环功能稳定。
3. 病人获得足够营养，改善营养失调，无明显体重下降，营养素摄入充分。
4. 病人情绪平稳，能配合各项检查和治疗。
5. 病人能够得到充足的休息。
6. 病人具备有关术前准备方面的相关知识。

【护理措施】

（一）心理护理

护士要以热情的态度接待病人，根据病人的年龄、性别、职业、文化程度等采取相应的方法，以通俗易懂的语言与病人交谈，提供病人可能期望的信息和资料。鼓励病人表达内心真实的想法，耐心倾听其诉说，并给予充分的时间对病人提出的问题进行耐心、准确、细致的解答。热情主动向病人介绍病区环境及管床医师和护士。帮助其安排好住院后生活及适当的休息、娱乐，分散注意力，减轻恐惧和孤独感。指导病人运用合适的放松方法，如深呼吸、散步、听音乐及放松疗法等。

（二）一般准备

1. 休息 营造安静舒适的睡眠环境，教会病人放松技巧，必要时遵医嘱予以镇静安眠药，促进睡眠。

2. 呼吸道准备 要求病人术前2周戒烟；指导病人学会深呼吸及有效咳嗽排痰；根据病人手术部位，指导病人练习腹式呼吸或胸式呼吸；同时，要注意保暖，防止呼吸道感染；肺部感染者，遵医嘱使用抗生素控制感染；痰液黏稠病人，遵医嘱行雾化吸入或服用药物，稀释痰液，利于咳出，有利于炎症消退。

3. 胃肠道准备

（1）饮食管理 常规在手术前8～12小时禁食，手术前4～6小时禁饮，以保证胃的排空，防止病人在麻醉或手术过程中因呕吐误吸而导致窒息或吸入性肺炎。术前一般不限制饮食类型，消化道手术病人术前1～2天进流质饮食。

（2）置胃管或洗胃 术前一般无需放置胃管，胃肠道手术或某些特殊疾病病人的胃管一般在手术日早晨放置，以增加手术安全性。幽门梗阻病人，术前3天每晚用温热生理盐水洗胃，以减轻胃黏膜充血水肿。急症手术病人可通过胃管抽出胃内容留物，防止术中呕吐和误吸。

（3）清洁肠道 非肠道手术者，嘱其术前1晚排便，必要时使用开塞露或用肥皂水灌肠等方法促使残留粪便排出。结肠、直肠手术病人根据情况在术前1天及手术当天行清洁灌肠或结肠灌洗。

4. 适应性训练 大多数病人不习惯床上大小便，术后易发生便秘及尿潴留，因此，术前要指导病人床上使用便盆，以适应术后床上排便。此外，还应教会病人调整卧位和床上翻身；部分病人因手术体位特殊，还应对其进行术中体位训练。

5. 手术区皮肤准备 充分的手术区皮肤准备可减少手术区皮肤细菌数，是预防切口感染的方法之一，方法包括剃除毛发、清洁手术区皮肤。手术区域若毛发细小，不影响手术操作，可不必剃毛。择期手术的病人，通常在手术前1天下午或晚上备皮，急症手术病人应立即备皮。

（1）主要步骤 ①做好核对、解释工作，将病人安置在治疗室或有遮挡的病室。②铺中单及治疗巾，暴露手术区，注意保暖。③润滑备皮区域；一手用纱布绷紧皮肤，另一手持剃毛刀以45°角剃除汗毛，分区剃净，切勿剃破皮肤。④剃毕再仔细检查毛发是否剃净。⑤再以温水洗净。⑥腹部手术，应以棉签蘸液状石蜡清洗脐部污垢后再消毒皮肤。

（2）注意事项 ①备皮区域皮肤有无损伤和感染。②动作应轻巧，防止损伤表皮和增加感染的可能性。剃毛后应检查皮肤有无刮伤等异常情况，一旦发现应及时记录并通知医师。③若皮肤上有油脂或胶布粘贴痕迹，用松节油或75%乙醇溶液洗净。

（3）常见手术的备皮范围

1）颅脑手术 剃除全部头发及颈部毛发，保留眉毛（图7－1）。

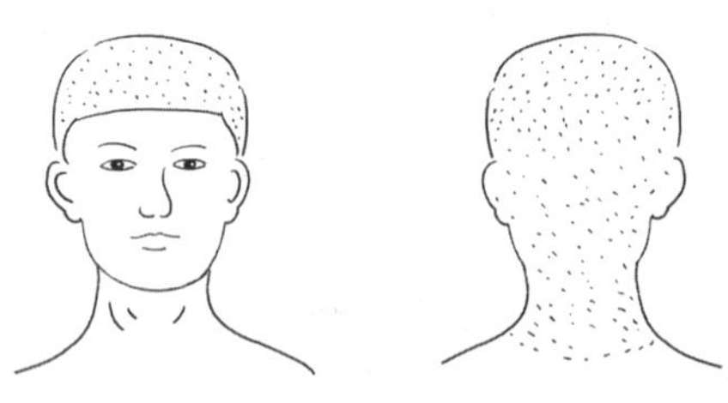

图7－1 颅脑手术

2）颈部手术 上自唇下，下至乳头水平线，两侧至斜方肌前缘（图7－2）。

3）胸部手术 上自锁骨上及肩上，下至脐水平，包括患侧上臂和腋下，胸背均超过中线5cm（图7－3）。

4）上腹部手术 自乳头水平，下至耻骨联合，两侧至腋后线（图7－4）。

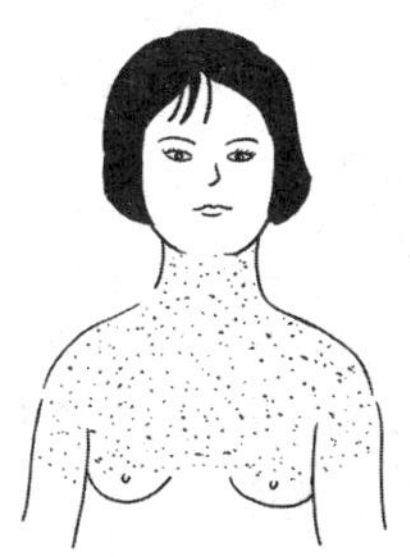

图 7－2　颈部手术

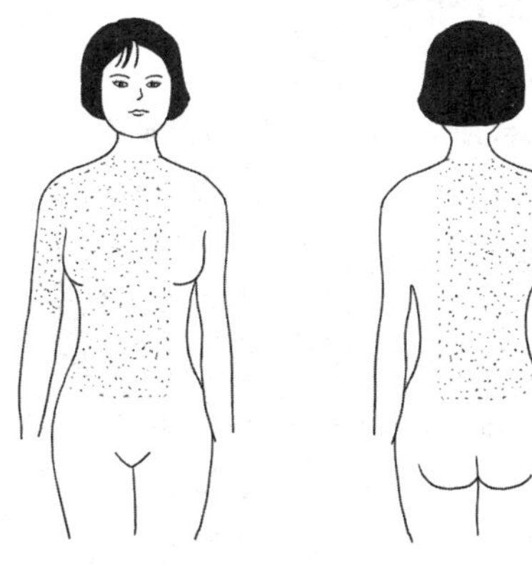

图 7－3　胸部手术

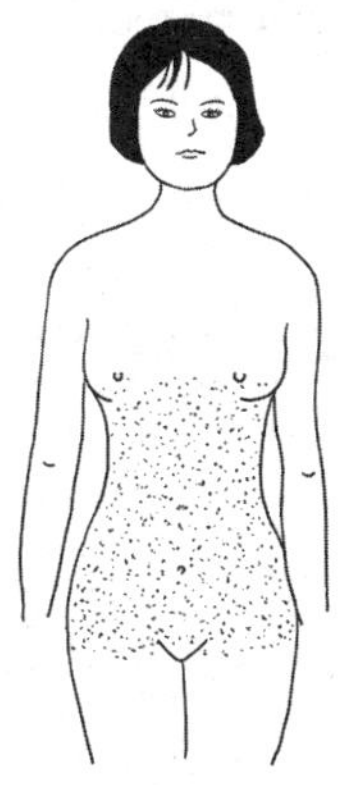

图 7－4　上腹部手术

5）下腹部手术　上自剑突，下至大腿上 1/3 前内侧及会阴部，两侧至腋后线，剃除阴毛（图 7－5）。

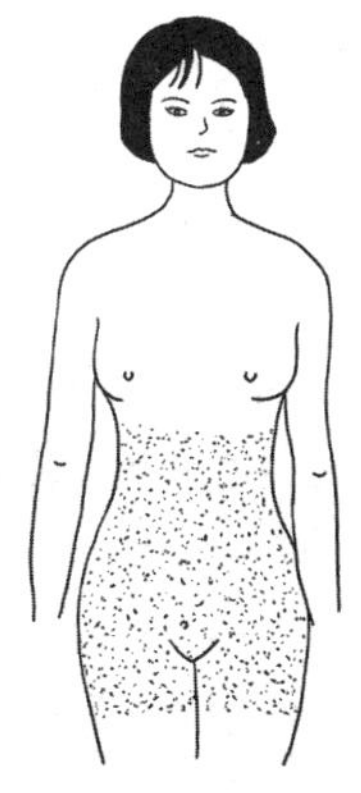

图 7－5　下腹部手术

6）腹股沟手术　上自脐平线，下至大腿上 1/3 内侧，两侧至腋后线，包括会阴部，剃除阴毛（图 7－6）。

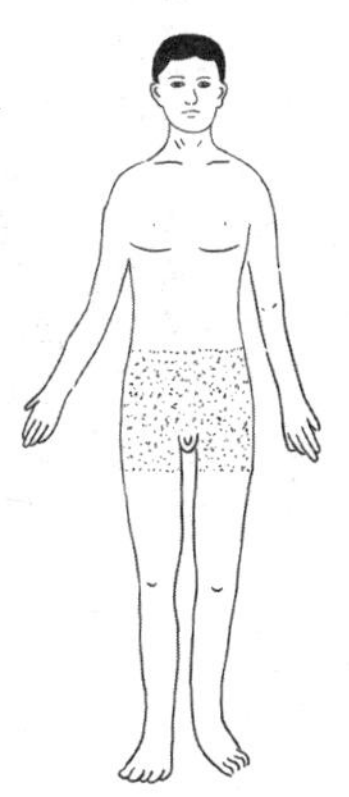

图 7－6　腹股沟手术

7）肾手术　上自乳头平线，下至耻骨联合，前后均过正中线（图 7－7）。

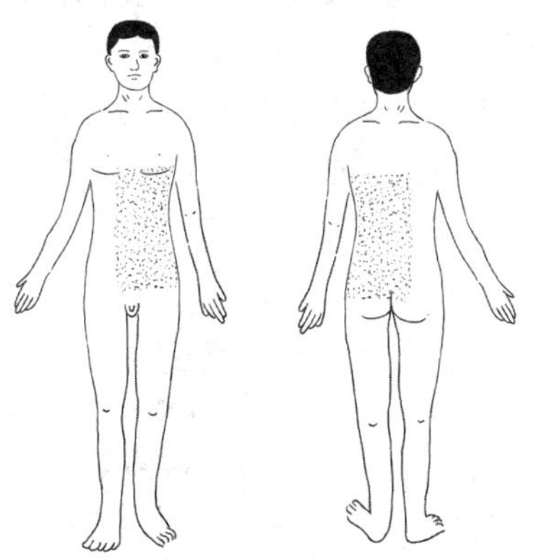

图 7－7　肾手术

8）会阴部及肛门手术　上自髂前上棘，下至大腿上 1/3，包括会阴及臀部，剃除阴毛（图 7－8）。

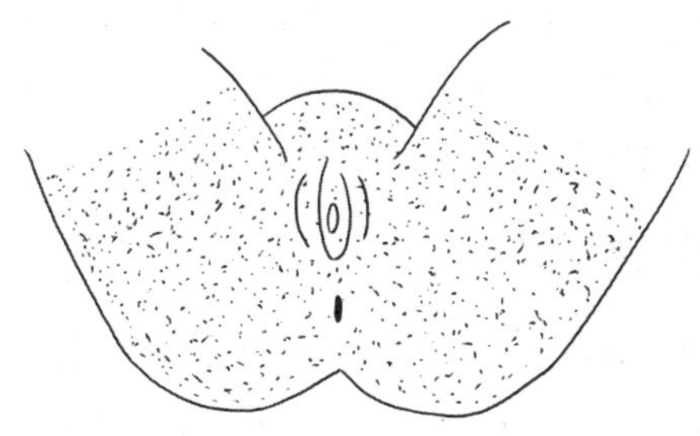

图 7－8　会阴部及肛门手术

9）四肢手术　以切口为中心包括上、下方各 20cm 以上，一般超过远、近端关节或为整个肢体（图 7－9）。

6. 补液和备血　术前及时纠正水、电解质及酸碱平衡失调或贫血。对拟行大、中手术的病人，术前应根据血型鉴定和交叉配血试验的结果，备好浓缩红细胞或血浆。

7. 术前检查　遵医嘱协助病人完善术前各项检查，如

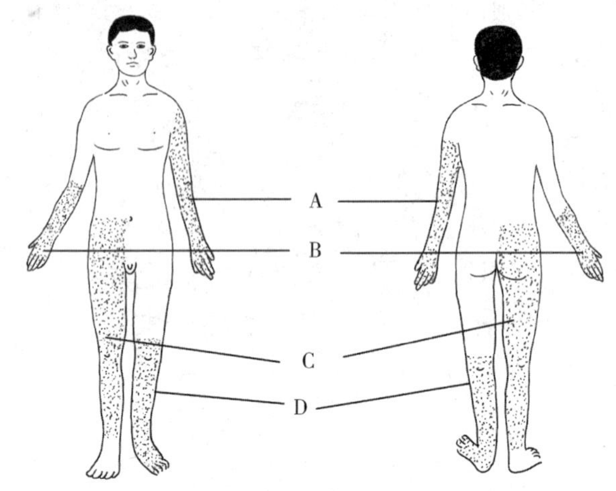

图7-9 四肢手术

A. 肘、前臂手术；B. 手部手术；
C. 膝、股部手术；D. 足、小腿手术

心、肺、肝、肾功能及凝血时间、凝血酶原时间、血小板计数等检查。

8. 预防感染 采取措施提高病人的免疫力，遵医嘱合理应用抗生素，处理感染灶，严格遵循无菌技术原则，避免与其他感染者接触。

9. 手术当日护理 进入手术室前应认真检查、确定各项准备工作的落实情况。监测生命体征，若发现病人有不明原因的体温升高，或女性病人月经来潮等情况，应报告医师，决定是否延迟手术。进入手术室前，嘱病人排空膀胱；估计手术时间较长或下腹部、盆腔手术者，应予以留置导尿管。胃肠道及上腹部手术者应放置胃管。嘱病人拭去指甲油、口红等化妆品；取下活动的义齿、发夹、眼镜、手表、首饰等物品。遵医嘱给予术前用药。备好手术需要的病历、X线片等检查资料及药品等，将之随同病人带入手术室。与手术室接诊人员仔细核对病人信息、手术部位及名称，做好交接。根据手术类型准备麻醉床，备好床旁用物，以便接收手术后回病室的病人。

知识链接

我国手术部位感染预防指南（节选）

去除毛发，推荐意见6：不推荐对准备接受手术的病人去除毛发；如果确有必要，只能使用剪刀去除毛发。无论是在手术前或在手术室中，任何情况下均强烈反对使用剃刀去除毛发（强烈推荐，中等质量证据）。

证据小结：去除毛发虽然有利于暴露手术切口和作标记，但是去除的方法不当可增加皮肤的创伤，增加手术部位感染（SSI）发生的风险。去除毛发与不去除毛发相比，降低SSI的疗效差异无统计学意义；剪刀较剃刀可显著降低SSI发生率；脱毛膏与剃刀相比，降低SSI的疗效差异无统计学意义；若将剪刀去除毛发与不去除毛发合并，其SSI发生率显著低于剃毛。去除毛发的时机方面，手术前去除毛发不会较手术当天去除毛发显著降低SSI发生率。

（三）特殊准备

对手术耐受程度不好的病人，除了作好一般护理准备之外，还要根据病人具体情况作好特殊准备。

1. 营养不良 蛋白质缺乏通常会引起组织水肿，影响切口愈合，易并发感染，应尽可能通过肠内或肠外营养支持给予病人补充，最终以达到正氮平衡。若血浆白蛋白在30~35g/L，可通过补充蛋白质饮食予以纠正；若低于30g/L，可输入血浆、人血白蛋白，争取在短时期内纠正低蛋白血症。

2. 高血压 高血压病人危险期主要在手术中和手术后，可能出现心力衰竭、脑出血、心肌梗死和肾功能不全的危险。血压在160/100mmHg以下者可不作特殊准备。若血压高于180/100mmHg，术前要适当用降血压药，使血压控制在一定范围内，但不要求血压降至正常才可手术。

3. 心脏疾病

（1）长期低盐饮食和服用利尿药物导致病人水、电解质平衡失调者，术前需纠正。

（2）有心律失常者，偶发的室性期前收缩一般不需特殊处理；如有心房纤颤伴心室率100次/分以上者，遵医嘱用毛花苷C（西地兰），或口服普萘洛尔（心得安），尽可能将心率控制在正常范围；老年冠状动脉粥样硬化性心脏病（冠心病）病人，若出现心动过缓，心室率低于60次/分，术前遵医嘱用阿托品0.5~1.0mg，必要时放置临时心脏起搏器。

（3）急性心肌梗死病人发病后6个月内不宜择期手术；6个月以上无心绞痛发作者，可在良好监护下施行手术。

（4）心力衰竭病人，在心力衰竭控制3~4周后再施行手术。

4. 呼吸功能障碍 嘱病人术前2周停止吸烟。伴有阻塞性肺功能不全的病人，遵医嘱行雾化吸入治疗，改善通气功能，增加肺活量。哮喘病人，可口服地塞米松等药物，减轻支气管黏膜水肿。痰液黏稠病人，可采用雾化吸入或服用药物利于痰咳出。经常咳浓痰的病人，术前3~5天使用抗生素，或指导病人行体位引流，促使脓性分泌物排出。急性呼吸系统感染病人，若为择期手术应推迟至治愈后1~

2 周再行手术；若为急症手术，需用抗生素并避免吸入麻醉。重度肺功能不全及并发感染者，必须采取积极措施改善其肺功能，待感染控制后再施行手术。

5. 肝脏疾病　手术创伤和麻醉都将加重肝负荷。术前做肝功能检查，了解病人肝功能情况。遵医嘱静脉滴注 10% 葡萄糖 1000ml、胰岛素 20U、10% 氯化钾 20ml 的混合液增加肝糖原储备，必要时输注入血清蛋白、少量多次新鲜血液、维生素，以纠正贫血、低蛋白血症、增加凝血因子等，改善全身情况。有胸腔积液、腹水者，限制钠盐，遵医嘱用利尿药。

6. 肾脏疾病　麻醉、手术创伤、某些药物等都会加重肾负担。术前行肾功能检查，了解肾功能储备情况。轻度及中度肾功能损害者，经过适当的内科处理多能较好地耐受手术；重度损害者需在有效透析治疗后才可耐受手术，但手术前应最大限度地改善肾功能。

7. 糖尿病　糖尿病病人易发生感染，术前应积极控制血糖及相关并发症。一般实施大手术前将血糖水平控制在正常或轻度升高状态（5.6～11.2mmol/L）、尿糖以（+）～（++）为宜。如应用长效胰岛素或口服降血糖药物者，术前改为皮下注射胰岛素，每 4～6 小时 1 次，使血糖和尿糖控制于上述水平。伴有酮症酸中毒者如需接受急诊手术，应尽可能纠正酸中毒、血容量不足和水、电解质紊乱。

8. 凝血功能障碍　病人凝血功能障碍可能引起术中出血或术后血栓形成，除常规检查凝血功能外，还需询问病人及家属有无出血或血栓栓塞史，是否有出血倾向的表现，是否服用抗凝药物。对于使用抗凝药物的病人，应密切监测凝血功能；对使用阿司匹林的病人，术前 7 天停药，术前 2～3 天停用非甾体药物，术前 10 天停用抗血小板药；对使用华法林的病人，只要国际标准化比值维持在接近正常的水平，小手术可安全施行，大手术前 4～7 天停药，但是血栓栓塞的高危病人在此期间应继续使用肝素；择期大手术病人在手术前 12 小时内不使用大剂量低分子肝素，4 小时内不使用大剂量普通肝素；心脏外科病人手术 24 小时内不用低分子肝素；在抗凝治疗期间需急诊手术者，一般需停止抗凝治疗，用肝素抗凝者，可用鱼精蛋白拮抗，用华法林抗凝者，可用维生素 K 和（或）血浆或凝血因子制剂拮抗。

9. 急症手术准备　总体原则是在最短时间内做好急救处理的同时进行必要的术前准备。术前急救护理以抢救生命为第一目的，应立即建立静脉通道，迅速补充血容量，并监测生命体征。若为开放性损伤，应使用无菌敷料覆盖伤口。按手术前准备和要求迅速做好备皮、备血等，协助医师做好各项检查。禁食、禁饮、禁服泻药、禁灌肠，未明确诊断前禁用镇痛药。

（四）健康教育

根据病人的年龄和文化程度等特点，结合病情，采取多种形式向病人介绍手术室环境、主要仪器及其用途。讲解麻醉方式、麻醉后可能发生的反应及注意事项。解释术前处理的程序、意义，手术治疗的目的、主要过程和可能的不适等。介绍术后可能留置的各类引流管及其目的和意义、术前和术后的常规护理。告知病人及家属，稳定的情绪、充足的睡眠及合理的饮食可提高病人的手术耐受力，并督促执行。介绍饮食管理、戒烟、备皮、备血、灌肠等的必要性；向病人及家属介绍有关疾病和术前用药、麻醉及术后恢复等相关知识。

知识链接

预康复

预康复指拟行择期手术的病人，通过术前一系列干预措施改善其生理及心理状态，以提高对手术应激的反应能力。预康复主要内容包括：①术前贫血的纠正。建议常规进行贫血相关检查、评估并予以及时干预。②预防性镇痛。术前用药包括非甾体抗炎药、选择性环氧化酶－2 抑制剂等。③衰弱评估。建议以临床衰弱量表进行衰弱评估及术前干预。④术前锻炼。建议进行术前活动耐量评估，制定锻炼计划，提高功能储备。⑤认知功能评估。建议术前应用简易智力状态评估量表和蒙特利尔认知评估量表进行认知功能评估，并可作为术后评估的基线参考值。必要时请专科医生干预。⑥术前心理干预。采用焦虑抑郁量表评估病人心理状况，进行有效干预。

【护理评价】

1. 病人是否能忍受疼痛及疼痛的程度是否减轻或消失。

2. 病人的水、电解质、酸碱失衡是否得到纠正。

3. 病人营养状况是否得到改善，体重是否稳定或增加，血清白蛋白水平是否有所升高。

4. 病人的情绪及心理状态是否平稳，焦虑或恐惧是否减轻。

5. 病人是否能自然入睡，是否能保证充足的休息。

6. 病人对有关自身疾病的知识是否了解，是否能配合诊疗和护理。

第三节　手术后病人的护理

病人手术完毕安返病房直至康复出院阶段的护理，称为手术后护理（postoperative nursing care）。手术的创伤导致病人防御能力下降，术后切口疼痛、禁食和应激反应等均加重了病人的生理、心理负担，不仅影响了创伤愈合和康复过程，还可能导致多种并发症的发生。手术后病人的护理重点是减轻病人的痛苦和不适，尽快恢复正常生理功能，预防并发症，促进病人全面康复。

【护理评估】

（一）手术情况

了解麻醉种类、手术方式、术中失血量、输液和输血量、尿量、用药及引流管留置情况，有无需要立即执行的医嘱或特别需要注意的问题等，判断手术创伤大小及对机体的影响。

（二）身体状况

1. 一般状况 评估病人的意识、生命体征、营养状况、肢体功能等状态。

2. 切口及引流管情况 了解切口的部位及敷料包扎情况，注意观察有无渗血、渗液等情况。了解所放置引流管的种类、数目、引流部位，检查引流是否通畅，观察并记录引流液的量、性状。

3. 术后不适及并发症 了解有无切口疼痛、恶心、呕吐、腹胀、呃逆、尿潴留等术后不适，评估不适的种类和程度；评估有无术后出血、术后感染、切口裂开、深静脉血栓形成等并发症的发生及危险因素。

4. 辅助检查 了解血、尿常规及生化检查、血气分析等结果的情况，与术前检查结果进行比较，以便更全面掌握病人手术后的基本情况。

（三）心理－社会状况

评估术后病人和家属的心理反应、社会支持情况等，以便采取针对性的护理措施。随着手术后原发疾病和病痛的解除、麻醉失效及手术的完成，病人在一定程度上有暂时的解脱，但又显得非常疲乏和软弱，故需询问术后病人和家属对手术的认识和看法，进一步评估有无引起术后心理变化的原因。

【常见护理诊断/问题】

1. 急性疼痛 与手术创伤、特殊体位、留置引流管等有关。

2. 低效型呼吸型态 与术后卧床、切口疼痛、胸部包扎、使用镇静药等有关。

3. 有体液不足的危险 与术中出血、失液或术后禁食禁饮、呕吐、引流等有关。

4. 营养失调：低于机体需要量 与术后禁食、创伤后机体代谢率增高有关。

5. 活动无耐力 与切口疼痛、乏力、术后虚弱等有关。

6. 舒适的改变 与手术后卧床、留置各类导管和创伤性反应有关。

7. 知识缺乏 与缺乏术后康复、锻炼的相关知识有关。

8. 焦虑与恐惧 与术后不适、预后差及住院费用等有关。

9. 潜在并发症 术后出血、切口感染或裂开、肺部感染、尿路感染、深静脉血栓形成等。

【护理目标】

1. 病人自述疼痛缓解或可耐受。
2. 病人呼吸功能明显改善，无缺氧症状，血氧饱和度在正常范围。
3. 病人体液平衡得到维持，循环功能稳定。
4. 病人营养状况得以改善。
5. 病人活动耐力逐渐增加，并能部分或全部生活自理。
6. 病人术后不适程度减轻或消失，得到较好的休息。
7. 病人能够复述有关术后康复知识。
8. 病人自述焦虑、恐惧减轻或消失。
9. 病人未发生并发症或并发症得到及时发现、处理，术后恢复顺利。

【护理措施】

（一）一般护理

1. 病人的搬运和交接 手术结束返回病房时，做好病人床旁交接工作；应多人配合轻缓地搬运病人，搬动病人时动作轻稳，防止颠簸、震动和过大的体位变动，注意保护头部、切口敷料、各引流管和输液管道；妥善固定各引流管，确保静脉输液和各引流管道引流通畅。

2. 安置病人体位 全身麻醉尚未清醒的病人取平卧位，头偏向一侧，使口腔分泌物或呕吐物易于流出，避免误吸的发生；全身麻醉清醒后根据需要调整卧位。蛛网膜下隙麻醉病人应去枕平卧6～8小时，防止脑脊液外渗而导致头痛。硬脊膜外腔麻醉病人一般取平卧位6小时，随后可根据手术部位安置成需要的卧位。休克病人取中凹卧位，即下肢抬高15°～20°、头部和躯干抬高20°～30°的体位。颅脑手术术后无休克或昏迷的病人可取15°～30°头高足低斜坡卧位。颈、胸手术术后病人可采取高半坐卧位，有利于呼吸和有效引流。腹部手术术后多采取低半坐卧位或斜坡卧位，以减少腹壁张力，便于引流，同时避免形成膈下脓肿。脊柱或臀部手术术后病人可取俯卧或仰卧位。四肢手术术后病人应抬高患肢，以减轻肿胀。

3. 病情观察和记录

（1）生命体征 全身麻醉、大型手术术后或合并心血管疾病的病人，每15~30分钟监测1次脉搏、呼吸、血压、瞳孔和神志等，待病情稳定后改为1~2小时观察和记录1次。中、小型手术病人，术后当日每1~2小时测量1次生命体征，持续监测6~8小时或至生命体征平稳。病情不稳定或特殊手术者，可使用心电监护仪进行连续监测。

（2）液体出入量 中型及以上手术，应观察并详细记录液体出入量。尿量是反映体液容量是否充足的重要指标，病情复杂或危重者应留置导尿管，观察和记录每小时尿量。

（3）其他 根据病情需要及手术情况进行其他监测，如大量输液者监测中心静脉压、颅脑手术后监测颅内压、血管疾病病人手术后监测指（趾）端末梢血液循环状况等。

4. 维持呼吸和循环功能 应保持呼吸道通畅，遵医嘱持续或间歇性给氧。若出现呼吸道梗阻征象，应立即报告医师，并针对原因采取措施；若原因一时不能去除，应配合医师行气管插管或气管切开，实施人工辅助呼吸。由于术中失液、术后禁食等原因，术后病人多需静脉补液。输液的量、成分和速度，取决于手术的大小、器官功能状态和疾病严重程度，必要时遵医嘱输注血浆、浓缩红细胞等。

5. 维持营养平衡

（1）饮食管理

1）非胃肠道手术 根据手术规模、麻醉类型及病人的全身情况确定。若采用局部麻醉，手术范围小，全身反应轻，术后即可进食；若采用椎管内麻醉，无恶心、呕吐者术后3~6小时可根据需要进食；若为全身麻醉，手术范围较大，待完全清醒，恶心、呕吐反应减轻后，方可进食。一般从流质逐步过渡到半流质或普食。

2）胃肠道手术 一般禁食24~48小时，待肠蠕动恢复、肛门排气或胃管拔除后，开始饮水和进少量流质饮食，后酌情改为半流质饮食，再逐渐过渡到普通饮食。术后留置空肠营养管者，可在术后第2日输注肠内营养液。

（2）营养支持 术后禁食或饮食不足期间，遵医嘱由静脉补充水、电解质、维生素等，必要时输注血浆、全血、人血白蛋白等；长期禁饮食或不能进食者，遵医嘱实施肠内营养或肠外营养支持，并做好相关护理。

6. 切口的护理 观察切口有无渗血、渗液，切口及周围皮肤有无发红，观察切口的愈合情况，及时发现切口感染、切口裂开等异常。保持切口敷料清洁干燥，并注意观察术后切口包扎是否限制胸、腹部呼吸运动或指（趾）端血液循环。若发现异常时，应及时通知医师，并配合查明原因，进行对因处理。对烦躁、昏迷病人及不合作患儿，可适当使用约束带以避免敷料脱落。

（1）外科切口的分类 根据外科手术切口微生物污染情况，外科手术切口分为清洁切口、清洁-污染切口、污染切口、感染切口。

1）清洁切口（Ⅰ类切口） 手术未进入感染炎症区，未进入呼吸道、消化道、泌尿生殖道及口咽部位。

2）清洁-污染切口（Ⅱ类切口） 手术进入呼吸道、消化道、泌尿生殖道及口咽部位，但不伴有明显污染。

3）污染切口（Ⅲ类切口） 手术进入急性炎症但未化脓区域；开放性创伤手术；胃肠道、尿路、胆道内容物及体液有大量溢出污染；术中有明显污染（如开胸心脏按压）。

4）感染切口 有失活组织的陈旧创伤手术；已有临床感染或脏器穿孔的手术。

（2）切口的愈合等级

1）甲级愈合）用“甲”字表示，指愈合良好，无不良反应。

2）乙级愈合）用“乙”字表示，指愈合处有炎症反应，如红、肿、硬结、血肿、积液等，但未化脓。

3）丙级愈合 用“丙”字表示，指切口已化脓，需作切开引流等进一步处理。

按上述分类、分级方法记录切口的愈合，如“Ⅰ/甲”（即清洁切口甲级愈合）或“Ⅱ/乙”等。当切口处理不当时，Ⅰ类切口亦可能成为“丙”级愈合；相反，Ⅲ类切口处理恰当，也可能得到甲级愈合。

（3）缝线拆除时间 根据切口部位、局部血液供应情况和病人年龄、营养状况而定。一般头、面、颈部为术后4~5天拆除，下腹部、会阴部为术后6~7天拆除，胸部、上腹部、背部和臀部为术后7~9天拆除，四肢为术后10~12天（近关节处可适当延长）拆除，减张缝线为术后14天拆除。青少年病人拆线时间可以适当缩短；年老、营养不良的病人拆线时间适当延迟；切口较长者先间隔拆线，1~2天后再将剩余缝线拆除。用可吸收缝线行美容缝合者可不拆线。

7. 引流管的护理

（1）导管标记 严格区分各引流管的部位和作用，并作好标记，避免出现操作混乱和失误。

（2）妥善固定 对各引流管要固定妥当，以防牵拉滑入体腔或脱出，造成进一步伤害。

（3）保持引流通畅 经常检查引流管有无受压、折曲或堵塞，必要时挤捏引流管或遵医嘱冲洗引流管，以保持引流通畅。

（4）观察并记录 定时观察引流液的量、性状并及时准确记录，如有异常，立即通知医师。

（5）定期更换引流袋（瓶） 根据引流液的引流情况及治疗需要，及时更换引流袋（瓶），并注意严格无菌操作，防止感染。

（6）熟悉不同引流管的拔管指征　①置于皮下等浅表部位的乳胶片引流一般术后1～2天拔除。②预防性引流渗血的腹腔引流管，若引流液少，可于术后1～2天拔除；作为预防性引流渗液用的引流管，需保留至所预防的并发症可能出现的时间之后拔除，一般为术后5～7天。③胸腔闭式引流管经物理诊断及胸部X线透视证实肺膨胀良好者方可拔除。④胃肠减压管在肠蠕动恢复、肛门排气后拔除。⑤其他引流管视具体情况决定拔除时间。

8. 休息与活动　提供安静的病室环境，护理工作尽可能集中进行，以减少对病人的干扰，使其得到充分休息。在病情许可的情况下，鼓励病人早期进行活动。早期活动可增加肺活量，促进肺复张，减少肺部并发症。改善全身血液循环，促进伤口愈合，预防深静脉血栓形成。促进肠功能恢复，减轻腹胀。减少尿潴留的发生。术后活动应根据病人的耐受程度，逐步增加活动量，以不使病人感到疲倦为原则。早期可进行床上活动，如进行深呼吸和有效咳嗽、四肢屈伸运动、协助进行间歇翻身等。下床活动前，应固定好各种导管，以防脱落。体弱或卧床时间较长者，下床活动时，应有两人协助，以防发生意外。

9. 心理护理　加强巡视，建立相互信任的护患关系，鼓励病人说出自身想法，明确其所处的心理状态，给予适当的解释和安慰；满足其合理需要，提供有关术后康复、疾病方面的知识，帮助病人缓解术后不适；帮助病人建立疾病康复的信心，告知其配合治疗与护理的要点；鼓励病人加强生活自理能力，指导病人正确面对疾病及预后。

（二）术后不适的护理

1. 切口疼痛　麻醉作用消失后，切口可出现疼痛而引起不适，以术后24～48小时内最为严重。术后咳嗽、深呼吸、下床活动等也可引起切口疼痛。术后疼痛剧烈可影响各器官的正常生理功能和病人的休息，因此需要关心病人，评估病人疼痛的时间、部位、性质和规律，并采取相应的护理措施。

（1）疼痛评估　评估和了解疼痛的程度，采用口述疼痛分级评分法、数字疼痛评分法、视觉模拟疼痛评分法等；观察病人疼痛的时间、部位、性质和规律；鼓励病人表达疼痛的感受，解释切口疼痛的规律。

（2）非药物镇痛　指导病人分散注意力、采取放松技术等，减轻对疼痛的敏感性。满足病人对舒适的需要，如协助变换体位、指导病人在咳嗽、翻身时用手按扶切口部位，减少对切口的张力性刺激，有利于减轻疼痛。若病人因疼痛无法完成功能活动，应及时终止并采取镇痛措施，待其疼痛缓解后，视情况继续执行功能活动锻炼计划。

（3）药物镇痛　术后24～48小时内，遵医嘱按照三级镇痛原则给予镇痛药物，如小手术后给予解热镇痛药，必要时给予吗啡类镇痛药，可有效控制切口疼痛。大手术后1～2天内，可持续使用病人自控镇痛泵进行镇痛；病人自控镇痛（patient controlled analgesia，PCA）是指病人感觉疼痛时，通过按压计算机控制的微量泵按钮，向体内注射医师事先设定的药物剂量进行镇痛；给药途径以经静脉、硬膜外最为常用。常用药物为吗啡、芬太尼、曲马朵或合用非甾体抗炎药等。

2. 发热　常见于中等及以上手术后。由于手术创伤的反应，术后病人的体温可能会略升高，变化幅度在0.1～1℃，一般不超过38℃，称为外科手术热或吸收热，一般手术后1～2天可逐渐恢复正常。若术后24小时内的体温过高（>39℃），可能与代谢或内分泌异常、低血压、肺不张和输血反应有关。若术后3～6天仍持续发热，或体温降至正常后再度升高，要警惕合并感染的可能。若发热持续不退，要密切观察是否存在更为严重的并发症，如体腔内术后残余脓肿等。对高热病人应密切评估其体温及伴随症状与切口部位感染征象；配合医生进行血常规、尿常规、X线片、B超、创口分泌物涂片和培养、血培养等检查，以查明原因，在采取物理降温和药物降温措施的同时，进行针对性治疗。

3. 恶心、呕吐　主要原因：①麻醉反应是最常见的原因，待麻醉作用消失后症状常可消失。②开腹手术对胃肠道的刺激可引起幽门痉挛。③药物影响，常见的如环丙沙星类抗生素、单独静脉使用复方氨基酸、脂肪乳剂等。④严重腹胀。⑤水、电解质及酸碱平衡失调等。护理措施：①当病人呕吐时，可将其头偏向一侧，并及时清除呕吐物。②若腹部手术后反复呕吐，有可能是急性胃扩张或肠梗阻，暂停使用镇痛泵。③若持续性呕吐，应查明原因，进行相应处理。④部分病人需给予镇静、止吐药物以减轻症状。

4. 腹胀　主要原因：常由于麻醉药物作用、手术刺激，使肠蠕动抑制、肠管积气过多引起。严重腹胀可使膈肌抬高，影响呼吸功能；下腔静脉受压，影响血液回流；还可增加胃肠吻合口和腹部切口的张力，影响愈合。护理措施：①一般48小时后胃肠蠕动恢复肛门排气，症状可自行缓解。②若手术后数日仍无肛门排气、腹胀明显或伴有肠梗阻症状，应作进一步检查和处理。③鼓励腹胀病人早期下床活动，促进肠功能恢复。④采用持续胃肠减压、放置肛管排气管、高渗溶液低压灌肠等方法缓解症状。⑤非胃肠道手术者，可使用促进肠蠕动的药物，直至肛门排气。⑥非手术治疗无好转，应配合医师查明原因，作好再次手术的准备。

5. 尿潴留　主要原因：①老年病人术后尿潴留较常见，尤其是合并有前列腺增生的老年病人。②蛛网膜下隙麻醉后或全身麻醉后，排尿反射受抑制。③切口疼痛引起后尿道括约肌和膀胱反射性痉挛，尤其是骨盆及会阴部手术后。④手术对膀胱神经的刺激。⑤病人不习惯床上排尿。⑥镇静药物用量过大或低钾血症等。护理措施：①对术后6~8小时尚未排尿或少尿者，应在耻骨上区叩诊检查，明确有无尿潴留。②稳定病人情绪，采用诱导排尿法，如变换体位、下腹部热敷或听流水声等。③遵医嘱采用药物、针灸治疗。上述措施无效时在无菌操作下导尿，一次放尿不超过1000ml，尿潴留时间过长或导尿时尿量超过500ml者，留置导尿管1~2天。

6. 呃逆 主要原因：术后发生呃逆原因可能是神经中枢或膈肌直接受刺激引起。多数病人为暂时性的，少数为顽固性的。护理措施：①术后早期发生者，可压迫眶上缘，抽吸胃内积气、积液，给予镇静或解痉药物等措施。②上腹部手术术后病人若出现顽固性呃逆，要警惕吻合口破裂、十二指肠残端瘘、膈下积液或感染等情况，可行超声检查以明确诊断。

（三）术后并发症的护理

手术后并发症可分为两大类：一类是各种手术都可能发生的共性并发症，如出血、感染、深静脉血栓形成等，在本节重点介绍；另一类是与手术方式相关的特殊并发症，如空腔脏器吻合后的吻合口瘘，将在相应章节介绍。

1. 出血

（1）原因 常发生在手术切口、空腔脏器及体腔内。术中止血不完善、创面渗血未完全控制、原先痉挛的小动脉断端舒张、结扎线脱落、凝血功能障碍等，均是术后出血的常见原因。

（2）护理 ①密切观察病人生命体征、手术切口，若切口敷料被血液渗湿，可怀疑为手术切口出血，须打开敷料检查切口以明确出血状况和原因。②注意观察引流液的性状、量和颜色变化。如胸腔手术后，若胸腔引流血性液体持续超过100ml/h，则表示有内出血。③未放置引流管病人，可通过密切的临床观察，评估是否有低血容量休克早期表现，如烦躁、心率增快（常先于血压下降）、尿量少、中心静脉压低于5cmH_2O等，特别是在输入足够的液体和血液后，休克征象仍未改善或加重，或好转后又恶化，都表示有术后出血。④少量出血时，一般经更换切口敷料、加压包扎或全身使用止血药即可止血；出血量大时，应加快输液，同时可输血或血浆，扩充血容量，并作好再次手术止血的术前准备。⑤腹部手术后腹腔内出血，早期临床表现不明显，只有通过密切的临床观察，必要时行腹腔穿刺，才能明确诊断。

2. 切口感染

（1）原因 可能的原因有创口内遗留无效腔、血肿、异物，使局部组织抵抗力下降；营养不良或贫血、糖尿病、肥胖等。

（2）护理 常发生于术后3~4天，表现为切口疼痛无减轻或疼痛减轻后又加重，局部出现红、肿、压痛或有波动感，伴体温升高、脉率加快、白细胞计数增高等。①感染早期予局部理疗，使用有效抗生素。②化脓切口需拆除部分缝线，充分敞开切口，清理切口后，放置凡士林油纱条（布）引流脓液，定期更换敷料，争取二期愈合。③若需行二期缝合，作好术前准备。④术中严格遵守无菌技术原则，严密止血，防止残留无效腔、血肿或异物等。⑤保持伤口清洁、敷料干燥；⑥加强营养支持，增强病人抗感染能力；遵医嘱合理使用抗生素。⑦术后密切观察手术切口情况。

3. 肺不张和肺炎

（1）原因 年老体弱、胸或腹部大手术、长期吸烟、术前已存在急或慢性呼吸道感染以及术后呼吸运动受限、呼吸道分泌物积聚、排出不畅等均是肺炎、肺不张的危险因素。

（2）护理 ①保持病室适宜温度（18~22℃）、湿度（50%~60%），维持每日液体摄入量在2000~3000ml。②术后卧床期间鼓励病人每小时重复做深呼吸5~10次，协助其翻身、叩背，促进气道内分泌物排出。③教会病人保护切口和进行有效咳嗽、咳痰的方法，即用双手按住季肋部或切口两侧以限制咳嗽时胸部或腹部活动幅度，保护手术切口并减轻因咳嗽震动引起的切口疼痛，在数次短暂的轻微咳嗽后，再深吸气用力咳痰，并做间断深呼吸。协助病人取半卧位，若病情允许，可尽早下床活动。④痰液黏稠者予雾化吸入。⑤遵医嘱应用抗生素及祛痰药物。⑥胸、腹带包扎松紧适宜，避免限制呼吸运动。⑦防止呕吐物或分泌物吸入肺内，全身麻醉病人拔管前应吸净支气管内分泌物。⑧痰液较多者采取体位引流和药物排痰，保持呼吸道通畅。

4. 尿路感染

（1）原因 诱发感染的最基本的原因是尿潴留，长期留置导尿管或反复多次导尿、身体抵抗力差等亦可引起尿路感染。

（2）护理 感染起自膀胱炎，上行感染可引起肾盂肾炎。①术后注意观察和识别泌尿系统感染的征象。②急性膀胱炎常表现为尿频、尿急、尿痛，甚至排尿困难，一般无全身症状，尿液检查有较多红细胞和脓细胞。③术前训练床上排尿。④指导病人术后自主排尿。⑤出现尿潴留及时处理，若残余尿量在500ml以上，留置导尿管，并严格遵守无菌原则。⑥引导病人多饮水，保持尿量在1500ml/d以上。⑦观察尿液并及时送检，根据尿培养及药物敏感试验结果选用有效抗生素控制感染。

5. 深静脉血栓

（1）原因 ①术后腹胀、长时间制动、卧床等引起下腔及髂静脉回流受阻、血流缓慢。②因手术、外伤、反复穿刺置管或输注高渗性液体、刺激性药物等致血管壁和血管内膜损伤。③手术导致组织破坏、癌细胞的分解及体液的大量丢失致血液凝集性增加等。

（2）护理 起初病人常感腓肠肌疼痛和紧束，或腹股沟区出现疼痛和压痛，继而出现下肢凹陷性水肿，沿静脉走行有触痛，可扪及条索变硬的静脉。一旦血栓脱落可引起肺栓塞，导致死亡。①一旦发生，严禁经患肢静脉输液，严禁局部按摩，以防血栓脱落。②抬高患肢、制动，局部50%硫酸镁湿热敷，配合理疗和全身性抗生素治疗。③遵医嘱输入低分子右旋糖酐和复方丹参溶液，以降低血液黏滞度，改善微循环。④血栓形成3天内，遵医嘱使用溶栓药（首选尿激酶）及抗血凝药（肝素、华法林）进行治疗。⑤同时要加强预防，鼓励病人术后早期下床活动；卧床期间进行肢体的主动和被动运动；按摩下肢比目鱼肌和腓肠肌，促进血液循环；术后穿弹力袜以促进下肢静脉回流；对于血液处于高凝状态者，可预防性口服小剂量阿司匹林或复方丹参片。

6. 压力性损伤

（1）原因 术后常见的皮肤并发症。术后病人由于切口疼痛、手术特殊要求需长期卧床，局部皮肤组织长期受压，同时受到汗液、尿液、各种引流液等的刺激以及营养不良、水肿等原因，导致压力性损伤的发生率较高。

（2）护理 ①发生压力性损伤后，应去除致病因素，增强营养。②小水疱未破裂可自行吸收。③大水疱在无菌操作下用注射器抽出疱内液体，再用无菌敷料包扎。④浅度溃疡用透气性好的保湿敷料覆盖。⑤坏死溃疡者，清洁创面、去除坏死组织，保持引流通畅。⑥术后定时翻身，每2小时翻身1次。⑦正确使用石膏、绷带及夹板。⑧保持病人皮肤及床单清洁干燥，使用便盆时协助病人抬高臀部。⑨协助并鼓励病人坚持每日进行主动或被动运动，鼓励早期下床。

7. 消化道并发症

（1）原因 常见急性胃扩张、肠梗阻等并发症。腹腔手术后胃肠道功能的恢复往往需要一定时间。一般肠道功能的恢复在术后12~24小时开始，此时可闻及肠鸣音；术后48~72小时，整个肠道蠕动可恢复正常，肛门排气、排便。

（2）护理 ①胃肠道手术前灌肠、留置胃管。②维持水、电解质和酸碱平衡，及早纠正低钾血症、酸中毒等。③术后禁食、胃肠减压。④取半卧位，按摩腹部；尽早下床活动。

8. 切口裂开

（1）原因 可能原因有营养不良、切口缝合欠佳、切口感染及腹内压突然增高等。多见于腹部及肢体邻近关节部位。常发生于术后1周左右或拆除皮肤缝线后24小时内。病人常在一次突然用力或有切口的关节伸屈幅度较大时，自觉切口剧痛，随即有淡红色液体自切口流出，浸湿敷料。切口裂开可分为全层裂开和深层裂开而皮肤缝线完整的部分裂开。腹部切口全层裂开可有内脏脱出。

（2）护理 ①一旦发生大出血，立即平卧，稳定病人情绪，避免惊慌，告知病人勿咳嗽和进食进饮。②用无菌生理盐水纱布覆盖切口，用腹带轻轻包扎，与医师联系，立即送往手术室重新缝合，术后应采取加强营养、补充维生素C、纠正贫血和低蛋白血症、抗感染治疗、消除腹内压增高因素等措施，以防再次裂开。③凡肠管脱出者，切勿将其直接回纳腹腔，以免引起腹腔感染。预防措施包括：①对年老体弱、营养状况差、估计切口愈合不良的病人，术前加强营养支持。②对估计发生此并发症可能性大的病人，在逐层缝合腹壁切口的基础上，加用全层腹壁减张缝线，术后用腹带适当加压包扎切口，减轻局部张力，延迟拆线时间。③及时处理和消除慢性腹内压增高的因素；手术切口位于肢体关节部位者，拆线后避免大幅度动作。

（四）健康教育

1. 康复锻炼 告知病人康复锻炼的知识，指导术后康复锻炼的具体方法。

2. 休息与活动 术后恢复期病人，应合理摄入均衡饮食，注意休息，保证充足的睡眠，适当活动，劳逸结合。活动量与活动强度循序渐进、逐渐增加，一般出院后2~4周仅从事一般工作和活动，活动期间如出现不适症状，及时就医。

3. 用药指导 术后如需继续药物治疗者，应遵医嘱按时、按量服用，注意观察药物的疗效及不良反应，必要时定期复查肝、肾功能。

4. 切口处理 拆线后切口部位可用无菌纱布覆盖1~2天，以保护局部皮肤。若带伤口出院者，应告知病人定期到门诊换药，并向病人及家属交代清楚换药的时间及次数。

5. 定期复诊 一般手术后3个月内需到门诊复诊，以评估和了解康复过程及切口愈合情况。复诊时告知病人恢复期可能出现的症状，有异常立即返院检查。

【护理评价】

1. 病人疼痛是否逐渐缓解或消失。

2. 病人呼吸频率、节律、幅度是否正常，血氧饱和度是否维持在正常范围。

3. 病人水、电解质和酸碱平衡是否得以维持，循环系统功能是否稳定。

4. 病人营养状况有无改善，体重有无明显下降。

5. 病人活动耐力是否逐渐增加，能否部分或全部生活自理。

6. 病人术后不适程度有无减轻或消失。

7. 病人能否复述有关术后康复知识，能否配合治疗和护理。

8. 病人情绪是否稳定。

9. 病人有无发生术后并发症，并发症是否得到有效预防或及时发现和治疗。

（张　婷）

目标检测

答案解析

一、简答题

1. 简述外科手术术前的一般准备内容。

2. 简述外科手术术后的护理措施。

二、病例分析题

1. 张女士，36 岁，教师。因甲状腺功能亢进症入院，入院后，完善术前准备，现拟行全麻下甲状腺全切术。

请思考：

（1）该病人术前手术区皮肤准备的范围包括哪些？

（2）该病人术日晨的护理措施有哪些？

2. 朱先生，66 岁，退休工人。因转移性右下腹痛 9 小时，伴恶心、呕吐，来院就诊。入院完善相关检查，确诊急性阑尾炎，予以急诊手术。术后 5 小时，病人主诉腹胀，无肛门排气，排尿 3 次，每次尿量 30 ~ 50ml；检查耻骨上区膨隆，叩诊浊音。

请思考：

（1）目前病人最主要的护理问题是什么？

（2）如何帮助病人解决该护理问题？

书网融合……

本章小结

题库

第八章　外科感染病人的护理

PPT

学习目标

知识目标：

1. 掌握　外科感染的特点、分类、治疗原则及护理；全身性外科感染的治疗原则及护理；破伤风的临床表现、治疗原则及护理。

2. 熟悉　外科感染、全身性外科感染的病因及临床表现；浅部组织细菌性感染、手部急性化脓性感染的病因及治疗原则；破伤风的发病原因及预防。

3. 了解　外科感染的病理生理；气性坏疽病人的临床表现及护理。

技能目标：

学会应用护理程序为外科感染病人提供整体护理。

素质目标：

具备良好的人文关怀及共情能力，尊重、关爱病人。

感染一直是危害人类健康的重要因素之一，随着超级耐药菌的出现，对预防与控制感染构成了新的挑战。外科感染是外科领域中常见的病症，涉及全身各个部位和组织器官。本章主要介绍外科感染概述、浅部组织细菌性感染、手部化脓性感染、全身性外科感染、特异性感染的临床表现、处理原则及护理措施。

案例引导

案例　陈先生，42岁，以“口唇部肿胀、胸闷、气促、呼吸困难3小时”为主诉入院。病人1天前挤压嘴唇下方痘痘后出现化脓、低热，未特殊处理，入院前3小时上述症状加重。查体：体温38.9℃，脉搏120次/分，呼吸24次/分，血压85/50mmHg，SpO_2 80%。

讨论：

1. 该病人目前主要的护理问题有哪些？

2. 如何针对该病人的护理问题采取相应的护理措施？

第一节　概　述

感染（infection）是指病原微生物侵入机体，并在体内生长繁殖所导致的局部或全身性炎症反应。外科感染（surgical infection）是指需要外科治疗的感染，包括创伤、烧伤、手术及器械检查后等并发的感染。

外科感染的特点：①感染常与创伤、手术、侵袭性操作有关。②常为多种细菌的混合感染。③多数有明显的局部症状和体征。④感染常集中在局部，随病情发展会导致化脓、坏死，常需手术或换药处理。

【病因】

1. 致病菌侵入机体

（1）致病菌产生黏附因子　细菌、真菌、原虫等致病菌产生黏附因子，黏附于人体的细胞，很多致病菌具有荚膜或微荚膜，能抗拒吞噬细胞的吞噬或杀菌作用而在组织内生长繁殖，损伤组织细胞。

（2）致病菌释放大量毒素　致病菌能释放多种胞外酶、外毒素、内毒素等破坏正常组织。如胞外酶的蛋白酶类、磷脂酶及胶原酶等可侵蚀组织细胞，玻璃酸酶能分解组织而促进感染扩散。外毒素具有很强的毒性，内毒素可激活补体、凝血系统、释放细胞因子，导致炎症反应、代谢改变、组织器官损伤等全身反应。

（3）致病菌数量剧增　侵入人体组织的致病菌数量越多，感染越严重。常见的化脓性感染致病菌有如下几种。①葡萄球菌：革兰阳性球菌，能产生溶血素、杀白细胞素、血浆凝固酶，引起局限性组织坏死化脓，可有转移性脓肿；脓液稠厚、黄色、无臭。②链球菌：革兰阳性球菌，产生溶血素、玻璃酸酶、链激酶，易引起蜂窝织炎、丹毒；脓液较稀薄、淡红色、量较多。③大肠埃希菌：革兰阴性杆菌，是肠道、胆道、泌尿系感染的最常见细菌；脓液稠厚、有粪臭味。④铜绿假单胞菌：革兰阴性杆菌，常引起烧伤创面感染或继发性感染；脓液淡绿色、有特殊的甜腥味。⑤变形杆菌：革兰阴性杆菌，常引起尿路感染和急性腹膜炎。脓液有特殊的恶臭味。

2. 人体的防御能力下降

（1）局部因素　皮肤或黏膜缺损，如开放性损伤、烧伤、胃肠穿孔、手术、穿刺等可破坏局部防御屏障，使病原菌易于入侵；血管和体腔内的留置导管如静脉置管后处理不当，可为病菌入侵开放路径；管腔阻塞、局部组织血供障碍或水肿、积液，降低组织防御和修复能力而导致感染。

（2）全身因素　严重创伤、休克、慢性消耗性疾病、低蛋白血症、AIDS、长期使用激素、放疗、化疗等导致人体的防御能力下降。

【分类】

1. 按致病菌种类和病变性质分类

（1）非特异性感染（nonspecific infection）　又称化脓性感染或一般性感染，为外科最常见的感染，表现为红、肿、热、痛、功能障碍。常见的致病菌有葡萄球菌、链球菌、大肠埃希菌、铜绿假单胞菌、鲍曼不动杆菌等。

（2）特异性感染（specific infection）　由特异性细菌引起的感染，如结核分枝杆菌、破伤风梭菌、产气荚膜梭菌等。其临床表现、病程、治疗都不同于非特异性感染。

2. 按病程分类

（1）急性感染（acute infection）　发病急骤，以急性炎症为主，病程在3周以内。

（2）慢性感染（chronic infection）　起病较缓慢，病程在2个月或以上。

（3）亚急性感染（subacute infection）　介于急性和慢性之间，由急性感染迁延而来；原因与致病菌毒力弱但有耐药性，或宿主抵抗力差有关。

3. 其他分类

（1）按病原菌来源　分为外源性感染（exogenous infection）和内源性感染（endogenous infection）。外源性感染指在外环境中（包括动物或禽类等）存在的致病性病原体，通过某种途径侵入人体而引起的感染，包括从其他病人、病人陪伴人员、医务人员、医院环境等处获得的感染。内源性感染又称“自身性感染”，病人自身皮肤或腔道等处定植的条件致病菌，或从外界获得的定植菌由于数量或定植部位改变而引起的感染。

（2）按病原菌入侵时间　分为原发感染（primary infection）和继发感染（secondary infection）。原发感染是指在损伤时微生物立即侵入伤口引起的感染。继发感染指在伤口愈合过程中引起的感染。

（3）按感染发生的条件　可分为机会性感染（opportunistic infection）、混合感染（mixed infection）、医院内感染（nosocomial infection）等。机会性感染是指一些致病力较弱的病原体，在人体免疫功能正常时不能致病，当人体免疫功能降低时（如免疫功能受损、药物介导或病原体易位等）而引起的宿主感染。混合感染指两种或两种以上不同病原体感染同一个体的现象，可分为同时感染和重叠感染。

【病理生理】

1. 炎症反应　致病菌侵入组织并大量繁殖，产生多种酶、毒素，释放激肽和血管活性物质等引起血管扩张和通透性增加，吞噬细胞进入感染部位发挥吞噬作用。渗出液中的抗体与细菌表面抗原结合，激活补体，参与炎症反应，局部出现红、肿、热、痛。当病原菌数量剧增，大量毒素进入血液循环，引进全身炎症反应。

2. 感染后转归　机体感染后的转归与感染部位、细菌数量和毒力、机体防御能力、治疗效果等因素有关。

（1）炎症局限或消退　当机体防御能力较强、治疗及时、有效时，炎症消退、局限或形成局部脓肿。脓肿较小可被机体自行吸收，较大的脓肿破溃或经手术引流脓液后肉芽组织逐渐生长，形成瘢痕而愈合。

（2）局部化脓或扩散　当致病菌数量多、毒性大或机体防御能力低下时，组织细胞崩解产物和渗液可形成脓性物质，出现在创面或积聚于组织中。感染也可迅速扩散至周围组织或进入淋巴系统、血液循环，引起菌血症或脓毒血症等，严重者可危及生命。

（3）转为慢性炎症　致病菌大部分被消灭，但尚存少量细菌。当机体防御能力与病菌毒力相持情况下，感染病灶被局限，形成溃疡、硬结、窦道、瘘管，局部中性粒细胞浸润减少而成纤维细胞和纤维细胞增加，形成慢性炎症。一旦机体防御能力降低，致病菌可再次繁殖，慢性感染可演变成急性感染。

【临床表现】

1. 局部表现　急性炎症典型表现为红、肿、热、痛、功能障碍。这些症状因病程早晚、病变范围和位置深浅而异。慢性感染可出现局部肿胀或硬结，但疼痛多不明显。

2. 全身表现　轻者无全身症状。较重者可有发热、头痛、全身不适等表现。病程较长时，可出现营养不良、贫血、水肿等，甚至发生感染性休克。

3. 器官-系统功能障碍　感染侵及某一器官时，该器官或系统可出现相应表现，严重者可能发生功能异常。如泌尿系统感染时有尿频、尿急、尿痛等症状。

4. 特殊表现　特异性感染者可出现特殊的临床表现，如破伤风有肌强直性痉挛、气性坏疽有皮下捻发音等特殊感染表现。

【辅助检查】

1. 实验室检查　血常规示白细胞计数异常，若白细胞

计数大于 12×10^9/L，提示感染。白细胞计数低于 4×10^9/L 或发现未成熟白细胞，提示感染严重。

2. 影像学检查 B超、X线、CT、MRI检查可发现相应病变。

3. 病原体鉴定 脓液或渗出液涂片、细菌培养和药物敏感试验等，可明确致病菌。

知识链接

血管内导管相关血流感染的诊断标准

血管内导管相关血流感染诊断分为确诊、极似诊断和拟诊。①确诊：留置血管导管期间及拔除血管导管后48小时内发生的原发性、且与其他部位感染无关的感染，除局部表现外还会出现发热（>38℃）、寒战或低血压等全身感染表现。微生物学检查结果显示外周静脉血培养细菌或真菌阳性，且从导管尖端和外周血培养出相同种类、相同药敏结果的致病菌。②极似诊断：临床判断导管极有可能为感染来源，并符合以下表现：具有发热（>38℃）、寒战或低血压等全身表现，且导管培养阳性，但血培养阴性，除导管外无其他感染来源，并在拔除导管48小时内未使用新的抗微生物药物时，症状改善。③拟诊：临床不能排除导管为感染来源，符合以下表现：具有导管相关感染表现，拔除导管和针对性抗微生物药物治疗后症状消退；或血流感染病人，至少有一份血培养阳性结果为皮肤共生菌，但导管培养阴性，且缺少其他部位引起血流感染证据。

【治疗原则】

去除感染病灶、畅通引流是外科治疗的基本原则；根据病人具体情况，科学合理使用抗生素。

1. 局部治疗

（1）一般治疗　患部制动、抬高患肢，有利于静脉、淋巴的回流，促进舒适。

（2）局部用药　可促进局部血液循环，加速肿胀消退和感染局限化。浅表的急性感染在未形成脓肿阶段可选用鱼石脂软膏、莫匹罗星软膏外敷于硬肿部位，注意勿涂到破溃处。组织肿胀明显者，可用50%硫酸镁湿敷。

（3）物理疗法　微波、红外线治疗仪局部照射可改善血液循环，促进炎症吸收、消退或局限。

（4）手术治疗　脓肿切开引流和感染坏死组织清除。

2. 全身治疗 主要用于全身症状较重，特别是全身性感染的病人，包括支持治疗和抗生素应用等。

（1）支持治疗　充分休息、营养支持，保持水、电解质、酸碱平衡。

（2）应用抗生素　小范围或较轻的局部感染，可不用或仅口服抗生素；对于范围大、全身表现明显的病人才需全身用药，原则上应根据细菌培养结果和药物敏感试验有针对性使用抗生素。

（3）对症治疗　疼痛病人给予非药物干预方式转移注意力，必要时给予镇痛药物；高热病人给予物理降温或化学降温；遵医嘱应用抗生素，改善微循环，防治感染性休克。

第二节　浅部组织细菌性感染

一、疖与痈

疖（furuncle）是单个毛囊及其所属皮脂腺的急性化脓性感染，好发于毛囊及皮脂腺丰富的部位，如头、面、颈项、背部、腋窝、腹股沟及会阴等。若身体的不同部位同时发生疖，或在一段时间内反复发生疖，称之为疖病。痈（carbuncle）是指相邻的多个毛囊及其所属皮脂腺或汗腺的急性化脓性感染，也可由多个疖融合而成。好发于颈部、背部等皮肤厚韧的部位。常见于糖尿病等免疫力低下的人群。

【病因病理】

发病与皮肤不洁、局部擦伤或摩擦、环境温度较高及机体抵抗力降低有关。主要致病菌为金黄色葡萄球菌。正常皮肤的毛囊和皮脂腺常有细菌寄居，但只有在全身或局部抵抗力降低时，细菌乘虚入侵，引起感染。感染常从毛囊底部开始，沿阻力较小的皮下组织蔓延，再沿深筋膜向四周扩散，并向上侵及毛囊群而形成具有多个"脓头"的痈。

【临床表现】

1. 疖 初起时，局部皮肤出现红、肿、痛的小硬结，继而增大呈锥形隆起。化脓后，结节中央组织坏死、软化，红、肿、痛范围扩大，中心处出现黄白色小脓栓，触之有波动感；脓栓脱落、破溃流脓后，炎症逐渐消退而愈合。面部，尤其鼻、上唇及其周围的"危险三角区"的疖受到挤压时，感染可沿内眦静脉、眼静脉向颅内扩散，引起化脓性海绵状静脉窦炎可危及生命。

2. 痈 局部初起表现为皮肤小片暗红硬肿，可见数个脓点，继之红、肿扩大，周围出现浸润性水肿，引起区域淋巴结肿大，局部疼痛加剧，全身症状加重；脓点增大增多，界限不清，中央有多个脓栓，破溃后有大量脓液排出，中心处坏死塌陷形成"火山口"样或"蜂窝状"改变。唇痈十分危险，容易引起颅内化脓性海绵状静脉窦炎。

【治疗原则】

1. 局部治疗　早期未破溃的炎性结节可用热敷、红外线照射等理疗措施，亦可外敷抗生素软膏等。脓肿有波动感时应切开引流。痈早期可用50%硫酸镁或75%乙醇湿敷；已有溃破者需及时切开引流，可采用“+”或“++”形切口（图8-1）。

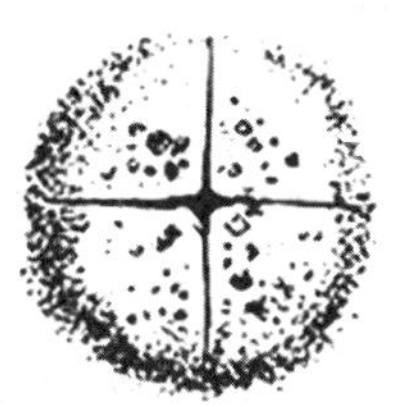
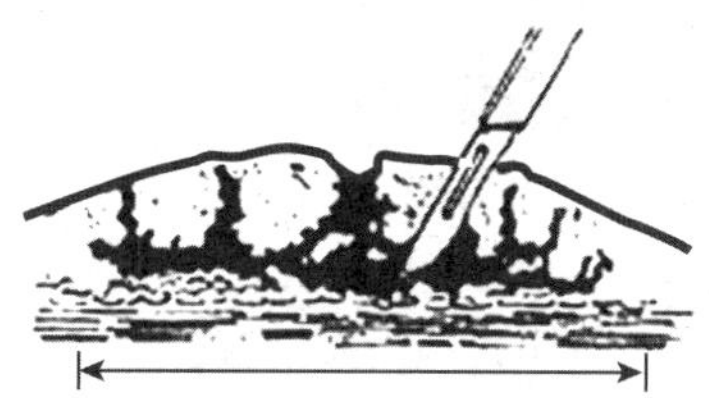

图8-1　痈手术切开引流

2. 全身治疗　全身症状明显者，嘱病人注意休息、加强营养，遵医嘱给予抗生素治疗。

【护理措施】

1. 控制感染　观察脓液、分泌物的颜色、性状、量，留置引流管者保持引流通畅，换药时注意无菌操作。监测体温、脉搏、呼吸、意识、尿量等，早期发现感染性休克征象。

2. 缓解疼痛　适当抬高患肢，患部制动，促进静脉、淋巴回流，减轻局部肿胀和疼痛。疼痛剧烈者，按医嘱给予镇痛药。

3. 支持治疗　保证病人充足的休息与睡眠；加强营养，给予高蛋白、高热量、高维生素易消化食物，必要时肠内、外营养支持。

4. 健康教育　告知病人疾病的病因、常见临床表现。遵医嘱用药，加强营养，注意休息。做好个人日常卫生，保持皮肤清洁。特别注意危险三角区的疖、痈不能挤压，避免感染扩散。

二、急性蜂窝织炎

急性蜂窝织炎（acute cellulitis）指发生在皮下、筋膜下、肌间隙或深部疏松结缔组织的急性感染。

【病因病理】

多由皮肤、黏膜损伤或皮下疏松结缔组织受细菌感染而引起。致病菌主要是溶血性链球菌，其次为金黄色葡萄球菌。由于致病菌释放毒性较强的溶血素、玻璃酸酶、链激酶等，加之受侵袭组织较疏松，感染扩散迅速，与正常组织无明显界限，常累及附近淋巴结。

【临床表现】

1. 一般性皮下蜂窝织炎　常继发于皮肤损伤后，表现为患处疼痛，病变加重时皮肤颜色加深，形成水疱或破溃，可伴有明显全身症状。

2. 产气性皮下蜂窝织炎　致病菌以厌氧菌为主，病变仅局限于皮下结缔组织，典型表现为进行性的皮肤、皮下组织及深筋膜坏死，脓液恶臭，局部有捻发感。

3. 新生儿皮下坏疽　多发生于臀部、背部等易受压处，局部发红，严重时皮肤与皮下组织分离，皮肤坏死呈灰褐色或黑色，全身情况差，出现发热、哭闹不安、意识障碍等。

4. 颌下急性蜂窝织炎　小儿多见，感染起源于口腔或面部。口腔起病者，因炎症可迅速波及咽喉，引起喉头水肿和气管受压，导致呼吸困难，甚至窒息。

【治疗原则】

1. 局部治疗　炎症早期，可用50%硫酸镁溶液湿敷，如形成脓肿者，应尽早实施切开减压、引流并清除坏死组织；尤其是颈部脓肿，以防喉头水肿，压迫气管；产气性皮下蜂窝织炎，伤口用3%过氧化氢溶液冲洗或湿敷。

2. 全身治疗　一般先用青霉素或头孢类抗生素，疑有厌氧菌感染时加用甲硝唑。根据临床治疗效果或细菌培养与药敏报告调整用药。

【护理措施】

对颈部或面部的蜂窝织炎，应注意观察病人有无呼吸困难、发绀甚至窒息等症状，一旦发现异常，应立即通知医师，并做好气管插管等急救准备。

其他护理措施参见疖、痈的护理。

三、急性淋巴管炎和淋巴结炎

急性淋巴管炎（acute lymphangitis）指致病菌经破损的皮肤、黏膜或其他感染灶侵入淋巴管，引起淋巴管及其周围组织的急性炎症。急性淋巴管炎波及所属淋巴结时，即为急性淋巴结炎（acute lymphadenitis）。

【病因病理】

主要致病菌为乙型溶血性链球菌、金黄色葡萄球菌，可来源于口咽部炎症、足癣、皮肤损伤以及皮肤、皮下化脓性感染灶。淋巴管炎可引起管内淋巴回流障碍，并使感染向周围组织扩散。淋巴结炎为急性化脓性感染，病情加重可向周围组织扩散，其毒性代谢产物可引起全身性炎症反应。若大量的组织细胞崩解液化，则可集聚成脓肿。

【临床表现】

1. 急性淋巴管炎　分为网状淋巴管炎和管状淋巴管炎。

（1）网状淋巴管炎　又称丹毒（erysipelas），好发于下肢与面部。皮肤表现为鲜红色片状红疹，略隆起，中央较淡，边界清楚。局部有烧灼样疼痛，红、肿区可有水泡，周围淋巴结常肿大、触痛，感染加重可导致全身脓毒症。若丹毒反复发作可引起淋巴水肿，肢体肿胀，甚至发展为成“象皮肿”。

（2）管状淋巴管炎　分为浅、深两种。皮下浅层急性淋巴管炎表现为沿淋巴管走行有红线征，质硬，有压痛。皮下深层淋巴管炎则无表面红线，但患肢肿胀，有条形触痛区，同时伴有头痛、发热、乏力等全身症状。

2. 急性淋巴结炎　早期淋巴结肿大、触痛，与周围组织分界清楚，多能自愈。晚期多个淋巴结融合成块，疼痛加重，表面皮肤发红、发热并伴有全身症状。淋巴结炎可发展成脓肿，脓肿形成时有波动感，少数可破溃流脓。

【治疗原则】

主要是对原发灶的处理，积极治疗原发感染。应用抗生素、休息并抬高患肢。局部可用呋喃西林湿热敷；可在红线及条形触痛处针刺后给予50%硫酸镁湿敷；形成脓肿时则需切开引流。

【护理措施】

注意保持皮肤清洁，积极预防和治疗各种感染。

其他护理措施参照本章疖与痈的护理措施。

第三节　手部急性化脓性感染

手部急性化脓性细菌感染主要包括甲沟炎、脓性指头炎、手掌侧化脓性腱鞘炎、滑囊炎、掌深间隙感染等。多由外伤引起，如针刺、剪指甲过深、逆剥等，感染可向深部蔓延，引流困难。

一、甲沟炎和脓性指头炎

指甲根部与皮肤连接紧密，皮肤沿指甲两侧向远端伸延，形成甲沟。甲沟炎（paronychia）是指甲沟或其周围组织的感染。脓性指头炎（felon）是手指末节手指掌面皮下组织的化脓性感染。

【病因】

甲沟炎和指头炎主要致病菌为金黄色葡萄球菌。甲沟炎多因手指刺伤、剪指甲过深和逆剥皮刺等引起。脓性指头炎可由甲沟炎扩展、蔓延所致，也可发生于指尖或手指末节皮肤受伤后。

【临床表现】

1. 甲沟炎　常首先发生在一侧甲沟皮下，出现红、肿、局部发热、疼痛。继续发展则疼痛加剧，红、肿区内有波动感，出现白色脓点，但不易破溃出脓。炎症可蔓延至甲根或扩展到另一侧甲沟，因指甲阻碍排脓而形成甲下脓肿，感染可向深层蔓延而形成脓性指头炎。加重时常有剧烈疼痛和发热等全身症状。

2. 脓性指头炎　表现为手指末节轻度肿、红、刺痛、跳痛，继而肿胀加重，出现剧烈疼痛，肢体下垂时尤为明显。感染进一步加重，局部组织缺血坏死，神经末梢因受压和营养障碍而麻痹，指头疼痛反而减轻，皮色由红变白。若治疗不及时，可引起指骨缺血性坏死，形成慢性骨髓炎，伤口经久不愈。

【治疗原则】

1. 局部治疗　甲沟炎早期未形成脓肿者，局部热敷、理疗、外敷鱼石脂软膏等，应用磺胺类等抗生素。已有脓液时，在甲沟处纵向切开引流（图8－2），若甲下积脓，应拔除指甲或剪去覆盖于脓腔上的指甲。拔甲时，应避免损伤甲床引起新生指甲畸形。脓性指头炎患指外敷金黄散、鱼石脂软膏等，一旦出现明显肿胀和跳痛，应及时切开减压和引流，以免发生指骨坏死和骨髓炎（图8－3）。

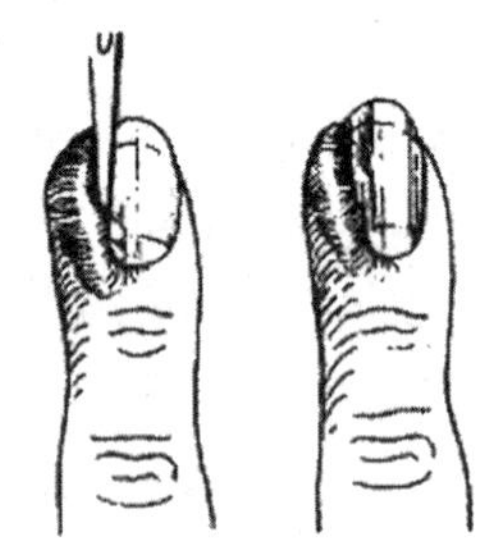

图8－2　甲沟炎与切开引流

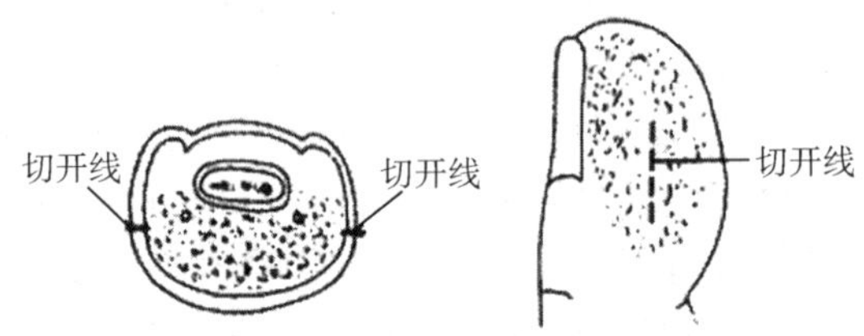

图8－3　脓性指头炎及切开线

2. 全身治疗　感染加重或伴有全身症状者，遵医嘱应用抗生素，给予对症支持治疗。

【护理措施】

1. 病情观察　严密监测体温变化，必要时给予物理或化学降温。观察局部疼痛、肿胀与末梢循环情况；观察伤口渗出物与引流物的颜色、性状与量；有无感染扩散征象。

2. 缓解疼痛　脓性指头炎早期患手与前臂保持平置位，避免下垂加重疼痛。采用转移注意力等非药物方式减轻疼痛，必要时遵医嘱给予止痛剂。

3. 健康教育　生活中注意保护手部，避免损伤；如有损伤，及时采取清创、消毒、包扎等措施，以预防与控制感染。

二、急性化脓性腱鞘炎和化脓性滑囊炎

由于手部解剖结构的特殊性，拇指和小指的腱鞘炎可蔓延至相通的桡侧、尺侧滑囊。两侧滑囊感染可互相传播。示指、中指与无名指的腱鞘与滑囊互不相通，故感染常局限在各自腱鞘内，但可扩散到掌深间隙（图8－4）。

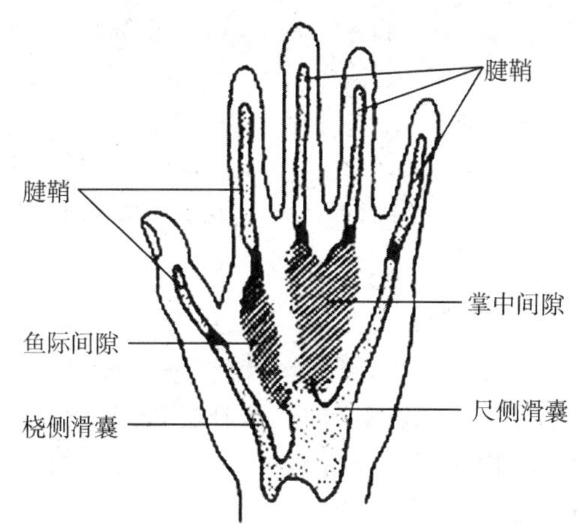

图8－4 手掌侧的腱鞘、滑囊和深间隙

【病因】

多因深部刺伤感染或附近组织感染蔓延而发生，致病菌多为金黄色葡萄球菌。

【临床表现】

1. 局部表现

（1）化脓性腱鞘炎 患指疼痛、肿胀，以中、近节为主，指关节仅能轻微弯曲，伸曲指运动或触及肌腱处均可加剧疼痛。病情发展迅速，若治疗不及时，感染可向掌侧深部蔓延，导致肌腱坏死而丧失手指功能。

（2）化脓性滑囊炎 桡侧化脓性滑囊炎多继发于拇指腱鞘炎，表现为拇指肿胀、不能外展和伸直，拇指中节及大鱼际触痛。尺侧化脓性滑囊炎多继发于小指腱鞘炎，表现为小指肿胀不能伸，环指呈半屈状，小鱼际肿胀、压痛。

2. 全身症状 病情发展迅速，24小时后症状明显，病人有发热、寒战、脉率快等全身症状。

【治疗原则】

1. 局部治疗 初期可用红外线、超短波理疗，如经治疗仍无好转且局部肿痛明显时，需行切开引流减压。切口应当避开手指、掌侧横纹，可选在中、近两指节侧面，纵向打开整个腱鞘，不能在手指掌面正中作切口（图8－5①②），以免发生后期肌腱粘连或皮肤瘢痕挛缩，从而影响患指伸直。

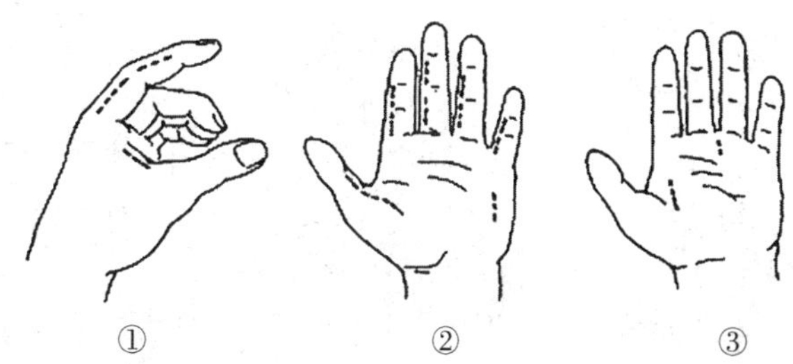

图8－5 手指屈肌腱鞘炎、滑囊炎、掌深间隙感染的手术切口
①食指掌侧腱鞘炎与鱼际间隙感染的切开线；②手指腱鞘炎与桡、尺侧滑囊炎的切开线；③掌中间歇感染的切开线

2. 全身治疗 出现全身性感染征象时，遵医嘱使用抗生素预防与控制感染。

【护理措施】

1. 缓解疼痛 休息、平置或抬高患侧前臂和患手以减轻疼痛。

2. 病情观察 切开引流者，注意保持引流通畅，密切观察引流液颜色、性状、量。

3. 功能锻炼 术后患肢抬高并固定功能位，指导病人通过按摩、理疗、手功能锻炼等措施，预防后期肌腱粘连或皮肤瘢痕挛缩。

三、掌深间隙急性细菌性感染

掌深间隙是指位于屈指肌腱和滑囊深面的疏松组织间隙，其感染包括鱼际间隙感染和掌中间隙感染。

【病因】

由腱鞘炎感染蔓延或直接刺伤而引发。示指腱鞘炎可蔓延至鱼际间隙，中指与无名指腱鞘感染则可蔓延至掌中间隙。

【临床表现】

1. 局部表现

（1）掌中间隙感染 掌心凹陷消失，呈肿胀、隆起状。皮肤紧张、发白，压痛明显；手背和指蹼明显水肿；中指、无名指和小指呈半屈状。

（2）鱼际间隙感染 掌心凹陷存在，鱼际和“虎口”处肿胀并有压痛；示指半屈，拇指外展略屈，活动时疼痛加剧。

2. 全身表现 随着病情进展，病人有寒战、发热、脉搏快等全身不适症状，可继发肘内或腋窝淋巴结肿痛。

【治疗原则】

早期局部热敷、理疗、外敷鱼石脂软膏等患指手与前臂保持平置位。感染严重者，应尽早切开引流（图8－5③），并积极应用有效抗生素。

【护理措施】

1. 病情观察 观察患手的局部肿胀、疼痛和肤色有无改变，对正处于炎症进展期、疼痛反而减轻者，应警惕腱鞘组织坏死或感染扩散的发生。对经久不愈的创面，应采集脓液作细菌培养，并判断是否发生骨髓炎。

2. 功能锻炼 待手部感染愈合后，指导病人进行按摩、理疗和手功能的锻炼，以防止肌肉萎缩、肌腱粘连、关节僵硬等手功能的失用性改变，促进手功能尽早恢复。

第四节 全身性外科感染

全身性外科感染（systemic infection）是指由病原菌及其毒素所介导的多种炎症介质对机体造成损害的一种病症。常见的全身性外科感染有脓毒症（sepsis）和菌血症（bacteremia）。脓毒症是指各种感染因子（细菌、真菌、病毒、寄生虫等）引起的全身炎症反应综合征。菌血症是指血流中出现细菌或真菌。

【病因】

导致全身性外科感染的原因是致病菌数量多、毒力强和（或）机体抗感染能力低下。它常继发于严重创伤后的感染和各种化脓性感染，如大面积烧伤感染、开放性骨折感染、急性弥漫性腹膜炎、急性梗阻性化脓性胆管炎等；但还有一些潜在的感染途径值得注意，如静脉导管感染、肠源性感染以及原有抗感染能力降低的病人等。

全身外科感染常见致病菌包括：①革兰阴性杆菌，常见为大肠埃希菌、鲍曼不动杆菌、铜绿假单胞菌、变形杆菌，其次为克雷伯菌、肠杆菌等。②革兰阳性球菌，常见为金黄色葡萄球菌、表皮葡萄球菌和肠球菌等。③无芽孢厌氧菌，常见为拟杆菌、梭状杆菌、厌氧葡萄球菌和厌氧链球菌等。④真菌，常见白色念珠菌、曲霉菌、毛霉菌、新型隐球菌等。

【病理生理】

全身性感染对机体的损害不仅是病原菌，而且还因其内毒素、外毒素等毒性产物及其介导的多种炎症递质所致。感染过程中，细菌繁殖并裂解、游离、释放毒素。毒素除自身具有的毒性外，还能刺激机体产生多种炎症介质，包括肿瘤坏死因子、白介素-1、白介素-6、氧自由基、氧化亚氮等；这些介质适量时可起到防御作用，过量时则可引起组织损害。若感染未得到及时控制，炎症介质的产生失控并互相介导、发生连锁反应而致全身炎症反应综合征（systemic inflammatory response syndrome，SIRS），以致出现脏器损伤和功能障碍，严重时可出现感染性休克和多脏器功能障碍综合征。革兰阴性杆菌产生的内毒素及其介导的多种炎性介质可引起毛细血管扩张、通透性增加和微循环瘀滞而致有效循环血容量减少，故所致的脓毒症常较严重，可出现“三低”现象（低血压、低体温、低白细胞），早期即可发生感染性休克。

【临床表现】

脓毒症主要表现为：①骤起寒战，继以高热，可达40~41℃，或低温，起病急，病情重，发展迅速。②头痛、头晕、恶心、呕吐、腹胀，面色苍白或潮红，出冷汗，神志淡漠或烦躁、谵妄，甚至昏迷。③心率加快，脉搏细速，呼吸急促或困难。④肝脾可肿大，严重者出现黄疸或皮下出血。如病情发展，感染未能控制，可出现感染性休克及多器官功能衰竭。具体可因感染致病菌种的不同而存在某些差异。

【辅助检查】

1. 实验室检查 ①血常规：白细胞计数增高，一般常可达（20~30）$\times 10^9$/L 以上，或计数降低，白细胞核左移、幼稚型增多，出现毒性颗粒。②血生化：可有不同程度的酸中毒、氮质血症、溶血、代谢失衡和肝肾功能受损等情况。③尿常规：尿中出现蛋白、血细胞、酮体等。可有代谢失衡和肝肾功能受损征象。④血培养呈阳性。

2. 影像学检查 X线、B超、CT检查等，有助于转移性脓肿的诊断，也有助于对原发感染灶的情况作出判断。

【治疗原则】

全身性感染应用综合性治疗，主要包括处理原发感染灶、杀灭致病菌和全身支持治疗。

1. 原发感染灶的处理 对于已明确感染的原发病灶，应及时清除坏死组织并引流、消灭无效腔，同时还要尽早解除相关病因，如血流障碍、梗阻等。如暂时找不到原发感染灶，应进行全面检查，特别应注意某些潜在的感染源和感染途径，并予以解决，如静脉导管感染、肠源性感染等。

2. 抗生素的应用 根据病原菌种类和药物敏感试验结果选用抗生素。危重病人未获知病原菌及药敏

3. 对症支持治疗 如控制高热、纠正电解质紊乱和维持酸碱平衡、补充血容量、纠正低蛋白血症等。

【常见护理诊断/问题】

1. 体温过高 与致病菌毒素吸收有关。

2. 营养失调：低于机体需要量 与机体分解代谢升高有关。

3. 焦虑、恐惧 与病情突然变化或逐渐加重有关。

4. 潜在并发症 感染性休克、水电解质代谢紊乱、多器官功能障碍综合征等。

【护理措施】

1. 控制原发病灶 协助医师查找和处理原发性感染

灶，如浅部感染脓肿形成或内脏感染需要手术治疗者，作好切开引流或手术清除感染灶的术前准备，手术后做好相关护理。

2. 合理应用抗生素　严格执行医嘱，部分药物使用前应做过敏试验；多种药物联合应用时，应注意配伍禁忌。用药期间观察药物的疗效和不良反应。

3. 病情观察　观察病人的意识、体温、脉搏、呼吸、血压、尿量、面色、末梢循环，监测出入量，遵医嘱行生化检查、细菌培养。

4. 营养支持　遵医嘱输液、补充电解质及碱性药物，纠正水、电解质及酸碱平衡失调。给予高蛋白、高维生素、高热量、易消化饮食，鼓励病人多饮水。进食不足者，遵医嘱给予肠内或肠外营养，必要时输注白蛋白、血浆等。

5. 对症护理　高热者，给予物理或药物降温；焦虑、失眠者，遵医嘱给予镇静催眠药物。

第五节　特异性感染

一、破伤风

破伤风（tetanus）是由于破伤风梭菌侵入人体伤口并生长繁殖、产生毒素而引起阵发性肌肉痉挛的特异性感染。常继发于各种创伤后，亦可发生于不洁条件下分娩的产妇和新生儿。

【病因】

破伤风是由破伤风梭菌引起的一种急性特异性感染。破伤风梭菌为革兰阳性厌氧芽孢杆菌，广泛存在于泥土、人畜粪便和尘埃中，对环境有很强的抵抗力，能耐高温。它不能侵入人体正常的皮肤和黏膜，故破伤风都发生在伤后，所有开放性损伤均可能发生破伤风。新生儿脐带残端消毒不严，亦可并发破伤风。破伤风的发病除了和细菌毒力强、数量多或缺乏免疫力等情况有关外，局部伤口的缺氧是一个易于发病的因素。因此，当伤口窄深、缺血、坏死组织多、引流不畅，并混有其他需氧化脓菌感染而造成伤口局部缺氧时，破伤风更容易发生。

【病理】

破伤风梭菌只在伤口的局部生长繁殖，产生两种外毒素：一种是痉挛毒素，引起本病的主要症状。痉挛毒素对神经有特殊的亲和力，可从感染局部经血液循环和淋巴系统，到达脊髓前角灰质或脑干的运动神经核，并与神经节苷脂结合，使其不能释放抑制性递质（甘氨酸或氨基丁酸），以致α运动神经系统失去正常的抑制性，引起特征性的全身横纹肌的紧张性收缩或阵发性痉挛；另一种外毒素是溶血毒素，能引起组织局部坏死和心肌损害。

【临床表现】

1. 潜伏期　一般为7～8天，亦有短于24小时或长达数月者。潜伏期越短，症状越严重，病人的危险性也就越大，预后越差。

2. 前驱期　病人初起有乏力、头晕、头痛、咀嚼肌酸胀且无力、烦躁不安、打哈欠等前驱症状。

3. 典型表现　在前驱症状的基础上随即可出现强烈的肌肉收缩和阵发性痉挛，依次为咀嚼肌→面部表情肌→颈肌→背肌→腹肌、四肢肌→膈肌。首先是面部肌肉痉挛，表现为张口困难、牙关紧闭；表情肌痉挛，病人出现“苦笑”面容；颈、背部肌肉痉挛，头后仰出现所谓的“角弓反张”；四肢肌肉痉挛出现四肢抽搐；如发生膈肌痉挛，可造成呼吸停止、窒息死亡。这种全身肌肉痉挛持续几分钟不等，间隔一段时间又反复发作。发作间期病人肌肉不能完全松弛；但意识始终清醒，一般无高热。任何轻微的刺激如光线、声响、说话、吹风、触摸等均可诱发。根据受伤史和临床表现，一般可及时作出诊断，但注意与化脓性脑膜炎、狂犬病、癔症等鉴别。

4. 并发症　可并发骨折、肌肉断裂、窒息、尿潴留、心力衰竭等。病人死亡原因多为窒息、心力衰竭或肺部感染。

【辅助检查】

一般根据病史和临床表现可诊断，实验室检查较难诊断，合并细菌感染者可有白细胞计数和中性粒细胞比值增高。

【预防措施】

破伤风是可以预防的，包括局部伤口的处理和人工免疫。

1. 及时处理伤口　创伤后彻底清创是预防破伤风发生的重要措施。清创过程中要彻底切除坏死组织，充分引流，对于污染严重的深部伤口可不予一期缝合。

2. 人工免疫　包括主动免疫和被动免疫。

（1）主动免疫　采用破伤风类毒素基础免疫。免疫力在首次注射后10天内产生，30天后能达到有效保护的抗体浓度。有主动免疫力者，伤后仅需肌内注射类毒素0.5ml，便可迅速强化机体的抗破伤风免疫力。

（2）被动免疫　对伤前未接受过主动免疫者，尽早皮下注射破伤风抗毒素（TAT）1500～3000U进行被动免疫。TAT是一种异种蛋白，在人体内存留6天后即开始被人体除去，有效期为10天左右，因此对有潜在感染可能的病人，可在1周后追加注射一次。目前最佳的被动免疫是肌内注射250～500U破伤风免疫球蛋白（TIG），一次注射后可在人体存留4～5周，免疫效应强于破伤风抗毒素约10倍。

【治疗原则】

破伤风是一种极为严重的疾病，要采取积极的综合治疗措施，包括消除毒素来源、中和游离毒素、控制和解除痉挛、保持呼吸道通畅和防治并发症等。

1. 消除毒素来源 有伤口者，需在控制痉挛下，用3%过氧化氢溶液冲洗，进行彻底清创。

2. 中和游离毒素 ①注射破伤风抗毒素（TAT）：目的是中和游离毒素，但不中和已与神经组织结合的毒素，故应早期使用；首次用1万～6万U肌内注射或加入5%葡萄糖溶液500～1000ml静脉缓慢滴入，不需连续使用。②注射破伤风免疫球蛋白：早期肌内注射一次，剂量为3000～6000U。

3. 控制和解除痉挛 病人入院后，应避免声音、光线等刺激。根据情况交替使用镇静、解痉药物，以减少病人的痉挛和痛苦。

4. 防治并发症 ①保持呼吸道通畅，吸氧，必要时气管切开。②纠正水、电解质、酸碱平衡紊乱。③营养支持。④预防性应用抗生素。抗生素可选用大剂量青霉素以抑制破伤风杆菌，也可给予甲硝唑。分次口服或静脉滴注，持续7～10天。

【护理评估】

1. 健康史

（1）一般情况 询问病人年龄、性别、婚姻和职业等。

（2）既往史 了解病人有无开放性损伤病史，如火器伤、开放性骨折、木刺或锈钉刺伤等，询问伤口大小、深度、污染程度，是否及时进行彻底清创、引流。了解破伤风预防接种史等。

2. 身体状况

（1）症状与体征 评估病人的生命体征，有无乏力、头晕、头痛、嚼肌无力，烦躁不安等前驱症状。注意病人有无肌肉收缩、痉挛症状发作、呼吸困难、窒息或肺部感染等。

（2）辅助检查 了解伤口渗出物涂片检查和影像学检查结果有无异常。

3. 心理－社会状况 了解病人对疾病的认知程度和情绪反应；了解家属对疾病的认识和对病人的身心支持程度。

【常见护理诊断/问题】

1. 有窒息的危险 与持续性喉头痉挛及气道堵塞有关。

2. 有体液不足的危险 与痉挛性消耗和大量出汗有关。

3. 有受伤的危险 与强烈的肌肉痉挛有关。

4. 营养失调：低于机体需要量 与痉挛性消耗和不能进食有关。

5. 潜在并发症 肺不张、肺部感染、尿潴留、心力衰竭等。

【护理目标】

1. 病人呼吸道通畅，呼吸平稳。

2. 病人体液维持平衡。

3. 病人未发生坠床、舌咬伤及骨折等意外伤害。

4. 病人营养摄入能满足机体代谢需要，恢复经口饮食。

5. 病人未发生相关并发症。

【护理措施】

1. 严格消毒隔离 执行接触隔离。病人使用的一次性用物，回收物品必须严格灭菌处理。医护人员接触病人时应穿隔离衣，做好自身防护。

2. 保持环境安静 病人住单人病室，绝对卧床休息，保持安静，光线均匀柔和，避免强光照射，减少声、光等一切刺激。各种操作应尽量集中在病人使用镇静药后30分钟内完成，以减少痉挛发作。

3. 保持呼吸道通畅 面罩法氧气吸入，减少导管对鼻黏膜刺激；如需吸痰，尽可能在给镇静药15分钟后进行。若痉挛频繁且持续时间长，病人可能发生舌后坠、咬舌或喉痉挛窒息，应尽早行气管切开。病人床边备好气管切开包、人工呼吸机、抢救药品等。

4. 密切观察病情变化 病情较重者应设专人护理。注意生命体征、尿量、神志变化，观察病人痉挛次数、持续时间、间隔时间。密切观察有无相关并发症发生。

5. 保障病人安全 ①使用床栏及约束带，以防痉挛发作时坠床，做好关节保护防骨折，抽搐时应用合适牙垫，防止舌咬伤。②进食防呛咳、误吸等。③静脉输液者要妥善固定，避免痉挛时脱出。④使用抗毒血清者，须作过敏试验。

6. 营养支持、维持体液平衡 遵医嘱补充水和电解质；给予高热量、高蛋白、高维生素、流质或半流质饮食。能进食者，缓慢喂食，不可过急，以免呛咳；不能进食者可鼻饲，必要时予以全肠外营养，以维持人体正常营养需求。

7. 用药护理 注射破伤风抗毒素需特别注意防止过敏反应，阳性者需使用脱敏疗法。使用镇静剂者需严密监测呼吸、神志等情况。

8. 健康教育 加强自我保护意识，避免受伤，伤后及时就诊，科学处置伤口。婴幼儿按照免疫规划注射破伤风类毒素或百白破三联疫苗，构建免疫屏障。

【护理评价】

1. 病人是否呼吸道通畅，有无呼吸困难表现。

2. 病人体液是否维持平衡。

3. 病人是否发生舌咬伤、坠床或骨折等意外伤害。

4. 病人营养摄入是否满足机体代谢需要，是否恢复经口进食。

5. 病人是否发生相关并发症。

二、气性坏疽

气性坏疽（gas gangrene）是由梭状芽孢杆菌侵入伤口引起的一种以肌坏死或肌炎为特征的严重的急性特异性感染，包括产气荚膜梭状芽孢杆菌、生孢子梭状芽孢杆菌及溶组织梭状芽孢杆菌等，其中以产气荚膜梭状芽孢杆菌较为常见。多发生在下肢和臀部肌肉丰富部位。此类感染发展迅速，如处理不当，病死率和致残率较高，预后差。

【病因】

多发生在创伤之后，发生气性坏疽主要有三个因素：①梭状芽孢杆菌感染；②伤口内有失活或有血液循环障碍的组织存在；③缺氧环境。

【病理】

气性坏疽的病原菌主要在伤口内生长繁殖，很少侵入血液循环引起败血症。产气荚膜梭状芽孢杆菌产生 α 毒素、胶原酶、透明质酸酶、溶纤维组织酶和脱氧核糖核酸酶等，引起红细胞破坏，出现溶血、血红蛋白尿、少尿；局部水肿、液化，肌肉坏死等；糖类分解产生大量气体，使组织膨胀；蛋白质的分解和明胶的液化产生硫化氢，使伤口发生恶臭；以手触压肿胀组织可发生“捻发音”。

【临床表现】

1. 潜伏期　一般为 1～4 天，多数在受伤 3 天后发病。病情发展迅速，病人全身情况可在 12～24 小时内迅速恶化。

2. 局部表现　早期患肢沉重、有包扎过紧的感觉，典型表现为“胀裂样”剧痛，一般镇痛药不能控制。压痛明显，皮肤肿胀，很快从苍白变紫红，进而变紫黑，有捻发感，挤压患处常有气体逸出，并有稀薄、恶臭、血性浆液流出。可从伤口看见肌肉呈暗红、土灰色，似煮熟肉，不会收缩，亦不出血。

3. 全身表现　主要表现为神志淡漠、头晕、头痛、恶心、呕吐、出冷汗、烦躁不安，体温可达 38～39℃；血压在早期正常，后期则下降。

【辅助检查】

白细胞计数、中性粒细胞比值增高。伤口分泌物涂片细菌学检查可检出大量革兰阳性粗大杆菌。X 线检查常显示软组织间有积气。

【预防措施】

彻底清创是预防创伤后发生气性坏疽的最可靠方法。对疑有气性坏疽的伤口，可用3%过氧化氢或1：1000 高锰酸钾等溶液冲洗、湿敷；对已缝合的伤口，应充分敞开。青霉素和四环素类抗生素在预防气性坏疽方面有较好的作用，可根据创伤情况在清创前、后应用。

【治疗原则】

气性坏疽发展迅速，如不及时处理，病人常丧失肢体，甚至死亡。故一旦确诊，应立即积极治疗。

1. 紧急手术处理　在抢救严重休克或其他严重并发症的同时，须紧急进行局部手术处理，彻底切除已无活性的肌组织，敞开伤口，给予大量 3% 过氧化氢溶液反复冲洗。术后保持伤口开放，应用过氧化氢溶液湿敷，必要时应考虑患肢截肢。

2. 高压氧疗法　可提高组织的含氧量，抑制梭状芽孢杆菌的生长繁殖。

3. 应用抗生素　大剂量使用青霉素（1000 万 U/d）和四环素（2g/d）。大环内酯类和硝基咪唑类也有一定疗效。

4. 全身支持疗法　少量多次输血，纠正水、电解质代谢失调，给予高蛋白、高热量饮食，止痛、镇静、退热等。

【护理措施】

1. 疼痛护理　了解局部疼痛的性质、程度和特点，酌情采用非药物镇痛技巧，如交谈、听音乐及松弛疗法等减轻其疼痛。对疼痛剧烈者，可遵医嘱予以镇痛。对截肢后出现幻肢痛者，应耐心解释相关问题，消除其幻觉。

2. 创面护理　伤口需保持开放、干燥，置于清洁区域。协助医师用 3% 过氧化氢溶液冲洗，冲洗范围应广，从坏死区域到正常组织都应冲到，局部感染溃烂面应重点冲洗。每日用微波照射患肢 2 次，每次照射 10～20 分钟，促其创面干燥。观察病变区域切开引流处渗血、渗液的情况并记录。

3. 消毒隔离　严格执行接触隔离措施，具体参加本章“破伤风”的护理。

4. 病情观察　监测生命体征、意识状况、尿量、实验室检查等指标，及时发现感染性休克、肾功能衰竭、多器官功能障碍综合征征象。

5. 心理护理　气性坏疽病人由于剧烈疼痛，发展迅速，病人常有严重恐惧心理，害怕会失去肢体。护士应鼓励病人正确面对现实，树立战胜疾病的信心，以积极的态度配合治疗。

6. 健康教育　告知病人及家属气性坏疽的病因、预防措施及治疗方案。严格消毒隔离，截肢病人做好心理护理和适应性训练。遵医嘱定期复查并坚持康复锻炼，对有肢体残疾者鼓励病人接受现实。

（李　领）

目标检测

答案解析

一、简答题

1. 简述面部“危险三角区”感染的危险。
2. 简述破伤风的主动免疫、被动免疫。

二、病例分析题

王先生，65 岁，以“高热、广泛肌肉痉挛性疼痛 3 天”为主诉就诊。源于 3 天前工地施工时左脚被铁钉扎伤，自行处理，具体不详。门诊拟“破伤风”收入院。体温 37.8℃，脉搏 108 次/分，呼吸 22 次/分，血压 130/89mmHg。病人意识清，瞳孔等大等圆、对光反射正常。查体：牙关紧闭、吞咽困难、颈强直伴板状腹。实验室检查：白细胞 14.6×10^9/L。

请思考：

（1）该病人目前最重要的护理诊断/问题是什么？

（2）针对该问题应采取哪些护理措施？

书网融合……

本章小结

题库

第九章　损伤病人的护理

PPT

学习目标

知识目标：

1. 掌握　创伤、烧伤的病因及临床表现、治疗原则和护理措施。
2. 熟悉　冻伤、咬伤的临床特点、治疗原则及护理措施。
3. 了解　创伤、烧伤、冻伤和咬伤的病理生理。

技能目标：

1. 正确评估烧伤病人的烧伤面积、深度和严重程度。
2. 学会应用护理程序为损伤病人提供整体护理。

素质目标：

具备良好的急救意识及救死扶伤人道主义精神。

损伤（injury）是指人体受各种致伤因素作用后发生的组织结构破坏或功能障碍，同时引起的局部和全身反应。按致伤因素分类包括：①机械性因素，如锐器切割、钝器打击、重物挤压、火器射击等。②物理性因素，如高温、低温、电流、放射线、激光等。③化学性因素，如强酸、强碱可致化学性烧伤。④生物性因素，如虫、蛇、犬等咬伤或螫伤。本章主要介绍机械性因素导致的创伤、物理性的烧伤和冻伤、生物性的犬蛇咬伤等病人的护理。

案例引导

案例　王先生，35 岁，因火焰烧伤致创面疼痛、口渴、心慌 2 小时急诊入院。体格检查：T 36.8℃，P 112 次/分，R 24 次/分，BP 104/92mmHg。体重 60kg。病人烦躁不安、呻吟、表情痛苦，入院后未有小便。前胸、腹部、双下肢烧伤，背部散在烧伤面积约为 3 手掌大小，均有水疱。

讨论：

1. 该病人的烧伤面积、深度及严重程度如何？
2. 该病人目前存在哪些护理诊断/问题？
3. 伤后第 1 个 24 小时补液总量是多少？如何安排补液种类和速度？
4. 如何针对该病人存在的护理问题采取相应的护理措施？

第一节　创　伤

创伤（trauma）是指人体受机械因素作用后发生的组织结构破坏或功能障碍。自然灾害、交通事故、暴力伤害、生产事故成为现代创伤的主要致伤因素。

【分类】

1. 按伤后皮肤的完整性分类　可分为闭合伤（closed injury）和开放伤（open injury）。闭合伤是伤后皮肤、黏膜保持完整者，如挫伤、扭伤、挤压伤、爆震伤等。开放伤是伤后皮肤破损或与体腔、骨髓腔相通者，如擦伤、刺伤、切割伤、撕裂伤等。开放伤中，若创伤形成的通道既有入口又有出口时可称为贯通伤。若只有入口而没有出口时可称为盲管伤。

2. 按受伤部位分类　可分为颅脑、颌面颈部、胸（背）部、腹（腰）部、骨盆、脊柱脊髓和四肢损伤等。

3. 按致伤因素分类　可分为烧伤、冻伤、挤压伤、刃器伤、火器伤、冲击伤、毒剂伤、核放射伤和复合伤（combined injuries）等。

4. 按伤情轻重分类　可分为轻度、中度和重度。①轻度：主要是无生命危险的局部软组织伤或轻度皮肤裂伤等，不影响病人移动。②中度：介于轻伤和重伤之间，暂时无生命危险，但存在一定程度的肢体或脏器损伤，病人无法自如活动。③重度：指危及生命或致残的重症伤害，病人丧失行动能力。

【病理生理】

在各种损伤因素作用下，机体迅速产生多种局部和全身性防御反应，以维持机体内环境的稳定。

（一）局部反应

主要表现为局部炎症反应。创伤后组织结构破坏，局部血流增加，多种炎性介质释放，毛细血管壁通透性增加，血浆外渗；中性粒细胞、巨噬细胞等迅速集聚于伤处吞噬和清除病原微生物或异物，并出现红、肿、发热、疼痛等炎症表现。其基本病理过程与一般炎症相同。多在48~72小时达到高峰，3~5日后趋于消退。局部炎症反应是非特异性防御反应，有利于清除坏死组织、杀灭细菌及组织修复。

（二）全身反应

全身反应与损伤性质、程度、机体状态和治疗等因素有关，主要是神经内分泌系统效应。在严重损伤后，机体发生一系列的功能和代谢变化。

1. 神经－内分泌系统效应 在损伤因素作用下，交感神经－肾上腺髓质系统、下丘脑－垂体－肾上腺皮质系统和肾素－血管紧张素－醛固酮系统被激活，分泌大量儿茶酚胺、肾上腺皮质激素、抗利尿激素、生长激素和胰高血糖素，以上3个系统相互协调，共同调节全身各器官功能和代谢，以对抗致伤因素的损害作用，保证重要脏器的灌注。

2. 体温变化 创伤后大量的炎性介质如白细胞介素等释放，作用于下丘脑体温调节中枢可引起机体发热。严重创伤后有时会发生低体温。

3. 代谢变化 创伤后，机体能量代谢、蛋白质和脂肪分解代谢均明显增加，出现负氮平衡，血糖增高，糖异生作用加强。

（三）创伤的组织修复和愈合

1. 组织修复方式 修复的基本方式是由伤后增生的细胞和细胞间质，充填、连接或代替缺损组织。理想的修复是组织缺损完全由原来性质的细胞修复，恢复原有的结构和功能。然而，人体各种组织细胞固有的增生能力有所不同，如表皮、黏膜、血管、内膜等细胞增生能力强，而心肌、骨骼肌等细胞增生能力弱。因此，各种组织损伤后修复情况不一，而大多数组织伤后由其他性质细胞（多为成纤维细胞）增生替代完成。

2. 创伤的修复过程 一般分为3个基本阶段。

（1）炎症反应阶段 伤后即刻发生，持续3~5天。主要是血液凝固、纤维蛋白溶解和免疫应答，目的在于清除致伤因子和坏死组织，为组织再生和修复提供基础。

（2）组织增生和肉芽形成阶段 局部炎症开始不久，即可有新生细胞在局部出现，成纤维细胞、内皮细胞增殖，与新生血管等共同构成肉芽组织，充填组织裂隙。而原有的血凝块、坏死组织等，被酶分解后由巨噬细胞吞噬、吸收或从伤口排出。成纤维细胞合成前胶原和氨基多糖，肉芽组织内的胶原纤维逐渐增多，其硬度与张力强度随之增加。肉芽组织变为纤维组织（瘢痕组织），架接于断裂的组织之间。

（3）组织塑形阶段 主要有胶原纤维交联增加和强度增加，多余的胶原纤维被胶原蛋白酶降解；过多的毛细血管网消退及伤口黏蛋白和水分减少等，最终达到局部受损组织功能和外观的改善。

3. 创伤愈合的类型

（1）一期愈合 又称原发愈合。组织修复以原来细胞为主，仅含少量纤维组织，局部无感染或感染轻微，血肿及坏死组织少，伤口边缘整齐、严密、呈线状，组织结构和功能修复良好。多见于创伤程度轻、范围小、炎症反应轻的伤口或创面。

（2）二期愈合 又称瘢痕愈合。以纤维组织修复为主，修复较慢，瘢痕明显，不同程度的遗留结构缺损、功能障碍。多见于损伤程度重、范围大、创缘不整、坏死组织多及伴有感染的伤口。

4. 影响创伤愈合的因素

（1）局部因素 感染是影响组织修复的最常见因素。金黄色葡萄球菌、溶血性链球菌、大肠埃希菌等致病菌，都可损害细胞和基质，使局部成为化脓性病灶。其他如创伤范围大、异物存留、失活组织过多、局部血液循环障碍、伤口引流不畅、伤口位于关节处、局部制动不够、包扎或缝合过紧等也不利于伤口愈合。

（2）全身性因素 营养不良，如蛋白质、维生素C、铁、铜、锌等微量元素的缺乏；使用皮质激素、细胞毒药物及放射线照射等；免疫功能低下的疾病，如糖尿病、肝硬化、结核、肿瘤、尿毒症或艾滋病等。

【临床表现】

1. 局部表现

（1）疼痛 程度与受伤部位、创伤轻重、炎症反应强弱等因素有关。活动时加剧，制动后减轻。一般的创伤在伤后2~3天后逐渐缓解，疼痛持续或加重表示可能并发感染。

（2）肿胀 由局部出血及液体渗出所致。受伤部位较浅者，常伴有青紫、瘀斑或波动感（血肿表现）。严重肿胀者，因组织内张力增高阻碍静脉血流回流，可致局部或远端肢体血供障碍，出现皮肤苍白、皮温降低等。

（3）功能障碍 因疼痛、肿胀、组织结构破坏等原因所致，如骨折或脱位的肢体不能正常运动。

（4）伤口和出血 开放伤有伤口或创面，其形状、大小和深度不一，有出血或血块。受伤程度和部位不同，出血量不同。若有小动脉破裂，可出现喷射性出血。

2. 全身表现

（1）体温升高 为损伤区域血液成分及其他组织成分的分解产物吸收所引起，体温一般不超过38.5℃。如体温过高，可能由脑损伤所致中枢性高热或并发感染。

（2）脉搏、血压和呼吸的改变　伤后儿茶酚胺释放增多，可使心率和脉搏加快。如发生大出血或休克，则因心输出量明显减少，出现血压降低，脉搏细弱。一般的创伤病人，呼吸多无明显改变。较重的创伤常使呼吸加快，其原因可能是换气不足、失血多或休克等使机体缺氧，有时可能与精神紧张、疼痛等有关。

（3）全身炎症反应综合征　创伤后释放的炎性介质、疼痛、精神紧张和血容量减少等可引起体温、心血管系统、呼吸系统和血细胞等方面的异常。主要表现为呼吸急促或困难，体温增高或过低，脉搏微弱，脉率过快或心律不齐，收缩压或脉压过低，面色苍白或口唇、肢端发绀，意识障碍。

【辅助检查】

1. 实验室检查　血常规和红细胞压积，可提示失血、血液浓缩或感染等；尿常规可提示泌尿系统损伤。血清电解质和血气分析可提示水、电解质、酸碱平衡失调。血、尿淀粉酶可提示胰腺损伤等。

2. 诊断性穿刺和导管检查　胸腔穿刺可证实血胸或气胸；腹腔穿刺或灌洗可证实内脏破裂、出血；心包穿刺可证实心包积液或积血。导尿管插入或膀胱灌注实验可辅助诊断尿道或膀胱的损伤；留置导尿管可计算每小时尿量。测中心静脉压可辅助观察血容量或心功能。

3. 影像学检查　X 线检查可证实骨折、气胸、肺病变、气腹等。选择性血管造影可帮助确定血管损伤或某些隐蔽器官损伤。超声、CT 和 MRI 有助于诊断实质性器官损伤、脊髓损伤、颅脑损伤等。

【治疗原则】

（一）现场急救

现场急救是抢救生命的关键，应遵循保存生命第一、恢复功能第二、顾全解剖完整性第三的原则。应根据创伤的严重性及需要决定抢救的先后顺序，分轻重缓急，予以抢救。常用的急救技术包括复苏、通气、止血、包扎、固定和搬运。

（二）院内救治

伤员经过现场急救后，被转运至医院，需对伤员进行检查以及进一步的救治与处理。

1. 局部处理

（1）闭合性创伤　软组织闭合性损伤者，局部制动，患肢抬高，局部冷敷，12 小时后改用热敷或理疗等。局部血肿可加压包扎。血肿较大时，可行穿刺抽吸减压并加压包扎。挤压伤需注意局部肿胀程度，严重者需切开减压，同骨筋膜室综合征的处理。关节脱位和闭合性骨折首先应复位固定，伤处制动，需手术处理者应积极进行手术治疗。

（2）开放性创伤　除了擦伤、表浅的小刺伤，多数开放伤需手术处理。处理的主要目的是修复断裂组织，恢复脏器和肢体功能。

2. 全身处理　保持呼吸和循环功能；抗感染；镇静镇痛；维持体液平衡和营养代谢；心理康复治疗。

【护理评估】

1. 健康史

（1）一般情况　了解病人年龄、性别、婚姻和职业等。

（2）外伤史　了解病人的受伤原因、时间、地点、部位；伤后表现，有无危及生命的损伤，现场救治及转运中病情变化等。

（3）既往史　了解病人是否合并高血压、糖尿病、营养不良等慢性疾病；是否长期使用皮质激素类、细胞毒性类药物；有无药物过敏史等。

2. 身体状况

（1）症状与体征　了解受伤部位，观察受伤处有无伤口、出血；了解病人的生命体征、意识状况，有无口唇青紫或面色苍白，皮肤是否湿冷；有无危及生命的损伤。

（2）辅助检查　了解实验室检查和影像学检查等有无异常。

3. 心理－社会状况　了解病人及家属对突受损伤打击的心理承受程度以及心理变化，了解病人对损伤的认知程度及对治疗的信心，家庭经济状况以及家庭和社会支持方面等。

【常见护理诊断/问题】

1. 体液不足　与出血、体液丢失、补液不足有关。

2. 疼痛　与局部损伤、肿胀有关。

3. 组织完整性受损　与致伤因子导致皮肤组织结构破坏有关。

4. 躯体移动障碍　与肢体受伤、组织结构破坏或剧烈疼痛有关。

5. 潜在并发症　伤处出血、休克、感染、挤压综合征等。

【护理目标】

1. 病人有效循环血量恢复，生命体征平稳。
2. 病人自述疼痛逐渐减轻。
3. 病人伤口得以妥善处理，受损组织逐渐恢复。
4. 病人受伤部位功能逐渐恢复，能自主活动。
5. 病人无并发症发生或并发症能被及时发现和处理。

【护理措施】

1. 现场急救护理　现场急救是处理创伤的重要环节，要做到判断快、抢救快、转送快。必须首先抢救的急症主要包括心搏和（或）呼吸骤停、窒息、大出血、开放性气胸、张力性气胸和休克等。

（1）复苏　即心肺复苏，在现场一经确诊伤者为心搏、呼吸骤停，立即进行体外心脏按压和人工呼吸。

（2）通气　即保持呼吸道通畅。口内积存血块、分泌物或异物及时清除，开通气道，给氧等。

（3）止血　对外部出血采取止血带或加压包扎临时止血。止血带是临时控制四肢伤口出血的最有效方法，但拟行断肢再植术者不用止血带。

（4）包扎　良好的包扎可以保护伤口、减少污染、压迫止血、固定骨折和减轻疼痛。在急救现场，可采用无菌敷料或清洁布料包扎。如有腹腔内脏脱出，应先用干净器皿保护后再包扎，勿轻易还纳，以防污染。

（5）固定　良好的骨折固定可避免搬动时骨折端的移动，能减轻疼痛，并可防止继发性血管神经损伤的发生。可使用夹板、就地取材或利用自身肢体。

（6）搬运　正确的搬运方式可减少伤员痛苦，避免继发损伤。在转运途中选择适当的体位，避免颠簸。搬运脊柱损伤者应保持伤处稳定，勿弯曲或扭动，以免加重损伤；搬运昏迷病人时，应将其头偏向一侧，或采取半卧位或侧卧位，以保持呼吸道通畅。

2. 维持有效循环血量　有效止血后，迅速建立2～3条静脉输液通路，根据医嘱，给予病人输液、输血或应用血管活性药物等；根据血压、CVP，安排输液种类和调整输液、输血的速度，以尽快恢复有效循环血量并维持循环的稳定。经积极抗休克治疗仍不能有效维持血压时，须在抗休克同时作好手术准备。

3. 观察病情　密切观察病人的生命体征、意识状态、中心静脉压和尿量等，并认真做好记录。观察病人伤口情况，有无出血、渗出、感染征象，伤口引流是否通畅等。

4. 缓解疼痛　骨与关节损伤时可用绷带、夹板、石膏、支架等维持有效固定和制动姿势，减轻疼痛刺激。抬高患肢，有利于伤处静脉血回流和减轻肿胀，从而减轻局部疼痛。遵医嘱合理使用镇静、镇痛药物。

5. 开放性伤口护理　开放性创伤一般可分为清洁伤口、污染伤口和感染伤口。

（1）清洁伤口　消毒后可以直接缝合。

（2）污染伤口　可有细菌污染但尚未构成感染的伤口。一般创伤后6～8小时以内为污染伤口，可采用清创术（debridemen），对伤口进行清洗、扩创、缝合等处理。若伤口污染较重或超过8～12小时后处理，清创后应放置引流条并行延期缝合。

（3）感染伤口　开放性伤口污染严重或较长时间未进行处理，已发生感染的伤口。可先引流，再行敷料更换，是处理感染伤口的基本措施。

（4）敷料更换　又称换药（dressing exchange），是处理伤口的基本措施。

1）换药的目的　对于清洁伤口，目的是对伤口进行检查和消毒；对于感染伤口则是清除分泌物、异物或坏死组织，保持引流通畅，控制伤口感染，促进肉芽生长和伤口愈合。

2）换药频次和顺序　①换药频次根据伤口情况而定。Ⅰ期缝合伤口在术后2～3天换药一次，至伤口愈合拆线。分泌物不多，肉芽组织生长良好，每天或隔天换药1次。脓性分泌物较多、感染严重的伤口，每天换药1次或数次。②换药顺序根据伤口清洁或污染程度而定。先换清洁伤口，再换污染伤口、感染伤口，最后换特异性感染伤口。

3）换药的方法和步骤

①揭除伤口敷料：用手揭开绷带、胶布及外层敷料（如黏在毛发上可用酒精轻擦取下），腹部切口的敷料由上而下的长轴揭下，以免伤口裂开或出血。沿伤口纵轴方向用镊子揭去内层敷料。取下的污秽敷料均放在弯盘内，不得随意丢弃，以防止污染环境或交叉感染。

②创周皮肤处理：采用双手执笔式持镊操作法，一把镊子可直接接触伤口，另一把镊子用于从换药碗中夹取传递无菌物品。夹取碘伏棉球擦拭伤口周围皮肤。清洁伤口由内向外消毒，感染或污染伤口由外向内消毒周围皮肤。

③创面观察处理：根据不同创面情况选用合适的伤口清洗液、安放引流条或使用湿性敷料。健康的肉芽组织色泽新鲜呈粉红、较坚实，表面呈细颗粒状，触之易出血，可用等渗盐水或凡士林纱条覆盖；若肉芽生长过快、突出于伤口、阻碍周围上皮生长，应予剪平后压迫止血，或用10%～20%硝酸银烧灼后生理盐水湿敷；若肉芽水肿，创面淡红、表面光滑，触之不易出血，可用3%～5%氯化钠溶液湿敷，促使水肿消退；若肉芽色苍白或暗红、质硬，表面污秽或有纤维素覆盖，可用搔刮、部分肉芽清除等方法处理。若有引流应保持引流通畅。

④妥善包扎、固定：覆盖无菌干纱布，胶布粘贴固定，粘贴方向应与肢体纵轴垂直。不可固定太紧，包扎肢体时应从肢体远端到近端，促进静脉回流。

4）换药注意事项　①严格执行无菌操作原则，两镊不可碰触；②动作轻柔，避免损伤正常组织；③敷料潮湿时应及时更换；④包扎伤口时要保持良好的血液循环。

6. 闭合性创面护理　软组织闭合性损伤者，局部制动，减轻疼痛，避免继发性出血和加重损伤。抬高患肢，绷带包扎或夹板固定。早期冷敷，减少渗出和肿胀，12小时后改用热敷，促进吸收。注意观察皮下出血和血肿情况。稳定后行按摩、理疗和功能锻炼。

7. 并发症的护理

（1）伤处出血　指损伤后48小时内发生的继发性出血。主要表现为伤口敷料被血液渗透，引流液为较多鲜红色血液；病人出现面色苍白、肢端发凉、脉搏细速等。一旦发生，应及时报告医师并立即建立静脉输液通道，以备快速输液、输血等处理。

（2）伤口感染　多见开放性损伤污染较重。若伤口出现红、肿、热或已减轻的疼痛加重，体温升高，脉速，白细胞计数明显增高等，表明伤口已发生感染。遵医嘱应用抗生素并加强换药。

（3）挤压综合征　肢体受到重物长时间挤压致肌肉发生缺血改变，继而引起以肌红蛋白血症、肌红蛋白尿、高钾血症和急性肾功能障碍为特点的临床综合征，称为挤压综合征（crush syndrome）。当挤压伤解除挤压后，可出现全身代谢及内环境平衡紊乱，病人出现肢体肿胀、压痛、肢体主动活动及被动牵拉活动引起疼痛、皮温下降、感觉异常、弹性减弱，在24小时内出现茶褐色尿或血尿等改变时，提示该病可能发生，应及时报告医师并配合处理：①早期患肢禁止抬高、按摩和热敷；②协助医师切开减压，清除坏死组织；③遵医嘱应用碳酸氢钠及利尿药，防止肌红蛋白阻塞肾小管；④对行腹膜透析或血液透析治疗的肾衰竭病人做好相应护理。

8. 心理护理　创伤病人常有恐惧、焦虑等负面情绪，不利于创伤治疗，重者甚至会导致精神失常。应尽量进行心理疏导和社会支持，向病人讲解病情，使其保持良好的心态，利于早日康复。

9. 健康教育

加强安全防护意识，避免受伤，一旦受伤，及时到医院就诊。遵医嘱用药，加强营养，注意休息。指导功能锻炼，防止肌萎缩和关节僵硬等并发症的发生。

【护理评价】

1. 病人生命体征是否平稳，有无体液失衡发生。
2. 病人疼痛是否得到有效控制，能否配合治疗。
3. 病人伤口有无感染，是否痊愈。
4. 病人功能锻炼是否达到预期效果，功能是否恢复。
5. 病人有无并发症发生，若发生是否得到有效处理。

第二节　烧　伤

烧伤（burn）泛指由热力、化学物质、电流、放射线、激光等所造成的组织损伤。热力烧伤（thermal injury）是指由火焰、热液、热蒸汽、高温固体等引起的组织损伤，主要伤及皮肤和（或）黏膜，严重者也可伤及皮下和（或）黏膜下组织，如肌肉、骨、关节甚至内脏。

【病理生理及临床分期】

按烧伤临床发展过程的不同阶段，大多分为四期，分期是为了突出各阶段临床处理的重点，但各期之间往往互相重叠、相互影响。

1. 体液渗出期　组织烧伤后的立即反应是体液渗出，一般持续24~48小时；其中，以伤后2~3小时最为急剧，8小时达高峰，随后逐渐减缓，至48小时逐渐停止。小面积烧伤，体液渗出量有限，通过机体代偿，对全身有效循环血量影响较小。大面积烧伤，由于体液的大量渗出和血管活性物质的释放，容易发生低血容量性休克。

2. 急性感染期　从烧伤渗出体液回收开始，感染成为影响病人恢复的主要问题。烧伤创面的皮肤、黏膜屏障被破坏，全身免疫系统功能受到抑制，加之坏死组织和渗出液的产生，使微生物大量繁殖。浅度烧伤可出现创面周围炎症反应。严重烧伤由于大量渗液引发休克，全身免疫功能下降，对病原菌的易感性很高，早期暴发全身性感染的概率较高。

3. 创面修复期　烧伤后，炎症反应的同时，组织修复也已开始。创面的修复与烧伤的面积、深度及感染的程度密切相关。浅度烧伤多能自行修复，无瘢痕形成；面积较大的深Ⅱ度烧伤可依靠残存的上皮岛融合修复，愈后可有瘢痕形成；Ⅲ度烧伤需靠手术植皮进行修复。

4. 康复期　深度烧伤创面愈合后，都会产生瘢痕，甚至形成畸形、挛缩，影响外观和功能。康复期的长短根据烧伤具体情况而定，严重大面积深度烧伤植皮手术后，由于皮肤附件和汗腺丧失，病人不能正常排汗，机体热调节体温能力下降，一般需2~3年的调整适应过程。

【伤情判断及临床表现】

不同程度的烧伤对全身影响相差悬殊，因而烧伤严重程度的估计甚为重要，烧伤面积和深度是估计烧伤严重程度的主要因素，也是进行治疗的重要依据。

（一）烧伤面积和深度估计

1. 烧伤面积　以相对于体表面积的百分率表示。目前国内多采用中国新九分法和手掌法。

（1）中国新九分法　将全身体表面积划分为11个9%的等份，另加1%，构成100%的体表面积，其中，头颈部为9%、双上肢为18%、躯干（包括会阴）为27%、双下肢（包括臀部）为46%（图9-1，表9-1）。

由于儿童头部较大而下肢较小，儿童体表面积的计算与成人有所区别，在估算其头颈部和下肢面积时，应在成人估计的基础上加以校正。12岁前儿童可按下列公式计算：头颈部面积=[9+(12-年龄)]%，双下肢面积=[46-(12-年龄)]%。

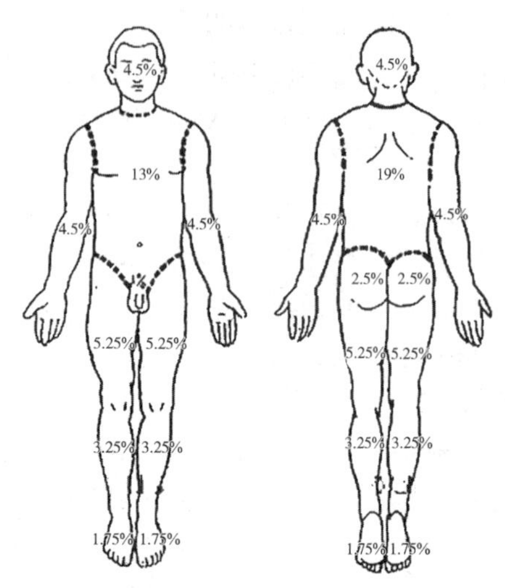

图9-1　成人体表各部位体表面积的估计（%）

表9-1　中国新九分法

部位		占成人体表面积（%）		占儿童体表面积（%）
头颈	头部	3	9×1	9+（12-年龄）
	面部	3		
	颈部	3		
双上肢	双手	5	9×2	9×2
	双前臂	6		
	双上臂	7		
躯干	躯干前	13	9×3	9×3
	躯干后	13		
	会阴	1		
双下肢	双臀	5	9×5+1	(9×5+1)-(12-年龄)
	双大腿	21		
	双小腿	13		
	双足	7		

注　以成年男性为标准，成年女性的双臀和双足各占6%

（2）手掌法　如烧伤创面不规则或小面积烧伤，可用手掌法计算烧伤面积。不论年龄、性别，病人自己的单掌手掌（五指并拢）掌面面积占体表面积的1%。

2. 烧伤深度　目前普遍采用三度四分法，即Ⅰ度、浅Ⅱ度、深Ⅱ度、Ⅲ度（图9-2）。其中，Ⅰ度及浅Ⅱ度烧伤一般称浅度烧伤；深Ⅱ度和Ⅲ度烧伤则属深度烧伤。

Ⅰ度烧伤：又称红斑性烧伤，仅伤及表皮浅层。表面红斑状、干燥，有疼痛和烧灼感，3~7天脱屑痊愈，可有短时间色素沉着，不留瘢痕。

浅Ⅱ度烧伤：伤及真皮浅层，部分生发层健在。局部红、肿明显，大小不一的水疱形成，内含淡黄色澄清液体，水疱皮如剥脱，创面红润、潮湿、疼痛明显。上皮再生靠残存的表皮生发层和皮肤附件（汗腺、毛囊）的上皮增生，如不感染，1~2周内愈合，一般不留瘢痕，多数有色素沉着。

深Ⅱ度烧伤：伤及皮肤的真皮深层。介于浅Ⅱ度和Ⅲ度之间，深浅不尽一致，也可有水疱，但去疱皮后，创面微湿，红白相间，感觉较迟钝。由于真皮层内有残存皮肤附件，其上皮可增殖形成上皮小岛，如不感染，可融合修复，需时3~4周。但常有瘢痕增生。

Ⅲ度烧伤：是全皮层烧伤，可深达肌肉甚至骨骼、内脏器官等。创面无水疱，呈蜡白或焦黄色甚至碳化，痛觉消失，皮层凝固性坏死后形成焦痂，触之如皮革，痂下可显树枝状栓塞的血管。因皮肤及其附件已全部烧毁，无上皮再生的来源，必须靠植皮而愈合。只有很局限的小面积Ⅲ度烧伤，才有可能靠周围健康皮肤的上皮爬行而收缩愈合。愈合后多形成瘢痕，正常皮肤功能丧失，且常造成畸形。

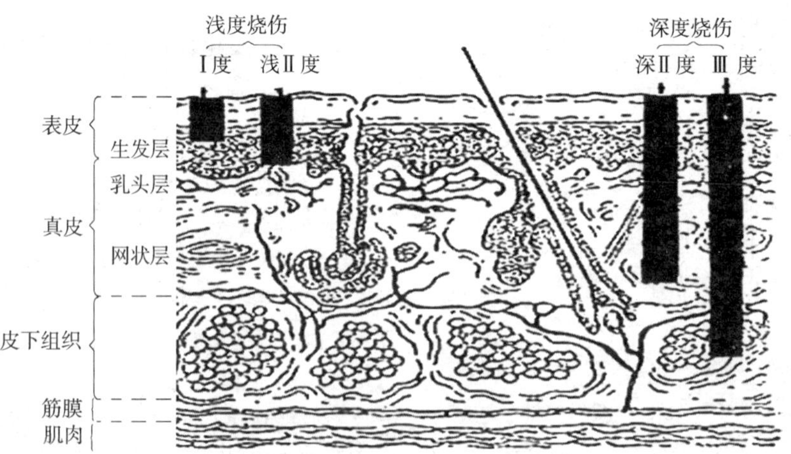

图9-2　烧伤深度分度示意图

（二）烧伤严重程度判断

按烧伤的总面积和烧伤的深度将烧伤程度分为4类（通常情况下，烧伤总面积的计算不包括Ⅰ度烧伤）。

1. 轻度烧伤　Ⅱ度烧伤总面积在10%（小儿5%）以下。

2. 中度烧伤　Ⅱ度烧伤总面积在11%～30%（小儿5%～15%），或Ⅲ度烧伤面积在10%（小儿在5%）以下。

3. 重度烧伤　烧伤总面积31%～50%（小儿16%～25%），或Ⅲ度烧伤面积11%～20%（小儿10%以下）；或总面积、Ⅲ度烧伤面积虽未达到上述范围，但有休克、复合伤或吸入性损伤者。

4. 特重烧伤　烧伤总面积在50%以上（小儿25%以上），或Ⅲ度烧伤面积在20%以上（小儿10%以上），或存在较重的吸入性损伤、复合伤等。

（三）全身表现

严重烧伤可累及全身各器官组织，可出现休克、继发感染、水电解质酸碱平衡紊乱、心功能不全，呼吸功能不全等。当病人发生低血容量性休克，可有口渴、脉搏细速、血压下降、皮肤湿冷、尿量减少、烦躁不安等表现。当病人继发严重感染，可有体温骤升或骤降、呼吸急促、心率加快等表现。

（四）吸入性损伤

在火灾或爆炸伤中，特别是在密闭环境中，烟雾所致吸入性损伤是致死的最主要原因之一。由于其致伤因素不单纯为热力，燃烧时烟雾中含有大量的化学物质，如一氧化碳、氰化物等，可被吸至下呼吸道，引起局部腐蚀和全身中毒。多见于头面部烧伤病人。病人可出现咳炭末样痰，呼吸困难，呼吸疼痛，声音嘶哑，口鼻部伴有深度烧伤或鼻毛烧伤等表现；多死于吸入性窒息。

【治疗原则】

（一）现场急救

现场急救的基本要求是迅速终止热源致伤和应急处理，针对不同烧伤原因采取相应急救措施。

1. 迅速脱离热源　将伤员救离火源现场后，迅速脱去着火衣物，就地翻滚，泼水灭火，或铺盖灭火，切勿惊慌乱跑、呼喊或用手扑打，以免火借风势燃烧更旺和引起吸入性损伤，或引起双手烧伤。远离现场后立即检查可危及伤员生命的一些情况，任何原因引起的心搏、呼吸停止，应立即行胸外按压和人工呼吸。

2. 保护创面　脱离热源后，即应注意防止创面污染。剪开伤处衣裤，不可剥脱；创面可用敷料、清洁衣服或被单等简单包扎后送医院处理，避免受压，防止搬运过程中创面再损伤和污染。避免用有颜色的外用药，以免影响以后对烧伤深度的估计。

3. 保持呼吸道通畅　火焰烧伤现场烟雾和粉尘较大，病人常伴有吸入性损伤，引起呼吸困难、呼吸窘迫，要特别注意保持呼吸道通畅，必要时行气管插管或气管切开。如合并一氧化碳中毒，应移至通风处，必要时给予氧气吸入。

4. 维持体液平衡　迅速建立静脉通道，给予补液治疗，避免过量饮水，以免发生呕吐及水中毒，可适量口服淡盐水和烧伤饮料。

5. 妥善转运　在现场急救后，轻病人即可转送。大面积严重烧伤早期应避免长途转送，处于休克期病人就近输液以抗休克治疗。严重烧伤伤员的转运需综合考虑伤员伤情、医疗技术力量和转运工具等因素，不恰当的转运可能造成伤员在转运途中死亡或引发严重休克及多脏器功能衰竭。

（二）防治休克

严重烧伤特别是大面积深度烧伤病人，休克发生早且严重，防治休克至关重要。液体疗法是防治休克的主要措施。

1. 补液总量　国内一般按病人的烧伤面积和体重计算补液量。

（1）伤后第1个24小时　每1%烧伤面积（Ⅱ度、Ⅲ度）每公斤体重应补充胶体液和晶体液共1.5ml（儿童为1.8ml，婴儿为2ml），另加每日生理需要量2000ml（儿童60～80ml/kg，婴儿100ml/kg）。即：

第1个24小时补液量＝体重（kg）×烧伤面积×1.5ml（儿童为1.8ml，婴儿为2ml）＋2000ml（儿童60～80ml/kg，婴儿100ml/kg）。

补液应遵循先快后慢、先晶体后胶体交替输入的原则，补液总量的1/2应在伤后8小时内输入，另1/2于以后16小时输完。

（2）伤后第2个24小时　电解质液和胶体液均为第1个24小时的1/2，再加每日生理需要量2000ml。

（3）伤后第3个24小时　视病人病情变化而定。

2. 补液种类　胶体液和电解质液的比例为1∶2，重度烧伤者可改为1∶1。电解质液首选平衡盐溶液，其次为生理盐水。胶体常用血浆或全血，以血浆为首选，紧急时亦可选用血浆代用品，如右旋糖苷、羟乙基淀粉等，但总量不宜超过1000ml。

（三）处理创面

处理创面的主要目的是移除致伤物质，清洁保护创面，减少污染，防止感染，为预防并发症及促进创面愈合奠定基础。

1. 早期清创 在控制休克之后尽早清创，争取在伤后6小时内进行清创。Ⅰ度烧伤创面一般只需保持清洁和避免再损伤，无需特殊处理，能自行愈合。浅Ⅱ度烧伤水疱皮一般不予移除；水疱内液体可在消毒后抽去，清洁水疱皮的保存可保护疱皮下创面，减轻疼痛；如水疱已污染、碎裂、脱落，则易发生感染，应将其清除。深Ⅱ度、Ⅲ度烧伤表面的坏死表皮应尽早去除。

2. 包扎疗法 包扎是用灭菌吸水厚敷料包扎创面，使之与外界隔离，以保护创面，减轻疼痛；创面渗液可被敷料吸收，引流较充分；使创面保持湿润，有利于创面修复。包扎应松紧适宜，压力均匀，为避免发生粘连或畸形，指（趾）之间要分开包扎。适用于面积小或四肢的浅Ⅱ度烧伤。

3. 暴露疗法 将烧伤创面暴露于干热空气中，不用敷料覆盖或包扎，使创面的渗液及坏死组织干燥成痂，以暂时保护创面。头面、颈部和会阴的创面以及深度创面宜用暴露法。创面尽可能不受压或减少受压。创面可涂碘伏、1%磺胺嘧啶银霜等外用药物。适用于特殊部位（头面部、颈部、会阴部）烧伤及特殊感染（如铜绿假单胞菌、真菌）的创面，及大面积烧伤创面。

4. 其他非手术疗法 ①湿敷：可使创面上的脓液、脓痂、坏死组织得以引流与清除，减少创面菌量，多用于肉芽创面植皮前准备，以加速创面清洁。②半暴露：用单层药液或薄油纱布黏附于创面，任其暴露干燥，用于保护肉芽创面或去痂后的Ⅱ度烧伤创面，固定植皮片，控制创面感染；也可保护供皮区。③浸浴：将病人身体的全部或一部分浸于温热盐水或药液中一定时间，可相对彻底地清除创面脓液及松动的脓痂和坏死组织，减少创面细菌和毒素；使焦痂软化，促进分离。

5. 手术疗法 ①切痂、削痂和植皮：主要用于深Ⅱ度和Ⅲ度烧伤，削去坏死组织，使之转变为新鲜或基本新鲜的创面，然后植皮。切痂、削痂手术时机为伤后3～5天。早期切痂、削痂主要是为了彻底去除坏死组织，最大限度地保留具有活性的上皮组织，减轻炎症介质的吸收，同时减少创面感染，减轻毒素的吸收。尽早自体皮移植，不够则用异体皮覆盖创面，减少感染机会。②截肢（指）：烧伤过程中若造成大量深部组织（如肌肉、神经、血管、骨骼等）缺血坏死，损伤部位无法修复或修复后外形差、无功能等，截肢（指）可避免其烧伤部位继续恶化，导致更多组织坏死。

知识链接

烧伤脓毒症治疗原则

对脓毒症的快速识别和积极的经验性治疗能有效改善烧伤病人的预后，具体措施包括：①静脉输液至目标平均动脉压为65mmHg；②早期使用晶体液；③治疗目标是使乳酸水平正常化；④选择的升压药依次为去甲肾上腺素、升压素或肾上腺素；⑤常用正性肌力支持药为多巴酚丁胺；⑥开始使用抗生素前，应采集培养标本（血液、尿液、痰液）并检查烧伤创面（如果怀疑感染，则进行培养）；⑦确诊脓毒症后，应尽快开始使用治疗可能病原体感染的经验性抗生素，避免使用预防性全身抗生素；⑧控制感染源以协助治疗感染，考虑切除烧伤创面并进行生物覆盖，如条件允许尽可能移除或更换侵入性管道和设备；一旦确定病原体并获得对抗生素敏感性实验结果，应缩小抗菌药物的使用范围。

（四）防治感染

烧伤后的感染来源主要有创面感染、静脉感染和呼吸道感染。针对烧伤感染，必须采取综合性防治措施。

1. 正确处理创面 烧伤创面特别是深度烧伤创面是主要感染源，对深度烧伤进行早期切痂、削痂植皮，是防治全身性感染的关键措施。

2. 积极防治休克 减轻休克程度和缩短休克过程，是维护机体防御功能的重要前提。

3. 合理应用抗菌药物 创面污染或中、重度烧伤者，均予注射破伤风抗毒素和全身使用抗菌药物。可先合理选用2种抗菌药物联合抗感染，以后再根据创面细菌培养和药敏试验结果加以调整。

4. 避免医源性感染 大面积烧伤病人气管插管、深静脉置管及置入导尿管所引发的导管源性感染也不容忽视，必须规范侵入性操作，加强管理。静脉置管后72小时是个危险时限，一旦发生输液不畅，或不明原因的发热、菌血症等，应立即拔管，同时做导管尖端的微生物培养。

5. 营养支持 烧伤后期营养不良可使机体对病原微生物具有易感性，合理的营养支持可以维持各器官功能，提高机体免疫力。可经肠内或肠外营养，尽可能使用肠内营养，因其接近生理、可促使肠黏膜屏障的修复，且并发症较少。

【护理评估】

1. 健康史

（1）一般情况　了解病人的年龄、性别、婚姻和职业等。

（2）外伤史　了解病人烧伤原因、性质、时间、现场情况、急救情况、转运途中情况。

（2）既往史　了解病人有无营养不良、呼吸道慢性病史、糖尿病病史等；是否长期应用皮质激素类或接受化学、放射治疗。

2. 身体状况

（1）症状与体征　评估病人的生命体征、意识状况，有无口渴、面色苍白或发绀、皮肤湿冷、尿量减少、烦躁不安等血容量不足表现；评估烧伤面积、深度；是否有声音嘶哑、呼吸困难等吸入性烧伤的迹象。

（2）辅助检查　了解血细胞比容、尿比重、血生化检查及电解质水平、血气分析、影像学检查有无异常发现。

3. 心理－社会状况　了解病人及家属对突发烧伤打击的心理承受程度以及心理变化；了解病人对烧伤的认知程度及对治疗的信心，家庭经济状况以及家庭和社会支持方面等。

【常见护理诊断/问题】

1. 有窒息的危险　与吸入性烧伤有关。

2. 体液不足　与烧伤创面渗出液过多、体液大量丢失有关。

3. 皮肤完整性受损　与烧伤导致组织破坏和卧床有关。

4. 有感染的危险　与皮肤完整性受损、创面污染、免疫力下降有关。

5. 自我形象紊乱　与烧伤后毁容、肢残及躯体活动障碍有关。

【护理目标】

1. 病人呼吸道通畅，呼吸平稳。
2. 病人生命体征平衡，平稳度过休克期。
3. 病人烧伤创面逐渐愈合。
4. 病人未发生感染。
5. 病人情绪稳定，能配合治疗和护理，敢于面对伤后的自我形象。

【护理措施】

1. 维持有效呼吸

（1）保持呼吸道通畅　清除口鼻腔分泌物，防止窒息。鼓励病人深呼吸，用力咳嗽、咳痰；对于气道分泌物多者，可定时帮助其翻身、叩背、改变体位，以利分泌物排出；必要时吸痰。对合并吸入性损伤的病人，应准备好氧气、气管切开器械及抢救药品等。吸入性损伤病人均有不同程度缺氧，一般用鼻导管或面罩给氧，氧浓度40%左右，氧流量4～5L/min。

（2）严格呼吸道管理和无菌操作　对气管切开的病人，严密观察呼吸频率及节律变化。注意病人咳出物及其性状是否为脓性、血性或气管黏膜坏死脱落组织，对气道痰液阻塞者应迅速吸痰，选择粗细合适的吸痰管，吸痰时可适当调高吸氧浓度，动作轻柔迅速，每次不超过15秒。吸引时避免吸痰管过深插入气道而加重气道损伤。妥善固定外套管，防止滑脱，每日更换套管处外敷料。

2. 维持有效循环血量

（1）建立补液通道　迅速建立2～3条静脉输液通道，保持输液通畅，实现快速补液，迅速恢复有效循环血量。遵循“先晶后胶，先盐后糖，先快后慢，见尿补钾”的输液原则合理安排输液种类和速度，成年人一般输液速度为40～60滴/分，儿童、老年人、心血管疾病者适当减慢输液速度。

（2）观察补液效果　根据动脉血压、中心静脉压、心率、尿量、末梢循环、精神状态等判断补液效果。判断补液有效的指标是：①成人每小时尿量为30～50ml，小儿每公斤体重每小时不低于1ml。②病人安静，无烦躁不安。③无明显口渴。④脉搏、心搏有力，脉率在120次/分以下，小儿脉率在140次/分钟以下。⑤收缩压维持在90mmHg、脉压在20mmHg以上，中心静脉压为5～12cmH_2O。⑥呼吸平稳。

3. 创面护理

（1）包扎疗法护理　①抬高患肢，置于功能位。②保持敷料清洁，如敷料潮湿、敷料污染或有感染征象，及时更换。③注意观察创面，如发热、伤口异味、疼痛加剧，应加强换药及抗感染治疗，必要时改用暴露疗法。④注意观察肢体循环情况，如肢端动脉搏动、颜色、温度及肿胀情况，包扎松紧适宜。

（2）暴露疗法护理　①保持病室清洁，空气流通，室内温度28～32℃，湿度适宜，每日空气消毒2次。接触创面应无菌操作，每日更换无菌垫单，防止交叉感染。②防止受压，定时翻身或使用翻身床。③保持创面干燥，渗出期用消毒敷料定时吸去创面过多的分泌物，表面涂以抗菌药物。④若发现痂下有感染，立即去痂引流，清除坏死组织。⑤创面有真菌斑时，涂3%～5%克霉唑溶液。⑥创面已结痂时注意避免痂皮裂开引起出血或感染，烦躁者可适当约束肢体。

（3）特殊烧伤部位的护理

1）头面部烧伤　多采用暴露疗法。①眼部烧伤：使用无菌棉签清除眼部分泌物，可用生理盐水冲洗，点抗生素眼药水，角膜烧伤时应注意用油纱布覆盖防止异物落入。②耳部烧伤：及时清理流出的分泌物，耳廓应保持干燥清洁，外耳道入口处放置无菌干棉球并经常更换。③鼻部烧伤：立即清理鼻腔内分泌物及痂皮，鼻黏膜表面涂烧伤膏以保持局部湿润、预防出血；合并感染者用抗菌药液滴鼻。

2）呼吸道烧伤　保持呼吸道通畅，床边常规准备气管切开包。必要时气管切开。伤后3～5天，气管壁坏死组织发生溶解或出血易造成窒息，应严密观察并及时吸引。

3）会阴部烧伤　多采用暴露疗法。将大腿外展，使创面充分暴露，防止大小便污染；接触创面的便器应消毒，每次便后清洗肛门、会阴部；在严格无菌操作下留置导尿管，并每日行膀胱冲洗及会阴冲洗，预防尿路及会阴部感染。

4. 防治感染　观察全身情况及创面变化，及早发现和处理烧伤创面感染灶和脓毒症。定期做细菌培养和药物敏感试验，合理选用抗生素及抗真菌药物。加强各种治疗性导管的护理，严格无菌原则。正确处理创面，采取必要的消毒隔离措施，防止交叉感染。做好口腔及会阴部护理。给予营养支持，增强抗感染能力。

5. 心理护理　密切观察病人的情绪变化及言谈举止，耐心倾听病人对烧伤的不良感受，及时与病人沟通交流，安慰病人，稳定情绪，以亲切、和蔼的态度，同情关心病人；说明各项治疗的必要性和安全性，使其了解病情、创面愈合和治疗的过程，消除顾虑、积极合作；生活上多关心病人，鼓励其要面对烧伤事实，要有坚强的毅力，树立战胜疾病的信心。

6. 健康教育

（1）安全知识　加强防火、灭火和自救等安全教育知识。

（2）疾病康复　遵医嘱用药，加强营养，注意休息，避免使用刺激性肥皂清洗，烧伤部位1年内避免太阳暴晒。

（3）出院指导　加强心理教育、指导康复训练，树立重返工作岗位的信心。

【护理评价】

1. 病人是否呼吸道通畅，呼吸平稳。
2. 病人血容量是否恢复，生命体征是否稳定。
3. 病人创面是否愈合。
4. 病人感染是否得以预防，或被及时发现与控制。
5. 病人是否正确面对伤后自我形象的改变，逐渐适应外界环境及生活。

第三节　冻　伤

冻伤（frostbite）又称冷伤（cold injury），是机体遭受低温侵袭引起的局部或全身损伤。可分为非冻结性冻伤和冻结性冻伤。

【病因与分类】

1. 非冻结性冻伤　是在0～10℃的寒冷、潮湿条件下造成的冻伤。主要病因与温度骤变、活动过少和自我防护不到位有关。此外，自主神经紊乱、手足多汗、创伤可能诱发非冻结性冻伤。类型包括：①冻疮，最常见，多见于冬季气温低且较为潮湿的地区，好发于手、足、耳廓及鼻尖等处。②战壕足，较长时间在潮湿低温的环境中穿着湿冷的袜子和鞋而引起，过去多发生于战时。③水浸足（手），足或手长时间暴露于湿冷环境中所致，较多见于海员、渔民、水田劳作及施工人员。

2. 冻结性冻伤　是由冰点以下的低温所造成，分局部冻伤（冷伤）和全身冻伤（冻僵）。其中，全身冻伤少见，可发生在严寒季节、高海拔地区，或是在雪崩、暴风雪等灾害状况下发生。

【病理生理】

1. 非冻结性冻伤　局部长时间处于10℃以下至冰点以上的低温时，可引起血管长时间收缩和血流滞缓，影响细胞代谢。当局部处于常温后，血管扩张、充血、出血，甚至可发生水疱。可发展为毛细血管、小动脉、小静脉受损而形成血栓，导致组织坏死。

2. 冻结性冻伤　局部冻伤可在细胞内外液形成冰晶。组织内冰晶可使细胞外液渗透压增高，导致细胞脱水、蛋白变性、酶活性降低发生坏死，同时也可破坏组织细胞结构，冻融后可产生坏死及炎症反应。全身受低温侵袭时，首先发生外周血管收缩和寒战反应，继而体温由表及里逐渐降低，当核心体温下降至32℃以下，则心、脑、肾、血管等脏器功能均受损；若降至28℃以下，则危险加大，如不及时抢救，可直接致死。

【临床表现】

1. 非冻结性冻伤

（1）皮肤改变　由于寒冷导致皮肤血管收缩，初期出现皮肤苍白，逐渐出现血管破坏，皮肤出现红肿、紫红色斑，可出现结节。严重者可出现水疱、糜烂或溃疡，可有色素沉着。

（2）疼痛　解冻后局部皮肤温度较正常皮肤高，局部有灼热、痒感和胀痛，在温暖环境中更明显。

2. 冻结性冻伤

（1）局部冻伤　根据冻伤损伤的不同程度分为四度。

Ⅰ度冻伤：又称红斑型冻伤，伤及表皮层。局部明显红、肿、充血，自觉热、痒、刺痛。症状于数日后消失，愈合后表皮脱落，不留瘢痕。

Ⅱ度冻伤：又称水疱性冻伤，伤及真皮层。局部明显充血、水肿，伴有水疱形成，疱液呈血清样。若无继发感染，2～3周后痂皮脱落，可有轻度瘢痕形成。

Ⅲ度冻伤：又称坏死性冻伤，伤及皮肤全层或皮下组织。创面为黑褐色，感觉消失，创面周围红、肿、痛并有水疱形成。若无感染，坏死组织于4～6周后脱落，形成肉芽创面，愈合甚慢，留有瘢痕。

Ⅳ度冻伤：又称深部坏死性冻伤，损伤深达肌肉、骨骼，甚至肢体坏死。表面呈暗灰色、无水疱；坏死组织与健康组织分界明显，常呈干性坏死，若并发感染则为湿性坏疽。治愈后多留有功能障碍或伤残。

（2）全身冻伤 根据病情严重程度分为三度。①轻度冻僵：病人核心体温35～32℃，表现疲乏、健忘、多尿、肌肉震颤、心搏和呼吸加快、血压增高。②中度冻僵：病人核心体温32～28℃，表情淡漠、精神错乱、语言障碍、行为异常、运动失调或昏睡。可有心房扑动或颤动、室性早搏、心动过缓等心律异常。③重度冻僵：病人核心体温＜28℃，出现少尿、瞳孔光反应消失、呼吸减慢和心室纤颤，最终因心搏骤停和呼吸衰竭而死亡。

【治疗原则】

1. 非冻结性冻伤 轻症病人只需要复温治疗，局部冻疮可外用冻疮膏。皮肤已破溃者可涂抹含抗菌药物的软膏。重症病人可使用扩张血管药物和红外线物理治疗。多数病人的治疗周期为2周左右。

2. 冻结性冻伤

（1）现场急救 快速脱离寒冷环境，将冻伤病人运送到温暖室内，采取各种保温和复温措施。如无复温条件，可将伤肢放在救护者怀中复温，不可用雪摩擦或用冷水浸泡伤肢，不可强行活动肢体，也绝不可用火烤冻伤部。对心搏、呼吸骤停者施行胸外心脏按压和人工呼吸、吸氧等急救措施。

（2）局部冻伤的治疗 局部创面处理根据冻伤程度而异，Ⅰ度、Ⅱ度冻伤以保护与预防感染为主；Ⅲ度、Ⅳ度冻伤的早期，坏死界限一般不清楚，实际范围和深度往往比早期的估计小、浅，所以多数主张不宜过早手术切除（发生湿性坏疽者除外）。深度冻伤的坏死组织分离后，如肉芽组织健康，及早植皮。经久不愈的溃疡，多因血管栓塞或功能障碍，可行交感神经阻滞术。

（3）全身治疗 复温后采用补液、血管活性药物、除颤等防治休克。保持呼吸道通畅、给氧和呼吸兴奋剂、防治肺部感染等维护呼吸功能。为防治脑水肿和肾功能不全可适当应用利尿药。纠正水电解质酸碱平衡失调、营养支持等。

【护理措施】

1. 复温护理 冻伤后应立即使其从寒冷的环境中移至温暖的室内复温，脱去或剪开湿冷的衣裤、手套和鞋袜。将冻僵部位置于40～42℃的温水中复温，时间一般为20～30分钟。复温时，若冻伤者的鞋袜不能脱掉，可连同鞋袜一同浸泡，可根据具体情况而定，直至指（趾）甲床或皮肤潮红，肢体变软。

2. 创面护理 肢体解冻后出现水疱或血疱，小水疱可以不必剪破，水疱较大可在伤后48小时75%乙醇消毒皮肤，用消毒过的剪刀剪破或穿刺放液，然后用无菌敷料包扎，有利于冻伤的恢复，并注意局部保暖和预防感染。

3. 疼痛护理 对手、足和肢体冻伤病人，抬高患肢，促进伤处静脉回流从而减轻胀痛，下肢受伤者需卧床。在复温过程中或复温后，病人出现剧烈疼痛，遵医嘱使用镇静、镇痛药物，观察镇痛效果并记录。

4. 观察病情 观察和监测病人生命体征、血氧饱和度、意识状态、尿量、末梢循环情况等。如出现肉眼血尿、血红蛋白尿和少尿等肾脏损害症状，应观察每小时尿量，输入碱性药物、利尿药和支持肾脏功能的药物。

5. 饮食护理 进温热饮食，对意识清楚的病人，可给予服用热饮料，如牛奶、糖水和温开水。增加营养的摄入，给予高热量、高蛋白和高维生素的饮食。

6. 心理护理 耐心倾听病人的不良感受，给予真诚的安慰和劝导；提供有关冻伤的知识，帮助病人了解病情，减轻病人心理负担；利用社会支持力量，增强其战胜疾病的信心。

7. 防治并发症 冻伤病人常见并发症有休克、多器官功能衰竭等，在护理中应注意：①保持呼吸道通畅、吸氧。②维持水、电解质、酸碱平衡。③改善局部血液循环，遵医嘱予低分子右旋糖酐、肝素钠等避免血细胞凝聚和血栓形成。④给予维生素C、白蛋白等，减少水肿，促进细胞修复。⑤必要时予抗菌药物、破伤风抗毒素血清或气性坏疽抗毒血清防治感染，并注意观察药物的不良反应。

8. 健康教育 ①严寒的高原地区的工作人员和边防人员，应了解当地的气候变化，做好防冻宣传教育，采取防冻措施，备好防寒装备。②预计可能遭遇严寒的人员，应事先进行耐寒锻炼，如进行冷水浴、冰上锻炼等。③寒冷条件下个人需做到“三防”，即防寒、防湿、防静。④一旦发生冻伤，首先要脱离危险环境，积极采取复温措施，避免冻伤进一步加重。

第四节 咬 伤

生物界咬人致伤的动物有犬、猫、猪、蛇、蜂、蜈蚣、蝎、毛虫、毒蜘蛛等，最常见的是犬咬伤和蛇咬伤。

一、犬咬伤

随着生活水平的不断提高，养宠物的人越来越多，被犬咬伤（dog bite）的发生率也相应增加。咬伤人的犬若感染狂犬病毒，则被咬伤者可发生狂犬病（rabies）。狂犬病又名恐水症，是由狂犬病毒引起的，以侵犯中枢神经系统为主的急性人畜共患传染病。

【病因与病理】

狂犬病病毒主要存在于病畜的脑组织及脊髓中，其涎腺和涎液中也含有大量病毒，可经各种伤口、抓伤、舔伤的黏膜和皮肤而进入人体导致感染。狂犬病病毒对神经组织具有较强的亲和力，在伤口入侵处及其附近的组织细胞内可停留1～2周，并生长繁殖，若未被迅速灭活，病毒会沿神经末梢和神经周围间隙向上侵犯中枢神经系统，引发狂犬病。

【临床表现】

病毒感染后是否发病与潜伏期的长短、咬伤部位、伤后处理及机体抵抗力有关。潜伏期长短不一，大多在3个月内发病，也可长达10年以上。咬伤越深、部位越接近头面部，其潜伏期越短，发病率越高。典型病人可有3期表现。

1. 前驱期 此期为2～4天，病人有低热、倦怠、头痛、恶心、全身不适，继而可出现恐惧不安，烦躁失眠，对声、光、风等刺激敏感而有喉头紧缩感。

2. 兴奋期 此期为1～3天，病人可出现发热症状，体温可上升至38～40℃。高度兴奋，极度恐怖表情，发作性咽肌痉挛，有恐水、怕风、怕光、怕声等表现。恐水为本病特征，病人虽渴而不敢饮，闻水声、见水或仅提及水时即可引起咽喉肌严重痉挛。交感神经功能亢进，表现为大量流涎、大汗淋漓、心率加快、血压上升。可出现幻视、幻听等精神异常。

3. 麻痹期 此期为6～18小时。肌肉痉挛停止，全身弛缓性瘫痪，逐渐进入昏迷状态，最后因呼吸、循环衰竭而死亡。

【治疗原则】

狂犬病目前尚无特效治疗方法，发病后进展迅速，病情重，病死率几乎达100%，故犬咬伤后及时处理伤口和预防接种是减少狂犬病发病和死亡率的关键。

1. 局部处理 犬咬伤后应迅速彻底清洗伤口。尽快用20%肥皂水或0.1%苯扎溴铵（新洁尔灭）反复冲洗伤口至少30分钟，尽量除去狗涎和污血。冲洗后，伤口小而浅者用2%碘酊和75%乙醇进行消毒；深大伤口者立即彻底清创，用大量生理盐水、稀释的碘伏冲洗伤口后，再用0.1%苯扎溴铵或3%过氧化氢溶液充分地清洗。伤口应开放引流，不予缝合或包扎。

2. 全身治疗 伤后尽早注射狂犬病疫苗进行主动免疫。咬伤后当天和伤后第3、7、14和28天各肌内注射1次，共5剂，每次2ml。伤口较深者，清创后应在伤口底部和周围行抗狂犬病免疫球蛋白或抗狂犬病毒免疫血清局部浸润注射。常规使用破伤风抗毒素，必要时应用抗生素防止伤口感染。

【护理措施】

1. 预防和控制痉挛 保持病室安静，避免光、声、风的刺激，防止病人痉挛发作。由专人护理，各项护理操作按顺序、尽量集中进行或在应用镇静药后进行。一旦发生痉挛，立即遵医嘱使用巴比妥类镇静药等。

2. 保持呼吸道通畅 及时清除口腔和呼吸道分泌物，气道分泌物多时，应及时用吸引器吸出，必要时行气管切开或气管插管。

3. 输液和营养支持 发作期病人因不能饮水和多汗，常呈缺水状态，需静脉输液，维持体液平衡。病情允许，可通过鼻饲或静脉途径供给机体营养和水分。

4. 预防感染 严格执行无菌操作规程，观察伤口，保持伤口清洁和引流通畅。遵医嘱按时应用抗生素并观察用药效果。加强隔离防护，护理人员应穿隔离衣、戴口罩和手套，防止病人伤口内分泌物和唾液中的病毒通过皮肤细小破损处侵入而引起感染。

5. 健康教育 ①对被允许圈养的犬，要定期进行疫苗注射，注射后登记、挂牌，不得随意放养。②教育儿童不要养成接近、抚摸或挑逗犬等动物的习惯，防止发生意外。③若儿童被犬抓伤但无明显伤痕，或被犬舔，或疑与病犬有密切接触者，应尽早注射疫苗。④犬咬伤后，应尽早处理伤口及注射疫苗。

二、蛇咬伤

蛇咬伤（snake bite）多发生于夏、秋两季。蛇分无毒蛇和有毒蛇两类。无毒蛇咬伤只在皮肤留下两排对称锯齿状细小齿痕，轻度刺痛，无碍生命。毒蛇咬伤后，其蛇毒可引起严重的全身中毒症状而危及生命。本节仅介绍有毒蛇咬伤。

【病因与病理】

蛇毒含有多种毒性蛋白质、多肽和酶类，按其对人体的作用可分为三类。①神经毒素：以金环蛇、银环蛇、海蛇等为代表，对中枢神经和神经肌肉节点有选择性毒性作用，可先使伤口处发麻，并向近心侧蔓延，最后可导致呼吸呼唤衰竭。②血液毒素：以竹叶青蛇、五步蛇、蝰蛇等为代表，对血细胞、血管内皮细胞及组织有破坏作用，可引起出血、休克或心力衰竭。③混合毒素：以眼镜蛇、蝮蛇、眼镜王蛇为代表，兼有神经、血液毒素特点，其中眼镜蛇以神经毒素为主，蝮蛇以血液毒素为主。蛇毒从局部进入淋巴液和血液循环后必须紧急治疗。

【临床表现】

临床表现取决于蛇毒吸入量和病人的年龄及健康状况，儿童、老年和体弱瘦小者反应较严重。

1. 局部表现　伤处疼痛或麻木、红、肿、瘀血、水疱或血疱甚至局部组织坏死。伤口周围或患肢有淋巴管炎和淋巴结肿大、触痛。

2. 全身表现　烦躁不安、头晕目眩、呼吸困难、言语不清、视物模糊、恶心、呕吐、吞咽困难或全身虚弱、口周感觉异常、肢体软瘫或麻木、腱反射消失，可有寒战、发热、血尿、少尿或血压下降，最后可发生休克、昏迷、呼吸麻痹和心力衰竭。

【治疗原则】

1. 局部处理

（1）伤口排毒　患肢放低，限制活动；患肢上方绑扎，阻断毒素吸收；伤口局部抽吸、冲洗、清创，促进毒素排出。

（2）降解蛇毒　胰蛋白酶有直接分解蛇毒的作用，伤口周围可用胰蛋白酶局部封闭。

2. 全身治疗

（1）解蛇毒中成药　蛇药是治疗毒蛇咬伤有效的中成药，常用南通蛇药、上海蛇药、广州蛇药等，可口服亦可敷贴局部，有的可注射。此外，新鲜草药外敷也有解毒作用，如半边莲、白花蛇草、七叶一枝花、八角莲等。

（2）抗血清疗法　抗蛇毒血清有单价和多价两种。单价抗蛇毒血清对已知毒蛇种类的咬伤有较好的疗效，否则使用多价血清。用前需做过敏试验，结果阳性者使用脱敏注射法。

（3）其他治疗　①输液和利尿：经静脉快速大量输液或用呋塞米、甘露醇等利尿，促使体内蛇毒加速排泄，缓解中毒症状。②抗感染：常规使用破伤风抗毒素和抗菌药物防治感染。③防治并发症：积极改善出血倾向，抗休克或治疗心、肺、肾功能障碍等。

【护理措施】

1. 急救护理

（1）制动　被毒蛇咬伤后，不要惊慌失措，不奔跑，不乱动肢体，以免加快血液循环，增加毒素的吸收。伤者立即取坐位或卧位，患肢放低。

（2）绑扎　伤后就地取材，用布带或止血带等绑扎伤处近心端的肢体，松紧度适宜，以能阻断静脉血和淋巴回流为度。每 15～30 分钟要松开 1～2 分钟，以免影响血液循环造成组织坏死。

（3）冲洗　立即用大量清水、肥皂水或 0.05% 高锰酸钾溶液冲洗伤口及周围皮肤，以洗掉伤口外表毒液。

（4）排毒　用手从肢体的近心端向伤口处反复推挤，促使毒液从伤口排出体外，边挤压边用清水冲洗伤口，冲洗挤压排毒需持续 20～30 分钟。也可进行切开排毒，若伤口流血不止，则不宜切开。

（5）解毒　若备有蛇药或新鲜草药可立即口服或外敷以解蛇毒。病人如出现口渴，可给足量清水饮用，切不可给酒精类饮料以防毒素扩散加快。

（6）转运　将伤肢制动后平放并辅以局部降温措施，安全运送至正规医院做清创术、注射胰蛋白酶和抗蛇毒血清等后续治疗。

2. 伤口护理　及时清除变性及坏死组织，伤口可用多层纱布浸湿高渗盐水或 0.05% 高锰酸钾溶液湿敷，勤换药。遵医嘱用胰蛋白酶 2000～5000U 加入 0.05% 普鲁卡因或注射用水 10～20ml，封闭伤口外周或近侧，必要时间隔 12～24 小时可重复注射。

3. 心理护理　安慰病人，告知其对毒蛇咬伤后有中成药物、新鲜草药及抗蛇毒血清等用于治疗，解释治疗方法及治疗过程，帮助病人树立战胜疾病的信心和勇气，使其保持情绪稳定，积极配合治疗和护理。

4. 并发症的护理

（1）感染　保持伤口引流通畅和创面清洁、干燥，遵医嘱给予抗生素预防感染，注射破伤风抗毒素预防破伤风。

（2）多器官功能衰竭　告知病人多饮水。遵医嘱给予快速输液或应用利尿药物等，促进蛇毒从尿中排出，减轻肾损坏。密切观察病情变化，若发现病人出现血红蛋白尿，应根据医嘱静脉滴注 5% 碳酸氢钠，以碱化尿液，防止发生肾衰竭。补液时注意心肺功能，以防快速、大量输液导致心肺衰竭。

5. 健康教育　普及识别毒蛇和毒蛇咬伤后的急救自救知识。在野外工作时，随身带好抗蛇毒药物。尽可能穿高筒靴及戴手套。在丛林密处，用木杆等拨开枝叶，夜间走路带好手电筒等照明工具。废弃的房子、洞穴等常有蛇穴，勿随便进入或用手摸索，勿轻易尝试抓蛇或玩蛇。露营时选择空旷干燥地面，避免扎营于杂物或石堆附近，晚上在营帐周围点燃火焰。

（李　成）

目标检测

答案解析

一、简答题

1. 影响创伤愈合的因素有哪些?

2. 简述烧伤的现场急救。

二、病例分析题

1. 李先生，40 岁，建筑工人，房屋拆迁时不慎被倒塌的房屋压住双下肢，5 小时后被救出送到医院。主诉下肢疼痛，感觉异常，尿少，呈暗红色。体格检查：P 90 次/分，BP 96/74mmHg，双下肢明显肿胀、压痛，有瘀斑。辅助检查：血清钾 6.2mmol/L。

请思考：

(1) 该病人最可能的诊断是什么？依据是什么？

(2) 如何采取有效的护理措施？

2. 王先生，30 岁，体重 60kg，2 小时前不慎被沸水烫伤后立即送往医院，急性病容，主诉创面疼痛，感觉口渴、胸闷。体格检查：烦躁不安，呻吟，表情痛苦，P 110 次/分，BP 105/89mmHg，面部、胸腹部、双上肢、两小腿、双足广泛烫伤，且背部散在有约三手掌大小，均有水疱。入院后即给予静脉输液、手术清创等处理。

请思考：

(1) 该病人入院后存在哪些护理诊断/问题?

(2) 该病人烫伤面积、深度及严重程度如何?

(3) 伤后第 1 个 24 小时补液总量是多少？液体如何分配?

书网融合……

本章小结

题库

第十章　肿瘤病人的护理

PPT

学习目标

知识目标：

1. 掌握　肿瘤病人的心理特点；肿瘤病人的手术治疗护理、化疗护理、放疗护理。
2. 熟悉　恶性肿瘤的临床表现、主要治疗方法；肿瘤三级预防。
3. 了解　恶性肿瘤的病理生理；良性肿瘤的临床特点。

技能目标：

学会分析肿瘤病人的心理反应，并能提供有效的护理措施。

素质目标：

具有良好的职业素养、人文关怀及共情能力，尊重、理解病人。

随着传染病逐渐被控制，人类平均寿命延长，恶性肿瘤对人类的威胁日益突出，已成为目前最常见死亡原因之一。恶性肿瘤是男性第二位、女性第三位死因。据我国全国癌症登记中心的报告，我国恶性肿瘤的发病和死亡呈持续上升趋势。本章重点介绍恶性肿瘤的病因、临床表现、治疗原则及护理措施。

案例引导

案例　张先生，68岁，以反复咳嗽伴气促6个月为主诉来院就诊。缘于半年前无明显诱因出现咳嗽，呈刺激性干咳，伴有气促，休息时稍有缓解，活动后加重，近来发现上述症状逐渐加重，来院就诊。该病人在CT引导、局麻下行左肺下叶占位穿刺活检术，病理诊断：左肺鳞状细胞癌。拟在全麻下行胸腔镜下左肺下叶切除术+纵隔淋巴结清扫术。

讨论：

1. 该病人目前主要的护理问题是什么？
2. 病人术后还可能接受哪些治疗？
3. 术后主要的护理措施有哪些？

第一节　概　述

肿瘤（tumor）是机体在各种致瘤因素作用下，局部组织的细胞在基因水平上失去对其生长的正常调控，导致细胞异常增殖而形成的新生物。肿瘤几乎可以发生在身体任何部位，依据肿瘤的形态及其对机体的影响，即肿瘤的生物学行为，肿瘤可分为良性肿瘤、恶性肿瘤、介于良恶性之间的交界性肿瘤3类。

1. 良性肿瘤（benign tumor）　通常有包膜或边界清楚，呈膨胀性生长，生长速度缓慢，色泽和质地接近相应的正常组织。瘤细胞分化成熟，组织和细胞形态变异较小，少有核分裂象，无浸润和转移能力，彻底切除后少有复发，对机体危害小。如纤维瘤、脂肪瘤、血管瘤等。

2. 恶性肿瘤（malignant tumor）　具有浸润和转移能力，通常无包膜，边界不清，向周围组织浸润生长，生长速度快，瘤细胞分化不成熟，有不同程度的异型性，对机体危害大，病人常因肿瘤复发、转移而死亡。上皮组织的恶性肿瘤统称为癌。这些肿瘤表现出向某种上皮分化的特点。例如鳞状细胞癌简称鳞癌。间叶组织的恶性肿瘤统称为肉瘤。这些肿瘤表现出向某种间叶组织分化的特点。间叶组织包括纤维组织、脂肪、肌肉、血管、淋巴管、骨和软骨组织等。例如纤维肉瘤、脂肪肉瘤、骨肉瘤等。通常所指的癌症，泛指所有恶性肿瘤，包括癌和肉瘤。

3. 交界性肿瘤（borderline tumor）　少数肿瘤形态尚属良性，但呈浸润性生长，切除后易复发，甚至出现转移，在生物学行为上介于良性与恶性之间，故称交界性或临界性肿瘤。如包膜不完整的纤维瘤、黏膜乳头状瘤、唾液腺多形性腺瘤等。

第二节　恶性肿瘤

恶性肿瘤是目前全世界的主要死亡原因之一。近年来，我国恶性肿瘤发病率呈上升趋势。据国家癌症中心报告，城市男性恶性肿瘤发病率居第一位的是肺癌，城市女性恶性肿瘤发病率居第一位的是乳腺癌，农村地区男性和女性恶性肿瘤发病率首位均为肺癌。

【病因】

肿瘤的病因非常复杂，常常是一种致癌因素可诱发多种肿瘤，而一种肿瘤又可能有多种病因。目前大多数肿瘤的病因还没有被完全了解。20 世纪以来，通过流行病学、高发区和职业癌的研究为寻找和确定肿瘤病因提供了可靠的依据。

1. 环境因素

（1）物理因素　紫外线可引起皮肤鳞状细胞癌、基底细胞癌和恶性黑色素瘤；电离辐射（包括 X 射线、γ 射线以及粒子形式的辐射如 β 粒子等）可引起癌症。放射工作者如长期接触射线而又防护不当，皮肤癌和白血病的发生率高于普通人群。吸入放射污染粉尘可致骨肉瘤和甲状腺肿瘤等。

（2）化学因素

1）多环芳香烃类　存在于石油、煤焦油中。与煤烟垢、煤焦油、沥青等物质经常接触易患皮肤癌和肺癌。此外，烟熏、烧烤食物也含有多环芳烃，这可能和某些地区胃癌的发病率较高有一定关系。

2）致癌的芳香胺类　已知有致癌作用的有联苯胺、4－氨基联苯等。与印染厂工人膀胱癌发病率较高有明确的关系。

3）亚硝胺类物质　肉类食品的保存剂与着色剂中富含该类物质。与食管癌、胃癌、肝癌的发生有关。

4）真菌毒素和植物毒素　黄曲霉菌广泛存在于霉变食品中。霉变花生、玉米及谷类含量最多。黄曲霉菌能分泌黄曲霉毒素，后者具有致癌、致畸变的作用，可致肝癌、肾癌、胃与结肠的腺癌。

5）烷化剂和酰化剂　有些烷化剂用于临床，如环磷酰胺既是抗癌药物又是很强的免疫抑制药，用于抗肿瘤治疗和抗免疫治疗，长期直接接触，亦具有致癌、致畸变作用。

（3）生物因素　主要为病毒。DNA 肿瘤病毒：如人乳头瘤病毒与宫颈癌有关、EB 病毒与鼻咽癌有关、乙型肝炎病毒与肝癌相关。RNA 肿瘤病毒：如 C 型 RNA 病毒与白血病、霍奇金病相关。少数寄生虫和细菌也可引起，如日本血吸虫可引起大肠癌，幽门螺杆菌与胃癌的发病相关。

2. 机体因素

（1）遗传因素　部分肿瘤具有遗传倾向性，如结肠息肉病、乳腺癌、胃癌与遗传有着密切的关系。

（2）内分泌因素　某些激素与肿瘤发病具有相关性，如雌激素和催乳素与乳腺癌有关。

（3）免疫因素　具有先天或获得性免疫缺陷者易发生恶性肿瘤，如器官移植后长期使用免疫抑制剂者，肿瘤发生率较正常人群明显增加。

（4）行为因素　研究表明，肿瘤的发病与吸烟、大量饮酒、肥胖、不健康的饮食、缺乏锻炼等行为因素具有相关性。

【病理生理】

1. 发生发展　分为癌前期、原位癌及浸润癌 3 个阶段。癌前期表现为上皮增生明显，伴有不典型增生；原位癌一般指癌变细胞局限于上皮层、未突破基底膜的早期癌；浸润癌指原位癌突破基底膜，向周围组织浸润发展，破坏周围组织的正常结构。

2. 细胞分化　肿瘤恶性程度和预后与肿瘤细胞的分化程度有关。恶性肿瘤细胞可分为高分化、中分化和低分化（或未分化）3 类，或Ⅰ、Ⅱ、Ⅲ级。高分化（Ⅰ级）者细胞形态接近正常，恶性程度低；低分化或未分化（Ⅲ级）者细胞核分裂较多，恶性程度高，预后不良；中分化（Ⅱ级）的恶性程度介于两者之间。

3. 生长方式　一般呈浸润性生长，肿瘤沿组织间隙、神经纤维间隙或毛细血管扩展，边界不清，局部切除后极易复发。

4. 生长速度　恶性肿瘤生长快、发展迅速、病程较短，良性肿瘤恶变时亦可逐渐增大，合并出血、感染时短期内亦可迅速增大。

5. 转移方式　恶性肿瘤易发生转移。转移方式有：①直接蔓延。肿瘤细胞向与原发灶相连的组织扩散生长，如直肠癌、宫颈癌侵袭骨盆壁。②淋巴转移。多数先转移至邻近区域淋巴结，也可出现“跳跃式“转移。皮肤真皮层淋巴管转移可出现皮肤水肿，如乳腺癌可呈橘皮样改变。毛细淋巴管内癌栓可致相邻毛细血管扩张充血，呈炎症表现，如炎性乳腺癌。③血行转移。肿瘤细胞随血流转移至远处，如腹内肿瘤可经门脉系统转移到肝。④种植性转移。肿瘤细胞脱落后在体腔或空腔脏器内转移，如胃癌种植转移至盆腔。

【临床分期】

肿瘤临床分期的目的是反映疾病的发展阶段，为制定治疗计划和评估预后提供依据。目前临床常用的主要是 TNM 分期，T 代表原发肿瘤，根据肿瘤大小和局部范围用 $T_1 \sim T_4$ 表示，Tis 代表原位癌，临床无法判断肿瘤体积时，则以 T_X 表示；N 表示区域淋巴结的情况，按淋巴结受累范围可分为四级（N_0、N_1、N_2、N_3），N_0 表示淋巴结未受累；M 表示远处转移，M_0 为无远处转移，M_1 则为有远处转移。在此基础上，用 TNM 三个指标的组合划定肿瘤分期。

【临床表现】

肿瘤的发病比较隐匿，一般早期多无明显症状，随着恶性肿瘤的扩大和播散，机体可表现一些症状或体征，具体表现与肿瘤性质、发生组织、所在部位、发展程度等有关。

1. 局部表现

（1）肿块　体表或浅表的肿瘤，肿块常是第一表现。因肿瘤性质不同，其硬度、移动度及边界均可不同。位于深部或内脏的肿块不易触及，但可出现脏器受压或空腔脏器梗阻的症状。

（2）疼痛　肿块的膨胀性生长、破溃或感染等使末梢神经或神经干受刺激或压迫，可出现局部刺痛、跳痛、灼热痛、隐痛或放射痛、绞痛，病人常难以忍受。

（3）溃疡　体表或空腔器官的肿瘤，若生长过快，可因血供不足而继发坏死，或因继发感染而形成溃烂。恶性者常呈菜花状，可有恶臭及血性分泌物。

（4）出血　肿瘤发生破溃、血管破裂可引起出血。如上消化道肿瘤可有呕血或黑便；下消化道肿瘤可有血便；泌尿道肿瘤可出现血尿；肺癌可有痰中带血或咯血；宫颈癌可有白带带血或阴道出血；肝癌破裂可致腹腔出血。

（5）梗阻　肿瘤通过压迫或堵塞可致空腔脏器梗阻，因梗阻部位不同，症状也有差别。如胰头癌、胆管癌可合并阻塞性黄疸；胃癌伴幽门梗阻可出现呕吐；肠道肿瘤可致肠梗阻；肺癌晚期可出现呼吸困难。

（6）浸润与转移　区域淋巴结肿大，相应部位静脉回流受阻，致肢体水肿或静脉曲张；如肺上沟瘤病人可出现上腔静脉综合征。骨转移时可有疼痛或病理性骨折等表现。

2. 全身表现　早期病人多无明显的全身症状，或仅有非特异性改变，如消瘦、乏力、体重下降、低热、感染、贫血等；肿瘤晚期，病人出现全身衰竭，呈现恶病质。

【辅助检查】

1. 实验室检查

（1）常规检查　包括血、尿、粪便常规检查。血液系统肿瘤可有血象改变；泌尿系统肿瘤可有血尿；胃肠道肿瘤可伴贫血及大便隐血试验阳性。

（2）血清学检查　用生化方法测定人体内肿瘤细胞产生的肿瘤标志物，包括酶学检查、糖蛋白、激素类、肿瘤相关抗原等。肿瘤发生骨转移可有骨碱性磷酸酶升高、肝转移可有转氨酶升高；α-酸性糖蛋白在一些恶性肿瘤时常升高；绒毛膜上皮癌时人绒毛膜促性腺激素（hCG）常增高；甲胎蛋白（AFP）与肝癌的发病密切相关；前列腺特异性抗原（PSA）与前列腺癌的发病密切相关。

（3）其他　流式细胞分析术可以对细胞周期与DNA倍体进行分析，对细胞增殖标志物、细胞表面标志、癌基因蛋白产物等进行定量分析，为肿瘤的临床诊断、治疗、预防提供帮助。肿瘤的基因诊断，是以肿瘤变异基因的存在为基础，分析其类型和表达方式，从而达到诊断疾病的目的。

2. 影像学检查　应用影像学技术，如X线、超声波、各种造影、核素、CT、正电子发射断层显像（PET-CT）、磁共振成像（MRI）等各种方法所得成像，不仅对肿瘤的诊断提供重要的信息，而且为制订治疗方案和观察疗效提供依据。

3. 内镜检查　应用腔镜和内镜技术直接观察病变部位，并可取细胞或组织做病理学检查，尤其可以作为诊断消化道肿瘤的首选检查方法。常用的有食管镜、胃镜、肠镜、腹腔镜、纵隔镜、膀胱镜、气管镜、子宫镜、阴道镜等。

4. 病理学检查　为肿瘤确诊的可靠依据，被公认为肿瘤诊断的金标准。临床细胞学检查因取材方便、易被接受，被临床广泛采用，如痰液涂片、尿液沉渣、宫颈刮片、胃黏膜洗脱液等检查；病理组织学检查包括穿刺活检、钳取活检、经手术切除活检等，能得到及时准确的诊断；免疫组织化学检查具有特异性强、敏感性高、定位准确、形态与功能相结合等优点，对提高肿瘤诊断准确率、判别组织来源、发现微小癌灶、正确分期及恶性程度判断等有重要意义。

【治疗原则】

多采用综合治疗的方法，经多科医师参与的多学科协作诊疗模式（MDT）讨论，根据病人的机体情况、肿瘤的病理类型、分期和发展趋势，有计划地合理应用现有治疗手段，以期较大幅度提高肿瘤治愈率、延长生存期、提高病人生活质量。包括手术治疗、化学治疗、放射治疗、生物靶向治疗、免疫治疗、中医中药及内分泌治疗等。

1. 手术治疗　是目前早期实体肿瘤首选的治疗方法。根据手术的目的不同而分为不同类型。

（1）预防性手术　用于治疗癌前病变，防止其发生恶变或发展成进展期癌病变。如先天性多发性结肠息肉病病人可通过预防性结肠切除而获益，如不做手术，则在40岁以后有50%的病人可发展成癌。

（2）诊断性手术　包括切除活检术、切取活检术、剖腹探查术等，为肿瘤的正确诊断、精确分期、恰当合理的治疗提供可靠依据。

（3）根治性手术　指手术切除了全部肿瘤组织及肿瘤可能累及的周围组织和区域淋巴结，以求达到彻底治愈的目的。包括瘤切除术、广泛切除术、根治术和扩大根治术等。

（4）姑息性手术　目的是为了缓解症状、减轻痛苦、改善生存质量、延长生存期、减少和防止并发症。如晚期胃癌行姑息性胃大部切除术，以解除胃癌出血；直肠癌梗阻行乙状结肠造口术；卵巢切除治疗绝经前晚期乳癌或复发病例。

（5）肿瘤外科的急症处理　肿瘤亦常有一些急症情况，需要应用手术方法予以解决。如喉癌、甲状腺癌压迫气管时有气急，常需做气管切开手术以解除气道梗阻现象；肿瘤累及中枢神经系统而造成病人瘫痪或昏迷等，有时需做急症手术如颅内减压、椎板减压等以维持生命。

（6）重建与康复手术　用于肿瘤病人手术后的重建与康复手术，目的是最大程度恢复和改善病人的器官形态和功能，提高病人生存质量。如乳腺癌根治手术后，应用腹直肌皮瓣重建乳房，或用硅胶人工乳房填充于胸大肌后，使胸部的外形趋向完美。

2. 化学治疗　简称化疗（chemotherapy），指通过使用化学药物杀灭癌细胞以实现治疗目的。作为全身治疗手段，无论采用什么途径给药（口服、静脉和体腔给药等），化疗药物都会随着血液循环分布到全身的绝大部分组织和器官。目前，化疗依然是临床治疗中实现肿瘤缓解、病人生存期延长，乃至实现肿瘤根治的重要组成部分。

（1）化疗适应证　①首选化疗的恶性肿瘤：目前一些肿瘤单独应用化疗已可能治愈，如恶性滋养细胞肿瘤、大细胞淋巴瘤、小细胞肺癌等。②可获得长期缓解的肿瘤：应用化疗可使一些肿瘤获缓解或使肿瘤缩小，或可使手术范围缩小以尽可能多的保留器官功能，如乳腺癌、膀胱癌、喉癌等。③化疗配合其他治疗有一定作用的肿瘤：一些肿瘤在手术或放疗后应用化疗可进一步提高疗效，如胃肠道癌、宫颈癌、前列腺癌等。

（2）化学治疗方式

1）根治性治疗　对于化疗药物高度敏感的恶性肿瘤，如淋巴造血系统恶性肿瘤和生殖细胞系统肿瘤，大部分可以通过化疗获得根治。

2）姑息性治疗　对于化疗无法根治的部分晚期恶性肿瘤，如晚期的乳腺癌、肺癌、结直肠癌等，化疗有助于延长病人的生存期和（或）改善生活质量。

3）辅助治疗　根治性手术后的化疗。对于术后高危复发、转移的恶性肿瘤，辅助化疗有助于减少或清除潜在转移的肿瘤细胞，降低术后复发率，提高病人治愈率。

4）新辅助治疗　手术前的化疗。通过术前化疗可达到：①降低临床分期，提高手术切除率，减少手术对正常器官、组织的损伤；②减少手术过程中肿瘤细胞播散的机会；③了解机体对于化疗药物的敏感度，为术后进一步治疗提供指导。

5）同步放化疗　指同时进行的化疗和放疗。一方面可以实现化疗药物对于放疗的增敏作用，提高放疗对肿瘤的局部控制效果，另一方面可以发挥化疗的全身治疗作用。减少远处转移的发生率。

（3）常用化疗药物　按照药物来源和作用机制分为六大类。①烷化剂：是一种细胞毒类药物，如环磷酰胺、磷酸氟达拉滨。②抗代谢药物：主要是通过阻断核酸的合成，如氟尿嘧啶、甲氨蝶呤、阿糖胞苷。③抗肿瘤抗生素：有抗肿瘤作用的抗生素，如放线菌素 D、丝裂霉素、阿霉素、多柔比星。④抗肿瘤植物药：主要干扰细胞内纺锤体的形成，使细胞停留在有丝分裂中期，如长春新碱、紫杉醇等。⑤激素类：有的能改变内环境进而影响肿瘤的生长，有的能增强机体对肿瘤的抵抗力，如黄体酮、丙酸睾酮、泼尼松、他莫昔芬。⑥其他：包括铂类、门冬酰胺酶等。

3. 放射治疗　简称放疗（radiotherapy），是指利用放射线产生的电离辐射作用，直接或间接破坏或杀灭肿瘤细胞，从而达到治疗肿瘤目的的一种方法。如放射性核素产生的 α 射线、β 射线、γ 射线和各种加速器治疗机产生的 X 射线、电子线、质子、重离子或其他粒子束等。放射线对机体组织的作用有一定的选择性：对于越是生长旺盛、分化越差、越幼稚的细胞，放射线照射后受到的损伤就越大。正常组织和肿瘤细胞在分化程度、生长特性的不同，正是放疗治疗肿瘤的生物学依据。

（1）放疗适应证　对射线高度敏感的肿瘤，如淋巴造血系统肿瘤、性腺肿瘤、肾母细胞瘤等低分化肿瘤；对射线中度敏感的浅表肿瘤和位于生理管道的肿瘤，如皮肤癌、鼻咽癌、宫颈癌等；与手术联合治疗的肿瘤有乳腺癌、食管癌、支气管肺癌等；仅有缓解症状作用的肿瘤有喉癌、甲状腺癌等。

（2）放射治疗技术　临床上常用的放射治疗技术包括远距离治疗、近距离治疗、适形放射治疗、立体定向放射治疗。

1）远距离治疗　又称外照射，是指放射源位于体外一定距离，集中照射人体某一部位，是最常用的放疗技术。

2）近距离治疗　将放射源直接放入病变组织或人体的天然管道内，如食管、宫颈、鼻咽等部位进行照射，以称组织间放疗或腔内放疗。

4. 靶向治疗　肿瘤靶向治疗是以参与肿瘤发生发展过程的重要分子作为靶点，通过靶向药物抑制或阻断该靶点，从而达到治疗肿瘤的目的。与传统化疗药物相比，靶向药物具有特异性、个体化、疗效高和对正常组织损伤小的特点。靶向药物按照分子结构和作用机制，分为单克隆抗体类和小分子化合物类。单抗类常用的有赫赛汀、利妥昔单抗、曲妥珠单抗、西妥昔单抗、贝伐单抗等；小分子化合物常用的有吉非替尼、伊马替尼等。

5. 免疫治疗　肿瘤的免疫疗法是应用免疫学原理和方法，激发和增强机体免疫系统杀伤肿瘤、抑制肿瘤生长，是近年来肿瘤治疗领域最具有潜力的治疗方向。目前的免疫治疗大致可分为免疫细胞疗法、抗体药物阻断异常免疫检查点疗法、肿瘤治疗性疫苗三种方法。

知识链接

免疫细胞疗法

细胞免疫是指利用病人血液或肿瘤组织中的免疫细胞，进行体外改造后回输至病人体内，来实现杀灭肿瘤细胞的目的。目前较为成功的免疫细胞疗法为嵌合抗原受体修饰T细胞疗法（CAR－T），是通过单采血液成分的方法采集病人的T细胞，然后将这些T细胞在实验室中进行基因修饰，在其表面表达人工合成的蛋白，称为嵌合抗原受体（chimeric antigen receptor，CAR）。T细胞上的CAR被设计为只能绑定癌细胞表面的特定蛋白，并使体外修饰过的T细胞攻击这些被绑定的肿瘤细胞。这个过程同时也刺激了体内能够靶向肿瘤细胞的其他T细胞的产生。免疫细胞被设计表达CAR后在实验室中倍增到数以亿计再重新输注回病人体内。病人在接收CAR－T细胞输入前，需要先接受化疗和其他药物治疗，以耗尽体内现有的T细胞。

6. 其他　介入治疗是在医学影像设备引导下，利用穿刺针、导管、导丝等器材对肿瘤进行药物灌注、局部栓塞、减压引流以及结构功能重建等治疗，以达到控制肿瘤、缓解症状、提高生活质量的目的。具有创伤小、并发症少、定位精确、治疗安全等特点。某些肿瘤的发生和发展与体内激素水平密切相关，可进行内分泌治疗，如增添激素或内分泌去势治疗等。中医药主要应用祛邪、扶正、化瘀、软坚、散结、清热解毒、化痰祛湿、通经活络及以毒攻毒等原理治疗恶性肿瘤。中医药治疗在现代肿瘤综合治疗中发挥了越来越大的作用，如减轻放化疗、内分泌治疗及靶向治疗不良反应，提高治疗完成率等。

【预防】

恶性肿瘤是由环境、营养、饮食、遗传、病毒感染、生活方式等不同的因素相互作用而引起的，目前尚无单一足够有效的预防措施。国际抗癌联盟认为，1/3癌症可以预防，1/3癌症如能早期诊断可以治愈，1/3癌症可以减轻痛苦、延长寿命。

1. 一级预防　病因学预防，指消除或减少可能致癌的因素，讲求综合防治，避免和预防危险因素，例如戒烟、接种疫苗和增加保护性因素，如健康饮食及锻炼。近年来开展的免疫预防和化学预防均属于一级预防范畴，可望为癌症预防拓展新的领域。

2. 二级预防　发病学预防，强调早期发现，讲求确切早诊手段和合理筛查间隔，以在特定的高风险人群中筛查癌前病变或早期肿瘤病例，从而进行早期发现、早期诊断和早期治疗。对于防控恶性肿瘤来讲，二级预防是目前切实有效的方法，可以确切地降低恶性肿瘤的死亡率。对部分恶性肿瘤如结直肠癌和宫颈癌，筛查治疗癌前期疾病，可以做到癌前阻断，也能减少癌症的发生率。

3. 三级预防　在临床上治疗恶性肿瘤时，预防恶性肿瘤的复发和转移、对症治疗、姑息治疗等均属于肿瘤的三级预防，以达到提高生存质量、减轻痛苦、延长生命的目的。

【护理评估】

（一）治疗前评估

1. 健康史　一般情况如性别、年龄，女性月经史、生育史、哺乳史等；家庭情况；职业状况；经济状况；营养状况；自我护理能力；家族史、既往史等。

2. 身体状况

（1）症状与体征　评估病人局部表现、全身表现，结合病人表现及辅助检查了解肿瘤的范围、性质、周围的淋巴结情况、是否存在远处转移以及对周围脏器的侵袭程度。

（2）辅助检查　包括定性、定位诊断性检查及有关脏器功能的检查。如了解病人实验室检查结果，超声、影像检查有无占位，评估病人各器官功能、营养状况等。

3. 心理－社会状况　了解病人的认知功能、情绪、对疾病的认识、应激与应对，家属对病人的关心程度、支持程度，家庭对手术的经济承受能力。

（二）治疗后评估

1. 手术情况　了解手术方式、麻醉方式、肿瘤的临床分期及预后，评估术后病人康复及心理变化等情况。

2. 化疗情况　了解病人的化疗方式、化疗药物名称、给药途径、剂量、疗程；评估有无出现化疗的毒副反应及反应程度，如静脉炎、骨髓抑制、肝肾脏器受损、神经毒性、胃肠道反应、脱发等。

3. 放疗情况　了解病人放疗的种类、照射方式、剂量；评估有无出现放疗的毒副反应及反应程度，如骨髓抑制、胃肠道反应、皮肤黏膜病变等。

4. 其他情况　了解病人其他治疗方式，评估有无出现毒副反应。

【常见护理诊断/问题】

1. 焦虑与恐惧　与对疾病预后的担忧、角色转换、经济状况改变有关。

2. 营养失调：低于机体需要量　与肿瘤导致的高代谢状态及摄入减少、吸收障碍以及放、化疗所致胃肠道反应等有关。

3. 疼痛 与肿瘤本身作用，或手术创伤、化疗药物不良反应等有关。

4. 知识缺乏 与缺乏对疾病的诊疗、护理、康复知识有关。

5. 潜在并发症 出血、感染、静脉炎、脏器功能障碍等。

【护理目标】

1. 病人焦虑或恐惧状况减轻。
2. 病人未发生营养失调或营养失调得到改善。
3. 疼痛控制有效，病人舒适感增加。
4. 病人获得全面的健康教育，知识缺乏得到改善，能有效配合。
5. 病人未发生并发症或并发症得到及时发现、处理。

【护理措施】

（一）手术病人的护理

1. 术前护理

（1）心理支持　在癌症诊断和治疗期间，病人往往会经历“震惊否认期、愤怒期、妥协期、抑郁期和接受期”这几个阶段的心理变化，这些变化可同时或反复发生。因文化背景、心理特征、病情及对疾病的认知程度不同，病人会产生不同的心理反应，应针对性地进行心理支持。做好病人入院介绍与宣教，帮助病人尽快适应角色转变；建立良好的护患关系，帮助病人了解自己的心理状况，认识自己的情绪体验，让病人充分表达与疾病相关的恐惧、愤怒等消极情绪，并给予一定的情感支持及应对指导，增强战胜疾病的信心。

（2）营养支持　肿瘤病人由于疾病消耗，常合并不同程度的营养不良、慢性失血，可致贫血、消化道梗阻，引起水、电解质紊乱。术前注意补充营养，鼓励病人摄入高热量、高蛋白质、富含维生素的易消化食物。严重营养不良者，给予口服要素饮食或肠外营养，以保证手术安全进行，缩短疗程。

（3）缓解疼痛　疼痛与癌细胞浸润、肿瘤压迫或转移有关。为了使护患双方对于疼痛的程度有一致的理解，可以采用评估工具对疼痛程度进行评估。常用的评估工具有数字评分法、文字描述法和视觉模拟评分法。同时还要评估病人疼痛的部位、性质、时间等。可采用按摩疗法、音乐疗法等措施转移病人注意力，缓解疼痛，也可遵医嘱使用镇痛药物。

给药原则：①依据 WHO 三阶梯镇痛方案选择用药。疼痛较轻者，可用阿司匹林等非阿片类解热消炎镇痛药；中度持续性疼痛者，用可待因等弱阿片类药物；疼痛进一步加剧，可用强阿片类药物，如吗啡、哌替啶等。②一般从小剂量开始，根据镇痛效果逐渐增加剂量。③口服为主，无效时直肠给药，最后考虑注射给药。④定期给药。

（4）术前健康教育　为保证手术的顺利进行及术后的快速康复，术前可进行多种形式的健康教育。如告知病人手术时以及手术后会面临的一些问题，以及如何解决这些问题并预防并发症的发生；告知可能的身体形象改变、生理功能和社会功能的变化，指导病人进行术前器官功能锻炼。

2. 术后护理

（1）营养支持　根据手术部位、方式、病人的病情选择肠外营养、肠内营养或两者互相补充的营养途径。术后禁食期间多经静脉补充营养；能经口进食者，要多鼓励病人早进食，给予易消化且富含营养的饮食，消化功能差的可少量多餐。

（2）疼痛管理　良好的疼痛管理是改善病人睡眠和舒适、消除恐惧、增加活动量、减少并发症的重要保证。护理工作中要合理评估可能引起疼痛的原因，疼痛的部位、强度和性质。指导病人正确使用术后自控镇痛泵，或遵医嘱给予镇痛药，观察、记录镇镇痛效果和药物的副作用，预防药物不良反应的发生。护理过程中也可通过情感支持、分散注意力、放松疗法、催眠暗示法等解除病人焦虑不安情绪，以减轻疼痛。

（3）并发症的护理　由于手术、营养状况、既往疾病、术后功能障碍及感染等原因可以引发术后多种并发症，严重的并发症甚至造成手术的失败或病人的死亡。因此，护理工作中护士应掌握各种手术相应并发症的症状与预防措施，做到早发现、早诊断、早治疗。如术后护士应严密观察病人生命体征的变化，切口渗血、渗液情况，保持伤口敷料干燥。加强皮肤和口腔护理、引流管护理，鼓励病人早期肢体活动及下床活动等。对于皮瓣移植术后，需重点观察切口的颜色、温度，如发现颜色苍白或青紫，局部变冷，应及时处理。胸腹部手术者鼓励多翻身，深呼吸，有效咳嗽和咳痰。

（4）康复指导　如乳腺癌术后需对病人术侧肢体进行功能康复指导；造口术后需对病人提供饮食、排便，正确使用造口底盘和造口袋等指导。

（二）化疗病人的护理

1. 局部毒性反应　在静脉化疗中，由于化疗药物的刺激或渗出，会导致局部皮肤组织的毒性反应，轻者引起局部的肿胀、疼痛，严重者引起周围组织坏死，甚至造成功能障碍。预防：合理选择静脉通路及穿刺部位；输注化疗药物前确认回血；按照药物之间的相互作用，合理确定给药顺序；输入期间严密观察穿刺部位有无异常状况；药物输注后，充分冲洗静脉通路。处理：一旦发生外渗，应立即停止静脉给药，从针头处尽量回抽所有液体。根据药物特性选择冷敷、热敷、局部封闭治疗等措施。如果出现严重组织坏死，可以考虑外科治疗。

2. 消化道毒性反应

（1）恶心、呕吐　是最常见的消化道毒性反应，严重时会导致病人脱水、电解质紊乱、营养失调以及焦虑、抑郁情绪。预防：入院时评估病人是否是恶心、呕吐的高危人群；及时准确给予止吐药物，并观察相关副作用；在应用止吐药物的基础上联合使用非药物干预措施，如饮食干预，避免进食油腻、辛辣、高盐和口味重的食物；收听音乐及适度的有氧运动、针灸及穴位按摩等。处理：发生呕吐时应做好生活护理，完善病情评估，必要时记录出入量，预防脱水等并发症的发生。

（2）黏膜炎　是一种由化疗药物治疗所引起的常见并发症，包括口腔黏膜在内的任何部位的黏膜炎症。如甲氨蝶呤可导致口腔黏膜炎，也易导致腹泻。护理工作中应积极预防黏膜炎的发生。指导病人在接收有黏膜毒性药物治疗时保持口腔卫生及完整性，可使用增进口腔清洁度、湿度及舒适度的口腔护理制剂；规范使用镇痛药物，控制黏膜炎导致的疼痛；对黏膜病变进行细菌培养，以选取合适的抗生素。

（3）持续性腹泻　腹泻是化疗常见的不良反应，会导致营养流失，影响治疗效果。护士应密切观察并记录大便次数、性状，及时做粪便常规、电解质检查，给予止泻、补液治疗，减少脱水。有营养不良风险又无法进食的病人，考虑胃肠外营养支持治疗。

3. 骨髓抑制　通常先表现为白细胞的减少，尤其是中性粒细胞的下降。病人可能出现超过38℃的发热，也可伴有其他部位的感染症状和体征。当血小板减少时会发生出血的危险，如血小板低于 $10\times10^9/L$，容易发生中枢神经系统、胃肠道以及呼吸道出血。化疗一般不会引起严重的贫血。

防治措施：①需严格掌握化疗适应证，化疗前检查血象，白细胞小于 $3.5\times10^9/L$、血小板小于 $80\times10^9/L$，不宜使用骨髓抑制的化疗药物。②防治感染：白细胞小于 $2.0\times10^9/L$ 或中性粒细胞小于 $1.0\times10^9/L$，应给予重组人粒细胞集落刺激因子 G-CSF 或重组人粒细胞巨噬细胞集落刺激因子 GM-CSF 治疗；白细胞小于 $1.0\times10^9/L$ 或粒细胞小于 $0.5\times10^9/L$ 时，考虑应用抗菌药物预防感染，同时做好保护性隔离。应加强医务人员手卫生，指导并协助病人做好口腔卫生及饮食卫生，不吃冷凉、不洁生食，禁烟酒、浓茶、咖啡；保持良好排便习惯及会阴部卫生；开窗通风，保持室内空气清新。③防治出血：血小板小于 $50\times10^9/L$，可皮下注射白细胞介素（IL-2）或血小板生成素，并遵医嘱使用止血药物，预防出血。血小板小于 $20\times10^9/L$，应予输注血小板及止血药物治疗，观察病情变化，注意预防出血，协助做好生活护理，指导病人少活动，慢活动，避免身体磕碰。④血红蛋白小于100g/L可皮下注射促红细胞生成素，同时注意补充铁剂。出现贫血时，病人会自觉疲乏，应多休息，必要时给予吸氧，遵医嘱使用药物或输血。

4. 脏器毒性反应

（1）心脏毒性　是蒽环类化疗药物最常见毒性反应。病人主诉心悸、胸闷不适、心前区疼痛、呼吸困难或头晕等。防治措施：化疗前全面评估病人心脏功能状态，控制用药总量；使用拮抗化疗药心脏毒性的药物，如辅酶 Q_{10}、维生素 E 等；严密观察病人病情变化，必要时心电监测。

（2）肝脏毒性　病人可出现疲乏、精神萎靡，厌食、轻度到中度的恶心，血清转氨酶、胆红素升高，不同程度黄疸等，严重者可能出现肝性脑病。防治措施：化疗前进行肝功能检查，掌握化疗指征；必要时给予保肝药物，保证休息，指导病人进食低脂、高糖、富含 B 族维生素和维生素 C 的食物。

（3）泌尿系统毒性　化疗药物所致的泌尿系统毒性，包括尿道内的刺激反应和肾实质损害两大类。防治措施：定期进行肾功能检查；遵医嘱给予尿路保护剂和（或）碱化尿液；观察尿液性质，监测出入量；化疗前和化疗期间嘱多饮水或给予静脉水化，尿量维持在每日 2000～3000ml。

（4）肺毒性　临床表现常为隐匿、缓慢地咳嗽、呼吸急促、呼吸困难。防治措施：密切观察呼吸道症状，定期进行胸部 X 线检查；控制化疗药物总量，老年病人、慢性肺疾病病人慎用或少量用药；积极对症治疗；配合清热润肺、活血化瘀等中药治疗。

（5）神经系统毒性　常见药物有铂类、长春碱类等。包括脑神经、周围神经、中枢神经系统的损伤，不同神经损伤会有不同临床表现。防治措施：早期评估，及时发现问题，合理运用镇痛药物。当神经损害发生时，遵医嘱减少药物剂量或更换其他药物；适当按摩、针灸，加快康复过程。

5. 皮肤毒性及脱发　皮肤不良反应包括手足皮肤反应、皮肤干燥、瘙痒、色素沉着、脱发等，其中手足皮肤反应和脱发表现最为明显。在化疗数周或数月，出现手足部位麻刺感、烧灼感、疼痛及持物行走时触痛等各种不适，为手足皮肤反应。

防治措施：穿戴宽松的鞋袜和手套，鞋子加用软垫以减少摩擦，避免暴露于过热和压力高的环境中，避免长时间阳光直射；手足皮肤反应发生后，遵医嘱减少药物用量，必要时暂停治疗，大剂量使用维生素 B_6，不可抓挠，预防感染。脱发可出现在身体任何部位，包括头部、面部、四肢、腋下和会阴部等。嘱病人使用不含洗涤剂、薄荷醇、水杨酸、乙醇及浓香料的洗发水；避免在毛发上使用持久的卷发剂、漂发剂、染发剂、烫发剂和干发器，还要避免强烈摩擦；保护头皮，免受冷及阳光刺激，可以戴帽子、围巾或假发，做好心理护理。

6. 过敏反应 常见药物有门冬酰胺酶、紫杉醇、多西他赛等。病人可表现为胸闷、气短、呼吸短促，伴或不伴哮鸣音、低血压、荨麻疹、局部或全身瘙痒、腹泻、恶心、呕吐等。

防治措施：用药前询问过敏史；遵医嘱给予药物预处理；确保急救物品、药品处于应急备用状态；注意观察局部或全身反应，尤其在用药初期；病人发生过敏时，立即停止静脉给药，生理盐水维持静脉通路，保持呼吸通畅，氧气吸入，根据病人症状遵医嘱给予急救药物，做好病人和家属的心理护理。

（三）放疗病人的护理

1. 照射野皮肤护理 保持局部皮肤的清洁、干燥，防止感染；保持照射野界限清楚，切勿洗脱照射标记；局部皮肤避免刺激，切勿搔抓、肥皂洗擦、贴胶布、剃毛等；颈部照射者勿穿硬衣领，内衣应柔软宽大；避免冷热刺激，勿吹风、日晒及各种理疗；勿涂抹刺激性或含重金属的药物，如碘酊、汞溴红等。

2. 口腔护理 头颈部放疗的病人保持口腔清洁，需照射口腔时，放疗前需洁齿并拔除龋齿，有口腔反应者可用0.02%呋喃西林或0.2%氯己定溶液漱口，并每日在咽部喷射消炎镇痛溶液。戒烟，减少对口腔黏膜的刺激。照射过程中如有口鼻干燥现象，可用鱼肝油或液状石蜡涂抹，鼻咽部分泌物多的病人可放疗前鼻咽部冲洗，以提高疗效。同时注意观察有无鼻咽部出血迹象，一旦发现及时配合医师抢救。

3. 脏器损伤 腹部、盆腔照射，应注意观察排便情况，注意有无腹痛、腹泻、便血、血尿等，照射前应先排空膀胱，保持大便通畅。密切观察病人有无四肢乏力、感觉异常、疼痛、麻木等放射性脊髓炎的早期症状；嘱病人注意保暖，以免受凉后感冒诱发放射性肺炎。

4. 骨髓抑制 当白细胞低于 $3\times10^9/L$，血小板低于 $70\times10^9/L$ 时，应暂停放疗，同时积极进行升血治疗，保证放疗顺利进行。

（四）健康教育

1. 生活指导 保持心情舒畅，取得社会支持，加强营养，适当锻炼，劳逸结合。

2. 继续治疗 督促病人按时用药和接受各项后续治疗，以缓解临床症状、减少并发症、降低复发率。

3. 定期随访 以便早期发现复发或转移征象，早期干预。恶性肿瘤治疗后最初2年内，每3个月至少随访一次，以后每半年复查一次，超过5年后每年复查一次直至终身。随访复查的内容根据不同肿瘤而有所不同，主要包括：肿瘤切除后有无局部和区域淋巴结复发情况；肿瘤有无全身转移情况；与肿瘤相关的肿瘤标志物、激素和生化指标检查；机体免疫功能测定，以了解病人的免疫状况。

【护理评价】

1. 病人的焦虑或恐惧状况是否减轻，是否学会有效的应对方法。
2. 病人营养摄入是否充足，是否发生营养失调。
3. 病人疼痛是否减轻，舒适感是否增加。
4. 病人是否获得全面的健康教育，能否有效配合。
5. 病人是否发生并发症，若发生并发症有无被及时发现并有效处理。

第三节　良性肿瘤

良性肿瘤可发生于全身不同器官和组织。临床常分为各脏器良性肿瘤和体表良性肿瘤。各脏器良性肿瘤因所在器官不同而有不同的临床特点和治疗方法（参见相关章节内容），此处仅述及体表常见良性肿瘤。体表良性肿瘤指来源于皮肤、皮肤附件、皮下组织等浅表软组织的肿瘤。

1. 皮肤乳头状瘤（skin papilloma） 是指由于原因不明的鳞状上皮增生，导致在皮肤表面形成的乳头状突起。其可单发或多发，表面常有角化，易癌变为皮肤癌。以手术治疗为首选，也可行冷冻或电切。

2. 黑痣（pigment nevus） 是先天性黑色素斑，如有下列改变，应疑有恶变为黑色素癌的可能：黑痣迅速增大；色素突然加深；发生感染、溃疡、疼痛、出血；四周出现卫星状小瘤或黑色素环；肿瘤外观无明显变化，但区域淋巴结肿大。

3. 脂肪瘤（lipoma） 由脂肪组织增生所构成，常为单个发生，少数为多发性，质软，与周围组织无粘连，好发于皮下。较小的脂肪瘤不需处理，较大的脂肪瘤应手术切除。

4. 纤维瘤（fibroma） 由纤维结缔组织构成，位于皮下，呈单个结节状，无粘连，质硬，边界清楚，活动度大，生长慢，可发生于全身各处。治疗应手术切除。

5. 神经纤维瘤（neurofibroma） 是神经纤维和神经鞘衣的神经膜细胞发生的肿瘤，可为单发或多发。多见于四肢屈侧，附着在较大的神经干上，其次为头、颈、舌、腹膜后，后纵隔等处也可发生。治疗以手术切除为主。

6. 血管瘤 多为先天性，生长较缓慢，按结构可分为以下3类。

（1）毛细血管瘤（capillary hemangioma） 由浅表的毛细血管扩张、纡曲而成。多于出生时即出现，呈暗红或红色，平坦或隆起，压之褪色，多见于头颈部，可自行消退。

（2）海绵状血管瘤（hemangioma cavernosum） 由单层血管内皮细胞增生构成的血管延长、扩张、汇集而成，常位于皮下，呈蓝紫色。质软如海绵因而得名。可压缩，无搏动，有时与深部血管有广泛交通，多见于皮肤、舌、肌肉和肝，应及早手术切除。

（3）蔓状血管瘤（hemangioma racemosum） 由极度扩张、管径大小不等的血管群纡曲构成。肿瘤内微小动脉与静脉相互沟通。触诊局部皮温升高，有搏动和颤动，听诊有吹风样杂音和冲击音，可压缩。治疗应及早手术切除。

7. 囊肿

（1）皮样囊肿（dermoid cyst） 为胚胎时期遗留的外胚叶所形成的一种囊肿。位于皮下，为单个、圆形、质软，好发于眼睑、眉外侧、枕部及鼻根等处，与皮肤无粘连，内容物为皮脂及毛发等。治疗应连同包膜完整切除囊肿。

（2）皮脂囊肿（sebaceous cyst） 又称粉瘤，是皮脂腺排出管阻塞所引起的潴留性囊肿。内容物为皮脂腺分泌物，外观脂膏样，边界清楚，与皮肤粘连，但与基底组织不粘连。多见于头、面、臀等部位，易发生感染。治疗应在控制感染后连同包膜将囊肿完整切除。

（3）表皮样囊肿（epidermoid cyst） 是由于外伤后表皮碎块植入皮下组织后逐渐增生而形成。囊肿约指头大，圆形，表面光滑，无痛，与皮肤及皮下组织不发生粘连，内容物为脱落的表皮细胞，不含毛发，好发于指、掌等处。治疗应将囊肿摘除。

（4）腱鞘囊肿（synovial cyst） 好发于手腕、足背肌腱或关节附近，为关节囊或腱鞘发生黏液变性或胶样变性所形成的圆形或条形囊肿，外伤可能为本病诱因。本病发展缓慢，小的囊肿吸收后可自愈，较大囊肿应手术摘除。

（付丽丽）

目标检测

答案解析

一、简答题

1. 简述良、恶性肿瘤的病理特点。

2. 简述恶性肿瘤的临床表现。

二、病例分析题

1. 李先生，59岁，曾做多年矿工。主诉咳嗽，痰中带血丝1年余，加重2个月。病人于1年前无明显诱因下出现咳嗽，不甚剧烈，痰少，痰中带血丝，无畏寒、高热，无胸痛，无午后潮热，无夜间盗汗。近2个月来，咳嗽、咳痰症状加重，痰中带血。发病以来食欲稍差，由于担心疾病，睡眠较差，大、小便正常。平素体健，否认肝炎、肺结核史，无高血压病、糖尿病病史。吸烟15支/天×25年。

请思考：

（1）该病人需要完善何种检查来明确诊断？治疗原则是什么？

（2）经完善检查，病人确诊为肺癌，分析病人的发病危险因素可能有哪些？如何进行癌症的三级预防？

2. 王先生，56岁，因“腹痛6个月，加重伴呕血、黑便2周”入院。病人6个月前无明显诱因出现上腹隐痛、不适，口服抗酸药复方氢氧化铝、去痛片等后稍缓解。近2周自觉腹痛加重，餐后尤明显，伴呕吐、黑便和呕血。发病以来，精神萎靡，食欲不振，体重较前减轻约6kg。既往身体健康，无药物过敏史，喜食盐腌食品。体格检查：T 36℃，P 80次/分，R 18次/分，BP 115/80mmHg。左锁骨上窝触及3个肿大淋巴结，质硬，固定。心肺腹检查无异常。

请思考：

（1）该病人的临床诊断可能是什么？目前存在哪些护理问题？

（2）该病人术后辅助化疗，应采取哪些护理措施？

书网融合……

本章小结

题库

第十一章　器官移植病人的护理

PPT

学习目标

知识目标：

1. 掌握　器官移植前受者的准备。

2. 熟悉　肾、肝移植病人手术前后护理。

3. 了解　器官移植的概念与分类；排斥反应分类；常用免疫抑制剂种类与主要不良反应；供者的选择；供者移植器官的保存方法。

技能目标：

能够运用护理程序为肾、肝移植病人实施整体护理。

素质目标：

具备良好的人文关怀及共情能力，尊重、理解、关爱病人。

器官移植是20世纪最伟大的医学成就之一，为治疗各种终末期脏器衰竭提供了有效的治疗手段。目前，肝、肾移植已成为终末期肝、肾衰竭病人首选的外科治疗方法，且疗效较好。随着器官移植工作的快速发展，对临床护理人员的专科知识与技能提出了更高的要求。本章重点介绍了移植排斥反应、移植前准备及肾移植、肝移植的围术期护理。

案例引导

案例　张女士，48岁，因乏力、少尿、胸闷10天入院。既往有慢性肾小球肾炎病史4年。体格检查：T 36.4℃，P 98次/分，R 21次/分，BP 174/96mmHg，口唇发绀，贫血貌，双肺呼吸音增粗，双下肺可闻及少许湿啰音；腹部无压痛，肝脾未触及，移动性浊音（±）；下肢水肿。辅助检查：血肌酐623μmol/L。临床诊断：慢性肾小球肾炎、慢性肾衰竭（尿毒症期）。病人有一同卵双生的妹妹，医生建议行亲属肾移植手术，目前正在积极准备中。病人及家属焦虑，担心手术效果。

讨论：

1. 该病人目前主要的护理问题是什么？

2. 该病人做完肾移植手术，会发生排斥反应吗？如果发生怎么处理？

第一节　概　述

器官移植（organ transplantation）是指通过手术的方法将某一个体实体器官整体或部分移植到另一个体体内，使之恢复原有的功能。临床已经开展的器官移植有肾、肝、心、肺、脾、胰腺、小肠等，以及心肺、肝肾、胰肾联合移植和腹腔器官簇移植等。被移植的器官或组织称为移植物（graft）；提供移植物的个体被称为供者或供体（donor）；接受移植物的个体被称为受者或受体（recipient）。

【分类】

（一）根据供者和受者遗传基因的差异程度分类

1. 同质移植（syngeneic transplantation）　也称同基因移植，虽非同一个体，但两者遗传基因型完全相同，受者对移植物不发生排斥反应，如同卵双生子间移植。

2. 同种移植（allotransplantation）　指为同一种属，但为不同个体，遗传基因有差异，术后会发生排斥反应，需要终身服用抗排斥药物。其为临床最常见的移植类型。

3. 异种移植（xenotransplantation）　指不同种属间移植，如猪与人之间的移植，术后会发生强烈的异种排斥反应，异种皮片移植用于烧伤创面的暂时性敷料，目前尚处于动物研究阶段。

（二）根据供者和受者是否为同一个体分类

1. 自体移植（autotransplantation）　指供者与受者为同一个体，移植后不会发生排斥反应。

2. 异体移植（allotransplantation）　指为不同个体之间的移植。

（三）根据移植物植入部位分类

1. 原位移植（orthotopic transplantation）　指移植物植入该器官原来的正常解剖部位，如绝大多数原位常规心脏移植和肝移植等，移植前需将受者原来的病变器官摘除。

2. 异位移植（heterotopic transplantation） 指移植物植入部位与该器官原有解剖位置不同，如肾移植将肾脏移植到髂窝内、肝移植将肝脏移植到脾窝内。一般情况下，异位移植术不必切除受者原来的器官。

3. 原位旁移植（paratopic transplantation） 指移植物植入受者同名器官位置旁，不切除或部分切除原来器官，如原位旁胰腺移植。

（四）根据不同的移植技术分类

1. 吻合血管移植或血管重建移植（vascularized transplantation） 移植物从供者切取下来时血管完全离断，移植时将移植物血管与受者血管予以吻合，建立有效血液循环，移植物即刻恢复血供。临床上大部分实质器官移植如心脏移植、肝移植、肾移植、胰腺移植等都属此类。

2. 带蒂移植（pedicled transplantation） 移植物与供者带有主要血管及淋巴管或神经的蒂相连，其余部分均已分离，以便转移到其他需要的部位，移植过程始终保持有效血供，移植物在移植部位建立了新的血液循环后，再切断该蒂。这类移植都是自体移植，如皮瓣移植。

3. 游离移植（dissociated transplantation） 移植物与供者完全分离，移植时不进行血管吻合，移植后移植物血供的建立依靠受者周缘的组织形成新生血管并逐渐长入移植物。

4. 输注移植（infused transplantation） 将移植物制备成有活力的细胞或组织悬液，通过各种途径输入或注射到受体内，例如输血、骨髓移植、胰岛细胞移植等。

（五）根据移植物供者来源分类

1. 尸体供体移植（cadaver donor transplantation） 移植物来自心脑死亡供体。

2. 活体供体移植（living donor transplantation） 移植物来自于依法自愿捐献自身器官的自然人。

知识链接

活体器官捐献

我国是世界第二器官移植大国，自2015年全面禁用死囚器官后，活体器官捐献和公民逝世后器官捐献成为我国移植器官来源的两大合法途径。

活体器官捐献是指在保障供者生命安全的前提下，由健康的个体自愿、无偿地将自身部分器官移植给他人。活体器官移植较尸体器官移植具有以下优点：①缩短等候时间，降低经济费用；②活体器官具有较好的组织相容性；③降低术后移植器官功能障碍率；④手术时机可控，准备充分。

活体器官移植的发展有赖于完备的制度规范保驾护航，《人体器官移植条例》重在维护活体器官移植秩序，在供体身体权、自主决定权等问题上尚需完善相关法律体系。

【移植排斥反应及治疗】

（一）排斥反应的分类和机制

移植免疫是指针对移植抗原的特异性免疫应答和免疫攻击，包括T细胞介导的细胞免疫和抗体类物质介导的体液免疫。排斥反应是受体免疫系统对具有抗原特异性的供体器官抗原的特异性免疫应答反应。排斥反应根据发生强烈程度分类如下。

1. 超急性排斥反应（hyperacute rejection，HAR） 在移植物再灌注后数分钟或数小时内出现，多发生在术中，是典型的体液免疫反应。主要表现为移植物肿胀、色泽变暗、血流量减少而变软，无弹性，功能迅速衰竭。主要原因是由于受者体内预先存有抗供体抗原的抗体（如ABO血型不符，有妊娠、输血或移植史）。一旦发生，抗排斥治疗很难逆转，只能切除移植物。

2. 加速性急性排斥反应（accelerated vascular rejection，AVR） 一般发生在移植后3～5天内。特点为小动脉纤维蛋白样坏死、血管内血栓形成。临床发生率较低，一旦发生，经激素冲击治疗结合血浆置换术，可能逆转。

3. 急性排斥反应（acute rejection，AR） 是临床上最常见的排斥反应，由T细胞介导和抗体介导，可发生于移植后的任何阶段。急性排斥反应的典型临床表现为发热、移植部位胀痛、移植器官功能减退等。轻者可无任何症状，需与免疫抑制剂毒副作用等相鉴别。辅助检查可发现移植物功能异常，移植物组织学检查有助于确诊。确诊后加强抗排斥力度（包括给予适量激素治疗），多数效果良好。

4. 慢性排斥反应（chronic rejection，CR） 多发生在移植后数周、数月或数年。发生机制目前尚不清楚，可能与急性排斥反复发作有关，是移植物功能丧失的常见原因。临床表现为移植物功能缓慢减退，其对免疫抑制剂不敏感，是影响移植物长期存活的主要原因。

（二）免疫抑制剂与免疫抑制治疗

免疫抑制治疗是指为了预防和治疗排斥反应而采取的抑制细胞免疫活性相关措施。用于免疫抑制的药物称为免疫抑制剂，俗称抗排斥药。

1. 常用免疫抑制剂

（1）钙调神经磷酸酶抑制剂　常用药物有他克莫司（TAC，FK506）和环孢素A（CsA），是目前维持治疗中最基本、最重要的一线用药。主要不良反应是肾功能损害、血糖升高和高血压等。

（2）抗细胞增殖类药物　①吗替麦考酚酯和麦考酚钠；主要不良反应是胃肠道反应和骨髓抑制；②咪唑立宾；主要不良反应是高尿酸血症。

（3）糖皮质激素类　常与其他药物联合用于基础治疗，也是急性排斥反应挽救治疗的首选药物。常用药物有泼尼松、泼尼松龙和甲泼尼龙；主要不良反应是体重增加、血糖升高和骨质疏松等。

（4）哺乳动物雷帕霉素靶蛋白（mTOR）抑制剂　目前临床上常用的是西罗莫司（SRL）；主要不良反应是高脂血症和口腔溃疡等。

2. 免疫抑制治疗　包括基础治疗和挽救治疗。免疫抑制治疗的原则是联合用药，利用药物的协同作用增强免疫抑制效果，同时降低药物毒性作用。

（1）基础治疗　指预防排斥反应的用药，包括免疫诱导和维持治疗。免疫诱导是指术中和术后早期使用较大剂量免疫抑制剂，使机体免疫功能下降到一个比较低的水平，以预防急性或超急性排斥反应的发生。免疫维持治疗是指免疫诱导之后给予相对较小剂量的免疫抑制剂，保持相对较小的免疫抑制力，以预防排斥反应的发生。

（2）挽救治疗　是指治疗排斥反应的用药。

【移植前准备】

（一）供体的选择

1. 器官的捐献　在国内，器官捐献为供体的唯一合法来源。器官捐献必须遵循自愿和无偿的原则，并满足以下条件：①捐献者身份明确；②年龄一般不超65岁；③无药物滥用、无静脉注射毒品、无同性恋/双性恋等高危活动史；④无HIV感染；⑤无恶性肿瘤病史，但部分中枢神经系统肿瘤和一些早期的恶性肿瘤在经过成功治疗后可以考虑；⑥无活动性、未经治疗的全身性细菌、真菌、病毒感染；⑦血液动力学和氧合状态相对稳定；⑧捐献器官功能基本正常。

2. 器官的选择　选择与受者组织型别相配的供者，避免产生诱发移植排斥反应的抗原，是控制移植排斥反应发生的重要措施。目前可通过下列方法进行配型：ABO血型检查、淋巴细胞毒交叉配型试验、HLA配型等。

（二）器官的保存

移植器官保存的目的在于使离体缺血的器官保持最大的活力，并在恢复血供后能够迅速恢复功能。同时，迅速安全地运输，减少移植前对器官的物理损伤和冷缺血时间是移植手术取得成功的前提和保障。

1. 移植器官保存原则

（1）低温保存　器官温度由体温降至0℃时代谢率降低为原来的1/13～1/12，单纯低温全血可保存肾功能12小时。

（2）选择合适的器官保存液　临床上常用的器官保存液为UW（the university of wisconsin）液、HTK（histidine-tryptophan－keto glutarate）液和乳酸林格白蛋白液（Hartmann液）等。

（3）尽可能减轻移植器官的缺血再灌注损伤。

2. 器官灌注切除、保存和运输

（1）器官在切取期间的灌注　为了尽量减少器官的热缺血时间，应争取在缺血的早期开始灌注。目的是尽快冷却器官，使其中心温度能够降到4℃左右，并冲洗出其内的血液等成分。在原位灌注时，应该保证灌注压在100cmH_2O左右，而离体灌注的灌注压可以减少到50cmH_2O。应当注意灌注压过高或灌注量过大均会导致器官的损伤。灌注液的温度应尽量保证在4℃左右。由于细小的冰屑有可能会损伤器官的血管内皮或造成小的毛细血管栓塞，因此不建议使用含有大量冰屑的保存液。

（2）器官切取后的保存　切取好的器官应该置于盛有相同灌注液的无菌塑料袋内，排尽袋内的空气，以保证器官充分地浸泡在保存液中，然后再用两层无菌塑料袋密封。装好的器官应立即置于保温冰桶中，周围用小冰块包围降温，或冰桶中放置冰水或冰块，使器官置于冰水中。注意避免冰块挤压和其棱角对器官的物理损伤。

（3）器官的运输　应迅速安全，选择最快、最合适的交通工具，减少器官在路途中的时间，减少其冷缺血的时间。在运送过程中不要撞击、摇晃装有器官的保温桶，以避免器官和冰块碰撞造成损伤。在长时间的运送过程中，应检查冰块是否足够，以免器官复温。

（三）受者的准备

1. 术前检查　遵医嘱完善实验室检查及心、肝、肾、肺等系统的检查。确定HLA配型相合程度，巨细胞病毒、HIV、EB病毒应列为常规检验项目。

2. 心理护理　全面评估受者的精神、心理状态，必要时给予相应的干预措施。讲解移植相关知识和移植的必要性，建立良好的医患关系，增加受者对医护人员的信任，消除和缓解其顾虑心理，树立战胜疾病的信心。此外，须坦诚告知受者移植后可能发生的并发症及长期应用免疫抑制剂带来的不良反应，指导其作好积极应对的准备。

3. 营养支持　综合评估受者营养状态，明确是否存在营养不良并积极纠正。指导受者进食优质蛋白、低脂、高维生素饮食，必要时积极予肠内、外营养支持治疗。

4. 防治感染　部分感染性疾病可能成为移植的禁忌

证，也可能增加移植后受者的病死率。因此，术前应仔细检查病人是否存在感染，尤其是隐匿性感染，一经发现，及时治疗。

5. 应用免疫抑制剂 术前或术中即开始应用免疫抑制剂，具体药物及其剂量、用法、用药时间应根据移植器官的种类和受者情况合理安排。

6. 其他术前准备 参照外科手术病人术前准备内容。

（四）病室的准备

1. 设施准备 光线及照明充足，通风良好。室内配备空调、中心供氧及负压吸引、空气层流设备或其他空气消毒设施。

2. 物品准备

（1）灭菌物品 如床单、被套、枕套、病人衣裤等。

（2）仪器准备 如血压计、体温计、听诊器、吸引器、输液泵、微量泵、监护仪、抢救车等。

（3）其他准备 如量杯、便器、磅秤、精密度尿袋等。

3. 专用药柜准备 根据移植器官的种类准备专用药柜，并贴上标签。常用的药物如止血药、抗生素、维生素、降压药、利尿药、白蛋白、免疫抑制剂、急救药等。

4. 消毒与隔离

（1）消毒 术前一日、手术当日进行室内物品和空气消毒。物品消毒可用0.5%过氧乙酸或含氯消毒液等。空气消毒可用臭氧机、乳酸熏蒸等。

（2）隔离 实施保护性隔离，进入病室人员应洗手、穿戴隔离衣、口罩、帽子和鞋套。

第二节 肾移植

肾移植是治疗各种终末期肾病的有效手段。在临床器官移植中，肾移植开展最早，完成例数最多，技术也最成熟，其短期和长期预后最好。

【适应证与禁忌证】

1. 适应证 肾移植适用于各种原因导致的终末期肾病，如慢性肾小球肾炎、慢性肾盂肾炎、多囊肾、糖尿病性肾病、高血压性肾病、间质性肾病和自身免疫性肾病等。

2. 禁忌证 以下疾病者不适合肾移植：全身性严重感染、活动性肺结核、活动性消化道溃疡、活动性肝炎或肝功能明显异常者、严重心脑血管疾病、慢性呼吸功能衰竭、凝血功能障碍、精神病和精神状态不稳定者、泌尿系统严重先天性畸形、散在性恶性肿瘤、淋巴细胞毒交叉配合试验或群体反应性抗体（PRA）强阳性者。

【手术方式】

肾移植手术方式基本采用异位移植，将供肾移植于腹膜后髂窝处。供肾的肾动脉与受者的髂内动脉或髂外动脉吻合，供肾的肾静脉与受者的髂外静脉吻合，供肾的输尿管与受者的膀胱黏膜吻合。受者病肾一般无需切除，若病肾为严重肾结核、肿瘤、多发性肾结石合并感染等，则考虑切除病肾。

【护理评估】

（一）术前评估

1. 健康史

（1）一般情况 询问病人年龄、性别、婚姻和职业等信息；女性病人询问月经史、生育史、哺乳史等。

（2）既往史 评估病人肾病的病因、病程、治疗过程等情况，既往有无高血压、糖尿病及其他心、肺、脑等器官疾病史，有无过敏史。

（3）家族史 了解家庭中有无遗传性疾病病史。

2. 身体状况

（1）症状和体征 评估生命体征、营养状况、排泄情况及其他并发症或伴随症状；肾区疼痛的性质、范围、程度。

（2）辅助检查 完善相关检查，其中免疫学检查包括ABO血型、HLA配型、淋巴毒试验、群体反应性抗体等。

3. 心理－社会状况 病人及家属的心理状态、认知程度、社会支持系统等。

（二）术后评估

1. 手术情况 了解手术方式、麻醉方式及术中出血、补液、输血等情况；了解移植肾植入部位、是否切除病肾等。

2. 身体状况 评估病人生命体征是否平稳；伤口疼痛情况、引流管情况；移植肾的排泄功能及体液平衡，移植肾区局部有无胀痛和压痛等；有无出血、感染、排斥反应等并发症。

3. 心理－社会状况 评估病人移植后的心理状态，对移植肾的认同程度，对术后治疗、康复、护理的了解程度。

【常见护理诊断/问题】

1. 焦虑 与担忧手术效果、移植后治疗与康复、生存期限等有关。

2. 营养失调：低于机体需要量 与食欲减退、手术创伤等有关。

3. 有体液失衡的危险 与术前透析过度或不足、摄入水分过多或不足、术后多尿期尿液过多等有关。

4. 潜在并发症 出血、感染、急性排斥反应、泌尿系统并发症等。

5. 知识缺乏 缺乏肾移植术后康复、护理、排斥反应等相关知识。

【护理目标】

1. 病人情绪稳定，焦虑减轻或缓解，能正确面对疾病、手术和预后，并参与治疗和护理的决策。

2. 病人能主动进食营养丰富的食物，营养状况得到改善，体重增加。

3. 病人未发生体液失衡或发生后能及时被发现并得到纠正。

4. 病人未出现并发症，或并发症能被及时发现和处理。

5. 病人了解肾移植术后康复、护理、排斥反应等相关知识，并能简述其中的要点。

【护理措施】

（一）术前护理

1. 心理护理 根据不同病人的具体情况介绍肾移植前后的注意事项，争取病人的积极配合；介绍曾经接受肾移植的成功案例，增强病人战胜疾病的信心。

2. 协助检查 主要进行心、肺、肝、肾功能检查及神经系统功能、血型鉴定、淋巴细胞毒交叉配合试验、人类白细胞抗原配型、群体反应性抗体等检查。

3. 营养支持 给予低盐、低脂、高维生素、高碳水化合物、优质蛋白质饮食；术前1天进少渣饮食、测体重并记录，常规禁食禁饮。

4. 用药护理 遵医嘱术前服用环孢素A、他克莫司等免疫抑制剂，必要时加服抗酸药，以防免疫排斥反应和应激性溃疡的发生。

5. 隔离护理 消毒隔离房间，做好病室物品准备，包括血压计、听诊器、体温表、精密尿袋、便器、隔离衣、口罩、帽子、体重计等。

6. 皮肤准备 保持皮肤清洁，预防感染；皮肤准备范围为上起自肋弓，下至大腿上1/3，两侧至腋后线；术前淋浴或手术日前晚用消毒液擦身。

（二）术后护理

1. 体位与活动 术后去枕平卧6小时，移植侧下肢屈曲15°~25°，完全清醒后给予半坐卧位；移植侧下肢避免过度屈曲，并禁止静脉注射、测量血压。术后3天内在床上活动，3天后或拔除引流管后协助离床活动，活动时予腹带包扎保护伤口。

2. 观察病情 术后3天内每小时监测生命体征、血氧饱和度1次，平稳后每2~4小时测量1次；观察伤口渗血、渗液及有无红、肿、热、痛等情况，及时更换敷料，保持伤口的清洁干燥；观察移植肾区的情况，有无增大、压痛等，每2~4小时1次；记录每小时尿量，并观察水、电解质、酸碱平衡和皮肤黏膜水肿情况；每天测量体重1次。

3. 维持出入量平衡

（1）根据尿量调节输液量及输液速度 术后第1个24小时补液原则：尿量＜300ml/h，应控制输液速度；尿量300~500ml/h，输液量等于尿量；尿量＞500ml/h，输液量为尿量的80%；输液种类为5%葡萄糖溶液与乳酸钠林格液各50%，两者交替使用，以缩短多尿期。做到“量出为入”，24小时出入量差异不超过1500~2000ml。

（2）肾移植术后多尿期的护理 90%以上病人术后24小时会出现多尿期，尿量达400~1200ml/h。护理应注意：测量生命体征每小时1次，尤其注意血压、脉搏情况；准确记录每小时出入量；补液原则“量出为入、宁少勿多”，输液速度根据每小时尿量动态调整，每小时补液量＝每小时尿量＋30ml；每8小时监测中心静脉压1次；防止心力衰竭、急性肺水肿的发生；预防泌尿系感染。

（3）肾移植术后少尿或无尿的护理 术后早期（术后1个月）约有20%病人会发生少尿、无尿；与急性肾小管坏死，排斥反应，肾前、肾后性梗阻，尿外渗及移植肾功能恢复迟缓有关。护理应注意：了解少尿发生的原因；严格记录24小时出入量，限制液体入量及输液速度；严格执行消毒隔离制度，做好口腔护理，预防并发症发生；密切观察有无排斥反应，注意体温、体重、尿量、血压、移植肾区情况、实验室检查、病人主诉等。

4. 饮食护理 术后肠蠕动恢复，肛门排气后，可进流质饮食，并逐渐改为半流质饮食、普食。如术后3天未排便，应遵医嘱给予少量缓泻药，以避免因腹内压增高造成移植肾破裂。饮食应适量、均衡，以低糖、低脂肪、高维生素和适量优质蛋白质为原则。

5. 呼吸道管理 注意保暖，避免着凉，鼓励病人深呼吸、有效咳嗽，痰液黏稠者予以翻身、拍背，必要时遵医嘱给予雾化吸入。

6. 免疫抑制剂应用护理 肾移植术后需常规服用免疫抑制剂，治疗过程中应注意告知病人各类药物的名称、作用、剂量、不良反应等；强调终身免疫治疗的重要性，提高服药依从性；定时定量服药，严禁擅自更改药物剂量或停药，密切观察药物的毒副反应；定期进行免疫抑制剂血药浓度监测。

7. 并发症的护理

（1）出血 移植肾动脉或肾静脉破裂出血是肾移植术后最严重的并发症，多发生在移植术后72小时内，常危及病人生命。表现：①病人心率增快，血压、中心静脉压下降，血尿、伤口敷料渗血；②血常规提示红细胞计数及血细胞比容明显下降；③引流管引出血性液体，每小时引流量＞100ml。护理：①迅速建立两条静脉通路，配血、补液、止血等；②遵医嘱予以心电监护、高流量给氧；③去枕平卧位，出血部位加压包扎，安抚病人情绪；④一旦确诊，积极配合行手术治疗。

（2）感染 是器官移植术后最常见的并发症。肾移植术后常并发肺部感染、败血症等。表现：病人体温升高，血肌酐升高，无尿量减少表现。护理：①以预防为主，做好保护性隔离，监测体温，无菌操作，做好基础护理，如口腔、会阴、皮肤、引流管护理等；②预防肺部感染和交叉感染；③定期检查血、尿、大便、痰、咽拭子、引流液培养；④一旦出现疑似感染症状，遵医嘱及时应用敏感抗生素或抗病毒药物。

（3）排斥反应 肾移植术后排斥反应包括超急性排斥反应、加速性急性排斥反应、急性排斥反应和慢性排斥反应。其中急性排斥反应最常见，多发生在肾移植术后前3个月内。表现：发热，尿量减少，血压升高，移植肾变大、变硬、有压痛，血肌酐升高等。护理：①密切观察病人生命体征、尿量、肾功能及移植肾区局部情况；②遵医嘱进行激素冲击治疗和抗体治疗，观察用药后不良反应；③加强消毒隔离及基础护理；④重视病人情绪变化，及时予以安慰；⑤观察检验结果，及时解答病人疑惑。

（4）泌尿系统并发症 如尿瘘、移植肾输尿管梗阻、肾动脉血栓形成或栓塞、移植肾自发性破裂等。表现：尿量突然减少、无尿、血尿，移植肾变大、变硬、有压痛，血肌酐升高等。护理：①观察并记录伤口引流液颜色、性状和量；②引流出尿样液体，提示尿漏可能；③引流出乳糜样液体，提示淋巴漏可能；④发现异常，及时报告医师，必要时进行手术治疗。

（三）健康教育

1. 休息与活动 合理安排作息时间，保持健康的心态，避免过度劳累。术后4周内不驾驶车辆；3～4个月内不做剧烈运动或举重，以促进伤口愈合并防止切口疝发生；防止外伤，避免对移植肾造成损伤；避免膝关节和髋关节过度受力，以防止激素相关的缺血性坏死。

2. 自我护理 教会病人体重、体温、血压的测量，尿量、移植肾的观察。指导其低盐低脂低胆固醇饮食，以利于血压控制和预防心脑血管疾病；多饮水，多吃新鲜水果、蔬菜，避免食用提高免疫功能的食品以及保健品，如银耳、黑木耳、香菇、红枣、蜂蜜、人参等；肾移植术后需服用免疫抑制剂，柚子等水果可提高环孢素浓度，生活中应避免摄入。

3. 预防感染 尽量减少去公共场所，避免与感冒病人接触；养成良好的卫生习惯，不忽视皮肤、黏膜的微小损伤；避免接种病毒疫苗；不饲养家禽、宠物等，避免接触病原体。

4. 用药指导 指导病人正确、准时服用各种药物，强调长期、按时服用免疫抑制剂的重要性，免疫抑制剂需按时按量服用，遵医嘱定时监测血药浓度，以防中毒或因药量不足而诱发排斥反应。

5. 育龄期女性病人管理 采取有效的避孕措施；肾移植术后1年，移植肾功能稳定、并发症控制良好的情况下，才可考虑怀孕；免疫抑制剂用量维持在治疗作用较低水平；怀孕32周之前每4周检测移植肾功能及免疫抑制剂血药浓度，之后每1～2周检测1次直至分娩结束。

6. 定期门诊复查 一般病人术后3个月内每周门诊复查1次，4～6个月每两周复查1次，6个月至1年每月复查1次，以后根据情况至少每年复查2次。如有不适及时就诊。

【护理评价】

1. 病人情绪是否稳定，能否正确面对疾病、手术和预后。

2. 病人营养状况有无改善，体重是否得以维持或增加。

3. 病人是否发生体液失衡，或发生后是否得到及时发现并纠正。

4. 病人并发症是否得以预防，或发生后是否得到及时发现并处理。

5. 病人是否了解肾移植术后康复、护理、排斥反应等相关知识。

第三节 肝移植

肝移植是治疗终末期肝病的有效手段。近年来，我国肝移植工作取得了划时代的快速发展，移植效果已接近国际先进水平。

【适应证与禁忌证】

1. 适应证

（1）良性终末期肝病 如肝炎后肝硬化、酒精性肝硬化、继发性胆汁淤积性肝硬化、原发性胆汁淤积性肝硬化、慢性进行性肝炎、急性或亚急性肝衰竭等疾病。

（2）肿瘤性疾病 如巨大肝血管瘤、肝细胞性肝癌、胆管细胞癌、肝血管内皮癌、继发性肝癌（原发肿瘤已根治，尤其是内分泌肿瘤）、胆管癌及其他肝恶性肿瘤。

（3）先天性、代谢性肝病 如肝豆状核变性、糖原累积综合征、α1-抗胰蛋白酶缺乏症、酪氨酸血症等。

2. 禁忌证

（1）没有得到有效控制的活动性感染性疾病者，包括HIV阳性病人。

（2）肝外存在难以根治的恶性肿瘤，或原发性肝癌全身广泛转移。

（3）有不可逆脑损害，不能遵从医嘱者。

（4）与乙醇或其他滥用违禁药有关的肝疾病者，在没有充分证据证明其已戒除6个月以上，并且不再嗜用的病人，不能进行肝移植。

（5）患有严重的心、肺、脑、肾等重要脏器器质性病变者。

【手术方式】

肝移植的手术方式有原位肝移植、背驮式肝移植、辅助性肝移植、活体肝移植、减体积肝移植、劈离式肝移植等。目前我国开展的多为原位肝移植和背驮式肝移植，并逐步开展活体肝移植，减体积肝移植、劈离式肝移植也逐渐增多。

1. 原位肝移植（orthotopic liver transplantation） 指切除病肝时连同肝后下腔静脉一并切除，供肝植入时依次吻合肝上下腔静脉、肝下下腔静脉及门静脉、肝动脉和胆管。

2. 背驮式肝移植（piggyback liver transplantation） 又称保留下腔静脉的原位肝移植，即在切除受体病肝时，保留其肝后下腔静脉，将供肝肝上下腔静脉与受体下腔静脉以一定方式吻合，形似受体下腔静脉背驮供肝而得名。

【护理措施】

（一）术前护理

除与肾移植病人类似的术前准备外，还需作好以下特殊准备。

1. 合理补液 按需补充血浆、白蛋白、凝血酶原复合物、维生素K_1等，纠正机体贫血、低蛋白血症、凝血功能异常等，维持血红蛋白>90g/L，白蛋白>30g/L。

2. 备血 肝移植手术创伤大，病人凝血功能差，术前常规备红细胞、血浆、白蛋白等。

3. 肠道准备 术前无需常规行胃肠道准备，无胃肠道动力障碍病人术前禁食6小时，禁饮2小时。

4. 皮肤准备 皮肤准备范围自锁骨水平至大腿上1/3前内侧及外阴部，两侧至腋后线。

5. 其他 术前戒烟酒；乙型肝炎病毒阳性者应用抗病毒药物；有消化道溃疡者尽早治疗等。

（二）术后护理

1. 观察病情 监测呼吸功能，维持有效呼吸；密切监测生命体征、血流动力学变化；监测水、电解质及酸碱平衡；监测肝肾功能。

2. 维持体液平衡 术后早期液体管理应以血流动力学监测数据为参考依据，制定每日液体管理目标，实施目标导向的液体治疗。术后根据每日液体管理目标实施精准输液，使用输液泵严格控制输液速度，记录每小时出入量及24小时出入量。

3. 血糖管理 由于肝移植术后糖皮质激素及免疫抑制剂的应用，术后常伴有高血糖。术后早期每2小时监测1次血糖，血糖水平应控制在6.1~8.3mmol/L。

4. 营养支持 肝移植病人长期处于肝脏代谢功能障碍，术前常伴有不同程度的低蛋白血症、腹腔积液、营养不良等。术后应尽早实施肠内营养，并密切观察病人肠道的耐受性和肠内营养液的吸收情况。

5. 用药护理 终身服用免疫抑制剂，提高药物治疗依从性；观察免疫抑制剂副作用；定期监测免疫抑制剂血药浓度。

6. 管道护理

（1）胃管　同一般胃管护理；注意观察引流液颜色、性质、量的变化，如引流液为胆汁或血液，应立即报告医师。

（2）T管　同一般T管护理；注意观察胆汁量变化，一般早期每日100ml左右，之后每日300~500ml；胆汁量过少怀疑肝功能异常，胆汁量过多提示胆总管下段不畅；正常胆汁为深绿色或金黄色，澄清无渣，有一定黏性，如胆汁颜色、性质出现异常，应立即报告医师。

（3）腹腔引流管　同一般腹腔引流管护理；注意观察腹腔引流液颜色、性质及量的变化，如引流液为胆汁，提示胆瘘；如引流液为血性，且每小时引流量超过100ml，提示活动性出血。

7. 并发症的护理

（1）出血　包括术后腹腔内出血和消化道出血。表现：①腹腔内出血，多发生于术后72小时内。腹腔引流管持续出现大量血性引流液（>100ml/h）；血压持续下降，心率持续加快；血常规提示红细胞计数及血细胞比容明显下降，部分病人腹部超声可观察到腹腔内大量积液。②消化道出血，常见于术后出血性胃炎、胆道出血、食管胃底静脉曲张破裂出血，表现为呕血、黑便，胃管引出较多血性液体。护理：①密切观察神志、生命体征、中心静脉压、24小时出入量；②记录伤口渗血、引流液情况；③遵医嘱积极予补液、扩容、输血、止血、升压处理；④必要时做好手术探查准备。

（2）感染　是肝移植术后最常见的致命性并发症，以肺部感染和败血症的病死率最高。表现为病人体温逐渐升高。护理：①严密监测体温变化，及时进行血、尿、大便、痰、咽拭子、引流液培养，根据培养结果遵医嘱应用敏感抗生素或抗病毒药物。②准确评估其免疫功能，加强免疫抑制剂血药浓度监测，及时调整剂量，改联合用药为单一用药。③根据病人免疫状态和病原微生物监测情况，调整钙调神经磷酸酶抑制剂或西罗莫司剂量，感染严重时可考虑暂时撤除免疫抑制剂，并酌情使用免疫增强药物。④遵医嘱预防性应用抗巨细胞病毒感染的药物，并在防排斥治疗结束后继续应用1～3个月。⑤肝移植病人应避免接种活病毒疫苗，建议每年接种流感疫苗、每3～5年接种一次肺炎球菌疫苗。

（3）排斥反应　肝移植术后超急性排斥反应较少见，多为急性排斥反应和慢性排斥反应。表现：①急性排斥反应，病人出现肝区胀痛、畏寒、发热、乏力、食欲下降、黄疸、血清胆红素、转氨酶急剧升高，最直接且反应最快的指标是胆汁量锐减，稀薄而色淡。②慢性排斥反应，病人可出现瘙痒、黄疸、血清胆红素和转氨酶升高、肝功能减退或衰竭。护理：①监测生命体征、精神状态、T管引流量、肝功能及肝区胀痛和腹胀等情况，及早发现排斥反应。②使用免疫抑制剂期间，监测血药浓度、观察治疗效果和副作用。③发生急性排斥反应时，遵医嘱应用糖皮质激素类药物进行冲击治疗；发生慢性排斥反应时遵医嘱增加免疫抑制剂用量。

（4）胆道并发症　常见的为胆道梗阻、胆瘘、感染等。表现：①腹痛、腹胀、寒战、高热、黄疸等症状；②白细胞升高、转氨酶升高；③腹腔引流液呈胆汁样。护理：①监测体温变化；②保持引流通畅，密切观察引流液颜色、性质、量的改变；③遵医嘱进行超声、CT、ERCP等检查。

（5）其他并发症　①血管并发症，如肝动脉血栓形成、肝动脉狭窄、门静脉血栓形成、门静脉狭窄等。②代谢并发症，如糖尿病、高脂血症。③肾功能不全及肾衰竭，多发生于术后6个月。④高血压，钙调神经磷酸酶抑制剂可引起水钠潴留，导致病人出现高血压。

（三）健康教育

1. 自我护理　病人出院后应自备家庭护理用品，如体温计、血压计、血糖仪，设专人房间，备紫外线消毒灯等。

2. 休息与活动　嘱病人劳逸结合，生活规律，保持良好的心态。

3. 预防感染　居住环境要清洁，定时开窗通风，尽量少去公共场所，注意个人及饮食卫生。

4. 定期复查　遵医嘱定期复查肝功能及免疫抑制剂的血药浓度，及时调整用药剂量。若出现寒战高热、皮肤巩膜黄染、腹痛、腹泻、肝区疼痛、少尿等症状，及时就诊，以免延误病情。

（樊　华）

目标检测

答案解析

一、简答题

1. 简述器官移植的分类。

2. 简述常用免疫抑制剂的种类及主要不良反应。

二、病例分析题

1. 王女士，42岁，因少尿、腹胀伴乏力2周入院。既往慢性肾小球肾炎病史8年，有一同卵双生妹妹。体格检查：T 36.7℃，P 92次/分，R 19次/分，BP 170/91mmHg；腹部稍膨隆，无压痛，肝脾未及，移动性浊音（±），下肢水肿。诊断为慢性肾小球肾炎、慢性肾衰竭（尿毒症期）。医生建议行肾移植术。病人及家属同意肾移植。

请思考：

（1）该病人做肾移植手术，最佳供者是谁？

（2）肾移植前需做好哪些护理工作？

2. 李先生，58岁，肝炎后肝硬化终末期，在全麻下行原位肝移植，手术顺利，术后安置在移植病房，常规应用免疫抑制剂治疗。术后第5天病人发热、痰多黏稠，不易咳出。胆汁呈金黄色、黏性液，每日400ml。体格检查：T 38.7℃，P 103次/分，R 21次/分，BP 128/76mmHg；皮肤巩膜黄染消退。辅助检查：白细胞 2.3×10^9/L，肝功能结果基本正常，胸片示肺纹理增粗。

请思考：

（1）该病人肝移植后出现了什么并发症？

（2）针对该并发症应采取哪些护理措施？

书网融合……

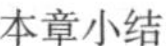

本章小结

题库

下篇　各论

第十二章　颅内压增高及脑疝病人的护理

PPT

学习目标

知识目标：

1. 掌握　颅内压增高及脑疝的概念、病因、临床表现及护理措施。

2. 熟悉　颅内压及脑疝的辅助检查及处理原则。

3. 了解　颅内压增高及脑疝的病理生理。

技能目标：

1. 熟练掌握脑室引流管的护理技能。

2. 学会应用护理程序为颅内压增高及脑疝病人提供整体护理。

素质目标：

具有强烈的使命感和责任心，严谨、慎独的工作态度。

颅内压增高（increased intracranial pressure）是神经外科常见的临床综合征。如颅脑损伤、脑肿瘤、脑出血、脑积水和颅内感染性疾病等病理损害发展至一定阶段，可导致颅内压生理调节失代偿，甚至并发脑疝而危及病人生命。本章重点介绍颅内压增高及脑疝病人的围手术期护理。

案例引导

案例　李先生，56岁。头部胀痛5个月，以夜间和清晨疼痛加重，咳嗽、用力、低头时也可加重，伴有恶心，偶有呕吐。CT检查示颅内占位性病变，入院后第2天出现癫痫发作，随即病人出现剧烈头痛，意识障碍，喷射状呕吐。查体：体温38.2℃，脉搏58次/分，呼吸12次/分，血压160/84mmHg，右侧瞳孔散大，对光反射消失，大小便失禁，左侧肢体偏瘫，巴宾斯基征阳性。

讨论：

1. 该病人目前主要的护理问题有哪些？

2. 如何针对该病人的护理问题采取相应的护理措施？

第一节　颅内压增高

颅内压增高是指当颅腔内容物体积增加或颅腔容积缩小超过颅腔可代偿的容量，导致颅内压持续高于200mm H_2O（2.0kPa或15mmHg），并出现头痛、呕吐、视神经乳头水肿等表现的临床综合征。

【颅内压的形成】

颅内压（intracranial pressure，ICP）是指颅腔内容物对颅腔壁所产生的压力，以脑脊液压力为代表。正常成人颅腔是由颅底骨和颅盖骨组成的半封闭体腔，有容纳和保护其内容物的作用，成年后颅腔的容积是固定不变的，容积为1400～1500ml。颅腔的内容物主要包括脑组织、脑脊液和血液，在正常生理情况下，三者与颅腔容积相适应，使颅内保持着相对稳定的压力。

由于颅内脑脊液位于颅腔壁与脑组织之间，通常以侧卧位时脑脊液的静水压代表颅内压，可通过腰椎穿刺或直接穿刺脑室测定。正常颅内压，在侧卧位时，成人为70～200mmH_2O，儿童为50～100mmH_2O。颅内压对静脉压的变动很敏感，测压时如压迫颈静脉，颅内压立即升高。咳嗽、打喷嚏、憋气、用力等也可引起颅内压相应明显的波动。

【颅内压的调节与代偿】

1. 颅内压的调节 正常颅内压因受多种因素影响而有小范围的波动，它可随血压、呼吸的变化而波动，心脏收缩期颅内压略升高，舒张期颅内压稍下降；呼气时压力略升高，吸气时压力稍下降。颅内压的调节主要靠脑脊液量的增减调节，脑脊液吸收量与颅内压高低成正比，在正常生理状态下，脑脊液分泌量为0.3～0.5ml/min，生成量与吸收量相同。在颅内压增高情况下，脑脊液吸收加快，吸收速率可达2ml/min。颅内压增高早期，为保持一定的血流量以维持脑组织正常功能，以减少脑脊液流量为主。通过以下途径完成：①颅内脑室和蛛网膜下隙的脑脊液被挤入椎管；②脑脊液吸收加快；③脉络丛血管收缩，脑脊液分泌减少。因脑脊液总量仅占颅腔容积的10%，颅内压增加到一定程度时，上述生理调节能力逐渐丧失，超过颅腔可代偿的容量而导致颅内压增高。

2. 颅内压的代偿 当颅内压增高时，首先被压缩出颅腔的是脑脊液，再压缩血容量，可缓解颅内压的代偿容积为颅腔容积的8%～10%。当颅内压高于200mmH_2O时，部分脑脊液被挤入脊髓蛛网膜下隙，同时脑脊液分泌较前减少而吸收增加，从而使颅内脑脊液量减少以保持颅内压的平衡；相反，当颅内压低于70mmH_2O时，脑脊液的分泌增加而吸收减少，使颅内脑脊液量增多，以维持颅内压在正常范围。脑脊液的总量占颅腔总容积的10%，血液则依据血流量的不同占总容积的2%～11%，一般而言，允许颅内增加的临界容积约为5%，超过此范围，颅内压开始增高（图12－1）。

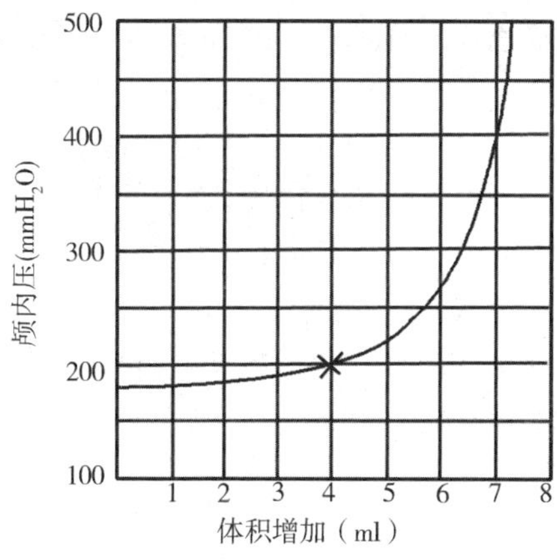

图12－1 颅内体积/压力关系曲线

【病因】

1. 颅腔内容物的体积增大 ①脑组织体积增大：如脑组织损伤、缺血缺氧、炎症、中毒等导致脑水肿；②脑脊液增多：如脑脊液分泌增多、脑脊液循环受阻等导致脑积水；③脑血流量增加：如颅内静脉回流受阻或过度灌注等使颅内血容量增多。

2. 颅内占位性病变 如颅内血肿、脑肿瘤、脑脓肿等占位性病变使颅内空间相对变小。

3. 颅腔容积缩小 先天性畸形使颅腔的容积变小如狭颅症、颅底凹陷症、颅骨骨瘤、畸形性骨炎，或颅骨凹陷性骨折等而使颅腔容积缩小。

【分类】

1. 按颅内压增高范围分类

（1）弥漫性颅内压增高 一般源于颅腔狭小或脑实质体积增大，表现为颅腔内各部位及各分腔之间压力均匀升高，不存在明显压力差，故脑组织无明显移位。临床多见于弥漫性脑膜脑炎、弥漫性脑水肿、交通性脑积水和静脉窦血栓等。

（2）局灶性颅内压增高 多由于颅内有局灶性病变，病变部位压力增高，挤压附近的脑组织而发生移位，并将压力传导至远处，从而出现颅内各腔隙间的压力差，这种压力差可导致脑室、脑干及中线结构移位，更容易形成脑疝。

2. 按颅内压增高进展速度分类

（1）急性颅内压增高 病情变化快，颅内压增高引起的症状和体征严重，可导致生命体征（血压、呼吸、脉搏、体温）出现剧烈变化。多见于急性颅脑损伤引起的颅内出血、高血压性脑出血等。

（2）亚急性颅内压增高 病情发展较快，颅内压增高的症状和体征较轻或不明显。多见于颅内恶性肿瘤、转移瘤及各种颅内炎症等发展较快的颅内病变。

（3）慢性颅内压增高 病情发展缓慢，颅内压增高的反应不明显，可长期无症状和体征，病情发展时好时坏。多见于生长缓慢的颅内良性肿瘤、慢性硬脑膜下血肿等颅脑疾病。

【病理生理】

1. 脑血流量降低 颅内压增高时，脑灌注压下降，机体通过脑血管扩张降低脑血管阻力调节，维持脑血流量稳定。脑血流量（CBF）= 脑灌注压/脑血管阻力，其中，脑灌注压（CPP）= 平均动脉压 - 颅内压，所以，脑血流量（CBF）=（平均动脉压 - 颅内压）/脑血管阻力。正常脑灌注压为70～90mmHg，脑血管的阻力为1.2～2.5mmHg，此时脑血管的自动调节功能良好。如果颅内压不断增高使脑灌注压低于40mmHg时，脑血管自动调节功能丧失。脑血流量急剧下降，致脑组织缺氧和代谢紊乱，加重脑水肿，使颅内压进一步增高，严重威胁病人生命。

2. 脑移位和脑疝 参见本章第二节。

3. 脑水肿 颅内压增高可直接导致脑组织缺氧和代谢

紊乱从而产生脑水肿，使颅内压进一步增高。脑水肿，时液体积聚在细胞外间隙，称为血管源性脑水肿。多见于脑损伤、脑肿瘤等病变，主要是由于毛细血管的通透性增加，导致水分积聚在神经细胞和胶质细胞间隙，使脑体积增加所致。若脑水肿时液体积聚在细胞膜内，则称为细胞中毒性脑水肿。其是由于某些毒素作用于脑细胞而产生代谢功能障碍，使钠离子和水分潴留在神经细胞和胶质细胞内所致，常见于脑缺血、脑缺氧的初期。

4. 库欣（Cushing）反应 当颅内压增高接近动脉舒张压时，脑组织处于严重的缺血缺氧状态。机体为了维持必需的脑血流量，通过收缩全身周围血管、升高血压、增加心输出量、呼吸减慢加深等自主神经系统的反射作用，以提高脑灌注压和血氧饱和度。这种以升高动脉压并伴心率减慢、心搏出量增加和呼吸深慢的反应，即称为库欣反应。

5. 胃肠功能紊乱及消化道出血 部分颅内高压病人可首先出现胃肠功能的紊乱，出现呕吐及胃、十二指肠溃疡、穿孔、出血等症状，这与颅内压增高引起下丘脑自主神经中枢缺血而致功能紊乱有关。

6. 神经源性肺水肿 由于下丘脑、延髓受压导致 α 肾上腺素能神经活性增强，血压反应性增高，左心室负荷过重，左心房及肺静脉压增高，肺毛细血管压力增高，液体外渗，引起肺水肿；病人可出现呼吸急促、痰鸣音，并有大量血性泡沫状痰液。在急性颅高压病例中发生率为5%～10%。

【临床表现】

1. 头痛 是常见的症状之一。头痛部位多在额部和双颞部，以清晨和夜间较重，以胀痛和撕裂样痛多见；头痛程度随颅内压增高而进行性加重，咳嗽、打喷嚏、用力、弯腰、低头时可加重。头痛的部位和性质与颅内原发病变的部位和性质有一定关系。

2. 呕吐 常出现于剧烈头痛时，多呈喷射状，可伴有恶心，虽与进食无关，但常发生于餐后。

3. 视神经乳头水肿 是颅内压增高的重要客观体征之一，多见于慢性颅内压增高。因视神经受压、眼底静脉回流受阻引起。表现为视神经乳头充血，边缘模糊不清，中央凹陷变浅或消失，视网膜静脉怒张、纡曲，动、静脉比例失调，严重时视盘周围可见火焰状出血（图12－2）。若水肿长期存在，则视盘颜色苍白，视力减退，视野向心缩小，称为视神经继发性萎缩，长期、慢性颅内压增高严重者甚至可导致失明。

以上三者是颅内压增高的典型表现，称之为颅内压增高“三主征”；三者可单独出现，亦可同时出现，常以其中一项为首发症状。

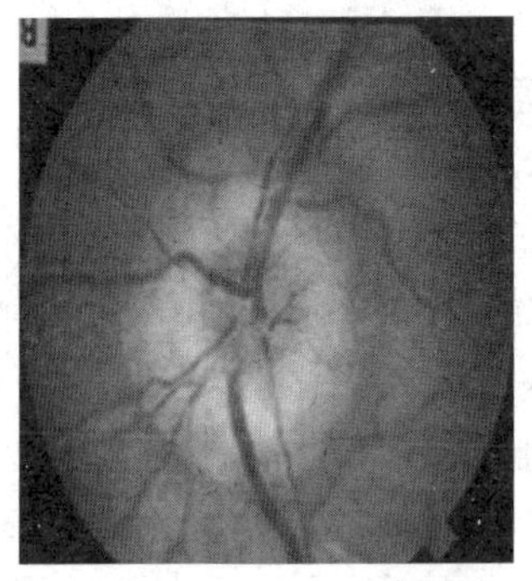

图12－2 视神经乳头水肿

4. 意识障碍 急性颅内压增高者常有明显的进行性意识障碍，早期出现嗜睡、反应迟钝，后期可出现昏睡，甚至昏迷。慢性颅内压增高者往往表现为神志淡漠、反应迟钝，或时轻时重。

5. 生命体征变化 早期可出现库欣反应，表现为血压升高、心率和脉率缓慢、呼吸深慢、体温升高，严重者因呼吸循环衰竭而死亡。

6. 其他 颅内压增高还可出现头晕、猝倒、复视、黑矇、耳鸣、智力减退、记忆力下降、情感淡漠或欣快等。长时间增高还可造成外展神经麻痹；婴幼儿可见头颅增大、颅缝增宽或分裂、前囟饱满，头颅叩诊时呈破罐声，并出现头皮浅静脉扩张等。

【辅助检查】

1. 影像学检查

（1）CT 可见脑沟变浅，脑室、脑池缩小或脑结构变形等，能显示病变的位置、大小和形状，对判断引起颅内压增高的原因有重要参考价值；目前CT是诊断颅内占位性病变的首选检查，能作出较准确的定位诊断且有助于定性诊断。

（2）磁共振成像（MRI） 在CT不能确诊的情况下，可进一步行MRI检查，以利于确诊。MRI同样也具有无创伤性，但需时较长，对颅骨骨质显像差。

（3）数字减影血管造影（DSA） 主要用于脑血管畸形和血运丰富的脑肿瘤疾病，检查并了解脑血管情况，明确出血病因或静脉窦回流情况。安全性高，图像清晰，使疾病的检出率提高。

（4）头颅X线摄片 慢性颅内压增高病人，可见颅骨骨缝分离、指状压迹增多、鞍背骨质稀疏及蝶鞍扩大等。但单独作为诊断颅内占位性病变的辅助检查手段现已少用。

2. 腰椎穿刺 可以测定颅内压力，同时留取脑脊液测蛋白、白细胞、免疫学检查等。但有一定的危险性，有时可引发脑疝，故应慎重进行。有明显颅内压增高者应禁忌腰穿。

3. 颅内压监测 临床需要监测颅内压者，可进行颅内压持续监测，以指导用药和手术时机选择。

【治疗原则】

颅内压增高的治疗原则为积极治疗原发疾病，降低颅内压。

1. 非手术治疗

（1）一般处理 加强病情观察，限制液体入量，保持呼吸道通畅，给予氧气吸入，避免颅内压增高的诱因。

（2）脱水治疗 常用20%甘露醇高渗性脱水剂，通过渗透作用使脑组织间的水分进入血液循环再由肾排出，可达到降低颅内压和减轻脑水肿的目的；若合用利尿药如呋塞米，降低颅内压的效果会更佳。

（3）激素治疗 应用肾上腺皮质激素可降低毛细血管的通透性，稳定血-脑屏障，防治脑水肿。

（4）冬眠低温疗法 又称亚低温疗法，通过降低脑的新陈代谢，减少脑组织的耗氧量，增加脑对缺血缺氧的耐受力，从而减轻脑水肿、降低颅内压。主要采用冬眠药物降温和物理降温措施。

（5）辅助过度换气 促使体内 CO_2 排出，降低血碳酸含量，引起脑血管收缩，减少脑血流量，降低颅内压。当动脉血的 CO_2 分压每下降 1mmHg 时，可使脑血流量递减 2%。

（6）巴比妥治疗 大剂量异戊巴比妥或硫喷妥钠注射可降低脑的代谢，减少脑氧耗及增强脑对缺氧的耐受性。

（7）脑脊液体外引流 经脑室缓慢放出过多脑脊液，可以暂时降低颅内压。

（8）对症处理 疼痛者遵医嘱给予镇痛药，但禁止应用吗啡、哌替啶等药物，以防止对呼吸中枢的抑制作用。抽搐者给抗癫痫药物。烦躁不安者排除气道梗阻、颅内压增高进展期，给予镇静剂。呕吐者应禁食和维持水、电解质、酸碱平衡。

2. 手术治疗 手术去除病因是最根本和最有效的治疗方法。手术切除颅内占位性病变，脑脊液分流术引流脑积水，处理大片凹陷性骨折等；脑疝形成时采用减压术。

【护理评估】

（一）术前评估

1. 健康史

（1）一般情况 评估病人的年龄、性别、职业等。关注病人的年龄，特别注意评估婴幼儿及小儿的颅缝闭合情况，老年人有无脑萎缩等。评估有无导致颅内压急骤升高的相关因素，如便秘、剧烈咳嗽等。

（2）家族史 了解家族中有无高血压、颅内疾病或其他肿瘤。

（3）既往史 了解病人有无高血压、脑动脉硬化、颅脑外伤、颅内感染、颅内肿瘤等病史，有无合并心、肝、肾等其他系统疾病，有无其他部位肿瘤病史或手术治疗史。

2. 身体状况

（1）症状与体征 评估头痛的部位、程度、性质、发生时间，有无诱因及加重因素。是否有频繁的呕吐，能否进食，有无水、电解质紊乱及营养不良；是否有意识障碍、视力下降、偏瘫以及病人基本生活活动能力等情况。有无高热、癫痫、剧烈咳嗽、呼吸道梗阻、便秘等。

（2）辅助检查 了解有无水、电解质、酸碱平衡紊乱；CT 或 MRI 等检查是否明确病变部位。

3. 心理-社会状况 了解病人对疾病的认知程度，对手术有何顾虑。了解病人家属对病人的关心、支持程度，家庭对手术的经济承受能力。

（二）术后评估

1. 手术情况 了解病人手术、麻醉方式与效果，病变组织切除情况，术中出血、补液、输血情况和术后诊断。

2. 身体状况 评估病人的生命体征、意识、瞳孔及神经系统症状和体征。观察伤口情况及切口引流是否通畅，营养状况是否得以维持或改善等。评估病人术后肢体肌力有无恢复、肌张力情况，评估病人有无颅内再出血、感染等并发症。

3. 心理-社会状况 了解病人有无精神紧张，能否接受疾病后的肢体活动功能的改变；康复训练和早期活动是否配合；对出院后的继续治疗是否清楚。

【常见护理诊断/问题】

1. 急性疼痛 与颅内压增高有关。

2. 有脑组织灌注无效的危险 与颅内压增高、脑疝有关。

3. 有体液不足的危险 与剧烈呕吐及应用脱水药有关。

4. 潜在并发症 脑疝、窒息。

【护理目标】

1. 病人头痛减轻，舒适感增强。

2. 病人脑组织灌注正常，意识障碍得到改善。

3. 病人体液恢复平衡，生命体征平稳，无脱水症状和体征。

4. 病人未出现脑疝、误吸或出现征象时被及时发现和处理。

【护理措施】

（一）一般护理

1. 体位 抬高床头 15°~30°，以利于颅内静脉回流，减轻脑水肿。昏迷病人取侧卧位或平卧头偏向一侧，有利于口腔内分泌物或呕吐物的排出，避免吸入气管。

2. 给氧　持续或间断给氧，改善脑缺氧状态，使脑血管收缩，降低脑血流量，达到降低颅内压的目的。

3. 饮食　神志清醒者给予普通饮食，但要适当限盐。不能进食者，给予鼻饲流质饮食，宜少量多餐。频繁呕吐者应暂时禁食。

4. 补液　控制输液量及输液速度，防止短时间内输入大量液体加重脑水肿。成人每日补液量控制在 1500 ~ 2000ml，其中等渗盐水不超过 500ml，保持每日尿量不少于 600ml。

5. 防治感染　维持正常的体温，高热病人给予有效的降温措施，以防加重脑缺氧。遵医嘱应用抗生素，预防和控制感染。

6. 加强生活护理　满足病人日常生活需要，适当保护病人，做好安全护理，避免意外损伤。

（二）病情观察

1. 意识状态　意识是大脑皮质和脑干的功能状态的直观反映。意识障碍的程度、持续时间和演变过程是判断病情转归的重要指标。目前临床上对意识障碍程度的分级主要有两种。

（1）传统意识障碍分级法　分为清醒、模糊、浅昏迷、昏迷和深昏迷 5 级（表 12 - 1）。

（2）格拉斯哥昏迷评分法（Glasgow Coma Scale，GCS）依据病人睁眼、语言及运动反应进行评分，三者得分相加表示意识障碍程度。最高 15 分，表示意识清醒；8 分以下为昏迷；最低 3 分。分数越低，表明意识障碍程度越严重（表 12 - 2）。

表 12 - 1　意识状态的分级

意识状态	语言刺激反应	痛刺激反应	生理反应	大小便自理	配合检查
清醒	灵敏	灵敏	正常	能	能
模糊	迟钝	不灵敏	正常	有时不能	尚能
浅昏迷	无	迟钝	正常	不能	不能
昏迷	无	无防御	减弱	不能	不能
深昏迷	无	无	无	不能	不能

表 12 - 2　格拉斯哥昏迷评分

睁眼反应	计分	语言反应	计分	运动反应	计分
自动睁眼	4	回答正确	5	按吩咐动作	6
呼唤睁眼	3	回答错误	4	* 刺痛能定位	5
痛时睁眼	2	吐词不清	3	* 刺痛时回缩	4
不能睁眼	1	有音无语	2	* 刺痛时屈曲	3
		不能发音	1	* 刺痛时过伸	2
				* 无动作	1

注：* 指痛刺激时的肢体运动反应

2. 生命体征　观察脉搏的频率、节律、强度，血压及脉压的变化，呼吸频率和幅度及类型等的变化。若血压上升、脉搏缓慢有力、呼吸深慢，提示急性颅内压增高。

3. 瞳孔　正常瞳孔正圆等大，在自然光下直径 3 ~ 4mm，直接、间接对光反应灵敏。严重颅高压增高并发脑疝时可出现异常变化，如小脑幕切迹疝可出现患侧瞳孔先小后大。

4. 颅内压（ICP）监护　ICP 监测是将传感器放置于脑室、脑组织或硬膜下，传感器的另一端连接 ICP 监护仪，动态监测颅内压力变化的一种方法。ICP 监测是诊断颅内压增高客观和准确的方法，也是观察病人病情变化、早期诊断、判断手术时间、指导临床药物治疗、判断和改善预后的重要手段。

监护：①确保 ICP 监测的准确性。正确连接监测装置，每次监测前校准，确定“0”点参考值。病人取平卧或抬高床 10° ~ 15°，在安静状态下测量，尽量排除外界的干扰因素（躁动、翻身、吸痰、尿潴留、排便用力等），以免影响监护的准确性。②ICP 值的观察。排除外界干扰因素影响的情况下，若 ICP > 20mmHg 或突然上升超过 10mmHg，应及时报告医生处理。③ICP 传感器的护理。妥善固定，防止管道堵塞、扭曲、打折及传感器脱出；严格无菌操作，保持监护系统及引流装置的密闭无菌状态，防止脑脊液反流。④尽可能缩短监测时间，一般不宜超过 1 周，以免时间过长发生颅内感染。

知识链接

颅内压（ICP）监测

1927 年，ADSON 和 LILLIE 第一次使用基于脑室外引流的流体测压系统进行了 ICP 监测，具有里程碑的意义。ICP 监测形式主要分为有创和无创监测两种。有创 ICP 监测分为植入流体监测系统和微传感器两种，前者应用更为广泛。基于脑室外引流的 ICP 监测被认为是金标准，不仅因为它测压的准确性，还因为它通过引流脑脊液来达到降低颅内压的治疗目的。有创 ICP 监测不适合长期监测，但对于大多数危重病人益远大于弊。在一些特殊情况下，如现场急救或病人经济条件差等，也需要无创的方法来初步评估 ICP，如经颅多普勒（TCD）、遥测传感器、无创颅内压检测仪等，虽准确率不如有创方法，但其具有无创、便捷、费用低等优点，故被逐渐用于筛查颅内压升高的病人，减少不必要的有创颅内压监测。

（三）防止颅内压升高

1. 卧床休息　保持病室安静，劝慰病人安心休养，避免情绪激动，清醒病人不要突然坐起或用力提重物。

2. 保持呼吸道通畅　呼吸道梗阻时，病人用力呼吸可致胸腔内压力增高，由于颅内静脉无静脉瓣，胸腔内压力可直接逆行传导到颅内静脉，增加颅内压；呼吸道梗阻可使 $PaCO_2$ 增高，引起脑血管扩张和脑血流量增多，从而加重颅内高压。应及时清除呼吸道分泌物和呕吐物；防止病人头颈部扭曲；舌根后坠者可托起下颌或放置口咽通气管；意识不清及咳痰困难者，配合医师及早行气管切开；重视基础护理，定时为病人翻身、扣背，以利排痰，预防肺不张等并发症。

3. 避免剧烈咳嗽和便秘　剧烈咳嗽和用力排便均可使胸腹腔内压力骤然升高而加重颅内压升高。应防治感冒，避免剧烈咳嗽。对大便干结者，鼓励多进食蔬菜、水果；已发生便秘者，可用开塞露或低压小量灌肠通便，禁忌高压灌肠，必要时给予人工取便，嘱病人切勿用力屏气排便，以免引起颅内压骤然升高。

4. 预防癫痫发作　癫痫发作将导致脑缺氧及脑水肿加重，遵医嘱定时定量给予抗癫痫药物，一旦发作应及时抗癫痫及降颅压处理。

5. 躁动的护理　颅内压增高、寒冷、便秘、尿潴留、体位不适等均可引起病人躁动，应积极寻找躁动的原因并予以解除，避免盲目使用镇静药以免掩盖病情，避免肢体的强制性约束，以免病人用力挣扎而引起颅内压增高，同时应加强安全防护措施，以防病人意外受伤。

（四）药物治疗护理

1. 脱水治疗　脱水剂为高渗性溶液，常用 20% 甘露醇 250ml，使用时注意输液速度宜快，需 15 ~ 30 分钟内快速滴完，滴后 10 ~ 20 分钟起效，维持 4 ~ 6 小时。但儿童、老人及心功能不全者应适当控制输液速度，以免加重循环系统负担，导致心力衰竭或肺水肿。若合用利尿药，降低颅内压的效果会更佳，如呋塞米 20 ~ 40mg 肌内或静脉注射，每日 1 ~ 2 次。使用脱水剂可使钠、钾等排出过多，易引起水、电解质紊乱，故脱水治疗期间需观察记录病人的 24 小时液体出入量，遵医嘱合理补液。脱水剂停药前应逐步减量或延长给药间隔，预防出现颅内压反跳现象。

2. 激素治疗　肾上腺皮质激素可降低血管通透性，改善微循环，有利于脑血管的自身调节。常用地塞米松 5 ~ 10mg 静脉或肌内注射，每日 2 ~ 3 次；氢化可的松 100mg 静脉注射，每日 1 ~ 2 次。使用过程中应注意观察有无消化道应激性溃疡出血、感染等不良反应。

（五）辅助过度

换气护理：辅助过度换气可促使体内 CO_2 排出，减少脑血流量。过度换气持续时间一般不宜超过 24 小时，以免引起严重的脑缺血。脑血流量显著减少会加重脑缺氧，故应定时进行血气分析，维持 PaO_2 于 90 ~ 100mmHg、$PaCO_2$ 在 25 ~ 30mmHg 范围内。

（六）冬眠低温疗法护理

1. 目的　应用药物和物理方法使病人的体温控制在正常体温之下，以达到降低机体和脑的耗氧量和新陈代谢，增加脑对缺氧的耐受力，防止脑水肿的发生发展，减轻脑缺血和脑损伤后的病理损害程度。儿童和老年人慎用，休克、全身衰竭或有房室传导阻滞者禁用。

2. 环境适宜　将病人安置于单人房间，光线宜暗，室温 18 ~ 20℃，相对湿度 50% ~ 60%。定时进行室内空气消毒，以减少感染发生。

3. 降温方法　遵医嘱给予冬眠药物，如冬眠 I 号合剂（氯丙嗪、异丙嗪及哌替啶），待病人逐渐进入冬眠状态，对外界的刺激反应明显减弱，瞳孔缩小，对光反射迟钝，呼吸平稳，频率相对较慢，深反射减弱或消失后，用亚低温治疗仪的控温帽、控温毯对病人进行物理降温。将病人的体温控制在肛温 32 ~ 34℃，腋温 31 ~ 33℃ 较为理想。若体温 < 28℃ 易诱发心律失常、低血压、凝血障碍等并发症；体温 ≥ 35℃ 则治疗效果不佳，降温速度以每小时下降 1℃ 为宜。如若未进入冬眠状态即给予降温，病人可能出现寒战，机体代谢率增高、耗氧量增加，反而会增高颅内压。

4. 严密观察病情　密切观察并记录病人的意识、瞳孔、生命体征和神经系统体征。24 小时持续监测肛温并认真记录。冬眠低温治疗过程中，若发现病人出现寒战、脉搏超过 100 次/分、收缩压低于 100mmHg、呼吸减慢或不规则，应及时通知医师处理。

5. 饮食护理 冬眠期间机体代谢率降低，每日液体入量不宜超过 1500ml。鼻饲饮食温度应与当时体温相同。低温时，病人肠蠕动减弱，注意观察有无胃潴留、腹胀等，防止胃内容物反流和误吸。

6. 预防并发症 ①由于受冬眠合剂的影响，病人中枢神经系统处于抑制状态，吞咽、咳嗽反射减弱，易出现呼吸道分泌物潴留，应加强病人气道的护理，及时吸痰，清除呼吸道分泌物，保持呼吸道通畅。②低温使心排血量减少，冬眠药物使周围血管阻力降低而引起低血压，在搬动病人或为其翻身时，动作要缓慢轻稳，以防发生直立性低血压。③冬眠低温时，角膜反射减弱，保护性分泌物减少，应该注意眼的保护。④低温治疗期间，皮肤血管收缩，血液循环差，机体免疫力低，易并发冻伤和压疮。因此，应加强皮肤的护理，冰毯上面应覆盖一层中单，定时翻身叩背，保持皮肤清洁干燥、床铺平整舒适。经常巡视，注意病人肢体温度、颜色，观察末梢循环，避免冻伤和压力性损伤。

7. 复温 冬眠低温治疗一般持续 2～3 天后停止，先停物理降温，然后停冬眠药物，注意保暖，缓慢平稳复温，让体温自然回升，以每 4 小时体温升高 1℃左右为宜，以免因体温恢复过快而引起缺氧、心律失常、脑水肿等并发症。

（七）脑室引流的护理

1. 妥善固定引流管 严格无菌操作下连接引流瓶（袋），妥善固定，引流管开口高于侧脑室平面 10～15cm，以维持正常的颅内压，病人改变体位时，需要相应的调整引流瓶（袋）的高度。搬动病人时，应将引流管暂时夹闭，防止脑脊液逆流入颅内引起颅内感染。

2. 控制引流速度和量 术后早期若引流速度过快（尤其早期 >20ml/h），量过大（>500ml/24h），可使颅内压骤然降低，导致脑组织移位。故早期应适当抬高引流瓶（袋）的位置，以减慢流速，每日引流量以不超过 500ml 为宜，待颅内压力平衡后再降低引流瓶（袋）。正常脑脊液每日分泌 400～500ml，颅内感染病人脑脊液分泌增多，引流量可适当增加，但同时应注意补液，以免水、电解质失衡。

3. 保持引流通畅 引流管不可受压、扭曲、成角、折叠，适当限制病人头部活动范围，活动及翻身时避免牵拉引流管。密切观察引流管是否通畅，若引流管内不断有脑脊液流出、管内的液面随病人呼吸、心搏等上下波动，幅度 10mm 左右，则可以判定引流管是完全畅通的。若引流管无脑脊液流出，应查明原因。可能的原因有：①管道口附于侧脑室壁上，可轻轻左右旋转引流管，使管口离开脑室壁。②引流管被小凝血块或挫碎的脑组织阻塞，可轻轻地从近端向远端挤压，或协助医生在严格消毒管口后，用无菌注射器轻柔向外抽吸保持通畅，切不可注入生理盐水冲洗，以免管内阻塞物被冲至脑室系统，日后引起脑脊液循环受阻。③引流管置入脑室过长，在脑室内盘曲成角致引流不畅，可协助医师对照 X 线片，将引流管缓慢向外抽出至有脑脊液流出后重新固定。④颅内压低于 120～150mmH$_2$O，可降低引流瓶（袋）高度，观察是否有脑脊液流出。经上述处理后若仍无脑脊液流出，必要时更换引流管。

4. 观察记录引流液情况 正常脑脊液无色透明，无沉淀。术后 1～2 天脑脊液可略呈血性，以后转为橙黄色。若脑脊液中有大量血液，或术后血性脑脊液颜色逐渐加深，常提示脑室内出血，需紧急手术止血；若脑脊液浑浊呈毛玻璃状或有絮状物，提示有颅内感染。

5. 严格无菌操作 保持整个装置密闭无菌状态，引流管外口与引流袋内的液面应避免直接接触，每日更换引流袋时先夹闭引流管，防止进入空气或脑脊液逆流入颅内。必要时做脑脊液常规检查或细菌培养。

6. 拔管 脑室引流管一般放置 3～7 天，不宜超过 7 天，以免时间过长发生颅内感染。拔管前行头颅 CT 检查，并试行抬高引流袋（瓶）或夹闭引流管 24 小时，以了解脑脊液循环是否通畅。夹管初期应密切观察，若病人出现头痛、呕吐等颅内压增高症状，应立即放低引流袋（瓶）或开放夹闭的引流管，并告知医师。拔管时先夹闭引流管，以免管内液体逆流入脑室引起感染。拔管后观察切口处有无脑脊液漏出，有异常及时告知医师处理，以免引起颅内感染。

（八）健康教育

1. 心理指导 鼓励病人和家属说出其心理感受。向病人和家属讲解有关治疗颅内压增高的知识，使病人有足够的心理准备和对疾病康复的信心。及时将病人的病情反馈给家属，以取得理解和配合。

2. 康复指导 颅脑疾病手术后，可遗留语言、运动或智力障碍，鼓励积极参与各种康复治疗和功能训练，如语言训练、肌力训练等，以改善生活自理能力和社会适应能力。

3. 出院指导

（1）休息与活动 指导病人避免导致颅内压增高因素的动作，如剧烈咳嗽、便秘、提重物等。对有神经系统后遗症的病人，要鼓励其积极进行功能训练，以改善生活自理能力和社会适应能力。

（2）饮食指导 病人进食易消化的食物，多进食新鲜的水果和蔬菜，癫痫病人避免饮咖啡、浓茶。

（3）用药指导 遵医嘱服用抗癫痫药物，不可随意停药或减量。

（4）复诊指导 指导家属继续观察病人是否发生并发症及后遗症，如观察病人的反应和肢体活动情况，及早发现有无语言、智力、运动等方面的障碍。观察用药的效果，及时发现药物的不良反应。一旦出现不适，及时复诊。

【护理评价】

1. 病人头痛是否减轻，舒适感是否增强。

2. 病人颅内压增高症状是否缓解，意识状态有无改善。

3. 病人体液是否平衡，生命体征是否平稳。

4. 病人脑疝或误吸是否得到有效预防，或发生时是否被及时发现和处理。

第二节 脑 疝

脑疝（brain hernia）是指当颅内压增高到一定程度时，特别是颅内占位性病变导致颅内各分腔之间的压力不平衡，脑组织从高压区向低压区移位，部分脑组织被挤入颅内生理或病理孔隙中，导致脑组织、血管及颅神经等重要结构受压和移位，从而出现严重的临床症状和体征。脑疝是颅内压增高的危象和引起死亡的主要原因。

【病因】

颅内占位性病变发展至一定程度均可导致颅内各分腔压力不均衡而引起脑疝。常见的原因包括：①外伤所致各种颅内血肿，如硬膜外血肿、硬膜下血肿及脑内血肿；②颅内脓肿；③颅内肿瘤，尤其是颅后窝、中线部位及大脑半球的肿瘤；④颅内寄生虫病及各种肉芽肿性病变；⑤医源性因素，不适当的操作，如腰穿时放出脑脊液过多过快，可促使脑疝形成。

【分类】

根据移位的脑组织及其通过的硬脑膜间隙和孔道，可将脑疝分为以下常见的3类（图12-3）。

1. 小脑幕切迹疝 又称颞叶沟回疝，是位于小脑幕切迹缘的颞叶海马回、钩回通过小脑幕切迹被推移至幕下。

2. 枕骨大孔疝 又称小脑扁桃体疝，是小脑扁桃体及延髓经枕骨大孔被推挤向椎管内。

3. 大脑镰下疝 又称扣带回疝，是一侧半球的扣带回经镰下孔被挤入对侧分腔。

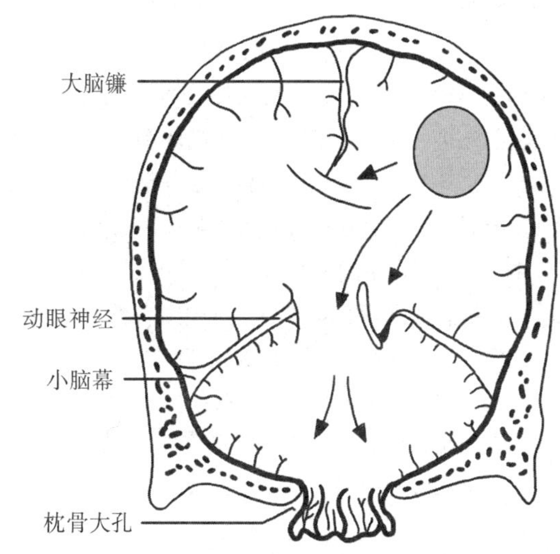

图12-3 脑疝示意图

【病理生理】

当发生脑疝时，脑干受压移位可致其实质内血管受到牵拉，严重时基底动脉进入脑干的中央支可被拉断而致脑干内部出血。由于同侧的大脑脚受到挤压而造成病变对侧偏瘫，同侧动眼神经受到挤压可产生动眼神经麻痹症状。移位的钩回、海马回可将大脑后动脉挤压于小脑幕切迹缘上致枕叶皮层缺血坏死。小脑幕切迹裂孔及枕骨大孔被移位的脑组织堵塞，从而使脑脊液循环通路受阻，则进一步加重了颅内压增高，形成恶性循环，使病情迅速恶化。

【临床表现】

不同类型的脑疝，其临床表现各不相同，临床以小脑幕切迹疝和枕骨大孔疝多见。

1. 小脑幕切迹疝

（1）颅内压增高 表现为剧烈头痛，进行性加重，伴烦躁不安。频繁呕吐，呈喷射性，多与进食无关。

（2）进行性意识障碍 由于脑干内网状上行激动系统受累，病人由神志清醒，逐渐出现嗜睡或昏迷。

（3）瞳孔改变 脑疝初期，由于患侧动眼神经受刺激，患侧瞳孔可有短时间瞳孔缩小，但不易被发现；随着病情的进展，患侧瞳孔逐渐散大，直接和间接对光反射均消失，并有患侧上睑下垂、眼球外斜。如果脑疝进行性恶化，移位的脑组织压迫或牵拉脑干导致脑干变形、扭曲，对侧的动眼神经受到移位脑干的牵拉、挤压，或脑干缺血致动眼神经核功能丧失时，可相继出现双侧瞳孔散大固定，对光反应消失，此时病人多处于濒死状态。

（4）生命体征变化 由于脑干受压，脑干内生命中枢功能紊乱或衰竭，可出现生命体征异常，表现为心率减慢或不规则，血压忽高忽低，呼吸不规则，大汗淋漓或汗闭，面色潮红或苍白。体温可达41℃以上或体温不升。最终因呼吸循环衰竭、血压下降、心搏骤停而死亡。

（5）运动障碍　因病变侧疝出的脑组织直接挤压大脑脚所引起，早期症状较轻，病变对侧肢体的肌力减弱或麻痹，腱反射亢进，病理征阳性，肌力稍弱和肌张力增高等改变。脑疝进展时可致双侧肢体自主活动消失，严重时可出现去皮质强直发作，这是脑干严重受损的信号。

2. 枕骨大孔疝　由于延髓受压，脑脊液循环障碍，颅内压增高加剧，颅后窝容积较小，对颅内高压的代偿能力也小，病情变化更快，病人常有进行性颅内压增高的临床表现：剧烈头痛、频繁呕吐、颈项强直，因脑干缺血缺氧，瞳孔可忽大忽小，生命体征紊乱出现较早，意识障碍出现较晚；由于延髓呼吸中枢受损严重，病人早期可突发呼吸骤停而死亡。

【治疗原则】

脑疝是由于急剧的颅内压增高所致，在作出诊断的同时，应按颅内压增高的处理原则快速静脉输注高渗降颅内压的药物，首选20%甘露醇。确诊后，迅速完成开颅的术前准备，尽快手术去除病因，如血肿清除或切除肿瘤。如难以确诊或虽确诊而病因无法去除时，可通过脑脊液分流术、侧脑室体外引流术或病变侧颞肌下减压术等姑息性手术降低颅内压，抢救脑疝病人。

【护理措施】

1. 降低颅内压　脑疝一旦确诊后立即采取紧急降低颅内压的措施，为手术争取宝贵的时间。护理措施主要是快速建立静脉通道，快速静脉滴注20%甘露醇250ml，静脉推注呋塞米40mg、地塞米松10mg，以暂时降低颅内压，纠正脑组织灌注不足。

2. 保持呼吸道通畅　及时清除呼吸道分泌物，给氧，对呼吸功能障碍者，立即配合医生进行气管插管或气管切开，给予呼吸机辅助呼吸。

3. 观察病情　密切观察意识状态、瞳孔变化、生命体征和肢体活动情况。

4. 术前准备　同时遵医嘱迅速作好头颅备皮、配血备血等术前准备。

5. 其他护理　参见本章第一节。

（李　成）

目标检测

答案解析

一、简答题

1. 简述预防颅内压增高的护理。
2. 简述脑室引流的护理。

二、病例分析题

李先生，25岁，因“车祸致头部外伤2小时”急诊入院，伤后立即昏迷。查体：血压160/100mmHg，脉搏60次/分，呼吸11次/分；中度昏迷，双侧瞳孔不等大，右侧直径约6mm，对光反射消失，左侧约3mm，对光反射存在，压眶见右侧肢体回缩，左侧肢体无反应，双下肢病理征（+）。头颅CT显示右额颞急性硬膜下血肿，脑疝。

请思考：

（1）目前最主要治疗是什么？

（2）该病人存在哪些主要护理诊断/问题？

（3）该病人的观察要点和护理措施有哪些？

书网融合……

本章小结

题库

第十三章　颅脑损伤病人的护理

PPT

学习目标

知识目标：

1. 掌握　颅脑损伤的临床表现和护理措施。
2. 熟悉　头皮损伤、颅骨损伤及脑损伤的处理原则。
3. 了解　颅脑损伤的病理机制。

技能目标：

1. 掌握脑脊液漏的护理技能。
2. 学会应用护理程序为颅骨损伤病人实施整体护理。

素质目标：

具备良好的人文关怀、救死扶伤精神和共情能力、爱伤观念。

颅脑损伤（craniocerebral injury）是常见的外科急症，占全身各部位损伤的15%～20%，仅次于四肢损伤。严重颅脑损伤可伤及中枢神经系统，死亡率、致残率均居首位。平时常因交通、工矿作业、跌倒、高处坠落、锐器砍伤或钝器击伤头部所致，战时多见于火器伤。颅脑损伤可分为头皮损伤（scalp injury）、颅骨损伤（skull injury）、脑损伤（brain injury），三者可单独或同时存在。同时，颅脑损伤常伴有身体其他部位的损伤，必须加以注意。

案例引导

案例　侯女士，45岁，车祸致头部外伤，伤后颞部软组织肿胀，右侧鼻唇沟变浅，出现周围性面瘫，右外耳道流出淡红色血性液体，右耳听力下降，CT示颅内少量积气。入院时查体：神志清，言语流利，视力下降，双侧瞳孔直径2.5mm，对光反射灵敏，四肢活动正常，生命体征：体温36.7℃，脉搏76次/分，呼吸18次/分，血压125/73mmHg。

讨论：

1. 病人入院时的临床诊断是什么？
2. 该病人目前主要的护理问题是什么？
3. 针对该病人的护理问题，应如何进行护理？

第一节　头皮损伤

头皮损伤多种多样，可分为闭合性和开放性损伤两大类，前者为头皮血肿，后者为头皮裂伤、头皮撕脱伤。单纯头皮损伤一般不会引起严重后果，但头皮血供丰富，伤后极易失血，甚至引起休克；头皮抗感染和愈合能力较强，但如果处理不当引起感染，则有可能向深部扩散引起颅内感染。

一、头皮血肿

头皮血肿（scalp hematoma）是一种闭合性头皮伤，多由钝器伤所致。按血肿出现于头皮的不同部位分为皮下血肿（subcutaneous hematoma）、帽状腱膜下血肿（subgaleal hematoma）和骨膜下血肿（subperiosteal hematoma）。

【临床表现】

1. 皮下血肿　血肿位于皮肤与帽状腱膜之间，由于皮下组织与皮肤和帽状腱膜之间连接紧密，因此血肿较局限，易于发现。血肿周围组织肿胀增厚，张力高、压痛显著，中心触诊时有凹陷感，易被误诊为颅骨凹陷性骨折。常见于产伤或碰伤。

2. 帽状腱膜下血肿　血肿位于帽状腱膜与骨膜之间，因该部位组织疏松，出血弥漫在帽状腱膜下间隙，较易扩散，血肿范围广，严重者血肿边界可与帽状腱膜附着边缘相一致，出血量可达数百毫升，触诊有明显波动感。

3. 骨膜下血肿　多发生于钝性损伤，血肿位于骨膜与颅骨外板之间，由于颅缝处骨膜黏附较紧密，血肿多局限于某一颅骨骨缝范围内，不超过周边骨缝，张力大，且有波动感。多见于产伤后或颅骨骨折。

【辅助检查】

头颅X线可判断有无颅骨骨折。

【治疗原则】

1. 较小的血肿　一般在1～2周内可自行吸收，不需要特殊处理。

2. 较大的血肿 采用局部适当加压包扎，亦可在严格皮肤准备和消毒下分次穿刺抽吸后加压包扎。

3. 合并伤 在处理头皮血肿的同时，还应重视有无颅骨骨折、脑内血肿等可能。

【护理措施】

1. 减轻疼痛 伤后早期可给予冷敷，以减少出血，缓解疼痛，伤后24～48小时后改为热敷，有利于血肿的吸收。

2. 观察病情 注意观察血肿的部位及血肿波动情况，帽状腱膜下血肿的病人要注意观察血压、皮肤黏膜等，出血量大的要注意观察是否有贫血的表现。

3. 预防并发症 嘱病人勿用力揉搓，以免加重出血，注意观察病人的意识状态、瞳孔及生命体征的变化，警惕是否有感染以及合并颅骨损伤或脑损伤的可能。

4. 健康教育 注意休息，避免过度劳累，遵医嘱按时服用药物，合理安排饮食，限制烟酒及辛辣刺激性食物。如原有症状加重或有其他异常表现，及时到医院就诊。

二、头皮裂伤

头皮裂伤（scalp laceration）是最常见的开放性头皮损伤，多由锐器伤、钝器伤而致，如切割伤、砍伤或钝性物体打击伤等。

【临床表现】

头部有裂伤剧痛，伴有不同程度的出血，由于头皮血管丰富，血管破裂后不易自行闭合，即使伤口不大，出血也较多，可引起失血性休克。锐器伤伤口边缘整齐，大多数仅限于头皮，虽然可深达骨膜，但是颅骨常完整。而钝器或头部碰撞造成的头皮裂伤伤口边缘多不整齐，可呈线状或不规则，常伴颅骨骨折或脑挫伤，在创口内常夹杂毛发、泥沙等污物，如处理不当，可引起继发感染。

【辅助检查】

头颅X线可判断有无颅骨骨折。

【治疗原则】

应尽快止血，加压包扎伤口。尽早行清创缝合术，即使伤后已达24小时，如果没有明显感染迹象，仍可彻底清创一期愈合。术中应注意有无颅骨骨折或碎骨片，同时应用抗生素和破伤风抗毒素（TAT）。

【护理措施】

1. 病情观察 密切观察生命体征及病情变化，注意有无合并颅骨骨折及脑损伤。

2. 伤口护理 遵医嘱应用镇痛药缓解疼痛，观察伤口渗血、渗液及有无感染迹象，应用抗生素预防感染。

3. 心理护理 头皮裂伤有剧痛，并伴有不同程度的出血，病人常出现恐慌、焦虑等负性情绪，做好心理护理，缓解病人的紧张情绪。

三、头皮撕脱伤

头皮撕脱伤（scalp avulsion）是一种严重的开放性头皮损伤，多因长发受机械力牵拉，使大块头皮自帽状腱膜下层或连同骨膜下撕脱。撕脱范围较大，严重时可撕脱整个头皮，边界与帽状腱膜附着缘一致，甚至可伴有颈椎损伤。

【临床表现】

头皮撕脱的范围与受到牵拉的发根面积有关，严重时达整个帽状腱膜的覆盖区，前至上眼睑，后至发际两侧，累及耳廓甚至面颊部，由于创面大，出血多，疼痛感明显，极易由于疼痛及大量失血致休克。

【辅助检查】

头颅X线可判断有无颅骨骨折。

【治疗原则】

急救现场加压包扎止血，抗休克，抗感染治疗，同时要注射破伤风抗毒素。及早清创、植皮，尽可能在6～8小时内行头皮瓣复位再植或清创后自体皮瓣移植。对骨膜撕脱不能再植者，需清洁创面，在颅骨外板上多处钻孔，深达板障，待骨孔内肉芽组织生成后再行植皮。

【护理措施】

1. 伤口护理 急救过程中应注意保护撕脱的头皮，避免污染，用无菌敷料或干净布包裹、隔水干燥放在有冰块的容器中，随伤员一同送往医院。

2. 抗休克护理 注意观察病人的血压、脉搏及失血情况，及时给予静脉补液，疼痛严重者遵医嘱给予镇痛药缓解疼痛。注意防治休克，应用抗生素预防感染，应用破伤风抗毒素预防破伤风。

3. 皮瓣护理 植皮后应保护植皮片不受压、不滑动，以利皮瓣成活。

4. 心理护理 注意病人的情绪变化，做好心理护理，告知病人避免伤口感染的相关注意事项，减轻病人焦虑、恐惧的心理。

第二节　颅骨损伤

颅骨骨折（skull fracture）是指头颅受暴力作用所引起的颅骨骨性结构发生改变。在闭合性颅脑损伤中占15%～20%。可发生于颅骨任何部位，以顶骨最多。其临床意义不在骨折本身，而在于骨折引起的脑膜、血管、神经及脑组织损伤。

【分类】

颅骨骨折按骨折形态分为线性骨折（linear fracture）、凹陷性骨折（depressed fracture）和粉碎性骨折（comminuted fracture）等；按骨折是否与外界相通分为开放性骨折（open fracture）和闭合性骨折（closed fracture）；按骨折部位分为颅盖骨折（fracture of skull vault）和颅底骨折（fracture of skull base）。

【发病机制】

颅骨遭受外力时是否造成骨折主要取决于外力和颅骨本身结构两个方面。外力作用于头部时，首先是着力点局部内陷，此时如果作用力终止，颅骨则迅速弹回而复位；如果外力较大，使颅骨变形超过其弹性范围，即发生骨折。

颅骨骨折的性质和范围主要取决于受力面积、外力的大小和速度，如果受力面积大，速度慢，多致线性骨折；受力面积大，速度大，多致凹陷性骨折；如果受力面积较小，速度快，受力点呈锥形内陷。

此外，颅骨骨折还与受力方向和部位有关。外力垂直作用于颅盖部常引起着力点处凹陷或粉碎性骨折，外力作用于颞部及颅底、斜向作用于颅盖部均易发生线性骨折。

一、颅盖骨折

颅盖骨折（fracture of skull vault）大多系外力直接作用颅骨所致，以顶骨及额骨最为常见，而枕骨和颞骨相对少见，可分线性骨折和凹陷性骨折。

【临床表现】

1. 线性骨折　可单发或多发，发生率高，几乎均为全层骨折，仅个别为内板断裂，呈线条状或放射状，局部出现压痛、肿胀，除可能伴有头皮损伤外，还要警惕是否合并脑损伤及颅内出血，尤其是硬脑膜外血肿。有的病人还可能伴有局部骨膜下血肿。

2. 凹陷性骨折　好发于额、顶部，绝大多数为全层凹陷，仅个别为内板内陷，陷入骨折片的骨折线呈放射状或环状。成人多为粉碎性，婴幼儿由于骨质软，容易出现乒乓球样凹陷。若骨折片陷入颅内，使局部脑组织受压或损伤脑功能区，临床上可出现偏瘫、失语、局灶性癫痫等神经系统定位体征。如骨折刺破静脉窦可引起大出血，颅内血肿时可引起颅高压症状。

【辅助检查】

1. X 线平片　颅盖骨折一般需依靠 X 线平片确诊有无骨折及其类型，凹陷性骨折可显示骨折片陷入颅内的深度，结合临床症状分析。

2. 颅脑 CT 扫描　CT 扫描骨折线的大小、方向，还可显示有无合并脑损伤。

【治疗原则】

1. 单纯线性骨折　一般不需特殊处理。应注意观察有无合并脑损伤，若骨折线经过硬脑膜血管沟、静脉窦等部位时，应高度警惕可能发生硬膜外血肿。当骨折线经过鼻窦和岩骨等部位时，应考虑是否有脑脊液漏的可能。若为开放性骨折则可导致颅内积气，应预防感染和癫痫。

2. 凹陷性骨折　目前一般认为，如有以下情况，则需手术治疗，摘除碎骨片后颅骨成形，或将陷入的骨折片复位。如：①合并脑损伤或大面积骨折片陷入颅腔导致颅内压升高有脑疝可能者。②骨折片压迫脑重要部位引起偏瘫、失语、局灶性癫痫等神经功能障碍者。③骨折片下陷深度超过 1cm（小儿 0.5cm）。④开放性粉碎性凹陷性骨折。非功能区的轻度凹陷、无脑受压症状的静脉窦处的骨折或新生儿的凹陷性骨折，不应手术治疗。

【护理措施】

1. 观察病情　出现头痛、呕吐、生命体征异常、意识障碍等颅内压增高症状常提示骨折线越过脑膜中动脉沟或静脉窦，引起硬脑膜外血肿。偏瘫、失语、视野缺损等局灶症状和体征，常提示凹陷性骨折压迫脑组织。

2. 并发症的护理

（1）骨膜下血肿　线性骨折常伴有骨膜下血肿，注意观察出血量和血肿范围，遵医嘱给予止血、镇静药。

（2）癫痫　凹陷骨折病人可因脑组织受损而出现癫痫。为避免癫痫进一步加重颅脑损伤，应及时遵医嘱使用抗癫痫药物，注意观察病情和药物作用。

（3）颅内压增高和脑疝　颅盖骨折病人可合并脑挫伤、颅内出血，继发脑水肿导致颅内压增高。因此，应严密观察病人病情，及时发现颅内压增高及脑疝的早期迹象。一旦出现相应表现，立即给予脱水、降颅内压等治疗，预防脑疝发生。

3. 健康教育

（1）有癫痫发作者　不能单独外出、攀高、游泳、骑车，随身携带信息卡或病例卡，应按医嘱定时、定量服用抗癫痫药 2 年以上。并教会家属癫痫发作时的紧急处理方法。

（2）颅骨缺损者　可在伤后半年左右做颅骨成形术，手术前应注意保护头皮缺损处，避免局部碰撞。

二、颅底骨折

颅底骨折（fracture of skull base）大多数由颅盖骨折延伸而致，或由强烈的间接暴力作用于颅底而引起，多为线性骨折。由于硬脑膜与颅底粘连紧密，所以该部位骨折时不易形成硬脑膜外血肿，而易撕裂硬脑膜造成内开放而产生脑脊液漏。出入颅腔的大血管和神经都经过颅底，颅底骨折时易造成脑神经损伤和颈内动脉-海绵窦瘘等并发症。依骨折的发生部位可分为颅前窝、颅中窝和颅后窝骨折。骨折线可累及一个或两个颅窝。

【临床表现】

主要临床表现为脑脊液外漏、皮下或黏膜下瘀斑和脑神经损伤。

1. 颅前窝骨折（fracture of anterior fossa） 骨折累及眶顶和筛骨，骨折出血可经鼻流出，或进入眶内在眼睑和球结膜下形成瘀斑，俗称“熊猫眼”或“眼镜征”。脑膜及鼻腔黏膜撕裂者，脑脊液可沿额窦或筛窦再经鼻流出，形成脑脊液鼻漏。若骨折线通过筛板或视神经管，可合并嗅神经或视神经损伤，出现嗅觉或者视力障碍。气体经额窦或筛窦进入颅内可引起颅内积气。

2. 颅中窝骨折（fracture of middle fossa） 骨折累及到蝶骨和颞骨，血液和脑脊液经蝶窦流入上鼻道再经鼻孔流出，形成鼻漏。如骨折累及颞骨岩部，血液和脑脊液经中耳由外耳道流出，造成耳漏；如鼓膜完整，血液和脑脊液则经咽鼓管入鼻腔，造成鼻漏。如骨折线通过蝶骨和颞骨的内侧面，亦可伤及垂体或面神经、听神经。如骨折端伤及颈动脉海绵窦段，可因颈内动脉-海绵窦瘘的形成而出现搏动性突眼及颅内杂音。

3. 颅后窝骨折（fracture of posterior fossa） 骨折线通过枕骨鳞部和基底部，多在伤后数小时出现乳突部和枕下部皮下瘀血（称 Battle 征）。骨折线累及斜坡时，可于咽后壁出现黏膜下瘀血。枕骨大孔或岩骨后部骨折，可合并后组脑神经（Ⅸ～Ⅻ）损伤症状。

【辅助检查】

1. X 线平片 颅底骨折 X 线摄片检查价值不大，主要依靠临床表现确诊。

2. 颅脑 CT 有利于诊断颅骨平片不能发现的骨折，了解骨折情况及有无合并脑损伤。

【治疗原则】

1. 非手术治疗 绝大多数颅底骨折本身不需特殊治疗，着重在于观察有无脑损伤。合并脑脊液漏时，应预防颅内感染，严禁填塞或冲洗，禁作腰椎穿刺，尽量避免用力咳嗽、打喷嚏，合理使用 TAT 或破伤风类毒素及抗生素预防感染。

2. 手术治疗 大部分脑脊液漏在伤后 1～2 周可自愈，超过 1 个月仍未愈合者，应及时手术修补硬脑膜。视神经受骨折片或血肿压迫者，应尽早行视神经减压术。

【护理评估】

1. 健康史

（1）一般情况 了解病人年龄、性别、婚姻、职业等。

（2）外伤史 了解受伤过程，如暴力大小、方向、性质、速度及受力面积；受伤当时有无口、鼻、外耳道出血等情况，是否伴有脑损伤。

（3）既往史 了解既往有无肝炎、结核等传染病病史，有无外伤史、输血史，有无药物过敏史等。

2. 身体状况

（1）症状和体征 病人头部有无破损、出血，是否合并脑脊液外漏等。评估病人意识状态、瞳孔、生命体征及神经系统体征的变化，了解病人有无合并脑损伤。

（2）辅助检查 了解 X 线、CT 及 MRI 的检查结果，判断骨折的部位和性质，同时注意有无颅内继发性损伤迹象。

3. 心理-社会状况 了解病人及家属的心理反应以及家属对病人的支持能力和程度。

【常见护理诊断/问题】

1. 焦虑、恐惧 与脑脊液漏及疾病预后有关。

2. 知识缺乏 缺乏与脑脊液外漏相关的知识。

3. 潜在并发症 颅内出血、颅内压增高、颅内低压综合征。

【护理目标】

1. 病人的焦虑、恐惧感消失，积极配合治疗。

2. 病人或家属掌握或了解脑脊液漏的相关知识。

3. 病人未发生并发症，或发生并发症得到及时的控制及处理。

【护理措施】

1. 心理护理 病人因鼻腔或外耳道流出血性脑脊液，易出现紧张恐惧的心理状态，因此护理人员应及时与病人及家属交流、沟通，耐心向病人及家属讲解疾病的相关知识，消除其紧张和恐惧的情绪，使病人保持良好的心态，积极地配合治疗和护理。

2. 脑脊液漏的护理

（1）脑脊液的鉴别 如果病人自鼻腔、外耳道流出血性液体，可能是脑脊液外漏，但需鉴别是血性脑脊液、血性渗液还是鼻腔分泌物。可将血性液滴在白色的滤纸上，如血迹外周有月晕样淡红色的浸渍圈，则为血性脑脊液；或行红细胞计数并与周围血的红细胞计数比较，以明确诊断。依据脑脊液中含糖而鼻腔分泌物中不含糖的原理，用尿糖试纸测定或葡萄糖定量检测以鉴别是否存在脑脊液漏。颅底骨折伤及颞骨岩部，虽然骨膜及脑膜均已破裂但鼓膜尚完整时，脑脊液可经耳咽管流至咽部而被病人咽下，所以应观察并询问病人是否经常有腥味液体流至咽部。

（2）体位 有脑脊液外漏的病人取半坐卧位，头偏向患侧，借重力作用使脑组织移至颅底硬脑膜裂缝处，促使漏口闭合。待脑脊液漏停止3～5天后可改平卧位。如果脑脊液外漏多，取平卧位，头稍抬高，以防低颅压。

（3）保持局部清洁　保持外耳道、鼻腔和口腔清洁，每日两次清洁、消毒，注意棉球不可过湿，以免液体逆流入颅内。在鼻前庭或外耳道口松散地放置干棉球，随湿随换，记录24小时浸湿的棉球数，以估计脑脊液外漏量。

（4）避免颅内压骤升　嘱病人勿用力咳嗽、打喷嚏、擤鼻涕及用力排便，以免颅内压骤然升降导致气颅或脑脊液逆流。

（5）预防颅内逆行感染　对于有脑脊液鼻漏者，不可经鼻腔进行护理操作；严禁从鼻腔吸痰或放置胃管，禁止堵塞、冲洗鼻腔和外耳道，禁止经鼻腔、耳道滴药，禁忌作腰椎穿刺。劝告病人勿挖鼻、抠耳，注意不可堵塞鼻腔。

（6）密切观察　有无颅内感染迹象，如头痛、发热等。

（7）用药护理　根据医嘱预防性应用抗生素及破伤风抗毒素。

3. 并发症的护理

（1）颅内继发性损伤　颅骨骨折病人可合并脑组织、血管损伤，引起癫痫、颅内压增高、继发性脑水肿、颅内出血等。由于脑脊液外漏可延迟颅内压增高症状的出现，所以一旦出现颅内压增高的症状，病情危重，救治更为困难。因此，应准确记录脑脊液的外漏量，并且密切观察病人的意识、瞳孔、生命体征及肢体活动等情况，及时发现颅内压增高及脑疝的早期迹象。

（2）颅内低压综合征　如果脑脊液外漏多，可使颅内压过低而导致颅内血管扩张，出现剧烈头痛、眩晕、呕吐、厌食、反应迟钝、脉搏细弱、血压偏低。头痛在立位时加重，卧位时缓解。一旦病人出现颅压过低表现时，应采取头低足高位，并遵医嘱补充大量水分以缓解症状。

4. 健康教育

（1）自我监测　对于脑脊液漏病人，告知病人预防脑脊液逆流入颅内的注意事项。如出现原有症状加重、头痛、呕吐、抽搐、脑脊液漏、不明原因发热等，应及时就诊。

（2）休息与饮食　指导病人出院后注意休息，劳逸结合，避免过度劳累和过度用脑。多进食高蛋白、高维生素、高热量、易消化的饮食。

（3）康复训练　有神经功能缺损者应继续坚持锻炼，可选择行辅助治疗（高压氧、针灸、理疗、中医药等）。

【护理评价】

1. 病人焦虑、恐惧是否减轻，能否积极配合治疗。

2. 病人能否复述疾病的有关注意事项、改变不正确的生活方式。

3. 病人是否出现并发症，或出现后是否能被及时发现和处理。

第三节　脑损伤

脑损伤是指脑膜、脑组织、脑血管及脑神经所发生的损伤。

【分类】

1. 根据受伤后脑组织是否与外界相通分类

（1）开放性脑损伤（open brain injury）　凡有硬脑膜的破裂、脑组织与外界相通者均属开放性脑损伤，多由锐器或火器性损伤直接造成，常伴有头皮裂伤和颅骨骨折。

（2）闭合性脑损伤（closed brain injury）　凡硬脑膜完整的脑损伤均属闭合性脑损伤，多为头部接触钝性物体或间接暴力所致。

2. 根据脑损伤病理改变的先后分类

（1）原发性脑损伤（primary brain injury）　指外力作用于头部后立即发生的损伤，主要有脑震荡（cerebral concussion）、脑挫裂伤（cerebral contusion and laceration）、原发性脑干损伤（primary brain stem injury）等。

（2）继发性脑损伤（secondary brain injury）　指外力作用于头部后一段时间才出现的损伤，主要有脑水肿（brain edema）、颅内出血（intracranial hematoma）及血肿形成（hematoma formation）等。

【损伤机制】

1. 直接损伤

（1）加速性损伤　相对静止的头部突然遭受外力打击，头部沿外力作用方向呈加速运动而造成的损伤，称为加速性损伤。例如钝器击伤，即属此类。这种方式造成的损伤主要发生在着力部位，即着力伤（coup injury）。

（2）减速性损伤　运动着的头部突然撞于静止的物体所引起的损伤，称为减速性损伤。例如坠落或跌倒时头部着地，头颅受伤瞬间产生减速运动，脑组织由于惯性作用撞击在受力侧的颅腔内壁上，导致减速性损伤；与此同时，着力部位对侧的脑组织由于负压吸引作用而引起的脑损伤，即对冲伤（contrecoup injury）。即这种方式所致的损伤不仅发生于着力部位，也常发生于着力部位的对侧，多见于额极颞极及其基底部。加速和减速性损伤可相继发生于同一病人，造成伤情复杂、严重。如车祸致伤的病人，车撞击头部为加速性损伤，而头部又撞击地面为减速性损伤。

（3）挤压性损伤　两个不同方向的外力同时作用于头部，颅骨发生严重变形而造成的损伤，称为挤压性损伤，如车轮压轧伤和新生儿产伤等。没有加速或减速，不产生对冲性损伤。

2. 间接损伤

（1）传递性坠落时，双足或臀部着地，外力经脊柱传导至颅底引起颅底骨折和脑损伤。同时脑部运动突然受阻，可造成对冲性损伤。

（2）甩鞭性外力作用于躯干，引起躯干突然加速运动时，头颅由于惯性，其运动落后于躯干，于是在颅颈之间发生强烈的过伸或过屈，或先伸又回跳性地过屈，如挥鞭样动作，造成颅颈交界处延髓与脊髓连接部的损伤，即挥鞭伤（whiplash injury）（图 13－1）。

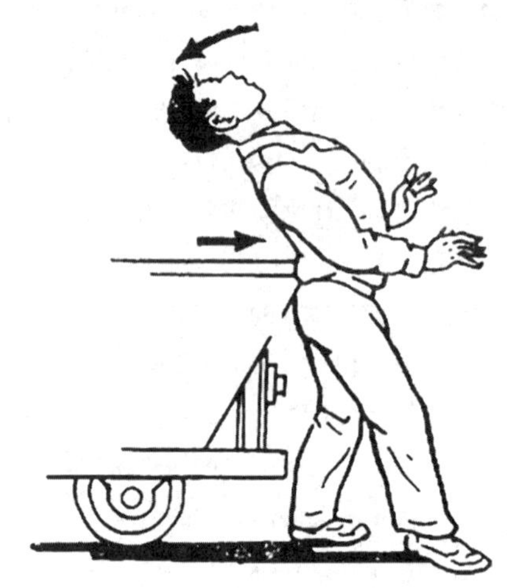

图 13－1　挥鞭伤

（3）胸部突然遭受挤压时，胸腔压力升高，经上腔静脉逆行传递，使该静脉所属的上胸、肩颈、头面皮肤和黏膜及脑组织发生弥散点状出血，称为创伤性窒息（traumatic apnea）（图 13－2）。引起蛛网膜下隙出血、癫痫及昏迷。

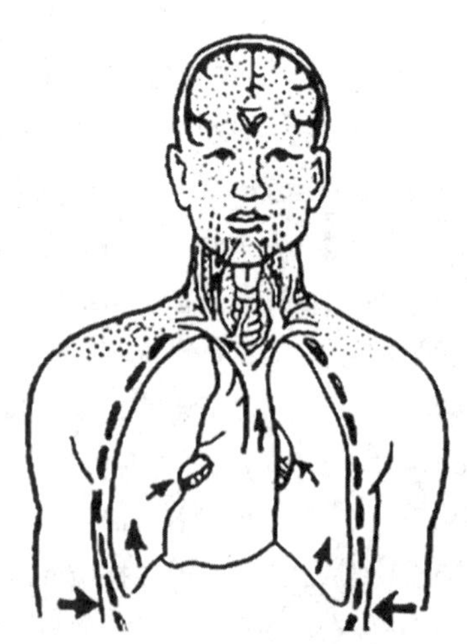

图 13－2　创伤性窒息

一、脑震荡

脑震荡是最常见、最轻型的原发性脑损伤：是指头部受到撞击后，立即发生一过性脑功能障碍，出现以短暂性意识障碍、近事遗忘为特征的临床综合征。无肉眼可见的神经病理改变，但在显微镜下可见神经组织结构紊乱。

【临床表现】

1. 短暂性脑干功能紊乱　病人在伤后立即出现短暂性意识障碍，持续数秒、数分钟或十几分钟，但一般不超过 30 分钟。病人可同时伴有面色苍白、出汗、血压下降、心动徐缓、呼吸浅慢、肌张力降低、各生理反射迟钝或消失等表现。

2. 逆行性遗忘　病人清醒后大多不能回忆受伤当时乃至伤前一段时间内的情况，但对往事能够忆起，称为逆行性遗忘（retrograde amnesia）。

3. 其他症状　有头痛、头晕、乏力、恶心、呕吐、畏光、失眠、耳鸣、情绪不稳、记忆力减退等症状，一般可持续数日或数周。

4. 神经系统检查　无阳性体征。

【辅助检查】

脑脊液检查无红细胞，CT 检查颅内无明显异常改变。

【治疗原则】

一般无须特殊治疗，卧床休息 1～2 周，可适当给予镇痛、镇静药物，同时注意观察病情变化。

【护理措施】

1. 心理护理　病人因缺乏疾病预后知识，常伴有焦虑、恐惧情绪。护士应及时向病人及家属讲解疾病相关知识，加强心理疏导，帮助其正确认识疾病，缓解其紧张、焦虑情绪。

2. 镇静镇痛　疼痛明显者遵医嘱适当给予镇静、镇痛药物。

3. 病情观察　密切观察病人的意识、瞳孔、生命体征及神经系统体征，及时发现病情变化。

4. 健康教育　嘱病人保证充足睡眠，适当进行体能锻炼，避免过度劳累及过度用脑。解除思想上对所谓的“后遗症”的紧张和焦虑，保持心情愉快。

二、脑挫裂伤

脑挫裂伤是一种常见的原发性脑损伤，指头颅遭受暴力打击而致脑组织发生的器质性损伤。根据脑组织损伤的病理改变可分为脑挫伤及脑裂伤，前者指脑组织损伤多发生在脑表面的皮质，呈点片状出血，脑皮质和软脑膜保持完整；后者指脑实质破损、断裂，软脑膜撕裂，并常伴有外伤性蛛网膜下隙出血。这两者常同时并存，统称为脑挫裂伤。

【病理生理】

脑挫裂伤主要的病理变化是脑组织破碎、坏死、出血和水肿。多发生在大脑表面的皮质，轻者可见软脑膜下皮质散在点滴片状出血，重者可深达白质、神经核团及脑室等深部结构，损伤的范围较广，挫碎、坏死的脑组织多与血混合在一起。脑水肿是脑挫裂伤最主要的继发性病理变化，凡遭受挫裂伤的脑组织，均发生不同程度的水肿，甚至形成血肿，且以损伤灶为中心向周围蔓延。损伤越重，水肿程度越重，范围也越广泛，甚至形成半脑或全脑弥漫性脑肿胀。弥漫性脑肿胀一般在伤后 24 小时内发生，特点是两侧大脑半球肿胀，血管扩张、充血，脑血流明显增加，脑体积增大，脑室脑池缩小。少数病例也可以一侧半球肿胀、对侧脑室系统受压移位等。脑水肿分为血管源性和细胞毒性，其中多数为血管源性，由于血－脑屏障的破坏，血管通透性增加，细胞外液增加，主要发生在白质，伤后 3～7 天最明显。伤情轻者经适当的药物或手术治疗，可减轻脑水肿的程度并使水肿逐渐消退。伤后数日至数周，损伤部位逐渐出现修复性变化，局部脑组织液化，液化坏死区由瘢痕组织修复，蛛网膜因出血机化增厚并与脑组织紧密粘连。损伤区脑组织萎缩，脑膜增厚，与萎缩脑组织粘连。伤灶小者留下单纯的瘢痕，与硬脑膜粘连可发生外伤性癫痫；蛛网膜与软脑膜粘连影响脑脊液循环和吸收形成外伤性脑积水；广泛的脑挫裂伤日后多转变成外伤性脑萎缩。

知识链接

加重继发性脑损伤的危险因素

加重继发性脑损伤的危险因素（secondary brain insult factor，SBIF）是指在原发性脑损伤后，诸如颅内压、脑灌注压、体温、血压等指标若发生异常改变，可引起脑组织再次损伤，从而加重继发性脑损伤；这些异常改变的指标可称为二次脑损伤因素。临床研究表明，重型颅脑损伤后 SBIF 的发生率为 44.5%，与单纯颅脑损伤相比较，合并低血压或高热等 SBIF 的颅脑损伤病人，死亡率与致残率显著增高。SBIF 可存在于颅脑损伤的各个阶段，如伤后即可、复苏期、院内转运、外科手术时及术后。临床上常见的 SBIF 主要有颅内压升高、脑灌注压降低、低血压、低氧血症、发热、心动过缓、心动过速等。

【临床表现】

1. 意识障碍 是脑挫裂伤最突出的症状之一。病人多伤后立即出现昏迷，持续时间长短不一，短者半小时、数小时或数日，长者数周、数月，严重者长期持续昏迷。其程度和持续时间与损伤程度、范围相关。

2. 生命体征的改变 轻度和中度脑挫裂伤病人的脉搏、呼吸、血压多无明显改变，重度脑挫裂伤可出现血压升高、脉搏缓慢、呼吸深慢，甚至出现呼吸、循环功能衰竭。

3. 局灶症状和体征 伤后立即出现与损伤部位相应的神经功能障碍或体征，如运动区损伤出现锥体束征、肢体抽搐、对侧肢体偏瘫，语言中枢损伤出现失语等。但如果损伤在额叶、颞叶前端等“哑区”的损伤，可无神经系统受损的症状和体征。

4. 头痛、呕吐 是脑挫裂伤的常见症状。疼痛呈间歇性或持续性，可局限于某一个部位或全头性疼痛，伤后1～2 周最明显，后逐渐减轻。与颅内压增高、外伤性蛛网膜下隙出血对脑膜的刺激以及自主神经功能紊乱等有关。晚期发生的呕吐多由颅内压变化引起。

【辅助检查】

1. 腰椎穿刺 检查脑脊液中是否含红细胞，同时可测颅内压力或放出血性脑脊液，以减轻症状。有颅内压明显增高者应禁忌腰穿。

2. CT 扫描 脑挫裂伤区可见点片状高密度区，或高密度与低密度互相混杂，以了解脑水肿的程度以及脑室受压及中线结构移位等。

【治疗原则】

目的是防止或尽可能减少脑损伤后继发性病理生理改变而加重脑损害，促使受损脑细胞功能恢复。

1. 非手术治疗 严密观察病情变化，保持呼吸道通畅，防治脑水肿或脑肿胀，维持水、电解质、酸碱平衡，预防感染，对症处理。

2. 手术治疗 原发性脑挫裂伤一般不需要手术治疗，但经非手术治疗无效或颅内压增高无明显缓解，或伤情一度好转后又恶化，甚至出现脑疝迹象时，应及时手术解除颅内压增高的原因。手术方法包括脑挫裂伤病灶清除术、额极或颞极切除术、去骨瓣减压术或颞肌下减压术。

【护理评估】

1. 健康史

（1）一般情况 了解病人的年龄、性别、婚姻、职业。

（2）外伤史 了解受伤过程，如暴力大小、方向、性质、速度；受伤后有无意识障碍，其程度以及持续时间；受伤当时的情况，如有无口鼻、外耳道出血或脑脊液漏发生；有无偏瘫、失语等情况，是否有头痛、恶心、呕吐、呼吸困难等情况；了解现场及转送过程。

（3）既往史　了解既往有无肝炎、结核等传染病病史，有无外伤史、输血史，有无高血压、心脑血管疾病等病史，有无药物过敏史等。

2. 身体状况

（1）症状和体征　病人头部有无破损、出血，是否有呼吸道梗阻等。检查病人意识、瞳孔、生命体征及神经系统体征的变化；了解有无偏瘫、失语、癫痫等神经功能障碍，有无颅内压增高和脑疝症状，是否合并其他部位的损伤。

（2）辅助检查　了解X线、CT及MRI的检查结果，以便判断脑损伤的类型及严重程度；了解各项化验结果等。

3. 心理－社会状况　了解病人及家属的心理状态；了解病人及家属对伤后功能恢复的疑虑程度，以及家属对病人的支持能力。

【常见护理诊断/问题】

1. 清理呼吸道无效　与脑损伤后意识障碍有关。

2. 营养失调：低于机体需要量　与脑损伤后高代谢、呕吐、高热等有关。

3. 有废用综合征的危险　与脑损伤后意识和肢体功能障碍及长期卧床有关。

4. 潜在并发症　颅内压增高、脑疝、癫痫发作、蛛网膜下隙出血、消化道出血。

【护理目标】

1. 病人呼吸道分泌物得到及时清除，呼吸道通畅。

2. 病人获得足够的营养摄入，营养维持良好，体重保持平稳。

3. 病人未发生由于活动受限导致的肢体功能障碍。

4. 病人未发生并发症，或并发症得到及时的控制及处理。

【护理措施】

1. 保持呼吸道通畅　清醒病人取斜坡卧位，床头抬高15°～30°，以利于颅内静脉回流。病人常出现不同程度的意识障碍，失去正常咳嗽反射和吞咽功能，不能有效排除呼吸道分泌物，血液、脑脊液及呕吐物等均可导致误吸，舌根后坠者也可引起窒息，影响正常的呼吸功能。因此，为保证呼吸道通畅，病人取侧卧位或侧俯卧位，以利于呕吐物、分泌物的排出；应及时清除口腔中的血凝块、呕吐物和分泌物。呕吐时头应偏向一侧，以免误吸；意识障碍、呼吸不畅通或舌后坠者，应抬起下颌或放置口咽通气管，必要时行气管插管或气管切开，应用呼吸机辅助呼吸。

2. 营养支持　由于创伤后的应激反应，加速分解代谢，使血糖增高、乳酸堆积，加重脑水肿。因此，为减轻机体的损耗，必须及时、有效补充能量和蛋白质。早期可采用肠外营养，待肠蠕动恢复后，无消化道出血者改行肠内营养，以利于胃肠功能尽快恢复。清醒者应尽早经口喂食，昏迷病人通过鼻胃管或鼻肠管给予每日所需营养，以高维生素和高蛋白质饮食为佳，定期评估病人的营养状况，及时调整营养供应。

3. 病情观察

（1）意识状态　意识障碍是脑挫裂伤病人最易出现的变化之一。意识障碍的程度可反映脑损伤的轻重。要注意观察病人有无意识障碍、意识障碍的程度以及意识障碍的变化三个方面。意识障碍的程度可反映脑损伤的轻重，动态评估意识障碍的变化。一般情况下，意识障碍逐渐减轻，表示病情逐渐好转，意识障碍加深，常表示病情加重。而意识障碍出现的早晚和有无加重可作为区分原发性和继发性脑损伤的重要依据。

（2）瞳孔　瞳孔变化可因动眼神经、视神经及脑干损伤引起。密切观察两侧瞳孔的大小、形状、对光反射、睑裂大小、眼球位置及活动情况。同时应注意某些药物、剧痛、惊骇等也会影响瞳孔变化，如吗啡、氯丙嗪使瞳孔缩小，阿托品、麻黄碱使瞳孔散大。

伤后一侧瞳孔进行性散大、对侧肢体瘫痪，提示脑受压或脑疝形成；双侧瞳孔散大、对光反应消失、眼球固定伴深昏迷或去皮质强直，多为原发性脑干损伤或临终表现；双侧瞳孔缩小，对光反射迟钝，可能为脑桥损伤或蛛网膜下隙出血；双侧瞳孔大小形状多变、对光反射消失，伴眼球分离或异位，提示中脑损伤；眼球不能外展且有复视者，多为展神经受损；眼球震颤常见于小脑或脑干损伤。有无间接对光反应可以鉴别视神经损伤与动眼神经损伤。

（3）生命体征　应尽早测量病人伤后初期的生命体征，观察生命体征的动态变化。观察和测量时应先测呼吸，再测脉搏，最后测血压，以免因刺激引起躁动而影响结果的准确性。①呼吸、脉搏、血压：注意脉搏快慢和强弱、呼吸节律和深度以及血压和脉压变化。若出现脉搏缓慢有力、呼吸深慢、血压升高，表示颅内压升高，注意是否发生颅内血肿或脑疝；若突发呼吸停止，常提示发生枕骨大孔疝；闭合性脑损伤的病人如血压过低，合并休克等征象时，应检查有无内脏出血等。②体温：伤后早期，由于组织创伤反应，可出现中等程度发热；伤后即发生高热，多系视丘下部或脑干损伤；如出现体温不升或中枢性高热，多为损伤累及间脑或脑干而致体温调节紊乱；伤后数日体温升高，常提示有感染。

（4）神经系统体征　伤后立即出现一侧肢体运动障碍且相对稳定，多系大脑皮质运动区受损所致。伤后一段时间才出现一侧肢体运动障碍且进行性加重，多为幕上血肿所致的小脑幕切迹疝使中脑受压，锥体束受损所致。

（5）其他　观察有无脑脊液漏，有无抽搐，有无剧烈头痛、呕吐、躁动不安等颅内压增高或脑疝的表现，及时查明原因并处理。注意CT和MRI的结果及颅内压监测的情况等。

4. 并发症的护理

（1）压疮　定时翻身，注意保持皮肤清洁、干燥，骶尾部、髂嵴、足跟、耳廓、内外踝等骨隆突部位用棉垫保护，防止压疮发生。

（2）呼吸道感染　加强呼吸道护理，定期翻身叩背，定时雾化吸入，及时吸痰，注意观察痰液的颜色，保持呼吸道通畅，防止呕吐物误吸而引起窒息和呼吸道感染，同时注意观察体温的变化。

（3）泌尿系感染　昏迷病人常有排尿功能紊乱。留置导尿管时间长是引起泌尿系感染的主要原因。因此，导尿时严格无菌操作，留置尿管期间要加强会阴部护理，并定时夹闭导尿管训练膀胱反射功能；根据病人的具体情况保证充足水分的摄入，依据病人病情尽早拔除留置导尿管。

（4）废用综合征　损伤后病人由于意识及肢体功能障碍，易导致肌肉萎缩和关节挛缩。应尽早对病人进行肢体肌肉及关节的主动或被动活动，如肌肉按摩、等长收缩、关节的屈曲与旋转等，并保持病人肢体处于功能位，防止肢体及关节挛缩、足下垂等。

（5）暴露性角膜炎　有些病人伴有眼睑闭合不全，因而使眼球长期暴露于皮外，可引起角膜干燥、角膜炎、角膜溃疡或结膜炎等。角膜可涂眼药膏保护，无需随时观察瞳孔时，可用纱布遮盖眼睑，必要时可行眼睑缝合术。

（6）蛛网膜下隙出血　因脑裂伤血管破裂血液流入蛛网膜下隙，病人表现为头痛、发热、颈项强直等。嘱病人卧床休息，减少活动。头痛较剧者，遵医嘱可给予镇痛药。病情稳定，并且排除颅内血肿、颅内压增高及脑疝后，可协助医师行腰椎穿刺术，放出血性脑脊液以缓解头痛。

（7）消化道出血　多因丘脑下部或脑干损伤导致自主神经紊乱，胃酸分泌过多及大量应用皮质激素类药物所致应激性溃疡。病人表现为呕血、黑便，应密切观察病人生命体征及出血量，遵医嘱补充血容量，应用止血药和抑制胃酸分泌的药物。及时清理呕吐物，避免发生误吸。

（8）外伤性癫痫　任何部位的脑损伤均可能导致癫痫的发生，尤其是大脑皮层运动区受损。早期癫痫发作的原因是脑挫裂伤、蛛网膜下隙出血及颅内血肿等；晚期癫痫发作主要是脑组织出现瘢痕、感染、异物等引起。可预防性应用丙戊酸钠控制。癫痫发作时使用地西泮静脉缓慢注射控制抽搐发作。

（9）颅内压增高和脑疝　参见第十二章相关内容。观察病人是否有头痛加重、恶心、呕吐等颅内压增高的症状，并且要密切观察病人的意识、瞳孔、生命体征以及肢体活动等情况。

5. 康复护理　神经功能缺损或肢体活动障碍者，除开展药物治疗和针灸治疗外，应尽早开展理疗、按摩、高压氧疗等可提高病人肢体功能康复及语言功能的康复技术，以尽快恢复病人肢体功能和语言功能，避免意外伤害。

6. 手术前后护理　协助病人做好术前各项检查及术前常规准备。术后全麻未清醒的病人，取平卧位，头转向健侧，避免切口受压；全麻清醒后血压平稳者可抬高床头15°~30°，以利于颅内静脉回流，减轻脑水肿，降低颅内压；密切观察病人的意识状态、瞳孔、生命体征及肢体活动情况等，携带引流管的病人，做好引流管的护理。术后次日可酌情给予高蛋白质、高维生素、高纤维素、清淡易消化的流食，以后逐渐改为半流食到普食。

7. 心理护理　病人担心脑损伤后会留有后遗症，对治疗缺乏足够的信心，因此护理人员应多与病人及家属交流、沟通，耐心向病人及家属解释讲解疾病的相关知识，消除其紧张和顾虑，使病人保持良好的心态，积极地配合治疗和护理。

8. 健康教育

（1）疾病指导　病人在恢复过程中可出现头痛、头晕、耳鸣、记忆力减退等，这些症状可随时间延长而逐渐消失，要保持乐观的心态，树立康复的信心。

（2）用药指导　外伤性癫痫病人不宜单独外出、游泳、登高、骑车等，以防意外。遵医嘱按时服用抗癫痫药物，期间不可中断服药。

（3）饮食指导　饮食尽可能多样化，进食高热量、高蛋白、高维生素、清淡易消化的饮食。

（4）康复训练　脑损伤后可遗留有不同的后遗症，如有语言、运动或智力障碍者，进行语言、运动、记忆力等方面的训练，以提高生活自理能力及社会适应能力。要协助病人制订康复计划，提高病人的自信心。

【护理评价】

1. 病人呼吸道是否通畅，呼吸是否平稳，有无发生误吸。
2. 病人营养状态是否保持良好。
3. 病人有无出现因活动受限引起的并发症。
4. 病人有无并发症的发生，或发生并发症是否得到及时发现和处理。

三、颅内血肿

颅内血肿（intracranial hematoma）是颅脑损伤中最多见、最严重，但也是可逆的继发性病变。发生率约占闭合性颅脑损伤的10%，占重型颅脑损伤的40%~50%。由于脑组织受血肿直接压迫，常导致局部脑功能障碍及颅内压增高，如不能及时进行处理，多由于进行性颅内压增高致脑疝而危及生命。

【分类】

1. 按症状出现时间　分为急性血肿（<3天）、亚急性血肿（3天至3周）、慢性血肿（>3周）。

2. 按血肿部位　分为硬脑膜外血肿（epidural hematoma，EDH）、硬脑膜下血肿（subdural hematoma，SDH）及脑内血肿（intracerebral hematoma，ICH）。

【病因与病理】

1. 硬脑膜外血肿　约占外伤性颅内血肿的30%，大多数属于急性。血肿位于颅骨和硬脑膜之间，出血来源主要是脑膜中动脉。由于骨折或颅骨短暂变形使位于骨沟内的硬脑膜中动脉撕裂而引起出血。除此之外，静脉窦或板障静脉损伤也可导致硬脑膜外血肿。血液的积聚使硬脑膜与颅骨分离，硬脑膜表面的一些小血管被撕破，导致血肿逐渐增大。颅盖部的硬脑膜与颅骨连接较松，易于分离，而颅底部的硬脑膜连接紧密，因此颅盖骨折易出现硬脑膜外血肿。

2. 硬脑膜下血肿　急性和亚急性硬脑膜下血肿多由对冲性脑挫裂伤所致，出血来源主要是脑实质血管，好发于额颞部。慢性硬脑膜下血肿的出血来源及发病机制尚不完全清楚，好发于老年人，有轻微或无明显外伤史，可能与老年人有脑萎缩致颅内空间相对增大有关，轻微外力即导致脑和颅骨之间产生相对运动，进而使桥静脉撕裂而致出血。

3. 脑内血肿　血肿多由于脑实质内血管破裂引起，常与脑挫裂伤及硬脑膜下血肿并存，好发于额叶和颞叶，系因顶后及枕部着力致额极、颞极和额颞叶严重脑挫裂伤，皮层下动静脉撕裂出血所致，血肿可破入脑室使临床症状加重。

【临床表现】

1. 硬脑膜外血肿

（1）意识障碍　进行性意识障碍是颅内血肿的主要症状，其变化过程与原发性脑损伤的轻重和血肿形成的速度有关。临床上意识障碍有三种情况：①原发性脑损伤很轻时，伤后无原发昏迷，待血肿形成后引起脑疝时才出现意识障碍（清醒→意识障碍）。②原发性脑损伤略重，伤后出现意识障碍，时间很短，随后清醒或好转，即在最初的意识障碍与血肿逐渐形成至出现脑疝之间有一段意识清醒或好转期，血肿形成至脑疝出现后再次出现意识障碍（意识障碍→清醒或好转→意识障碍），此现象称为中间清醒期或中间好转期，是硬脑膜外血肿的典型表现。③原发性脑损伤较严重或血肿形成较迅速，可不出现中间清醒（好转）期，伤后意识障碍呈持续性或进行性加重（一直意识障碍）；大多数病人在出现脑疝之前，有头痛、呕吐、烦躁不安或表情淡漠、嗜睡、尿失禁等表现，此时已提示有脑疝发生。

（2）颅内压增高及脑疝　病人多伴有头痛、恶心、呕吐等颅内压增高症状。颅内压增高达到一定程度，便可形成脑疝。幕上血肿大多先形成小脑幕切迹疝，表现为患侧瞳孔早期短暂缩小、进行性散大、对光反射消失，出现对侧锥体束征。继续发展，合并枕骨大孔疝。幕下血肿容易出现枕骨大孔疝，较早出现呼吸紊乱甚至骤停。

（3）神经系统体征　伤后早期出现的一侧肢体肌力减退，为血肿压迫脑功能区。血肿进行性增大引起小脑幕切迹疝时，可出现对侧锥体束征。脑疝发展晚期，表现脑干严重受压导致去大脑强直。

（4）生命体征　常表现为进行性血压升高、心率减慢、体温升高、呼吸缓慢等。

2. 硬脑膜下血肿

（1）急性和亚急性硬脑膜下血肿　症状和硬脑膜外血肿相似，脑实质损伤较重，原发昏迷时间较深，中间清醒期少见，多为持续性昏迷或昏迷进行性加重，同时颅内压增高和脑疝症状进行性加重。

（2）慢性硬脑膜下血肿　由于损伤的外力小，出血慢，病程长，可为数天甚至数月。临床表现差异很大：①慢性颅内压增高症状，如头痛、呕吐、视盘水肿等。②局灶症状和体征，如偏瘫、失语、局灶性癫痫等。③智力障碍和精神症状，如智力下降、头晕、耳鸣、记忆力减退、精神迟钝或失常等。④晚期出现意识改变、去皮质强直、癫痫发作等。

3. 脑内血肿　表现为颅内压增高及进行性意识障碍，若血肿位于脑重要功能区，可出现偏瘫、偏身感觉障碍、失语、共济失调、癫痫等局灶性症状。

【辅助检查】

1. 硬脑膜外血肿　CT检查示颅骨内板与脑表面之间有双凸镜形或弓形高密度影；还可明确出血量，了解脑室受压和中线结构移位以及脑挫裂伤、脑水肿、多个或多种血肿并存等情况。

2. 硬脑膜下血肿　急性或亚急性硬脑膜下血肿CT检查示脑表面新月形高密度、混杂密度或等密度影，多伴有脑挫裂伤和脑受压。慢性硬脑膜下血肿CT检查示脑表面新月形或半月形低密度或等密度影。

3. 脑内血肿　CT检查示圆形的或不规则高密度影，周围可见低密度水肿带，合并脑挫裂伤的程度及是否并发急性硬脑膜下血肿。

【治疗原则】

1. 硬脑膜外血肿

（1）非手术治疗　伤后无明显意识障碍、颅内压增高症状，且病情稳定、血肿较小者，可在严密观察病情的前提下，采用非手术治疗。一旦出现颅内压进行性增高、脑疝等症状，需紧急手术。

（2）手术治疗　幕上血肿量>40ml或颞区血肿量>20ml，幕下血肿量>10ml，需开颅清除血肿、妥善止血治疗。

2. 硬脑膜下血肿　急性和亚急性硬脑膜下血肿一经确诊，应尽早行手术治疗。慢性硬脑膜下血肿凡有明显症状者，应行手术治疗，如颅骨钻孔引流术，必要时留置引流管2~3天。

3. 脑内血肿　脑内血肿一经确诊，应尽早行开颅血肿清除或钻孔引流手术治疗。

【护理措施】

1. 心理护理　耐心向病人及家属解释讲解疾病的相关知识，消除其紧张和顾虑，使病人情绪稳定，保持良好的心态，积极地配合治疗和护理。

2. 观察病情　密切观察病人的意识状态、瞳孔、生命体征、神经系统症状等变化，及时发现颅内压增高及术后血肿复发迹象。一旦发现，应在积极采取降低颅内压措施的同时做好手术准备。

3. 引流管的护理　妥善固定引流管，保持引流管通畅，注意观察引流液的颜色、性质和量。慢性硬脑膜下血肿术后病人取平卧位或头低足高位，以便充分引流。引流袋应低于创腔30cm，术后3天左右行CT检查，血肿消失后可拔管。

4. 健康教育

（1）休息与活动　指导病人每日保持充分休息与适量活动，出院后半年内不从事重体力活动。摄入高蛋白、高热量、高维生素、易消化饮食。

（2）自我监测　有颅骨缺损者，注意保护骨窗，避免碰撞，半年后行颅骨修补术。出现发热、头痛、头晕等症状时，及时就诊。

四、开放性脑损伤

头颅损伤后脑组织与外界相通，称为开放性脑损伤。按照致伤物不同分为非火器性和火器性开放性脑损伤。两种损伤皆可伴有头皮裂伤、颅骨骨折、硬脑膜破裂和脑脊液漏，可发生失血性休克、颅内感染。

【病因与发生机制】

1. 非火器性开放性脑损伤　致伤物主要有两类，一类是锐器，如刀、斧、钉、锥、针等；另一类是钝器，如铁棍、石块、树枝等。锐器前端尖锐锋利，容易切过或穿透头皮、颅骨和脑膜，进入脑组织，伤道较整齐光滑，损伤主要限于局部，对周围影响很小。钝器的致伤机制可因致伤物的种类而不同，铁棍、树枝等穿入颅内，脑损伤情况类似锐器伤；而石块等击中头部造成的开放伤，其损伤机制则类似闭合性颅脑损伤中的加速伤。

2. 火器性开放性脑损伤　颅脑火器伤的损伤情况与致伤物的性状、速度、大小密切相关。根据损伤发生形式分为三类。

（1）盲管伤　致伤物由颅骨或颜面部射入，停留于颅腔内。一般在入口或伤道近端有许多碎骨片，致伤物位于伤道最远端。有时致伤物穿过颅腔，冲击对侧的颅骨内板后弹回，折转一段距离，停留在脑内，称反跳伤。脑组织的损伤多较严重。

（2）贯通伤　致伤物贯通颅腔，有入口和出口，入口脑组织内有许多碎骨片，出口骨缺损较大。由于伤道长，脑的重要结构和脑室常被累及，损伤严重。

（3）切线伤　致伤物与颅骨和脑呈切线性擦过，脑内无致伤物。颅骨和脑组织呈沟槽状损伤，常有许多碎骨片散在浅部脑组织中。

【临床表现】

1. 意识障碍　与闭合性脑损伤相似，病人伤后可出现意识障碍，但程度与致伤原因相关。如锐器所致的非火器性开放性脑损伤以及低速致伤物造成的火器性开放性脑损伤造成的损伤较局限，故伤后多无或较少发生意识障碍。钝器所致的非火器性开放性脑损伤以及高速致伤物导致的火器性开放性脑损伤，容易造成脑的弥散性损害，所以多数病人伤后立即出现意识障碍。

2. 生命体征变化　损伤若伤及脑干或下丘脑等重要结构时，生命体征可有明显改变，甚至迅速出现中枢性呼吸、循环衰竭。若伤后出现呼吸深慢、脉缓有力、血压升高，是颅内压增高的表现，提示有颅内血肿或颅内严重水肿。另外，头部开放性损伤较大时，可能出现休克征象。

3. 瞳孔变化及局灶症状　伤后发生脑疝，可出现瞳孔改变；若伤及皮质功能区或其邻近部位时，局灶症状和体征明显，如瘫痪、感觉障碍、失语、偏盲等。外伤性癫痫发生率较高。

4. 脑组织及脑脊液外溢　有些开放性脑损伤可见脑脊液和脑组织从伤口溢出，或脑组织由硬脑膜和颅骨缺损处向外膨出。火器性开放性脑损伤可见弹片或弹头所形成的伤道。

【辅助检查】

1. X线检查　可了解颅骨骨折的类型和范围，颅内是否有骨碎片。如有致伤物嵌于颅腔内，可根据其进入的深度和位置，推测可能损伤的结构。

2. CT检查 可以确定颅脑损伤的部位和范围及是否继发颅内血肿、脑水肿或脑肿胀，对存留的骨折片或异物做出精确的定位。

【治疗原则】

1. 现场抢救 保持呼吸道通畅，积极抗休克治疗，维持循环稳定，妥善保护伤口或膨出的脑组织。

2. 尽早清创 开放性颅脑损伤应争取在伤后6~8小时内行清创术，彻底清除头发、碎骨片等异物，洗出血肿和破碎的脑组织，彻底止血。硬脑膜应严密缝合，如有困难，可取自体帽状腱膜或颞肌筋膜修补。

3. 预防感染 术后应用抗生素和TAT预防感染。

【护理措施】

1. 现场急救 首先抢救心搏骤停、窒息、开放性气胸、大出血等危及病人生命的伤情。有明显大出血者应补充血容量；无外出血表现而有休克征象者，应查明有无头部以外部位损伤，如合并腹腔内脏破裂等。

（1）保持呼吸道通畅 及时清除口、鼻、气管内的血液、呕吐物或分泌物，必要时行气管插管，以确保呼吸道通畅。禁用吗啡镇痛，以防抑制呼吸。

（2）保护伤口 有脑组织从伤口膨出时，外露的脑组织周围用消毒纱布卷保护，再用纱布架空包扎，避免脑组织受压。对插入颅腔的致伤物不可贸然晃动或拔出，以免引起颅内大出血。遵医嘱使用抗生素和TAT。

2. 观察病情 密切观察生命体征、意识状态以及瞳孔变化，及时发现和处理并发症。如病人意识障碍进行性加重，出现喷射性呕吐、瞳孔散大，应警惕脑疝可能。

3. 手术前后护理

（1）术前护理 严密观察病人意识状态、生命体征、瞳孔、神经系统症状等，结合其他临床表现评估颅内血肿或脑水肿的进展情况；创伤部位出血过多易造成失血性休克，应迅速控制出血量，补充血容量；除按闭合性脑挫裂伤病人护理外，还应做好紧急手术准备。

（2）术后护理 ①术后严密观察意识、生命体征变化；②保持呼吸道通畅；③继续实施降低颅内压的措施；④做好创口和引流管的护理，注意有无颅内再出血和感染迹象；⑤加强基础护理。

4. 健康教育

（1）康复训练 神经功能缺损者应继续坚持功能锻炼，进行辅助治疗（高压氧、针灸、理疗、按摩、中医药、助听器等）。

（2）伤口管理 避免搔抓伤口，可用75%乙醇或络合碘消毒伤口周围，待伤口痊愈后方可洗头。

（3）饮食指导 加强营养，进食高热量、高蛋白、富含纤维素和维生素的饮食，发热时多饮水。

（4）复诊指导 如出现原有症状加重、头痛、呕吐、抽搐、不明原因发热、手术部位发红、积液、渗液等应及时就诊。一般术后半年可行颅骨修补。

（刘 佳）

目标检测

答案解析

一、简答题

1. 简述颅底骨折的临床表现和护理措施。
2. 简述硬膜外血肿意识障碍的表现。

二、病例分析题

王先生，68岁，摔伤头部4小时，右侧额部着地，体检：意识不清，呼之不应，压眶上神经无反应，右侧瞳孔直径6.0mm，对光反应消失，左侧瞳孔直径3.0mm，对光反射迟钝。脉搏120次/分，呼吸20次/分，血压150/70mmHg，体温37.2℃。左侧肢体瘫痪，肌力1级，肌张力增高，腱反射亢进，双侧腱反射可对称引出，左侧巴宾斯基征（+），右侧巴宾斯基征（-），辅助检查：头颅CT示硬脑膜下血肿，右额叶广泛脑挫裂伤。

请思考：

（1）病人处于何种意识状态？

（2）病人目前需要紧急处理的问题是什么？依据是什么？

（3）目前应采取的紧急处理措施是什么？

书网融合……

本章小结

题库

第十四章　脑血管性疾病病人的护理

PPT

学习目标

知识目标：

1. **掌握**　脑血管性疾病病人的护理措施。

2. **熟悉**　脑血管性疾病病人的病因、临床表现、处理原则。

3. **了解**　脑血管性疾病的病理生理。

技能目标：

1. 掌握脑血管疾病术后引流管的护理措施。

2. 学会应用护理程序为脑血管性疾病病人提供整体护理。

素质目标：

工作细心，具有高度的责任心和良好的人文关怀及共情能力。

脑血管疾病是各种原因导致的一个或多个脑血管病变引起的短暂性或永久性神经功能障碍的一组疾病总称。根据病理分为缺血性脑血管病和出血性脑血管病两大类，根据神经功能缺损发生的急缓分为急性脑血管病和慢性脑血管病，前者包括短暂性脑缺血发作、脑梗死、脑栓塞、脑出血，后者包括脑动脉硬化症和血管性痴呆。从广义上讲，病损累及脑、脊髓、视网膜及周围神经；狭义上讲，病损主要累及脑。具有高发病率、高病残率、高病死率和高复发率的特点，与心血管疾病、恶性肿瘤共同成为制约健康预期寿命提高的重要因素。

案例引导

案例　李先生，81 岁。因“右侧肢体无力伴不能言语 10 小时”入院。入院症见：右侧肢体无力，右上肢可自行抬离床面，不能持物及行走，不能言语。病来精神、饮食可，睡眠差，二便失禁。体格检查：左上肢肌力 5 级，左下肢肌力 4 级，右上肢肌力 2 级，右下肢肌力 2 + 级，右下肢肌张力稍增高。头颅 CT 提示：左侧基底节区、额颞顶枕叶低密度影。诊断为脑梗死急性期。入院后，病人情绪紧张焦虑，常暗自哭泣，担心治疗效果及未来家庭生活和工作。

讨论：

1. 目前对该病人应采取何种治疗方式？

2. 如何针对该病人的护理问题采取相应的护理措施？

第一节　脑卒中

脑卒中又称脑血管意外或中风，为脑血循环障碍病因导致的突发局限性或弥散性神经功能缺损（包括脑动静脉血管痉挛、闭塞或破裂）综合征，发病急且症状持续 24 小时以上或死亡。根据病理分为缺血性脑卒中和出血性脑卒中，缺血性脑卒中又称脑梗死，出血性脑卒中包括脑出血及蛛网膜下隙出血。脑卒中是我国成年人致死、致残的首位病因。

【病因】

1. 缺血性脑卒中　指脑血循环障碍导致脑血管堵塞或严重狭窄，使脑血流灌注下降，进而缺血、缺氧，导致脑血管供血区脑组织死亡，是最常见的脑卒中类型。导致缺血性脑卒中发生的病因常见于大动脉粥样硬化，50 ~ 60 岁以上的动脉粥样硬化者多伴高血压、冠心病或糖尿病。青年病人以脑动脉炎多见。在动脉粥样硬化基础上发生脑血管痉挛或形成血栓，导致脑动脉狭窄或闭塞。

2. 出血性脑卒中　指脑血管突然破裂引起脑组织损伤的一组疾病，包括脑出血和蛛网膜下隙出血，发病率占脑卒中的 20% ~ 30%，多发生于 40 ~ 70 岁的高血压、动脉硬化人群，男性略多于女性。因各种原因导致的血压升高、血管破裂出血、正常血流中断，血液渗入大脑并破坏脑组织，均可引起出血性脑卒中。高血压、妊娠、药物滥用、睡眠呼吸暂停综合征、种族等是青年出血性脑卒中的高危因素。

知识链接

中青年缺血性脑卒中的危险因素

中青年缺血性脑卒中的危险因素种类繁多，高血压、高脂血症、糖尿病、长期吸烟史、心脏病是诱发青年缺血性脑卒的高危因素。其中，吸烟、高脂血症均可导致体内脂类代谢水平异常，提升血液黏度和血管壁损伤风险，促进动脉硬化斑块形成，诱导血小板聚集，最终导致缺血性脑卒中的发生。中青年缺血性脑卒中病人中，男性比例明显高于中老年病人，这与青年男性在吸烟、高脂饮食等危险因素中暴露率高于老年男性有关。此外，心脏病和糖尿病在老年缺血性脑卒中病人中比例明显提升，与年龄增加、机体功能逐渐衰退有关。

【病理生理】

1. 缺血性脑卒中 缺氧缺血性损害表现为坏死性细胞死亡和细胞凋亡两种形式。闭塞血管内可见动脉粥样硬化改变、血栓形成或栓子。闭塞部位以颈内动脉和大脑中动脉为多见，基底动脉和椎动脉次之。由于动脉硬化或血栓阻塞血管而使脑的供应动脉狭窄或闭塞，脑的血液供应中断，脑组织发生缺血性坏死，同时出现相应的神经功能障碍及意识改变。

2. 出血性脑卒中 出血多位于基底核壳部，可向内扩展至内囊部。血肿可沿其周围神经纤维束扩散，导致神经功能障碍，早期清除血肿后可恢复；大血肿压迫周围脑组织，发生脑水肿，造成颅内压增高甚至脑疝；脑干内出血或血肿如破入相邻脑室，则后果严重。

【临床表现】

1. 缺血性脑卒中 常在安静或睡眠中发病，部分病例发病前有肢体麻木、无力等短暂缺血性发作前驱症状。临床表现取决于梗死灶的部位和大小，以及侧支循环和血管变异。病人一般意识清楚，当发生基底动脉血栓或大面积脑梗死时，可出现意识障碍，甚至危及生命。根据脑动脉狭窄和闭塞后，神经功能障碍的轻重和症状的持续时间，分为3种。

（1）短暂性脑缺血发作（transient ischemic attack，TIA） 神经功能障碍持续时间不超过24小时，表现为突发的单侧肢体无力、感觉麻木、一过性黑矇及失语等；椎－基底动脉供血不足表现以眩晕、步态不稳、复视、耳鸣及猝倒为特征。症状反复发作，可自行缓解，大多不留后遗症。

（2）可逆缺血性神经功能缺陷（reversible ischemic neurological deficit，RIND） 发病似TIA，但神经功能障碍持续时间超过24小时，可达数日，也可完全恢复。

（3）完全性脑卒中（complete stroke，CS） 多为急骤起病，常伴意识障碍，神经功能障碍长期不能恢复。表现为偏瘫、失语、偏身感觉障碍、偏盲等局灶定位症状。

2. 出血性脑卒中 常表现为突发起病，且多在动态状况下发病，常伴有恶心、呕吐、头痛、血压升高、偏瘫、偏盲、失语及不同程度的意识障碍。重症者可出现昏迷、完全性瘫痪、去皮质强直、生命体征紊乱。

【辅助检查】

主要为影像学检查，可直观地显示病变的范围、部位、血管分布，有无出血、病灶的新旧等，帮助临床判断组织缺血后是否可逆、血管状况，以及血流动力学改变。

1. CT检查 发病后24～48小时，CT可显示缺血病灶，是急性脑出血的首选检查方式。缺点是对脑干和小脑部位病灶及较小梗死灶分辨率差。

2. MRI检查 可清晰显示早期缺血性梗死、脑干、小脑梗死、静脉窦血栓形成等。对脑出血病人敏感性更高，对检查出脑干或小脑小出血灶和监测脑出血的演变过程优于CT检查。

3. 其他检查 血管造影（DSA、TCD）可显示不同部位血管狭窄、闭塞及动脉炎、动脉瘤和动静脉畸形等其他血管病变，可为卒中的血管治疗提供依据。其中，DSA是脑血管病变检查的金标准。TCD对评估颅内外血管狭窄、闭塞、痉挛或血管侧支循环建立情况有帮助，目前也可用于溶栓治疗监测。（图14－1，14－2）

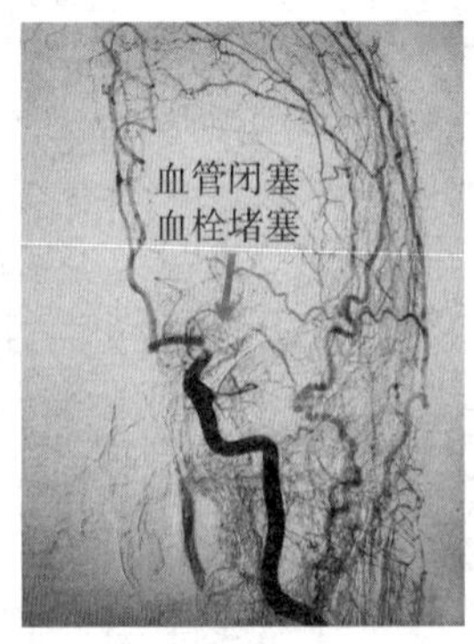

图14－1 脑梗死急性期术前脑血管造影

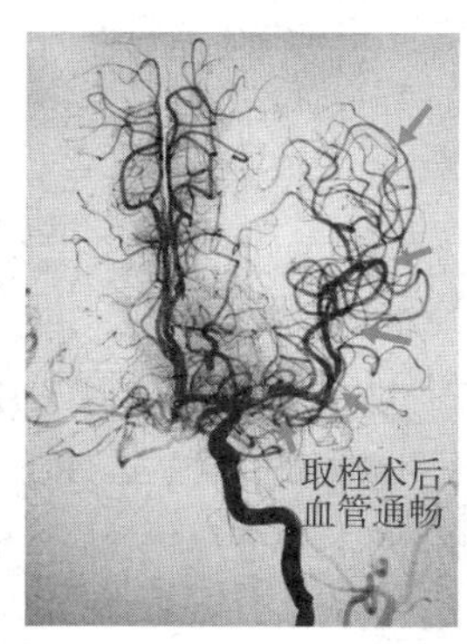

图 14－2　脑梗死急性期术后脑血管造影

【治疗原则】

挽救缺血半暗带，是抢救急性缺血性脑卒中的根本目标。对其进行支持疗法、对症治疗和早期康复治疗，对脑卒中危险因素及时采取预防性干预。出血性脑卒中以安静卧床、脱水降颅内压、调整血压、防止继续出血、防治并发症为原则。病情继续加重的出血性脑卒中病人，应考虑开颅血肿清除术，或锥颅穿刺血肿抽吸加尿激酶溶解碎吸引流术等手术治疗。

1. 缺血性脑卒中

（1）非手术治疗　如卧床休息、抗凝血、扩张血管、血液稀释疗法及扩容治疗等。

（2）手术治疗　脑动脉完全闭塞者，在 24 小时内可行动脉内膜切除术、颅外－颅内动脉吻合术等手术治疗，以改善病变区的血供情况。

2. 出血性脑卒中

（1）非手术治疗　主要针对病情过重不宜行手术治疗病人。应绝对卧床休息、控制血压、止血、脱水降低颅内压等治疗。

（2）手术治疗　经非手术治疗病情仍继续加重时，应考虑开颅血肿清除术或颅内血肿微创引流术等。

【护理评估】

（一）术前评估

1. 健康史

（1）一般情况　评估病人的年龄、性别、婚姻；评估本次发病的特点和经过。

（2）家族史　评估家族有无高血压、心脏病、糖尿病及脑血管性疾病等家族史。

（3）既往史　评估病人既往有无高血压、动脉粥样硬化、颅内动静脉畸形、颅内动脉瘤、创伤等。

2. 身体状况

（1）症状和体征　评估病人的生命体征、意识状态、瞳孔、肌力及肌张力、感觉功能、深浅反射及病理反射等。评估病人有无进行性颅内压增高及脑疝症状；有无神经系统功能障碍，是否影响病人自理能力，有无发生意外伤害的危险；是否有水、电解质及酸碱平衡失调；营养状况以及重要器官的功能状态。

（2）辅助检查　了解脑血管造影、CT、MRI 等检查的结果及各种化验结果、心电图检查结果等。

3. 心理－社会状况　了解病人职业、文化程度，对相关疾病的知识掌握情况，以及病人及家属对疾病的看法、认知、反应及适应水平，病人的自我认知，家庭经济与社会支持情况。评估病人及家属对手术治疗有无思想准备，对手术治疗方法、目的和预后有无充分了解。应注意评估病人对疾病所带来的身体功能障碍和情感障碍的认识和反应。

（二）术后评估

1. 手术情况　评估手术方式、麻醉方式及术中情况，以及引流管放置的位置、目的及引流状况等；

2. 身体情况　评估病人的意识、瞳孔、生命体征等；评估有无颅内出血、感染、癫痫发作等并发症的征象。

3. 心理－社会状况　了解病人及家属对疾病的预后期望及担忧，评估病人家属对病人的照顾及支持程度。

【常见护理诊断/问题】

1. 躯体移动障碍　与脑组织缺血或脑出血导致的意识障碍、肢体运动障碍有关。

2. 急性疼痛　与开颅手术、血性脑脊液对脑膜的刺激以及颅内压增高有关。

3. 潜在并发症　颅内出血、感染、脑脊液漏、颅内压增高及脑疝、中枢性高热、癫痫发作等。

【护理目标】

1. 病人肢体活动能力、言语沟通能力恢复。
2. 病人自述疼痛症状减轻或得以控制。
3. 病人未发生并发症或发生时得到及时发现与处理。

【护理措施】

（一）术前护理

1. 观察病情　密切观察病人意识、生命体征、瞳孔及肢体功能的改变，尤其注意有无颅内压增高。观察病人发病的时间、急缓及发病时所处状态，有无头晕、肢体麻木等前驱症状；观察有无肢体瘫痪、失语，感觉、吞咽障碍；观察有无脑疝、上消化道出血等并发症的表现，发现异常及时通知医生。

2. 饮食护理　多进食高蛋白、易消化的清淡饮食，戒烟、限酒，避免生冷、油腻饮食，以提高机体抵抗力和术后组织修复能力。吞咽困难、饮水呛咳者，必要时给予鼻饲流质饮食，以防止误吸。

3. 生活护理　为病人创造安静、舒适的环境。取平卧位，以增加脑部供血，协助卧床病人完成日常生活起居，保持皮肤清洁干燥。高热者禁冰敷头部，以免血管收缩、血流减少而加重病情；对有意识障碍和躁动不安的病人，应做好安全防护，防止坠床。

4. 术前准备 协助病人做好术前各项检查及术前常规准备。经鼻蝶窦入路手术的病人，术前需剃胡须、剪鼻毛。

（二）术后护理

1. 一般护理

（1）体位 全麻未清醒的病人，取平卧位，头转向健侧，以利于呼吸，且避免切口受压；全麻清醒后，血压平稳者可抬高床头15°～30°，以利于颅内静脉回流，减轻脑水肿，降低颅内压；由于颅腔内留有较大空隙，术后24～48小时手术部位应保持高位，以免因突然翻动时脑和脑干移位，而引起大脑上静脉撕裂、硬脑膜下出血或脑干功能衰竭。吞咽功能障碍、后组脑神经受损者取侧卧位，以免口咽分泌物误入气管。搬运病人或为病人翻身时，应防止头颈部过度扭曲，专人扶住头部使头颈部在一条直线上。

（2）饮食 术后次日可酌情给予高蛋白质、高维生素、高纤维素、清淡易消化的流食，以后逐渐改为半流食到普食。吞咽困难、饮水呛咳者，应严格禁饮食，防止因呛咳引起误吸，予以鼻饲饮食或静脉供给营养。待吞咽功能恢复后逐渐练习进食。进食时以及进食后30分钟内抬高床头，防止食物反流。

（3）观察病情 密切观察病人的意识状态、瞳孔、生命体征及肢体活动情况等。

2. 引流管的护理 为引流手术残腔内的血性液体和气体，使残腔逐步闭合，减少局部积液或形成假性囊肿的机会，在创腔内放置引流管。护理管道时应注意观察引流瓶（袋）的位置、引流的速度、引流液的颜色及量。

（1）引流瓶（袋）的位置 妥善放置引流瓶（袋）。术后早期，创腔引流瓶（袋）置于床头，高度与头部创腔保持一致，以保证创腔内一定的液体压力，避免脑组织移位。若是位于顶后枕部的创腔，术后48小时内，不可随意放低引流瓶（袋），以免创腔内液体被引出，致脑组织迅速移位，撕破大脑上静脉，引起颅内血肿。

（2）引流的速度、量 术后48小时，可将引流瓶（袋）略放低，以期较快引流出创腔内的液体，使脑组织膨出，减少局部残腔。避免局部积液导致颅内压增高。若术后早期引流速度过快、引流量多，应适当抬高引流瓶（袋）。

（3）拔管指征 引流管一般放置3～4天，血性脑脊液逐渐转清，即可拔除引流管，以免形成脑脊液漏。

3. 疼痛护理 了解术后病人疼痛的部位、原因、性质和程度，针对其原因，给予相应的治疗和护理。

（1）切口疼痛 多发生于术后24小时内，病人疼痛严重时，可遵医嘱给予镇痛药物。切不可轻易使用吗啡或哌替啶，因此类药物容易出现抑制呼吸、瞳孔缩小等不良反应，影响病情的观察。

（2）颅内压增高所引起的头痛 多发生在术后3～7天脑水肿高峰期，常为搏动性头痛，严重时伴有意识障碍、烦躁不安、呕吐、生命体征变化、进行性瘫痪等。需抬高床头，遵医嘱应用脱水药物等降低颅内压的方法治疗，稳定血压变化，方能缓解头痛。

（3）术后血性脑脊液刺激脑膜引起的头痛 需在术后早期行腰椎穿刺引流出血性脑脊液，不仅可以缓解头痛症状，还可降低颅内压，但有明显颅内压增高者禁忌。

4. 活动与功能锻炼 鼓励病人尽早活动，尤其有神经功能缺损或肢体活动障碍者，要尽早进行肢体的功能锻炼。肢体瘫痪者应保持功能位，协助良肢位摆放，防止足下垂，瘫痪肢体各关节被动屈伸运动，练习行走，防止肌萎缩。

5. 并发症的护理

（1）感染 常见的感染有切口感染、肺部感染及脑膜脑炎。切口感染多发生于术后3～5天，病人感觉切口疼痛缓解后再次出现疼痛，局部有明显的压痛、红、肿及皮下积液的表现，遵医嘱及时应用抗菌药物。肺部感染多发生于术后1周左右、全身状况较差的病人，常因高热及呼吸功能障碍加重脑水肿，甚至发生脑疝，应做好呼吸道的护理。脑膜脑炎表现为术后3～4天之后外科热消退再次出现的高热，或术后体温持续升高，伴头痛、呕吐、意识障碍，甚至出现抽搐，脑膜刺激征阳性，常继发于开放性颅脑损伤后，或由于切口感染伴脑脊液外漏而引起颅内感染。遵医嘱抗感染同时，加强营养支持及做好基础护理。

（2）颅内出血 是术后最危险的并发症，多发生在术后24～48小时。大脑半球术后出血表现为病人先有意识改变，意识清楚后又逐渐嗜睡、反应迟钝甚至昏迷，出血侧瞳孔散大、对光反射消失，对侧肢体肌力下降及生命体征的变化；颅后窝术后出血表现为呼吸抑制甚至枕骨大孔疝表现；脑室内出血可有高热、抽搐、昏迷及生命体征紊乱。一旦发现病人有颅内出血征象，应立即报告医师，并做好再次手术的准备。

（3）颅内压增高、脑疝 由于术后损伤脑组织致脑水肿反应，应适当控制输液速度和输液量；遵医嘱按时应用降低颅内压的药物，监测颅内压变化；观察病人意识、瞳孔、生命体征、肢体活动状况。

（4）中枢性高热 下丘脑、脑干及上颈髓病变和损害可使体温调节中枢功能紊乱，而出现高热，偶有体温过低。中枢性高热多于术后12～48小时发生，体温高达40℃以上，常伴有意识障碍、脉搏快速、呼吸急促等自主神经功能紊乱症状。一般物理降温及单纯药物降温效果不佳，需根据病情采用冬眠低温疗法。

（5）脑脊液漏　注意观察伤口、鼻、耳等处有无脑脊液漏。若出现脑脊液漏，及时通知医师，并让病人取半卧位、抬高头部以减少漏液。头部枕无菌治疗巾，污染后及时更换，并估计脑脊液的漏出量，避免出现低颅压综合征。

（6）尿崩症　主要发生于鞍上手术后，损伤到下丘脑影响血管升压素分泌所致。病人出现多饮、多尿、口渴，每日尿量大于4000ml，尿比重低于1.005。术后准确记录每小时尿量及24小时液体出入量，一旦出现尿崩，立即通知医生，根据病人的具体情况遵医嘱给予口服或静脉滴注抗利尿激素治疗，根据尿量的增减和血清电解质的水平调节用药剂量。同时注意水、电解质的平衡。

（7）应激性溃疡　丘脑下部及脑干受损后可引起胃黏膜糜烂、溃疡及出血等。病人呕吐或自胃管引流出大量咖啡色液体，并伴有呃逆、黑便等症状，出血量多时可引起休克。一旦发生，立即给予胃肠减压，并自胃管注入冰盐水及止血药物，同时遵医嘱给予奥美拉唑等质子泵抑制剂，抑制胃酸分泌；出现休克者积极抗休克治疗。

（三）健康教育

1. 心理指导　鼓励病人保持积极、乐观的心态，积极自理个人生活。

2. 休息与活动　注意休息，坚持适当的锻炼，如散步、太极拳等。

3. 合理饮食　多食高蛋白、高热量、高纤维素、高维生素、低脂肪、低胆固醇饮食，少食动物脂肪、腌制品；限制烟、酒、浓茶、咖啡、辛辣等刺激性食物。

4. 康复训练　神经功能缺损或肢体活动障碍者，进行辅助治疗（高压氧、针灸、理疗、按摩等），加强肢体功能锻炼，避免意外伤害。

5. 用药指导　遵医嘱按时、按量服药，不可突然停药、改药及增减药量，尤其是抗癫痫药物等，以免加重病情；癫痫病人不宜单独外出、游泳、登高、驾驶车辆及高空作业随身带疾病卡。

6. 出院指导　如发现原有症状加重，如头痛、头晕、恶心、呕吐、抽搐、不明原因持续高热、肢体乏力、麻木、视力下降等，应及时就医。术后3～6个月后随诊复查。

【护理评价】

1. 病人肢体活动能力、言语沟通能力是否恢复，病人能否掌握身体康复的方法及配合要点。

2. 病人疼痛不适是否得到有效缓解和控制。

3. 病人是否出现并发症，或出现后是否得到及时发现和处理。

第二节　颅内动脉瘤

颅内动脉瘤（intracranial aneurysm）是颅内动脉壁的局限性、病理性扩张存在破裂风险，是自发性蛛网膜下隙出血（subarachnoid hemorrhage，SAH）的首位病因，发病率在脑血管意外中占第三位，仅次于脑血栓形成及高血压性脑出血，多见于40～60岁中老年人。

【病因】

发病原因尚不完全清楚。主要有解剖因素、血流动力学异常、动脉硬化引起的动脉壁退化或创伤与炎症导致血管壁的损伤，某些累及结缔组织的先天性遗传病常可合并颅内动脉瘤等原因，导致颅内动脉瘤。

【病理生理】

动脉瘤呈紫红色的球形或浆果状，多为囊性，瘤壁极薄，术中可见瘤内的血流旋涡，瘤顶部最薄，是出血的好发部位。巨大动脉瘤内常有呈“洋葱”状分层的血栓甚至钙化。破裂的动脉瘤周围被血肿包裹，破口处与周围组织多有粘连。90%的动脉瘤发生于颈内动脉系统，10%发生于椎－基底动脉系统，通常位于脑血管分叉处。

【临床表现】

1. 局灶症状　动脉瘤破裂前大多无临床症状，较大的动脉瘤可压迫邻近的神经结构出现相应的局灶症状，如颈内－后交通动脉瘤出现病侧眼睑下垂、瞳孔散大、眼球内收和上、下视不能，直接和间接对光反射消失等动眼神经麻痹症状，椎－基底动脉瘤压迫脑干或其他颅神经可出现肢体感觉和运动功能障碍以及后组颅神经麻痹表现。少数病人可因动脉瘤瘤体突然增大或少量渗血而造成头痛，被称为“警兆症状”，提示动脉瘤破裂出血的危险。

2. 出血症状　动脉瘤破裂病人主要伴有蛛网膜下隙出血（SAH）的临床表现，突发剧烈的炸裂样头痛，伴有恶心、呕吐、大汗淋漓、脑膜刺激征等，可出现短暂意识障碍。后循环动脉瘤破裂可表现为突发颈背部疼痛并向上蔓延至全头。出血由视神经鞘侵入玻璃体内可伴有视力下降。部分动脉瘤破裂病人可同时伴有脑内血肿形成，累及传导束者可导致偏瘫和偏身感觉障碍。部分可合并脑室内出血，形成急性脑积水，严重时可导致脑疝。多数动脉瘤破口会被凝血封闭而出血停止，病情逐渐稳定。如未及时治疗，随着动脉瘤破口周围血块溶解，动脉瘤可能于2周内再次破溃出血。

【辅助检查】

1. 全脑血管造影（digital subtraction angiography，DSA）　对判断动脉瘤的部位、大小、形态、数目、囊内

有无血栓、动脉痉挛程度及侧支循环情况有重要作用，是确诊颅内动脉瘤的重要检查方法（图 14－3，14－4）。

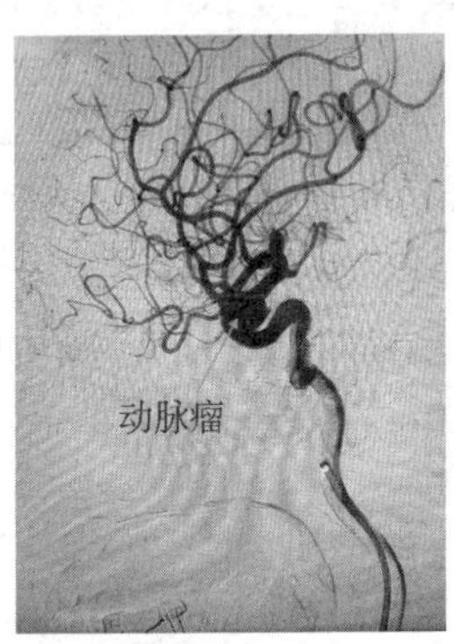

图 14－3 颅内动脉瘤术前脑血管造影

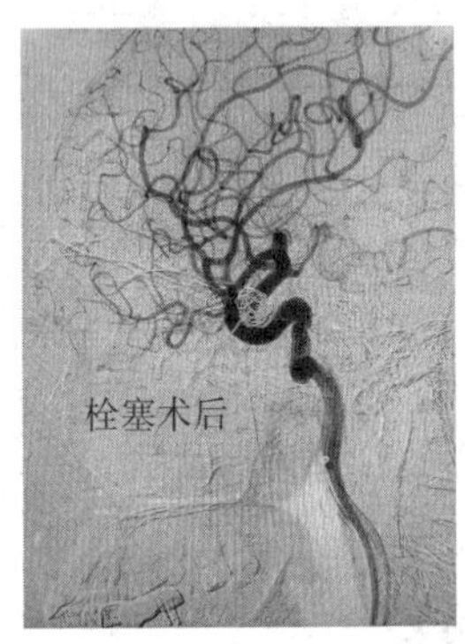

图 14－4 颅内动脉瘤术后脑血管造影

2. 头颅 CT 可明确有无蛛网膜下隙出血。动脉瘤在头颅 CT 上常表现为蛛网膜下隙或突入脑实质内的略高密度类圆形占位性病变。

3. 头颅 MRI 对于动脉瘤检出的敏感性较头颅 CT 高，可以显示动脉瘤的大小、瘤内血栓、瘤周组织等情况。

【治疗原则】

1. 非手术治疗 在动脉瘤得到确定性外科治疗之前，应通过非手术治疗防止动脉瘤的出血或再出血，控制脑血管痉挛。适当镇静，卧床休息，维持正常血压。

2. 手术治疗 破裂的颅内动脉瘤应手术治疗，手术方法包括显微外科手术治疗和血管内栓塞治疗。

（1）显微外科手术方法　包括动脉瘤颈夹闭术、动脉瘤加固术和动脉瘤孤立术等。动脉瘤颈夹闭术是治疗颅内动脉瘤最经典的方法，可有效治疗动脉瘤并保护载瘤动脉。对于巨大型动脉瘤，还可通过颅内外血管搭桥手术建立侧支循环后行动脉瘤孤立术。

（2）血管内栓塞治疗　借助微导管将微弹簧圈或其他栓塞材料输送到动脉瘤腔内闭塞动脉瘤。随着神经介入材料和介入放射学技术的发展，血管内栓塞治疗已成为颅内动脉瘤的主要治疗方法。

【护理措施】

（一）术前护理

1. 预防出血或再次出血

（1）绝对卧床休息　抬高床头 15°～30°，以利于静脉回流。减少活动，保持安静；稳定情绪，保证睡眠，预防再出血。

（2）保持稳定的颅内压　避免因便秘、咳嗽、癫痫发作等诱因引起的颅内压增高。指导合理饮食，防止便秘；防治感冒，注意保暖，保持空气流通；控制癫痫发作，保证病人安全，避免受伤。预防颅内压骤降，维持颅内压在 100mmH_2O 左右；控制脱水剂的输注速度，不能加压输入；行脑脊液引流者，引流速度要慢；脑室引流者，引流瓶（袋）位置不能过低。

（3）维持稳定的血压　密切观察血压波动，防止因血压骤升骤降引起的动脉瘤破裂出血。必要时遵医嘱使用降压药物并监测用药过程中的血压变化，使血压下降控制在平时水平的 10%。

（4）密切观察病情变化　一旦发现病人出现意识障碍或意识障碍加深，立即通知医生及时处理。

（5）心理护理　及时向病人介绍本病的相关知识，并有针对性地为病人提供有效的心理支持，消除不良情绪，增强战胜疾病的信心。

2. 术前准备 动脉瘤位于 Wills 环前部的病人，应在术前进行颈动脉压迫试验及练习，以建立侧支循环。介入栓塞治疗者应双侧腹股沟区备皮。

（二）术后护理

1. 体位 病人意识清醒后抬高床头 15°～30°，以利于颅内静脉回流。避免手术伤口受压。介入栓塞治疗术后穿刺点加压包扎 6～8 小时，病人绝对卧床休息 24 小时，术侧下肢制动 24 小时，防止穿刺点出血。

2. 一般护理 ①保持呼吸道通畅，给氧。②术后当日禁食，次日给予流质或半流质饮食，肠蠕动恢复后给予普食；昏迷病人经鼻饲提供营养支持。③监测生命体征，密切观察病人意识、瞳孔、肢体活动、伤口及引流液等情况，观察有无颅内压增高或再出血迹象。介入手术病人应观察穿刺部位有无血肿，触摸穿刺侧足背动脉搏动及皮温是否正常。④遵医嘱使用抗癫痫药物，根据术中情况适当脱水，可给予激素、扩血管药物等；保持大便通畅，必要时给予缓泻剂。⑤加强皮肤护理，定时翻身，避免发生压力性损伤。

3. 并发症的护理

（1）脑血管痉挛　动脉瘤栓塞治疗或手术刺激脑血管，易诱发脑血管痉挛，是造成病人死亡和致残的主要原因。可发生于围术期的任何时间，表现为一过性神经功能障碍，如头痛、短暂的意识障碍、肢体瘫痪和麻木、失语症等。早期发现，及时处理，可避免脑缺血缺氧造成不可逆的神经功能障碍；使用尼莫地平静脉给药或口服治疗，可改善微循环。

（2）脑积水　动脉瘤破裂后1/3的病人在急性期或慢性期发生脑积水。注意观察病人头痛、呕吐、意识、记忆力、大小便等情况，必要时行CT检查。

（3）脑梗死　因术后血栓栓塞或脑血管痉挛引起，病人常表现为一侧肢体无力、偏瘫、失语甚至意识障碍等。嘱病人取平卧位，卧床休息，遵医嘱予扩血管、扩容、溶栓等治疗。若术后病人处于高凝状态，遵医嘱使用肝素预防脑梗死。

（三）健康教育

1. 康复训练　部分病人因患病后出现偏瘫、失语、脑神经麻痹等神经功能障碍。除药物治疗和针灸治疗外，应尽早进行针对性肢体功能康复或语言功能锻炼。

2. 疾病预防　①嘱动脉瘤栓塞术后病人定期复查脑血管造影。②出现动脉瘤破裂出血表现，如头痛、呕吐、意识障碍和偏瘫时，及时诊治。

3. 出院指导　①鼓励病人坚持康复训练，保持乐观的情绪和心态的平静。无功能障碍或轻度功能障碍的病人，尽量要从事一些力所能及的工作，不可强化病人的角色。②遵医嘱服用抗高血压、抗癫痫、抗痉挛等药物，不可擅自停药、改药。③教会病人测量血压，便于血压的监测。④摄入清淡、少盐、富含纤维素的食物，保持大便通畅。

第三节　颅内动静脉畸形

颅内动静脉畸形（arteriovenous malformations，AVM）是由一支或数支发育异常的供血动脉，不经毛细血管床，直接向静脉引流的病理脑血管团，是最常见的先天性颅内血管畸形。病理脑血管团被称为血管巢，一般呈楔形分布，尖端指向脑室壁，通常不含有脑组织。多在40岁以前发病，男性稍多于女性。

【病理生理】

畸形的动静脉之间没有毛细血管，血液经动脉直接流入静脉，因缺乏血管阻力，局部血流量增加，血液循环速度加快，出现“脑盗血”现象，造成脑灌注不足、脑组织慢性缺血的表现。

【临床表现】

1. 颅内出血　是最常见的症状，占AVM的30%～65%。单支动脉供血、体积小、部位较深、位于后颅窝的畸形容易发生蛛网膜下隙出血、脑实质内出血或脑室出血，出现脑膜刺激征、意识障碍、偏瘫、失语等症状；少量出血时症状可不明显。

2. 抽搐　额、颞部颅内动脉畸形的青年病人多以抽搐为首发症状，占AVM的21%～67%。可单独出现，也可继发于颅内出血。早期抽搐可服药控制发作，长期顽固性癫痫发作，因脑组织缺氧不断加重，可致使病人智力减退。

3. 头痛　为间断性或迁移性的单侧局部或全头痛。可能与脑血管扩张相关，或与小量出血以及颅内压增高有关。

4. 神经功能缺损　病灶对周边脑组织产生压迫或病灶区血流量增高，对周围脑组织的盗血作用可能是病人出现持续性或进展性神经功能缺损的主要原因。病人出现运动、感觉、视野及语言功能障碍。

【辅助检查】

脑血管造影（DSA）是诊断AVM的“金标准”。可了解畸形血管团的大小、部位以及引流静脉的类型。头颅CT和MRI检查也有助于诊断。

【治疗原则】

防止出血和控制癫痫发作，减少局灶性神经功能缺损，是治疗颅内AVM的主要目标。手术治疗是最根本的治疗方法，对于脑深部或重要功能区的AVM，不适宜手术切除。直径<3cm或术后残存的颅内动静脉畸形可采用立体定向放射治疗或血管内治疗，对血流丰富、体积较大的可行介入栓塞治疗。各种治疗后应择期行脑血管造影复查了解畸形血管是否消失。

【护理措施】

做好病人心理护理，保持情绪稳定，避免不良刺激。合理饮食，控制血压，避免诱发因素，预防出血及发生意外。伴有癫痫发作者，遵医嘱应用抗癫痫药物，保持呼吸道通畅，防止舌咬伤等意外发生。其他护理措施参见颅内动脉瘤。

第四节　自发性蛛网膜下隙出血

蛛网膜下隙出血（subarachnoid hemorrhage，SAH）是因颅内血管突然破裂，血液流至蛛网膜下隙出现的一组症状，分为自发性和外伤性，其中，自发性又分为原发性和继发性两类。原发性蛛网膜下隙出血为脑底部或脑表面的病变血管破裂，血液直接流入蛛网膜下隙，占急性脑卒中的10%左右。继发性蛛网膜下隙出血为脑内血肿穿破脑组织，血液流入蛛网膜下隙。自发性蛛网膜下隙出血，约占急性脑血管意外15%，病人的预后差，总死亡率约为25%，幸存者的致残率接近50%。

【病因】

自发性蛛网膜下隙出血的病因很多，最常见为颅内动脉瘤和脑血管畸形破裂。多数病人动脉瘤破裂前，有情绪激动、过度疲劳、用力排便、剧烈运动等诱因。吸烟、酗酒也是常见的高危因素。血管破裂后血液流入蛛网膜下隙，可引起化学性脑膜炎、脑动脉痉挛、脑积水、下丘脑功能紊乱等一系列病理生理改变。

【临床表现】

1. 头痛 突发异常剧烈的全头痛是动脉瘤性SAH的典型症状，多起病急骤，疼痛不能缓解或进行性加重，可持续数日不变，2周后逐渐减轻，如头痛再次加重，常提示动脉瘤再次出血。伴有恶心、呕吐、面色苍白、全身冷汗、眩晕、项背痛或下肢疼痛。部分病人出现一过性意识障碍，严重者昏迷甚至死亡。动静脉畸形破裂所致SAH头痛常不严重。局部头痛常可提示破裂动脉瘤的部位。

2. 神经功能损害 颈内动脉－后交通动脉或大脑后动脉瘤可造成同侧动眼神经麻痹。由于出血前后病变累及运动区皮质及传导束，致20%病人出现偏瘫。

3. 脑膜刺激征 病人出现颈强直、Kernig征和Brudzinski征等脑膜刺激征，以颈强直最多见，老年、衰弱或小量出血者，可无明显脑膜刺激征。

4. 视力、视野障碍 发病1小时内，20%的病人眼底可见玻璃体下片状出血，是急性颅内压增高和眼静脉回流受阻所致，对SAH的诊断具有提示作用。出血量过多时血液浸入玻璃体内，引起视力障碍。巨大动脉瘤压迫视神经或视放射时，病人出现双颞偏盲或同向偏盲。

5. 其他 部分蛛网膜下隙出血病人可出现低热、消化道出血、急性肺水肿、局限性神经功能缺损症状等。

【辅助检查】

头部CT是目前诊断蛛网膜下隙出血的首选检查（图14－5），必要时结合腰椎穿刺进行脑脊液检查。头颅CT在SAH的早期敏感性高，当发病后数日，CT检查的敏感性下降，可选择MRI。DSA是诊断动脉瘤的“金标准”，应尽早实施，可确定蛛网膜下隙出血的病因，明确动脉瘤的大小、位置、与载瘤动脉的关系，有无血管痉挛等。对怀疑脊髓动静脉畸形者应行脊髓动脉造影。

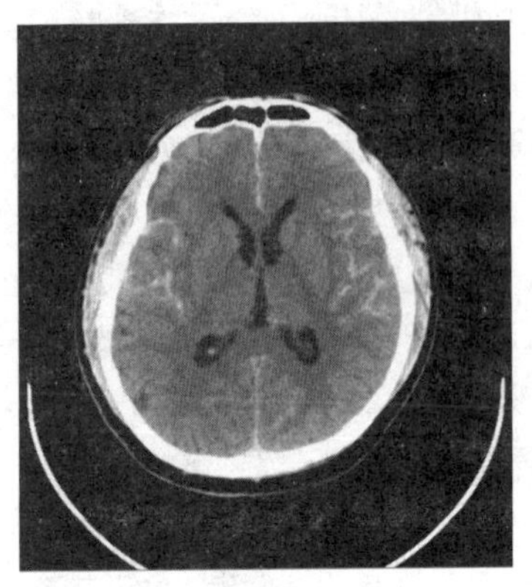

图14－5 自发性蛛网膜下隙出血CT影像图片

【治疗原则】

急性期治疗的目的是防治再出血和继发性血管痉挛，降低颅内压，寻找出血原因，积极治疗原发病，减少并发症和预防复发。

1. 一般治疗 维持生命体征平稳，甘露醇脱水降颅压、控制脑水肿，维持水、电解质和酸碱平衡，预防感染。

2. 防治再出血

（1）调控血压 维持脑灌注压，防止血压过高导致再出血。一般将收缩压控制在160mmHg以下。

（2）应用抗纤溶药物 可适当应用6－氨基己酸、氨甲苯酸和酚磺乙胺等抗纤溶药物进行止血，但此类药物增加了SAH病人缺血性卒中的发生率。

（3）手术治疗 预防SAH再出血最有效的治疗方法是动脉瘤夹闭或血管内治疗，应尽可能完全闭塞动脉瘤手术。

【护理措施】

遵医嘱给予镇痛、镇静剂等。伴颅内压增高者应用甘露醇溶液脱水治疗。对癫痫发作者，遵医嘱按时服用抗癫痫药。嘱病人生活规律，避免剧烈运动、情绪激动、暴饮暴食、吸烟、酗酒，保持大便通畅，以防颅内出血。其他护理措施参见本章第二节颅内动脉瘤病人的护理。

（刘 佳）

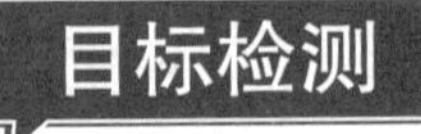

答案解析

一、简答题

1. 简述缺血性脑卒中发病的危险因素。
2. 简述出血性脑卒中的临床表现。

二、病例分析题

邱先生，79 岁。因“突发意识丧失 8 小时”入院。入院症见：平车推入病房，双下肢无力，伴头晕，偶有饮水呛咳，咽反射减弱，左上肢近端肌力 4 + 级，右上肢远端肌力 4 + 级，左下肢近端肌力 3 + 级，右下肢远端肌力 3 + 级。头颅脑 CT 提示：右侧丘脑低密度影。诊断为脑梗死急性期。入院后，病人情绪焦虑，激动时哭泣，担心治疗效果及未来家庭生活和工作。

请思考：

（1）该病人目前主要的护理问题有哪些？

（2）该病人在急性期可能出现哪些并发症？应采取哪些护理措施？

书网融合……

本章小结

题库

第十五章　颅内和椎管内肿瘤病人的护理

PPT

学习目标

知识目标：

1. 掌握　颅脑肿瘤的术后护理要点及并发症的护理。

2. 熟悉　颅内肿瘤的临床表现、处理原则。

3. 了解　椎管内肿瘤病因和病理生理。

技能目标：

1. 熟练掌握颅内肿瘤、椎管内肿瘤术后引流管的护理。

2. 学会应用护理程序为颅内和椎管内肿瘤病人提供整体护理。

素质目标：

具备良好的职业素养、钻研精神及良好的人文关怀及共情能力。

颅内肿瘤约占全身恶性肿瘤的1.5%，以胶质瘤最为多见，椎管内肿瘤发生率为颅内肿瘤的1/10，约占原发性中枢神经系统肿瘤的15%，中枢神经系统肿瘤对人体的影响极大，严重影响病人的身心健康和生活质量。本章重点介绍常见颅内肿瘤和椎管内肿瘤病人的围手术期护理。

案例引导

案例　方女士，41岁，因阵发性头痛一年伴加重1个月而入院，病人主诉疼痛以前额为重，近1周前出现呕吐、食欲下降，伴偶有上肢抽搐。入院时体温36.5℃，脉搏100次/分，血压140/80mmHg，体格检查：病人神志清楚，精神萎靡，口齿清晰，偏瘦，双侧瞳孔直径3mm，等大正圆，对光反射灵敏，四肢肌力、肌张力均正常。急诊头颅CT显示颞叶一低密度影。呈浸润性生长，初步诊断为胶质瘤。

讨论：

1. 该病人目前主要的护理问题有哪些？

2. 针对该病人目前主要护理问题，应采取哪些护理措施？

第一节　颅内肿瘤

颅内肿瘤（intracranial tumors）又称脑瘤，按其起源分为原发性肿瘤和继发性肿瘤两大类。原发性颅内肿瘤发生于脑组织、脑神经、脑膜、垂体、脉络丛、血管及残余胚胎组织等；继发性颅内肿瘤又称脑转移瘤，是来源于身体其他部位的恶性肿瘤，直接侵入或转移到颅内。颅内肿瘤可发生于任何年龄，以20~50岁居多。

【病因与病理】

颅内肿瘤的发病原因尚不清楚，可能是由于病人染色体上的癌基因被激活、抑癌基因受抑制及后天各种诱因导致。目前认为诱发颅内肿瘤的危险因素有遗传因素、理化因素及生物因素等。

1. 遗传因素　具有明显的家族倾向性的颅内肿瘤有视网膜母细胞瘤、血管网织细胞瘤、多发性神经纤维瘤等。

2. 物理因素　放射线有导致肿瘤的可能。

3. 化学因素　多环芳香碳氢化合物和硝酸化合物可诱发脑瘤。

4. 生物因素　部分DNA和RNA病毒，若接种于动物脑内，可诱发脑瘤。

5. 其他　行器官移植手术后使用免疫抑制剂的病人，会增加颅内及外周肿瘤的发病机会。

颅内肿瘤的发病部位多见于大脑半球，其次为蝶鞍、鞍区周围、小脑脑桥角、小脑、脑室及脑干。一般只在颅内直接向邻近正常脑组织浸润扩散，不向颅外转移，部分脑肿瘤也可通过脑脊液的循环通道转移。其预后与病理类型、生长部位及病程均有密切关系。恶性肿瘤一旦确诊，需要外科治疗辅助放疗和（或）化疗；交界性肿瘤手术治疗后易复发；良性肿瘤通过手术治疗有达到治愈的可能。

【分类及特点】

（一）原发性肿瘤

1. 神经胶质瘤（glioma）　是颅内最常见的恶性肿

瘤，占颅内肿瘤的40% ~50%，来源于神经胶质细胞和神经元细胞，分为星形细胞瘤、胶质母细胞瘤、少突胶质细胞瘤、髓母细胞瘤、室管膜瘤。

（1）星形细胞瘤（astrocytoma）　在胶质瘤中为最为常见，恶性程度较低，生长缓慢，占胶质瘤的21.2% ~40%，分为4级，囊性者常分界清楚，若切除彻底可有望能根治。呈实质性者与周围组织分界不清，常不能彻底切除，术后易复发。

（2）胶质母细胞瘤（gliobas - Toma multiforme）　属恶性上皮性肿瘤，好发年龄为30 ~50岁，肿瘤起源于白质，浸润性生长迅速，恶性程度最高，对放、化疗均不敏感，预后差，病情进展快，即使采取手术、放疗及化疗综合治疗，生存时间一般也仅为1年左右。

（3）少突胶质细胞瘤（oligodendroglioma）　肿瘤生长速度较慢，平均寿命约4年，好发于30 ~40岁，男性多于女性，男女比例约为3∶2，占胶质瘤3% ~12%，首发症状常为癫痫，约85%的病人有癫痫发作。肿瘤与正常脑组织的界限较清晰，常伴钙化，少数发生囊变。可采取手术切除，手术治疗后易复发，术后需配合放疗及化疗，治疗效果较好。

（4）髓母细胞瘤（medulloblastoma）　恶性程度高，占儿童颅内肿瘤的15% ~20%，好发于2 ~10岁儿童，多位于后颅窝中线部位，因阻塞第四脑室及导水管而引发梗阻性脑积水，临床表现为颅内压增高和共济失调。5%的病人发生颅外、骨、淋巴结核肺转移，首选手术切除肿瘤，术后需放射治疗和化疗，半数以上病人生存期可达5年左右。

（5）室管膜瘤（ependymoma）　预后差，占胶质瘤的5% ~6%，占儿童颅内肿瘤的9%，恶性度较髓母细胞瘤低，肿瘤与周围脑组织分界尚清楚，来源于脑室与脊髓中央管的室管膜细胞或脑内白质室管膜细胞巢的中枢神经系统肿瘤，有种植性转移倾向，通过脑脊液"种植"散播，病人多伴有颅内压增高、眩晕、共济失调。手术后需放射治疗。男性多于女性，多见于儿童及青年。

2. 脑膜瘤（meningioma）　大多数为良性，约占颅内肿瘤20%，系脑外肿瘤，起源于蛛网膜。肿瘤边界清，生长缓慢，60% ~70%位于矢状窦旁、大脑凸面、蝶骨和鞍结节。邻近的颅骨有增生或被侵蚀的迹象。恶性脑膜瘤较少见，呈浸润性生长，与脑组织界限不清，脑水肿严重，可转移至肺。脑膜瘤有完整的包膜，彻底切除可预防复发。恶性脑膜瘤较为少见，呈浸润性生长，与脑组织界限不清，脑水肿严重，可转移至肺。

3. 垂体腺瘤（pituitary adenoma）　绝大多数为良性肿瘤，来源于腺垂体，约占颅内肿瘤的10%。好发年龄为30 ~50岁，女性多于男性。根据肿瘤是否侵犯海绵窦、神经、脑组织和鞍区骨质，可分为侵袭性垂体腺瘤和非侵袭性垂体腺瘤。按腺瘤的内分泌功能可分为泌乳素腺瘤（PRL瘤）、生长激素腺瘤（GH瘤）、促肾上腺皮质激素腺瘤（ACTH瘤）及混合性激素分泌腺瘤。①PRL瘤：主要表现为女性闭经、泌乳、不孕等；男性性功能减退、阳痿、不育、毛发稀少、体重增加等。②GH瘤：在青春期前发病者表现为巨人症，成年后发病者表现为肢端肥大症。③ACTH瘤：主要表现为库欣综合征，如满月脸、水牛背、向心性肥胖、高血压及性功能减退、腹壁及大腿皮肤紫纹等。垂体腺瘤常因垂体或靶腺功能亢进或减退导致相应内分泌症状。垂体腺瘤体积较大时，可产生占位性症状，包括压迫视神经引起视力下降、视野缺损，膨胀性生长推挤硬膜引起头痛等。肿瘤内出血、坏死导致垂体卒中时，病人出现突然头痛，视力急剧下降。首选的治疗方法是手术切除。若瘤体较小，可经蝶窦在显微镜下手术切除；瘤体较大时，需开颅手术，术后配合放疗。

4. 听神经瘤（acoustic neuroma）　为良性肿瘤，占颅内肿瘤的8% ~10%，来源于第Ⅷ脑神经前庭支。40岁以下听神经瘤病人应注意排除神经纤维瘤病。位于小脑桥脑角内，由于肿瘤直接压迫引起局部症状，多以单侧高频耳鸣隐匿性起病，逐渐丧失听力。大多数肿瘤早期表现为同侧神经性听力下降、耳鸣和平衡障碍三联征。大型听神经瘤压迫脑干和小脑，堵塞脑脊液循环，出现颅内压增高；同侧三叉神经及面神经受累以及后组脑神经受累症状，声音嘶哑、吞咽困难等。手术切除为主要治疗方法，切除彻底可根治，术后常有面瘫，直径小于3cm者可用伽马刀治疗。

5. 颅咽管瘤（craniopharyngioma）　为先天性的良性肿瘤，约占颅内肿瘤的5%，多见于儿童和青少年，发病高峰为5 ~10岁，男性多于女性。大多位于鞍上区，肿瘤多为囊性。肿瘤阻塞脑脊液通路常导致脑积水、颅内压增高；肿瘤影响垂体腺及下丘脑功能，表现为尿崩、侏儒症、肥胖和发育迟缓等内分泌功能障碍；鞍上肿瘤多引起双颞偏盲，可有视神经乳头萎缩或水肿，表现为视力障碍、视野缺损。治疗以手术切除为主，手术治疗的目的是通过切除肿瘤达到解除肿瘤对视交叉及其他神经组织的压迫，解除颅内高压，但对下丘脑 - 垂体功能障碍则难以恢复。目前颅咽管瘤仍是手术死亡率较高的肿瘤，多因下丘脑损伤所致。术后多需激素补充与替代治疗，放射治疗目前仍然存在争议。

6. 原发中枢神经系统淋巴瘤（primary CNS lympho-

ma，PCNSL）　好发年龄为50～60岁，占原发颅内肿瘤0.85%～2%，男性多于女性。但目前其发病率呈逐年增加趋势，发病年龄亦趋向年轻化，肿瘤主要位于深部脑白质、胼胝体、基底节及丘脑，可多发，易出现脑内转移。常表现为以颅内压增高引起的头痛、呕吐和神经功能缺失，另外还可出现精神症状或者癫痫等。治疗首选甲氨蝶呤（MTX）为基础的联合化疗，不能耐受化疗或化疗后进展者可考虑行放疗以控制肿瘤的进展。

7. 生殖细胞肿瘤（germ cell tumors，GCT）　好发于儿童，占儿童颅内肿瘤的0.3%～15%，男性多于女性，为3∶1。多发生在间脑中线部位，男性以松果体区多见，女性以鞍上多见。如肿瘤位于鞍上可出现视力视野障碍、尿崩症和垂体腺功能减退，肿瘤压迫中脑顶盖可引起眼球不能上视，导水管受压或阻塞侧脑室Monro孔可引起梗阻性脑积水、颅内压增高及共济失调。肿瘤位于基底节区，可导致偏身感觉障碍、偏瘫等。治疗方法为据病人病情选择手术治疗或联合静脉化疗及放疗的综合疗法，其中成熟的畸胎瘤手术治疗后不需放化疗。

（二）脑转移瘤

脑转移瘤（brain metastasis）为继发性肿瘤，多位于大脑中动脉分布区，肿瘤入颅途径为通过血液进行脑转移，肺癌、乳腺癌和黑色素瘤是脑转移瘤最常见的原发肿瘤类型，肉瘤脑转移少见。黑色素瘤、绒毛膜癌和支气管肺癌所致脑转移瘤时常伴有瘤内出血。其中，约有15%原发灶没有被发现，往往以脑转移灶为首发症状。一旦确定为脑转移瘤，应积极寻找原发病灶。颅内压增高的单发病灶者可行手术治疗。出现多发转移灶者，可采取立体定向放射治疗或全脑放射治疗。适当使用激素治疗可改善脑水肿。

【临床表现】

颅内肿瘤主要突出共同的临床表现有颅内压增高 、局灶症状与体征。

1. 颅内压增高　多见，原因包括肿瘤占位效应、肿瘤周围脑组织水肿和脑脊液循环受阻所致脑积水。约90%以上的病人可出现慢性、进行性加重的颅内压增高症状和体征，除出现颅内压增高的三主征之外，还可出现视力减退、黑矇、复视、头晕、猝倒、意识障碍、大小便失禁等征象。若未得到及时治疗，重者可出现脑疝的症状。颅内肿瘤位于脑干等重要部位的病人，早期往往表现为局部症状，颅内压增高症状出现较晚。

（1）头痛　肿瘤压迫、牵拉颅内疼痛敏感结构如硬脑膜、血管和脑神经等引起头痛。多表现为晨醒、咳嗽和大便时加重，呕吐后可暂时缓解。

（2）呕吐　颅后窝肿瘤，尤其儿童更常见。多发生在清晨，呈喷射状发作，系颅压增高或因肿瘤直接压迫呕吐中枢或前庭神经核引起。

（3）视神经乳头水肿　可导致视力减退，最终可失明。颅内肿瘤出血可表现为急性颅内压增高，甚至发生脑疝。

2. 局灶症状与体征　是指颅内肿瘤直接刺激、压迫和破坏脑组织而出现的局部神经功能紊乱表现，因肿瘤部位不同而出现不同的症状。早期的刺激症状如意识障碍、癫痫发作。晚期的正常神经组织被压迫和破坏而导致功能丧失如偏瘫、失语、视力障碍、感觉障碍等。

【辅助检查】

1. 头部CT和MRI　已基本替代颅骨X线平片检查，是目前诊断颅内肿瘤的最常用也是首选方法，可结合二者检查结果，确定颅内肿瘤的位置、大小、数目、血供及肿瘤周围组织情况，对大部分肿瘤可作出定性诊断。

2. 脑电图及脑电地形图　对于大脑半球凸面肿瘤具有较高的定位价值。

3. 血清内分泌激素测定　当CT或MRI发现垂体腺瘤时，尚需作血清内分泌激素测定以确诊。

4. 正电子发射计算机断层显像（PET）　可早期发现肿瘤，判断其恶性程度，是利用能发射正电子核素，测量病人组织代谢活性蛋白质的合成率、受体的密度和分布等，可反映人体的代谢与功能。

5. 活组织病理学检查　是确定肿瘤性质最可靠的办法。采取立体定向或神经导航技术获取标本，行活组织病理学检查，明确诊断。

【治疗原则】

治疗采取非手术治疗（降低颅内压、放射治疗、化学治疗 、其他治疗）及手术治疗的方法。恶性肿瘤一旦确诊，需要外科治疗辅助放疗和（或）化疗。

1. 非手术治疗

（1）降低颅内压　常用治疗方法有脱水、激素治疗、冬眠低温和脑脊液外引流等，以缓解症状，为手术治疗争取时间；有癫痫发作者要给予抗癫痫治疗等。

（2）放射治疗　适用于肿瘤位于重要功能区、肿瘤部位深不宜手术者，或病人全身情况差不允许手术、对放疗较敏感的恶性肿瘤及恶性肿瘤部分切除后的辅助治疗。是多数恶性肿瘤切除术后的辅助治疗或少数特殊肿瘤的主要治疗手段。生殖细胞瘤和淋巴瘤对放射线高度敏感，垂体腺瘤、颅咽管瘤、脊索瘤、星形细胞瘤对放射线低度敏感。

知识链接

立体定向放射治疗之γ－刀聚焦治疗

立体定向放射治疗中γ－刀治疗是利用γ射线几何学聚焦，其治疗照射范围与正常组织界限非常明显，边缘如刀割一样，故称之为“γ－刀”。其是在精确的三维立体定向仪的辅助下，将规划好的大剂量射线在短时间内经准直器集中投射到颅内预选的靶目标上，经准直器各小孔通过的极细的γ射线束不会对颅内血管、脑神经和细胞造成损伤，只是针对病变，可一次性致死性的损毁靶点内的组织或病变，给局部组织或病变造成不可恢复的、永久性损伤、死亡，从而达到治疗疾病的目的。

（3）化学治疗　逐渐成为重要的综合治疗手段之一。常采用丙卡巴肼、卡莫司汀（BCNU）、替尼泊苷（VN26）、阿霉素及顺铂等。但在化疗过程中需防颅内压升高、肿瘤坏死出血及抑制骨髓造血功能等不良反应。如病人体质好，能耐受，可与放疗同时进行。

（4）其他治疗　如免疫、基因、中医药、光疗等方法，均在进一步的探索中。

2. 手术治疗　是最直接、最有效的方法。若肿瘤不能完全切除，可行内减压术、外减压术、显微手术和脑脊液分流术等，以降低颅内压，延长病人生命。

【护理评估】

（一）术前评估

1. 健康史

（1）一般情况　病人的年龄、性别、职业和婚姻状况、自理能力、发病过程等。

（2）家族史　家族中有无高血压、心脏病、糖尿病及颅内肿瘤等疾病病史者，有颅内肿瘤家族史者的发病危险性增高。

（3）既往史　既往有头部外伤史、输血史、药物过敏史、肿瘤病史，如肺癌、乳腺癌和黑色素瘤等易导致继发性颅内肿瘤的发生。

2. 身体状况

（1）症状和体征　病人的意识状态、瞳孔、生命体征、肌力、肌张力、感觉功能、深浅反射、病理反射等。注意病人有无进行性颅内压增高及脑疝的症状；有无神经系统功能障碍，是否影响病人的自理能力，有无发生意外伤害的危险；全身的营养状况以及心、肺、肝、肾等重要器官的功能状态。

（2）辅助检查　了解心电图、脑电图、脑电地形图、CT、MRI等检查的结果及各种化验结果。

3. 心理－社会状况　了解病人对相关疾病知识掌握状况，以及病人及家属对疾病的看法、认识、反应及适应水平，病人的自我概念，家庭经济与社会支持情况，这些都会影响到病人对疾病的接受程度、治疗的效果以及术后的康复。应注意评估病人对自身疾病及对自我形象变化的认识和反应。

（二）术后评估

1. 手术情况　了解手术方式、麻醉方式以及术中输液、输血等情况。

2. 身体状况　评估病人的神志、瞳孔、生命体征，了解病人有无脑积水、脑血管痉挛、感染等并发症的发生征象。评估病人的切口情况；了解切口有无渗血、渗液，引流管的种类及放置的目的、位置，引流管是否通畅，引流液的颜色、性质和量等。

3. 心理－社会状况　了解病人术后有无焦虑或恐惧；术后康复锻炼及早期活动是否配合；对出院后的继续治疗是否清楚。

【常见护理诊断/问题】

1. 焦虑/恐惧　与颅内肿瘤确诊，担心手术效果及预后有关。

2. 有受伤的危险　与功能障碍有关。

3. 知识缺乏　与缺乏所患疾病相关知识有关。

4. 潜在并发症　颅内出血、脑脊液漏、颅内压增高、尿崩症、应激性溃疡、脑疝、癫痫等。

【护理目标】

1. 病人焦虑、恐惧感减轻。
2. 病人未发生受伤的情况。
3. 病人对所患疾病相关知识有一定的了解。
4. 病人未出现并发症，或及时发现并发症并及时处理。

【护理措施】

（一）术前护理

1. 心理护理　病人得知自身所患疾病之后，表现为不能接受现实，不能正确面对，出现否认、焦虑、恐惧等一系列心理反应，应主动与病人沟通，关心、理解、体贴病人，耐心进行心理疏导和精神上的安慰，告知其疾病的相关知识与注意事项，对于失语的病人宜选择有效的沟通方式，给予病人和家属心理支持，改善病人焦虑、恐惧等负性情绪，树立其战胜疾病的信心，使病人积极配合治疗和护理。

2. 饮食护理　补充营养，以提高机体抵抗力和术后组织的修复能力，多进食高蛋白、易消化的清淡饮食。

3. 观察病情 密切观察病人的意识状态、瞳孔、生命体征及肢体活动情况，尤其注意观察有无颅内压增高的症状，及时发现病情变化及时汇报医师，积极配合治疗护理。

4. 皮肤准备 做好术前头皮准备工作，对于经鼻蝶窦入路手术的病人，术前需修剪鼻毛、剃胡须。

5. 安全护理 评估病人各种神经功能障碍，协助医师和病人做好各项术前检查，协助病人日常生活护理，做好防跌倒、防坠床的预见性护理，尤其关注偏瘫、面瘫、听觉和视觉障碍的病人，避免意外损伤的发生。嘱病人避免剧烈咳嗽、用力排便，防止颅内压增高。

（二）术后护理

1. 一般护理

（1）体位 病人全麻未清醒时，取平卧位，头偏向健侧，利于呼吸道护理，避免切口受压；病人全麻清醒后，血压平稳后可抬高床头15°～30°，以利于颅内静脉回流，可减轻脑水肿，降低颅内压。体位护理根据手术方式的不同而异：①幕上开颅手术后病人取健侧卧位，避免压迫切口。②幕下开颅术后早期宜取去枕侧卧或侧俯卧位。③经口鼻蝶窦入路手术的病人取半卧位，以利于伤口引流。④对于体积较大的肿瘤手术后病人，因颅腔内留有较大空隙，术后24～48小时手术部位应保持高位，避免突然翻动时引起脑和脑干移位，导致大脑上静脉撕裂、硬脑膜下出血或脑干功能衰竭。⑤对于后组脑神经受损、吞咽功能障碍的病人取侧卧位，避免口咽部分泌物误入气管。搬运病人或为病人翻身时，应保护好头部，使头颈部在一条直线上，注意避免头颈部过度扭曲或震动。

（2）口腔护理 加强口腔护理，保持口腔清洁舒适，尤其对于经口鼻蝶窦入路的手术病人，需增加口腔护理的频次。

（3）饮食 术后第一天可据病人情况给予流食，逐渐过渡到半流食直到普食。颅后窝手术或听神经瘤手术后，因舌咽神经、迷走神经损伤常伴有声音嘶哑、吞咽困难、饮水呛咳，故宜严格禁饮食，予以鼻饲饮食或静脉供给营养，待病人吞咽功能恢复后逐渐练习进食，避免过早饮食导致呛咳引起误吸。

（4）病情观察 严密观察病情变化，监测病人意识状态、瞳孔大小及对光反射、生命体征及肢体活动情况等，警惕颅高压危象的发生，如发生及时通知医师，并做好相应的治疗护理。

2. 疼痛护理 评估观察术后病人头痛的原因、性质和程度，针对其原因，给予对症治疗和护理，以有效缓解疼痛。

（1）切口疼痛 一般术后24小时内疼痛较重，做好疼痛评估，如病人疼痛较重，可遵医嘱给予镇痛药。但避免使用吗啡或哌替啶，以免影响病情观察，因这类药物易导致呼吸抑制、瞳孔缩小等不良反应。

（2）颅内压增高所引起的头痛 多发生在术后3～7天脑水肿高峰期，常为搏动性头痛，严重时伴有呕吐、烦躁不安、意识障碍、生命体征变化、进行性瘫痪等。需抬高床头，遵医嘱应用脱水药物、激素等降低颅内压，缓解头痛。

（3）术后血性脑脊液刺激脑膜引起的头痛 需在术后早期行腰椎穿刺引流出血性脑脊液，可缓解头痛症状，降低颅内压。但有明显颅内压增高的病人禁忌腰椎穿刺引流。

3. 引流管的护理 颅内肿瘤切除术后，为引流手术残腔内的血性液体和气体，使残腔逐步闭合，减少局部积液或形成假性囊肿的机会，在创腔内放置引流管。应注意观察引流瓶（袋）的位置、引流的速度、引流液的颜色及量。

（1）引流瓶（袋）位置 妥善放置引流瓶（袋），术后早期，为保证创腔内一定的液体压力，避免脑组织移位，创腔引流瓶（袋）置于床头，高度与头部创腔保持一致。尤其是位于顶后枕部的创腔，术后48小时内，不可随意放低引流瓶（袋），以免创腔内液体被引出致脑组织迅速移位，撕破大脑上静脉，引起颅内血肿。

（2）引流的速度和量 注意观察引流速度和引流量，若术后早期引流速度过快、引流量多，应适当抬高引流瓶（袋）。手术48小时后，可将引流瓶（袋）略放低，以期较快引流出创腔内的液体，使脑组织膨出，减少局部残腔。避免局部积液导致颅内压增高。

（3）拔管 引流管一般放置3～4天，血性脑脊液逐渐转清，即可拔除引流管，以免形成脑脊液漏。

4. 活动与功能锻炼 鼓励病人尽早活动，尤其有神经功能缺损或肢体活动障碍者，要尽早进行肢体的功能锻炼。肢体瘫痪者应保持功能位，防止足下垂，瘫痪肢体各关节被动屈伸运动，练习行走，防止肌萎缩。

5. 并发症的护理

（1）颅内出血 是术后最危险的并发症，多发生在术后24～48小时。病人如先有意识改变，表现为意识清楚后又逐渐嗜睡、反应迟钝甚至昏迷，出血侧瞳孔散大、对光反射消失，对侧肢体肌力下降及生命体征的变化，多为大脑半球术后出血的表现；如出现呼吸抑制甚至枕骨大孔疝表现，多为颅后窝术后出血的表现。脑室内出血可有高热、抽搐、昏迷及生命体征紊乱。一旦发现病人有颅内出血征象，应立即报告医师，并做好再次手术的准备。

（2）脑脊液漏 注意观察伤口、鼻、耳等处有无脑脊液漏。经蝶术后避免剧烈咳嗽，以防脑脊液鼻漏。若出现脑脊液漏，及时通知医师，并让病人取半卧位、抬高头部以减少漏液，头部枕无菌治疗巾，污染后及时更换，并估计脑脊液的漏出量，避免出现低颅压综合征。

（3）颅内压增高 主要原因是周围脑组织损伤、肿瘤切除后局部血流改变、术中牵拉所致脑水肿。术后需严密观察生命体征、意识状态、瞳孔变化、肢体感觉和运动功能、颅内压的变化，据情况遵医嘱给予甘露醇和地塞米松等，以降低颅内压。

（4）尿崩症　多发生于鞍上手术后，如垂体腺瘤、颅咽管瘤等手术损伤到下丘脑影响血管升压素分泌所致。病人出现多饮、多尿、口渴，每日尿量大于4000ml，尿比重低于1.005。术后准确记录每小时尿量及24小时液体出入量，一旦出现尿崩，立即通知医生，根据病人的具体情况遵医嘱给予神经垂体素治疗时，准确记录出入液量，根据尿量的增减和血清电解质的水平调节用药剂量。尿量增多期间，须注意补钾，每1000ml尿量补充1g氯化钾。同时注意水、电解质的平衡，严密监测电解质的变化。

（5）应激性溃疡　丘脑下部及脑干受损后可引起胃黏膜糜烂、溃疡及出血等。具体表现为病人呕吐或自胃管引流出大量咖啡色液体，并伴有呃逆、黑便等症状，出血量多时可引起休克。一旦发生，立即给予胃肠减压，并自胃管注入冰盐水及止血药物，同时遵医嘱给予奥美拉唑等质子泵抑制剂，出现休克时积极抗休克治疗。

（6）脑疝、癫痫发作　观察和护理见脑卒中的护理措施。

（三）健康教育

1. 休息与活动　适当休息，坚持锻炼（如散步、太极拳等），劳逸结合。

2. 心理指导　鼓励病人保持情绪平稳，消除负性情绪，保持积极、乐观的心态，尽可能自理个人日常生活。

3. 饮食指导　嘱多进食高热量、高蛋白、富含纤维素和维生素、低脂肪、低胆固醇饮食，少食动物脂肪、腌制品；限制烟、酒、浓茶、咖啡、辛辣等刺激性食物。

4. 康复指导　神经功能缺损或肢体活动障碍者，进行辅助治疗（高压氧、针灸、理疗、按摩等），加强指导病人肢体功能锻炼，做好看护，避免意外伤害发生。

5. 出院指导

（1）用药指导　强调遵医嘱按时、按量服药的重要性，不可突然停药、改药及增减药量，尤其是抗癫痫、抗感染、脱水及激素治疗药物，以免加重病情。

（2）定期复诊　术后3～6个月后来院复查CT或MRI。如原有症状加重，出现头痛、头晕、恶心、呕吐、抽搐、不明原因持续高热、肢体乏力、麻木、视力下降等，应及时来院就诊。

【护理评价】

1. 病人焦虑、恐惧是否减轻。

2. 病人是否出现受伤。

3. 病人对所患疾病相关知识是否了解。

4. 病人是否出现并发症，或出现并发症时是否被及时发现并得到及时处理。

第二节　椎管内肿瘤

椎管内肿瘤（intraspinal tumor）又称脊髓肿瘤，是指生长于脊髓本身和椎管内与脊髓邻近组织如神经根、脊膜、血管、脂肪组织及胚胎残余组织等的原发性或继发性肿瘤，发生率仅为颅内肿瘤1/10。可发生于任何年龄，以20～50岁多见；除脊膜瘤外，男性多于女性。以胸段者最多，颈、腰段次之。

【分类和病理】

根据肿瘤与脊髓及硬脊膜的关系，分为髓内肿瘤、髓外硬脊膜下肿瘤和硬脊膜外肿瘤。

1. 髓内肿瘤（intramedullary spinal cord tumors）　占24%，其中1/3分别为星形细胞瘤和室管膜瘤，其他为海绵状血管畸形、脂肪瘤、畸胎瘤等。

2. 髓外硬脊膜下肿瘤（intraduraiextramedullary spinal cord tumors）　占51%，最常见为脊膜瘤、神经鞘瘤和神经纤维瘤，多为良性肿瘤。

3. 硬脊膜外肿瘤（extradural spinal cord tumors）　占25%，起源于椎体或硬脊膜外组织，多为恶性肿瘤。

【临床表现】

1. 根性痛　刺激期早期，肿瘤比较小，主要表现为神经根痛，常为髓外占位病变的首发症状，其中颈段和马尾部肿瘤更多见。产生疼痛的原因是脊髓感觉传导束和脊神经后根或脊髓后角细胞受刺激、体位改变牵拉脊髓及硬脊膜受压或受牵张等。

2. 感觉障碍　若感觉纤维受压，病人会出现感觉减退和感觉错乱，被破坏后则感觉丧失。肿瘤增大直接压迫脊髓，造成上行及下行脊髓传导束功能损害，引起肿瘤平面以下，部分行动和感觉障碍，可出现脊髓半切综合征（Brown－Sequard's syndrome），表现为病变节段以下，同侧肢体瘫痪及深感觉减退或消失，病变对侧肢体痛温觉障碍。

3. 自主神经功能障碍　最常见膀胱和直肠功能障碍。腰骶节段以上肿瘤压迫脊髓时，表现为膀胱充盈时可出现反射性排尿，腰骶节段的肿瘤使反射中枢受损出现尿潴留，膀胱充盈过度时又可出现尿失禁；骶节以上脊髓受压时出现便秘，而骶节以下脊髓受压时导致肛门括约肌松弛，出现大便失禁现象。

4. 肢体运动障碍及反射异常　表现为不全截瘫期和截瘫期。若肿瘤压迫脊髓，致肿瘤平面以下的锥体束向下传导受阻，出现上位运动神经元瘫痪，即肌张力高，腱反射亢进，无肌萎缩、若肿瘤压迫神经前根或脊髓前角，导致支配区肌群下位运动元瘫痪，即肌张力低，腱反射减弱或消失，出现肌萎缩、如圆锥及马尾部肿瘤只压迫神经根，也会导致下位运动神经元瘫痪。

5. 其他 颅内压增高和脊髓蛛网膜下隙出血。高颈段或腰骶段以下肿瘤，影响脑脊液循环和吸收，可导致颅内压增高的症状，髓外膜脊膜下肿瘤出血可导致脊髓蛛网膜下隙出血的症状。

【辅助检查】

1. 实验室检查 脑脊液检查示蛋白细胞分离现象，显示为蛋白质含量增加，为5g/L以上，但白细胞数正常，此现象是诊断椎管内肿瘤的重要依据。

2. 影像学检查

（1）脊髓MRI MRI扫描可清晰显示肿瘤、脑脊液和神经组织。是目前最有价值的诊断方法。

（2）X线脊柱平片检查 可显示脊柱骨质的变化。

（3）CT检查 可见病变部位椎管扩大，椎体后缘受压破坏，椎管内软组织填充。

（4）脊髓造影检查 可排除外脊髓动静脉畸形。

【治疗原则】

手术切除是椎管内肿瘤的有效治疗方法。除全身状况差及已有广泛转移的病人外，应及早手术治疗。良性椎管内肿瘤经手术全切后一般预后较好；放射治疗对某些恶性肿瘤有效，可以作为术后辅助治疗。恶性椎管内肿瘤经手术切除大部分并作充分减压后辅以放射治疗，可使病情得到一定的恢复。

【护理措施】

1. 心理护理 椎管内肿瘤病人因留有后遗症，深受打击，易产生沮丧、焦虑、恐惧等负性情绪，应及时了解病人的心理状态，给予鼓励，使之增强恢复的信心，积极配合治疗，并主动与家属沟通，使家属有所思想准备，让家属了解疾病的相关知识与预后，如功能恢复的各种可能性，痊愈、好转、部分好转等均有可能发生。

2. 缓解疼痛 避免加重病人疼痛的诱因，指导病人采取合适的体位，减少神经根刺激，以减轻疼痛。观察评估疼痛的程度，必要时遵医嘱应用镇痛药物。

3. 观察病情 密切观察病人的肢体感觉、运动及括约肌功能的情况。对于肢体功能障碍者，应鼓励其积极进行肢体功能锻炼，出现截瘫时做好基础护理和生活护理，避免压力性损伤等并发症的发生。

4. 健康教育

（1）康复训练 对于感觉麻木或瘫痪的肢体宜保持肢体功能位，预防关节畸形、足下垂等。避免烫伤，指导家属正确使用热水袋。指导病人进行肢体功能锻炼，自主运动与被动运动相结合。用健侧肢体带动患侧肢体活动，促进肢体功能恢复，并教会其自我护理的方法。

（2）饮食与排便 加强营养，给予高蛋白、高维生素、高热量的饮食。多进食蔬菜、水果。保持大小便通畅，便秘时可使用缓泻药物。

（3）出院指导 ①继续肢体功能锻炼，注意劳逸结合。②保持情绪平稳，积极乐观。③颈髓肿瘤的病人，需带颈托2~3个月。④按时复查，有不适及时到医院就诊。

（周丽华）

目标检测

答案解析

一、简答题

1. 简述颅内肿瘤出现颅内压增高的临床表现。
2. 简述颅内肿瘤的并发症。

二、病例分析题

王女士，30岁，因“月经不规律1年，头痛伴视物模糊3天”入院。入院时体温36.8℃，脉搏80次/分，呼吸20次/分，血压150/90mmHg，1年前在无明显诱因下出现月经不规律，乳腺偶见少量乳汁分泌，3天前突发头痛、视物模糊，走路易与他人碰撞，口服药物症状未缓解。头部CT示鞍区占位性病变2cm×2cm，MRI示鞍区肿瘤，垂体6项检查提示泌乳素较正常增高3倍以上。

请思考：

（1）该病人可能的入院诊断是什么？依据有哪些？

（2）该病人可能存在哪些主要护理问题？

（3）目前该病人主要的护理措施有哪些？

书网融合……

本章小结

题库

第十六章　颈部疾病病人的护理

PPT

学习目标

知识目标：

1. 掌握　甲状腺功能亢进症、甲状腺癌、单纯性甲状腺肿的围手术期护理。

2. 熟悉　甲状腺功能亢进症、甲状腺癌的病理类型、临床表现和治疗原则。

3. 了解　颈部常见肿块的病因与临床表现。

技能目标：

学会应用护理程序为颈部疾病病人提供整体护理。

素质目标：

具备良好的职业素养，关爱、理解、尊重病人。

颈部疾病为普外科常见病，主要包括甲状腺疾病和颈部常见肿块。甲状腺疾病包括甲状腺功能亢进症、单纯性甲状腺肿、甲状腺腺瘤、甲状腺癌；颈部常见肿块包括淋巴结核、炎症、肿瘤等。甲状腺为人体最大的内分泌器官，当甲状腺发生病变时，会严重影响病人的身心健康。本章重点介绍甲状腺功能亢进症、单纯性甲状腺肿、甲状腺癌的围手术期护理。

案例引导

案例　张女士，35 岁，因“出现怕热多汗，食欲亢进，餐后易饥饿，不易入睡，伴情绪易激动、逐渐消瘦 3 个月余”入院。体格检查：病人颈部增粗，双侧甲状腺均肿大（Ⅱ°），T 37.5℃，P 100 次/分，BP 140/80mnHg，基础代谢率（BMR）为 +44%，^{131}I 摄取率 2 小时为 40%。

讨论：

1. 该病人最可能的临床诊断是什么？
2. 该病人目前主要的护理问题有哪些？
3. 针对该病人如何进行术前准备和术后护理？

第一节　甲状腺疾病

一、甲状腺功能亢进症

甲状腺功能亢进症（hyperthyroidism）简称甲亢，是由于各种原因导致的循环中甲状腺激素过多而出现以全身代谢亢进为主要特征的疾病的总称。以女性为多见。

【病因及分类】

按照甲亢的发病原因，分为以下 3 类。

1. 原发性甲亢　最常见，占 85% ~90%，多发生于 20 ~40 岁女性。目前认为是一种自身免疫性疾病，原因是其淋巴细胞产生的两类 G 类免疫球蛋白，即“甲状腺刺激免疫球蛋白”（thyroid stimulating immunoglobulin，TSI）和“长效甲状腺激素”（long acting thyroid stimulator，LATS）能抑制腺垂体分泌促甲状腺素（TSH），与甲状腺滤泡壁细胞膜上的 TSH 受体结合，使甲状腺分泌大量甲状腺素。因此，导致病人易发生甲状腺肿大并出现甲状腺功能亢进症的症状。腺体多呈弥漫性双侧对称性肿大，常伴有双侧眼球突出、胫前黏液性水肿，又称“突眼性甲状腺肿（exophthalmic goiter）”。

2. 继发性甲亢　较少见，常继发于结节性甲状腺肿，是指在结节性甲状腺肿的基础上出现甲亢，年龄大多在 40 岁以上。病人先有结节多年，以后逐渐出现功能亢进症状。腺体呈结节状肿大，两侧多不对称，无眼球突出表现，易发生心肌损害。

3. 高功能腺瘤　少见，指甲状腺内出现单个或多个不受脑垂体控制的自主性高功能结节，结节周围的甲状腺呈萎缩改变。甲亢的症状一般表现较轻，无眼球突出表现。

继发性甲亢和高功能腺瘤的发病原因可能均与结节本身自主性分泌紊乱有关，病因尚未完全明确。

【病理生理】

甲亢病人甲状腺腺体内出现血管增多、扩张，淋巴细胞浸润；滤泡壁细胞多呈高柱状并伴增生，并形成乳头状突起伸入滤泡腔内，致滤泡腔内胶质减少。

【临床表现】

由于甲状腺激素分泌增多和交感神经兴奋，病人可出现高代谢综合征和各系统功能受累。

1. 甲状腺肿大 呈弥漫性、对称性，质地不等，无压痛，多无局部压迫症状，腺体过大时可产生局部压迫症状。由于腺体内血管扩张、血流加速，触诊时可触及震颤，听诊时闻及血管杂音，尤其是在甲状腺上动脉进入上极处更为明显。

2. 交感神经功能亢进症状 表现为怕热、多汗、低热、皮肤潮湿、性情急躁、易激惹、失眠、双手颤动等。

3. 心血管功能改变 可表现为心悸、脉快有力，脉率常在100次/分以上，休息与睡眠时仍快，脉压差增大。合并甲状腺功能亢进症性心脏病时，可出现心律失常、心脏增大和心力衰竭。其中，脉率增快及脉压增大常作为判断病情严重程度和治疗效果的重要指标。

4. 突眼征 为原发性甲亢的特有眼征，表现为双侧眼球突出、眼裂增宽，严重者两眼内聚能力差，两眼不易闭合。眼征的严重程度并不能作为判断病情程度的指标。

5. 基础代谢率增高 表现为食欲亢进，餐后不久感饥饿，逐渐消瘦，易疲乏，疲乏程度与甲亢的临床表现严重程度平行。

6. 其他 生殖系统表现为月经失调和阳痿；消化系统表现为肠蠕动亢进和腹泻。有极少数病人伴有胫前黏液性水肿。

【辅助检查】

1. 基础代谢率测定 基础代谢率（BMR）是指人在基础状态下（环境温度为20~25℃，清晨、清醒、空腹和静卧且精神安定，没有进行任何活动之前）单位时间内的基础代谢。用基础代谢率测定器测定较为可靠。临床上常采用较简便的公式计算。计算公式为：基础代谢率（%）=（脉率+脉压）-111，正常值为±10%，+20%~+30%为轻度甲亢，+30%~+60%为中度甲亢，+60%以上为重度甲亢。

2. 实验室检查

（1）甲状腺摄^{131}I率测定 正常甲状腺24小时内摄取的^{131}I量为总入量的30%~40%，若2小时内甲状腺摄^{131}I总量超过25%，或24小时内超过50%，且吸收^{131}I高峰提前出现，都表示有甲亢，但不能反映甲亢的严重程度。

（2）血清T_3、T_4含量的测定 甲亢时血清中T_3上升较早而快，约高于正常值的4倍；T_4上升则较迟缓，仅高于正常的2.5倍，故测定T_3对甲亢的诊断更具有敏感性。

（3）血清促甲状腺素（TSH）测定 国际上公认的诊断甲亢的首选指标，可作为单一指标进行甲亢筛查。一般甲亢病人TSH<0.1mIU/L。但垂体性甲亢病人TSH不降低或升高。

（4）促甲状腺激素释放激素（TRH）兴奋试验 静脉注射TRH后，TSH不增高（阴性），则具有诊断意义。

3. 影像学检查

（1）B超 可判断甲状腺肿块的位置、大小和性质。

（2）甲状腺放射性核素扫描 对于诊断甲状腺自主高功能腺瘤有意义。

（3）眼部CT和MRI 可以排除其他原因所致的突眼，评估眼外肌受累的情况。

【治疗原则】

甲亢的治疗包括一般治疗和控制甲亢症候群的治疗。一般治疗包括适当休息、支持治疗、补充足够的热量以及营养。控制甲亢症候群的治疗包括非手术治疗和手术治疗。

1. 非手术治疗 主要包括抗甲状腺药物治疗、放射性^{131}I治疗。

2. 手术治疗 手术治疗是目前治疗中度以上甲亢的常用方法，大多的病人能获得痊愈，治愈率为90%~95%，主要缺点是有一定的并发症，少数病人会出现甲状腺功能减退和术后复发，术后复发率为4%~5%。

（1）手术适应证 ①继发性甲亢或高功能腺瘤。②腺体较大，伴有压迫症状，或胸骨后甲状腺肿。③中度以上的原发性甲亢经长期药物治疗无效或效果不佳者。④抗甲状腺药物、^{131}I治疗后复发者或坚持长期用药困难者。⑤妊娠早、中期的甲亢病人对甲亢药物控制不佳者，可以在妊娠中期（第13~24周）进行手术治疗，因甲亢对妊娠可造成不良影响（流产、早产等），或有可能加重甲亢的病情。

（2）手术禁忌证 ①症状较轻者。②青少年病人。③老年病人或有严重器质性疾病不能耐受手术治疗者。

（3）手术方式 据病人病情选择相应的手术方式，目前常采取双侧甲状腺次全切除术，或行单侧甲状腺全切除术，另一侧行次全切除术。

知识链接

腔镜下甲状腺微创手术治疗进展

腔镜下甲状腺微创手术，有多种入路方法选择，包括经胸乳、经口腔前庭、经腋窝或经锁骨下径路等，多采用充气手术，即持续灌注CO_2制造操作空间（压力控制在6~10mmHg），然后放置腔镜及器械，应用超声刀在颈阔肌深面进行分离以施行甲状腺手术，也可以使用特殊器械采用免充气的方式操作，近年来发展较快。腔镜甲状腺手术在颈前不留瘢痕，美容效果突出，尽管并非真正意义上的机体微创，但是对病人而言，心理上的微创当下可能更为病人所接受，尤其是年轻、有特殊职业要求的女性，手术视野因为腔镜的放大作用而更加清晰，术者操作技术熟练的情况下所需时间、出血量、术中喉返神经和甲状旁腺损伤的发生率均与常规手术相似。

【护理评估】

（一）术前评估

1. 健康史

（1）一般情况　询问病人基本情况及日常生活习惯，如饮食习惯、食欲、进食量与体重，了解有无吸烟、饮酒、咖啡和浓茶等习惯。

（2）家族史　了解病人有无甲状腺疾病家族史。

（3）既往史　了解病人既往健康状况，既往有无甲状腺肿块或甲状腺肿大史，有无其他自身免疫性疾病，有无甲状腺疾病的检查、用药或手术史等。近期有无感染、劳累、创伤或精神刺激等应激因素。

2. 身体状况

（1）症状和体征　了解病人甲状腺肿块的大小、形状、质地，有无触痛、震颤和血管杂音；了解病人全身身体状况，如病人有无怕热、多汗、多食易饿、体重下降、疲乏等代谢增高的症状；有无脉搏增快、心律失常、血压增高等心血管系统症状；有无易激动、注意力不集中、失眠、脾气暴躁、双手颤抖等交感神经兴奋的症状；有无眼球突出、瞳孔散大、眼裂增宽等眼征。

（2）辅助检查　了解病人的基础代谢率、甲状腺摄^{131}I率、血清T_3和T_4含量、血清TSH测定、B超等检查结果。

3. 心理－社会状况　了解病人的文化程度、职业、婚姻状况、相关知识的掌握情况及病人和家属对甲亢和甲亢手术的认识程度，关注病人的心理状态、情绪反应及社会支持状况，病人是否害怕手术而产生焦虑或恐惧心理，病人自身状况及家庭经济与社会支持情况，都会影响其对治疗和护理的配合，应做好相关评估及积极有效的沟通。

（二）术后评估

1. 手术情况　了解病人麻醉的方式与效果、手术种类、手术方式、手术经过是否顺利、术中出血与输血及用药情况、术中快速病理检查的结果。

2. 身体状况　了解病人生命体征、颈部情况、发音情况、切口敷料是否干燥及引流情况等；评估病人是否出现术后常见并发症，如切口内出血、颈部肿胀、呼吸困难和窒息、进食呛咳、喉返神经损伤、声音嘶哑、喉上神经损伤、手足抽搐和甲状腺危象等。

3. 心理－社会状况　了解病人和家属术后的心理状态，有无因自我形象紊乱、康复和预后等引起的心理问题。

【常见护理诊断/问题】

1. 营养失调：低于机体需要量　与甲亢所导致的高代谢状态有关。

2. 焦虑　与害怕手术、担心预后和环境改变有关。

3. 睡眠型态紊乱　与交感神经过度兴奋有关。

4. 清理呼吸道无效　与咽喉部及气管受刺激，分泌物增多、黏稠及切口疼痛有关。

5. 潜在并发症　呼吸困难和窒息、喉返神经损伤、喉上神经损伤、手足抽搐、甲状腺危象等。

【护理目标】

1. 病人营养状况改善，体重维持或增加。

2. 病人情绪稳定，焦虑减轻。

3. 病人睡眠逐渐改善。

4. 病人能有效清除呼吸道分泌物，保持呼吸道通畅。

5. 病人潜在并发症能被及时发现，能得到及时有效的处理。

【护理措施】

（一）术前护理

1. 一般护理

（1）环境与休息　保持病房环境整洁、安静、温度适宜、光线柔和，限制探视，帮助病人合理安排作息时间，避免精神紧张和注意力过度集中，保持夜间睡眠充足。

（2）饮食　予高热量、高蛋白、高维生素、易消化的饮食，忌吸烟、饮酒、咖啡和浓茶等刺激性食物，关注病人的营养状况，加强营养支持，纠正负氮平衡。勿进食富含粗纤维的食物，以免增加肠蠕动而导致腹泻，给予足够的液体摄入以补充出汗等丢失的水分，但有心脏疾病的病人应避免大量摄入水而增加心脏负荷，以免发生水肿和心力衰竭。每周测量体重1次，通过了解病人体重的变化来了解病人的营养状况。

（3）协助完善术前检查　包括颈部摄片，了解气管有无受压或移位；心电图检查；喉镜检查；B超检查；基础代谢率测定等。

2. 心理护理　随时掌握病人的情绪变化和心理状态，关爱、理解病人，耐心解答病人和家属提出的问题，满足病人的合理需求，鼓励病人以积极的心态面对自身的疾病，提高病人对疾病的认知水平和对手术治疗的信心，减轻压力，促使病人积极配合手术治疗和护理，以促进早期康复。

3. 药物准备　药物治疗的目的是降低基础代谢率，减轻甲状腺局部肿大和充血，降低术中及术后并发症的发生率，常用方法为以下3种。

（1）单用碘剂　碘剂的作用为抑制蛋白水解酶，减少甲状腺球蛋白的分解，抑制甲状腺激素的释放，使甲状腺腺体缩小、变硬，减轻局部充血，利于手术，可避免术后甲状腺危象并发症的发生。但由于碘剂能抑制甲状腺素的分泌而不能抑制其合成，因此，不准备手术治疗的甲亢病人不能服用碘剂。

给药方法：常采用的碘剂为复方碘化钾溶液，每日口服3次，第1天每次3滴，第2天每次4滴，逐日逐次增加1滴，至每次16滴为止，维持此剂量致症状稳定择期手术。注意服用复方碘化钾时宜用温水先稀释再服用，或者将其滴在饼干、面包等食物上一并服下，以保证剂量准确及减轻胃肠道不良反应。

（2）硫脲类药物加用碘剂　硫脲类抗甲状腺药物的主要作用是抑制甲状腺激素的合成，同时抑制外周组织的 T_4 转化为生物活性较强的 T_3，以降低血液循环中甲状腺刺激性免疫球蛋白的含量。服用硫脲类药物后必须加用碘剂，因硫脲类药物能使甲状腺肿大充血，手术时易出现出血情况，增加手术风险，加用碘剂可减少甲状腺的血流量，减少腺体充血，使腺体缩小变硬，利于手术顺利进行。服药期间宜严密观察药物疗效与不良反应。

给药方法：先服用硫脲类药物，待甲亢症状基本控制后停药，再加用碘剂服用1～2周后待甲亢症状基本控制后手术。有少数病人单服碘剂2周后效果不明显，可采取加服硫脲类药物，待甲亢症状控制、停用硫脲类药物后，再继续单独服用碘剂1～2周后再手术。

（3）普萘洛尔单用或合用碘剂　其中普萘洛尔属于非选择性β受体阻断剂，可起到降压、减慢心率、改善心肌供血不足的作用，联合应用普萘洛尔，有助于更好地改善病人心慌、心悸症状。对于不能耐受碘剂或硫脲类药物，或对此两类药物都不能耐受或无反应的病人，常采用普萘洛尔口服来替代抗甲状腺药物和碘剂做术前准备，目前采取单用普萘洛尔或与碘剂联合应用，每6小时服药1次，每次20～60mg，一般服用4～7天后脉率可降至正常水平。因普萘洛尔在体内的有效半衰期短为3～6小时，故最后一次口服要在术前1～2小时。此外，术前用药不能使用阿托品，以免引起心动过速加重病情。

术前甲亢病人症状控制的标准（手术时机）为：病人术前药物准备2～3周后，甲亢症状基本得到控制，表现为病人情绪平稳、睡眠好转、体重增加，BMR < +20%；腺体缩小变硬，脉率降低（稳定在90次/分以下）、脉压差恢复正常，便可择期进行手术。

4. 突眼护理　对突眼病人注意保护眼角膜，可戴墨镜或黑眼罩，以避免强光、风沙及灰尘的刺激，白天滴眼药水，睡前涂抗生素眼膏，以免角膜过度暴露后干燥受损，甚至发生溃疡。

5. 其他术前准备

（1）手术体位训练　目的是使病人能适应手术时体位，减轻疲劳和术后头痛、头晕、恶心、呕吐等不良反应。方法：指导病人术前行头低、颈过伸位训练，一般于术前2～3天开始，每天2～3次，餐后2小时进行，将病床放平，指导病人去枕平卧，将甲状腺体位训练枕垫入肩下，头低、肩高、颈部后仰，每日每次训练时间可逐渐延长，每次的体位训练时间可从30分钟逐渐增加至60分钟，以病人能耐受为宜。

（2）深呼吸和有效咳嗽训练　教会病人深呼吸和有效咳嗽的方法，利于术后保持呼吸道通畅。

（3）床单位及急救物品的准备　病人接入手术室后准备麻醉床，床旁备沙袋、气管切开包或环甲膜穿刺针、拆线缝合包、无菌手套、负压吸引装置、给氧装置、心电监护仪器等，以备术后急用。

（二）术后护理

1. 体位　全麻术后取去枕平卧位，病人清醒、血压平稳后取半坐卧位，以减少切口部位张力，利于切口渗出物的引流，利于呼吸。指导病人在床上变换体位并交代注意事项。

2. 饮食　术后6小时病人无恶心、呕吐等反应时，即可给予少量温水或凉水。若无呛咳、误咽等不适，可逐步给予便于吞咽的微温流质饮食，以后逐步过渡到半流质和软食到普食，注意忌过热饮食，以免手术部位血管扩张，加重切口渗血。少量多餐，注意营养补充，促进愈合。

3. 切口和引流护理　术后切口常规放置橡皮片或引流管引流24～48小时，沙袋加压12～24小时，注意观察并记录引流液的颜色、性质和量，保持引流通畅；观察病人切口敷料是否干燥，有无渗血、渗液，按时换药，及时更换浸湿的敷料并评估记录出血量。

4. 保持呼吸道通畅　指导鼓励和协助病人进行深呼吸和有效咳嗽，咳嗽时保持头颈部于舒适位置，用手固定颈部以保护切口减少局部震动而引起的疼痛；因切口疼痛而不敢或不愿意咳嗽排痰者，遵医嘱适当给予镇痛药；痰稠不易咳出者予以超声雾化吸入，使痰液稀释易于排出，必要时吸痰，注意避免引流管阻塞导致颈部血肿压迫气管引起呼吸不畅。

5. 用药护理　甲亢病人术后继续遵医嘱服用碘剂，予复方碘化钾溶液，每日口服3次，每次10滴，服用1周左右；或者每日口服3次，每次由16滴开始，逐日逐次减少1滴至每次3滴，直至病情平稳为止。术前口服普萘洛尔的病人，术后继续口服普萘洛尔4～7天。较年轻的病人术后需遵医嘱服用甲状腺素片，一般服用半年至1年时间，指导病人正确服用相关药物，告知注意事项。

6. 并发症的护理

（1）呼吸困难和窒息　是术后最危急的并发症，多发生于术后48小时内，表现为进行性呼吸困难、烦躁、发绀，甚至窒息。常见原因有：①切口内出血，术中止血不彻底或结扎线脱落所致切口内出血形成血肿，压迫气管。②喉头水肿，由于气管插管或手术创伤引起。③气管塌陷，因甲状腺体大部切除后，导致软化的气管壁失去支撑导致气管塌陷。④痰液堵塞气道。⑤双侧喉返神经损伤。术后需严密观察病情，观察有无痰液不易咳出、颈部肿胀不适、切口渗血等情况。一旦病人出现呼吸困难和窒息，应立即行床边急救，对症处理。如为切口内出血致血肿压迫者，需立即敞开伤口，去除血肿，结扎出血的血管予止血，若呼吸仍无改善则行气管切开、给氧，送手术室做进一步处理；如为喉头水肿，立即应用大剂量激素，必要时行环甲膜穿刺或气管切开；痰液堵塞气道者，予先吸痰，严重者行气管切开；如为气管塌陷者或双侧喉返神经损伤者，予气管切开。

（2）喉返神经和喉上神经损伤　一般是手术直接损伤，少数因血肿压迫或瘢痕组织牵拉引起。钳夹、牵拉或血肿压迫所致损伤多为暂时性的，经理疗等及时处理后，一般在3～6个月内可逐渐恢复。一侧喉返神经损伤引起声音嘶哑，可由健侧声带代偿，但不能恢复原音色；双侧喉返神经损伤可导致失声、严呼吸困难甚至窒息，宜立即行气管切开。喉上神经外支损伤，可致声调降低；内支损伤，易发生呛咳，一般经理疗后可自行恢复。

（3）手足抽搐　一般于术后24～48小时出现。多由于手术时甲状旁腺被误切、挫伤或其血液供应受累，致甲状旁腺功能低下，可出现血钙浓度下降、神经－肌肉应激性显著提高，引起手足抽搐。多数病人仅有面部、唇部或手足部的针刺感、麻木感或强直感，症状严重者可出现面肌和手足伴有疼痛的持续性痉挛，甚至可发生喉和膈肌痉挛，引起窒息死亡。术后需密切观察，一旦发生抽搐，应立即遵医嘱静脉注射10%葡萄糖酸钙或氯化钙10～20ml。症状轻者服用葡萄糖酸钙或乳酸钙2～4g，每日3次；症状较重或长期不能恢复者，可加服维生素D_3，每日5万～10万U，以促进钙在肠道内的吸收。口服双氢速变固醇（DT10）油剂亦可起到提高血钙含量，降低神经－肌肉应激性的作用。指导病人适当限制肉类、乳品和蛋类等含磷较高的食品，以免影响钙的吸收。做好定期血钙浓度的检测，及时调整钙剂的用量。

（4）甲状腺危象　多发生于术后12～36小时，是甲亢术后的严重并发症，是由于甲状腺素过量释放而导致暴发性肾上腺素能兴奋现象的出现，与术前药物准备不充分使甲亢症状未能很好控制及手术创伤致甲状腺素过量释放有关。表现为术后出现高热（>39℃）、脉快且弱（>120次/分）、大汗淋漓、烦躁不安、谵妄，常伴有呕吐、水样泻。若不及时处理，可迅速导致虚脱、休克、昏迷甚至死亡。因此，预防甲状腺危象并发症的发生关键在于做好充分的术前准备，待症状控制，手术时机成熟后再手术。

术后早期需严密观察病情变化，一旦发生甲状腺危象，立即通知医师并配合处理。处理方法：①碘剂，口服复方碘化钾溶液3～5ml，紧急时将10%碘化钠5～10ml加入10%葡萄糖500ml中静脉滴注，以降低循环血液中甲状腺素水平。②肾上腺素能阻滞剂，肌内注射利血平1～2mg，或普萘洛尔5mg加入葡萄糖溶液100ml中静脉滴注，以降低周围组织对甲状腺素的反应。③氢化可的松药物，每日200～400mg，分次静脉滴注，以拮抗应激反应。④降温，采取解热、冬眠药物或物理降温等综合措施，将病人体温保持在37℃左右。⑤镇静药物，常用苯巴比妥钠100mg，或冬眠合剂Ⅱ号半量肌内注射，每6～8小时给药1次。⑥补充能量，建立静脉通路，予静脉输注大量葡萄糖溶液。⑦给氧，给予氧气吸入，以减轻组织缺氧症状。⑧伴有心力衰竭者，需加用洋地黄制剂。

（三）健康教育

1. 心理支持　指导病人正确面对自身疾病，保持情绪平稳，自我控制不良情绪，保持心情愉悦、心境平和舒缓。

2. 休息与饮食　指导病人合理安排休息与饮食，嘱高蛋白、高热量、富维生素饮食，维持机体代谢需求。帮助病人树立战胜疾病的信心，鼓励病人尽可能做到生活自理，以促进康复。

3. 用药指导　指导病人正确服药的方法，告知其药物的作用与注意事项，如术后口服甲状腺素者，应在清晨餐前半小时空腹服用，以利药物吸收。

4. 复诊指导　嘱病人定期至医院复查，以了解甲状腺的功能，如出现心悸、手足震颤、抽搐等不适情况，及时来院就诊。

【护理评价】

1. 病人营养需求是否得到满足，能否维持标准体重。

2. 病人情绪是否稳定，焦虑是否减轻或消失。

3. 病人睡眠状况是否良好。

4. 病人术后是否能有效咳嗽、及时清除呼吸道分泌物，保持呼吸道通畅。

5. 病人术后有无发生并发症，或并发症是否得到及时发现和有效处理。

二、单纯性甲状腺肿

单纯性甲状腺肿（simple goiter）亦称为地方性甲状腺肿（endemic goiter）。在我国流行区域见多山各省，如云贵高原和陕西、山西、宁夏等地区的居民患此病居多。

【病因】

1. 甲状腺激素原料（碘）的缺乏 碘的缺乏是导致单纯性甲状腺肿的主要因素，由于原料“碘”的缺乏，无法合成足量的甲状腺素，促使腺垂叶促甲状腺激素的分泌增强，从而发生代偿性肿大，这种肿大实际上是甲状腺功能不足的表现。高原山区的井水和食物，所含碘量多不足，因此较多居民患有此病。如在该地区的食盐中加入极少量碘（每10～20kg食盐中加入1g碘化钠或碘化钾），可大大降低此病的发生率。

2. 甲状腺激素需要量的激增 在青春期、妊娠期、哺乳期和绝经期，身体的代谢旺盛，甲状腺激素的需要量激增，引起促甲状腺激素的分泌过多所致这是一种生理现象，常在生理期结束后自行缩小。

3. 甲状腺激素生物合成和（或）分泌障碍 于甲状腺激素生物合成和（或）分泌过程中某一环节出现障碍，导致血液中甲状腺激素减少，促甲状腺激素的分泌增加，促使甲状腺肿大。如致甲状腺肿物质中的过氯酸盐、硫氰酸盐、硝酸盐等可妨碍甲状腺摄取无机碘化物；磺胺类药、硫脲类药以及含有硫脲的蔬菜（萝卜、白菜）能阻止甲状腺激素的生物合成。同样，隐性遗传的先天缺陷如过氧化酶或蛋白水解酶等的缺乏，也能造成甲状腺激素生物合成或分泌的障碍，而引起甲状腺肿。

【病理生理】

单纯性甲状腺肿一般都发生在青春期，女性发病率略高于男性，在流行地区常好发于学龄期。其最显著的病变为滤泡的高度扩张，充满大量胶体，而滤泡壁细胞变为扁平。此现象显示为甲状腺功能不足，尽管镜下可看到局部的增生状态，但此种增生状态仅为代偿性的，不会引起甲亢现象。

单纯性甲状腺肿按照形态方面可分为弥漫性和结节性两种。前者多见于青春期，扩张的滤泡平均地散在于腺体的各部，甲状腺形状常正常且两侧对称。而后者多见于流行地区，扩张的滤泡集成一个或数个大小不等的结节，结节周围被有不甚完整的纤维包膜。结节性甲状腺肿经相当一段时期后，由于血液循环不良，在结节内常发生退行性变，引起囊肿形成（往往并发囊内出血）和局部的纤维化、钙化等。结节性肿大一侧较显著，囊肿样变结节若并发囊内出血，结节可在短期内增大。腺体表面较平坦，质软，随病人吞咽活动上下移动。

【临床表现】

单纯性甲状腺肿主要表现为甲状腺肿大及邻近器官受压症状，病人的基础代谢正常，一般不伴有全身症状。

1. 甲状腺肿大 早期双侧甲状腺成对称型，弥漫性肿大，质地柔软，表面光滑，肿大的线体可随吞咽而上下移动。

2. 压迫症状 单纯性甲状腺肿体积较大时，可压迫邻近器官而出现相应的症状和体征。①压迫气管：较常见，自一侧压迫，气管向对侧移位或变弯曲；自两侧压迫，气管变为扁平。由于气管内腔变窄，呼吸发生困难，尤其在胸骨后甲状腺肿时更严重。气管壁长期受压，可以软化塌陷，引起窒息。②压迫食管：较少见，胸骨后甲状腺肿可能压迫食管，引起吞咽时不适感，但不会引起梗阻症状。③压迫颈深部大静脉：可引起头颈部的血液回流困难，此种情况多见位于胸廓上口、大的甲状腺肿，尤其是胸骨后甲状腺肿。病人面部呈青紫色水肿，同时出现颈部和胸前表浅静脉的明显扩张。④压迫喉返神经：可引起声带麻痹（多为一侧），病人发音嘶哑。⑤压迫颈部交感神经节链：可出现引起霍纳（Horner）综合征，一般极少发生。

3. 并发症 结节性甲状腺肿可继发甲状腺功能亢进症，也有可能发生恶性变。

【辅助检查】

1. 影像学检查 颈部超声检查了解甲状腺大小，是诊断甲状腺肿方便、可靠的方法。颈部X线检查了解有无气管移位、气管软化，并可判断胸骨后甲状腺肿的位置及大小。CT或MRI检查可反映巨大甲状腺肿或胸骨后甲状腺肿的形态、大小及腺肿与周围组织的关系。

2. 实验室检查 血清TSH、T_3、T_4检测，单纯性甲状腺肿病人血清TSH、T_3、T_4水平正常。

【治疗原则】

1. 非手术治疗 生理性甲状腺肿一般不需要治疗，宜多食富含碘的食物。青春发育期的弥漫性单纯性甲状腺肿，不宜手术治疗，因手术不但妨碍了此时期甲状腺功能，且复发率甚高，可达40%。可给予干甲状腺素片，每日口服60～120mg，或左甲状腺素片，每日口服100～150μg，连服3～12个月，抑制腺垂体促甲状腺激素的分泌，以控制甲状腺肿。

2. 手术治疗 多采用甲状腺大部切除术。主要适用于以下情况：①巨大的单纯性甲状腺肿，影响工作和日常生活者。②压迫气管、食管、血管、神经等而引起临床症状者。③胸骨后甲状腺肿。④结节性单纯性甲状腺肿继发有功能亢进者或怀疑有恶性变者。

【护理措施】

（一）非手术治疗病人护理

1. 饮食　指导病人高碘饮食，尤其是针对甲状腺肿的流行地区需做到预防在先，强化宣教食用含碘盐的必要性与重要性，推广食用含碘盐，尤其女性在生理期宜多食紫菜、海带等含碘丰富的食物。

2. 用药护理　指导病人遵医嘱正确服用药物甲状腺素片，告知其药物治疗的作用及注意事项，不可随意增减药物或私自停药。

3. 定期复查　做好随访工作，告知病人按时到医院复查，因此病有继发性甲亢及恶性变的可能，做到早期发现，及时处理。

（二）手术治疗病人护理

病人术前和术后护理：参见本章甲状腺功能亢进症病人护理。

（三）健康教育

1. 疾病预防　对于甲状腺肿流行的地区，宜推广食用含碘盐，强化宣教食用含碘盐的重要性。告知女性在青春期、妊娠期、哺乳期、更年期，应多食海带、紫菜等含碘丰富的食物。

2. 用药指导　遵医嘱后续治疗，如服用甲状腺素片治疗的病人，应告知其严格按疗程服药及相关注意事项，定期来医院复诊，如在服药过程中出现食欲亢进、心慌、腹泻、出汗、呼吸急促等不适症状，应及时来院就诊。

三、甲状腺腺瘤

甲状腺腺瘤（thyroid adenoma）是最常见的甲状腺良性肿瘤，多见于40岁以下的女性。

【分类】

按病理类型可分为滤泡状和乳头状囊性腺瘤两种。前者较后者多见，周围有完整的包膜，且不易与乳头状腺癌区分。

【临床表现】

病人多数无不适症状，颈部可出现圆形或椭圆形结节，多为单发，表面光滑，稍硬，无压痛，边界清楚，随吞咽上下移动。腺瘤生长缓慢。若乳头状囊性腺瘤因囊壁血管破裂而发生囊内出血时，肿瘤可在短期内迅速增大，出现局部胀痛。

【辅助检查】

1. B超　可发现甲状腺肿块。伴囊内出血时，提示囊性变。

2. 放射性^{131}I或$^{99m}T_C$扫描　多表现为温结节，伴囊内出血时可为冷结节或凉结节，边缘一般较清晰。

【治疗原则】

甲状腺腺瘤有诱发甲亢和恶性变的可能，原则上应早期行包括腺瘤的患侧甲状腺大部或部分（腺瘤小）切除。切除的标本须行病理检查，以确定病变的性质。

【护理措施】

参见本章甲状腺功能亢进症病人护理。

四、甲状腺癌

甲状腺癌（thyroid carcinoma）是最常见的甲状腺恶性肿瘤，女性多于男性。除髓样癌外，约占全身恶性肿瘤的1%，大多数甲状腺癌起源于滤泡上皮细胞。

【病理分类】

1. 乳头状癌　占儿童甲状腺癌100%，占成人甲状腺癌60%，多见于21～40岁女性，恶性程度较低，生长较缓慢，一般为单发病灶，多无包膜，约1/3病人会累及双侧甲状腺，转移多限于颈部淋巴结，预后较好。

2. 滤泡状癌　常见于50岁左右的女性，约占甲状腺癌15%。中度恶性，发展较快，多为单发，有包膜。但不完整，有侵犯血管倾向，33%可经血行转移至肺、肝、骨及中枢神经系统，预后较乳头状癌差。

3. 未分化癌　多见于70岁左右的老年人，占甲状腺癌5%～10%。高度恶性，发展迅速，约50%早期便有颈淋巴结转移，或侵犯喉返神经、气管或食管，常经血行转移至肺、骨等处，预后很差。

4. 髓样癌　常有家族史，约占甲状腺癌7%。来源于滤泡旁细胞（C细胞），分泌大量降钙素。恶性程度中等，较早出现淋巴结转移，晚期可有血行转移，预后较乳头状癌及滤泡癌差，但较未分化癌好。

【临床表现】

1. 甲状腺肿块　是甲状腺癌病人早期常见的症状，随着病程的进展，肿块逐渐增大、质硬、表面高低不平，后期肿块较固定，病人做吞咽运动时肿块上下移动度减小。

2. 压迫症状　晚期癌肿常因压迫喉返神经、气管或食管而出现声音嘶哑、呼吸困难或吞咽困难；若压迫颈交感神经节链，可产生霍纳（Horner）综合征；若颈丛神经浅支受侵，可有耳、枕、肩等部位的疼痛。

3. 转移症状　可有颈淋巴结转移及远处脏器转移，如扁骨（颅骨、椎骨、胸骨、盆骨等）和肺等。未分化癌上述症状发展迅速，并侵犯周围组织，可较早出现颈部淋巴结转移。

4. 其他症状　如髓样癌组织可产生激素样活性物质（5-羟色胺和降钙素等），病人可出现腹泻、心悸、颜面潮红和血钙降低等症状，并伴有其他内分泌腺体的增生，如嗜铬细胞瘤、甲状旁腺增生等。

【辅助检查】

1. 影像学检查 ①B超：可区分结节的实体性或囊肿性，结节若为实体性并呈不规则反射，则恶性可能大，是诊断分化型甲状腺癌的首选方法。②X线：胸部及骨骼摄片可了解有无肺及骨转移；颈部摄片可了解有无气管移位、狭窄、肿块钙化及上纵隔增宽。若甲状腺部位出现细小的絮状钙化影，可能为癌。

2. 细针穿刺细胞学检查 将细针自2~3个不同方向穿刺结节并抽吸、涂片。此法诊断正确率可达80%以上。

3. 放射性核素 甲状腺癌的放射性^{131}I或$^{99m}T_C$扫描多提示为冷结节，边缘一般较模糊。

4. 血清降钙素测定 有助于诊断髓样癌。

【治疗原则】

手术治疗是各型甲状腺癌（除未分化癌）的基本治疗方法。根据病人情况再辅助内分泌及放射外照射等综合疗法。

1. 手术治疗 包括甲状腺本身的切除及颈淋巴结的清扫。范围最小的为单侧腺叶加峡部切除，最大至甲状腺全部切除，可据病人病情及病理类型决定是否加行颈部淋巴结清扫术或放射性碘治疗等，治疗的效果与肿瘤的病理类型相关。

2. 非手术治疗

（1）内分泌治疗 甲状腺癌次全或全切除者需终身服用甲状腺素片，以预防甲状腺功能减退及抑制TSH。剂量以保持TSH低水平但不引起甲亢为原则。

（2）放射性核素治疗 术后^{131}I治疗适用于45岁以上乳头状腺癌、滤泡状腺癌、多发性病灶、局部浸润性肿瘤及存在远处转移者。

（3）放射外照射治疗 主要用于未分化型甲状腺癌。

【护理措施】

（一）非手术治疗护理/术前护理

1. 心理护理 进行有效沟通，关爱、体贴、理解病人，告知病人甲状腺癌的相关知识，告知手术的必要性和重要性、手术方式、术后恢复过程及预后情况，消除其顾虑，减轻焦虑、恐惧。

2. 一般护理 做好术前检查及准备。指导并协助病人练习手术时体位，将体位训练枕垫于肩下，保持头低、颈过伸位（参见本章甲状腺功能亢进症病人护理）；嘱病人戒烟、酒，避免食用辛辣等刺激性食物等；做好皮肤准备，必要时剃除病人耳后毛发，以便行颈部淋巴结清扫术；术前晚可根据病人情况遵医嘱予以镇静安眠类药物，使其身心得到充分休息，以最佳的状态接受手术。

（二）术后护理

1. 体位 病人回病房后取去枕平卧位；病人麻醉作用消失、清醒、生命体征平稳后，改半卧位，以利于引流和呼吸。

2. 观察病情 监测生命体征，严密观察病情变化，注意观察有无并发症的出现，如呼吸困难或窒息、声音改变（嘶哑、音调降低或失声）、误咽、呛咳、手足抽搐等，对合并甲亢者，还应注意观察有无甲状腺危象的表现，一旦发生以上异常情况，及时协助处理。

3. 饮食护理 若病人麻醉清醒、生命体征平稳，一般于术后6小时给予流质饮食，如少量温凉水，逐步过渡为半流质、软食至普食。忌过热饮食，以免食物过热引起手术部位血管扩张而加重切口渗血。

4. 切口和引流管护理 密切观察切口敷料有无渗血情况，及时发现及时更换敷料并评估、记录出血量；如术后带有颈部引流管，需常规连接一次性负压引流球（瓶），并妥善固定，保持术后引流管通畅和有效负压吸引，观察引流液的颜色、量和性质，一般术后持续引流时间为24~48小时。

5. 术后并发症的护理 常见的并发症为：呼吸困难和窒息；喉返神经损伤；喉上神经损伤；手足抽搐。其中，呼吸困难和窒息是最危急的并发症，术后需做到密切观察与及时有效的处理。以上各并发症的具体观察与护理，参见本章甲状腺功能亢进症病人护理。

6. 特殊用药护理 病人行甲状腺全切除术后，需遵医嘱口服甲状腺素制剂进行替代疗法，嘱其坚持终身服用。

（三）健康教育

1. 功能锻炼 术后早期卧床期间，指导病人床上变换体位，头颈部在制动一段时间后，可逐步开始进行颈部功能锻炼活动，以促进颈部功能的恢复。颈淋巴结清扫术的病人，因斜方肌不同程度受损，需在切口愈合后指导病人进行肩关节和颈部的功能锻炼，嘱病人随时注意保持患侧肩部高于健侧，防止肩下垂。功能锻炼应至少持续至出院后3个月。

2. 心理调适 甲状腺癌的预后与病理类型有关，不同的病理类型预后不同，指导病人改善不良情绪，保持心情舒畅，积极配合后续治疗和复诊。

3. 出院指导 指导病人正确用药，嘱遵医嘱坚持长期服用甲状腺素制剂行替代疗法，告知其必要性及注意事项，不可随意减量或停药，以防肿瘤复发；遵医嘱按时行放射性核素治疗；定期复诊，首次复诊时间为术后1个月，如有不适及时来医院检查处理。

第二节　颈部常见肿块

颈部常见肿块可以是颈部或非颈部疾病的共同表现。据统计，甲状腺疾病及炎症、恶性肿瘤、先天性疾病和良性肿瘤各占颈部肿块的1/3。

【病因及临床表现】

1. 颈淋巴结结核（tuberculous cervical lymphadenitis） 多见于儿童和青年，可在抵抗力低下时发病，结核分枝杆菌大多经扁桃体、龋齿侵入，近5%继发于肺和支气管结核病变。表现为颈部一侧或双侧出现多个大小不等的肿大淋巴结，一般位于胸锁乳突肌的前、后缘。初发时肿大的淋巴结较硬，无痛，可推动。若病情继续发展，各个淋巴结可融合成团或形成串珠状肿块，最后发生干酪样坏死、液化，形成寒性脓肿，破溃后形成经久不愈的窦道或慢性溃疡。少数病人有低热、盗汗、食欲缺乏、消瘦等全身症状。

2. 慢性淋巴结炎（chronic lymphnoditis） 常继发于头、面、颈部炎性病灶。肿大的淋巴结常散见于颈侧区或颌下、颏下区，略硬、表面光滑、能活动，可有或无压痛。应注意与恶性病变鉴别。

3. 转移性肿瘤（metastatic tumor） 占颈部恶性肿瘤的3/4，在颈部肿块发病率中仅次于慢性淋巴结炎和甲状腺疾病，常见原发病灶有口腔、鼻咽部、甲状腺、肺、纵隔、乳房、胃肠道、胰腺等处。肿瘤来源最常见为鼻咽癌和甲状腺癌转移，锁骨上窝转移性肿瘤的原发病灶大多位于胸腹部，而来源于胃肠道、胰腺的癌肿则多经胸导管转移至左锁骨上淋巴结。肿瘤转移性淋巴结坚硬，初起常为单发、无痛，尚可被推动；以后迅速增大，肿块呈结节状、表面不平、固定，且伴局部或放射性疼痛；晚期肿块可发生坏死、破溃、感染和出血，分泌物带有恶臭。

4. 恶性淋巴瘤（malignant lymphoma） 包括霍奇金病和非霍奇金淋巴瘤，是来源于淋巴组织恶性增生的实体瘤，多见于男性青壮年。肿大淋巴结常先出现于颈侧，散在、稍硬、尚活动、无压痛；继之淋巴结逐渐融合成团，伴腋窝、腹股沟等全身淋巴结肿大、肝脾大、发热，病情发展迅速。

5. 甲状腺舌管囊肿（thyrohyoid cyst） 多见于15岁以下儿童，是与甲状腺发育有关的先天性畸形。表现为颈前区中线、舌骨下方的1～2cm圆形肿块，边界清楚，表面光滑，无压痛，并随吞咽或伸、缩舌而上下移动。囊肿可多年无变化也无症状；若并发感染，可出现红、肿、热、痛及全身感染症状。感染性囊肿破溃后，可形成经久不愈的瘘管。

【辅助检查】

1. 实验室检查 血常规、肿瘤标记物测定，以区别恶性肿瘤与炎性肿块。颈淋巴结结核可见血红细胞沉降率加快。

2. 影像学检查 X线、B超、CT、动脉造影及MRI等，可助于胸、腹腔肿瘤的诊断。

3. 内镜检查 纤维胃镜、结肠镜等，可同时取组织标本做病理学检查，以发现胃肠道早期病变。

4. 肿块穿刺或活组织检查 行病理学检查可明确诊断。

【治疗原则】

颈部常见肿块的处理原则视其性质而定。

1. 结核

（1）全身治疗　包括加强营养、注意休息、和抗结核药物治疗等综合措施。

（2）局部治疗　①无继发感染的窦道或溃疡行刮除术并开放引流。②少数局限、较大、可推动的淋巴结可手术切除。③寒性脓肿尚未破溃可穿刺抽脓，再注入抗结核药物，每周2次。④寒性脓肿继发化脓性感染者，先行切开引流，待感染控制后，必要时再行刮除术。若病人治疗及时有效，病变可停止发展并钙化。

2. 炎症 慢性淋巴结炎可不需要治疗，重点是控制原发炎症病灶。

3. 肿瘤 以早期手术为原则，但恶性淋巴瘤的治疗方法以放、化疗为首选，如疑为转移性肿瘤，必要时行早期病理学检查，早诊断、早治疗。

4. 先天性畸形 手术切除囊肿及其残留的管状结构，如合并急性感染者，需在控制感染后再行手术。

【护理措施】

告知病人颈部常见肿块的特点及治疗方法，鼓励病人以积极的心态配合治疗护理，若术后病人需密切观察切口情况，保持切口敷料清洁干燥。

（周丽华）

目标检测

答案解析

一、简答题

1. 简述甲亢病人术前药物准备的手术时机。
2. 简述甲亢病人的手术禁忌证。

二、病例分析题

王女士，38 岁。主诉近期消瘦明显，食后不久感饥饿，怕热、好出汗，伴心慌不适、失眠、脾气暴躁，体检：颈部增粗，双侧甲状腺肿大，质软，双手震颤，心率 115 次/分，基础代谢率（BMR）为 +45%。

请思考：

（1）该病人临床最可能的诊断是什么？

（2）该病人术后最危急的并发症是什么？

（3）发生上述并发症的主要原因是什么？该如何紧急处理？

书网融合……

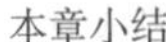

本章小结

题库

第十七章　乳房疾病病人护理

PPT

学习目标

知识目标：

1. **掌握**　乳腺癌、急性乳腺炎的病因、临床表现、处理原则和护理措施。
2. **熟悉**　乳腺囊性增生病、乳房纤维腺瘤和乳管内乳头状瘤的临床特点、处理原则及护理措施。
3. **了解**　乳房疾病的病理生理。

技能目标：

1. 熟练掌握乳房检查、术后上肢功能锻炼的技能。
2. 学会应用护理程序为乳房疾病病人提供整体护理。

素质目标：

具备良好的人文关怀及共情能力。

乳房疾病是女性常见病，包括乳房肿瘤、感染、组织结构异常。其中，乳腺癌的发病率占女性恶性肿瘤的第一位。由于乳房是女性的第二性征器官，因此当乳房发生疾病，不仅会影响到女性的生理健康，也会对其心理产生较大影响。本章重点介绍乳腺癌、乳腺囊性增生病、急性乳腺炎的围手术期护理。

案例引导

案例　王女士，48岁。1周前洗澡时无意中发现右侧乳房有一花生米大小无痛性肿块。体格检查：右侧乳房外上象限触及1.2cm×0.8cm×0.5cm肿块，质硬，边界不清，活动度尚可。B超显示双乳增生伴右乳实质占位性病变（BI－RADS 4b类）。初步怀疑为乳腺癌。入院后，病人情绪低落，常暗自哭泣，担心治疗效果及未来家庭生活和工作。

讨论：

1. 该病人目前主要的护理问题及手术后可能面临的问题有哪些？
2. 如何针对该病人的护理问题采取相应的护理措施？

第一节　乳房肿瘤

女性乳房肿瘤的发病率较高，良性肿瘤中以纤维腺瘤（fibroadenoma）最多，约占良性肿瘤75%，其次为乳管内乳头状瘤（intraductal papilloma），约占良性肿瘤的20%；恶性肿瘤中绝大多数是乳腺癌（breast cancer），约占恶性肿瘤的98%，肉瘤少见，约占2%。男性乳腺癌极少见，发病率约为女性的1%。

一、乳腺癌

乳腺癌是女性最常见的恶性肿瘤，占全身恶性肿瘤的7%～10%，发病呈逐年上升趋势。北美地区乳腺癌的发病率最高非洲、亚洲、南美等地区的发病率低。但在我国的部分大城市，乳腺癌已占女性恶性肿瘤的首位。乳腺癌的发病人群以45～50岁的女性居多，且有年轻化趋势。

【病因】

乳腺癌的发病原因尚不清楚，目前认为与下列因素有关。

（1）内分泌激素　雌酮和雌二醇与乳腺癌的发生直接相关。20岁以前本病少见，20岁以后发病率逐渐上升，45～50岁较高，绝经后发病率继续上升，可能与年老者雌酮含量升高相关。与西方国家相比，我国乳腺癌的高发年龄更年轻化。

（2）家族史　一级亲属中有乳腺癌病史者，发病风险是普通人群的2～3倍。

（3）月经婚育史　月经初潮年龄早、绝经年龄晚、不孕、初次足月产年龄较大及未哺乳者发病机会增加。

（4）饮食与营养　营养过剩、肥胖、高脂肪饮食可增加乳腺癌的发病机会。

（5）环境因素和生活方式　如北美、北欧地区乳腺癌的发病率为亚洲地区的4倍，而低发地区居民移居到高发地区后，第二、三代移民的发病率逐渐升高。

（6）乳房良性疾病　与乳腺癌的关系尚有争论，多数认为，乳腺小叶上皮高度增生或不典型增生可能与乳腺癌发病有关。

【病理生理】

1. 病理类型　乳腺癌的病理分型方法有多种，目前国内多采用以下分型。

（1）非浸润性癌　此型属早期，预后较好。包括导管内癌（癌细胞未突破导管壁基底膜）、小叶原位癌（癌细胞未突破末梢乳管或腺泡基底膜）及乳头湿疹样乳腺癌（除伴发浸润性癌者）。

（2）浸润性特殊癌　此型一般分化较高，预后尚好。包括乳头状癌、髓样癌（伴大量淋巴细胞浸润）、小管癌（高分化腺癌）、腺样囊性癌、黏液腺癌、大汗腺样癌、鳞状细胞癌等。

（3）浸润性非特殊癌　此型是乳腺癌中最常见的类型，约占80%，但判断预后尚需结合其他因素。包括浸润性小叶癌、浸润性导管癌、硬癌、髓样癌（无大量淋巴细胞浸润）、单纯癌、腺癌等。

（4）其他罕见癌　如炎性乳腺癌，预后差。

2. 转移途径

（1）局部扩展　细胞沿导管或筋膜间隙蔓延，继而侵及Cooper韧带和皮肤。

（2）淋巴转移　乳房淋巴网非常丰富，淋巴液输出途径主要有：①乳房淋巴液大部分流至腋窝淋巴结，部分乳房上部淋巴液可直接流向锁骨下淋巴结。②部分乳房内侧淋巴液通过肋间淋巴管流向胸骨旁淋巴结。③两侧乳房间皮下有交通淋巴管。④乳房深部淋巴网可沿腹直肌鞘和肝镰状韧带通向肝脏。其中以第一条途径最多见，这也是乳腺癌病人淋巴结转移最常见于腋窝的原因。

（3）血行转移　癌细胞可经淋巴途径进入静脉，也可直接侵入血液循环而致远处转移。最常见的远处转移依次为骨、肺、肝。有些乳腺癌早期已有血运转移。

【临床表现】

1. 早期表现　早期病侧乳房出现无痛、单发的小肿块。肿块质硬，表面不光滑，与周围组织分界不清，且不易被推动。病人常无自觉症状，肿块多在洗澡、更衣时无意被发现。肿块多见于乳房外上象限，其次是乳头、乳晕和内上象限。少数病人伴有单侧乳头血性或棕红色溢液。

2. 进展期表现　随着肿瘤的增大，可引起乳房外形改变。乳房局部隆起；邻近乳头或乳晕的癌肿可侵入乳管使之缩短，将乳头牵拉向癌肿一侧，进而使乳头扁平、回缩、凹陷。若累及乳房悬韧带（Cooper韧带），可使之缩短，引起乳房表面皮肤凹陷，形成“酒窝征”。当癌肿继续增大，癌细胞可阻塞于皮下、皮内淋巴管引起淋巴回流障碍，出现真皮水肿，乳房皮肤出现“橘皮样”改变。

3. 晚期表现　乳腺癌发展至晚期，可侵入胸肌筋膜、胸肌，以致癌肿固定于胸壁而不易推动。如癌肿侵及皮肤，可出现多个坚硬小结，形成“卫星结节”围绕原发病灶。有时癌肿侵及皮肤可破溃形成溃疡，伴有恶臭和出血。癌肿侵及胸壁可使胸壁紧缩呈“铠甲”状，使呼吸受限。

4. 转移征象　最初的淋巴转移部位多为患侧腋窝淋巴结，肿大的淋巴结质硬、无痛、可推动，以后数目增多，可融合成团，甚至与皮肤或深部组织粘着。肺转移可出现胸痛、气急；骨转移可出现局部疼痛、病理性骨折；肝转移可出现肝大、黄疸等。此外，晚期乳腺癌病人可出现消瘦、乏力、贫血、发热等恶病质表现。

5. 特殊乳癌表现　有些类型乳腺癌的临床表现与一般乳腺癌表现不同，如炎性乳癌（inflammatory breast carcinoma）和乳头湿疹样乳腺癌（Paget′s carcinoma of the breast）。炎性乳腺癌少见，特点是发展迅速，预后差。局部皮肤可呈炎症样表现，皮肤发红、水肿、增厚、粗糙、表面温度升高。乳头湿疹样乳腺癌少见，恶性程度低，发展慢。乳头有瘙痒、烧灼感，以后出现乳头和乳晕皮肤粗糙、糜烂如湿疹样。部分病人于乳晕区可扪及肿块。

【辅助检查】

1. X线　常用方法是乳房钼靶X线摄片（radiography with molybdenum target tube），诊断正确率可达90%以上，其致癌危险性接近自然发病率。钼靶X线穿透性较弱，便于区别乳房内各种密度的组织，可发现较小肿块和钙化灶，并能较为清晰地观察乳房的形态和结构。

2. B超　主要用来区别囊性或实性病灶。B超结合彩色多普勒检查可显示乳腺肿块内部及其周围的血液供应情况，用以鉴别乳腺肿块性质。

3. MRI　当乳腺X线摄影或超声检查发现病变但不能确定其性质时，可以考虑采用MRI进一步检查。由于MRI对乳腺癌检出的高敏感性，有助于发现其他影像学检查不能发现的多灶和多中心性肿瘤，有助于显示和评价肿瘤对皮肤、胸肌筋膜、胸大肌及胸壁的浸润情况。

4. 活组织病理检查　是确定肿块性质最可靠的方法。目前常用空芯针穿刺活检、真空辅助活检和钢丝定位手术活检等。必要时可将肿块连同周围组织一并切除，做冰冻活检或快速病理检查。前哨淋巴结活检术可判断腋淋巴结是否有肿瘤转移。

知识链接

中国女性乳腺癌筛查

提高早期乳腺癌及其癌前病变的检出率并进行及时有效的治疗是改善乳腺癌预后、降低乳腺癌死亡率的重要措施。一般风险人群45~70岁应进行乳腺癌筛查。高风险人群宜从40岁开始进行乳腺癌筛查。

1. 一般风险人群　筛查措施为：①每1~2年应进行一次乳腺超声检查；②如不具备乳腺超声检查条件，宜使用乳腺X线摄影检查。

2. 高风险人群　筛查措施为：①每年应进行一次乳腺超声联合乳腺X线摄影检查；②对于不具备乳腺X线摄影检查条件的地区，宜选择乳腺超声进行检查；③对于检测为BRCA1/2突变携带者，宜使用乳腺超声联合乳腺X线摄影进行检查后，加用乳腺核磁检查。

【临床分期】

乳腺癌分期方法很多，现多数采用国际抗癌协会建议的T（原发癌瘤）、N（区域淋巴结）、M（远处转移）分期法。内容如下：

T_0：原发癌瘤未查出。

Tis：原位癌（非浸润性癌及未查到肿块的乳头湿疹样乳腺癌）。

T_1：癌瘤长径≤2cm。

T_2：2cm<癌瘤长径≤5cm

T_3：癌瘤长径>5cm。

T_4：癌瘤大小不计，但侵及皮肤或胸壁，炎性乳腺癌亦属之。

N_0：同侧腋窝无肿大淋巴结。

N_1：同侧腋窝有肿大淋巴结，尚可推动。

N_2：同侧腋窝肿大淋巴结彼此融合，或与周围组织粘连。

N_3：有同侧胸骨旁淋巴结转移，有同侧锁骨上淋巴结转移。

M_0：无远处转移。

M_1：有远处转移。

根据以上情况进行组合，可把乳腺癌分为以下各期：

0期：$TisN_0M_0$

Ⅰ期：$T_1N_0M_0$

Ⅱ期：$T_{0-1}N_1M_0$，$T_2N_{0-1}M_0$，$T_3N_0M_0$

Ⅲ期：$T_{0-2}N_2M_0$，$T_3N_{1-2}M_0$，T_4任何NM_0，任何TN_3M_0

Ⅳ期：包括M_1的任何TN

分子生物学研究表明，乳腺癌是异质性疾病，存在不同的分子亚型，且分子分型与临床预后密切相关。目前国际上采用4种标志物（ER、PR、HER2和Ki-67）进行乳腺癌分子分型。

【治疗原则】

乳腺癌的治疗采用以手术治疗为主，辅以化疗、放疗、内分泌治疗以及生物治疗的综合治疗策略。

1. 手术治疗　近年来大量研究证实乳腺癌自发病开始即是一个全身性疾病，因而主张缩小手术范围，加强术后综合辅助治疗。

（1）保留乳房的乳腺癌切除术（lumpectomy and axillary dissection）　手术目的是完整切除肿块，要确保切除肿块的边缘无肿瘤细胞浸润，术后必须辅以放疗。适合于临床Ⅰ期、Ⅱ期的乳腺癌病人，利于改善外形。

（2）乳腺癌改良根治术（modified radical mastectomy）　有两种术式，一是保留胸大肌，切除胸小肌；二是保留胸大、小肌。是目前Ⅰ期、Ⅱ期乳腺癌常用的手术方式。

（3）乳腺癌根治术（radical mastectomy）和乳腺癌扩大根治术（extensive radical mastectomy）　手术切除范围包括整个乳房、胸大肌、胸小肌、腋窝及锁骨下淋巴结。扩大根治术还需同时切除胸廓内动、静脉及其周围淋巴结（即胸骨旁淋巴结）。此两种术式现已较少使用。

（4）全乳房切除术（total mastectomy）　手术范围必须切除整个乳房，包括腋尾部及胸大肌筋膜。该术式适用于原位癌、微小癌及年迈体弱不宜行根治术者。

（5）腋淋巴结清扫术（axillary lymph node dissection）　对临床腋淋巴结阳性的乳腺癌病人常规行腋淋巴结清扫术，对临床腋淋巴结阴性的乳腺癌病人，可先行前哨淋巴结活检术。前哨淋巴结是指接受乳腺癌病灶引流的第一站淋巴结，对前哨淋巴结阴性的乳腺癌病人可不常规作腋淋巴结清扫。

目前尚无任何一种手术方式能够适合各种情况的乳腺癌。手术方式的选择还应根据疾病分期、病理分型及辅助治疗的条件而定，同时要结合病人本人的意愿。

2. 化学治疗（chemotherapy）　乳腺癌是实体瘤中应用化疗最有效的肿瘤之一，化疗在乳腺癌的整个治疗中占有重要的地位，是必要的辅助治疗方法，可降低术后复发率。对于浸润性肿瘤>2cm、淋巴结阳性、激素受体阴性、HER2阳性、组织学分级3级者，适宜应用术后辅助化疗。辅助化疗应于术后早期应用，给予4~8个疗程（对应于不同化疗方案）。术前化疗又称新辅助化疗，多用于局部晚期的病人，目的在于缩小肿瘤，提高手术成功机会及探测肿瘤对药物的敏感性。

3. 放射治疗（radiotherapy） 是乳腺癌局部治疗的方法之一，在保留乳房的乳腺癌手术后，放疗是重要的组成部分，可降低局部复发率。术后在肿块切除部位、锁骨上、胸骨旁以及腋窝等区域进行照射。单纯乳房切除术后可结合病人年龄、疾病分期分类等情况，决定是否应用放疗。

4. 内分泌治疗（endocrinotherapy） 对激素依赖性肿瘤（乳腺癌细胞中雌激素受体ER含量高者），对内分泌治疗有效。而激素非依赖性肿瘤（ER含量低者），对内分泌治疗效果差。因此，对手术切除标本除常规做病理检查外，还应测定雌激素受体（ER）和孕激素受体（PR）。激素受体阳性者优先应用内分泌治疗，阴性者优先应用化疗。

内分泌治疗的一个重要进展是他莫昔芬（tamoxifen）的应用。他莫昔芬属于非甾体激素的抗雌激素药物，其结构式与雌激素相似，可在靶器官内与雌二醇争夺ER，抑制肿瘤细胞生长，从而降低乳腺癌术后复发及转移，减少对侧乳腺癌的发生率。适用于ER、PR阳性的乳腺癌病人。疗程5～10年。该药安全有效，不良反应有潮热、出汗、恶心、呕吐、静脉血栓形成、眼部副作用、阴道干燥或分泌物增多。近年来发展的芳香化酶抑制剂如来曲唑、阿那曲唑、依西美坦等能抑制肾上腺分泌的雄激素转变为雌激素过程中的芳香化环节，从而降低雌二醇水平，用于绝经后激素受体阳性乳腺癌效果优于他莫昔芬，常见有骨痛、乏力等骨相关副作用。

5. 生物治疗 目前临床推荐使用通过转基因技术制备的曲妥珠单抗注射液（赫赛汀），对HER2过度表达的乳腺癌病人有良好效果。可降低乳腺癌病人术后的复发转移风险，延长无病生存期。

【护理评估】

（一）术前评估

1. 健康史

（1）一般情况　评估病人的年龄、职业、文化程度、月经史、婚育史、哺乳史、饮食习惯与生活环境等。

（2）家族史　母亲或姐妹（直系亲属）中有无乳腺癌病史。

（3）既往史　既往有无患乳房良性肿瘤。

2. 身体状况

（1）症状和体征　评估有无乳房肿块；肿块的大小、质地和活动度，与深部组织的关系，表面是否光滑、边界是否清楚；乳房有无外形改变，有无癌症局部和远处转移的征象。全身的营养状况以及心、肺、肝、肾等重要器官的功能状态。

（2）辅助检查　包括特殊检查及与手术耐受性有关的检查结果。

3. 心理－社会状况 评估病人有关疾病的知识掌握状况，对疾病的看法、认识、反应及适应水平，家庭经济与社会支持情况。应注意评估病人对疾病和手术导致自身形象变化的认识和反应。

（二）术后评估

1. 手术情况 了解病人手术和麻醉情况，术中出血、输血、用药情况及术后诊断。

2. 身体状况 评估术后生命体征，切口及引流管情况；皮瓣和切口愈合情况；有无皮下积液；患侧上肢有无水肿，肢端血液循环情况。

3. 心理－社会状况 了解病人有无担忧、焦虑等情绪；患肢功能锻炼计划的实施情况及肢体功能恢复情况；病人对康复期保健和疾病相关知识的了解和掌握程度。

【常见护理诊断/问题】

1. 体象紊乱 与乳腺癌切除术后造成乳房缺失和术后瘢痕形成有关。

2. 有组织完整性受损的危险 与留置引流管、患侧上肢淋巴引流不畅、头静脉被结扎、腋静脉栓塞或感染有关。

3. 知识缺乏 缺乏有关疾病康复的相关知识。

【护理目标】

1. 病人情绪稳定，能够主动应对自我形象的变化。
2. 手术创面愈合良好，患侧上肢肿胀减轻或消失。
3. 病人能复述术后身体康复的知识且能正确进行功能锻炼。

【护理措施】

（一）术前护理

1. 心理护理 乳腺癌病人不仅要经受恶性肿瘤的打击，还有受不确定的疾病预后、身体外形改变、各种复杂而痛苦的治疗、婚姻及家庭生活可能受到影响等问题的影响而产生焦虑、恐惧、沮丧等不良心理反应。应多与病人进行沟通，鼓励病人说出自己的感受，注意激发病人的各种积极力量，树立战胜自我、战胜疾病的信心。向病人及家属解释手术方法，告知其术前、术后注意事项，耐心回答病人的问题，解除其思想顾虑。告知病人乳房重建的可能性，介绍义乳的佩戴方法。

2. 术前准备 做好术前常规检查和准备。妊娠期及哺乳期的病人，应立即停止妊娠或哺乳，以减轻激素的影响。

（二）术后护理

1. 体位 术后麻醉作用消退、意识清醒、血压平稳后，取半卧位，以利于呼吸和引流。

2. 病情观察 观察生命体征，观察伤口有无渗出及引流管是否通畅，注意观察有无并发症发生。如发现异常，应及时报告医师，协助处理。

3. 伤口护理　术后伤口部位用绷带或胸带加压包扎，使皮瓣能够紧贴创面，促进皮瓣愈合。术后应定时检查绷带或胸带的松紧度，以能容纳 1 小指且能维持正常血运和呼吸为宜。注意观察皮瓣及患侧肢体远端的血供状况，若皮瓣颜色暗红，提示血液循环欠佳，有皮瓣坏死可能，应报告医师并及时处理；若出现手指发麻、皮肤青紫、皮温下降，脉搏不能扪及，提示腋部血管受压，应及时调整绷带或胸带的松紧度。

4. 引流管护理　术后皮瓣下常规放置引流管并接负压引流装置，可以引流皮瓣下的积液、积血，使皮瓣紧贴创面，避免皮瓣坏死、感染，促进创腔闭合。①妥善固定：引流管长度要适宜并妥善固定，避免翻身、起床牵拉导致导管脱落。②有效引流：负压吸引的压力大小适宜，管道连接要紧密，如发现引流装置异常应及时更换。③保持通畅：防止引流管受压和扭曲，定时挤捏引流管，避免管道堵塞。④注意观察：观察引流液的颜色、性质、量，保持持续负压。术后 1 ~ 2 天，引流管每日引流血性液体 50 ~ 200ml，以后逐渐减少。⑤适时拔管：若引流液转为淡黄色，连续 3 天每天小于 10 ~ 15ml，术后 4 ~ 5 天，创腔无积液，皮瓣紧贴创面，即可拔管。拔管后若出现皮下积液，应抽液后加压包扎。

5. 患侧上肢肿胀的预防和护理　因手术切除腋窝淋巴结、结扎头静脉、腋静脉栓塞、局部积液或感染等因素，可导致患侧上肢淋巴回流不畅和静脉回流障碍，从而引起患侧上肢肿胀。

（1）抬高患侧上肢　促进血液和淋巴液的回流，防止患侧上肢水肿。平卧时患肢下方垫枕抬高 10° ~ 15°，肘关节轻度屈曲；半卧位时屈肘 90°放于胸腹前；下床活动时将患侧上肢用吊带托或用健侧手抬高于胸前，需要他人协助时只能扶持健侧。

（2）患侧上肢保护和皮肤护理　保持皮肤清洁，避免患侧上肢近端受压，勿患侧卧位及穿紧身衣；避免患侧上肢任何外伤、感染，一旦发生应及时处理；不宜在患侧上肢进行治疗性操作，如采血、注射、测量血压、针灸、艾灸、推拿、拔罐等。

（3）适宜活动患侧上肢　术后早期开始进行渐进式患侧上肢功能锻炼，促进淋巴和血液回流；避免患侧上肢剧烈活动和负重。

（4）缓解患侧上肢肿胀　一旦发生肿胀，需在专业人员指导下进行患侧上肢按摩、手法淋巴引流，同时配合弹力绷带或弹力袖套的压力治疗；结合患侧上肢日常功能锻炼，运动时宜穿戴弹力袖套或使用弹力绷带。

6. 患侧上肢功能锻炼　功能锻炼对于恢复病人肩关节功能及预防、减轻水肿至关重要，但必须严格遵守循序渐进的原则，不可随意提前，以免影响伤口的愈合。①术后 1 ~ 2 天，练习握拳、伸指、屈腕。②术后 3 ~ 4 天，前臂伸屈运动。③术后 5 ~ 7 天，患侧的手摸对侧肩、同侧耳（可用健肢托患肢），可训练用患侧手洗脸、刷牙、进食等。④术后 8 ~ 10 天，练习肩关节抬高、伸直、屈曲至 90°。⑤术后 10 ~ 12 天后，可进行全范围肩关节活动，如爬墙及器械锻炼。

常见的肩关节活动有以下几种（图 17 – 1）。

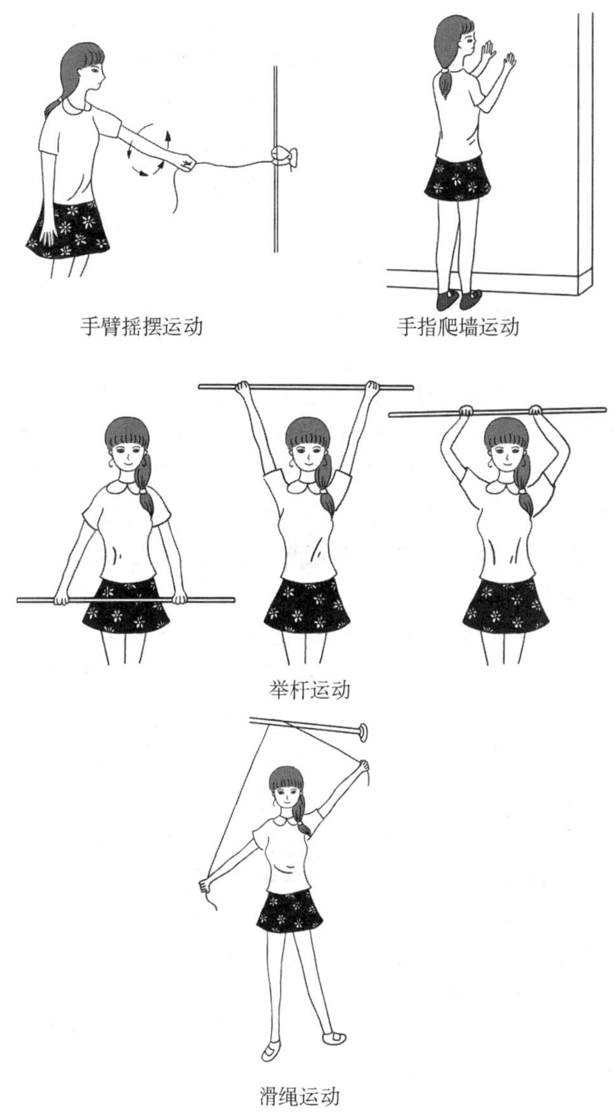

图 17 – 1　术后上肢功能锻炼

（1）手臂摇摆运动　将绳子一端固定，患侧手执绳子另一端进行顺时针或逆时针方向摇动；或双足分开站立与肩同宽，手臂自然下垂，双手交叉左右摆动，高度逐渐增加，可至肩部水平。

（2）手指爬墙运动　双足分开直立于墙前，肘弯曲，手掌与肩同高贴在墙上，手指弯曲沿墙壁渐渐向上爬行，直至手臂完全伸直为止，然后手臂再向下移动至原位。

（3）举杆运动　双手相距 60cm 握住木杆，双臂伸直，将木杆举过头顶，弯曲肘部将木杆移至头后，双手反转方向再将木杆移至头顶，再回到原位，如此反复。

（4）滑绳运动　在高于头部的横杆上搭一根绳子，双手各执一端，先用健侧手将绳子往下拉，使患侧手臂抬高，直至到达稍感不适的位置，然后抬高健侧手臂，使患侧手臂自然下降，如此反复。

需要注意的是，术后7天内（尤其腋下引流管拔除前）限制肩关节外展。严重皮瓣坏死者，术后2周内避免大幅度运动。皮下积液或术后1周引流液超过50ml时，应减少练习次数及肩关节活动幅度（限制外展）。植皮及行背阔肌皮瓣乳房重建术后要推迟肩关节运动。

（三）健康教育

1. 康复指导　对尚未拔除引流管的病人，应指导观察伤口及引流管情况，继续保护患侧上肢，进一步加强患肢功能锻炼，合理膳食，适量运动，帮助病人恢复机体生理功能、调整心理状态，并且能够回归社会，重建被疾病破坏了的生活。

2. 坚持治疗与随访　遵医嘱坚持放疗、化疗和内分泌治疗，定期去医院随访复查。乳腺癌病人随访的目的是为了解病人的生存状况，评估疾病是否复发转移，以及了解病人对辅助治疗的依从性和不良反应等，以采取相应的临床和干预措施，使其更好地康复并改善预后。乳腺癌治疗相关不良反应主要包括内分泌治疗、靶向药物和化疗等治疗措施诱导的不良事件。建议乳腺癌病人术后（或结束辅助化疗后）第1~2年每3个月随访1次，第3~4年每4~6个月随访1次，第5年开始每年随访1~2次。淋巴结阳性的乳腺浸润性癌病人术后5年内避免妊娠，防止乳腺癌的复发。

3. 乳房自我检查（breast self - examination，BSE）　乳腺触诊在乳腺癌筛查中的应用价值仍不明确。定期的乳房自我检查有助于提高个体的防癌意识，早期发现乳房的病变及术后复发征象。检查时间最好选在月经周期的7~10天，或月经结束后2~3天，已经绝经的女性应选择每个月固定的某一天进行检查。乳房自我检查方法如下。①视诊：站在镜前观察两侧乳房的大小、形状是否对称，外形有无变化（皮肤及乳头），乳头有无分泌物。更换体位，双手撑腰、上举、上身略微前倾，从不同角度观察上述内容。②触诊：平卧或侧卧，肩下垫薄枕或将手臂置于头下进行触诊，用另一侧手的示指、中指和无名指的指腹在乳房上进行环形触摸。然后再检查乳头，挤压乳头有无分泌物流出；触摸腋下有无硬结或肿块。

4. 乳腺癌的预防　乳腺癌的病因尚不清楚，目前尚难以提出确切的病因学预防（一级预防）。但重视乳腺癌的早期发现（二级预防），经普查检出病例，将提高乳腺癌病人的生存率。在我国一般推荐乳腺超声联合钼靶X线作为筛查方法。对于有BRCA基因突变的女性可考虑行预防性乳房全切术。

【护理评价】

1. 病人紧张焦虑是否缓解，情绪是否稳定，病人及家属能否接受手术所致的形体改变。

2. 病人的引流管是否通畅，创面有无感染、愈合是否良好，患侧肢体是否出现肿胀、功能有无障碍。

3. 病人能否掌握患肢功能锻炼及身体康复的方法。

二、乳房纤维腺瘤

乳房纤维腺瘤是女性常见的乳房良性肿瘤，好发年龄为20~25岁。本病的发生原因是小叶内纤维细胞对雌激素的敏感性异常增高，可能与纤维细胞所含雌激素受体的量或质的异常有关。

【临床表现】

主要为乳房肿块，多为偶然扪及。肿块多发生于乳房外上象限，约75%为单发，少数为多发。肿块增大缓慢，质韧有弹性感，表面光滑，易推动。月经周期对肿块大小的影响不大。除肿块外，病人常无自觉症状。超声检查多表现为边界清楚、回声均匀的低回声实性病灶；X线检查多表现为边界清楚的肿块影，部分可伴有粗大钙化灶。

【治疗原则】

乳房纤维腺瘤虽属良性，癌变可能性很小，但有肉瘤变可能，故手术切除是唯一有效的治疗方法。由于妊娠可使纤维瘤增大，所以妊娠前后发现的乳房纤维腺瘤一般应手术切除。手术切除的肿块必须常规做病理学检查。

【护理措施】

告知病人乳腺纤维瘤的临床特点及治疗方法，消除病人恐惧心理。行手术治疗者，术后保持切口敷料清洁、干燥。暂不手术者，应密切观察肿块变化，如短时间明显增大，应及时到医院诊治。

三、乳管内乳头状瘤

乳管内乳头状瘤多见于经产妇，40~50岁多见。75%的病变发生在大乳管近乳头的壶腹部，瘤体很小，带蒂而有绒毛，并且有很多壁薄的血管，故易出血。

【临床表现】

一般无自觉症状，乳头溢液为主要表现，常因乳头溢液污染内衣而引起注意。溢液多为血性，也可为暗棕色或黄色液体。因肿瘤小，常不能触及。大乳管乳头状瘤可在乳晕区扪及圆形、质软、可推动的小肿块，轻压此肿块常可见乳头溢出血性液体。乳头溢液未扪及肿块者可行乳管内镜检查，也可进行乳头溢液涂片细胞学检查。乳管镜的应用提高了乳腺导管内乳头状瘤检出率，并能进行局部定位、病理活检等。

【治疗原则】

本病恶变率为6%~8%，诊断明确者以手术治疗为主。单发的乳管内乳头状瘤病人应切除病变的乳管系统，常规行病理检查；如有恶变应施行乳腺癌根治术；对年龄较大、乳管上皮增生活跃或间变者，可行单纯乳房切除术。

【护理措施】

做好心理护理，告知病人乳头溢液的病因、手术治疗的必要性，解除其思想顾虑。术后注意伤口护理，清洁换药。

第二节　乳腺囊性增生病

乳腺囊性增生病（cystic hyperplasia of breast）也称乳腺病，常见于中年女性，属于乳腺实质的良性增生，其病理形态复杂，增生可发生于腺管周围并伴有大小不等的囊肿形成；或腺管内表现为不同程度的乳头状增生，伴乳管囊性扩张，也有发生于小叶实质者，主要为乳管及腺泡上皮增生。由于本病的临床表现有时易与乳腺癌相混淆，因此正确认识本病十分重要。

【病因】

本病系体内女性激素代谢障碍所致，尤其是雌、孕激素比例失调，黄体素分泌减少、雌激素分泌增多，使乳腺实质增生过度和复旧不全。部分乳腺实质成分中女性激素受体的质和量异常，使乳房各部分的增生程度参差不齐。

【临床表现】

本病突出的临床表现是一侧或双侧乳房胀痛和肿块，特点是疼痛与月经周期有关，在经前胀痛明显，月经来潮后胀痛减轻或消失，严重者整个月经周期都有胀痛。体检发现一侧或双侧乳腺有大小不一，质韧而不硬的单个或多个结节，可有触痛，与周围乳腺组织分界不明显，亦可表现为弥漫性增厚。少数病人可有乳头溢液。本病病程较长，发展缓慢。钼靶X线摄片及B超有助于本病的诊断。

【治疗原则】

主要是对症治疗，可用中药或中成药调理，调节卵巢功能。若肿块变软、缩小或消退，则可予以观察并继续中药治疗。若肿块无明显消退，或在观察过程中发现局部病灶有恶性病变可疑时，应予切除并做快速病理检查。对于有不典型上皮增生，同时有对侧乳腺癌或有乳腺癌家族史等高危因素者，以及年龄大、肿块周围乳腺组织增生较明显者，可做单纯乳房切除术。

【护理措施】

1. 心理护理　告知病人乳腺囊性增生的病因及治疗方法；解释乳房胀痛发生的原因，消除病人的思想顾虑，保持心情舒畅。

2. 疼痛护理　用宽松乳罩托起乳房，减轻病人的疼痛；按医嘱服用中药调理或其他药物对症治疗。手术治疗者，术后保持切口敷料清洁干燥。

3. 健康教育　因本病临床表现易与乳腺癌混淆，且可能与其并存，暂不手术者应密切观察肿块和疼痛的变化，嘱病人定期复查和乳房自我检查，以便及时发现恶性病变。

第三节　急性乳腺炎

急性乳腺炎（acute mastitis）是乳腺的急性化脓性感染，尤以初产妇更为多见，往往发在产后3～4周。

【病因】

1. 乳汁淤积　是急性乳腺炎最常见的发病因素。造成乳汁淤积的主要原因有乳头发育不良、乳汁过多或婴儿吸乳过少、乳管不通畅等。乳汁是细菌理想的培养基，乳汁淤积将有利于入侵细菌的生长繁殖。

2. 细菌入侵　乳头破损或皲裂是细菌沿淋巴管入侵感染的主要途径。细菌也可直接侵入乳管，上行至腺小叶而致感染。致病菌主要是金黄色葡萄球菌。

【临床表现】

病人感觉乳房胀痛，局部红、肿、发热，有压痛性肿块。一般在数日后可形成脓肿（图17－2）。脓肿可以是单房或多房性；脓肿可向外溃破，深部脓肿还可穿至乳房与胸肌间的疏松组织中，形成乳房后脓肿。随着炎症发展，可有寒战、高热、脉搏加快，常有患侧淋巴结肿大、压痛，白细胞计数明显增高。感染严重者，可并发脓毒症。

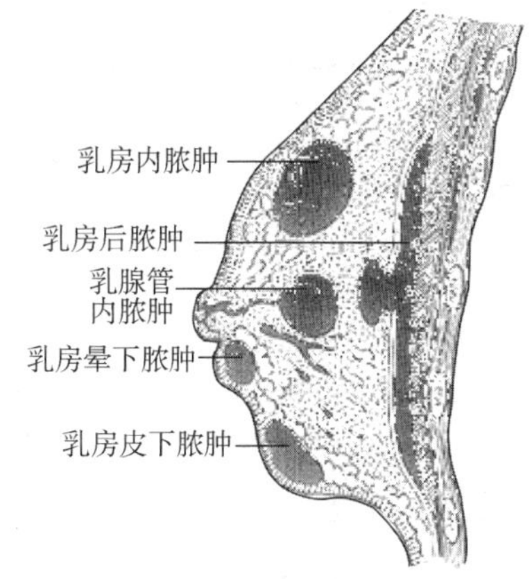

图17－2　乳房脓肿的不同部位

【辅助检查】

1. 实验室检查　血常规检查示白细胞计数及中性粒细胞比值升高。

2. 诊断性穿刺　当局部有波动感或超声检查证明有脓肿形成时，在压痛最明显的区域或超声定位下进行穿刺，抽到脓液表示脓肿已形成，脓液应做细菌培养及药物敏感试验。

【治疗原则】

乳腺炎的原则是控制感染、排空乳汁。

1. 非手术治疗 脓肿形成前主要是抗生素治疗为主。

（1）应用抗生素 选择青霉素或耐青霉素酶的苯唑西林钠（新青霉素Ⅱ），或头孢一代抗生素（如头孢拉定）。对青霉素过敏者，则应用红霉素。

（2）局部处理 患乳暂停哺乳，并以吸乳器吸尽乳汁，促使乳汁通畅排出，局部热敷、理疗、外敷金黄散或鱼石脂软膏，促进炎症消退。

（3）中药治疗 可服用蒲公英、野菊花等清热解毒药物。

2. 手术治疗 脓肿形成后及时行脓肿切开引流。手术时为避免损伤乳管而形成乳瘘，应作放射状切开，乳晕下脓肿应沿乳晕边缘作弧形切口，深部脓肿或乳房后脓肿可沿乳房下缘作弧形切口。若感染严重或脓肿引流后并发乳瘘，应终止哺乳。可口服溴隐亭、己烯雌酚或肌内注射苯甲酸雌二醇，至乳汁停止分泌为止。中药炒麦芽也可用来退乳。

【护理措施】

（一）非手术治疗护理/术前护理

1. 一般护理 患乳暂停哺乳，定时用吸乳器吸净乳汁，防止乳汁淤积。注意休息，避免过度紧张和劳累。加强营养，摄入充足的食物、液体和维生素。对高热者给予物理或药物降温。

2. 心理护理 向病人解释发病的原因，提供相关的疾病知识，及时解答病人的疑问，解除其担忧和焦虑。

3. 病情观察 定时测量体温、脉搏、呼吸，监测血白细胞计数及分类变化，必要时做血培养及药物敏感试验。

4. 缓解疼痛 用宽松的胸罩托起乳房，以减轻疼痛和肿胀。局部热敷、药物外敷或理疗，局部皮肤水肿明显者，可用25% 硫酸镁溶液湿热敷，促进局部血循环和炎症的消散。

5. 控制感染 遵医嘱局部用药、口服抗生素或中药以控制感染。因抗生素可被分泌至乳汁而影响婴儿的健康，因此，如四环素类、氨基糖苷类、磺胺类和甲硝唑等药物，应避免使用。

（二）术后护理

脓肿切开引流后要保持引流通畅，定时更换切口敷料。密切观察引流液颜色、性状、量和气味的变化，如发现乳瘘，应及时终止哺乳。遵医嘱继续应用抗生素。

（三）健康教育

预防急性乳腺炎的关键在于避免乳汁淤积，防止乳头损伤，并保持其清洁。对妊娠期妇女，应加强孕期卫生宣教，指导孕妇经常用温水洗净乳头。如有乳头内陷，于妊娠期经常挤捏、提拉乳头，以改善乳头内陷。养成良好的哺乳习惯，每次哺乳前、后均需清洗乳头，保持局部清洁；按需哺乳，每次哺乳时应将乳汁吸净，如有乳汁淤积，应及时排空乳汁；乳头破损或皲裂应及时诊治。养成婴儿不含乳头入睡的良好习惯；保持婴儿口腔卫生，及时治疗婴儿口腔炎。

（李惠萍）

目标检测

答案解析

一、简答题

1. 简述乳腺癌的发病危险因素。
2. 简述急性乳腺炎的预防措施。

二、病例分析题

1. 马女士，58 岁，自述洗澡时偶然触及左乳内有一个无痛性肿块，经检查诊断为乳腺癌。今日行乳腺癌改良根治术，手术顺利，现安返病房。

请思考：

（1）术后为预防皮瓣坏死和皮下积液应采取何种措施？

（2）如何指导病人进行患侧上肢功能锻炼？

2. 赵女士，28 岁，初产妇，产后 28 天出现左侧乳房胀痛，局部红、肿、发热，乳汁减少。体格检查：T 39.5℃，P 95 次/分，左侧乳房有压痛性肿块，同侧腋窝淋巴结肿大，诊断为急性乳腺炎。

请思考：

（1）目前对该病人应采取何种治疗方式？

（2）分析该病人发生急性乳腺炎的可能原因有哪些？

书网融合……

本章小结

题库

第十八章　胸部损伤病人的护理

PPT

学习目标

知识目标：

1. **掌握**　不同类型气胸、血胸、肋骨骨折病人的护理措施。
2. **熟悉**　气胸、血胸、肋骨骨折的病因、临床特点和处理原则。
3. **了解**　肺损伤、心脏损伤的病因、临床表现及处理原则。

技能目标：

1. 学会胸腔闭式引流的护理。
2. 学会应用护理程序为胸部损伤病人提供整体护理。

素质目标：

1. 具备良好的人文关怀及共情能力。
2. 学习过程中培养批判性思维、创新性思维及应急处置能力。

胸部的骨性胸廓支撑保护胸内脏器，参与呼吸功能。胸部暴露面积较大，常因车祸、摔伤、挤压伤等各种外力因素的打击导致损伤，胸部损伤约占全身创伤的1/4。胸部损伤轻者仅有软组织的挫伤、单纯肋骨骨折，重者可出现气胸、血胸，甚至造成气管、食管、大血管、心脏等重要器官和组织的损伤，累及呼吸、循环系统的正常生理功能，甚至危及病人生命。本章重点介绍闭合性气胸、开放性气胸、张力性气胸病人的护理。

案例引导

案例　王先生，32岁，因左胸部被汽车撞伤后出现胸痛、气促1小时急诊入院。既往体健。体检：血压85/50mmHg，脉搏146次/分，呼吸38次/分。烦躁不安，呼吸急促，严重的呼吸困难，伴口唇青紫，颈静脉怒张不明显。气管偏向右侧。左胸廓饱满，呼吸运动较右胸弱。左胸壁（第4～6肋处）有骨擦音、局部压痛明显，自颈部、胸部下至上腹部有皮下气肿。左胸叩诊呈鼓音，听诊呼吸音减弱，心律齐，心率146次/分，未闻及杂音。入院后，家属情绪激动，担心病人的病情及预后，急切询问病人的情况。

讨论：

1. 该病人可能的临床诊断及目前主要的护理问题有哪些？
2. 根据该病人的护理问题可以采取哪些相应的护理措施？
3. 如何做好病人家属的安慰及解释工作？

第一节　概　述

胸部由胸壁、胸膜和胸腔内器官三部分组成。胸部上口由胸骨上缘和第1肋组成，下口由横膈封闭。胸部损伤根据损伤所受暴力性质的不同，可分为钝性伤和穿透伤；依据损伤是否穿破胸膜腔与外界沟通，可分为闭合性和开放性损伤。开放性或闭合性胸部损伤合并膈肌破裂可造成胸腔和腹腔内组织或脏器的损伤，称为胸腹联合伤。

【病因】

1. 闭合性损伤　指胸部损伤未造成胸膜腔与外界相通。多因减速性、挤压性、撞击性或冲击性暴力钝器碰击胸部所致，损伤机制复杂。高压水浪、气浪冲击胸部则可致肺爆震伤（blast injury of lung），多有肋骨或胸骨骨折，常合并其他部位损伤；器官组织损伤以钝挫伤与裂伤为多见，心、肺组织广泛钝挫伤后继发的组织水肿常导致急性呼吸窘迫综合征、心律失常和心力衰竭。

2. 开放性损伤　指胸部损伤造成胸膜腔与外界相通。多由于利器、刀、锥或战时的火器、弹片穿破胸壁所致。

【病理生理】

1. 闭合性损伤　伤后早期容易误诊或漏诊。轻度损伤仅有胸壁软组织挫伤和（或）单纯肋骨骨折，重度损伤可伤及胸腔内脏器或血管，导致气胸、血胸，甚至心肌挫伤、裂伤、心包腔的出血。若暴力挤压胸部的同时向静脉传导，可使静脉压骤升，导致头、颈、肩和胸部毛细血管破裂，引起创伤性窒息。闭合性损伤的病人多数不需要开胸手术治疗。

2. 开放性损伤 损伤范围直接与伤道有关，早期诊断较容易；器官组织裂伤所致的进行性出血是病人死亡的主要原因，穿透性胸部损伤病人通常需要开胸手术治疗。

【临床表现】

1. 症状

（1）胸痛 是胸部损伤的主要症状，多位于受伤部位，呼吸时加重。

（2）呼吸困难 多由于分泌物或血液堵塞呼吸道，胸痛使胸廓活动受限，肺挫伤导致的出血，血胸、气胸、肺水肿导致的肺膨胀不全等引起。多根多处肋骨骨折时可致呼吸困难加重。

（3）咯血 肺或支气管损伤者可表现为痰中带血或咯血。小支气管或肺泡破裂导致肺水肿、毛细血管出血者则多咳泡沫状血痰，咯血出现早且量多者，多由于大支气管损伤所致。

（4）休克 损伤致胸腔内大出血者可因血容量骤降、胸腔内大量积气，特别是张力性气胸时阻碍静脉血回流、心包腔内出血致心脏压塞或严重疼痛等而出现休克症状，表现为心率加快、血压下降和皮肤湿冷等。

2. 体征 损伤区域可有触痛、压痛；发生肋骨骨折时可触及骨擦感；发生气胸或血胸时，听诊患侧呼吸音减弱或消失。

【辅助检查】

1. 实验室检查 血常规检查提示血红蛋白和血细胞比容下降；若继发感染，白细胞计数增高。

2. 影像学检查 胸部 X 线检查可明确有无肋骨骨折及其部位、性质，有无气胸、血胸或肺萎陷等。

3. 诊断性穿刺 行胸膜腔或心包腔诊断性穿刺，可助判断有无气胸、血胸或心包腔积血。

【治疗原则】

胸部损伤的紧急处理包括入院前急救和入院后处理两部分，首要原则是抢救生命。

1. 院前急救 包括基本生命支持与严重胸部损伤的紧急处理。原则为维持呼吸道通畅、给氧，控制外出血、补充血容量，镇痛，固定长骨骨折、保护脊柱（尤其是颈椎），并迅速转运；威胁生命的严重胸外伤需在现场施行特殊急救处理。

2. 院内急诊 正确及时地认识最直接威胁病人生命的紧急情况与损伤部位至关重要。

（1）保持呼吸道通畅 及时清除呼吸道分泌物和呕吐物，改善呼吸。按损伤部位、范围和性质给予相应处理，如胸腔穿刺、胸腔闭式引流和封闭伤口等。

（2）维持有效血容量 根据病情补液、输注血浆代用品或输血，防治休克。

（3）镇痛和预防感染 遵医嘱给予镇痛药物和抗生素，并观察药物效果及不良反应。

（4）有下列情况时应急诊行开胸探查手术 ①胸膜腔内进行性出血；②心脏或大血管损伤；③严重肺裂伤或气管、支气管损伤；④食管破裂；⑤胸腹联合伤；⑥胸壁大面积缺损；⑦胸内存留较大的异物。

第二节 肋骨骨折

肋骨骨折（rib fracture）是最常见的胸部损伤，指暴力直接或间接作用于肋骨，使肋骨的完整性和连续性中断。由于解剖结构不同，不同部位的肋骨受伤的程度和概率都是不同的。第 1～3 肋骨粗短，且有锁骨、肩胛骨保护，不易发生骨折；一旦骨折说明致伤暴力巨大，常合并锁骨、肩胛骨骨折和颈部、腋部的血管神经损伤，伤情严重。第 4～7 肋骨长而薄，最易折断。第 8～10 肋前端肋软骨形成肋弓与胸骨相连，第 11～12 肋前端游离，弹性都较大，均不易骨折；若发生骨折，应警惕腹内脏器和膈肌损伤。

【病因】

1. 暴力因素 大多数肋骨骨折由外界暴力导致，外界暴力分为直接暴力和间接暴力。直接暴力指外界暴力直接作用于肋骨，使肋骨向内弯曲折断；间接暴力则是由于前后挤压暴力使肋骨向外弯曲折断。

2. 病理因素 老年人骨质疏松，脆性较大，容易发生骨折。已有恶性肿瘤转移灶的肋骨，也容易发生病理性骨折。

【病理生理】

单根或数根肋骨单处骨折时，仍有完整肋骨支撑胸廓，对呼吸影响不大；但若尖锐的肋骨断端内移刺破壁层胸膜和肺组织时，可导致气胸、血胸、皮下气肿、血痰、咯血等；若刺破肋间血管，尤其刺破动脉，可引起大量出血，致病情迅速恶化。

多根、多处肋骨骨折，尤其是前侧胸的肋骨骨折时，局部胸壁因失去完整肋骨的支撑而软化，可出现反常呼吸运动（paradoxical respiration motion），又称为连枷胸，表现为吸气时软化区胸壁内陷，呼气时外凸。若软化区范围大，呼吸时双侧胸腔内压力不均衡，可致纵隔左右扑动，影响换气和静脉血回流，导致体内缺氧和二氧化碳滞留，重者发生呼吸和循环衰竭（图 18－1）。

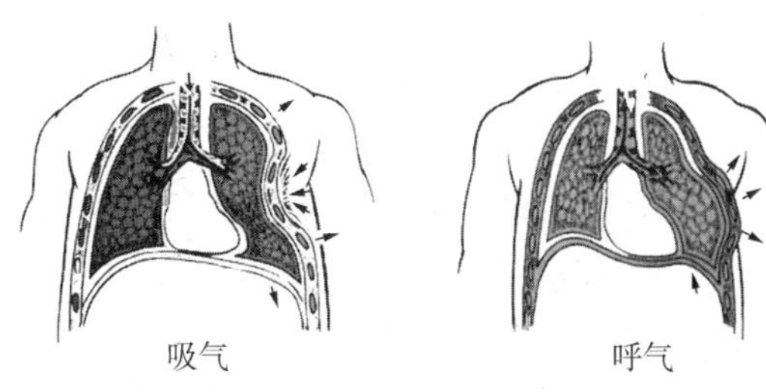

图 18－1　反常呼吸运动

【临床表现】

1. 疼痛　肋骨骨折断端可刺激肋间神经产生局部疼痛，在深呼吸、咳嗽或变换体位时加剧。局部明显压痛，挤压胸部疼痛加重，胸痛使呼吸变浅、咳嗽无力，呼吸道分泌物增多、潴留，易致肺不张和肺部感染。

2. 呼吸困难　多根多处肋骨骨折将使局部胸壁失去完整肋骨支撑而软化，出现反常呼吸运动，伴胸壁畸形。连枷胸常伴有广泛肺挫伤，挫伤区域的肺间质或肺泡水肿，导致氧弥散障碍，出现低氧血症。连枷胸的反常呼吸运动可使伤侧肺受到塌陷胸壁的压迫，呼吸时两侧胸腔压力的不均衡造成纵隔扑动，影响肺通气，导致体内缺氧和二氧化碳滞留，严重时可发生呼吸和循环衰竭。

3. 并发症　骨折断端向内移位可刺破胸膜、肋间血管和肺组织，产生血胸、气胸、皮下气肿或咯血。伤后晚期骨折断端移位发生的损伤可能造成迟发性血胸或血气胸。

【辅助检查】

胸部 X 线和 CT 检查可显示肋骨骨折的断端错位、骨折线及血气胸，但前胸肋软骨骨折并不显示 X 线征象。

【治疗原则】

肋骨骨折治疗原则是镇痛、清理呼吸道分泌物、固定胸廓和防治并发症。

1. 闭合性单处肋骨骨折　骨折两断端因有上、下完整的肋骨和肋间肌支撑，较少发生错位、活动和重叠，多能自行愈合。固定胸廓主要为减少肋骨断端活动、减轻疼痛，可采用多带条胸布或弹性胸带固定胸廓。这种方法也适用于胸背部、胸侧壁多根多处肋骨骨折，胸壁软化范围小而反常呼吸运动不严重的病人。

2. 闭合性多根多处肋骨骨折　有效镇痛和呼吸道管理是主要的治疗方法。镇痛可酌情使用镇痛药和镇静药，硬膜外镇痛可用自控镇痛装置、肋间神经阻滞等。胸壁软化范围大、反常呼吸运动明显的连枷胸病人，需在伤侧胸壁放置牵引支架固定，消除胸壁反常呼吸运动。也可使用胸腔镜直视下导入钢丝的方法固定连枷胸。对咳嗽无力、不能有效排痰或呼吸衰竭者，需行气管插管或气管切开，以利吸痰、给氧和施行辅助呼吸。其他手术适应证需要开胸手术时，在肋骨两断端分别钻孔，贯穿不锈钢丝固定肋骨断端。

3. 开放性肋骨骨折　胸壁伤口需彻底清创，用不锈钢丝固定肋骨断端。如胸膜已穿破，尚需行胸膜腔引流术。手术后应用抗生素，预防感染。

【护理措施】

（一）非手术治疗护理/术前护理

1. 维持有效气体交换　及时清理呼吸道血液、呕吐物、异物等；协助和鼓励病人有效咳嗽、排痰，痰液黏稠不易咳出者，应用祛痰药物、超声雾化吸入等，以稀释痰液利于排出；对不能有效排痰者，予以吸痰、气管插管、气管切开或辅助呼吸。呼吸困难及发绀者，及时给予吸氧。病情稳定者可取半卧位，以使膈肌下降，有利于呼吸。

2. 缓解疼痛　①妥善固定胸廓，注意调整胸带的松紧；范围大的软化胸壁采用体外牵引固定时，定时观察并保持有效牵引。②遵医嘱镇痛。③病人咳嗽、咳痰时，协助或指导病人及家属用双手按压患侧胸壁，以减轻伤口震动产生的疼痛。

3. 观察病情　密切观察脉搏、呼吸、血压及神志的变化，观察胸部活动情况，及时发现有无呼吸困难或反常呼吸，发现异常及时通知医师并协助处理。

4. 心理护理　胸部损伤的病人易产生紧张、恐惧和焦虑，严重时常表现出极度窘迫感，此时要尽量使病人保持镇静，积极配合治疗。①使病人尽快地熟悉和适应环境，尽可能地满足其合理需求，建立基本的信任。②安慰和鼓励病人，有计划地告知病人的病情，增强病人的信心。③耐心倾听病人的主诉，认真解答提出的问题，对不良的心理加以疏导。④家庭和社会支持：家属的配合与监督，能更好地促进病人的配合，从而达到最佳治疗效果，充分利用社会支持资源，为病人提供帮助。

（二）术后护理

1. 观察病情　密切观察病人生命体征及神志变化，观察胸部活动情况，如有异常及时通知医师并协助处理。

2. 防治感染　监测体温变化，若体温超过 38.5℃，通知医师及时处理；对开放性损伤者，遵医嘱肌内注射破伤风抗毒素及合理使用抗生素。

3. 伤口护理　查看切口渗血、渗液情况；观察引流管是否通畅，引流液的颜色、性质、量等。及时更换创面敷料，保持敷料清洁、干燥和引流通畅。

4. 活动与休息　早期协助病人床上翻身、活动肢体等。若病请许可，鼓励病人早期下床活动，有利于防止下肢深静脉血栓的形成，也有利于病人整体机能的恢复。在医师指导下，做相应的功能锻炼。休息时以平卧休息为主，避免患侧卧位休息，病情允许后取半卧位，使膈肌下降，有利于呼吸。

（三）健康教育

1. 指导有效呼吸 向病人说明深呼吸、有效咳嗽的意义。病人进行深呼吸、有效咳嗽，主要是为了排痰，预防肺炎和肺不张。

2. 指导配合治疗 需要做胸腔穿刺、胸腔闭式引流者，操作前向病人或家属说明治疗的目的、意义，以取得配合。鼓励病人在胸痛的情况下积极配合治疗。

3. 出院指导

（1）胸部损伤后出现肺容积显著减少或严重肺纤维化的病人，活动后可能出现气短症状，嘱病人戒烟，减少或避免刺激物的吸入。

（2）肋骨骨折病人术后3个月应复查胸部X线，了解骨折愈合情况。

（3）告知病人肋骨骨折愈合后，损伤恢复期间胸部仍有轻微疼痛，活动不适时疼痛可能会加重，但不影响患侧肩关节锻炼及活动。

第三节 气 胸

胸膜腔内积气称为气胸（pneumothorax）。根据胸膜腔的压力情况，气胸一般可以分为闭合性气胸（closed pneumothorax）、开放性气胸（open pneumothorax）和张力性气胸（tension pneumothorax）3类。在胸部损伤中，气胸的发生率仅次于肋骨骨折。

【病因】

1. 闭合性气胸 多并发于肋骨骨折，由于肋骨断端刺破肺，空气进入胸膜腔所致。

2. 开放性气胸 多并发于因刀刃、锐器、弹片或火器等导致的胸部穿透伤。胸膜腔通过胸壁伤口与外界大气相通，外界空气可随呼吸自由出入胸膜腔。

3. 张力性气胸 主要原因是较大的肺泡破裂、较深较大的肺裂伤或支气管破裂。

【病理生理】

胸部损伤造成肺组织、气管、支气管、食管破裂，空气进入胸膜腔，或因胸壁伤口穿破胸膜，外界空气进入胸膜腔造成气胸。

1. 闭合性气胸 空气通过胸壁或肺的伤道进入胸膜腔后，伤道立即闭合，气体不再进入胸膜腔，胸腔内负压被抵消，但胸膜腔内压仍低于大气压。伤侧肺部分萎陷、有效气体交换面积减少，影响肺的通气和换气功能。

2. 开放性气胸 伤侧胸膜腔与大气直接相通后负压消失，胸膜腔内压几乎等于大气压，伤侧肺被压缩而萎陷致呼吸功能障碍；若双侧胸膜腔内压力不平衡，患侧显著高于健侧时可致纵隔向健侧移位，使健侧肺受压、扩张受限。表现为：吸气时，健侧负压增大，与患侧的压力差增加，纵隔进一步向健侧移位；呼气时，两侧胸腔内压力差减少，纵隔又移回患侧，导致其位置随呼吸而左右摆动，称为纵隔扑动（mediastinal flutter），可影响静脉回心血流，造成严重的循环功能障碍。同时，病人在吸气时健侧肺扩张，不仅吸入从气管进入的空气，而且吸入由患侧肺排出的含氧低的气体；而呼气时健侧肺气体不仅排出体外，同时亦排至患侧支气管和肺内，使低氧气体在双侧肺内重复交换而致病人严重缺氧。

3. 张力性气胸 胸壁裂口与胸膜腔相通，且形成活瓣，气体随每次吸气时从裂口进入胸腔，而呼气时活瓣关闭，气体只能入不能出，致使胸膜腔内积气不断增多，压力不断升高，导致胸膜腔压力高于大气压，又称为高压性气胸（high pressure pneumothorax）。胸腔内高压使患侧肺严重萎陷，纵隔显著向健侧移位，并挤压健侧肺组织，影响腔静脉回流，导致严重的呼吸和循环障碍。由于高于大气压的胸膜腔内压，驱使气体经支气管、气管周围疏松结缔组织或壁胸膜裂伤处进入纵隔或胸壁软组织，并向皮下扩散，导致纵隔气肿或颈、面、胸部等处的皮下气肿。

【临床表现】

1. 闭合性气胸

（1）症状 病人表现为胸闷、胸痛、气促和呼吸困难，其程度随胸膜腔积气量和肺萎陷程度而不同。肺萎陷在30%以下者为小量气胸，病人无明显呼吸和循环功能紊乱的症状；肺萎陷在30%～50%者为中量气胸；肺萎陷在50%以上者为大量气胸。后两者均可出现明显的低氧血症的症状。

（2）体征 气管向健侧移位，患侧胸部饱满，叩诊呈鼓音，听诊呼吸音减弱甚至消失。

2. 开放性气胸

（1）症状 病人表现为气促、明显呼吸困难、鼻翼扇动、口唇发绀，重者伴有休克症状。

（2）体征 可见患侧胸壁的伤道，呼吸时可闻及空气进出胸腔伤口的吸吮样音；胸部和颈部皮下可触及捻发感，患侧胸部叩诊呈鼓音，听诊呼吸音减弱甚至消失；心脏向健侧移位。

3. 张力性气胸

（1）症状 病人表现为严重或极度呼吸困难、发绀、烦躁、意识障碍、大汗淋漓、昏迷、休克，甚至窒息。

（2）体征 气管明显向健侧偏移，颈静脉怒张，患侧胸部饱满、肋间隙增宽、呼吸幅度减低、皮下气肿明显；

叩诊呈鼓音；听诊呼吸音消失。

【辅助检查】

1. 实验室检查　血常规检查显示血红蛋白、红细胞、血细胞比容下降。继发感染者，白细胞和中性粒细胞比例增高。

2. 影像学检查

（1）X线　闭合性气胸时，胸部X线显示不同程度的肺萎陷和胸膜腔积气；开放性气胸时，显示肺萎陷和胸膜腔大量积气，纵隔向健侧移位；张力性气胸时，显示胸膜腔严重积气和肺完全萎陷，纵隔向健侧移位；血气胸时显示气液平面。

（2）B超　可明确胸腔积液的位置和量。

3. 胸腔穿刺　既能明确有无气胸的存在，又能抽出气体降低胸膜腔内压、缓解症状；合并血胸时可抽出血性液体。

【治疗原则】

首要原则是抢救生命，通过胸腔穿刺或胸腔闭式引流排除胸膜腔内的积气、积液，遵医嘱应用抗生素防治感染。

1. 胸腔闭式引流术　胸腔闭式引流又称水封闭式引流，在患侧胸腔内插入引流管，管的另一端置于引流瓶水中，维持引流单一方向，避免逆流，以排出气体或液体，重建胸膜腔负压，使肺复张，改善呼吸（图18－2）。

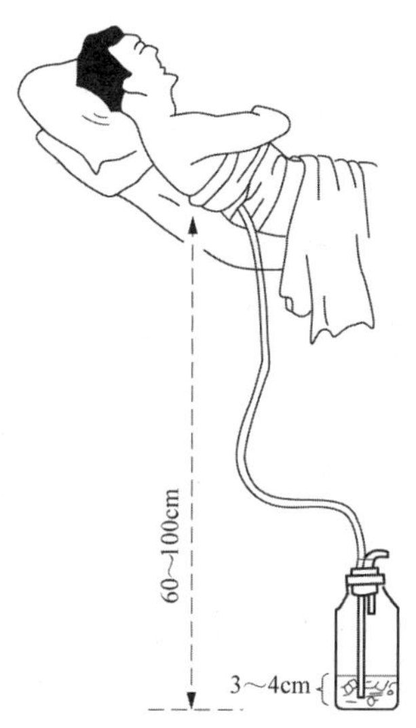

图18－2　胸腔闭式引流术

（1）目的　引流胸膜腔内积血、积液和积气；恢复和保持胸膜腔内负压，保持纵隔正常位置；促进肺复张，防止感染。

（2）适应证　外伤性或自发性气胸、血胸、脓胸，需要持续排气、排血或排脓者；经胸腔穿刺术治疗，肺无法复张者；剖胸手术后。

（3）置管位置　气体大部分积聚在胸腔上部，液体大部分位于下部。引流气体应在锁骨中线第2肋间隙；引流液体应在腋中线和腋后线之间的第6或第7肋间隙；脓胸常选择脓液积聚的最低位置进行置管。

（4）引流管的选择　以排出积液为主的引流管选用质地较硬、管径为1.5～2cm的硅胶或橡胶管，不易打折和堵塞，利于通畅引流；以排出积气的引流管选用质地软，管径为1cm的塑胶管，既能达到引流的目的，又可减少局部刺激和疼痛。

（5）胸腔引流的种类及装置　传统的胸腔闭式引流装置有三种，目前临床上广泛使用的是一次性使用的胸腔引流装置。

1）单瓶水封闭式引流　水封瓶内装约500ml无菌盐水，水封瓶的橡胶瓶塞上有两个孔，分别插入长管、短管。短管下口远离液面，使瓶内空气与外界大气相通；长管下口插至水面下3～4cm，另一端与病人的胸腔引流管相连接，接通后即可见长管内水柱升高至液平面上8～10cm，并随病人呼吸上下波动（图18－3）。

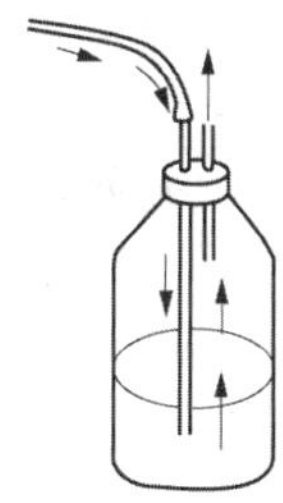

图18－3　单瓶水封闭式引流

2）双瓶水封闭式引流　在上述单瓶水封瓶前面连接一个集液瓶，用于收集胸腔引流液。集液瓶介于病人和水封瓶之间，其橡皮塞上插两根短管，一根短管与病人的胸腔引流管连接，另一根用一短橡皮管连接到水封瓶的长管上（图18－4）。

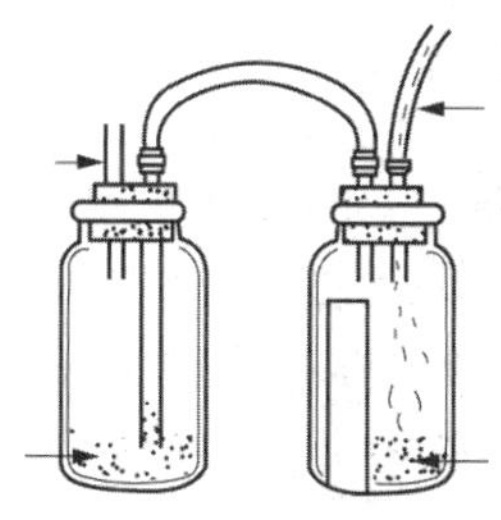

图18－4　双瓶水封闭式引流

3）三瓶水封闭式引流　与双瓶相似，只是增加一个有吸引作用的负压控制瓶。抽吸力通常取决于通气管没入液面的深度。引流管没入液面的深度是15～20cm，负压抽吸力为15～20cmH_2O。若抽吸力超过没入液面的通气管的高度时，就会将外界空气吸入此引流系统中，所以负压控制瓶中必须始终有水泡产生方表示为具有功能并处于工作状态（图 18－5）。

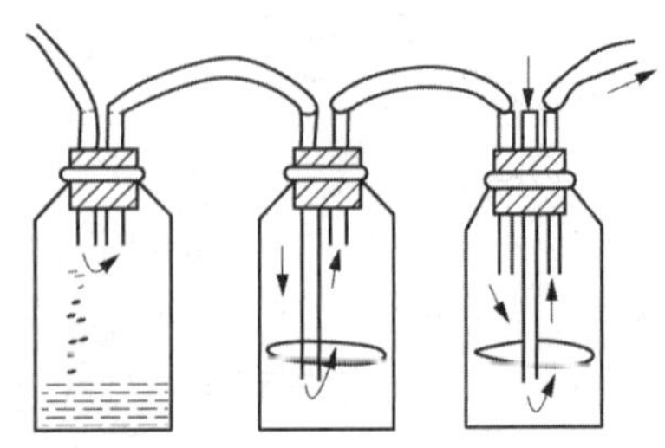

图 18－5　三瓶水封闭式引流

2. 不同类型气胸处理原则

（1）闭合性气胸　小量气胸者无须特殊处理，积气一般可在 1～2 周内自行吸收。大量气胸需进行胸腔穿刺，抽尽积气，或行胸腔闭式引流术，促使肺尽早膨胀，并使用抗生素预防感染。

（2）开放性气胸　首要急救措施为立即封闭伤口，将开放性气胸变为闭合性气胸。进一步采取吸氧、补充血容量、清创、缝合胸壁伤口、胸腔闭式引流、应用抗生素预防感染等治疗措施。对疑有胸腔内器官损伤或进行性出血者，需行开胸探查术。

（3）张力性气胸　可迅速危及生命，需立即行胸膜腔排气减压。进一步采取吸氧、胸腔闭式引流、应用抗生素等治疗。若胸腔引流管内持续不断溢出大量气体，呼吸困难未改善，提示广泛的肺裂伤或支气管断裂，需行开胸探查术。

【护理评估】

（一）术前评估

1. 健康史

（1）一般情况　了解病人的基本情况，如年龄、性别、职业、经济状况和社会、文化背景等。

（2）外伤史　受伤经过与时间、受伤部位、伤后病情，有无昏迷、恶心、呕吐等。

2. 身体状况

（1）症状和体征　评估病人有无胸闷、胸痛，有无呼吸困难、发绀、烦躁、意识障碍、大汗淋漓、昏迷、休克等。评估受伤部位和性质；胸壁有无伤口，呼吸时是否可闻及气体进出伤口的吸吮样声音；有无颈静脉怒张或皮下气肿；气管是否移位，听诊时呼吸音有无减弱或消失。

（2）辅助检查　有无 X 线胸片、CT、各种内镜及其他有关手术耐受性检查等的异常发现。

3. 心理－社会状况　了解病人职业、文化程度、婚姻状况，以及病人有无恐惧或焦虑，程度如何。病人及家属对损伤及其预后的认知、心理承受程度及期望。

（二）术后评估

1. 手术情况　了解病人手术、麻醉方式与效果，病变组织切除情况，术中出血、补液、输血情况和术后诊断。

2. 身体状况　评估病人生命体征是否平稳，呼吸状态如何，切口引流是否通畅，营养状况是否得以维持或改善等。评估病人术后有无出血、感染、肺不张、心律失常等并发症。

3. 心理－社会状况　评估病人有无紧张等不良情绪；是否配合术后早期活动和康复训练；是否清楚出院后的继续治疗相关知识。

【常见护理诊断/问题】

1. 气体交换受损　与胸部损伤、疼痛、胸廓活动受限、肺萎陷有关。

2. 外周组织灌注无效　与失血引起的血容量不足有关。

3. 急性疼痛　与胸部组织损伤有关。

4. 潜在并发症　胸腔或肺部感染。

【护理目标】

1. 病人能维持平稳正常的呼吸。

2. 病人心脏功能和有效循环血量维持正常。

3. 病人疼痛得到缓解或控制，自诉疼痛减轻。

4. 病人病情变化能够被及时发现和处理，未发生肺部或胸腔感染。

【护理措施】

（一）术前护理

1. 现场急救　①对开放性气胸者：应紧急封闭伤口，以免气体继续进入胸膜腔。可使用无菌敷料、棉垫或因地制宜利用身边清洁衣物，在病人深呼气末紧密盖住伤口，加压包扎固定。在转运过程中如病人呼吸困难加重或有张力性气胸表现，需在病人呼气时暂时打开敷料，放出高压气体，再封闭伤口。②对张力性气胸者：应立即协助医师行胸膜腔穿刺排气或胸腔闭式引流。用粗针头在患侧锁骨中线第 2 肋间穿刺胸膜腔排气减压，外接单向活瓣装置，紧急情况下可在针柄外接橡胶手指套、气球等，将其顶端剪 1cm 开口，可起到活瓣作用。对胸部有较大异物者，不宜立即取出，以免出血不止。

2. 维持有效气体交换　及时清理呼吸道血液、呕吐物、异物等；协助和鼓励病人有效咳嗽、排痰，痰液黏稠不易咳出者，应用祛痰药物、超声雾化吸入等，以稀释痰液利于排出；对不能有效排痰者，予以吸痰、气管插管、气管切开或辅助呼吸。呼吸困难及发绀者，及时给予吸氧。病情稳定者可取半卧位，以使膈肌下降，有利于呼吸。

3. 维持有效循环血量，改善组织灌注

（1）补充血容量　迅速建立静脉通路，按医嘱补充血容量，合理安排输注晶体液、胶体液及补液速度。

（2）观察病情　动态监测生命体征，尤其注意呼吸型态、频率及呼吸音的变化；观察病人神志、瞳孔、尿量等变化；遵医嘱行血常规和生化检查；观察胸腔引流液的量、颜色和性质。

4. 缓解疼痛　妥善固定胸廓；遵医嘱镇痛；病人咳嗽、咳痰时，协助并指导病人及家属用双手按压患侧胸壁，以减轻伤口震动产生的疼痛。

5. 防治感染　遵医嘱使用抗生素以防治感染。

6. 其他　做好血型、交叉配血及药物过敏试验，术区备皮等。

（二）术后护理

1. 观察病情　密切观察病人生命体征的变化，给予心电监测，并详细记录。病人术后返回病房，妥善安置、固定各种管路并保持通畅。

2. 呼吸道管理

（1）协助病人咳嗽排痰　卧床期间，定时协助病人翻身、坐起、叩背、咳嗽，指导、鼓励病人做深呼吸运动，促进肺扩张；痰液黏稠者，应用祛痰药物、超声雾化吸入等，以稀释痰液利于排出；咳痰无力者，给予支气管镜吸痰，必要时予气管插管或切开。

（2）气管插管或切开的护理　做好气道的湿化、吸痰，保持管道通畅，维持有效的气体交换。

3. 胸腔闭式引流的护理

（1）保持胸腔闭式引流系统的密闭　引流管周围用油纱布严密包盖；随时检查整个引流装置是否密闭，若引流管从胸腔滑脱，应紧急压住引流管周围的敷料或捏闭伤口处皮肤，消毒后用油纱布暂时封闭伤口，并协助医师进一步处理；若引流管连接处脱落或引流瓶破碎，应紧急双重夹闭胸腔引流管，消毒并更换引流装置。保持引流瓶直立，水封瓶长管没入水中3～4cm。更换引流瓶或搬动病人、外出检查时，需双重夹闭引流管，但漏气明显的病人不可夹闭引流。

（2）严格无菌操作，防止逆行感染　保持引流装置无菌；保持引流管口敷料清洁、干燥，一旦渗湿或污染，及时更换；定时更换胸腔闭式引流瓶，并严格遵守无菌技术操作原则。

（3）保持引流通畅　引流通畅时，引流管有气体或液体排出，或长管中的水柱随呼吸上下波动。病人取半卧位；定时挤压引流管，防止引流管阻塞、受压、扭曲、打折、脱出。鼓励病人咳嗽、深呼吸和变换体位，以利胸腔内气体和液体的排出，促进肺复张。

（4）观察和记录　观察引流液的量、性质、颜色，并准确记录，如每小时引流量超过100ml，引流液为鲜红或暗红，连续3个小时，应及时通知医师；密切观察水封瓶长管内水柱波动情况，一般水柱上下波动范围是4～6cm。若水柱波动过大，超过10cm，提示可能肺不张或胸膜腔内残腔大；若水柱静止不动，提示引流管不通畅或肺已复张。深呼吸或咳嗽时水封瓶内出现气泡，提示有气胸或胸膜腔内积气。

（5）妥善固定　将引流瓶置于安全处，并妥善安置，以免意外踢倒，保持引流瓶位置低于胸壁引流口60～100cm，防止瓶内液体逆流入胸腔，造成逆行感染。

（6）拔管　若留置引流管2～3天后，24小时引流液少于50ml，或脓液少于10ml，无气体溢出且引流液颜色变浅，病人无呼吸困难，听诊呼吸音恢复，胸部X线显示肺膨胀良好，可考虑拔管。协助医师拔管，嘱病人深吸气，然后屏住，迅速拔管，并立即用凡士林纱布和厚敷料封闭胸壁伤口，包扎固定。拔管24小时内，应注意观察病人是否有胸闷、呼吸困难及切口漏气、渗血、渗液和皮下气肿等，发现异常及时通知医师处理。

4. 并发症的护理

（1）切口感染　保持切口敷料清洁、干燥，渗湿或污染时及时更换，同时观察切口有无红、肿、热、痛等炎症表现，如有异常，及时通知医师处理。

（2）肺部和胸腔感染　监测体温变化及痰液性质，如病人出现畏寒、高热或咳脓痰等感染征象，及时通知医师并配合处理。

5. 心理护理　术后给予病人和家属心理上的支持，解释有效咳嗽、深呼吸及留置各种引流管的意义，鼓励其积极配合治疗。需做胸腔穿刺、胸腔闭式引流者，操作前向病人及家属说明治疗的目的、意义和方法，缓解病人的紧张和恐惧情绪。

（三）健康教育

1. 呼吸功能训练　指导病人深呼吸、有效咳嗽及排痰的方法。有效深呼吸的方法：①缩唇呼吸运动。由鼻深吸气直到无法吸入为止，屏气1～2秒；呼气时像吹口哨那样缩唇，缓慢呼出气体。呼气时间约为吸气时间的2倍。②腹式呼吸。取仰卧位或舒适的坐姿，使腹肌松弛；一手放在胸骨柄部，另一手放在腹部；吸气时，最大限度地向外扩张腹部，吸气末屏气1～2秒，缩唇呼气，最大限度地向内收缩腹部。吸气和呼气时均保持胸部不动，吸气和呼气的时间比约为1∶2。③吹气球。深吸一口气，然后屏住呼吸吹气球直到吹不动为止，每天锻炼2次，每次5～10遍。有效咳嗽及排痰方法：在排痰前，先轻咳几次，使痰松动，再深吸一口气，吸气末屏气片刻，随后短促用力地咳嗽1～2次。

2. 康复指导　告知病人恢复期间胸部仍有轻微不适或疼痛，但不影响患侧肩关节功能锻炼，锻炼应早期进行并循序渐进。

3. 出院指导 气胸痊愈后的1个月内，不宜参加剧烈的活动，如打球、跑步、抬举重物等。胸部损伤严重者定期来院复诊。

【护理评价】

1. 病人的呼吸功能是否恢复正常，有无气促、呼吸困难、发绀等。

2. 病人心脏功能和有效循环血量是否正常，心率、血压是否平稳。

3. 病人疼痛是否减轻或消失。

4. 病人是否发生并发症，或发生并发症时是否得到预防或及时发现和处理。

第四节 血 胸

血胸（hemothorax）系指胸部损伤导致的胸膜腔积血。血胸可与气胸同时存在，称为血气胸（hemopneumothorax）。

【病因】

多数因胸部损伤所致。肋骨断端或利器损伤胸部均可能刺破肺、心脏、血管而导致胸膜腔积血。

【病理生理】

肺、胸壁、心脏、胸内大血管及其分支、膈肌、心包、食管等组织的损伤出血均可导致胸膜腔内积血，出现血胸。其中以肺裂伤出血最多见，由于肺循环压力低，出血量少且缓慢，多自行停止。肋间血管或胸廓动、静脉出血量较多、较快，不易自行停止，常需开胸手术止血。心脏与大血管损伤，出血量多而急，可因失血性休克短期内死亡。血胸发生后，不仅由于血容量减少而影响循环功能，而且随着胸膜腔内血液积聚和压力增高，患侧肺受压萎陷，纵隔向健侧移位，使健侧肺膨胀受限，导致呼吸功能降低。大量持续出血所致的胸膜腔积血称为进行性血胸。因肺、膈肌和心脏运动的去纤维蛋白作用，胸膜腔内积血多不凝固，当出血快且量多时，去纤维蛋白作用不完全，积血可凝固，称为凝固性血胸。受伤一段时间后，因活动致肋骨骨折断端刺破肋间血管或血管破裂处血凝块脱落，导致胸膜腔内积血延迟出现，称为迟发型血胸。细菌经伤口或肺破裂口侵入后，在血液中快速滋生繁殖，可导致感染性血胸，最终可发展成脓血胸。

【临床表现】

1. 症状 血胸的症状与出血量、出血速度和个人体质有关。成人出血量少于0.5L为少量血胸，可无明显症状；成人出血量0.5～1.0L为中量血胸；出血量多于1.0L为大量血胸。中量血胸和大量血胸，尤其是急性失血时，病人会出现面色苍白、脉搏细速、血压下降和末梢血管充盈不良等低血容量休克表现。血胸病人大多并发感染，出现高热、寒战、出汗和疲乏等全身表现。

2. 体征 伤侧胸部叩诊呈浊音，肋间隙饱满，气管向健侧移位，呼吸音减弱或消失等。

【辅助检查】

1. 实验室检查 血常规检查显示血红蛋白和血细胞比容下降。继发感染者，血白细胞计数和中性粒细胞比例增高。

2. 影像学检查

（1）胸部X线检查 少量血胸者，胸部X线检查仅显示肋膈角消失。大量血胸时，显示胸膜腔有大片阴影，纵隔移向健侧。合并气胸者可见液平面。

（2）胸部B超检查 可明确胸部积液位置和量。

3. 胸腔穿刺 抽得血性液体时即可确诊。

【治疗原则】

1. 非进行性血胸 根据积血量多少，非进行性血胸少量积血可自行吸收，中、大量血胸病人应行胸膜腔穿刺或胸腔闭式引流，及时排出积血，促使肺膨胀，改善呼吸功能，并使用抗生素预防感染。

2. 进行性血胸 及时补充血容量，防治低血容量性休克；立即开胸探查、止血。

3. 凝固性血胸 为预防感染和血凝块机化，应于出血停止后数日内，待病人情况稳定后尽早手术，清除血凝块，并剥除胸膜表面血凝块机化而形成的包膜。

4. 感染性血胸 应及时改善胸腔引流，排尽感染性积血积脓。若效果不佳或肺复张不良，应尽早手术清除感染性积血，剥离脓性纤维膜。近年胸腔镜已用于凝固性血胸、感染性血胸的处理，具有创伤小、疗效好、住院时间短、费用低等优点。

知识链接

3D电视胸腔镜手术

电视胸腔镜手术（video－assisted thoracic surgery，VATS）是利用现代电视摄像技术和高科技器械装备的先进诊疗技术，具有创伤小、痛苦小、疗效可靠、术后恢复快等优点，已应用于胸外科的所有领域。

2011年，3D VATS首次应用于胸外科。作为一项新兴技术，其手术视野的清晰度和明亮度都大幅提高，同时操作十分简单，只需戴一副轻巧的偏光眼镜即可进行手术。画面最高可放大20倍，还可还原体内的三维世界，无需视觉修正即可进行空间定位，使得手术难度降低，而精确度增加，更大程度地避免了术中不必要的损伤。在实际应用中，3D VATS 更加精确，且手术时间更短。但目前 3D 胸腔镜系统还处于试用阶段，手术效果与 2D 胸腔镜系统尚缺少多中心大样本的病例对比。3D VATS 视觉画面为两个二维画面的组合，可导致头晕、眼部不适及疲劳感，视觉适应需要一定的时间。

【护理措施】

（一）非手术治疗护理/术前护理

1. 维持有效的心排血量和组织灌注量　建立静脉通路并保持其通畅，积极补充血容量和抗休克；遵医嘱合理安排和输注晶体和胶体溶液，根据血压和心肺功能状态等控制补液速度。

2. 促进气体交换，维持呼吸功能　根据病人病情给予鼻导管或面罩吸氧，观察血氧饱和度。若生命体征平稳，可取半卧位，以利呼吸。协助病人叩背、咳痰，有效清除呼吸道分泌物，指导病人有效呼吸和深呼吸。对因胸部伤口疼痛影响呼吸者，按医嘱予以镇痛处理。

3. 密切观察病情　密切监测生命体征，尤其注意观察呼吸型态、频率、呼吸音变化和有无反常呼吸运动。若每小时引流量超过 200ml 并持续 3 小时及以上，引流出的血液很快凝固，胸部 X 线显示胸腔大片阴影，提示有活动性出血的可能，应积极做好开胸手术的术前准备。

（二）术后护理

1. 观察病情　密切监测生命体征，重点监测生命体征和观察胸腔引流液的量、颜色、性质及性状，若发现有活动性出血征象，应立即报告医师并协助处理。

2. 预防感染　合理足量使用抗菌药，并保持药物的有效浓度。在进行胸腔闭式引流护理过程中，严格无菌操作，保持引流通畅，以防胸部继发感染。

3. 维持呼吸功能　指导和协助病人咳嗽、咳痰，排除呼吸道分泌物，保持呼吸道通畅，预防肺部并发症。

（三）健康教育

同本章第三节。

第五节　肺损伤

根据损伤的组织学特点，肺损伤可分为肺裂伤、肺挫伤和肺爆震（冲击）伤。肺裂伤伴有脏胸膜裂伤者可发生血气胸，而脏胸膜完整者则多形成肺内血肿。肺爆震伤由爆炸产生的高压气浪或水波浪冲击损伤肺组织。

【病因和病理】

肺挫伤大多为钝性暴力致伤，引起肺和血管组织损伤，在伤后炎症反应中毛细血管通透性增加，炎性细胞沉积和炎性递质释放，使损伤区域发生水肿，大面积肺间质和肺泡水肿则换气障碍，导致低氧血症。

【临床表现】

肺挫伤病人表现为呼吸困难、咯血、血性泡沫痰及肺部啰音，重者出现低氧血症。常伴有连枷胸。

【辅助检查】

X 线胸片出现斑片状浸润影，一般伤后 24～48 小时变得更明显，CT 检查准确率高于 X 线检查。

【治疗原则】

治疗原则为及时处理合并伤，保持呼吸道通畅，给予氧气，限制晶体液过量输入，给予肾上腺皮质激素，低氧血症者使用机械通气支持。肺内血肿大多在胸部 X 线检查时发现，表现为肺内圆形或椭圆形、边缘清楚、密度增高的团块状阴影，常在 2 周至数月自行吸收。肺裂伤所致血气胸的诊断与处理如前所述。

【护理措施】

参照本章第三节、第四节。

第六节　心脏损伤

心脏损伤（cardiac injury）可分为钝性心脏损伤与穿透性心脏损伤。

一、钝性心脏损伤

【病因】

钝性心脏损伤多由胸前区撞击、减速、挤压、高处坠落、冲击等暴力所致，轻度损伤多为无症状的心肌挫伤，重度损伤可导致心脏破裂。心脏在等容收缩期遭受钝性暴力的后果最为严重。严重心律失常或心力衰竭可导致重症心肌挫伤病人死亡。

【病理生理】

钝性心脏损伤的严重程度与钝性暴力的撞击速度、质量、作用时间、心脏舒缩时相和心脏受力面积有关。轻者为无症状的心肌挫伤，重者甚至可发生心脏破裂。钝性心脏破裂绝大多数死于事故现场，极少数有可能通过有效的现场急救而被成功地送达医院。最常见的心脏损伤是心肌挫伤，轻者仅引起心外膜至心内膜下心肌出血、少量心肌纤维断裂；重者可发生心肌广泛挫伤、大面积心肌出血坏死，甚至心内结构，如瓣膜和室间隔等损伤。心肌挫伤后的修复可能遗留瘢痕，甚至日后发生心室壁瘤。严重心肌挫伤的致死原因多为严重心律失常，甚至心力衰竭。

【临床表现】

轻度心肌挫伤可能无明显症状，中、重度挫伤可能出现胸痛、气促，甚至心绞痛等症状。病人可能存在胸前壁软组织损伤和胸骨骨折。心肌挫伤的诊断主要依赖临床医师的警惕性与辅助检查。

【辅助检查】

1. 心电图 可存在 ST 段抬高、T 波低平或倒置，房性、室性期前收缩或心动过速等心律失常。

2. 超声心动图 可显示心脏结构和功能改变，食管超声心动图可减少胸部损伤时经胸探头检查的痛苦，还能提高心肌挫伤的检出率。

3. 心肌酶学检测 传统的检测为磷酸肌酸激酶及其同工酶（CK、CK－MB）和乳酸脱氢酶及其同工酶（LDH、LDHI、LDHZ）的活性测定。近年来已采用单克隆抗体微粒子化学发光或电化学法检查磷酸肌酸激酶同工酶（CK－MB－mass）的质量测定和心肌肌钙蛋白（cardiac troponin，cTn）I 或 T（cTnI/cTnT）测定。前者的准确性优于同工酶活性测定，后者仅存在于心房和心室肌内，不会因骨骼肌损伤影响检测值，特异性高。

【治疗原则】

心脏钝性损伤治疗主要为休息、严密监护、吸氧、镇痛等。临床特殊治疗主要针对可能致死的并发症，如心律失常和心力衰竭。这些严重并发症一般在伤后早期出现，但也有迟发者。心肌挫伤后是否会发生严重并发症常难以预测，如果病人的血流动力学不稳定、心电图异常或上述心肌标志物异常，应转入 ICU 监护治疗。

【护理措施】

（一）术前护理

1. 急救 对怀疑有心脏压塞者，立即配合医师行心包腔穿刺减压术，并尽快做好开胸探查准备。

2. 补充血容量 迅速建立 2 条以上静脉通路，维持有效循环血量和水、电解质及酸碱平衡，并监测中心静脉压；经急救及抗休克处理后，病情无明显改善且有胸腔内活动性出血者，立即做好开胸探查止血的准备。

3. 观察病情 持续心电监护，严密观察病人的生命体征变化，出现心律失常时及时通知医师并配合处理；观察病人神志、瞳孔、中心静脉压、尿量的变化及有无心脏压塞等表现。

4. 缓解疼痛 遵医嘱给予镇痛药物。

5. 预防感染 遵医嘱合理、足量、有效应用抗生素；监测体温变化，出现畏寒、发热等及时通知医师并配合处理。

6. 心理护理 关心、安慰病人，减轻病人的恐惧，尽量使其保持镇静，解释主要的治疗和护理措施，鼓励病人及家属积极配合各项治疗和护理工作。

（二）术后护理

参见气胸和血胸病人的护理相关内容。

（三）健康教育

需要做心包腔穿刺者，操作前向病人和家属说明治疗的目的、意义，以取得配合。告知病人卧床休息可减轻心脏负荷，减少心肌耗氧量，有助于心脏损伤的修复。心脏损伤严重者定期来院复诊。

二、穿透性心脏损伤

【病因】

穿透性心脏损伤多由锐器、刃器或火器所致，少数可由钝性暴力导致。

【病理生理】

火器致伤多导致心脏贯通伤，多数伤员死于受伤现场，异物留存心脏者也较多见。刃器锐器致伤多为非贯通伤，近年来，心脏介入诊断治疗的普及，使心导管所致的医源性心脏穿透伤有所增多。穿透性心脏损伤好发的部位依次为右心室、左心室、右心房和左心房；此外，还可导致心房、心室间隔和瓣膜装置损伤。大多数心导管所致的心脏损伤部位在心房的心耳处。

【临床表现】

穿透性心脏损伤的临床表现取决于心包、心脏损伤程度和心包引流情况。致伤物和致伤动能较小时，心包与心脏裂口较小，心包裂口易被血凝块阻塞而引流不畅，导致心脏压塞。临床表现为静脉压升高、颈静脉怒张，心音遥远、心搏微弱，脉压小、动脉压降低的贝克三联征（Beck's triad syndrome）。迅速解除心脏压塞并控制心脏出血，可以成功地挽救病人生命。致伤物和致伤动能较大时，心包和心脏裂口较大，心包裂口不易被血凝块阻塞，出血大部分流入胸腔，主要表现为失血性休克。即使解除心脏压塞，控制出血，也难以迅速纠正失血性休克，抢救相对困难。少数病人由于伤后院前时间短，就诊早期生命体征尚平稳，仅有胸部损伤史与胸部较小伤口，易延误诊断和抢救时机。

【辅助检查】

1. 影像学检查 胸部 X 线有助于诊断，超声心动图可明确有无心包积血及积血量。

2. 心包穿刺 抽得血液可确诊。

3. 手术探查 穿透性心脏损伤的病情进展快，而依靠胸部 X 线、心电图、超声心动图，甚至心包穿刺术明确诊断都比较耗时，因此一旦不能排除心脏损伤者，应立即送入具备全身麻醉手术条件的手术室，在局麻下扩探伤道以明确诊断，避免延误抢救的最佳时机。

【治疗原则】

已有心脏压塞或失血性休克者，应立即在急诊室施行开胸手术。心脏介入诊治过程中发生的医源性心脏损伤多为导管尖端所致，因其口径较小，发现后应立即终止操作、拔除心导管，给予鱼精蛋白中和肝素抗凝血作用，进行心包穿刺抽吸治疗。经上述处理，一般可获得成功，避免开胸手术。

穿透性心脏损伤经抢救存活者，应注意心脏内有无遗留的异物及其他病变，如创伤性室间隔缺损、瓣膜损伤、创伤性室壁瘤、心律失常、假性动脉瘤或反复发作的心包炎等。因此，应重视对出院后的病人进行随访，尽早发现和诊断心脏内的残余病变，以便及时做出相应的处理。

【护理措施】

参考本节“钝性心脏损伤护理”。

（韩江英）

目标检测

答案解析

一、简答题

1. 简述连枷胸的形成和临床特征。
2. 简述胸腔闭式引流术的适应证及护理要点。

二、病例分析题

赵先生，48 岁，因“车祸撞伤胸部后出现胸痛、胸闷后约 20 分钟”入院。检查：体温 36.7℃，脉搏 108 次/分，呼吸 25 次/分，血压 85/58mmHg；神志清楚，面色发绀，呼吸急促，烦躁不安，四肢湿冷，右侧胸壁软组织损伤，有 3cm×3cm 裂口，见肋骨断端，伴出血不止，随呼吸伤口处可发出“嘶嘶”声。

请思考：

（1）该病人主要的护理问题有哪些？

（2）针对目前的护理问题应当如何护理？

书网融合……

本章小结

题库

第十九章　胸壁、胸膜疾病病人的护理

PPT

学习目标

知识目标：

1. 掌握　脓胸、漏斗胸、胸膜肿瘤和胸壁肿瘤的护理措施。
2. 熟悉　脓胸的病因、病理生理、临床表现及处理原则。
3. 了解　漏斗胸、胸膜肿瘤和胸壁肿瘤的特点及处理原则。

技能目标：

1. 熟练掌握胸腔冲洗操作技术。
2. 能够全面评估胸壁、胸膜疾病病人并制订个性化的护理计划及健康教育。

素质目标：

1. 具备整体护理思维及良好的人文关怀精神。
2. 学习过程中培养批判性思维、创新性思维能力。

胸壁和胸膜疾病包括外力引起的损伤，以及各种感染、肿瘤或发育异常引起的病理改变。这些病理改变不仅影响病人呼吸功能，还可引起胸部畸形改变，对病人的心理造成伤害，严重影响病人的生活质量。本章主要介绍脓胸、漏斗胸、胸壁肿瘤和胸膜肿瘤的病因、诊疗及护理。本章学习的重点是脓胸病人的护理。

案例引导

案例　李女士，36岁，因“患大叶性肺炎住院治疗10天后体温恢复正常”随即自行出院。出院后2周该病人因“右侧胸痛，突起畏寒、发热，体温39.0℃，呼吸急促”再次入院。X线胸片示右侧胸腔平第4前肋有一外高内低弧形阴影，行右侧胸腔穿刺，抽出少许稀薄脓性液体。体格检查发现右侧肋间隙饱满，语颤音减弱。血常规：白细胞计数 17×10^9/L，中性粒细胞计数为 0.85×10^9/L。入院后，病人情绪低落，担心治疗效果及预后。

讨论：

1. 该病人可能的临床诊断及目前主要的护理问题有哪些？

2. 根据该病人的护理问题可以采取哪些针对性的护理措施？

第一节　脓　胸

脓胸（empyema）指胸膜腔内的化脓性感染，产生脓性渗出液积聚。

【病因与分类】

脓胸按病理发展过程可分为急性脓胸和慢性脓胸；按感染的致病菌不同则可分为化脓性、结核性和特异病原性脓胸；按波及的范围又可分为全脓胸和局限性脓胸。

1. 急性脓胸（acute empyema）　当致病菌侵入胸膜腔并造成胸膜腔的急性感染时为急性脓胸，病程多在6周至3个月以内，多为继发性感染，主要的原发病灶是肺部感染，最常见的病原菌为金黄色葡萄球菌和肺炎球菌，链球菌次之，少数病人可为多种细菌的混合感染。致病菌可通过以下3种途径侵入胸膜腔并引起感染。

（1）直接侵入　①直接感染：肺脓肿或邻近组织的脓肿破裂导致病灶直接侵入或破入胸膜腔。②间接感染：外伤、手术污染、异物存留、食管吻合口瘘、支气管胸膜瘘或血肿引起继发感染。

（2）淋巴途径　通过淋巴管侵犯胸膜腔，如膈下脓肿、肝脓肿、纵隔脓肿、化脓性心包炎等。

（3）血源性播散　败血症或脓毒血症病人，致病菌可经血液循环到达胸膜腔。

2. 慢性脓胸（chronic empyema）　急性脓胸的病程如果超过3个月，即进入慢性脓胸期，但是急性脓胸和慢性脓胸并没有截然的分界线。慢性脓胸的主要原因为：①诊断延迟，急性期引流不当；②脓腔内有异物存留，如棉球、弹片、死骨、引流管残段等，使感染难以控制；③存在食管吻合口瘘或气管瘘而未及时处理；④膈下脓肿、肝脓肿、肋骨骨髓炎等慢性病灶未能得到彻底治疗，感染经淋巴途径反复传入；⑤有特殊病原菌存在，如结核菌、放线菌等慢性炎症所致的纤维层增厚，肺膨胀不全，使脓腔长期不愈。

【病理生理】

1. 急性脓胸　急性期感染细菌侵犯胸膜，引起大量炎性胸腔积液，因此又称此期为渗出期。早期胸膜显著肿胀，渗出液稀薄，含有白细胞和纤维蛋白，呈浆液性。随着病程进展，渗出液逐渐由浆液性转为脓性，此期为纤维化脓期。脓液内白细胞增加，脓细胞及纤维蛋白增多，液体性状为浑浊且伴纤维包裹，大量纤维素沉积在脏胸膜和壁胸膜上，肺扩张受限逐渐加重。大量渗出液布满全胸膜腔时称全脓胸。若病人存在气管或食管瘘，则脓腔内会有气体，出现气液平面，称为脓气胸。

2. 慢性脓胸　是在急性脓胸的病理基础上发展而来的，进入机化期或慢性期后，胸膜上大量纤维母细胞和毛细血管生长，纤维蛋白沉着在脏、壁胸膜表面，机化形成韧厚致密的纤维板，构成脓腔壁。纤维板日益增厚，形成瘢痕而固定紧锢肺组织，牵拉胸廓使之内陷，纵隔向患侧移位，并限制胸廓的活动，从而降低呼吸功能。由于壁胸膜变厚，使肋间肌萎缩、肋间隙变窄，可出现肋骨畸形及脊椎侧凸。

【临床表现】

1. 急性脓胸

（1）症状　表现为全身急性感染中毒症状，如高热、精神萎靡、乏力不适、心悸、脉速。积脓较多者可有咳嗽、咳痰、气促、呼吸困难，肺部有感染灶者会咳出大量脓痰。急性脓胸如果不及时处理，就可能会引起全身感染，严重者可出现发绀和休克。

（2）体征　患侧呼吸运动减弱，肋间隙饱满，有触痛；叩诊呈浊音，脓气胸者叩诊上胸部呈鼓音，下胸部呈浊音；听诊呼吸音减弱或消失，大量积脓时纵隔向健侧移位。

2. 慢性脓胸

（1）症状　病人由于长期感染和体质消耗，呈现全身慢性感染中毒症状，如长期低热、食欲减退、消瘦、贫血、营养不良、低蛋白血症等。有时可伴有气促、咳嗽、咳脓痰等症状。

（2）体征　患侧胸廓内陷，呼吸运动减弱或消失，肋间隙变窄；支气管及纵隔偏向患侧；叩诊呈实音，听诊呼吸音减弱或消失；可有杵状指（趾）；严重者有脊椎侧凸。长期慢性病人可出现肝脾大，肝功能不良。

【辅助检查】

1. 实验室检查　血常规检查在急性脓胸时显示血白细胞计数和中性粒细胞比例升高；慢性脓胸时显示红细胞计数、血细胞比容和血清蛋白水平降低。

2. 胸部X线检查

（1）急性脓胸　少量积液显示肋膈角变钝，有时可同时看到肺部病变；中等量以上积液则显示内低外高的弧形致密影，呈典型的S形（Ellis线）；若积液量大，患侧呈现大片浓密阴影，纵隔向健侧移位；如伴有支气管瘘、食管瘘，可出现气液平面；局限性脓胸于相应部位呈包裹阴影。

（2）慢性脓胸　患侧胸膜增厚，呈一片模糊致密阴影；部分可见空腔和液平面，心脏和气管向患侧移位，膈肌抬高，肋间隙变窄等。脓腔碘化油造影或瘘管造影可明确脓腔范围和部位，但支气管胸膜瘘者慎用或禁用。可自瘘口内注入少量亚甲蓝，若咯出蓝色痰液，即可证实有支气管胸膜瘘。

3. 超声检查　可确定胸腔有无积液、胸膜是否增厚，有助于脓胸的诊断并指导胸腔穿刺。

4. 胸腔穿刺　抽得脓液可诊断为脓胸。先肉眼观察其外观性状、质地稀稠及有无臭味，再做涂片镜检、细菌培养及药物敏感试验，以指导临床用药。

知识链接

基因芯片技术

基因芯片技术也称DNA微阵列芯片技术，基于基因探针和杂交测序技术发展而来，是一种快速高效的核酸序列分析手段。它将大量的基因探针有序地、高密度地排列在一块1～2cm^{2}大小的玻片或胶片上，形成可与目的分子相互作用的固相表面，然后与标记的样品进行杂交，通过检测杂交信号的强度及分布进行分析。作为近些年发展起来的一项分子生物学领域的新型技术，具有操作简单、使用高效、结果准确、特异性高、成本较低等优点，在基因组测序、基因表达、基因芯片绘制图谱及病原检测等方面得到了广泛应用。国内研究报道，基因芯片技术对于检测分枝杆菌具有较高的特异性，且可有效检测结核分枝杆菌异烟肼和利福平的耐药性，对结核性脓胸的早期诊断与治疗有重要意义。

【治疗原则】

1. 急性脓胸　治疗原则是采用针对致病菌的抗生素治疗，进行积极充分的胸腔引流控制感染，排净脓液，促使肺扩张，消灭脓腔。

（1）消除病因　如食管气管瘘、支气管残端瘘等。

（2）控制感染　根据致病微生物对药物的敏感性，选用有效、足量的抗生素，控制全身和胸膜腔内感染。

（3）胸腔引流　胸腔引流排净脓液是急性脓胸治疗的关键，主要有反复胸腔穿刺抽脓、胸腔闭式引流术，也可在全麻下经胸腔镜或开胸手术进行早期脓胸廓清术，缩短病程。

（4）胸腔灌洗　对脓液多而黏稠的病人，可采用链激酶或尿激酶的稀释液进行胸腔灌洗，每日经胸管滴注或注入，滴注后夹管6小时左右，然后抽出胸腔内液体。

（5）支持治疗　包括呼吸治疗、营养支持及并发症的治疗。对体质衰弱及贫血病人，可少量多次输新鲜血，提高机体抵抗力。

2. 慢性脓胸

（1）非手术治疗　改善病人的全身情况，提高机体抵抗力；积极治疗病因，消灭脓腔；尽量使受压的肺复张，恢复肺功能。

（2）手术治疗　目的是清除异物，消灭脓腔，尽可能保存肺功能。常用的手术方法有：①改进引流手术，如脓胸引流不畅，应在适当的部位另行肋间或肋床引流，以改进引流，使脓腔逐渐缩小。②胸膜纤维板剥除术，适用于肺内无病变或病变已愈合，肺组织仍能膨胀的病人。③胸廓成形术，适用于病程长，肺组织有纤维化，肺内有活动性结核病灶或存在支气管胸膜瘘者。④胸膜肺切除术，适用于慢性脓胸伴有肺内广泛病变，如肺脓肿、支气管扩张或支气管胸膜瘘。不同的手术方法各有其适应证，必要时需综合应用。

【护理评估】

（一）术前评估

1. 健康史

（1）一般情况　了解病人的年龄、性别、婚姻、性格、职业等；成年女性病人需了解月经史、生育史等。

（2）现病史　了解有无肺炎久治不愈或其他反复发作的感染性疾病史、发病经过及诊治过程。

（3）既往史　了解既往有无外伤史及胸部手术史；有无糖尿病、艾滋病等使病人免疫力下降的疾病；有无腹腔、胸腔脏器脓肿及全身感染；有无抗生素过敏史。

2. 身体状况

（1）症状和体征　了解病人有无发热、胸闷、胸痛、气促、呼吸困难；有无全身乏力、食欲减退、消瘦、贫血、低蛋白血症等慢性全身中毒症状；有无咳嗽、咳痰，咳痰的量、颜色及性状；胸廓有无塌陷、畸形；肋间隙是饱满还是变窄；气管位置是否居中；纵隔有无移位；呼吸音是否减弱或消失；患侧胸部叩诊有无浊音；是否有杵状指（趾）等。

（2）辅助检查　血常规是否示白细胞计数升高，中性粒细胞比例增高；红细胞计数和血细胞比容降低。凝血常规和生化常规有无异常。脓液细菌培养结果。

3. 心理－社会状况　病人和家属对本疾病的认知、心理承受程度，有无异常情绪和心理反应，有无医疗保险等。

（二）术后评估

1. 手术情况　了解病人术中血压、血氧饱和度的变化情况。同手术医师沟通了解手术方式、术中出血情况及术后诊断。

2. 身体状况　评估病人生命体征、呼吸状态、营养状况、疼痛程度、引流是否通畅等。评估病人术后有无出血、感染、肺不张、心律失常、脊柱侧弯等并发症。

3. 心理－社会状况　评估病人有无紧张情绪，呼吸功能锻炼和肢体功能锻炼是否配合。

【常见护理诊断/问题】

1. 气体交换受损　与肺部感染、胸腔积液压迫肺组织、手术使胸廓完整性受损或切除部分肺组织有关。

2. 急性疼痛　与炎症刺激胸膜、引流管刺激肋间神经或手术致切口神经受损有关。

3. 体温过高　与感染及术后吸收热有关。

4. 营养失调：低于机体需要量　与营养素摄入不足、代谢和消耗增加及手术禁食有关。

5. 焦虑、恐惧　与反复发热、疾病迁延不愈及担心手术意外有关。

【护理目标】

1. 病人术前呼吸功能改善，术后呼吸功能恢复正常。
2. 病人疼痛减轻或消失。
3. 病人体温恢复正常。
4. 病人术后营养状况逐步恢复正常。
5. 病人焦虑、恐惧减轻。

【护理措施】

（一）术前护理

1. 改善呼吸功能

（1）吸氧　根据病人血气分析结果或血氧饱和度选择不同吸氧方式，氧流量2～4L/min。

（2）体位　病人采取半坐卧位或端坐卧位，以利于呼吸和引流。有支气管胸膜瘘者取患侧卧位，以免脓液流向健侧或发生窒息。

（3）保持呼吸道通畅　痰液较多或黏稠者，给予雾化吸入并叩背协助病人排痰或体位引流，并遵医嘱合理应用抗生素控制感染。

（4）协助医师治疗　①对于积脓量大的全脓胸病人，为病人及早施行胸腔闭式引流术，间断放脓，注意观察病人置管后有无不良反应，避免发生复张性肺水肿。②对于脓液黏稠不易抽出，或经治疗脓液不见减少或伴有气管、食管瘘或腐败性脓胸等者，进行胸腔闭式引流术，应选择最粗管径的胸管在脓腔的最低位置管引流，在患侧锁骨中线第2肋间置细管引流气体，并经高位的细管注入抗生素溶液进行胸腔冲洗。③若胸腔粘连、纵隔固定，可将闭式引流改为胸腔插管开放引流，应保持局部清洁，及时更换敷料，妥善固定引流管，防止其滑脱，引流口周围皮肤涂氧化锌软膏，防止发生皮炎。待脓腔容积测定少于10ml时，可拔出引流管，瘘管自然愈合。

（5）呼吸功能训练　鼓励病人下床活动，逐渐增加活动量，床上使用呼吸功能训练器锻炼呼吸功能。

2. 营养支持　①加强营养：指导病人多进食高蛋白、高热量和富含维生素的食物；根据病人的需要制订食谱，合理调配饮食，保证营养的供给。②对有贫血和低蛋白血症者，可少量多次输入新鲜血或血浆。

3. 心理护理　经常与病人交谈，及时发现病人现存的心理问题。向病人解释反复发热、病程迁延的原因及疾病发展的病理过程，讲解手术所要解决的问题及面临的风险，消除病人的疑虑。关心体贴病人，及时为病人提供有效的心理疏导，消除焦虑、恐惧心理，增强对治疗的信心。向病人及家属介绍疾病和手术相关知识及术后注意事项，使其能积极配合治疗和护理。

（二）术后护理

1. 观察病情　①严密监测，动态评估生命体征。②定时观察呼吸，有无呼吸困难、呼吸暂停、呼吸窘迫，若有异常，立即通知医师。③观察肢端温度，甲床、口唇及皮肤色泽，周围静脉充盈情况及疼痛情况等。

2. 维持呼吸功能　①保持呼吸道通畅：通过雾化吸入湿化气道，稀释痰液，叩背协助有效咳嗽排痰，预防肺不张的发生。②慢性脓胸行胸廓成形术后病人，应取术侧向下卧位，用厚棉垫、胸带加压包扎固定，并根据肋骨切除范围，在胸廓下垫一硬枕或用1～3kg沙袋压迫，以控制反常呼吸。③呼吸功能训练：鼓励病人增加活动量、吹气球、使用深呼吸功能训练器，促使肺充分膨胀，增加通气量。

3. 保持胸腔闭式引流管通畅　①急性脓胸病人若能及时彻底排除脓液，使肺逐渐膨胀，脓腔闭合，一般可治愈。每天观察并记录引流液的量、颜色及性状，定时挤压引流管，必要时用负压吸引引流管保证通畅。②慢性脓胸行胸膜纤维板剥除术病人术后易发生大量渗血，严密观察生命体征及引流液的性状和量。若病人血压下降、脉搏增快、尿量减少、烦躁不安且呈贫血貌，或胸腔闭式引流术后2～3小时引流量≥100ml/h且呈鲜红色时，立即报告医师，遵医嘱输新鲜血，给予止血药，必要时做好再次开胸止血的准备。

4. 减轻疼痛　协助病人采取舒适卧位；指导病人做腹式深呼吸，减少胸廓运动；必要时给予镇静、镇痛处理，减轻疼痛。

5. 发热护理　高热者给予温水擦浴、乙醇擦浴、冰敷等物理降温措施，鼓励病人多饮水，必要时药物降温，及时更换汗湿的衣物和床单被罩，每日温水擦浴。

6. 功能锻炼　因胸廓成形手术需切断某些肌群，特别是肋间肌，易引起脊柱侧弯及术侧肩关节的运动障碍，故病人需采取直立姿势，坚持练习头部前后左右回转运动，练习上半身的前屈运动及左右弯曲运动。自术后第1天起即开始上肢运动，如上肢屈伸、抬高上举、旋转等，使之尽可能恢复到术前的活动水平。

（三）健康教育

1. 疾病预防　防止发生肺部感染。及时发现感染症状并积极治疗。糖尿病病人要控制血糖、提高机体免疫力。

2. 疾病康复　嘱病人加强营养，保证充足睡眠，避免劳累。

3. 健康指导　指导病人进行呼吸功能锻炼及有氧运动，如深呼吸、吹气球等，以增加肺活量，改善肺功能，增强机体抵抗力。遵医嘱按时服药。定期复查肺功能，不适随诊。

【护理评价】

1. 病人呼吸功能、呼吸型态是否改善，有无气促、发绀等缺氧征象。

2. 病人疼痛是否减轻或能耐受。

3. 病人体温是否下降，高热伴随症状是否减轻或消失。

4. 病人营养状况是否改善。

5. 病人焦虑、恐惧是否减轻。

第二节　漏斗胸

漏斗胸（funnel chest）是婴幼儿最常见的胸壁畸形，是指胸骨、肋软骨、部分肋骨向背侧凹陷，从而形成漏斗状；凹陷最深部位在胸骨体和剑突交界处。胸骨柄及两侧的第1、2肋软骨正常，而以下的肋软骨与胸骨体及剑突均向后凹陷。漏斗胸多发生于15岁以下人群，40岁以上者少见。

【病因】

目前病因未明，有家族倾向，或许与基因改变有关。大多数学者认为是由于下胸部肋骨、肋软骨发育生长过度，挤压胸骨移位而造成。也有学者认为是因膈肌纤维前面附着于胸骨体下端和剑突，在膈中心腱过短时将胸骨和剑突向后牵拉所致。

【临床表现】

1. 症状 轻微的漏斗胸可无症状。婴儿期漏斗胸压迫症状较轻者不易被发现。患儿常体型瘦弱，易患呼吸道感染，活动无耐力。畸形较重的漏斗胸可压迫心脏和肺，影响循环和呼吸系统功能，活动时常出现心慌、气短和呼吸困难。漏斗胸有时合并肺发育不全、马方综合征、哮喘等疾病。

2. 体征 根据胸廓的视诊即可做出诊断，多为第3～7肋骨向内凹陷变形，在胸骨剑突上方凹陷最深，剑突的前端向前方翘起。除胸廓凹陷畸形外，常有轻度驼背、腹部凸出等特殊体型。

【辅助检查】

心脏X线和心电图常有心脏向左移位和顺时钟方向旋转。胸部X线可见下段胸骨向后凹陷，与脊柱间的距离缩短，甚至抵达脊柱的一侧。胸部CT显示的凹陷更为确切清晰。

【治疗原则】

轻度畸形不需要特殊处理。畸形严重者，影响生长发育和呼吸、循环功能，加重患儿心理负担，应早期手术治疗。手术治疗的时机以2～5岁为最佳。常用的手术方法有胸骨翻转法、胸骨抬举法和微创技术三大类。现在临床常用微创漏斗胸矫正术（Nuss手术），该手术采用两侧胸壁小切口，在胸腔镜辅助下于畸形胸骨后置入特殊材质的矫形钢板支撑抬高胸骨，无需切断胸骨及肋骨，2～3年后拆除钢板，胸廓形状即可恢复正常，创伤小，安全性更高。

【护理措施】

（一）术前护理

1. 心理护理 漏斗胸患儿易产生自卑、恐惧和焦虑心理，护士应及时与患儿及家属沟通交流，有计划地告知患儿的病情及治疗方法，耐心倾听并认真解答他们提出的疑问和问题，对不良的心理加以疏导，促进患儿及家属积极配合，从而达到最佳的治疗效果。

2. 营养支持 术前评估患儿的营养状况，讲解术前营养支持的重要性及必要性，指导患儿进食肉类、奶类、新鲜水果和蔬菜等高蛋白、高热量、高维生素食物。必要时给予静脉输液，以补充能量和维生素。

3. 术前准备 指导患儿练习有效咳嗽、咳痰、腹式深呼吸和床上大小便；辅助医师准确测量两侧腋中线的距离，选择合适长度的钢板。

（二）术后护理

1. 安置合适体位 患儿手术结束回病房后去枕平卧，头偏向一侧。麻醉清醒后保持平卧位，选择硬板床，避免使用海绵等软床垫。年长儿童可枕一薄枕，盖轻薄被，避免胸部负重。严禁翻身侧卧，防止胸廓受压变形及胸骨、肋软骨缝合处克氏针移位。术后当日即可下床活动，但注意扶患儿坐起时应平托其后背，保持胸背部挺直，避免牵拉上肢。

2. 保持呼吸道通畅 密切观察患儿的面色、呼吸情况，给予鼻导管给氧。及时清理呼吸道分泌物，保持呼吸道通畅。出现躁动者，遵医嘱应用镇静剂。床旁配备供氧、吸痰装置，并确保性能完好。

3. 饮食与营养 患儿术后麻醉清醒4～6小时，无腹胀、恶心、呕吐等症状即可进食，一般先进食流质、半流质饮食，并逐渐过渡到正常饮食。指导患儿加强营养，多进食肉类、蛋类、奶类、新鲜水果和蔬菜等营养丰富的食物。

4. 并发症的护理 术后常见并发症为气胸，应密切观察患儿的呼吸型态、频率和节律，评估患儿有无胸闷、胸痛、呼吸困难、鼻翼扇动、发绀、烦躁等症状，定时听诊双肺呼吸音有无减弱或消失。避免翻身、叩背，防止支架移位损伤肺脏。少量气胸可行胸腔穿刺，大量气胸则须胸腔闭式引流。严密监测患儿的体温，注意观察有无伤口感染或呼吸道感染。

（三）健康教育

1. 体位与活动 出院后继续睡硬板床1年，睡觉时保持仰卧位，避免侧卧位；站立、行走时保持背部挺直，2个月内不弯腰搬重物。盖被轻薄，衣服不宜过紧，尽量避免胸部负重受压。

2. 加强防护 对于年龄小、好动的患儿，家长应加强看护，防止外伤、摔跤，术后短期可穿防护背心。

3. 定期复诊 Nuss术后支架取出前避免胸部及上腹部MRI检查。Nuss术后定期复查胸部X线，以确定钢板无移位，如患儿出现呼吸困难、胸闷、胸痛等症状，应立即来院复诊。

第三节 胸壁、胸膜肿瘤

一、胸壁肿瘤

胸壁肿瘤（tumor of chest wall）是指发生在胸壁深层组织如骨骼、骨膜、肌肉、血管及神经等组织的肿瘤，但不包括皮肤、皮下组织及乳腺肿瘤。

【病因】

胸壁肿瘤分为原发性和继发性两大类。

1. 原发性胸壁肿瘤 占所有人体肿瘤的0.5%，多发生于前胸壁及侧胸壁。原发于骨组织者，20%发生于胸骨，80%发生于肋骨。胸壁肿瘤又可分为良性和恶性2种。原发性良性肿瘤以纤维瘤、神经纤维瘤、神经鞘瘤、骨纤维结构不良、骨纤维瘤、软骨瘤、骨软骨瘤及骨囊肿为常见；原发性恶性肿瘤以纤维肉瘤、神经纤维肉瘤、血管肉瘤、横纹肌肉瘤、骨软骨肉瘤、软骨肉瘤、骨肉瘤及恶性骨巨细胞瘤为多见。

2. 继发性胸壁肿瘤　胸壁继发性肿瘤占胸壁肿瘤的半数以上，多由乳腺癌、肺癌、肾癌、结肠癌、食管癌、鼻咽癌、甲状腺癌等转移而来，以转移至肋骨最为多见，常造成肋骨的局部破坏或病理性骨折，引起疼痛，但肿块多不明显。

【临床表现】

最常见的症状是胸壁肿块和局部疼痛。良性肿瘤生长缓慢，除在胸壁查到肿块以外，一般无症状；肿块表面光滑、边界清楚、有一定活动度。恶性肿瘤往往表现为肿块生长迅速、边界模糊、外形不规则、表面血管扩张、疼痛等。良性骨或软骨肿瘤的肿块大多坚硬如骨、边缘清楚、增长缓慢。

【辅助检查】

胸部X线有助于诊断及鉴别诊断。CT检查有助于鉴别瘤体的部位、大小、范围以及有无胸内脏器、纵隔的转移等。必要时可作肿瘤的针刺活检或切取活检以明确诊断，但取活组织检查最好与手术同时进行。

【治疗原则】

无论是良性还是恶性胸壁肿瘤均应及早手术切除。

1. 胸壁良性肿瘤　可行肿瘤局部切除，但某些具有易复发及恶性倾向的良性肿瘤如纤维瘤、软骨瘤、骨软骨瘤、骨巨细胞瘤等应适当扩大切除范围，除切除病变肋骨外，应切除上下各一正常肋骨。

2. 胸壁恶性肿瘤　必须行彻底的胸壁整块切除，范围包括肌层、骨骼、肋间组织、壁层胸膜和局部淋巴结，切除范围应超过肿瘤边缘5cm，如肿瘤已侵及肺，应同时行肺切除术。切除后胸壁大面积组织缺损宜同期实施修补术，其目的是闭合胸膜腔及维持胸壁的稳定。某些对放疗敏感的胸壁恶性肿瘤可行术前放疗或术后放疗。

【护理措施】

（一）术前护理

1. 控制感染　并发慢性支气管炎的病人，术前应遵医嘱合理使用抗生素控制肺部感染。

2. 对症护理　做好术前放射治疗或化学治疗的对症护理。

3. 术前准备　向病人及家属介绍疾病和手术相关知识及术后注意事项，做好胸壁重建的术前准备。

（二）术后护理

1. 加强呼吸道护理　定时协助病人翻身、坐起、叩背、咳嗽，指导、鼓励病人做深呼吸运动，促进病人有效排痰，必要时行气管切开和呼吸机辅助呼吸。

2. 切口护理　手术部位适当加压包扎，防止积液及感染，保持切口敷料的清洁和干燥，渗湿或污染时及时更换。

3. 预防感染　遵医嘱合理应用抗生素，严格遵守无菌技术操作原则。

二、胸膜肿瘤

胸膜肿瘤分为原发性和继发性两大类。

【病因与病理】

1. 原发性胸膜肿瘤　较少见，主要是胸膜纤维瘤和恶性胸膜间皮瘤。来自胸膜下结缔组织成分的肿瘤更为少见，包括平滑肌、血管、淋巴神经和脂肪组织的肿瘤，每一种均可有其相对应的恶性肿瘤。胸膜间皮瘤是一罕见的来源于中胚层的肿瘤，绝大多数为恶性，其病因与长期吸入石棉粉尘有密切关系，临床常将其分为局限型及弥漫型2类。①局限型胸膜间皮瘤（localized pleural mesothelioma）：以往习惯称其为良性间皮瘤，生长缓慢，比弥漫型恶性间皮瘤多见，绝大多数呈良性表现。②弥漫型恶性胸膜间皮瘤（diffuse malignant pleural mesothelioma）：以往被称为恶性间皮瘤，起源于间皮细胞的原发性胸膜肿瘤，是一种少见但恶性程度极高的胸部致死性肿瘤，其病变广泛，早期诊断比较困难，部分病人进展极快，如果不治疗，中位生存期大多只有4～12个月。

2. 继发性胸膜肿瘤　临床上最常见的是胸膜转移瘤，约占胸膜肿瘤的95%，几乎任何部位的原发肿瘤均可发生胸膜转移。女性乳腺癌和男性肺癌是发生胸膜转移瘤的常见原发肿瘤。

【临床表现】

1. 原发性胸膜肿瘤

（1）弥漫型恶性胸膜间皮瘤　可发生于任何年龄，常见于40～70岁。男性多于女性。此病早期多无特殊临床症状，常见症状有干咳、胸痛、气短等，多数病人有胸腔积液，中晚期表现为大量胸腔积液。肿瘤侵犯肺或支气管，可继发少量咯血。偶尔可见同侧Horner综合征或上腔静脉综合征。

（2）局限型胸膜间皮瘤　绝大多数呈良性表现，约50%无症状。常见症状为咳嗽、胸痛和发热。

2. 继发性胸膜肿瘤　大多数胸膜转移瘤病人往往无症状，而在胸部X线检查时发现胸膜腔渗液。胸腔穿刺及胸膜活检有助于确诊。

【辅助检查】

1. 影像学检查 胸部X线常显示胸膜致密，偶尔伴有胸膜腔渗液。胸部CT能显示病变的范围、程度和胸内脏器受累的情况，是决定外科手术可行性的可靠诊断技术。

2. 病理学检查 可行胸腔积液细胞学检查、胸膜针刺活检、经皮胸内肿块穿刺活检、胸腔镜活检、剖胸活检及锁骨上淋巴结活检等。胸膜穿刺活检对诊断有重要意义；胸腔镜活检是诊断恶性胸膜间皮瘤最好的手段。

【治疗原则】

1. 原发性胸膜肿瘤 弥漫性恶性胸膜间皮瘤尚无有效的治疗方法。主要采取姑息性治疗，目的是缓解症状、延长生命。近年来一些药物治疗取得了一定的效果，但总体上恶性程度高，预后不良。局限型纤维间皮瘤可采用手术切除，预后较好。

2. 继发性胸膜肿瘤 主要针对原发瘤，但也常需控制胸膜腔渗液。向胸腔内注射不同的化学药物，如氮芥、四环素，以防恶性胸腔积液复发。

【护理措施】

1. 心理护理 病人往往有较多血性胸水，持续时间较长，需长期胸腔闭式引流，很容易产生急躁、焦虑、恐惧的心理。应及时把握病人的心理活动，对病人进行心理疏导。

2. 疼痛护理 了解病人疼痛的程度，指导病人应用放松和深呼吸的技巧，安排病人看电视、听音乐、读报纸等，使病人身心舒适，减轻疼痛的感受。

3. 胸腔闭式引流的护理 定时观察胸腔引流管是否通畅，注意观察负压波动，定时挤压引流管，防止堵塞，维持有效引流，防止感染。若术后24～72小时病人病情平稳，血性引流液逐渐变淡、无气体及液体引流，胸部X片显示肺膨胀，可拔除胸腔引流管。

4. 胸腔内化学治疗的护理 化学治疗前进食清淡易消化饮食，预防呕吐。注药前要将胸水抽净，注药后要每30分钟更换一次体位，使药物均匀分布于胸膜腔。协助病人做好生活护理，清洁口腔和皮肤，预防感染。

5. 继发性胸膜瘤病人的护理 主要是针对其原发肿瘤的护理。

（韩江英）

目标检测

答案解析

一、简答题

1. 简述术前改善脓胸病人呼吸功能的主要护理措施。
2. 简述术后维持脓胸病人有效呼吸的主要护理措施。

二、病例分析题

张先生，68岁，有吸烟嗜好，每日2盒，有糖尿病、肺结核病史，4个月前因高热、呼吸困难住院，诊断为结核性胸膜炎，X线胸片示左侧胸腔内大量积液，穿刺抽出脓液，给予胸腔抽脓及全身抗生素治疗后体温恢复正常，随即要求出院，遵医嘱抗结核治疗，未进一步做X线胸片检查。近一周来，病人主诉咳嗽不止，食欲不佳，并日渐消瘦。体检发现左侧胸廓内陷，呼吸运动减弱，肋间隙变窄，听诊左肺呼吸音减弱，纵隔向左侧偏移，血常规：红细胞计数 $3.0\times10^{12}/L$，血红蛋白 6.5g/L。

请思考：

（1）该病人是急性脓胸还是慢性脓胸？

（2）该病人主要的护理问题有哪些？

（3）针对目前的护理问题应当如何护理？

书网融合……

本章小结

题库

第二十章　肺部疾病病人的护理

PPT

学习目标

知识目标：

1. **掌握**　肺癌、支气管扩张的临床表现和护理。
2. **熟悉**　肺癌的治疗原则；肺结核的临床表现、治疗原则和护理。
3. **了解**　肺癌、肺结核、支气管扩张的病因及病理生理。

技能目标：

1. 熟练掌握胸膜腔闭式引流的护理。
2. 学会应用护理程序为肺癌病人提供整体护理。

素质目标：

具备敬佑生命、大爱无疆的医学情怀。

肺部疾病包括肺部肿瘤、感染、组织结构异常等，不同程度的影响病人的通气和换气功能。肺部手术使气体弥散面积和通气量减少，导致术后呼吸功能下降。术前加强呼吸道准备、术后维持呼吸道通畅是促进病人快速康复的有效措施。本章重点介绍肺癌、肺结核、支气管扩张病人的护理。

案例引导

案例　刘先生，49岁，因咳嗽、咳痰，痰中带血3个月入院。病人2个月前无明显诱因出现刺激性干咳，近1周咳嗽加重，无发热及胸痛。发病以来，精神食欲欠佳，体重下降5kg。病人既往体健，吸烟30余年，20支/日。胸部X线示右上肺2cm×3cm大小的阴影。入院后，病人情绪低落，担心治疗效果及未来家庭生活和工作。

讨论：

1. 该病人实施手术前需要做哪些术前准备？
2. 该病人实施手术后的主要护理措施有哪些？

第一节　肺　癌

肺癌（lung cancer）是指源于支气管黏膜上皮的恶性肿瘤，也称为支气管肺癌（bronchopulmonary carcinoma）。居全世界和我国城市男性恶性肿瘤发病率和死亡率的第一位。发病年龄多数在40岁以上，男性居多。近年来，女性肺癌的发病率亦明显上升。

【病因】

肺癌的发病原因尚不清楚。长期大量吸烟是肺癌的重要风险因素，烟草内含有苯并芘等多种致癌物质，吸烟量越大、时间越长、开始吸烟年龄越早，肺癌发病率越高。其他危险因素包括大气污染、职业接触（石棉、铬、镍、锡、砷、二氯甲醚、氡、煤烟焦油、电离辐射等）、基因变异（P53、nm23－H、EGFR、Ras等基因突变及表达异常）、饮食因素、遗传易感性等。

【病理生理】

肺癌起源于支气管黏膜上皮或肺泡上皮。癌肿可以向支气管腔内或（和）邻近的肺组织浸润生长，并可通过淋巴、血行转移或直接向支气管转移。肺癌的分布特点是右肺多于左肺，上叶多于下叶。起源于主支气管、肺叶支气管的癌肿，位置靠近肺门，称为中心型肺癌；起源于肺段支气管以下的癌肿，位置在肺的周围部分，称为周围型肺癌。

1. 病理组织学分型　肺癌病理学分型采用的是2021年世界卫生组织（WHO）肺肿瘤组织学分型标准，按照细胞类型将肺癌分为：①鳞状细胞癌；②小细胞癌（神经内分泌肿瘤）；③腺癌；④大细胞癌；⑤腺鳞癌；⑥肉瘤样癌；⑦其他上皮源性肿瘤；⑧转移性肿瘤；⑨未分类癌。临床最常见以下四种组织类型。

（1）腺癌（adenocarcinoma）　目前已经超越鳞癌成为最常见的肺癌，发病率逐年上升。多见于女性，周围型多见，多起源于较小的支气管上皮。腺癌生长速度较慢，局部浸润和血行转移早期即可发生，易转移至肝、脑、骨，累及胸膜可引起胸腔积液，淋巴转移发生较晚。

（2）鳞状细胞癌（squamous cell carcinoma） 简称鳞癌，多见于老年男性，与吸烟关系密切。多起源于较大的支气管，常为中心型肺癌。鳞癌生长速度较为缓慢，病程较长，早期可引起支气管狭窄或阻塞性肺炎，晚期易发生变性、坏死，形成空洞或癌性肺脓肿。通常先经淋巴转移，血行转移较晚。

（3）大细胞癌（large cell carcinoma） 多见于老年男性、与吸烟有关。多起源于大支气管，肿块较大，常见中心坏死，显微镜下为多边形大细胞，胞质丰富。分化程度低，恶性程度较高。

（4）小细胞癌 多见于老年男性，中心型多见。细胞形态与小淋巴细胞相似，形如燕麦穗粒，又称为燕麦细胞癌，与吸烟关系密切。小细胞癌为神经内分泌起源，生长速度快，恶性程度高，较早出现淋巴和血行转移。

部分肺癌病例可同时存在不同类型的癌种组织，如鳞癌与小细胞癌并存，腺癌与鳞癌混合等。

2. 转移途径

（1）直接扩散 癌肿沿支气管壁向支气管管腔内生长，可造成支气管管腔部分或全部阻塞；亦可直接扩散侵入邻近肺组织，并穿越肺叶间裂侵入相邻的肺叶；癌肿可直接侵犯胸壁、纵隔内其他组织和器官。

（2）淋巴转移 是常见的扩散途径。小细胞癌在早期即可经淋巴转移，鳞癌也常经淋巴转移。癌细胞经支气管和肺血管周围的淋巴管，先侵入邻近的肺段或肺叶支气管周围的淋巴结，然后到达肺门或隆突下淋巴结，或经气管旁淋巴结，最后累及锁骨上、前斜角肌淋巴结和颈部淋巴结。纵隔和气管旁及颈部淋巴结转移一般发生在原发灶同侧，但也可以在对侧，即交叉转移。

（3）血行转移 多发生于肺癌晚期。小细胞癌和腺癌的血行转移较鳞癌常见。肺癌常见的远处转移部位是骨骼、脑、肝、肾上腺等。

【临床表现】

肺癌的临床表现与癌肿的部位、大小、是否压迫和侵犯邻近器官及有无转移等密切相关。

1. 早期 多无明显症状，随着癌肿的进展，出现不同的症状。临床常见症状包括咳嗽、血痰、胸痛、胸闷、发热、气促。其中最常见的症状为刺激性干咳，当癌肿继续长大引起支气管狭窄时，咳嗽加重，呈高调金属音。若继发肺部感染，可有脓性痰，痰量增多。血痰以中心型肺癌多见，多为痰中带血点、血丝或断续地少量咯血；癌肿侵犯大血管可引起大咯血，但较少见。

2. 晚期

（1）全身表现 发热、体重减轻、食欲减退、倦怠及乏力等全身症状。

（2）癌肿压迫侵犯邻近组织器官 ①压迫或侵犯膈神经：同侧膈肌麻痹。②压迫或侵犯喉返神经：声带麻痹、声音嘶哑。③压迫上腔静脉：出现上腔静脉压迫综合征，表现为上腔静脉回流受阻，面部、颈部、上肢和上胸部静脉怒张，皮下组织水肿，上腔静脉压升高，可出现头痛、头晕或晕厥。④侵犯胸膜及胸壁：持续的剧烈疼痛和胸腔积液，胸腔积液常为血性，大量积液会引起气促。⑤癌肿侵入纵隔、压迫食管：吞咽困难和吞咽不畅。⑥肺上沟瘤（pulmonary sulcus tumor），亦称Pancoast瘤，侵入纵隔和压迫位于胸廓上口的器官或组织，如第1肋间、锁骨下动静脉、臂丛神经等，而产生剧烈胸肩痛、上肢静脉怒张、上肢水肿、臂痛和运动障碍等；若压迫颈交感神经则会引起同侧上睑下垂、瞳孔缩小、眼球内陷、面部无汗等颈交感神经综合征（Horner综合征）。

（3）远处转移的症状和体征 ①肝转移可导致肝区疼痛、肝大、黄疸、腹水、食欲减退等。②骨转移可引起局部疼痛、病理性骨折、血清碱性磷酸酶和血钙升高。③脑转移可引发头痛、恶心、呕吐、视觉障碍、性格改变、眩晕、颅内压增高、脑疝等。

3. 肺癌伴随症状 少数病人可出现非转移性全身症状，如杵状指（趾）、骨关节痛、骨膜增生等骨关节病综合征、Cushing综合征、重症肌无力、男性乳房发育、多发性肌肉神经痛等，称为副癌综合征。手术切除癌肿后这些症状可消失。

【辅助检查】

1. 影像学检查

（1）胸部X线检查 是常用的筛查方法，可发现体积较大的周围型肺癌。

（2）胸部CT检查 可发现X线检查隐藏区的早期肺癌病变，其不但可以显示肿瘤的大小、位置、范围，还可以显示肿瘤与邻近器官的关系、纵隔淋巴结转移情况，为合理制定治疗方案提供重要依据。

（3）PET - CT 可实现功能和定位的结合，可用于良、恶性肿瘤的鉴别，寻找原发灶，判断远处有无转移，评价肿瘤分期及疗效检测等。

（4）MRI检测 有助于判断肿瘤与周围软组织的界限和关系，常用于肺上沟瘤的评估。

（5）超声检查 用于判断肝脏及肾上腺等脏器有无转移、胸膜腔内有无积液、锁骨上有无淋巴结转移灶等。

（6）骨扫描 是骨转移瘤筛查的重要手段。

2. 痰细胞学检查 是肺癌普查和诊断的一种简便有效的方法。肺癌表面脱落的癌细胞可随痰咳出，痰细胞学检查找到癌细胞，可明确诊断。

3. 纤维支气管镜检查 诊断中心型肺癌的阳性率较

高。可直接观察气管和支气管中的病变，并可钳取或穿刺病变组织做病理学检查，亦可对病变进行准确定位。

4. 其他　如胸腔镜、纵隔镜、经胸壁穿刺活组织检查、转移病灶活组织检查、胸腔积液检查、肿瘤标记物检查等。

知识链接

肺癌筛查

中华医学会肿瘤学分会肺癌临床诊疗指南对高危人群的选择充分考虑了除年龄外的肺癌危险因素，结合肺癌的发病特点，推荐在符合年龄段的基础上，含有下列危险因素之一的人群进行肺癌筛查。

1. 吸烟　吸烟剂量和肺癌发病风险呈线性正相关趋势。起始吸烟年龄越小、每日吸烟量越大、持续时间越长，引发肺癌的相对危险度越大。建议吸烟量≥20包/年的人群进行肺癌筛查。

2. 二手烟或环境油烟吸入史　二手烟暴露会显著增加肺癌发生风险。炒、炸等烹饪方式产生的厨房油烟可导致DNA损伤或癌变，是中国非吸烟女性罹患肺癌的重要危险因素之一。

3. 职业致癌物质暴露史　长期接触氡、砷、铬、镉及其化合物等高致癌物质者更易罹患肺癌。石棉暴露可显著增加肺癌的发病风险。二氧化硅和煤烟也是明确的肺癌致癌物。

4. 个人肿瘤史　既往罹患其他恶性肿瘤者可能携带异常基因，基因突变可增加肺癌的发病风险。

5. 直系亲属肺癌家族史　一级亲属被诊断为肺癌的个体患肺癌的风险明显升高。有肺癌家族史的人群可能存在可遗传肺癌易感位点。

6. 慢性肺部疾病史　慢性阻塞性肺疾病、肺结核和肺纤维化等慢性肺部疾病病人肺癌发病率高于健康人群。

【临床分期】

肺癌的TNM分期对临床治疗方案的选择具有重要指导意义。WHO按照肿瘤（T）、淋巴结转移（N）和远处转移（M）情况对肺癌加以分期。内容如下。

T_X：原发肿瘤不能评估，或痰、支气管冲洗液找到癌细胞但影像学或支气管镜未见肿瘤。

T_0：无原发肿瘤的证据。

Tis：原位癌。

T_1：肿瘤最大直径≤3cm，周围包绕肺组织及脏胸膜，镜下肿瘤未累及叶支气管以上，即未侵及主支气管。

T_2：肿瘤最大径＞3cm，≤5cm；侵犯主支气管，但未侵及隆突；侵及脏胸膜；有阻塞性肺炎或者部分或全部肺不张。符合以上任何一个即归为T_2。

T_{2a}：肿瘤最大径＞3cm，≤4cm。

T_{2b}：肿瘤最大径＞4cm，≤5cm。

T_3：肿瘤最大径＞5cm，≤7cm；侵及以下任何一个结构，胸壁、膈神经、心包；同一肺叶出现孤立性癌结节。符合以上任何一个即归为T_3。

T_4：肿瘤最大径＞7cm；无论大小，侵及以下任何一个结构，纵隔、心脏、大血管、气管、喉返神经、食管、椎体、隆突；同侧不同肺叶内孤立癌结节。

N_x：淋巴结转移情况无法判断。

N_0：无区域淋巴结转移。

N_1：转移至同侧支气管周围淋巴结和（或）同侧肺门淋巴结以及肺内淋巴结有转移，包括原发肿瘤的直接侵犯。

N_2：同侧纵隔淋巴结转移和（或）隆突下淋巴结转移。

N_3：对侧纵隔淋巴结、对侧肺门淋巴结，同侧或对侧斜角肌或锁骨上淋巴结转移。

M_0：无远处转移。

M_1：有远处转移。

M_{1a}：胸膜扩散（恶性胸腔积液、心包积液或胸膜结节），对侧肺叶出现的肿瘤结节；胸膜结节或恶性胸腔积液。

M_{1b}：有远处单个器官单发转移。

M_{1c}：多个器官或单个器官多处转移。

目前使用的是国际肺癌研究协会（SALSC）2017年公布的第8版国际TNM分期（表20－1）。

表20－1　2017年肺癌国际分期标准（第8版）

分期		T	N	M
隐形肺癌		Tx	N_0	M_0
原位癌0期		Tis	N_0	M_0
Ⅰ期	ⅠA期	$T_{1a/b}$	N_0	M_0
	ⅠB期	T_{2a}	N_0	M_0
Ⅱ期	ⅡA期	T_{2b}	N_0	M_0
		T_{2a}	N_1	M_0
	ⅡB期	$T_{1a/b}$	N_1	M_0
		T_{2b}	N_1	M_0
		T_3	N_0	M_0
Ⅲ期	ⅢA期	T_3	N_1	M_0
		$T_{1a/b}$	N_2	M_0
		$T_{2a/b}$	N_2	M_0
		T_4	N_0	M_0
		T_4	N_1	M_0

续表

分期		T	N	M
	ⅢB期	T_2	N_3	M_0
		T_1	N_3	M_0
		T_3	N_2	M_0
		T_4	N_2	M_0
	ⅢC期	T_3	N_3	M_0
		T_4	N_3	M_0
Ⅳ期	ⅣA期	任何T	任何N	M_{1a}、M_{1b}
	ⅣB期	任何T	任何N	M_{1c}

【治疗原则】

肺癌的治疗方法主要有外科手术治疗、放疗、化疗和靶向治疗等。小细胞肺癌远处转移早，除早期病人适于手术外，其他应以非手术治疗为主。非小细胞肺癌以手术治疗为主。

1. 手术治疗 肺癌基本手术方式为肺切除术加淋巴结清扫术。根据病变的部位、大小及病人对手术的耐受性，有局部切除和扩大切除。局部切除是指切除范围小于一个肺叶的手术方式，如肺段切除术。而扩大切除则是指需切除范围不仅局限于一个肺叶的手术方式，如双肺叶切除术、支气管袖状肺叶切除术等。其中在不违背胸外科标准肿瘤切除原则的情况下，电视胸腔镜辅助手术（VATS）或微创手术（包括机器人手术）应该常规推荐用于无解剖和外科禁忌的病人。截至目前，VATS可完成肺叶楔形切除、肺叶切除、全肺切除甚至肺叶袖状切除等。对合适病人选择行VATS可减轻术后疼痛、降低住院时间、促进肺功能恢复、减少并发症，且可达到与开胸手术同样的预后效果。VATS已由原来的“多孔”手术向“单孔”手术方向发展，肺癌的外科治疗已逐渐进入微创化时代。单孔胸腔镜手术一般选择腋前线第4或5肋间作为手术切口，肋间间隙较为宽松，与肺门的距离较远，可将肺脏解剖暴露得更加充分，利于术者更快分离肺脏组织，切除肿瘤病灶。

2. 非手术治疗

（1）放射治疗 肺癌局部治疗手段之一。在各种类型的肺癌中，小细胞癌对放疗敏感性较高，鳞癌次之，腺癌最差。晚期或肿瘤复发病人姑息性放疗可减轻症状。

（2）化学治疗 分化程度低的肺癌，尤其是小细胞癌对化疗特别敏感，鳞癌次之，腺癌最差。化疗亦可单独用于晚期肺癌病人以缓解症状，或与手术、放疗综合应用，以防止癌肿转移复发，提高治愈率。

（3）靶向治疗 针对肿瘤特有的基因异常进行的治疗称为靶向治疗。它具有针对性强、对肿瘤具有较好的疗效且不良反应少的特点。

（4）其他治疗 中医中药治疗和免疫治疗。

【护理评估】

（一）术前评估

1. 健康史

（1）一般情况 询问病人年龄、性别、婚姻和职业，有无吸烟和被动吸烟史，吸烟的时间。

（2）既往史 有无其他部位肿瘤病史或手术治疗史；有无传染病史，如肺结核等；有无其他伴随疾病，如糖尿病、冠状动脉粥样硬化性心脏病（冠心病）、高血压、慢性支气管炎等。

（3）家族史 了解家庭成员中有无肺部疾病、肺癌或其他肿瘤。

2. 身体状况

（1）症状和体征 评估病人有无咳嗽，是否成刺激性；有无咳痰，痰量及性状；有无痰中带血或咯血，咯血的量、次数；有无疼痛，疼痛的部位、性质；有无呼吸困难、发绀、杵状指（趾）。

（2）辅助检查 有无X线胸片、CT、各种内镜及其他有关手术耐受性检查等的异常发现。

3. 心理－社会状况 了解病人对疾病的认知程度，对手术有何顾虑。了解家属对病人的关心程度、支持程度，家庭对手术的经济承受能力。

（二）术后评估

1. 手术情况 了解病人手术、麻醉方式，病变组织切除情况，术中出血、补液、输血情况和术后诊断。

2. 身体状况 评估病人生命体征是否平稳，呼吸状态如何，切口引流是否通畅，营养状况是否得以维持或改善等。评估病人术后有无出血、感染、肺不张、心律失常等并发症。

3. 心理－社会状况 了解病人有无紧张，康复训练和早期活动是否配合，对出院后的继续治疗是否清楚。

【常见护理诊断/问题】

1. 气体交换受损 与肺组织病变、手术、麻醉、肿瘤阻塞支气管、肺膨胀不全、呼吸道分泌物潴留、肺换气功能降低等因素有关。

2. 营养失调：低于机体需要量 与肿瘤引起机体代谢增加、营养物质摄入不足、手术创伤等有关。

3. 疼痛 与手术创伤有关。

4. 焦虑与恐惧 与担心手术和疾病的预后、疼痛等因素有关。

5. 潜在并发症 出血、感染、肺炎、肺不张、心律失常、哮喘发作、支气管胸膜瘘、肺水肿、成人呼吸窘迫综合征。

【护理目标】

1. 病人恢复正常的气体交换功能。
2. 病人营养状况改善。
3. 病人自述疼痛减轻或可以耐受。
4. 病人自述焦虑、恐惧减轻或消失。
5. 病人未发生并发症或并发症得到及时发现、处理。

【护理措施】

（一）术前护理

1. 呼吸道准备

（1）戒烟 指导并劝告病人术前戒烟2周以上。吸烟会使气管、支气管分泌物增加，易引起肺部感染。

（2）维持呼吸道通畅 支气管分泌物较多者，可行体位引流；痰液黏稠不易咳出者，可行超声雾化，必要时经支气管镜吸出分泌物；观察痰液的量、颜色、黏稠度及气味。

（3）预防和控制感染 注意口腔卫生，如发现病人有龋齿等口腔疾病时，应及时报告医师。如病人合并有慢性支气管炎、肺部感染、肺气肿，应及时采集痰液及咽部分泌物做细菌培养，遵医嘱给予抗生素及雾化吸入以控制感染。

（4）呼吸功能训练 指导病人练习腹式深呼吸、有效咳嗽和翻身，以促进肺扩张，减轻术后伤口疼痛和加深呼吸运动；练习使用深呼吸训练器，以有效配合术后康复，预防肺部并发症的发生。

2. 营养支持 指导病人摄入均衡饮食。术前伴营养不良者，可经肠内或肠外途径补充营养，改善营养状况，增强机体抵抗力，有利于术后恢复。

3. 心理护理 肺癌病人常有焦虑、恐惧等心理，护士应鼓励病人表达自己的感受，耐心倾听病人诉说，及时为病人提供有效的心理疏导，帮助病人消除不良心理，增强对治疗的信心；向病人及家属介绍疾病和手术相关知识及术后注意事项，使其能积极配合治疗和护理。

（二）术后护理

1. 观察病情 手术后2～3小时，每15分钟测量生命体征1次；脉搏和血压稳定后，改为30分钟至1小时测量1次；次日2～4小时测量1次；生命体征平稳者改为每日测量3次，连续观察1周。定时观察呼吸，防止因麻醉不良反应引起的呼吸暂停。注意观察有无呼吸窘迫，若有异常，立即通知医师。严密观察肢端温度，甲床、口唇及皮肤色泽，周围静脉充盈情况等。若血压持续下降，应考虑是否存在心功能不全、出血、疼痛、组织缺氧或循环血量不足等情况。

2. 维持呼吸功能

（1）给氧 肺部切除术后，由于肺通气量和弥散面积减少、麻醉不良反应、伤口的疼痛及肺膨胀不全等原因，病人会有不同程度的缺氧。常规给予鼻导管吸氧2～4L/min，可根据血气分析结果调整氧气浓度。

（2）监测呼吸 观察呼吸频率、幅度、节律及双肺呼吸音；观察有无气促、发绀等缺氧征象及动脉血氧饱和度情况，若有异常及时通知医师。术后带气管插管返回病房者，严密观察气管插管的位置和深度，防止滑出或移向一侧支气管，造成通气量不足或一侧过度通气（对应移向一侧支气管）。

（3）深呼吸及咳嗽排痰 病人清醒后，鼓励并协助其深呼吸及有效咳嗽排痰，每1～2小时1次。咳嗽排痰前，应先给病人叩背，叩背时由下向上，由外向内轻叩震荡，使存在于肺叶、肺段处的分泌物松动流至支气管中。而后嘱病人进行3～5次深呼吸，深吸气后屏气3～5秒，再用力咳嗽将痰咳出。病人咳嗽排痰时，应固定胸部伤口，以减轻震动引起的疼痛。

（4）雾化 对于呼吸道分泌物黏稠的病人，可行超声雾化吸入，使痰液稀释，易于咳出，也可行深部吸痰。

3. 安置合适体位

（1）一般情况 病人麻醉未清醒前取平卧位，头偏向一侧，以免吸入呕吐物、分泌物而致窒息或并发吸入性肺炎。病人麻醉清醒且血压稳定者，可改为半坐卧位，以利于呼吸和引流。

（2）特殊情况 ①肺段切除术或楔形切除术者，尽量选择健侧卧位，以促进患侧肺组织扩张。②一侧肺叶切除者，如呼吸功能尚可，可取健侧卧位，以利于手术侧残余肺组织的膨胀与扩张；如呼吸功能较差，则取平卧位，避免健侧肺受压而限制肺的通气功能。③一侧全肺切除术者，避免过度侧卧，可采用1/4患侧卧位，以预防纵隔移位和压迫健侧肺而致呼吸循环功能障碍。④血痰或支气管瘘管者，取患侧卧位。

4. 胸腔闭式引流管的护理

（1）一般护理 定时观察胸腔引流管是否通畅，注意观察水柱波动，定时挤压引流管，防止堵塞。观察引流液的量、颜色和性状，一般术后24小时内引流量约500ml，为手术创伤引起的渗血、渗液及术中冲洗胸腔残余的液体。当引流液量达到每小时100～200ml时，应考虑有活动性出血，需立即通知医师。术后24～72小时病人病情平稳，血性引流液逐渐变淡，每日引流量<50ml，无气体引出，胸部X片显示肺复张良好，可拔除胸腔引流管。

（2）全肺切除术后胸腔引流管的护理 一侧全肺切除术后的病人，由于两侧膜腔内压力不平衡，纵隔易向手术侧移位。因此，对全肺切除术后的病人，胸腔引流管一般呈钳闭状态，以保证术后患侧胸壁有一定的渗液，减轻或纠正纵隔移位。注意观察病人的气管是否居中，有无呼吸或循环功能障碍。若气管明显向健侧移位，应立即听诊呼吸音，在排除肺不张后，可酌情放出适量的气体或引流液，每次放液量不宜超过100ml，速度宜慢，避免快速多量放液引起纵隔突然移位，导致心搏骤停。

5. 切口护理 观察切口敷料是否干燥，有无渗血、渗液，发现异常及时通知医师。一般胸部伤口7~9天可拆除缝线。胸腔镜手术一般在胸壁上开3个1.5cm长小切口，手术创伤小。

6. 胸腔镜手术的术后护理 手术后，协助病人恢复平卧位，保持动作平稳、缓慢。协助麻醉医生吸引气管、口腔内分泌物，待病人清醒，符合拔管指征后，协助麻醉医生拔除支气管导管，并行面罩吸氧。加强引流管和伤口的保护。

7. 维持营养和体液平衡 病人麻醉清醒且拔除气管插管后，若无呕吐可分次少量饮水。肠蠕动恢复后，开始进食流质饮食，逐步过渡到半流质及普食。饮食以高蛋白、高热量、富含维生素、易消化的食物为宜，以保证营养，提高机体抵抗力，促进伤口愈合。严格控制输液量和速度，防止前负荷过重而导致急性肺水肿。全肺切除术后的病人，24小时补液量控制在2000ml内，速度宜慢，以每分钟20~30滴为宜。记录出入液量，维持液体平衡。

8. 活动与功能锻炼

（1）鼓励病人早期下床活动 早期下床活动可预防肺不张、改善呼吸循环功能，增进食欲。术后第1天，生命体征平稳后，鼓励及协助病人在床上坐起，坐在床边、双腿下垂或在床旁站立移步。术后第2天起，可帮助病人在室内行走3~5分钟，以后根据病人情况逐渐增加活动量。活动期间，应妥善保护病人的引流管，严密观察病情变化，出现头晕、气促、心动过速、心悸和出汗等症状时，立即停止活动。

（2）协助病人进行肢体活动 早期活动可以促进病人呼吸运动、防止肺不张，亦可以防止术侧关节僵硬和手臂失用性萎缩。术后第1天开始做肩、臂的主动运动，如手术侧手臂上举、爬墙及肩关节旋前旋转运动，使肩关节活动范围逐渐恢复至术前水平，防止肩下垂。全肺切除术后的病人，鼓励取直立的功能位，以恢复正常姿势，防止脊椎侧弯畸形。运动量以不引起疲倦及疼痛为度，帮助病人逐步适应肺切除术后余肺的呼吸容量。

9. 并发症的护理

（1）出血 手术时胸膜粘连紧密、止血不彻底或血管结扎线脱落，胸腔内大量毛细血管充血及胸腔内负压等因素，均可导致胸腔内出血。应密切观察病人的生命体征，定时检查切口敷料及引流管周围的渗血情况，观察胸腔引流液的量、颜色和性状，当引流的血性液体量多（100~200ml/h）、呈鲜红色、有血凝块，病人出现烦躁不安、血压下降、脉搏增快、少尿等低血容量性休克的表现时，应考虑有活动性出血，需立即通知医师。加快输血、补液速度，遵医嘱给予止血药，镇静，稳定病人情绪。若出血不止，休克无好转，应做好开胸探查止血的准备。

（2）肺炎和肺不张 由于术后病人体质虚弱、切口疼痛、胸带包扎过紧等，限制了病人的呼吸运动，不能有效咳嗽排痰，导致分泌物滞留堵塞支气管，易引起肺炎、肺不张。病人可出现烦躁不安、不能平卧、心动过速、体温升高、哮鸣、发绀、呼吸困难等症状，血气分析显示低氧血症、高碳酸血症。鼓励病人咳嗽排痰，痰液黏稠者予以超声雾化，必要时吸痰，病情严重时可行气管切开，以确保呼吸道通畅。

（3）支气管胸膜瘘 是肺切除术后严重的并发症之一，多发生在术后1周。多由于支气管缝合不严密、支气管断端血运不良或支气管缝合处感染、破裂等所致。表现为病人术后3~14天仍持续从胸腔引流管排出大量气体，病人出现刺激性咳嗽、痰中带血或咳血痰、发热、呼吸困难等症状。可用亚甲蓝注入胸膜腔，病人咳出带有亚甲蓝的痰液即可确诊。一旦发生，立即报告医师；并置病人于患侧卧位，以防漏液流向健侧；遵医嘱使用抗生素预防感染；继续行胸腔闭式引流；已拔出引流管者，立即重新行胸腔引流术，必要时再次开胸修补瘘孔。

（4）肺水肿 与病人原有心脏疾病，病肺切除、余肺膨胀不全及输液量过多、速度过快，使肺泡毛细血管床容积明显减少有关，尤以全肺切除病人更为明显。病人表现为极度呼吸困难，端坐呼吸、发绀、大汗淋漓，阵发性咳嗽伴大量白色或粉红色泡沫痰，双肺布满对称性湿啰音等。一旦发生，应立即减慢输液速度，控制输液量；给予吸氧，氧气以50%乙醇湿化；注意保持呼吸道通畅；遵医嘱给予心电监护及强心、利尿、镇静和激素治疗，安抚病人的紧张情绪。

（5）肺栓塞 内源性或外源性栓子栓塞肺动脉引起肺循环障碍。与原有周围血管疾病、术后血液高凝、长期卧床以及术中肺血管壁的损伤有关。表现为病人突然发生不明原因的呼吸困难、咳嗽、咯血、虚弱、面色苍白、出冷汗等，并有脑缺氧症状。预防措施包括对存在高危因素的病人，遵医嘱给予药物抗凝，预防血栓形成，指导其早期下床活动，促进血液回流，增强血液循环。一旦发生肺栓塞，应绝对卧床休息，高浓度吸氧；根据病人情况监测中心静脉压，控制输液入量及速度以及镇静、镇痛、抗休克治疗和护理；遵医嘱给予抗凝治疗或溶栓治疗后维持抗凝治疗，注意监测病人的凝血功能，观察病人皮肤黏膜是否有出血征象。

（6）心律失常 多发生于术后 4 天内。与缺氧、出血及水、电解质、酸碱失衡有关。术前合并糖尿病与心血管疾病的病人，术后更容易发生心律失常。若术后心电监护显示心律失常，应立即报告医师。遵医嘱应用抗心律失常药物，密切观察心率、心律，严格掌握药物剂量、浓度、给药方法和速度，观察药物的疗效及不良反应。

（三）健康教育

1. 疾病预防 让病人了解吸烟的危害，戒烟。40 岁以上人群应定期进行胸部 X 线普查，尤其是反复呼吸道感染、久咳不愈或咳血痰者，应提高警惕，做进一步的检查。

2. 康复锻炼 指导病人出院后坚持进行腹式深呼吸和有效咳嗽，以促进肺膨胀；指导病人进行抬肩、抬臂、手达对侧肩部、举手过头或拉床带活动，以预防术侧肩关节僵直。

3. 出院指导

（1）休息与活动 每日保持充分休息与活动，出院后半年内不从事重体力活动。

（2）饮食 摄入高蛋白、高热量、富含维生素、易消化饮食。

（3）口腔卫生 注意口腔卫生，如有口腔疾病，应及时治疗。

（4）预防感染 避免出入公共场所或与上呼吸道感染者接近。避免居住或工作于布满灰尘、烟雾及化学刺激物品的环境。

（5）复查随访 若有伤口疼痛、剧烈咳嗽及咯血等等症状或有进行性倦怠情形，及时复查；如出院后需进行放射治疗和（或）化学治疗等，指导病人坚持完成以提高疗效。

【护理评价】

1. 病人呼吸功能是否改善，有无气促、发绀等缺氧征象。

2. 病人营养状况是否改善。

3. 病人疼痛是否减轻或能耐受。

4. 病人焦虑、恐惧是否减轻。

5. 病人有无并发症发生，或并发症是否得到及时发现和处理。

第二节 肺结核

肺结核（pulmonary tuberculosis）是由结核分枝杆菌引起的、有较强传染性的慢性肺部疾病。世界卫生组织监测数据显示，2019 年全球报告肺结核病人 635.24 万例。虽然肺结核的发病率和死亡率都有明显下降，但各个国家和地区表现不平衡。近年来，肺结核发病率又有回升趋势。大多数肺结核病人经内科治疗可痊愈，仅少数经内科治疗无效者才需外科手术治疗。

【病理生理】

肺结核的基本病理改变包括渗出性改变、增生性病变、干酪样坏死。

肺内结核病灶的发展可形成以下 3 种类型的肺部病变：①病灶干酪样坏死，形成空洞；②支气管结核引起张力空洞、支气管狭窄、扩张或肉芽肿；③肺毁损。以上 3 种病变可导致呼吸功能的病理生理改变，造成限制性阻塞性通气功能障碍、弥散功能障碍或肺内静脉分流以及引起肺源性心脏病。

【临床表现】

1. 症状 由结核菌素引起的全身毒性反应，以发热最常见，表现为午后或傍晚低热、盗汗、疲倦乏力、食欲减退、体重下降等症状。呼吸道症状多表现为咳嗽（多为干咳）、咯血、胸痛、呼吸困难等。女性可表现为月经不调甚至闭经。

2. 体征 取决于病变性质和范围。病灶小者可无阳性体征或仅在锁骨上下、肩胛区闻及湿啰音。

3. 并发症 自发性气胸、脓气胸、肺源性心脏病、支气管扩张、继发肺外结核等。

【辅助检查】

1. 影像学检查 胸部 X 线可对病灶部位、范围、性质、发展情况和治疗效果作出判断，可早期发现肺结核；CT 检查可发现微小或隐蔽性病变。

2. 实验室检查 红细胞沉降率加速、结核菌素试验阳性、痰结核菌检查阳性。

3. 纤维支气管镜检查 可进行支气管或肺内病灶活检，诊断支气管结核和淋巴结支气管瘘。

【治疗原则】

1. 非手术治疗 支持治疗，加强营养，改善全身情况；给予充分而正规的抗结核治疗。

2. 手术治疗 原则是尽可能切除病灶，保留健康的肺组织。术前给予 6 ~ 8 个月的抗结核治疗后，大部分病变可被吸收，为手术的最佳时机；术后继续抗结核治疗 6 ~ 12 个月，以防结核复发。常见手术类型为肺叶切除术和胸廓成形术。

【护理措施】

（一）术前护理

1. 呼吸道准备 督促病人术前 2 周戒烟。指导病人进行呼吸功能锻炼，包括腹式呼吸、缩唇呼吸、呼吸功能训练器的使用等。痰液量较多且呼吸功能尚好者运用体位引流。痰液黏稠者行超声雾化吸入，以稀释痰液，提高排痰效果。对咯血者，应进行安慰，避免其恐慌；绝对卧床休息，患侧胸部予以冰敷，注意观察咯血量及生命体征变化。

2. 维持正常体温 体温超过38.5℃者，采用物理降温或遵医嘱给予药物降温。输液，补充水分。抗结核药物治疗，直至病情稳定。

3. 营养支持 告知病人改善营养的重要性，鼓励摄入富含高热量、高蛋白、富含维生素的均衡饮食，满足机体的营养需求，以耐受手术。

4. 舒适护理 低热或盗汗者，予温水擦浴，勤更衣，保持舒适。做好口腔护理，若有咯血，在咯血后用生理盐水漱口，以除去异味，促进食欲。对精神紧张、恐惧而影响休息和睡眠的病人，应找出原因，设法协助病人消除紧张与恐慌，让其得到充分休息。

（二）术后护理

1. 观察病情 密切观察病人的生命体征，尤其要注意观察体温的变化。记录液体出入量，若发生异常，立即通知医生并协助处理。

2. 保持呼吸道通畅 指导病人深呼吸，协助其有效咳嗽、排痰。病人若出现胸闷、气促、呼吸困难，给予吸氧，注意肺呼吸音的变化，发现异常及时通知医师并协助处理。

3. 安置体位 麻醉清醒前，去枕平卧，头偏向一侧，以免吸入呕吐物、分泌物而导致窒息或发生吸入性肺炎；麻醉清醒后生命体征平稳者，鼓励病人取患侧卧位，以减少患侧肺活动并促进愈合。

4. 饮食护理 术后12小时后可进流质饮食，24小时后可进半流质饮食，48小时后可进普食，以富含蛋白质、维生素的均衡饮食为宜。

（三）健康教育

1. 疾病知识 向病人及家属讲解本病的病因、常见临床表现、传染途径及预防传播方法等方面的知识，以提高其自我护理能力并解除其恐惧心理。

2. 用药指导 指导病人服药的有关知识与方法，做到遵医嘱服药。告知病人要维持足够的用药剂量和时间，同时指导病人观察药物的不良反应，出现异常征象，及时返院接受治疗。

3. 出院指导 每日保持充分休息与活动，出院后半年内不从事重体力活动。摄入高蛋白、高热量、富含维生素、易消化饮食。定期复查。

第三节　支气管扩张

支气管扩张（bronchiectasis）是由于支气管壁及其周围肺组织的炎症性破坏所造成的一根或多根支气管异常性、永久性扩张的慢性呼吸道疾病。

【病因】

支气管扩张多因支气管及其远端阻塞并发感染所致。引起支气管阻塞的原因有支气管内分泌物稠厚、脓块、异物及支气管旁肿大的淋巴结、肿瘤等。百日咳、麻疹、支气管肺炎、肺结核等均易诱发支气管扩张。少见于先天性支气管壁软骨和组织发育缺陷者。

【病理生理】

严重、反复的感染先破坏支气管壁的纤毛、黏膜、弹力纤维、平滑肌、软骨等组织，后代之以纤维组织，使支气管壁失去弹性，支气管周围组织的炎症、皱缩和牵拉导致支气管扩张呈柱状或囊状。支气管阻塞可加重感染，致使支气管进一步扩张。扩张的气管周围可见新生血管，毛细血管扩张形成血管瘤，以致病人咯血。支气管还可因炎症导致的瘢痕及纤维化收缩而闭塞不张或形成肺内多发性小囊肿。

【临床表现】

主要为咳痰、咯血，反复发作的呼吸道和肺部感染症状。病人排大量黄绿色黏液性脓痰，甚至有恶臭。清晨起床时可诱发剧烈咳嗽伴咳大量痰液，由于扩张支气管内积存的脓液引流入近端气道，引起刺激所致。咯血可反复发生，痰中带血或大量咯血。病程久者可能有贫血、营养不良或杵状指（趾）等。

【辅助检查】

影像学检查可明确支气扩张的部位、范围和程度。X线检查示肺纹理增多、增粗，排列紊乱，其中可见到卷发状阴影。胸部CT检查示"轨道征"，即在增多纹理中出现2条平行的线状阴影（中央透明的管状影）。高分辨薄层CT是目前诊断支气管扩张最重要的检查手段。

【治疗原则】

治疗措施包括内科治疗、外科治疗和支气管动脉栓塞治疗。手术是治疗的主要手段，目的是切除病变组织、保存正常肺组织、避免感染和其他并发症。一般可行肺叶或肺段切除，少数病人需行全肺切除。

【护理措施】

（一）术前护理

1. 控制感染，维持呼吸道通畅 ①保持室内空气流通和温度适宜，注意防寒保暖。②遵医嘱使用抗生素，尽可能将痰量控制在50ml/d以下。③告知有效咳嗽的必要性，指导病人进行有效咳嗽排痰。④行体位引流（咯血者例外）及超声雾化吸入，以提高排痰效果，必要时遵医嘱给氧。⑤协助医师及时清除慢性病灶，以防诱发呼吸道感染。

2. 营养支持 给予高蛋白、高热量、高维生素饮食，纠正营养不良和贫血，注意食物种类与营养成分的调配，保证食物的色、香、味。避免进食生冷食物。

3. 完善术前准备 ①协助做好手术前常规检查、痰细菌培养和药物敏感试验等，以指导手术和用药。②行支气管造影术者，造影术后嘱病人多咳嗽，以加快造影剂的排出；若病人体温升高，嘱其勿慌张，此为支气管造影术后的正常现象，可多饮水，并对症治疗。

4. 保持口腔清洁 若有咯血，在咯血后用生理盐水漱口，以除去异味，增加舒适感。

（二）术后护理

1. 观察病情 术后 24～48 小时内严密观察血压、脉搏、呼吸和体温。

2. 维持呼吸道通畅 常规给氧。鼓励咳嗽排痰。早期超声雾化吸入以助痰液排出；呼吸道内有分泌物不能排出者，可经鼻导管吸痰，必要时用纤维支气管镜或行气管切开吸痰，以防肺不张。注意肺复张后的呼吸音，观察有无缺氧。严重呼吸功能不全者，行呼吸机辅助呼吸。

3. 胸腔闭式引流管护理 维持胸腔引流管的通畅，观察并记录胸腔引流液的颜色、性状和量，若引流量持续或进行性增多且色泽鲜红，则需警惕是否有活动性出血，严密观察病情并立即通知医生。

4. 体位护理 病人麻醉清醒且生命体征平稳后可给半坐卧位，有利于引流和呼吸；鼓励和协助病人更换体位，以预防压疮。

5. 饮食护理 鼓励病人进高蛋白、高热量、富含维生素，易消化的饮食。

6. 并发症的护理

（1）窒息 对焦虑、恐惧的病人，设法协助病人保持安静及心情平静，让病人得到充分休息，避免因咯血致病人紧张而加重出血。必要时遵医嘱使用镇静药，剧烈咳嗽者适当镇咳，忌用吗啡。

（2）肺部及胸腔感染 协助做好药物敏感试验；遵医嘱合理使用抗生素。

（三）健康教育

1. 疾病知识 告知病人本病的病因、常见临床表现。

2. 疾病康复 嘱病人坚持进行有效深呼吸，预防呼吸道感染。

3. 出院指导 嘱病人作息规律，劳逸结合，加强体育锻炼。注意保暖和口腔卫生，忌烟、酒及辛辣食物，避免烟雾、灰尘及不良情绪的刺激。一旦症状加重，应及时就诊。

（王 岚）

目标检测

答案解析

一、简答题

1. 简述肺癌的 4 种常见的病理组织学分型和转移途径。

2. 简述肺癌的早期临床表现。

二、病例分析题

1. 李先生，50 岁，胸部 CT 检查示右下肺叶有直径 3.4cm、不规则高密度肿块阴影，同侧肺门淋巴结肿大、直径约 11cm，支气管纤维镜检查为鳞癌，行全肺切除术。术后第 1 天，T 37.5℃，P 88 次/分，R 22 次/分，BP 120/80mmHg，尿液的颜色和量正常。

请思考：

（1）术后如何实施胸腔闭式引流的护理？

（2）如何指导病人进行术后功能锻炼？

2. 章先生，60 岁，因咳嗽、痰中带血 3 个月就诊，既往有“慢性支气管炎”吸烟 40 年，20 支/日，喜食甜食。20 年前父亲因肺癌去世，母亲健在。入院后各项检查结果显示为左侧中央型肺癌。

请思考：

（1）该病人肺癌发病的相关因素可能包括哪些？

（2）分析该病人手术前的护理要点。

书网融合……

本章小结

题库

第二十一章　食管疾病病人的护理

PPT

学习目标

知识目标：

1. 掌握　食管癌、贲门失弛缓症的临床表现和护理。

2. 熟悉　食管癌的转移途径、辅助检查和的治疗原则；贲门失弛缓症的辅助检查和的治疗原则。

3. 了解　食管癌的病因、病理及分型；食管良性肿瘤的临床表现；贲门失弛缓症的病因及病理生理。

技能目标：

1. 熟练掌握胃肠减压操作及护理。

2. 学会应用护理程序为食管癌病人提供整体护理。

素质目标：

具备良好人际沟通能力、人文关怀，尊重、理解病人。

食管是连接咽和胃之间的肌性器官，分为颈部、胸部和腹部三部分，成人食管长25～30cm。食管有三处生理性狭窄，分别位于食管入口处、食管与左主支气管交叉处、食管穿过膈肌裂孔处。三处狭窄是食管异物容易滞留和发生腐蚀最严重的区域，常为肿瘤、憩室、瘢痕性狭窄病变的所在区域。食管疾病最突出的症状为吞咽困难，其他包括胸骨后烧灼感、疼痛、呕吐及呕血等。本章重点介绍食管癌、食管良性肿瘤、食管运动功能障碍病人的护理。

案例引导

案例　李先生，68岁，因“进行性吞咽困难3个月，体重下降1个月”就诊入院。食管镜检显示：食管中段有一长4cm的狭窄，黏膜中断，近端食管稍扩张，病理报告为鳞癌Ⅱ期。查体：体温36.1℃，脉搏80次/分，呼吸18次/分，血压100/50mmHg，营养不良，消瘦，气管居中，双侧锁骨上淋巴结未触及，无声音嘶哑，双肺呼吸音正常。拟全麻下行食管癌根治术。病人术前紧张、焦虑，担心预后。

讨论：

1. 该病人目前主要的护理问题有哪些？

2. 该病人术后主要的护理措施有哪些？

第一节　食管癌

食管癌（esophagus cancer）是常见的上消化道恶性肿瘤。其发病率有明显的地域差异，高发地区的发病率可达150/10万以上，低发地区则只在3/10万。我国是世界上食管癌高发区之一，以太行山地区、秦岭东部地区、大别山区、四川省北部地区、福建省南部和广东省潮汕地区、江苏省北部地区为高发区。食管癌发病年龄多在40岁以上，男性多于女性。

【病因】

食管癌的发病原因尚不清楚，但可能与下列因素有关。

1. 亚硝胺　亚硝胺类化合物是公认的化学致癌物，可使食管上皮发生增生性改变。在高发区的粮食和饮水中，其含量显著增高，且与当地食管癌和食管上皮重度增生的患病率成正相关。

2. 生活方式　长期饮酒及吸烟已被证明是食管鳞癌重要致病原因。食管癌的发生与进食粗、硬、烫的食物及进食过快等因素有关。

3. 真菌和病毒　一些真菌不但能还原硝酸盐为亚硝酸盐，并能促进二级胺的形成，少数真菌还能合成亚硝胺。人类乳头瘤病毒（human papilloma virus，HPV）感染是一些食管癌高发区的重要致病因素，尤其是HPV－16，与食管鳞癌发生成正相关，HPV感染者罹患食管鳞癌的风险比常人高近3倍。

4. 遗传易感因素　食管癌的发病具有较显著的家族性聚集现象。食管癌高发家族中染色体数目及结构异常者显著增多。食管癌的发生可能与多个癌基因的激活和抑癌基因的失活有关。

5. 营养不良及微量元素　饮食种类缺乏动物蛋白、新鲜蔬菜和水果，营养缺乏维生素A、维生素C、维生素E、维生素B_1、维生素B_2及叶酸是食管癌的危险因素。食物、饮水和土壤内的微量元素钼、铜、锰、锌、镁和铁含量较低，可能与食管癌的发生间接相关。

6. 其他病变　某些疾病可能增加食管癌的发病风险，如食管腐蚀伤、食管慢性炎症、贲门失弛缓症及胃食管长期反流引起的 Barrett 食管（食管末端黏膜上皮柱状细胞化）等均有癌变的危险。

【病理生理】

食管癌 95% 以上为鳞状上皮癌，腺癌甚为少见，偶见未分化小细胞癌。中胸段食管癌最多，其次为下胸段及上胸段。

1. 病理类型　根据病理形态，临床上食管癌可分为以下四型。

（1）髓质型　最常见，呈坡状隆起，肿瘤侵及食管壁各层及周围组织，呈中重度梗阻，切面灰白色，为均匀致密的实体肿块，恶性程度最高。

（2）蕈伞型　瘤体多呈圆形或卵圆形，向食管腔内呈蘑菇样突起，边缘外翻与周围的黏膜界线清楚，瘤体表面常有溃疡，底部凹凸不平，属高分化癌，预后较好。

（3）溃疡型　瘤体表面常有深陷而边缘清楚的溃疡，溃疡的大小和外形不一，深入肌层，出血和转移较早，而发生梗阻较晚。

（4）缩窄型（硬化型）　瘤体呈环形生长，质硬，累及食管全部周径，食管黏膜呈向心性收缩，出现梗阻较早，而出血和转移发生较晚。

2. 转移途径　主要经淋巴途径转移，血行转移较晚。

（1）直接扩散　瘤体最先向黏膜下层扩散，继而向上、下及全层浸润，容易穿过疏松的外膜侵入邻近器官。

（2）淋巴转移　是主要转移途径。首先进入黏膜下淋巴管，通过肌层到达与肿瘤部位相应的区域淋巴管。上段食管癌常转移至锁骨上淋巴结及颈淋巴结，中下段则多转移至气管旁淋巴结、贲门淋巴结及胃左动脉旁淋巴结。但各段均可向上端或下端转移。

（3）血行转移　较少见，晚期主要向肝、肺、肾、肋骨、脊柱等转移。

【临床表现】

1. 早期　食管癌早期症状多不明显，易被忽略。主要表现为胸骨后不适、烧灼感、针刺样或牵拉摩擦样疼痛，进食缓慢并有滞留的感觉或轻度哽噎感。上述症状时轻时重，持续时间长短不一，进展缓慢。

2. 中晚期　食管癌中晚期典型的症状为进行性吞咽困难，开始时难咽干硬食物，继而只能进半流质食物，发展到最后水和唾液也难下咽。病人逐渐营养不良、消瘦、脱水，最后进展呈恶病质。中晚期可触及锁骨上淋巴结肿大。若癌肿侵犯食管外组织时可有持续胸痛或背痛；若癌肿侵犯喉返神经，可出现声音嘶哑；若压迫颈交感神经节，可产生 Horner 综合征；若侵入气管、支气管，可形成食管、气管或支气管瘘，出现吞咽水或食物时剧烈呛咳，因食管梗阻致内容物反流入呼吸道引起感染；若穿透大血管可出现致死性大呕血；若有肝、脑、骨等脏器转移，可出现黄疸、腹水、昏迷、病理性骨折等。

【辅助检查】

1. 食管钡剂造影　是可疑食管癌病人影像学诊断的首选。早期可见食管皱襞紊乱、粗糙或有中断现象，存在小的充盈缺损，局限性管壁僵硬，蠕动中断，有浅在龛影。中晚期有明显的不规则充盈缺损或龛影，病变段管壁僵硬。严重狭窄者可见近端食管扩张征象。

2. 内镜检查　食管纤维镜检查可直视肿块的部位、形态，并可钳取组织做病理检查。食管超声内镜检查可用于判断肿瘤侵犯深度、食管周围组织及结构有无受累，以及局部淋巴结转移情况。支气管镜检查可用于隆突部位以上的食管癌，同时注意腹腔脏器及淋巴结有无转移。

3. CT 检查　能够观察肿瘤外侵范围及淋巴结转移情况，可以帮助判断食管癌临床分期，确定治疗方案。增强 CT 有利于提高诊断准确率。

4. MRI 和 PET－CT　均不作为常规检查。MRI 和 PET－CT 有助于鉴别放化疗后肿瘤未控、复发和瘢痕组织；PET 检查能发现胸部以外更多的远处转移。

【临床分期】

对食管癌进行临床分期，可便于了解病情，设计治疗方案及比较治疗效果。国际抗癌联盟（UICC）与美国癌症联合会（AJCC）联合发布第 8 版食管癌 TNM 分期标准见表 21－1，对原发肿瘤（T）、区域淋巴结（N）、远处转移（M）以及分化程度（G）进行了修订，新增了鳞癌的位置分类（L）。

表 21－1　肺癌国际分期中 TNM 的定义（第 8 版）

分期	标准
原发肿瘤（T）	
T_X	原发肿瘤不能确定
T_0	无原发肿瘤的证据
Tis	重度不典型增生
T_1	侵犯黏膜固有层、黏膜肌层或黏膜下层
T_{1a}	侵犯黏膜固有层或黏膜肌层
T_{1b}	侵犯黏膜下层
T_2	侵犯食管肌层
T_3	侵犯食管纤维膜
T_4	侵犯食管周围结构
T_{4a}	侵犯胸膜、心包、脐静脉、膈肌或腹膜
T_{4b}	侵犯其他邻近结构如主动脉、椎体、气管等

续表

分期	标准
区域淋巴结（N）	
N_x	区域淋巴结转移情况无法评估
N_1	1～2枚区域淋巴结转移
N_2	3～6枚区域淋巴结转移
N_3	≥7枚区域淋巴结转移
远处转移（M）	
M_0	无远处转移
M_1	有远处转移
位置分类（L）——食管鳞癌	
Lx	无法评估
上段	颈部食管下至奇静脉弓下缘水平
中段	奇静脉弓下缘至下肺静脉水平
下段	下肺静脉下至胃，包括食管胃交界
分化程度（G）——食管鳞癌	
G_x	分化程度不能确定
G_1	高分化癌：角质化为主，伴颗粒层形成和少量非角质化基底样细胞成分，肿瘤细胞排列成片状、有丝分裂少
G_2	中分化癌：组织学特征多变，从角化不全到低度角化。通常无颗粒形成
G_3	低分化癌：通常伴有中心坏死，形成大小不一巢样分布的基底样细胞。巢主要由肿瘤细胞片状或路面样分布组成，偶可见角化不全或角质化细胞。"未分化"癌组织进一步检测为鳞状细胞组分，或仍为未分化癌，属于此类
分化程度（G）——食管腺癌	
G_x	分化程度不能确定
G_1	高分化癌：大于95%肿瘤细胞为分化较好的腺体组织
G_2	中分化癌：50%～95%肿瘤细胞为分化较好的腺体组织
G_3	低分化癌：肿瘤细胞成巢状或片状，小于50%有腺体形成；"未分化"癌组织的进一步检测为腺体组织，属于此类

【治疗原则】

食管癌的主要治疗方法有手术治疗、放疗、化疗及内镜治疗等。临床上采取多学科综合治疗的原则。

1. 手术治疗 是食管癌首选的治疗方法。经胸食管癌切除是目前常规的手术方式，包括非开胸和开胸食管癌切除术两类。食管癌切除后，胃是最常替代食管的器官，其他可以选择的器官有结肠和空肠。食管癌完全性切除手术应常规行区域淋巴结切除。对晚期食管癌无法手术者，为改善生活质量，可行姑息性减状手术，如食管腔内置管术、胃造瘘术等。目前以胸腔镜为代表的微创技术广泛应用于食管癌外科，如早期食管癌及癌前病变，可在内镜下行黏膜切除术或黏膜下剥离术，但应严格掌握手术适应证。

知识链接

食管微创切除手术治疗进展

食管微创切除手术（minimal invasive esophagectomy，MIE）包括胸腹腔镜联合颈部小切口、全胸腔镜下食管切除术、机器人辅助食管切除术和早期食管癌内镜下切除术。MIE已被证实可以减少术后全身反应和呼吸系统并发症，减少ICU的停留时间和总住院时间，提高病人术后的生活质量和满意度，利于病人术后功能的恢复。

2. 放疗 食管癌放疗包括根治性放疗、同步放化疗、姑息性放疗、术前和术后放疗等。术前放疗后间隔2～3周再做手术较为合适。术中切除不完全的残留癌组织，一般术后3～6周开始放疗。单纯放疗多用于颈段、胸上段食管癌，也可用于有手术禁忌证而病变不长、可耐受放疗的病人。

3. 化疗 食管癌对化疗药物敏感性差，与其他方法联用可能提高疗效，化疗分为姑息性化疗、新辅助化疗（术前）、辅助化疗（术后）。食管癌常用的化疗药物有顺铂、紫杉醇、博来霉素、氟尿嘧啶等。

4. 其他 免疫治疗、激光治疗、电化学疗法及中医中药治疗等亦有一定疗效。

【护理评估】

（一）术前评估

1. 健康史

（1）一般情况　询问病人年龄、性别、婚姻和职业，有无吸烟史，有无长期饮烈性酒及每日饮酒的量等。

（2）既往史　有无其他部位肿瘤病史或手术治疗史；有无其他伴随疾病，如糖尿病、冠心病、高血压、慢性支气管炎等。

（3）家族史　了解家庭中有无食管癌或其他肿瘤。

2. 身体状况

（1）症状和体征　评估病人有无吞咽困难、呕吐等；评估病人营养状况，有无消瘦、贫血、脱水或衰竭；了解病人有无锁骨上淋巴结肿大和肝肿块；有无声音嘶哑、黄疸、腹水、胸腔积液等。

（2）辅助检查　了解食管钡剂造影、食管纤维镜、超声内镜及CT等检查结果；有无其他有关手术耐受性检查的异常发现。

3. 心理－社会状况　了解病人对疾病的认知程度，对手术有何顾虑。了解病人家属对病人的关心程度、支持程度，家庭对手术的经济承受能力。

（二）术后评估

1. 手术情况　了解病人手术、麻醉方式与效果，病变组织切除情况，术中出血、补液、输血情况和术后诊断。

2. 身体状况　评估病人生命体征是否平稳，呼吸型态有无异常，观察伤口敷料是否干燥，有无渗血、渗液，胸腔闭式引流及胃肠减压引流是否通畅，引流液的颜色、性质、量等。评估病人营养状况是否得以维持或改善，术后有无吻合口瘘、乳糜胸、出血、感染等并发症。

3. 心理－社会状况　了解病人有无紧张，康复训练和早期活动是否配合，对出院后的继续治疗是否清楚。

【常见护理诊断/问题】

1. 营养失调：低于机体需要量　与进食量减少或不能进食及消耗增加等有关。

2. 体液不足　与吞咽困难致水分摄入不足有关。

3. 焦虑　与对癌症的恐惧、担心手术及预后、疼痛等因素有关。

4. 潜在并发症　肺不张、肺炎、出血、吻合口瘘、乳糜胸等。

【护理目标】

1. 病人营养状况改善，体重增加。

2. 病人的水、电解质维持平衡，尿量正常，无脱水或电解质紊乱的表现。

3. 病人焦虑减轻或消失，病人情绪稳定，能配合治疗和护理。

4. 病人无并发症发生，或并发症得到及时发现和处理。

【护理措施】

（一）术前护理

1. 营养支持和维持水、电解质平衡　大多数食管癌病人因不同程度的吞咽困难导致摄入不足，出现营养不良及水、电解质紊乱，使机体对手术的耐受力下降。术前应保证病人营养的摄入。能进食的病人，应指导其合理进食高热量、高蛋白、富含维生素饮食并观察进食反应；若病人感到食管黏膜有刺痛，可给予清淡无刺激的食物；告知病人不能进食大块、粗硬的食物，可食半流质或水分多的软食。若病人仅能进食流质而营养状况较差，可遵医嘱补充液体、电解质或进行肠内、肠外营养。

2. 心理护理　食管癌病人常因进行性加重的吞咽困难和体重减轻而焦虑不安，害怕手术风险及术后产生并发症等。较高的手术治疗费用可使经济困难者产生较大的心理压力。因此，应加强与病人及家属沟通，了解病人的心理状况，耐心细致地给予心理疏导，增强病人战胜疾病的信心，争取家属在心理上、经济上的支持与配合。

3. 术前准备

（1）呼吸道准备　术前2周戒烟。指导病人进行有效的咳嗽、排痰和深呼吸训练，以促进肺膨胀，预防术后发生肺炎和肺不张等并发症。

（2）胃肠道准备　保持口腔清洁，避免口腔内细菌随食物或唾液进入食管，在梗阻或狭窄部位停留、繁殖，造成局部感染，影响术后吻合口愈合。术前3天改流质饮食，术前1天禁食。食管癌伴梗阻和炎症者，术前1周遵医嘱分次口服抗生素溶液抗感染。进食后有滞留或反流者，术前1天晚遵医嘱予生理盐水100ml加抗生素经鼻胃管冲洗食管及胃，可减轻局部充血水肿、减少术中污染、防止吻合口瘘。拟行结肠代食管手术者，术前3～5天口服肠道抗生素；术前2天进食无渣流质，术前晚行清洁灌肠或全肠道灌洗后禁食禁饮。手术日晨常规留置胃管。胃管插入不通畅时应考虑是否遇到梗阻部位，不能强行进入，以免穿破食管，可置于梗阻部位上端，待手术中直视下再置于胃中。

（二）术后护理

1. 观察病情　手术后2～3小时，严密监测病人的生命体征变化；待生命体征平稳后改为30分钟至1小时测量1次，维持病人生命体征平稳。

2. 饮食护理　①术后3～4天吻合口处于充血水肿期，病人应严格禁食、禁饮并持续胃肠减压，经静脉补充营养。②停止胃肠减压24小时后，若无呼吸困难、胸内剧痛、患侧呼吸音减弱及高热等吻合口瘘的症状时，可开始进食。病人可先试饮少量水，一般术后第5天开始进食全清流质，每2小时进食100ml，每天6次。术后第10天左右可进食半流质饮食。术后3周病人无特殊不适可进普食，但应注意少食多餐，细嚼慢咽，不宜进食过多、过快，避免进食生、冷、硬食物，以防发生后期吻合口瘘。③食管癌切除术后，可因胃液反流至食管致反酸、呕吐等症状，平卧时加重，嘱病人进食后2小时内勿平卧，睡眠时抬高床头。④食管－胃吻合术后病人，进食期间应观察病人有无胸闷、胸痛、呛咳、呼吸困难等症状，发现异常及时报告医生。

3. 呼吸道护理　食管癌术后病人易发生呼吸困难、缺氧，并发肺不张、肺炎，甚至呼吸衰竭。①密切观察呼吸型态、频率、节律，听诊双肺呼吸音是否清晰，观察有无气促、发绀等缺氧征象。②术后带气管插管者，严密观察气管插管的位置和深度，防止滑出或移向一侧支气管，造成通气量不足；及时吸痰，保持气道通畅。③术后第1天，鼓励病人每1～2小时进行深呼吸、吹气球等训练，促使肺膨胀。④痰多、痰液黏稠不易咳出、咳痰无力的病人，可予雾化吸入。⑤胸腔闭式引流病人，应注意维持引流通畅，妥善固定引流管，防止滑脱；观察引流液的颜色、性质和量。

4. 胃肠道护理

（1）胃肠减压的护理　①术后3~4天内持续胃肠减压，妥善固定胃管，防止脱出。②观察引流液的量、性质、颜色、气味，并准确记录。若引流出大量鲜血或血性液体，病人出现烦躁、血压下降、脉搏增快、尿量减少等症状，应考虑吻合口出血，立即通知医生并配合处理。③经常挤压胃管，勿使管腔堵塞。不通畅者可用少量生理盐水冲洗并及时回抽，避免胃扩张使吻合口张力增加而发生吻合口瘘。待肛门排气、胃肠减压引流量减少后，拔除胃管。若胃管脱出，应密切观察病情，不应盲目再插，以免戳穿吻合口造成吻合口瘘。

（2）结肠代食管（食管重建）术后护理　①保持置于结肠袢内的减压管通畅。②注意观察腹部体征，观察有无发生吻合口瘘、腹腔内出血或感染等，发现异常及时通知医生。③若从减压管内吸出大量血性液体或呕出大量咖啡样液体伴全身中毒症状，应考虑代食管的结肠袢坏死，立即通知医生并配合抢救。结肠代食管后，因结肠逆蠕动，病人常嗅到粪臭味，需向病人解释原因，并注意其口腔护理，一般此情况半年后可逐步缓解。

（3）胃造瘘术后的护理　①观察造瘘管周围有无渗液或胃液漏出。及时更换浸湿的敷料，并在瘘口周围涂氧化锌软膏或置凡士林纱布保护皮肤，防止发生皮炎。②妥善固定暂时性或永久性胃造瘘管，防止脱出或阻塞。

5. 并发症的护理

（1）出血　观察并记录胸腔引流液的颜色、性质和量。若引流量持续2小时超过4ml/(kg·h)，伴血压下降、脉搏增快、躁动、出冷汗等低血容量表现，应考虑活动性出血，立即报告医师，并做好再次开胸准备。

（2）吻合口瘘　食管癌术后最严重的并发症。多发生于术后5~10天，死亡率高达50%。主要原因与食管纤维发生撕裂、吻合口缺血、张力过大以及病人有感染、营养不良、贫血和低蛋白血症有关。术后应注意观察病人有无发热、心悸、脉搏快而弱、呼吸困难、胸痛、胸腔积液及全身中毒症状。术后应积极预防感染、纠正低蛋白血症；保证胃管通畅，避免胃排空不畅增加吻合口张力；加强病人的饮食护理与监控。

若发生吻合口瘘，立即通知医师并配合处理。包括：①嘱病人禁食、禁饮。②协助行胸腔闭式引流并常规护理。③严密观察生命体征变化，如有高热，应给予降温处理；若出现休克症状，应积极抗休克治疗。④遵医嘱给予抗生素和静脉营养支持。⑤需再次手术或支架封堵者，应积极配合医师完善术前准备。

（3）乳糜胸　多发生在术后2~10天，少数病人可在2~3周后出现，多因伤及胸导管所致。由于乳糜液中95%以上是水，并含有大量脂肪、蛋白质、胆固醇、酶、抗体及电解质，若未及时治疗，短时间内可造成全身衰竭而死亡，故须积极预防和及时处理。主要措施：①密切观察病人是否有胸闷、气急、心悸，甚至血压下降。②一旦确诊，立即协助行胸腔闭式引流，及时排出胸腔内乳糜液，使肺膨胀。可利用负压持续吸引，以促进胸膜形成粘连。③给予肠外营养支持治疗。

（三）健康教育

1. 疾病预防　避免接触引起癌变的因素，如不吃霉变食物，增加新鲜蔬菜和水果的摄入；改良水质，减少饮水中亚硝酸胺含量；推广微量元素肥料，纠正土壤缺钼等微量元素状况；保持规律健康的生活方式，戒烟、忌酒，勿食过烫、过硬食物；积极治疗食管炎、食管白斑、贲门失弛缓症、食管憩室等与食管癌发生相关的疾病；在高发区人群中做普查和筛查。

2. 饮食指导　根据不同的术式，向病人讲解术后进食时间及注意事项，指导病人选择合理的饮食，避免粗、硬、烫、冷及刺激性食物，预防并发症的发生。

3. 休息与活动　劳逸结合，保证充足的睡眠，循序渐进地增加活动量，一般不宜做上半身剧烈活动，也不要将头过度后屈及回转。

4. 复查指导　坚持后续治疗，定期复查。告知病人如出现进食困难、梗阻、呕吐、黑便、胸骨后疼痛，应及时就诊。

【护理评价】

1. 病人营养状况是否改善，体重是否增加。
2. 病人的水、电解质是否维持平衡，尿量是否正常。
3. 病人焦虑是否减轻或消失，是否情绪稳定，是否能配合治疗和护理。
4. 病人有无并发症发生，或并发症是否得到及时发现和处理。

第二节　食管良性肿瘤

食管良性肿瘤（benign tumors of the esophagus）少见，因其症状较轻，经常被忽视。目前原因未明，可能与遗传以及其他食管损伤（食管炎、食管黏膜损伤等）等因素有关。

【病理生理】

食管良性肿瘤按其组织发生来源可分为腔内型（息肉

及乳头状瘤）、黏膜下型（血管瘤及颗粒细胞性成肌细胞瘤）及壁间型（食管平滑肌瘤及食管间质瘤）。

【临床表现】

食管良性肿瘤病人的症状和体征主要取决于肿瘤的部位和大小。较大的肿瘤可以不同程度地堵塞食管腔，出现吞咽困难、呕吐和消瘦等症状。很多病人有吸入性肺炎、胸骨后压迫感或疼痛感。血管瘤病人可发生出血。

【辅助检查】

1. 食管X线吞钡检查 可见平滑的“半月状”压迹，管壁柔软，肿瘤处黏膜皱襞可以增宽或消失，但无中断。

2. 纤维食管镜检查 可见黏膜外肿瘤突向食管腔内，黏膜光滑、正常，内镜顶端轻触肿瘤部，黏膜外有肿物感。切勿进行食管黏膜活检以致黏膜破损。

【治疗原则】

食管良性肿瘤主要采取外科手术切除病变。可经内镜摘除或经剖胸或胸腔镜切除，术中注意保护食管黏膜以防止破损。

【护理措施】

1. 营养支持和维持水、电解质平衡 较大肿瘤的病人可能存在营养不良，水、电解质紊乱，应加强营养素的摄入，提高手术应对能力，促进术后快速康复。

2. 心理护理 食管良性肿瘤病人的心理压力可能会比食管癌病人小，但因其有恶变倾向，病人可能存在一定的心理负担。因此应注意观察病人情绪，帮助其增强战胜疾病的信心，树立起积极乐观的生活态度。

3. 其他护理措施 参见本章第一节食管癌病人的护理。

第三节 食管运动功能障碍

一、贲门失弛缓症

贲门失弛缓症（achalasia of cardia）是指吞咽时食管体部缺乏蠕动，贲门括约肌松弛不良，造成吞咽困难，是最常见的食管功能障碍性疾病。本病可发生于任何年龄，多见于20～50岁，女性多于男性。

【病因和病理】

病因至今尚不完全明确。一般认为是神经肌肉功能障碍所致。其发病与食管肌层内神经节细胞变性、减少或缺乏以及副交感神经分布缺陷有关。神经节细胞退变的同时，常伴有淋巴细胞浸润的炎症表现，可能与感染、免疫因素有关。

病变可累及整个胸段食管。起始食管正常，以后肥厚、扩张，并失去正常蠕动，随后贲门括约肌不能松弛，常存在2～5cm的狭窄区域，致食物滞留于食管腔内，逐渐导致食管扩张，甚至弯曲。食物滞留可继发食管炎及溃疡，少数病人在此基础上可发生癌变。

【临床表现】

1. 吞咽困难 进食时无痛性吞咽困难是最常见、最早出现的症状。初起轻微，仅在餐后有饱胀感觉而已，后缓慢加重。病初吞咽困难呈间歇性发作，常因情绪波动、发怒、忧虑、惊骇或进食过冷和辛辣等刺激性食物而诱发，后期则转为持续性。

2. 疼痛 疼痛部位多在胸骨后及中上腹，也可在胸背部。可为闷痛、灼痛、针刺痛、割痛或锥痛。有时发生在夜间，多为自发性。随着吞咽困难的逐渐加剧、梗阻以上食管的进一步扩张，疼痛反可逐渐减轻。

3. 呕吐及食物反流 病人有进食后呕吐、反流现象，发生率可达90%，呕吐及食物反流与体位改变有关。从食管反流出来的内容物因未进入过胃，故无胃内呕吐物的特点，但可混有大量黏液和唾液。在并发食管炎、食管溃疡时，反流物可含有血液。

4. 其他 病程长久者可有体重减轻、营养不良和维生素缺乏等表现。因食物反流、误吸可引起反复发作的肺炎、气管炎，甚至支气管扩张或肺脓肿。由于食管下端括约肌张力的增高，病人很少发生呃逆，胃内也很少有积气，此为本病的重要特征。后期极度扩张的食管可压迫胸腔内器官而产生干咳、气急、发绀和声音嘶哑等。

【辅助检查】

1. 食管钡剂X线造影 钡剂检查见食管扩张，食管蠕动减弱，食管末端狭窄呈鸟嘴状，狭窄部黏膜光滑，是贲门失弛缓症病人的典型表现。

2. 食管动力学检查 食管测压对本病有高度敏感性，测压可发现病人食管下端括约肌高压区的压力为正常人的2倍以上。食管蠕动波无规律、振幅小，皮下注射醋甲胆碱5～10mg，可出现食管显著收缩，中上段食管腔压力显著升高，并可引起胸骨后剧烈疼痛，注射阿托品后可缓解。

3. 食管镜检查 可排除器质性狭窄或肿瘤。在内镜下可见大部分病人食管内残留有中到大量的积食，多呈半流质状态覆盖管壁，且黏膜水肿增厚致使失去正常食管黏膜色泽。食管体部见扩张，并有不同程度扭曲变形。食管管壁可呈节段性收缩环，似憩室膨出。贲门狭窄程度不等，直至完全闭锁不能通过。

4. 经腹超声检查 可对大多数贲门失弛缓症作出明确诊断。经腹超声检查可根据病人食管扩张程度及食管壁的收缩情况对其严重程度进行分型诊断，还可引导气囊扩张治疗贲门失弛缓症。

【治疗原则】

1. 非手术治疗 目的是降低食管下括约肌张力、缓解疼痛和吞咽困难、使食物顺利通过贲门，主要用于发病初期或不考虑手术治疗的老年病人和有手术禁忌证的病人。治疗方法包括改变饮食习惯；解痉药或镇静药治疗；食管扩张治疗；内镜治疗，如内镜下球囊扩张和支架置入治疗等。

2. 手术治疗 中、重度病人及传统内镜下治疗效果不佳的病人应行手术治疗。贲门肌层切开术（Heller 手术）仍是目前最常用的术式。目前多采用经胸腔镜或者腹腔镜微创方法。

【护理措施】

1. 疼痛护理 ①观察并详细了解病人疼痛的性质、部位及持续时间，与心绞痛相鉴别，对病人进行疼痛评估，根据疼痛的程度和特点给予干预。②向病人及家属讲解引起疼痛的原因，缓解病人的紧张、焦虑情绪。指导病人避免加重或诱发疼痛的因素，如戒除烟、酒，避免进食过冷、过硬及刺激性食物等。

2. 饮食护理 ①早期病人应指导其注意饮食习惯，少量多餐、细嚼慢咽，以柔软、高热量的饮食为主。进餐时伴以汤水，以便食物顺利通过食管。可采取站立位进餐，进餐时不要讲话，以免引起误吸，餐后半小时忌平卧，可散步以促进胃的排空。晚餐不宜过饱，以防食物反流入食管引起误吸。②疾病严重者遵医嘱给予促胃动力药，在床旁备吸引器。③晚期病人因食管极度扩张，应适当禁食，并冲洗食管，静脉补充必要的热量、维生素、水和电解质。④嘱病人保持愉快心情，避免过度劳累。睡眠时床头抬高30cm或半卧位，最好选择侧卧位以保持气道通畅。⑤协助病人做好口腔护理，保持进食前后口腔清洁。

3. 内镜治疗护理

（1）术前护理 ①术前向病人及家属详细讲解内镜下球囊扩张术的操作过程及注意事项，以消除病人的顾虑及紧张情绪，使其能够主动配合治疗，从而提高手术成功率。②术前1天进流质饮食，术前禁食12小时、禁水4小时。③对部分病史较长、食管扩张较严重者，需禁食1～2天，静脉补充必要的热量、维生素、水和电解质等。

（2）术后护理 病人术后应绝对卧床休息，取半卧位或坐位，平卧及睡眠时抬高头部15°～30°，防止胃食物反流。术后12小时内宜禁食；12小时后病人若无不适可进温凉流质饮食，循序渐进；术后3天可进食固体食物。餐后1～2小时内不宜平卧，进食时尽量取坐位。

（3）并发症的护理 内镜下球囊扩张术的主要并发症有出血、感染、穿孔等。术后应严密监测病人生命体征，密切观察病人有无胸痛及胸痛的程度、性质、持续时间，观察有无呕吐及呕吐物的颜色、性质、量，观察大便的颜色及性质。轻微胸痛及少量黑便一般不需特殊处理，1～3天可自动消失。如病人出现剧烈胸痛、呼吸困难、体温升高或持续性心动过速，提示可能发生食管穿孔，应及时通知医生紧急处理。

4. 手术治疗护理

（1）术前护理 ①术前嘱病人进无渣软食或流质，少食多餐、细嚼慢咽，避免过冷、过热和刺激性饮食。②每次进食后用生理盐水漱口，睡觉时抬高床头，夜间咳嗽剧烈者，咳嗽发作时尽量坐起，防误吸与窒息。③术前2天禁食，营养不良者，予静脉营养支持。④术前2～3天遵医嘱给予病人口服抗生素溶液。⑤术前2～3天进行食管冲洗，每日冲洗2次，以减轻食管黏膜的炎症和水肿。⑥术前晚清洁灌肠，术晨留置胃管等。

（2）术后护理 参见本章第一节食管癌部分的相关内容。

5. 健康教育

（1）生活指导 指导病人进食不宜过快，应细嚼慢咽，不宜进食过硬、过冷及刺激性食物，饭后不宜立即平卧。保证营养物质的充分摄入；保持生活规律，适度运动，保证睡眠充足。不穿紧身衣服，睡眠时抬高头部。

（2）心理指导 保持心情愉快，少生气，少动怒，积极配合治疗。

（3）自我监测 告知病人出现反酸、胃灼热、吞咽困难等症状时，及时就诊；避免感染，并定期复查。

二、胃食管反流病

胃食管反流病（gastroesophageal reflux disease，GERD）是指胃内容物反流至食管、口腔、咽喉、气管和（或）肺导致的一系列症状，所以称胃食管气道反流综合征。我国胃食管反流病发病率低，病情较轻。

【病因】

病因至今尚不完全明确。年龄，超重肥胖，长期吸烟，饮酒，高脂饮食，药物作用（如激素、钙拮抗剂、地西泮等），妊娠、腹水、呕吐、负重劳动等引起腹内压增高，胃扩张、胃排空延迟，贲门失弛缓症均与该病有一定关系。

【发病机制】

胃食管反流病是由多种因素造成的消化道动力障碍性疾病，其主要发病机制是抗反流防御机制减弱和反流物对食管黏膜攻击的作用。食管抗反流防御机制减弱主要包括抗反流屏障功能减弱、食管对胃反流物的廓清能力障碍、食管黏膜屏障作用下降。反流物对食管黏膜攻击作用中，胃酸与胃蛋白酶是反流物中损害食管黏膜的主要成分。近年对胃食管反流病的监测证明，该病存在胆汁反流，其中的非结合胆盐和胰酶是主要的攻击因子，参与损害食管黏膜。

【临床表现】

1. 食管症状　有较典型的消化系统症状，如反酸、反食、胃灼热、嗳气，常在餐后1小时出现，卧位、弯腰或腹压增高时可加重。伴有吞咽困难和胸痛。吞咽困难呈间歇性发作，进食固体或液体食物均可发生。

2. 食管外症状　由反流物刺激或损伤食管以外器官或组织引起，如咽喉炎、慢性咳嗽和哮喘。严重者可发生吸入性肺炎，甚至出现肺间质纤维化。

3. 并发症　主要有上消化道出血、食管狭窄、Barrett食管。

【辅助检查】

1. 胃镜检查　是诊断反流性食管炎最准确的方法，并能判断反流性食管炎的严重程度和有无并发症。

2. 24小时食管pH监测　是诊断胃食管反流病的重要诊断方法，可确定食管反流的程度及其与症状发生的关系。常用的观察指标：24小时pH<4的总百分时间、pH<4的次数、持续5分钟以上的反流次数以及最长反流时间等指标。

3. X线钡餐检查　对诊断反流性食管炎敏感性不高。对不愿接受或不能耐受胃镜检查者行该检查，可排除食管癌等其他食管疾病。

4. 食管滴酸试验　在滴酸过程中，出现胸骨后疼痛或灼热感的病人为阳性，且多在滴酸的最初15分钟内出现。可用来区分胸痛是食管源性还是心源性。

5. 食管测压　可测定食管下括约肌（LES）的长度和部位、LES压、LES松弛压、食管体部压力及食管上括约肌压力等。LES压<6mmHg易导致反流。

【治疗原则】

治疗目的是控制症状、治愈食管炎、减少复发和防治并发症。主要采用促胃肠动力药、抑酸药、抗酸药等药物治疗，改变生活方式与饮食习惯，绝大多数病人经内科治疗可取得满意的疗效。如内科治疗失败或伴有胃食管反流病并发症，则需要手术治疗。

【护理措施】

1. 病情观察　注意观察病人疼痛的部位、性质、程度、持续时间及伴随症状，及时发现和处理异常情况。

2. 去除和避免诱发因素　①避免应用降低LES压的药物及引起胃排空延迟的药物，如激素、抗胆碱能药物、茶碱、地西泮、钙拮抗剂等。②避免饭后剧烈运动，避免睡前2小时进食，白天进餐后亦不宜立即卧床，睡眠时将床头抬高15～20cm，以改善平卧位食管的排空功能。③避免进食使LES压降低的食物，如高脂肪、巧克力、咖啡、浓茶等，以高蛋白、低脂肪、无刺激、易消化饮食为宜，少食多餐。戒烟，禁酒。④注意减少一切引起腹内压增高的因素，如肥胖、便秘、紧束腰带等。

3. 缓解疼痛　①保持环境安静、舒适，减少对病人的不良刺激和心理压力。②嘱病人疼痛时尽量深呼吸，以腹式呼吸为主，减轻胸部压力刺激。③嘱病人取舒适的体位。④保持情绪稳定，焦虑的情绪易引起疼痛加重。教会病人一些放松和转移注意力的技巧，如做深呼吸、听音乐、看小说等，有利于缓解疼痛。

4. 用药护理　遵医嘱使用促胃肠动力药、抑酸药。指导病人严格按医嘱规定的剂量、用法服药，了解药物的主要不良反应。应用抑酸药的病人，治疗后逐渐减少剂量直至停药或者改用缓和的其他制剂再逐渐停药。平时自备铝碳酸镁、硫糖铝等碱性药物，出现不适症状时可服用，出现胸骨后灼热感、胸痛、吞咽不适等症状加重时，应及时就诊。

（王　岚）

目标检测

答案解析

一、简答题

1. 简述食管癌的临床表现。
2. 简述贲门失弛缓症的临床表现。

二、病例分析题

1. 马先生，60岁，因“进行性吞咽困难5个月，体重下降2个月”就诊入院。食管镜检显示：食管中段有一长5cm的狭窄，黏膜中断，近端食管稍扩张，病理报告为鳞癌。查体：体温36.5℃，脉搏84次/分，呼吸19次/分，血压110/55mmHg，营养不良，消瘦，气管居中，双侧锁骨上淋巴结未触及，无声音嘶哑，双肺呼吸音正常。

请思考：

（1）目前该病人最适合的治疗方法是什么？

（2）术后容易发生的并发症及其预防措施是什么？

2. 赵女士，45 岁，因“吞咽困难、食物反流，伴胸骨后疼痛 1 年余，加重 1 个月”就诊入院。查体：体温 36.5℃，脉搏 85 次/分，呼吸 17 次/分，血压 120/70mmHg，食管钡剂 X 线造影显示：食管中度扩张，蠕动减弱，食物滞留，贲门部痉挛并呈鸟嘴样狭窄，狭窄部黏膜光滑。病人因长期有症状而感到焦虑，情绪不稳定。

请思考：

（1）目前对该病人主要的治疗方法及其治疗前护理要点有哪些？

（2）如何指导该病人的饮食？

书网融合……

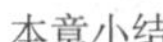

本章小结

题库

第二十二章　心脏疾病病人的护理

PPT

学习目标

知识目标：

1. 掌握　体外循环术后病人的护理；各种心脏疾病病人的护理措施。
2. 熟悉　体外循环的建立过程；各种心脏疾病病人的病因、临床表现、治疗原则。
3. 了解　体外循环术后的生理变化；各种心脏疾病的病理生理和辅助检查。

技能目标：

能运用护理程序为心脏疾病病人提供整体护理。

素质目标：

具备良好的人文关怀、共情能力及沟通能力。

心脏是人体最重要的生命支持器官，与其他器官疾病相比，心脏疾病引起的致残和致死的可能性更大。心脏病是心脏疾病的总称，分为先天性心脏病和后天性心脏病，后者主要包括冠心病、高血压性心脏病、风湿性心脏病和心肌炎等。心脏外科常见病和多发病为先天性心脏病、冠心病、心脏瓣膜疾病以及胸主动脉疾病等。本章重点介绍先天性和后天获得性原因造成的心脏血管和瓣膜改变引起的需要外科手术治疗的心脏疾病。

案例引导

案例　小儿，男，2 岁，因“咳嗽、呼吸急促 3 个月，加重 2 周”入院。患儿 2 个月前因天气变化出现咳嗽，呼吸急促，当地医院诊断为：感冒、肺炎。经治疗后好转，近 2 周来症状加重。患儿自幼生长发育较同龄儿差，平素易感冒，活动耐力差。发病以来，食欲精神欠佳，体重下降 2kg。辅助检查：心脏超声检查示左房左室增大，室间隔膜周部连续性中断，缺损口 9mm，距主动脉瓣约 2mm，CDFI 示经缺损处可见双向的血液分流声像。胸部 X 线：双肺纹理增多，心脏影增大。入院诊断：先天性室间隔缺损。

讨论：

1. 该病人目前主要的护理问题及手术后可能面临的问题有哪些？

2. 针对该病人的术后护理问题采取相应的护理措施有哪些？

第一节　体外循环

体外循环（extracorporeal circulation）是利用特殊装置将回心静脉血引出体外，进行气体交换，调节温度和过滤后输回体内动脉的生命支持技术。由于特殊人工装置替代了心肺功能，又称为心肺转流术（cardiopulmonary bypass，CPB）。体外循环的目的是暂时取代心肺功能，维持全身组织器官的血液供应和气体交换，为实施心内直视手术提供无血或少血的手术野。

知识链接

体外循环的历史与发展

体外循环经历了漫长的发展和完善过程，世界各国众多科学家为之做出了不懈的努力乃至耗费了毕生精力。贡献最大的是 John H Gibbon 和他的夫人。1930 年，Gibbon 在参加一次肺动脉栓塞的抢救工作时萌生了研制替代人体自身心肺功能设备的想法。Gibbon 和他的夫人从设想到动物实验成功，直至进入临床运用，执着探寻了 23 个春秋。1953 年，Gibbon 为一位 18 岁的女孩成功实施了体外循环下的继发孔房间隔缺损直视修补术。

国内体外循环研究始于 1957 年，石美鑫、顾凯时、叶春秀在这一年开始了人工血泵和氧合器的研制。1958 年，苏鸿熙首次应用进口人工心肺机为 1 例先天性心脏病病人成功实施了室间隔缺损直视修补术。20 世纪 70 年代后，上海、广州、天津、西安等地分别制成各自的氧合器和人工心肺机。体外循环发展至今，已不再仅限于心血管领域，已成为很多学科的支撑技术。

【人工心肺机的基本组成】

1. 血泵（blood pump） 即人工心，是暂时替代心脏泵血功能的装置。分为非搏动性泵和搏动性泵。前者通过泵头转动挤压泵管单向排出血液，泵出血液方式为平流；后者泵出血液方式为搏动性，有利于微循环的灌注。

2. 氧合器（oxygenator） 即人工肺，是将进入其内的静脉血中的二氧化碳排出，使氧分压升高而成为动脉血的一种人工装置。临床上常用鼓泡式和膜式氧合器。①鼓泡式氧合器通过发泡再去泡而达到氧合目的，其工作原理分为氧合、消泡、过滤、储血和变温。鼓泡式氧合器具有结构简单、氧合性能好、操作和控制简便、价格低等优点；但由于血、气直接接触，易引起血液蛋白变性及有形成分破坏，安全使用时限短。②膜式氧合器是通过一层可透气的高分子膜进行，其特点是气、血不直接接触，具有良好的气体交换性能和血液保护作用，适宜较长时间的体外循环。

3. 变温器 是利用循环水温和导热薄金属隔离板，降低或升高体外循环血液温度的装置。

4. 过滤器 体外循环的动、静脉系统均有过滤装置，其功能是滤除各种微栓子，如微气栓、血栓、脂肪栓及其他微小组织等。

5. 附属装置 包括各种血管插管、连接导管、贮血器以及检测系统等。

【体外循环的建立】

体外循环心内直视手术时，一般采用胸骨正中切口进胸显露心脏，建立体外循环。首先阻断上、下腔静脉带和升主动脉牵引带后全身肝素化，经升主动脉插动脉供血管，插管与人工心肺机动脉端连接；经右心房或上、下腔静脉分别插腔静脉引流管，与人工心肺机静脉血回收管相接。监测活化凝血酶时间延长至480～600秒方可开始体外循环。转流后，每隔30分钟重复监测活化凝血酶时间，根据实测值确定肝素追加量，使其值维持在上述安全流转水平。开始转流时，将血液降温至25～30℃，以预防重要脏器缺血、缺氧；手术即将结束时，再将血液温度逐步回升至常温。转流结束后，需静脉注射适量鱼精蛋白以终止肝素的抗凝血作用，拔除动脉插管和上、下腔静脉插管。

【体外循环后的病理生理变化】

1. 凝血机制紊乱 因红细胞破坏、血红蛋白下降、溶酶激活、纤维蛋白原和血小板减少等引起凝血机制紊乱，可能导致术后大量渗血。

2. 代谢改变及电解质紊乱 体外循环后常可因组织灌注不良、代谢物堆积所致的代谢性酸中毒和因过度换气所致的呼吸性碱中毒；电解质紊乱以低钾血症为主，多见于术前长期服用强心、利尿药物而转流过程中尿量多者。

3. 重要器官功能减退 体外循环对心肌细胞有损害；而长时间的低血压、低灌注量、酸中毒可造成脑损伤和脑循环障碍；低灌注量和大量游离血红蛋白等可影响肾功能，甚至导致肾衰竭；微血栓、氧自由基等毒性物质的释放及炎性反应可引起肺间质水肿、出血和肺泡萎缩等，导致呼吸功能不全，甚至呼吸衰竭。

【治疗原则】

体外循环中维持血容量平衡，保持血流动力学稳定；使用呼吸机辅助通气；及时纠正水、电解质和酸碱失衡；合理应用抗生素预防感染。

【护理评估】

（一）术前评估

1. 健康史

（1）一般情况 了解病人年龄、性别、身高、体重、发育、饮食习惯及营养状况等。

（2）家族史 了解病人家族中有无心脏疾病病人等。

（3）既往史 病人有无出血性疾病和凝血功能障碍，有无颅脑外伤史或其他伴随疾病，有无过敏史及近期是否服用抗凝血药物或其他药物史等。

2. 身体状况

（1）症状与体征 监测病人生命体征，评估心肺功能，观察有无发绀和杵状指（趾），呼吸是否平稳；了解病人疾病的类型、特征及重要器官的功能；对手术的耐受力；评估病人的自理能力及活动耐力。

（2）辅助检查 了解病人一般检查及特殊检查的结果。

3. 心理-社会状况 了解病人及家属对疾病的认知程度及主要存在的心理问题。了解病人家属对病人的关心、支持程度，家庭经济承受能力等。

（二）术后评估

1. 手术情况 了解病人的手术方式、麻醉方式及手术效果，病人术中流转、循环阻断时间及各重要器官的功能情况等。

2. 身体状况 评估病人全麻后清醒程度，对疼痛的耐受力。病人生命体征是否平稳，有无缺氧表现；病人心功能如何，呼吸型态有无异常；病人气管插管位置、呼吸机各项参数是否正常。观察病人皮肤色泽、温湿度，肢端脉搏能否扪及，末梢血管充盈情况，观察引流管是否通畅，引流液的性质及颜色；评估术后有无并发症发生。

3. 心理-社会状况 了解病人有无紧张、焦虑；术后是否配合后续的治疗和护理。

【常见护理诊断/问题】

1. 焦虑与恐惧 与心脏疾病和体外循环手术有关。

2. 低效性呼吸型态 与手术、麻醉、体外循环、人工辅助通气及术后伤口疼痛有关。

3. 心排出量减少 与心脏疾病、心功能减退、血容量不足、心律失常及水、电解质紊乱有关。

4. 潜在并发症 出血、急性心脏压塞、肾功能不全、感染、脑功能障碍等。

【护理措施】

（一）术前护理

1. 心理护理 根据不同病人的具体情况，有针对性地给予心理疏导。鼓励病人表达内心的焦虑和恐惧；帮助病人熟悉手术室及监护室的环境；介绍病人与手术成功者交流，增强病人对手术治疗的信心；指导家属帮助病人缓解压力。

2. 一般护理 ①尽量减少病人的活动量，保证充足的睡眠和休息，养成良好的起居习惯。②注意保暖，预防呼吸道和肺部感染。③注意监测生命体征，严密观察病情，预防并发症。④指导病人进行深呼吸、有效咳嗽及床上大小便训练。⑤术前1天测量病人身高、体重，常规备皮，术日晨禁食。

3. 饮食护理 指导病人合理膳食，进食高蛋白、高维生素、低脂肪、易消化的食物。术前营养不良者，可经肠内或肠外途径补充营养，以增强病人对手术的耐受力。

（二）术后护理

1. 监测心功能，维持循环容量

（1）持续心电监护 监测心率、心律、血压、中心静脉压、肺动脉压等，观察心电图变化，警惕心律失常发生，发现异常及时通知医生并配合处理。记录每小时尿量和24小时液体出入量，评估容量是否充足。

（2）观察周围循环 观察病人皮肤色泽和温湿度，口唇、甲床毛细血管充盈情况，动脉搏动情况，发现微循环灌注不足或组织缺氧时，立即给予相应处理。

（3）补充血容量 保留必需的静脉输液通道，补充液体，必要时补充新鲜血、血小板浓缩液或血浆；应用血管活性药物时，严格遵医嘱配制药物浓度和剂量，并使用输液泵控制输液的速度和量。

2. 维护有效通气

（1）密切观察病情变化 病人有无发绀、鼻翼扇动、点头或张口呼吸，注意呼吸的频率、节律、幅度和呼吸音；观察呼吸机是否与病人呼吸同步，监测动脉血气分析，根据情况调整呼吸机参数。

（2）气管插管护理 ①定时监测气管插管位置，妥善固定，防止气管插管脱出或移位。②及时清除呼吸道分泌物和呕吐物，保持呼吸道通畅。③拔出气管插管后，给予雾化吸入，以减轻喉头水肿、降低痰液黏稠度。④指导病人进行深呼吸和有效咳嗽排痰。⑤给予病人定期吸氧，维持充分的氧合状态。

3. 心包纵隔引流管的护理 观察引流管的位置是否合适；妥善固定引流管；保持引流管引流通畅，每2小时挤压引流管1次；观察记录引流液的性质和引流量。若单位时间内引流液量突然减少，且有中心静脉压升高、血压下降，提示心包纵隔引流不畅、心脏压塞，应立即通知医师并协助处理；病情允许，尽早拔除引流管。

4. 并发症的护理

（1）出血 观察手术切口敷料情况和全身皮肤情况，监测凝血酶原时间；保持引流管道通畅，观察引流液的颜色、量、性质，若术后3～4小时内，10岁以下小儿血性引流液>50ml/h，成人血性引流液>100ml/h，引流液呈鲜红色、量多或伴有血凝块，同时伴血压下降、心率增快、面色苍白等症状，应考虑活动性出血可能，立即通知医师处理。

（2）急性心脏压塞 若病人出现静脉压升高，心音遥远、心搏微弱，脉压小、动脉压降低的Beck三联征，则提示发生心脏压塞，应立即通知医生处理。护理措施：①保持引流管通畅，观察并记录引流液的颜色、量、性质。②监测中心静脉压，并维持中心静脉压在5～12cmH_2O。③密切观察病情，若出现颈静脉怒张、心音遥远、动脉压降低、中心静脉压≥25cmH_2O及引流量由多突然减少，挤压引流管有血凝块等症状时，及时通知医生处理。

（3）肾功能不全 术后病人发生肾功能不全的主要表现为少尿、无尿、高钾血症、尿素氮及血清肌酐升高等，应严密监测肾功能。护理措施：①术后留置尿管，每小时测尿量1次，每4小时测尿pH和尿比重。②保持尿量在1ml/(kg·h)，观察尿液颜色变化、有无血红蛋白尿等。若出现血红蛋白尿，应予高渗性利尿或静脉滴注5%的碳酸氢钠碱化尿液，防止血红蛋白沉积在肾小管导致肾功能损害。③停用肾毒性药物，尿量减少时及时找出原因并处理；怀疑肾衰竭者应严格记录出入量，控制高钾食物摄入，限制水、电解质摄入；若确诊为急性肾衰竭，应考虑做透析治疗。

（4）感染 术前指导病人戒烟，帮助病人预防感冒和呼吸道感染，保持口腔及皮肤卫生，积极治疗感染灶。术后严密监测病人体温变化，严格执行无菌操作；加强病人营养支持，病情平稳后，及时撤除各种插管；合理应用抗生素；若病人出现体温升至38℃以上并持续不退，伤口局部隆起、触痛明显、溢出白色分泌物等感染现象时，立即通知医生处理。

（5）脑功能障碍 术后应密切监护神经系统情况。密切观察病人意识、瞳孔、肢体运动和感觉有无异常；病人若出现头痛、呕吐、神志不清或烦躁等异常表现及发现病人神经系统阳性体征时，及时通知医生并协助处理。

（6）低心排综合征　体外循环过程中阻断心脏循环、心脏缺血、缺氧以及再灌注损伤，是造成低心排的原因。一旦出现低心排，病人表现为血压下降、脉压变小、心率增快、脉搏细弱、中心静脉压上升、末梢循环差、四肢发冷、尿量减少。护理要点：①监测心输出量（CO）、心排指数（CI）、体循环阻力（SVR）和肺循环阻力（PVR）等数据变化，及早发现低心排血量，报告医师处理；②补充血容量，纠正水、电解质及酸碱平衡失调；②及时、合理、有效地使用正性肌力药和血管活性药，以恢复心脏和其他脏器的供血供氧，应用微量注射泵控制输液速度和用量，并观察用药效果；③当药物治疗效果不佳或反复发作室性心律失常时，可行经皮主动脉内球囊反搏支持（intra aortic balloon pumping，IABP）。

（三）健康教育

1. 饮食指导　合理膳食，少食多餐，避免过量进食加重心脏负担，禁食带刺、质硬及刺激性食物；换瓣病人少食或不食白菜、菠菜、胡萝卜、猪肝等维生素 K 含量高的食物；冠心病病人应低脂、低胆固醇饮食，禁烟、限酒。

2. 休息与活动　先天性心脏病患儿胸骨正中切口者，1 年内不要侧卧，以免影响骨骼生长，成年人根据病人心功能恢复情况逐步增加活动量，术后 1 年内避免体力劳动、剧烈运动和外伤等。

3. 用药指导　指导病人遵医嘱服用强心药物，不能自行调整药物剂量；长期服用抗凝血药物者应定期检测凝血酶原时间，慎服用阿司匹林类解热镇痛药，密切观察有无出血倾向，出现异常及时就诊。

4. 自我保健　告知病人应注意保暖，避免呼吸道感染，勿在寒冷或湿热的地方活动，以免加重心脏负担；培养规律的排便习惯，防止便秘。

5. 自我监测　教会病人自我监测有无气促、发绀、呼吸困难、水肿、尿量减少及高热或持续低热等症状；冠心病病人应定时检查血压、血糖及血脂；若发生任何异常情况，及时就诊。

【护理评价】

1. 病人焦虑和恐惧是否缓解或消失，情绪是否稳定，是否能配合治疗和护理。

2. 病人呼吸功能是否改善，血气分析是否正常，有无缺氧表现。

3. 病人心功能是否改善，是否能维持有效循环。

4. 病人有无并发症发生，或并发症是否得到及时发现和处理。

第二节　先天性心脏病

先天性心脏病（congenital heart disease，CHD）是先天性畸形中最常见的疾病，是指在胚胎发育时期由于心脏及大血管的形成障碍或发育异常而造成的先天畸形。根据血流动力学并结合病理生理变化，先天性心脏病可分为发绀型和非发绀型两类，也可根据有无分流分为三类，即无分流类（如肺动脉狭窄、主动脉缩窄）、左至右分流类（如房间隔缺损、室间隔缺损、动脉导管未闭）和右至左分流类（如法洛四联征、大动脉转位）。

一、室间隔缺损

室间隔缺损（ventricular septal defect，VSD）是左右心室之间的间隔先天性发育不全导致的左右心室之间形成异常通道，是发病率最高的小儿先天性心脏病之一，占我国先天性心脏病发病的 20% ~30% 。

【病因与分类】

病因与胎儿发育的宫内环境因素、母体情况和遗传基因有关。根据缺损解剖位置不同，分为膜部缺损、漏斗部缺损和肌部缺损 3 类，其中以膜部缺损最多见，肌部缺损最少见。

【病理生理】

室间隔缺损时血流动力学改变取决于缺损大小、左右心室压力阶差和肺血管阻力高低。缺损小时，左向右分流量很小，可以无功能上的紊乱；中等大小的室间隔缺损时，有明显的左向右分流，肺循环血流量超过正常 2 ~3 倍，肺动脉压正常或轻度升高；大型的室间隔缺损，分流量很大，肺循环的血流量可为体循环的 3 ~5 倍。随着病程进展，肺循环量持续增加，有很高的压力冲向肺循环，使肺小动脉痉挛，产生动力型肺动脉高压，以后逐渐引起继发性肺小动脉内膜增厚及硬化，形成阻力型肺动脉高压。此时，左向右分流量显著减少，继而呈现双向分流，甚至反向分流，临床上出现发绀，发展成为 Eisenmenger 综合征。

【临床表现】

1. 症状　缺损小、分流量小者一般无明显症状，缺损大、分流量大者在出生即出现症状，婴儿期可表现为反复发生呼吸道感染，充血性心力衰竭、喂养困难和发育迟缓；随着患儿年龄的增长，则表现为活动耐力较同龄人差，有劳累后气促、心悸等表现，发展为艾森门格综合征（Eisenmenger syndrome）者，逐渐出现发绀和右心衰竭表现，将失去手术机会。

2. 体征　室间隔缺损典型体征为胸骨左缘 2 ~4 肋间

可闻及Ⅲ级以上粗糙响亮的全收缩期杂音，向四周广泛传导。分流量大者，收缩期杂音最响亮的部位可触及收缩期震颤，心尖部可闻及柔和的功能性舒张期杂音；肺动脉高压导致分流量减少者，收缩期杂音逐渐减轻，甚至消失，而肺动脉瓣区第二心音显著亢进，分裂明显，并可伴肺动脉瓣关闭不全的舒张期杂音。

【辅助检查】

1. 心电图 缺损小者心电图正常或电轴左偏；缺损大者左心室高电压、左心室肥大。重度肺动脉高压时，显示双心室肥大、右心室肥大伴劳损。

2. X线 缺损小、分流小者，X线改变轻；缺损较大者，心影轻度到中度扩大，左心缘向左下延长，肺动脉段凸出，肺纹理增多，肺野充血；重度梗阻性肺动脉高压时，肺门血管影明显增粗，肺外周血管影减少，肺血管影呈“残根征”。

3. 超声心动图 左心房、左心室内径增大。二维超声可明确缺损部位及大小。多普勒超声可判断血液分流方向和分流量，并可了解肺动脉压力。

【治疗原则】

1. 非手术治疗 缺损小、无血流动力学改变者，可门诊随访观察，有自行闭合的可能。

2. 手术治疗

（1）适应证和禁忌证 缺损大、分流量大或伴肺动脉高压的婴幼儿，应尽早手术；缺损小、已有房室扩大者，需要在学龄前手术；合并心力衰竭或细菌性心内膜炎者需要控制症状后方可手术。艾森门格综合征者禁忌手术。

（2）手术方法 低温体外循环下行心内直视修补术是主要手术方法。导管伞堵法是近年来治疗室间隔缺损的新方法，该方法创伤小，但目前仅适用于严格选择的病例，远期效果尚需进一步评估。

【护理评估】

（一）术前评估

1. 健康史

（1）一般情况 包括姓名、年龄、性别、种族、身高、体重等，其中身高和体重对计算体表面积和给药剂量有重要意义；包括本次疾病的类型、特征、发病及以往诊疗用药过程。

（2）既往史 病人有无过敏史、手术史等，既往有无出血性疾病和出凝血系统的异常，有无颅脑外伤史或其他伴随疾病；近期是否服用抗凝药或其他药物史等。

（3）家族史 家族中有无患心脏疾病的成员。

2. 身体状况

（1）症状与体征 评估病人的生命体征及心肺功能，包括是否有心悸、气短、乏力、呼吸困难、发绀等表现，了解重要器官功能状态；评估病人的饮食习惯，生长发育和营养状况；评估病人活动能力和自理能力，判断其对手术的耐受性。

（2）辅助检查 包括各项实验室检查，心电图检查、X线、超声心动图等影像学检查，以及其他特殊检查。

3. 心理－社会状况 评估病人和家属对疾病、治疗方案、手术风险、术前配合、术后康复和预后知识的了解和掌握情况；评估病人和家属对手术、可能导致的并发症、生理功能的变化和预后是否存在焦虑、恐惧和无助的心理；评估病人的经济承受能力，家庭和所在社区的社会支持情况。

（二）术后评估

1. 手术情况 详细了解手术方式、手术名称和麻醉方式，术中出血、输血、补液、用药情况，术中转流、循环阻断时间和回血情况，术中各系统器官功能状况，以及术中有无意外及特殊处理等情况。

2. 身体状况

（1）生命体征 包括血压、呼吸、脉搏、心律、体温、神志。

（2）循环和呼吸功能 评估心功能状况、心电监护数据的动态变化和呼吸音情况；注意呼吸机工作状态和各参数是否正常。

（3）伤口及引流情况 评估手术切口有无渗血、感染等情况；评估心包纵隔引流管的位置、通畅与否以及引流液情况。

（4）意识情况 评估病人全麻后清醒程度，是否有躁动，并分析可能的原因。

（5）外周血管循环情况 观察皮肤色泽、温度、湿度和末梢血管充盈情况。

（6）其他 评估血气分析和其他实验室检查结果。

3. 心理－社会状况 了解病人术后的心理感受，进一步评估有无引起术后心理变化的原因，如切口疼痛、术后病情恢复缓慢或反复、担忧住院费用等因素。

【常见护理诊断/问题】

1. 生长发育迟缓 与先天性心脏病引起的缺氧、心功能减退、营养摄入不足有关。

2. 焦虑和恐惧 与陌生的环境、疾病本身、手术和使用呼吸机等仪器有关。

3. 心输出量减少 与心功能减退、血容量不足、心律失常、水电解质平衡失调有关。

4. 气体交换障碍 与缺氧、手术、麻醉、应用呼吸机、体外循环、术后伤口疼痛等有关。

5. 潜在并发症 感染、心律失常、急性左心衰、急性心脏压塞、肾功能不全、脑功能障碍等。

【护理目标】

1. 病人营养状况改善。
2. 病人及家属焦虑、恐惧减轻或消失。
3. 病人心功能正常，恢复全身有效循环。
4. 病人恢复正常的气体交换功能。
5. 病人未发生并发症，或并发症及时发现和处理。

【护理措施】

（一）术前护理

1. 观察病情 若病情平稳，每8小时测量一次生命体征，病情不平稳者根据需要监测生命体征，监测和记录24小时出入量；观察有无异常啼哭、烦躁不安、四肢厥冷等；观察病人有无心力衰竭、上呼吸道感染及肺部感染等症状，发现异常及时通知医师。

2. 维持循环功能 保证休息，减少活动量，避免哭闹；对心功能不全者，遵医嘱给予强心、利尿药，改善循环功能；对严重心律失常者，给予持续心电监护并遵医嘱给药。

3. 维持呼吸功能 加强呼吸道管理，呼吸困难、缺氧者给予吸氧，纠正低氧血症，严重者用呼吸机辅助通气；指导病人深呼吸及有效咳嗽，保证呼吸道通畅，必要时给予吸痰。

4. 改善营养状况 进食高热量、高蛋白及丰富维生素食物，增强机体对手术耐受力；进食较少者，必要时进行静脉营养治疗；心功能欠佳者，限制钠盐摄入；低蛋白血症和贫血者，遵医嘱给予白蛋白、新鲜血输入。

5. 控制感染 注意保暖，防止呼吸道感染；保持口腔和皮肤卫生，避免黏膜和皮肤损伤；积极治疗感染灶。

6. 心理护理 护士应根据病人及其家属的具体情况，给予有针对性的心理疏导。鼓励病人表达内心的焦虑；帮助病人提前熟悉手术室、监护室的环境；让病人及家属与手术成功者交流，增强其对手术治疗的信心；促进家属关心病人缓解其压力。

（二）术后护理

1. 体位安置 病房护士与手术室人员详细交接，并根据病人情况安置合适的体位。麻醉未清醒者给予平卧位，清醒后，生命征稳定病人给予抬高床头30°；拔出气管插管后可给予半卧位利于呼吸和引流。

2. 病情监测

（1）体温 由于病人一般在低温麻醉下手术，术后要做好保暖工作。以提高室温和增加盖被为主，四肢末梢循环差者可用变温毯缓慢复温，使用期间严密观察病人皮肤色泽和温度、口唇及甲床颜色、毛细血管和静脉充盈情况。若体温>38℃，成人或较大的患儿可采用冰袋或温水擦浴等方式物理降温。

（2）血压 心脏外科手术病人常经桡动脉插管进行有创动脉压监测，可以连续观察动脉压的数值。有创动脉压测压时注意：①定时观察动脉穿刺部位有无出血、肿胀，导管有无脱落，以及远端皮肤颜色和温度等。②测压前调整零点，保持压力感受器的正常位置。③测压、取血、调零点等过程中严防空气进入导致气栓；严格无菌操作。

（3）心功能监测 术后48小时内，每15分钟连续监测并记录生命体征，待病情平稳后改为30分钟监测1次；持续监测心电图，及时发现不同类型的心律失常；监测左、右心房压及主动脉和肺动脉楔压，为恢复并维持正常的血流动力学提供准确数据。在测定压力时注意防止导管折断或接头脱落和出血等情况；若病人有咳嗽、呕吐、躁动、抽搐或用力时，应在其安静10~15分钟后再测定，以免影响测量结果。

（4）容量监测 记录每小时尿量、24小时出入量，以评估循环血量是否足够。

3. 维持呼吸功能 病人术后常规使用呼吸机辅助通气。呼吸机使用期间注意管路的密闭性，防止管路衔接处松动或者脱落造成漏气；定时倾听呼吸音，观察病人有无痰鸣音，根据实际情况给予吸痰；病人拔管后注意拍背、雾化保持呼吸道通畅，防止肺部并发症的发生。

4. 营养支持 病人清醒并拔除气管插管6小时后，无呕吐可分次少量饮水，但不宜过早进食，以防误吸；术后24小时肠蠕动恢复后，开始进流质饮食，逐步过渡到半流质及普食。

5. 维持体液平衡 术后早期为减轻心脏负担，限制液体摄入量，并用利尿药排出体内潴留的水分；同时警惕因限制液体或过度利尿而发生电解质紊乱，按医嘱补液、用药，以维持内环境稳定。

6. 心包纵隔引流管的护理 观察并记录引流液的颜色、性质和量，间断挤压引流管，保持心包、纵隔引流管通畅。若引流液持续2小时超过4ml/(kg·h)，或有较多血凝块，伴有血压下降、脉搏增快、躁动、出冷汗等低血容量表现，应考虑有活动性出血，及时报告医师，并做好再次开胸止血的准备。

7. 用药护理 应用血管活性药时，使用输液泵控制速度和用量，遵医嘱配置药物，保证剂量精确并严密观察用药效果，给药时严格遵守无菌技术操作原则。

8. 休息与活动 保证充足休息，鼓励卧床病人定时翻身，尽早做四肢被动、主动活动，防止深静脉血栓形成。病情稳定后可早期下床运动，根据病人心功能恢复情况制定功能锻炼计划。

9. 心理护理　病人麻醉苏醒后，对陌生的环境、留置的各种管路和呼吸机、监护仪器等存在恐惧心理，护士要自我介绍并耐心介绍环境，告知手术已做完，消除病人恐惧，使其情绪稳定并配合治疗和护理。

10. 并发症的护理

(1) 心律失常　与缺损距离房室结和希氏束较近以及手术操作技巧等因素有关。临床表现以交界性心动过速和右束支传导阻滞、房室传导阻滞多见。护理：在用药期间应严密观察心率、心律、血压、意识变化，观察药物的疗效和副作用；如出现心律失常，及时通知医师，遵医嘱给予抗心律失常药物；需要安装起搏器的病人按起搏器护理常规护理。

(2) 急性左心衰竭　室间隔修补术后，左向右分流消除，左心血容量增大，输液量过多、输液速度过快均可诱发急性左心衰竭。发作时病人出现呼吸困难、咳嗽、咳痰、咯血等急性肺水肿症状。护理：术后早期应控制静脉输入晶体液，以1ml/(kg·h) 为宜，保持左心房压不高于中心静脉压；记录24小时出入量。持续监测心功能，若病人出现心力衰竭，立即通知医师协助处理，嘱病人绝对卧床休息，给氧，限制钠盐摄入；遵医嘱给予强心、利尿药。

(3) 其他并发症　参见本章第一节体外循环术后并发症的护理。

(三) 健康教育

1. 疾病预防　在妊娠早期适量补充叶酸，积极预防风疹、流感等病毒性疾病，并避免接触与发病有关的因素，保持健康的生活方式。先天性心脏病的病人体质弱，易感染疾病，应嘱咐其注意个人和家庭卫生，减少细菌和病毒入侵；天气变化注意防寒保暖，避免呼吸道感染；勿在人多、寒冷或湿热的地方活动，以防加重心脏负担。

2. 生活指导　摄入高蛋白、高维生素、低脂肪的均衡饮食，保证充足的营养，以利于生长发育。少食多餐，避免过量进食加重心脏负担。患儿应尽早和正常儿童一起生活和学习。制定合理的生活作息时间表，养成良好的生活习惯，防止剧烈运动，避免过度劳累，根据心功能恢复情况逐渐增加活动量，提高机体抵抗力。

3. 康复指导　指导病人及患儿家长严格遵医嘱服用强心、利尿、补钾药，不可随意增减药物剂量，观察用药后反应；了解疾病康复情况，如尿量、脉搏、体温、血压、皮肤颜色、术后切口变化。

4. 复诊指导　建议每年进行1次心电图、胸部X线和超声心动图检查。如有异常，及时送医就诊。

【护理评价】

1. 病人营养状况是否得到改善。
2. 病人焦虑、恐惧是否减轻或消失。
3. 病人心功能是否改善。
4. 病人是否恢复正常的气体交换功能。
5. 病人并发症是否得到有效预防或发生后得到及时处理。

二、房间隔缺损

房间隔缺损（atrial septal defect，ASD）是原始房间隔在胚胎发育过程中出现异常，致左、右心房之间遗留孔隙，是临床上常见的先天性心脏畸形，占先天性心脏病发病总数的10%左右。房间隔缺损可单独发生，也可与其他类型的心血管畸形并存。女性发病率高，是男性的2～3倍。

【病因与分类】

房间隔缺损的发生与胎儿发育的宫内环境因素、母体情况和遗传基因有关。房间隔缺损可分为原发孔缺损和继发孔缺损。①原发孔缺损：位于冠状静脉窦前下方。缺损下缘靠近二尖瓣瓣环，多伴有二尖瓣大瓣裂缺。②继发孔缺损：位于冠状静脉窦后上方。绝大多数为单孔缺损，少数为多孔缺损，也有筛状缺损。根据缺损的解剖位置又分为中央型（卵圆孔型）、上腔型（静脉窦型）、下腔型和混合性。继发孔缺损常伴随有其他心内畸形，如肺动脉瓣狭窄、二尖瓣狭窄等。

【病理生理】

房间隔缺损时左向右分流量取决于缺损的大小、两侧心室的相对顺应性和体、肺循环的相对阻力。新生儿及婴儿早期，由于左、右两侧心室充盈压相似，通过房间隔缺损的分流量受到限制，随着体循环压力的增高，肺阻力及右心室压力的降低，心房水平自左向右的分流增加，肺循环血量增多，可达体循环血量的2～4倍。肺血流大量增多，初期可致肺小动脉痉挛，以后逐渐产生内膜增生和中层肥厚，肺血管阻力增加，形成肺动脉高压。开始为动力性，以后变为阻力性肺动脉高压。右心室及右心房内压力升高，左向右分流减少。当右心房内压力等于或超过左心房内压力时，左向右分流消失，形成双向分流甚至右向左分流，致使外周血含氧量下降，临床上出现发绀，称艾森门格综合征（Eisenmenger综合征），最终可死于右心衰竭。原发孔房间隔缺损伴有二尖瓣大瓣裂缺时，由于左心室内血流反流至左心房，左心房内压力增高，增加了左向右的分流量，因而肺动脉高压出现较早，病理生理改变较明显，病程进展也较快。

【临床表现】

1. 症状　房间隔缺损的症状与缺损大小和分流量多少有关。缺损小者，儿童期可无明显症状，常在体检时发现；一般到了青年期，由于左心流量减少，才出现劳力性气促、乏力、心悸等症状；右心系统血流量增多易出现呼吸道感染，继发肺动脉高压和右心衰竭症状；极少数病人，婴幼儿期可出现心力衰竭及肺动脉高压等症状，故临床常可见成年房间隔缺损。

2. 体征 听诊发现肺动脉瓣区可闻及Ⅱ～Ⅲ级吹风样收缩期杂音，伴第二心音亢进和分裂，分流量大者心尖部可闻及柔和的舒张期杂音。肺动脉高压者，肺动脉瓣区收缩期杂音减轻，第二心音亢进和分裂加重。

【辅助检查】

1. 心电图 电轴右偏，右心室肥大，可合并不完全或完全性右束支传导阻滞。

2. X线 肺纹理增多，可见“肺门舞蹈征”，右心房和右心室增大，肺动脉段突出，主动脉结节缩小，呈典型的“梨形心”。

3. 超声心动图 明确显示缺损的位置、大小，肺静脉的位置和心房水平分流的血流方向，可作为诊断的确定性检查。

【治疗原则】

以手术治疗为主，适宜的手术年龄为2～5岁。原发孔房间隔缺损、继发孔房间隔缺损合并肺动脉高压者尽早手术。艾森门格综合征是手术的禁忌证。

手术方法主要是介入封堵和经胸封堵，分别在X线和心脏超声引导下置入封堵器封闭房间隔缺损，此方法无须体外循环，创伤小、术后恢复快，适用于继发孔型房间隔缺损大小和位置适宜的病人。对于上腔型、下腔型、缺损太大的继发孔缺损和原发孔缺损仍需直视下修补。

【护理措施】

（一）术前护理

1. 活动与休息 尽量减少病人的活动量，保证充足的睡眠和休息，密切观察有无心力衰竭或肺部感染等症状，发现异常及时通知医生处理。

2. 改善呼吸与心功能 给予间断或持续吸氧，提高肺内氧分压，利于肺血管扩张，增加肺的弥散功能，提高血氧含量。心功能不全者，遵医嘱应用强心、利尿药物，限制液体的摄入。

3. 饮食护理 指导病人进食高蛋白、高维生素、低脂肪、易消化的食物，以增强对手术的耐受力。有心功能不全者适量限制钠盐摄入；有低蛋白血症和贫血的病人，静脉输入血清白蛋白和新鲜血液。

4. 心理护理 参见本章第一节体外循环部分的相关内容。

（二）术后护理

1. 疼痛护理 评估病人疼痛的程度，中、重度疼痛可遵医嘱予口服或肌内注射镇痛药。

2. 维持呼吸和心功能 参见第一节体外循环部分的相关内容。

3. 心包纵隔引流管的护理 参见本节动脉导管未闭部分的相关内容。

4. 饮食护理 病人清醒并拔出气管插管后，无呕吐者可分次少量饮水，但不宜过早进食，以免引起误吸；胃肠蠕动恢复后，开始进流质饮食，逐步过渡到半流质及普食。术后早期应限制液体摄入量，以减轻心脏负荷。遵医嘱补液、用药，维持内环境稳定。

5. 活动与功能锻炼 保证充足的休息，定时翻身，鼓励病人尽早活动四肢，防止深静脉血栓形成。病情稳定后可逐渐下床活动，根据病人心功能恢复情况制订功能锻炼计划。

6. 并发症的护理

（1）急性左心衰 术后可能诱发急性左心衰竭，临床表现为呼吸困难、咳嗽、咳痰、咯血等急性肺水肿症状。护理：①持续监测心功能。②严格控制输液量及输液速度，记录24小时出入量，并注意观察及保持左心房压不高于中心静脉压。③病人出现呼吸困难、发绀、咯泡沫痰时及时，通知医生，遵医嘱应用强心、利尿药物，并观察用药效果及不良反应。④出现左心衰竭的病人应绝对卧床休息，保持呼吸道通畅，吸氧，并限制钠盐摄入。⑤呼吸机辅助通气者，采用呼气末正压呼吸。

（2）心律失常 术后病人可出现房性心律失常或室性期前收缩，房室传导阻滞出现较少。护理：①严密监测动态心电图，观察心率、心律的变化。②维持静脉输液通路，以便发现异常，配合医师及时使用抗心律失常药物。

其他并发症护理参见本章第一节体外循环部分的相关内容。

三、动脉导管未闭

动脉导管是胎儿期连接升主动峡部和左肺动脉根部之间的正常结构，是胎儿期血液循环的重要通道。动脉导管未闭（patent ductus arteriosus，PDA）是由于各种原因造成婴儿时期动脉导管未能正常闭合，是常见的小儿先天性心脏病之一。正常状态，婴儿出生后发生功能性闭合，成为动脉韧带；未闭合者称为动脉导管未闭。动脉导管未闭占先天性心脏病的12%～15%，可单独存在，也可与主动脉狭窄、室间隔缺损、法洛四联症并存。

【病因与分类】

本病与胎儿发育的宫内环境因素和遗传因素有关。根据未闭动脉导管的粗细、长短和形态，分为管型、漏斗型和窗型三种类型。

【病理生理】

动脉导管未闭患儿，由于主动脉内压力高于肺动脉内压力而产生血液持续自左向右分流，因而肺循环血量增加，左心房回血增多，左心室负荷加大。加上左心代偿性增加输出量以弥补向肺内分流，逐步导致左心室肥大，直至衰竭。血液长期经动脉导管从体循环向肺循环分流，肺循环压力增加，右心排血受阻，右心室逐步肥厚。肺小动脉开始呈反射性痉挛，肺动脉高压呈动力性。这种状态长期持续，肺血管继发性改变，逐步发展成为阻力性肺动脉高压。肺动脉压持续上升，当肺动脉压接近或超过主动脉压力时，即可产生双向分流或右向左分流，患儿外周动脉血血氧饱和度下降，临床上出现发绀，即艾森门格综合征，可导致右心衰竭而死亡。

【临床表现】

1. 症状　动脉导管细、分流量小者，临床上可无症状；动脉导管粗、分流量大者，可出现心悸、气促、咳嗽、乏力和多汗等症状。婴儿可出现喂养困难、生长发育迟缓等，易反复发生肺部感染、呼吸窘迫和心力衰竭。

2. 体征　典型的体征是胸骨左缘第 2～3 肋间闻及响亮的连续性机械性杂音，伴有震颤。分流量较大者，在心尖区尚可闻及因二尖瓣相对性狭窄产生的舒张期杂音；肺动脉高压时，收缩期杂音或杂音消失，肺动脉瓣第二心音亢进。测血压示收缩压多在正常范围，而舒张压降低，因而脉压增大，可出现甲床毛细血管搏动、水冲脉、股动脉枪击声等周围血管体征。

【辅助检查】

1. 心电图　正常或左心室肥大；肺动脉高压者表现为左、右心室肥大。

2. X 线　心影随分流量增加而增大，左心缘向左下延长；主动脉结凸出，降主动脉呈漏斗状；肺动脉圆锥平直或隆出；肺血管影增粗。

3. 超声心动图　左心房和左心室内径增大；二维超声心动图可直接探查到未闭的动脉导管，并可测量其长度和内径；多普勒超声可发现异常血流信号。

4. 心导管检查　诊断不明确或病情严重，需了解肺动脉压力和阻力时，可行此检查。

（1）升主动脉造影　可示升主动脉和主动脉弓部增宽，峡部内缘突出，造影剂经此处分流入肺动脉，并显示导管的外形、内径和长度。

（2）右心导管检查　对经过上述检查尚不能确诊者，可行右心导管检查以测定肺动脉压力及阻力情况。

【治疗原则】

外科手术是动脉导管未闭的主要治疗方法。动脉导管未闭诊断确立后，如无禁忌证应择期施行手术，中断导管处血流。目前部分动脉导管未闭的病人可用经心导管介入方法（使用 Amplatzer 蘑菇伞或弹簧圈封堵）得到根治，但此方法有严格的适应证；对于过粗大、或早产儿的动脉导管未闭，应考虑使用开胸缝扎的方法。手术方法包括动脉导管结扎、动脉导管切断缝合、体外循环下动脉导管缝闭三种方法。

手术适应证和禁忌证：早产儿、婴幼儿反复发生肺炎、呼吸窘迫、心力衰竭、药物难以控制，应及时手术。症状不明显者，多主张学龄前择期手术，如分流量较大、症状较严重，则应提早手术。患细菌性动脉内膜炎时应暂缓手术；并发 Eisenmenger 综合征者禁忌手术。

【护理措施】

（一）术前护理

1. 休息与饮食　尽量减少活动量，养成良好的起居习惯，提供合理的膳食结构，保证蛋白质、钾、铁、维生素及微量元素的摄入。

2. 避免感染　保持室内空气新鲜，温度、湿度适宜，注意保暖，防止感冒。

3. 心理护理　向患儿及家属介绍心脏手术相关知识以及手术室、监护室的环境等，消除其恐惧心理，让成功手术的病人介绍配合经验以增强其信心。

（二）术后护理

1. 预防感染　保持手术切口清洁、干燥；严格执行无菌操作技术，做好各种管路的护理；遵医嘱合理使用抗生素，并监测体温，定期检查血常规了解白细胞计数。

2. 加强呼吸和循环功能　参见本章第一节体外循环部分的相关内容。

3. 心包纵隔引流管的护理　间断挤压引流管，观察并记录引流液的性质及量。若引流量持续 2 小时超过 4ml/（kg·h），考虑活动性出血，及时报告医师，并做好再次开胸止血的准备。

4. 并发症的护理

（1）高血压　手术结扎导管后可导致体循环血流量突然增大，术后可出现高血压。①应严密监测血压变化，控制液体的入量，保持患儿镇静，必要时可遵医嘱应用镇静、镇痛药物。②观察患儿有无烦躁不安、头痛、呕吐等高血压危象征象。③如患儿血压偏高时，遵医嘱及时用输液泵给予硝普钠或酚妥拉明等降压药，给药后密切观察血压变化、药物疗效及不良反应，准确记录用药剂量。根据血压变化遵医嘱调整剂量，保持血压稳定。

（2）喉返神经损伤　喉返神经由于其解剖位置，手术中极易误伤。喉返神经误伤后患儿左侧声带麻痹，出现声音嘶哑。为及时发现有无喉返神经损伤，术后拔除气管插管后，先鼓励患儿发音，及时发现异常。若术后1~2天出现单纯性声音嘶哑，则可能是术中牵拉、挤压喉返神经或局部水肿所致，一旦出现喉返神经损伤，告知患儿应禁食和休息，应用激素和营养神经药物，一般1~2个月后可逐渐恢复。

四、法洛四联征

法洛四联征（tetralogy of fallot，TOF）是右心室漏斗部或圆锥动脉干发育不全引起的一种心脏畸形，主要包括四种解剖畸形，即肺动脉狭窄、室间隔缺损、主动脉骑跨和右心室肥大。该病是一种最常见的复杂型发绀型先天性心脏病，占所有先天性心脏病的12%~14%。

【病因】

发病原因与胎儿发育的宫内环境因素、母体情况和遗传基因有关。

【病理生理】

法洛四联征的血流动力学改变主要取决于右心室流出道梗阻的程度。轻度梗阻者，心内分流以左向右为主，临床上可无明显发绀，有的在婴幼儿时期会出现心力衰竭；中度梗阻者，心内分流是双向的，婴儿多在开始活动时出现发绀；梗阻严重者，主要为右向左分流，发绀明显，患儿行动受限，常有蹲踞或昏厥现象。当右心室压力高于左心室时，右心室血液可经室间隔缺损流向骑跨的主动脉，使左、右心室收缩压处于相等状态，使肺部血流量减少。动静脉血混合送达全身，使动脉血氧饱和度明显降低，出现发绀、继发性红细胞增多症。

【临床表现】

1. 症状 发绀、喜爱蹲踞和缺氧发作是法洛四联征的主要症状，表现取决于肺动脉狭窄的程度。右心室流出道梗阻重，新生儿即有发绀，发绀在运动和哭闹时加重，平静时减轻，且随年龄增长而加重。蹲踞是法洛四联征患儿的一种特征性姿态。蹲踞姿态可增加躯干上部血流量和体循环阻力，提高肺循环血流量，改善呼吸困难和发绀症状。漏斗部重度狭窄患儿易发生缺氧性昏厥、抽搐，甚至昏迷、死亡。

2. 体征 患儿生长发育迟缓，常有杵状指（趾），多在发绀出现数月或数年后发生。胸骨左缘第2~4肋间可闻及粗糙的喷射样收缩期杂音，常伴收缩期细震颤。极严重的右心室流出道梗阻或肺动脉闭锁病例可无心脏杂音。在胸前部或背部有连续性杂音时，说明有丰富的侧支血管存在，肺动脉瓣第二心音明显减弱或消失。

【辅助检查】

1. 实验室检查 常出现红细胞计数、血红蛋白和血细胞比容升高，且与发绀成正比。动脉血氧饱和度降低。重度发绀病人血小板计数减少，凝血酶原时间延长。

2. 心电图 电轴右偏，右心室肥大。

3. X线 心尖钝圆呈“靴状心”，心影正常或稍扩大，肺动脉段凹陷，肺血管纹理纤细。

4. 超声心动图 可显示主动脉骑跨、室间隔缺损类型，心室水平血液分流方向，左、右心室功能和大小而明确诊断。

5. 心导管和造影 对于超声心动图不能明确诊断、病情复杂者，可进行该检查。

【治疗原则】

主要是手术治疗，包括矫治手术和姑息手术。

1. 手术适应证 法洛四联征手术无年龄限制。反复缺氧发作、昏迷、抽搐，需行急诊手术。绝大多数肺动脉发育正常的患儿，主张在1岁以内行矫治手术。对于病情发展严重、婴儿期严重缺氧、反复呼吸道感染和昏厥者，或不具备手术条件者，可先行姑息手术。

2. 手术方法

（1）矫治手术 低温体外循环下疏通右心室流出道、修补室间隔缺损，同时矫正合并的其他心内畸形。

（2）姑息手术 目的是增加肺循环血流量，改善发绀及缺氧症状，促进肺血管及左心室发育。临床上常用锁骨下动脉－肺动脉吻合术、升主动脉－肺动脉干分流术及右心室流出道补片扩大术。

【护理措施】

（一）术前护理

1. 休息与活动 严格限制病人活动量，避免患儿哭闹和情绪激动，减少不必要的刺激，以免加重心脏负担，减少急性缺氧性昏厥的发作。

2. 纠正缺氧 每日2~3次吸氧，氧流量4~6L/min，每次20~30分钟。改善微循环，纠正组织严重缺氧。必要时遵医嘱输注改善微循环的药物，如低分子右旋糖酐等。多饮水，以防止脱水导致血液黏稠度增加，诱发缺氧发作。

3. 预防感染 注意保暖，预防呼吸道感染；注意口腔卫生，防止口腔黏膜感染；积极治疗身体任何部位的感染。

4. 营养支持 提供易消化、高蛋白、高热量、高维生素饮食，避免过饱。婴儿喂养比较困难，吸奶时往往因气促乏力而停止吮吸，且易呕吐和大量出汗，故喂奶时可用滴管滴入，减轻体力消耗。

（二）术后护理

1. 观察病情 密切监测病人心律、心率、动脉压、中心静脉压，并维持在最佳状态。

2. 维持循环功能稳定 遵医嘱应用多巴胺及多巴酚丁

胺改善心功能，并观察用药效果；维持有效循环血量，定期测定血浆胶体渗透压。

3. 并发症的护理

（1）灌注肺　是法洛四联征矫治术后严重的并发症，主要表现为急性进行性呼吸困难、发绀、血痰及难以纠正的低氧血症。护理措施：①采用呼气末正压模式辅助通气，并密切监测各项参数及气道压力变化。②及时清除呼吸道分泌物，观察痰液的颜色、性质和量及血氧饱和度、心率、血压等情况。③拔除气管插管后，吸氧3~5天，协助病人叩背排痰。④严格限制入量，密切监测血浆胶体渗透压，术后急性渗血期，根据血浆胶体渗透压变化，遵医嘱及时输注血浆及清蛋白。

（2）低心排血量综合征　由于术前肺血量减少及左心室发育不全，病人术后易出现低心排血量综合征，表现为低血压、心率快、少尿、多汗、末梢循环差、四肢湿冷等。术后护理应严密观察生命体征、外周循环及尿量等，遵医嘱应用强心、利尿药物，并注意保暖。

第三节　后天性心脏病

后天性心脏病（acquired heart disease）是指出生后由于各种原因导致的心脏疾病。心脏瓣膜病是成人主要的后天性心脏病之一，最常见的是风湿热所致的风湿性瓣膜病。除心脏瓣膜病之外，随着人们生活水平的提高，冠状动脉粥样硬化性心脏病的发病率亦呈逐年上升趋势。

一、冠状动脉粥样硬化性心脏病

冠状动脉粥样硬化性心脏病（atherosclerotic coronary artery disease）简称冠心病，是由于冠状动脉粥样硬化使管腔狭窄或堵塞，引起冠状动脉供血不足，导致心肌缺血、缺氧或坏死的一种心脏病。主要侵及冠状动脉主干及其近段分支，左冠状动脉的前降支和回旋支的发病率高于右冠状动脉。

【病因】

发病机制尚未完全明确，已公认的主要危险因素有高脂血症、高血压、吸烟、肥胖与糖尿病等。

【病理生理】

冠状动脉血流量是影响心肌供氧最主要的因素。冠状动脉供血不足范围的大小，取决于病变分支的大小和多少，其程度取决于管腔狭窄程度及病变进展速度。进展缓慢者，细小动脉吻合支由于代偿性的血流量增大而逐渐增粗，增进了侧支循环，改善心肌血供，此时即使动脉病变较重，心肌损伤也不重。进展较快者，管腔迅速阻塞，心肌发生损伤、坏死，心肌长期血供不足，导致心肌萎缩、纤维组织增生，心脏扩大。粥样硬化斑块破裂和急性冠状动脉血栓形成后可导致心肌急性缺血或坏死，如果心肌梗死后1小时内恢复再灌注，部分心肌细胞功能可以恢复，再灌注时间若超过2~6小时，则心肌梗死无法逆转。

【临床表现】

本病与冠状动脉粥样硬化狭窄的程度与受累血管的支数密切相关。

1. 心绞痛　因体力活动、情绪激动及饱餐等因素诱发，典型表现为病人感心前区疼痛，多为发作性绞痛或压榨痛，也可为憋闷感。疼痛从胸骨后或心前区开始，向上放射至左肩、臂，甚至小指和环指，休息或含服硝酸甘油可缓解。

2. 心肌梗死　心肌梗死时疼痛剧烈、持续时间长，休息或含服硝酸甘油不可缓解；常伴有恶心、呕吐、大汗淋漓、心律失常、心源性休克、心力衰竭，甚至发生猝死。

【辅助检查】

1. 实验室检查　急性心肌梗死早期磷酸肌酸激酶及其同工酶的活性或质量、肌红蛋白、肌钙蛋白均出现异常改变。

2. 心电图　心绞痛时心电图以R波为主的导联中可见ST段压低、T波低平或倒置的心内膜下心肌缺血性改变，以及室性心律失常或传导阻滞。心肌梗死时表现为坏死性Q波、损伤性ST段和缺血性T波改变。

3. 超声心动图　可对冠状动脉、心肌、心腔结构及血管、心脏的血流动力学状态提供定性、半定量或定量的评价。

4. 冠状动脉造影术　可准确了解粥样硬化的病变部位、血管狭窄程度和狭窄远端冠状动脉血流通畅情况，可作为冠心病的诊断性检查。

【治疗原则】

冠心病的治疗可分为内科药物治疗、介入治疗和外科手术治疗，应根据病人具体情况选择最佳的治疗方案。

1. 药物治疗　目的是缓解症状，减少心绞痛的发作及预防心肌梗死；延缓冠状动脉粥样硬化病变的发展，尽快恢复心肌的血液灌注，并减少冠心病死亡率。

2. 介入治疗　主要包括经皮冠状动脉腔内成形术和冠状动脉支架置入术等。介入治疗是指通过心导管技术疏通狭窄甚至闭塞的冠状动脉管腔，从而改善心肌血流灌注的治疗方法。适用于药物控制不良的稳定型心绞痛、不稳定型心绞痛和心肌梗死病人，心肌梗死急性期首选急诊介入治疗。

3. 手术治疗　目的是通过血管旁路移植绕过狭窄的冠

状动脉，为缺血心肌重建血运通道，以改善心肌供血、供氧，缓解和消除心绞痛等症状，提高病人生活质量。

（1）适应证　①药物治疗不能缓解的心绞痛，且冠状动脉造影显示冠状动脉两支或两支以上的狭窄病变大于70%。②左主干狭窄和前降支狭窄者。③出现心肌梗死并发症，如室壁瘤、室间隔穿孔、二尖瓣乳头肌断裂或功能失调。④介入治疗术后狭窄复发者。

（2）手术方式　冠状动脉旁路移植术（coronary artery bypass graft，CABG）为常用的手术方式，即取一段自体静脉血管移植到冠状动脉主要分支狭窄的远端，以恢复病变冠状动脉远端的血流量，改善心肌功能。

【护理措施】

（一）术前护理

1. 心理护理　取得病人信任，为病人介绍手术室环境及监护室环境，告知其手术过程及术后注意事项，消除其焦虑、紧张、恐惧心理。

2. 减轻心脏负担　嘱病人保证充足的休息和睡眠，适量活动，避免劳累和情绪激动。间断或持续吸氧，保证重要器官的氧供，预防组织缺氧。术前日适当应用镇静药物，减少病人由于精神紧张引起的心肌耗氧增加。

3. 饮食护理　高维生素、高纤维素、适量蛋白、低胆固醇、低脂、易消化饮食，保持排便通畅。

4. 术前准备　指导病人进行深呼吸、有效咳嗽训练及床上大小便和床上腿部肌肉锻炼。术前指导吸烟病人戒烟，有呼吸道感染的病人进行抗感染治疗。术前3~5天停用阿司匹林等抗凝剂。

（二）术后护理

1. 维持循环　密切监测血压，维持血压稳定；观察心率、心律和心电图变化，警惕心律失常和心肌梗死的发生；观察体温和末梢循环，术后早期积极复温，注意保暖，促进末梢循环恢复。

2. 维持呼吸　监测血氧饱和度和动脉氧分压，防止发生低氧血症；观察病人呼吸功能，包括呼吸频率、幅度和双侧呼吸音等。

3. 抗凝治疗护理　术后遵医嘱使用抗凝、抗血小板聚集的药物，如肝素、阿司匹林，近年来，临床使用氯吡格雷进行抗凝效果良好，以防搭桥的血管发生堵塞。护理要点：①使用抗凝药期间，注意观察用药后反应，如局部胃肠道不适和全身出血，密切观察全身皮肤状况及凝血酶原时间。②观察手术切口及下肢取血管处伤口有无渗血。③观察并记录引流液的量及性质，判断有无胸内出血或心脏压塞的预兆，发现异常及时通知医师并协助处理。

4. 取静脉的手术肢体的护理　术后局部加压包扎，观察手术切口是否有渗血；观察周围血管充盈情况；大隐静脉－冠状动脉旁路术后，观察肢体远端的足背动脉搏动情况和足趾温度、颜色、有无水肿、感觉和运动情况。

5. 术后功能锻炼　术后2小时可以进行术侧下肢、脚掌和趾的被动锻炼，以促进侧支循环的建立；休息时，注意抬高患肢，以减轻肿胀，避免足下垂；术后24小时根据病人情况鼓励其下床运动，站立时勿持续时间过久；根据病人耐受程度，循序渐进地进行锻炼。

（三）健康教育

1. 疾病预防　使病人及家属了解心血管疾病主要危险因素，包括吸烟、过量饮酒、高血脂、高盐饮食、熬夜、减少锻炼、性格急躁、情绪波动等，提高疾病预防的意识。

2. 生活方式指导　合理均衡饮食，保持低盐、低脂和优质蛋白质饮食，多吃蔬菜、水果；少食多餐，切忌暴饮暴食；加强运动，控制体重，按照个体耐受和心功能恢复情况逐渐增加运动量，养成定期锻炼的习惯；注意劳逸结合；学会放松，保持心情愉悦平静。

3. 用药指导　术后病人服用抗凝药如阿司匹林、氯吡格雷等，应详细向病人介绍用药目的及药物名称、剂量、用法，观察有无药物常见副作用，如服用阿司匹林可见皮下出血点或便血，告知病人及家属出现异常及时就诊。指导病人外出时务必随身携带硝酸甘油类药物，以防心绞痛发生。

4. 自我保健　告知病人术后3个月内，避免举重物、抱小孩等牵张胸骨的动作；坐位或直立时，尽量上半身挺直，两肩后展；每天进行上肢水平上抬练习；腿部恢复期可穿弹力护袜，休息时抬高下肢。注意定期复查，出现心绞痛或心功能不全症状时及时就诊。

5. 复诊指导　出院后3~6个月复查1次，之后根据病情调整复查时间。出现不适及时就诊。

二、二尖瓣狭窄

二尖瓣狭窄（mitral stenosis）是二尖瓣瓣膜受损害、瓣膜结构和功能异常所致的瓣口狭窄。儿童或青年时期发生风湿热后，往往在20~30岁之后才出现临床症状，女性发病率高于男性。

【病因与分类】

本病主要由风湿热所致。由于反复发作的风湿热，早期二尖瓣以瓣膜交界处及其基底部水肿、炎症及赘生物（渗出物）形成为主，后期在愈合过程中由于纤维蛋白的沉积和纤维性变，逐渐形成前后瓣叶交界处粘连、融合，瓣膜增厚、粗糙、硬化、钙化，以及腱索缩短和相互粘连，限制瓣膜活动能力和开放，致瓣口狭窄，往往20~30岁以后才出现临床症状。风湿性二尖瓣狭窄可分为3种类型，即隔膜型、隔膜漏斗型、漏斗型。

【病理生理】

二尖瓣狭窄使得左心房血流在心脏舒张期进入左心室受阻。正常成人二尖瓣口的横截面面积为4.0～6.0cm²，当减少至2.5cm²左右时，可能出现心脏杂音，但无明显症状；当瓣口面积减至1.5～2.0cm²为轻度狭窄，出现杂音，无明显临床症状；当瓣口面积减至1.0～1.5cm²为中度狭窄，出现临床症状；当瓣口面积小于1.0cm²时，为重度狭窄，临床症状明显而严重。左心房压力增高，使肺静脉和肺毛细血管压力相继增高，导致肺顺应性降低，临床上出现劳力性呼吸困难。当肺毛细血管压力增高超过正常血浆胶体渗透压时，临床上可发生急性肺水肿，出现急性左心房衰竭征象。晚期由于严重的肺动脉高压，使右心室肥厚扩张，终致右心室衰竭。

【临床表现】

1. 症状　二尖瓣狭窄病人因肺淤血和肺水肿，最早出现的症状是劳力性呼吸困难，继而出现咳嗽、咯血、端坐呼吸和夜间阵发性呼吸困难；还可有心悸、头晕、乏力等心排血量不足的表现。右心衰竭者可见颈静脉怒张、肝大、腹水及双下肢水肿。

2. 体征　病人呈二尖瓣面容，面颊和口唇轻度发绀；心尖部第一心音亢进，舒张中期隆隆样杂音；胸骨左缘第3～4肋间可闻及二尖瓣开放拍击音；肺动脉高压和右心衰竭者第二心音亢进、轻度分裂。多数二尖瓣狭窄病人在心尖部可扪及舒张期震颤；右心室大者，心前区可扪及收缩期抬举样冲动。

【辅助检查】

1. 心电图　轻度狭窄者心电图正常；中、重度狭窄者表现为电轴右偏、P波增宽、呈双峰或电压增高；肺动脉高压者可出现右心室肥大或右束支传导阻滞；病程长者可见房颤。

2. X线　病变轻者无明显异常，中、重度狭窄者可见心脏增大，典型表现为心影呈梨状，称为“二尖瓣型心脏”。肺淤血者表现为肺门增大而模糊。

3. 超声心动图　是首选的确诊二尖瓣狭窄的无创性检查，可直接观察瓣叶活动、测量瓣口面积和房室腔大小及观察有无左房内血栓，或测算血流速度、跨瓣压差及瓣口面积。

【治疗原则】

1. 非手术治疗　适用于无症状或心功能Ⅰ级的病人。主要方法：注意休息，避免剧烈体力活动，控制钠盐的摄入，积极预防感染，6～12个月复查一次；呼吸困难者口服利尿药，避免和控制急性感染、贫血等诱发急性肺水肿的因素。

2. 手术治疗

（1）手术适应证　心功能Ⅱ级以上且病变明显者均宜手术治疗。心功能Ⅳ级、急性肺水肿、大咯血、风湿热活动和感染性心内膜炎等病人，原则上应积极内科治疗，病情改善后尽早手术；如内科治疗无效，应尽早急诊手术；已出现心房颤动者，易发生血栓栓塞，需尽早手术。

（2）手术方法　包括闭式二尖瓣交界分离术、直视二尖瓣成形术、二尖瓣置换术。一般年龄较大者首选二尖瓣成形术，病变难以成形或成形手术失败者，考虑进行瓣膜置换。临床上使用的人工瓣膜有机械瓣膜和生物瓣膜两大类。

【护理措施】

（一）术前护理

1. 心理护理　二尖瓣狭窄病人因病程时间较长、夜间休息受影响、对手术效果的不确定等原因而焦虑明显，医护人员需要更加关注病人的心理状态，鼓励配合治疗，增强治愈的信心。

2. 休息与活动　根据病人的病情，限制活动量，保证充足的睡眠和休息，避免情绪激动。

3. 饮食护理　指导病人进食高蛋白、高维生素、低脂肪、易消化的食物，以增强对手术的耐受力。应注意少食多餐，避免过饱；有心力衰竭者适量限制钠盐摄入；有低蛋白血症和贫血的病人，静脉输入血清白蛋白和新鲜血液。

4. 调整心功能及呼吸功能　注意观察病人的心率、血压情况；遵医嘱应用强心、利尿、补钾药物，限制液体的摄入；有心力衰竭的病人应积极改善循环功能，纠正心力衰竭；给予病人吸氧，以改善缺氧情况。

5. 预防感染　吸烟者戒烟2周，注意保暖，预防呼吸道和肺部感染；保持口腔、皮肤卫生，避免黏膜及皮肤损伤；遵医嘱积极治疗感染灶，预防术后感染性心内膜炎。

（二）术后护理

1. 维持呼吸功能　注意呼吸的频率、节律、幅度和呼吸音；观察呼吸机是否与病人呼吸同步，监测动脉血气分析，根据情况调整呼吸机参数。对于留有气管插管病人，及时吸痰和湿化气道，给予呼吸机常规护理。

2. 维持循环功能　①持续心电监护，密切监测生命体征、心律、血压、中心静脉压等，注意心电图变化，警惕心律失常发生，发现异常及时通知医生处理。②观察病人皮肤色泽和温湿度，口唇、甲床毛细血管充盈情况及动脉搏动情况，发现微循环灌注不足或组织缺氧，立即给予相应处理。③保持静脉输液通畅，循环血容量不足时及时补液；记录每小时尿量和24小时液体出入量，评估容量是否足够，术后24小时出入量应基本呈负平衡，血红蛋白一般维持在100g/L左右；应用血管活性药物时，严格遵医嘱配制药物浓度和剂量，并使用输液泵控制输液速度和用量。④遵医嘱给药，应用强心、利尿、补钾药物要严密观察效果及副作用。对服用洋地黄的病人，注意观察有无洋地黄中毒；若出现心率慢、胃肠道不适、黄绿视等，立即通知医生处理。

3. 抗凝血治疗的护理 行瓣膜置换术的病人，术后24~48小时给予华法林抗凝血治疗，抗凝血效果以凝血酶原时间活动度国际标准比值（INR）保持在2.0~2.5为宜。应定期检查INR，调整华法林的剂量。置换生物瓣的病人需抗凝血治疗3~6个月；置换机械瓣的病人，必须坚持终身不间断抗凝血治疗。

4. 并发症的护理

（1）出血 因手术或抗凝过度有关。①间断挤压引流管，观察并记录引流液的颜色、性质和量；若引流量持续2小时超过4ml/(kg·h)，或有较多血凝块，伴血压下降、脉搏增快、躁动、出冷汗等低血容量表现，应考虑活动性出血，立即报告医师，并做好再次开胸准备。②服用华法林抗凝血药物期间，密切观察病人有无鼻出血、牙龈出血、血尿等征象，严重者可出现脑出血，发现异常，立即通知医师处理。

（2）动脉栓塞 抗凝血不足可引起动脉栓塞。应密切观察病人有无突发晕厥、偏瘫、下肢厥冷、疼痛、皮肤苍白等血栓形成或肢体栓塞的现象，发现异常，立即通知医生处理。

（三）健康教育

1. 疾病预防 注意防寒保暖，避免呼吸道感染；注意口腔、皮肤卫生，减少细菌和病毒的入侵。如发生感染，及时应用抗生素控制感染。

2. 饮食指导 高蛋白、高维生素、低脂肪、易消化饮食，少食多餐，避免过量进食加重心脏负担，禁食带刺、硬及刺激性食物；少食或不食白菜、菠菜、胡萝卜、猪肝等维生素K含量高的食物，以免降低抗凝血效果。

3. 休息与活动 术后一般休息3~6个月，避免劳累，注意劳逸结合，保持良好的生活习惯；根据病人心功能恢复情况逐步增加活动量，以不引起胸闷、气急为宜，避免重体力劳动、剧烈运动和外伤等。

4. 用药指导 指导病人遵医嘱定时、定量服用强心、利尿、补钾及抗凝血药物，并教会病人观察药物的作用及不良反应；每月定期检测凝血酶原时间（PT）和国际标准比值（INR），根据结果遵医嘱调整剂量；应用抗凝药期间，注意与其他药物的反应，如苯巴比妥类药物、阿司匹林吲哚美辛等增强抗凝效果的药物，要咨询医生是否调整药量；若需行其他手术，应咨询医师，术后36~72小时重新开始抗凝血治疗；出现鼻出血、牙龈出血、皮肤瘀斑及血尿等抗凝血过量表现或出现下肢厥冷、疼痛、皮肤苍白等抗凝血不足表现时及时就诊。

5. 复诊与保健 瓣膜置换术后半年内，每月定期复查PT和INR，半年后每6个月复查一次；告知病人如出现心悸、胸闷、呼吸困难、皮下出血等症状及时就诊。术后不妨碍结婚和性生活，但一般在术后1~2年心功能完全恢复后为宜；女病人一般应避孕，如坚持生育，应咨询医师指导。

三、二尖瓣关闭不全

二尖瓣关闭不全（mitral regurgitation）是二尖瓣瓣膜受损害、瓣膜结构和功能异常所致的瓣口关闭不全。半数以上的二尖瓣关闭不全病人常合并二尖瓣狭窄。

【病因】

二尖瓣关闭不全病因复杂，主要由风湿性炎症累及二尖瓣所致；感染性心内膜炎可造成二尖瓣叶赘生物或穿孔；各种原因所致的腱索断裂、乳头肌功能不全或二尖瓣脱垂等均可造成二尖瓣关闭不全。

【病理生理】

左心室收缩时，因二尖瓣关闭不全，部分血液反流入左心房，使得左心房负荷和左心室舒张期负荷加重，逐渐产生代偿性扩大或肥厚。同时，左心室舒张期容量负荷增加，左心室扩大。失代偿时，心输出量和射血分数下降，左心室舒张期末容量和压力明显增加，临床上出现肺淤血和体循环灌注低下等左心衰竭的表现。晚期可出现肺动脉高压和全心衰竭。急性二尖瓣关闭不全时，左心房突然增加大量反流的血液，可使左心房和肺静脉压力急剧上升，引起急性肺水肿。

【临床表现】

1. 症状 轻度单纯性二尖瓣关闭不全可长期无明显症状。当左心室功能失代偿后，病人出现乏力、心慌及活动后气促。病情严重者，出现端坐呼吸、夜间阵发性呼吸困难，甚至急性肺水肿，最后导致肺动脉高压，右心功能衰竭。二尖瓣关闭不全病人一旦出现心力衰竭，往往很难控制，可并发感染性心内膜炎、心律失常、猝死及血栓栓塞。

2. 体征 突出的体征是心尖区闻及收缩期吹风样杂音，多在Ⅲ级以上，向左腋下传导。第一心音减弱或消失，肺动脉瓣区第二心音亢进。体格检查可见病人心尖搏动增强，向左下移位。晚期病人可出现颈静脉怒张、肝大及周围循环淤血水肿造成的下肢水肿等右心衰竭体征。

【辅助检查】

1. 心电图 轻度者正常；较重者表现为电轴左偏、二尖瓣型 P 波、左心室肥大和劳损。

2. X 线　轻度二尖瓣关闭不全，心影可在正常范围；中度关闭不全时，左心房增大，出现双房影；严重二尖瓣关闭不全时，左心房增大较严重二尖瓣狭窄更为明显，可占据整个右心缘。食管钡餐 X 线检查可见食管受压。

3. 超声心动图　可以直接作为二尖瓣关闭不全的诊断，可以测量各心腔的大小，评估心室壁各节段的运动情况，并粗略确定关闭不全的严重程度。

【治疗原则】

1. 非手术治疗　无症状者以内科对症治疗为主，应用洋地黄制剂、血管扩张药和利尿药等改善心功能和全身状况。

2. 手术治疗　症状明显、心功能改变、心脏扩大者均应及时行体外循环下直视手术。手术方法包括：①二尖瓣修复成形术，适用于症状减轻、活动度较好者。②二尖瓣替换术，适用于二尖瓣损伤严重者。

【护理措施】

参见本节二尖瓣狭窄部分的相关内容。

四、主动脉瓣狭窄

主动脉狭窄（aortic stenosis）指主动脉瓣膜受损害导致的瓣叶纤维化、增厚粘连，使瓣口狭窄。单纯主动脉瓣狭窄较少见，常合并主动脉瓣关闭不全和二尖瓣病变等。

【病因】

主要由风湿热累及主动脉瓣所致，也可由先天性主动脉瓣结构异常或老年性主动脉瓣钙化所致。

【病理生理】

正常主动脉瓣瓣口面积为 3.0～4.0cm^2。当瓣口面积减小到 1.0cm^2 以下时，左心室排血受阻，左心室收缩压升高，进而导致向心性左心肥厚。左心肥厚代偿期，病人可无明显症状。左心室壁逐渐肥厚，失代偿时导致左心衰竭。重度狭窄者，因左心室肥厚和顺应性降低，心排血量减少，进入冠状动脉和脑的血流量减少，常出现心、脑血液供应不足的症状。

【临床表现】

1. 症状　轻度狭窄者可无明显症状。中、重度狭窄者可表现为乏力、眩晕、心绞痛、劳累后气促、端坐呼吸、急性肺水肿，还可并发感染性心内膜炎，甚至猝死。

2. 体征　病人胸骨右缘第 2 肋间可扪及收缩期震颤。主动脉瓣区可闻及收缩期喷射性杂音，向颈部传导。主动脉瓣区第二心音延迟并减弱。重度狭窄者血压偏低、脉压小和脉搏细弱。

【辅助检查】

1. 心电图　重度狭窄者有左心室肥厚伴劳损，电轴左偏、T 波倒置。可有房室阻滞、室内阻滞、心房颤动或室性心律失常表现。

2. X 线　早期心影正常或左心室轻度增大，病变加重可见左心室增大、升主动脉根部扩张，晚期可有肺淤血征象。

3. 超声心动图　是明确诊断和判定狭窄程度的重要方法。显示主动脉瓣增厚、变形或钙化，活动度减小和瓣膜口变小等征象。

4. 心导管　左心导管检查可测定左心室与主动脉之间的收缩压阶差，明确狭窄程度；选择性左心室造影可显示狭窄的瓣口、左心室腔大小及是否伴二尖瓣关闭不全。

【治疗原则】

1. 非手术治疗　无症状的轻、中度狭窄者，如无手术指征可行内科治疗，但需要定期复查。

2. 手术治疗　主动脉瓣置换术是治疗成人主动脉瓣狭窄的主要方法。

（1）手术适应证　重度狭窄伴反复发作晕厥、心绞痛史或经药物治疗已控制的左心衰竭者，应尽早手术。无症状的重度狭窄者，若伴有心脏进行性增大和（或）明显左心室功能不全也应手术治疗。

（2）手术方法　包括：①主动脉瓣切开术，适用于瓣膜柔软弹性较好的病人。②主动脉瓣置换术，适用于瓣膜病变严重的病人。

【护理措施】

参见本节二尖瓣狭窄病人的护理措施。

五、主动脉瓣关闭不全

主动脉瓣关闭不全（aortic regurgitation）指主动脉瓣膜受损害导致的瓣叶变形、纤维化、增厚、钙化，活动受限，使瓣口关闭不全。常伴有不同程度的主动脉瓣狭窄。

【病因】

主要是风湿热和老年主动脉瓣变化性钙化，此外，梅毒、感染性心内膜炎、马方综合征（Marfan syndrome）、先天性主动脉瓣畸形和主动脉夹层动脉瘤等均可引起主动脉关闭不全。

【病理生理】

主动脉瓣关闭不全，血液反流入左心室，引起左心室舒张末容量增加，致肌纤维伸长、收缩力增强，导致左心室逐渐扩大和肥厚。在心功能代偿期，左心室排血量可高于正常；心功能失代偿期时，心排血量降低，左心房和肺动脉压升高，出现左心衰竭。主动脉瓣关闭不全引起主动脉舒张压下降，冠状动脉灌注量随之降低，同时左心室心肌高度肥厚致心肌氧耗增加，导致心肌供血不足。

【临床表现】

1. 症状 轻度关闭不全、心脏功能代偿好者无明显症状；重度关闭不全者可表现为乏力、心悸、劳累后气促，严重者常发生心绞痛、端坐呼吸、阵发性呼吸困难及晕厥。

2. 体征 病人心界向左下方增大，心尖部可见抬举样冲动。胸骨左缘第3~4肋间和主动脉瓣区可闻及叹息样舒张早、中期或全舒张期杂音，向心尖传导。重度关闭不全者出现周围血管征，包括颈动脉搏动明显、水冲脉、股动脉枪击音、口唇和甲床毛细血管搏动等征象。

【辅助检查】

1. 心电图 电轴左偏，左心室肥大伴劳损。

2. X线 左心室明显增大，向左下方延长，主动脉结隆起，升主动脉和弓部增宽，呈主动脉型心脏；左心衰竭可见肺淤血征象。

3. 超声心动图 显示主动脉瓣关闭不全的瓣膜的形态，能够测量出血液反流的严重程度，有助于病因的判断。

4. 心导管 左心导管检查可测定左室舒张末容积、左室收缩末容积、左室射血分数、左室舒张末压及左室厚度。

【治疗原则】

1. 非手术治疗 无症状的轻、中度关闭不全者，无手术指征时可进行内科治疗，并定期复查。

2. 手术治疗 有症状者或虽无症状但已出现左心室功能障碍者，应进行手术治疗。手术方式主要为主动脉瓣置换术。

【护理措施】

参见本章第一节体外循环和本节二尖瓣狭窄病人的护理措施。

第四节 胸主动脉疾病

一、主动脉夹层

主动脉夹层（aortic dissection）是主动脉内膜和中层弹力膜发生撕裂，血液进入主动脉壁中层，顺行和（或）逆行剥离形成壁间假腔，并通过一个或数个破口与主动脉真腔相交通。发病以中老年人居多，男性多于女性。

【病因】

主动脉夹层发病机制尚不明确，普遍认为和以下因素有关。

1. 遗传性疾病 如马方综合征、Tuner综合征是主动脉夹层病人的常见原因。

2. 先天性心血管畸形 先天性主动脉缩窄和主动脉瓣畸形者易发生主动脉夹层。

3. 主动脉壁中层退行性变 主动脉中层弹力纤维和胶原纤维退行性变或动脉硬化导致主动脉中层发生夹层。

4. 高血压 血压增高使主动脉腔压力过大，主动脉中层结构破坏，引起中层结构的裂开，发生夹层。

5. 损伤 医源性损伤，如心血管介入诊断和治疗、心脏手术，都有可能损伤主动脉壁的中层，产生夹层。

【病理生理与分型】

主动脉夹层的内、外壁组织水肿、脆弱、炎细胞浸润，夹层中可见血栓及流动的血液。假腔体积与张力阻碍大动脉远端和分支血流，导致相应器官和组织缺血。夹层累及主动脉瓣与冠状动脉开口可致主动脉瓣脱垂、关闭不全和缺血性心肌损伤。有临床研究发现，急性主动脉夹层常伴有血白细胞、炎症介质、C反应蛋白升高的全身炎症反应，甚至导致多器官功能障碍综合征。主动脉夹层发病急、进展快，主动脉破裂可造成急性心脏压塞、胸腹腔积血、纵隔和腹膜后血肿。

根据主动脉夹层的发生部位和累及范围可分为2种类型。

1. Stanford A型 夹层多累及升主动脉和整个主动脉弓，仅有10%的病人局限于升主动脉或主动脉弓，大多夹层向远端发展，内脏动脉有不同程度受累。急性升主动脉夹层往往导致心包填塞。

2. Stanford B型 夹层仅累及降主动脉起始以远的部位。B型急性期主要的并发症是夹层破裂和脏器缺血。

根据病程进展时间分为急性期（发病后2周内）、亚急性期（2周至2个月）、慢性期（2个月以后）。

【临床表现】

典型表现为突发的、剧烈的胸背部撕裂样疼痛，或刀割样刺痛，难以忍受，多呈持续性，并沿动脉走行，向胸、后背部放射性传导；疼痛常在突然用力，如举重物、剧烈运动、咳嗽、排便时出现。疼痛时病人呈痛苦面容，神情淡漠、面色苍白，心动过速，严重者出现心力衰竭、晕厥，甚至突然死亡；血压增高可引起主动脉破裂，表现为急性胸痛、失血性休克、昏迷、晕厥、心脏压塞，甚至死亡，是一种极其危险的外科急症。

【辅助检查】

1. CT 快速、简便、准确率高，是急性主动脉夹层的首选检查。

2. X线 纵隔阴影增宽，主动脉扩大。

3. 超声心动图 简单、安全，可用于诊断大部分主动脉夹层，显示内膜撕裂口、假腔内血栓、异常血流等。

4. MRI 可准确提供夹层形态结构变化、破口的位置、受累血管分支和血流动态，主要用于病情稳定者。

【治疗原则】

主动脉夹层急性期应迅速给予镇静、镇痛、持续监护和支持治疗，应用药物控制血压、心率，防止夹层继续扩展和主动脉破裂。急性和亚急性期 Stanford A 型夹层应积极行手术治疗。急性 Stanford B 型夹层建议先行内科治疗，如高血压难以控制，疼痛无法缓解，出现夹层动脉瘤或主动脉破裂征象时，应采用介入或杂交治疗。

【护理措施】

（一）术前护理

1. 卧床休息 绝对卧床休息，保证充足睡眠和环境安静，避免情绪波动，严格控制活动，必要时应用镇静剂。

2. 观察病情，控制血压 严密监测生命征和重要器官的功能；观察主动脉夹层是否累及重要器官导致供血障碍；观察神志改变，肢体运动情况，有无腹痛、腹胀，监测尿量。如有主动脉夹层破裂的先兆，立即通知医师，并做好抢救准备。监测血压，遵医嘱使用降压药严格控制血压。

3. 缓解疼痛 评估疼痛的位置、性质、持续时间、诱因等；集中护理操作，减少环境刺激；指导病人深呼吸放松，禁止用力；遵医嘱给予镇痛药缓解疼痛。

4. 术前准备 加强营养，鼓励摄入高蛋白、高纤维素、丰富维生素、易消化的软食，纠正贫血、低蛋白血症，预防便秘发生。术前 3 周戒烟，严格无菌操作，彻底治疗潜在感染灶，术前预防性应用抗生素。

5. 心理护理 由于发病急、病死率高，病人及家属会出现恐惧心理，向病人及家属介绍疾病和手术相关知识，理解病人的异常心理反应并耐心解答病人及家属的问题，以缓解其对手术的恐惧和焦虑。

（二）术后护理

1. 观察病情 观察病人生命体征；密切观察呼吸频率、节律、幅度和双肺呼吸音；观察主动脉主要分支供血情况，四肢动脉搏动情况，四肢皮肤温度、色泽，监测四肢血压，若与病人之前血压差距很大，通知医师查找原因；定期监测病人血清电解质和血气分析，根据血气分析结果调节护理机参数。

2. 维持血压稳定 病人术前一般有高血压病史，精神紧张、手术低温、术后疼痛等因素可引起术后血压升高，导致吻合口渗血和缝线撕脱，因此维持血压的稳定至关重要。①监测有创动脉压，及时了解血压变化；严格控制输液速度及量，遵医嘱合理使用利尿剂和血管扩张剂等降压药。②遵医嘱应用镇静、镇痛药物，防止血压升高。③术后积极复温，注意保暖。④吸痰可刺激引起血压骤升，吸痰前，给予镇静、降压药物，吸痰时动作轻柔。

3. 保持呼吸道通畅 详见体外循环术后护理的相关内容。

4. 引流管的护理 详见体外循环术后护理的相关内容。

5. 维持体液平衡 由于术中丢失大量液体、术后引流液多，组织灌注不足可引起代谢性酸中毒；呼吸机参数调节不当会引起呼吸性酸中毒或碱中毒；术中血液稀释出现低钾血症等情况。

6. 并发症的护理

（1）脑功能障碍 主要表现为苏醒延迟、昏迷、躁动、癫痫发作、偏瘫、双下肢肌力障碍等，术后严密观察病人的意识、瞳孔、四肢活动情况；对于苏醒延迟、神志不清者，遵医嘱给予营养神经和脱水药物；保证充分供氧。

（2）肾功能不全 术后加强肾功能监护，密切观察尿量，每小时记录 1 次；监测尿比重、尿素氮和血肌酐等指标的变化；疑有肾功能不全者，限制水钠的摄入，控制高钾食物的摄入，并停止使用肾毒性药物；若证实急性肾功能衰竭，遵医嘱给予透析治疗。

（三）健康教育

1. 生活方式指导 戒烟、限酒；进食低盐、低脂和优质蛋白饮食，多吃蔬菜、水果；少食多餐，切忌暴饮暴食；适当运动，控制体重，保持情绪稳定。

2. 预防呼吸道感染 天气变化注意保暖，避免呼吸道感染；勿在人多、寒冷或湿热的地方活动，以免加重心脏负担。

3. 自我监测血压 指导病人及家属学会血压测量方法；遵医嘱服用降压药；指导病人外出时随身带降压药和硝酸甘油类药物，以备应急；了解急救医疗服务体系，出现严重并发症时及时呼救。

4. 复诊指导 告知病人定期复查，病人若出现心悸、胸背部疼痛等不适，应及时就诊。

二、胸主动脉瘤

由于各种疾病造成胸主动脉壁正常结构损害，承受压力和维持大动脉功能的弹力纤维层破坏和变脆弱，使局部主动脉壁在血流压力的作用下扩张或膨出，形成胸主动脉瘤（thoracic aortic aneurysm）包括升主动脉、主动脉弓和降主动脉，均可发生主动脉瘤。

【病因】

1. 动脉粥样硬化 动脉粥样硬化和非特异性主动脉退行性病变时，主动脉壁受到破坏，逐渐膨出、扩张，导致主动脉瘤形成。

2. 主动脉中层囊性坏死 某些先天性疾病和遗传性疾

病，如马方综合征等，可导致主动脉壁中层发生囊性坏死，弹力纤维消失伴有黏液性变，主动脉壁薄弱，形成主动脉瘤，有时还形成夹层动脉瘤。

3. 创伤因素 多因胸部挤压伤、高速冲撞等引起胸主动脉破裂。主动脉全层破裂者，可短时间内大出血死亡；如主动脉内膜和中层破裂，但外层或周围组织仍保持完整，可形成假性动脉瘤或夹层动脉瘤。

4. 感染因素 常在感染性动脉内膜炎的基础上发生；梅毒感染也可引起。

【病理生理与分类】

按照主动脉壁病变层次和范围可分为以下3类。

1. 真性动脉瘤（true aneurysm） 动脉壁全层均有病变，扩大或突出而形成动脉瘤。

2. 假性动脉瘤（false aneurysm） 动脉壁撕裂，血液被临近组织包裹而形成的血肿。

3. 夹层动脉瘤（aortic dissecting aneurysm） 动脉内膜撕裂，内膜剥离扩展形成的壁间血肿或双腔主动脉。

【临床表现】

主动脉瘤早期多无症状和体征，后期由于动脉瘤压迫周围组织和邻近器官而产生症状。

1. 胸痛 是胸主动脉瘤最常见的症状，一般不严重，多为胀痛或跳痛，系动脉瘤膨出增大、牵拉或压迫周围组织所引起，压迫侵袭胸骨、肋骨、脊椎及神经时，疼痛可加重。若出现撕裂样剧痛，可能为瘤体扩展，濒临破裂。

2. 压迫和侵蚀症状

（1）压迫症状　动脉瘤压迫气管、支气管可出现咳嗽或呼吸困难以及气管、支气管偏移；压迫食管可出现吞咽困难；压迫膈神经可引起膈肌麻痹；压迫喉返神经可出现声音嘶哑；压迫交感神经可引起Horner综合征；邻近血管受压可出现肺动脉狭窄或上腔静脉综合征；头臂血管阻塞可引起脑缺血。

（2）侵蚀症状　因升主动脉根部动脉瘤累及主动脉瓣瓣环，使其扩大引起主动脉瓣关闭不全的表现。动脉瘤逐渐增大可达颈部胸骨切迹上方，或侵蚀破坏胸廓骨骼，使胸壁出现搏动性肿块。

3. 其他 主动脉瘤破裂可引起急性胸痛、失血性休克、心脏压塞，甚至死亡，是极其凶险的外科急症。

【辅助检查】

1. 心电图 一般无异常改变。

2. X线 纵隔阴影增宽或形成局限性块影，可见扩张性搏动和主动脉壁钙化。

3. 超声心动图 可显示主动脉某段的梭形和囊状扩张，并可直接测量其径线，还可显示动脉瘤内附壁血栓的情况。

4. CT、MRI 可清楚地了解主动脉瘤的部位、范围、大小及与周围器官的关系，了解动脉瘤体结构有无动脉硬化斑块和附壁血栓形成等。

【治疗原则】

胸主动脉瘤破裂可导致病人死亡，因此，明确诊断后均应积极施行侵入性治疗，包括手术、介入和复合治疗。行动脉瘤切除、人工血管重建或替换术是目前常用的手术方法；新近出现的复合治疗将手术与介入技术相结合，使用人工血管和带膜支架人工血管共同矫治胸主动脉瘤。

【护理措施】

（一）术前护理

1. 心理护理 参见本章第一节体外循环部分的相关内容。

2. 观察病情 监测生命体征和重要脏器的功能；注意观察病人的神志改变。一旦发现主动脉破裂先兆，立即通知医师，并配合抢救和处理。

3. 缓解疼痛 评估疼痛的位置、性质、程度、持续时间及诱因等，尽量集中护理操作，减少环境刺激，教会病人自我放松的技巧，遵医嘱应用镇痛药物。

4. 饮食与休息 指导病人进食高维生素、高纤维素、高蛋白、低脂、易消化饮食，保持排便通畅。限制病人运动，绝对卧床休息，避免情绪激动，必要时遵医嘱应用镇静药物。

（二）术后护理

1. 观察病情 术后密切监测病人生命体征，观察呼吸、心率、心律、血压及心电图的变化；观察病人皮肤温度、色泽，四肢末梢动脉搏动及动脉血乳酸水平，了解远端血供是否充足；监测肾功能指标，记录每小时尿量，观察尿颜色及尿比重；观察病人意识状态、四肢活动情况及病理征等，了解中枢神经系统的功能状态。

2. 维持体液平衡 维持血压稳定的同时应积极补充循环血量，保障重要器官的血流灌注；监测血气分析结果，根据血气分析报告及时了解病人酸碱平衡及电解质情况并进行有效干预。

3. 呼吸系统护理 参见本章第一节体外循环部分的相关内容。

4. 并发症的护理

（1）出血　参见本章第一节体外循环部分的相关内容。

（2）感染　是人工血管移植术后的严重并发症，可在术后数天或数周内发生，也可在术后数年发生。主要表现为发热、胸痛，人工血管远端动脉搏动减弱或消失，严重者危及生命。遵医嘱术前及术后使用抗生素控制感染，术后严密监测有无发热、伤口化脓等感染征兆，根据细菌培养结果合理选择抗生素，及时控制感染。

（3）动脉瘤破裂 密切监测神志、生命体征变化，倾听病人主诉；当病人突发胸痛、面色苍白、出冷汗、脉搏加速等情况时，需警惕瘤体破裂，应立即通知医生。

（三）健康教育

1. 生活指导 建立健康的生活方式，戒烟，限酒，不熬夜；养成定期锻炼的习惯，控制体重；保持心情愉快，情绪稳定，学会自我放松及缓解压力的方法。

2. 饮食指导 合理膳食，宜高蛋白、高维生素、低脂、低盐饮食，多吃新鲜蔬菜、水果，少食多餐，忌暴饮暴食。

3. 休息与活动 术后根据病人耐受力和心功能恢复情况逐渐增加运动量；术后心功能Ⅰ~Ⅱ级者，可恢复适当的工作、学习；应保证休息，坚持康复锻炼，避免劳累和剧烈运动。

4. 用药指导 严格遵医嘱服药，不可随意增减药物剂量，并教会病人及家属观察用药后反应，发现异常及时就诊。告知病人服用降压药物时注意监测血压变化，根据血压情况，遵医嘱调整药物剂量和种类。

5. 自我保健 注意定期复查，出现心悸、胸背部疼痛等症状时及时就诊。

（王景艳）

目标检测

答案解析

一、简答题

1. 体外循环术后常见并发症有哪些？怎样观察与护理？

2. 如何为冠脉搭桥手术病人进行术后健康教育？

二、病例分析题

1. 小儿，女，2岁，因“咳嗽、呼吸急促2个月，加重1周”入院。体格检查：听诊心率95次/分，节律规整，胸骨左缘第3~4肋间可闻及3级全收缩期粗糙吹风样杂音，心脏超声示室间隔膜部连续性中断，缺损口9mm。

请思考：

（1）患儿需要在体外循环下行室间隔修补术，术前一般护理措施有哪些？

（2）患儿术后病情需要从哪几方面进行监测？

2. 李先生，35岁，因“交通事故，前胸撞击汽车方向盘致使胸闷、胸痛3小时”入院。体格检查：P 120次/分，R 26次/分，BP 175/140mmHg。胸部X线显示纵隔影增宽，左侧胸腔积液。诊断为主动脉夹层，需要急诊手术治疗。

请思考：

（1）针对该病人需要做哪些急诊术前准备？

（2）该病人术后如何管理血压的稳定？

书网融合……

本章小结

题库

第二十三章　腹外疝病人的护理

PPT

学习目标

知识目标：

1. 掌握　腹外疝的病因；腹股沟疝的临床表现、护理措施。
2. 熟悉　疝、腹股沟斜疝、腹股沟直疝的概念；疝的临床类型；腹股沟疝的治疗原则。
3. 了解　腹股沟疝的病理解剖。

技能目标：

学会应用护理程序为腹外疝病人提供整体护理。

素质目标：

具备良好的人文关怀及共情能力，尊重并保护病人隐私。

腹外疝是腹部外科常见的疾病之一，其中，以腹股沟疝发生率最高，占90%以上，股疝次之，占5%左右。较常见的腹外疝还有切口疝、脐疝、白线疝和造口旁疝等。本章重点介绍腹股沟疝的临床表现、护理措施。

案例引导

案例　李先生，27岁，学生。5年前发现左侧腹股沟出现一可复性肿物，约“鹅卵石”大小，无疼痛，伴下坠感。近2年来肿物经常突出，突出时感下腹坠胀，隐痛。查体：体温36.8℃，脉搏86次/分，呼吸21次/分，血压130/80mmHg，左腹股沟区及阴囊可触及肿块。体检：腹股沟区约8cm×5cm肿块，质软，边界清无压痛，可进入阴囊，病人平卧后将肿物回纳入腹腔，回纳后压迫内环，肿物不再出现。

讨论：

1. 该病人最可能的诊断是什么？请列出诊断依据。
2. 该病人目前主要的护理问题及手术后可能面临的问题有哪些？
3. 如何针对该病人的护理问题采取相应的护理措施？

第一节　概　述

体内脏器或组织离开其正常解剖位置，通过先天或后天形成的薄弱点、缺损、孔隙进入另一部位，称之为疝（hernia）。疝常以突出的部位命名，多发生于腹部，以腹外疝（abdominal external hernia）最多见。

腹外疝是指腹腔内脏器或组织连同壁腹膜，经腹壁薄弱点或孔隙，向体表突出而形成的包块。常见的有腹股沟疝、股疝、切口疝、脐疝等。

【病因】

1. 腹壁强度降低　是疝发病的基础。先天性结构缺陷、发育异常，后天性腹壁肌功能丧失或缺损，均可造成腹壁强度减弱。

（1）先天性因素　最常见在胚胎发育过程中某些组织穿过腹壁的部位，如精索或子宫圆韧带穿过腹股沟管、股动静脉穿过股管、脐血管穿过脐环及腹白线发育不完善等。

（2）后天性因素　包括腹壁外伤或感染、腹部术后切口愈合不良造成后天性腹壁缺损，年老体弱或过度肥胖造成腹肌萎缩等。胶原代谢紊乱、成纤维细胞增生异常、血浆中促弹性组织离解活性增高等异常改变也会影响筋膜、韧带和肌腱的韧性和弹性。

2. 腹内压力增高　是疝形成和产生临床症状的重要诱因。常见原因有慢性咳嗽、慢性便秘、排尿困难（如前列腺增生症、膀胱结石）、妊娠、腹水、婴幼儿过度啼哭、举重、搬运重物等。如腹壁强度正常，即便时有腹内压力增高，也不致发生疝。

【病理解剖】

典型的腹外疝由疝囊、疝内容物和疝外被盖构成。

1. 疝囊　是指壁腹膜经疝门突出的囊袋结构，由疝囊颈和疝囊体组成。疝囊颈又称疝门，是疝囊比较狭窄的部分，是疝环所在的部位，也是疝突向体表的门户。疝囊体是疝囊的膨大部分，其所形成的囊腔为疝内容物留存之处。

2. 疝内容物　是指移位进入疝囊的腹内脏器或组织，以小肠最为常见，大网膜次之。此外，盲肠、阑尾、乙状结肠、横结肠、膀胱等作为疝内容物进入疝囊较少见。

3. 疝外被盖 是指疝囊以外的腹壁各层组织，由筋膜、肌层、皮下组织和皮肤组成。

【临床类型】

按疝内容物能否回纳可分为易复性疝和难复性疝；按疝内容物有无血液循环障碍可分为嵌顿性疝和绞窄性疝。

1. 易复性疝（reducible hernia） 是指疝内容物很容易回纳入腹腔，也称单纯性疝，临床上最常见，疝内容物与疝囊间无粘连。在病人腹压增高如咳嗽、站立、行走时出现，当平卧、休息或用手向腹腔推送时可回纳入腹腔。

2. 难复性疝（irreducible hernia） 是指疝内容物不能回纳或不能完全回纳入腹腔，但并不引起严重症状。常见原因如下。

（1）疝内容物长期反复突出 致疝囊颈受摩擦而损伤，并产生粘连，疝内容物多数为大网膜。

（2）疝内容物多 如巨大疝，因内容物较多，腹壁不能抵挡内容物突出，常常难以回纳。

（3）滑动性疝（sliding hernia） 也属难复性疝。腹腔后位脏器在疝形成的过程中，因内容物进入疝囊时产生的下坠力量，将疝囊颈上方的腹膜逐渐推向疝囊，如盲肠（包括阑尾）、乙状结肠或膀胱等，均可随之下移而成为疝囊壁的一部分，称为滑动性疝。

3. 嵌顿性疝（incarcerated hernia） 疝环较小而腹内压骤增时，疝内容物可强行扩张疝囊颈而挤入疝囊，随疝囊颈弹性回缩，将内容物卡住使其不能回纳，称为嵌顿性疝。发生疝嵌顿后，其内容物可因受压发生静脉回流受阻，若内容物为肠管，可导致肠壁淤血、水肿，疝囊内肠壁颜色由淡红色转为深红色，囊内可积聚淡黄色渗液，使肠内容物回纳更为困难。及时解除嵌顿，病变肠管可恢复正常。

4. 绞窄性疝（strangulated hernia） 嵌顿性疝和绞窄性疝实际上是一个病理过程的两个阶段，嵌顿性疝如果不能及时解除，肠管及系膜受压程度不断加重而致动脉血流减少，最后导致疝内容物血液循环严重障碍，血流完全阻断，即为绞窄性疝。此时肠系膜动脉搏动消失，肠壁逐渐失去光泽、弹性和蠕动能力，最终变黑坏死。疝囊内渗液变为淡红色或暗红色。当继发感染时，疝囊内渗液为脓性。感染严重时，可引起疝外被盖组织的急性蜂窝织炎或脓肿；若自体表穿破则形成粪瘘；感染延及腹膜则可引起急性弥漫性腹膜炎。当肠管嵌顿或绞窄时，常同时伴有急性机械性肠梗阻。但肠管壁疝（Richter 疝）因嵌顿的内容物仅为部分肠壁，系膜侧肠壁及其系膜并未进入疝囊，肠腔并未完全梗阻。有时嵌顿肠管可包括几个肠袢，或呈 W 形，疝囊内各嵌顿肠袢之间的肠管可隐藏在腹腔内，称为逆行性嵌顿疝，一旦发生绞窄，不仅疝囊内的肠管可坏死，腹腔内的中间肠袢也可坏死，所以手术处理嵌顿或绞窄性疝时应特别警惕。

第二节 腹股沟疝

腹股沟疝（inguinal hernia）是指发生在腹股沟区的腹外疝，好发于男性，男女发病率之比约为 15∶1。通常将腹股沟疝分为斜疝和直疝两类，其中以斜疝最为常见，占全部腹外疝的 75%～90%，占腹股沟疝的 85%～95%。腹股沟斜疝（indirect inguinal hernia）是指疝囊经腹壁下动脉外侧的腹股沟管内环（深环）突出，向内、向下、向前斜行经过腹股沟管，再穿出腹股沟管浅环（皮下环），并可进入阴囊，多见于儿童及青壮年。腹股沟直疝（direct inguinal hernia）是指疝囊经腹壁下动脉内侧的直疝三角区直接由后向前突出，不经过内环，也不进入阴囊，多见于老年人。

【病因】

1. 先天性解剖异常 胚胎发育早期，睾丸位于腹膜后第 2～3 腰椎旁，以后逐渐下降，并带动内环处腹膜逐渐下移，同时将腹膜向前推形成腹膜鞘突，其下段在婴儿出生后不久成为睾丸固有鞘膜，其余部分自行关闭。若腹膜鞘突未闭或闭锁不全，仍与腹腔相通，则可形成先天性斜疝。多发生在右侧，可能与右侧睾丸下降较慢有关（图 23－1）。

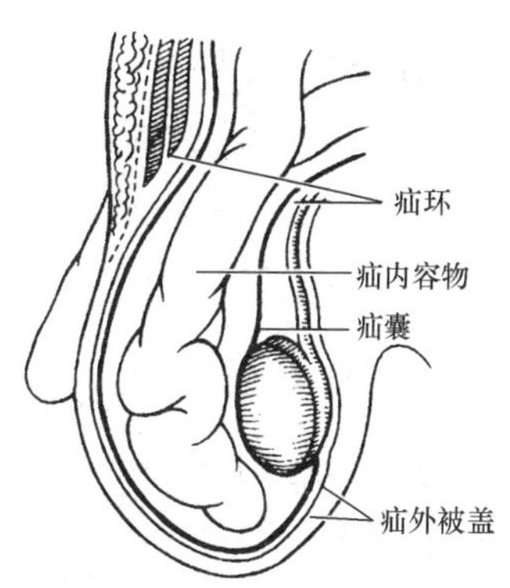

图 23－1 先天性腹股沟疝解剖图

2. 后天性腹壁薄弱或缺损 主要与腹股沟区肌肉、腹横筋膜发育不全或缺损等有关。

【临床表现】

1. 腹股沟斜疝

（1）易复性斜疝 除腹股沟区有肿块及偶有胀痛感外，并无其他症状。肿块多呈带蒂柄的梨形，可降至阴囊（男性）或大阴唇（女性）。常在站立、行走、咳嗽或用力时肿块出现，检查时用手按压肿块同时嘱病人咳嗽，可有膨胀性冲击感。平卧休息或用手将肿块向腹腔内推送，肿块可回纳并消失。回纳后，以手指通过阴囊皮肤伸入浅环，可感浅环扩大，此时嘱病人咳嗽，指尖有冲击感；用手指紧压腹股沟管深环，让病人站立并咳嗽，疝块不再出现，一旦移去手指，则可见疝块由外上向内下突出。疝内容物若为肠袢，肿块柔软光滑，叩之呈鼓音，并常在肠袢回纳入腹腔时发出咕噜声；若为大网膜，则肿块坚韧，叩诊呈浊音，回纳缓慢。

（2）难复性斜疝　与易复性斜疝相比，胀痛感稍重，主要特点为疝块不能完全回纳。滑动性斜疝除了不能完全回纳外，伴有消化不良和便秘等症状。滑动疝多见于右侧，左右发病率之比为1∶6。滑动疝虽不多见，但滑入疝囊的盲肠或乙状结肠可能在疝修补手术时被误认为疝囊的一部分而被切开，要特别注意。

（3）嵌顿性斜疝　多发生于强体力劳动或用力排便等腹内压骤增时。疝块突然增大，伴有明显疼痛，平卧或用手推送不能使之回纳。肿块张力高且硬度大，有明显触痛。若嵌顿内容物为肠袢，可伴有腹部绞痛、恶心、呕吐、停止排便排气、腹胀等机械性肠梗阻的临床表现（图23－2）。疝一旦嵌顿，自行回纳的机会较少，如不及时处理，多数病人的症状逐步加重，最终发展成为绞窄性疝。

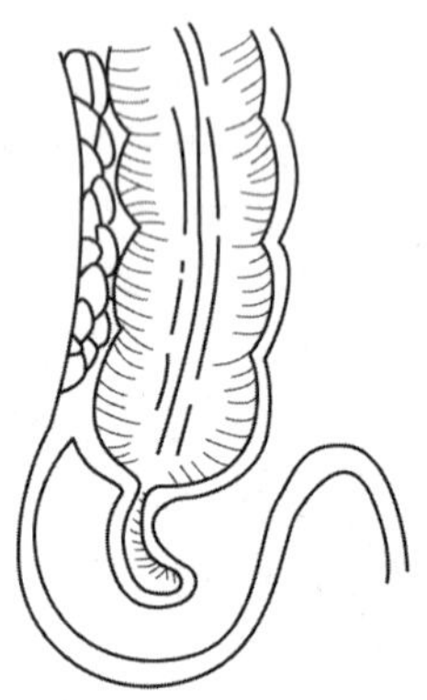

图23－2　嵌顿性疝

（4）绞窄性斜疝　临床表现多较严重，但在肠袢坏死穿孔时，疼痛可因疝囊内压力骤降而暂时缓解。因此，疼痛减轻而肿块仍存在时，不可认为是病情好转。绞窄时间较长者，可因疝内容物继发感染，侵及周围组织而引起疝外被盖组织的急性炎症，严重者可发生急性腹膜炎及脓毒血症。

2. 腹股沟直疝　多见于年老体弱者，其临床特点有别于腹股沟斜疝（表23－1）。病人站立时，在腹股沟内侧端、耻骨结节外上方出现一半球形肿块，由直疝三角突出，很少进入阴囊，不伴有疼痛或其他症状。疝内容物为小肠或大网膜。疝囊颈较宽大，平卧后肿块多能自行回纳腹腔而消失，极少发生嵌顿。

表23－1　斜疝与直疝的鉴别

鉴别点	斜疝	直疝
发病年龄	多见于儿童及青壮年	多见于老年人
突出途径	经腹股沟管突出，可进阴囊	由直疝三角突出，不进阴囊
疝块外形	椭圆或梨形，上部呈蒂柄状	半球形，基底较宽
回纳疝块后压住深环	疝块不再突出	疝块仍可突出
精索与疝囊的关系	精索在疝囊后方	精索在疝囊前外方
疝囊颈与腹壁下动脉的关系	疝囊颈在腹壁下动脉外侧	疝囊颈在腹壁下动脉内侧
嵌顿机会	较多	极少

【辅助检查】

1. 影像学检查　疝嵌顿或绞窄时，腹部X线检查可见肠梗阻征象。

2. 透光试验　透光试验检查时，疝块不能透光，腹股沟斜疝呈阴性，而鞘膜积液多为透光（阳性），可与鞘膜积液相鉴别。但幼儿的疝块，因组织菲薄，常能透光。

3. 实验室检查　非感染时血常规正常。继发感染时，血常规检查显示白细胞计数和中性粒细胞比例升高；粪便检查显示隐血试验阳性或见白细胞。

【治疗原则】

手术是治愈腹股沟疝最有效的治疗方式。根据病史、典型临床表现，明确诊断后应及时处理，以免疝块逐渐增大，加重腹壁的损坏而影响劳动力。特别是斜疝，常可发生嵌顿或绞窄而威胁病人生命。因此，除少数特殊情况外，腹股沟疝一般均应尽早施行手术治疗。

1. 非手术治疗

（1）棉线束带法或绷带压深环法　1岁以下婴儿适用。婴幼儿腹肌可随躯体生长逐渐强壮，疝有可能自行消失。因此可暂不手术，用棉线束带或绷带压住腹股沟管深环，给发育中的腹肌加强腹壁的机会（图23－3）。

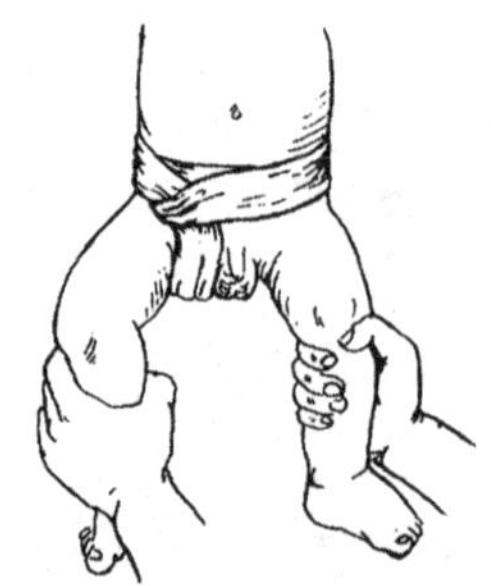

图23－3　棉线束带或绷带使用法

（2）医用疝带　年老体弱或有严重疾病不能耐受手术者适用。在回纳疝块后，用疝带压住内环，防止腹腔内容物突出。但长期佩戴医用疝带可使疝囊颈受摩擦而增厚，增加嵌顿机会，同时可促使疝囊与疝内容物粘连，增加难复性疝的发病率。

（3）手法复位　嵌顿性疝原则上需紧急手术治疗，但下列情况可先试行手法复位：①嵌顿时间在3～4小时以内，局部压痛不明显且无腹膜刺激征者。②年老体弱或伴有较严重疾病而肠袢未绞窄坏死者。

复位方法：让病人取头低足高卧位，注射吗啡、哌替啶等解痉镇痛药物，松弛腹肌。然后托起阴囊，持续缓慢地将疝块回纳腹腔。手法必须轻柔，切忌粗暴，以免损伤肠管。复位后还需严密观察腹部情况，如有腹膜炎或肠梗阻的表现，应立即手术探查。

2. 手术治疗　手术前应针对导致腹内压增高的各种因素，如慢性咳嗽、排尿困难、严重便秘、腹水等先予以处理，以避免和减少术后的复发。基本原则是关闭内环口，加强或修补腹股沟管管壁。手术方法主要是传统的疝修补术、无张力疝修补术和经腹腔镜疝修补术三种。

（1）传统的疝修补术　基本原则是高位结扎疝囊、加强或修补腹股沟管管壁。

1）疝囊高位结扎术　为单纯疝囊切除。包括疝囊颈部高位结扎（解剖上应达内环口，术中以膜外脂肪为标志），切去疝囊。此法仅适用于婴幼儿和小儿，以及绞窄性斜疝，因肠坏死而局部有严重感染、暂不宜行疝修补术者。

2）疝修补术　加强或修补腹股沟管管壁，是最常用的治疗方法。成年腹股沟疝病人都存在不同程度的腹股沟管前壁或后壁薄弱或缺损，单纯疝囊高位结扎难以预防腹股沟疝的复发。只有在疝囊高位结扎基础上，加强或修补薄弱的腹股沟管前壁或后壁，才有可能达到加强薄弱环节、彻底治疗的目的。常用Ferguson法修补腹股沟管前壁，用Bassin法、Halsted法、Mcvay法、Shouldice法四种方法修补或加强腹股沟管后壁。

（2）无张力疝修补术（tension－free hernioplasty）是在无张力情况下，用人工高分子材料网片进行修补，具有术后疼痛轻、恢复快、复发率低等优点。常用的无张力疝修补术有3种：①平片无张力疝修补术（Lichtenstein手术），用一适当大小的补片材料置于腹股沟管后壁。②疝环充填式无张力疝修补术（Rutkow手术），用一个锥形网塞置入已返纳疝囊的疝环中并加以固定，再用一成形补片置于精索后，加强腹股沟管后壁。③巨大补片加强内脏囊手术（giant prosthetic reinforcement of the visceral sac，GPRVS），又称Stoppa手术，在腹股沟处置入一块较大的补片加强腹横筋膜，通过巨大补片挡住内脏囊，后经结缔组织长入，补片与腹膜发生粘连达到修补目的，多用于复杂疝和复发疝。

（3）经腹腔镜疝修补术（laparoscopic inguinal herniorrhaphy，LIHR）　有4种方法，即经腹膜前法、完全经腹膜外法、经腹腔补片置入技术、单纯疝环缝合法。前3种方法的基本原理是从后方用网片加强腹壁的缺损，单纯疝环缝合法是用钉或缝线使内环缩小，只用于较小儿童斜疝。该术式具有创伤小、术后疼痛轻、恢复快、复发率低、无局部牵扯感等优点。经腹腔镜疝修补术对双侧腹股沟疝的修补，特别是多次复发或隐匿性疝，更具优势。

知识链接

腹腔镜下腹股沟疝修补术

现阶段临床中较为常见的腹腔镜下腹股沟疝修补术主要有全腹膜外腹膜前假体植入术和腹膜前假体植入术两种。腹膜前假体植入术是腹腔镜辅助下对病人前腹膜进行广泛分离后使腹膜暴露，术者根据病人腹膜缺损情况选择合适形状的聚丙烯网片对病人腹股沟区和内环口进行修复，从而达到治疗腹股沟疝并预防复发的效果。但是这种术式容易留下腹膜创面残留，导致修补不完全的问题。全腹膜外腹膜前假体植入术则是对腹膜前假体植入术的进一步改良，术中利用气囊套管或水囊分离器分离病人腹膜外间隙，从而减少腹膜创面残留的发生率。

腹腔镜下腹股沟疝修补术几乎具备无张力手术的所有特点，并且术后疼痛进一步降低、术后恢复周期进一步缩短，有些病人甚至可在手术结束后立即出院，是现阶段最为理想和最容易被病人接受的腹股沟疝修补术。

【护理评估】

（一）术前评估

1. 健康史

（1）一般情况　了解病人的年龄、性别、婚姻和职业及女性病人生育史。

（2）既往史　了解营养、发育等状况。既往史有无慢性咳嗽、慢性便秘、排尿困难、妊娠、腹水、婴儿经常啼哭等腹内压增高的因素。有无腹部损伤或手术史，切口愈合情况，有无切口感染。有无因肥胖、久病导致肌萎缩等，有无糖尿病或其他合并症，有无过敏史或服药史。

（3）家族史　了解家庭中有无腹外疝疾病。

2. 身体状况

（1）症状与体征　评估病人腹股沟区或外阴部有无突出的肿块。疝块的部位、大小、质地、形状、有无压痛、能否回纳，有无肠梗阻或肠绞窄征象，有无腹膜炎症状。有无因疝发生嵌顿或绞窄引起肠梗阻而导致脱水或电解质紊乱的迹象，如乏力、皮肤弹性差。有无感染中毒症状，如发热、畏寒、血压下降等。

(2) 辅助检查　有无腹部X线、透光试验、实验室检查等的异常发现。

3. 心理－社会状况　了解病人和家属对疾病的认知程度，有无因疝块长期反复突出影响工作和生活而感到焦虑不安。有无对手术存在顾虑，而产生恐惧、焦虑情绪；了解家属对病人的关心程度、支持程度，家庭对手术的经济承受能力，以及病人和家属对手术的心理反应。

(二) 术后评估

1. 手术情况　了解病人手术、麻醉方式与效果，术后诊断。

2. 身体状况　评估病人切口愈合情况，有无发生阴囊水肿、切口感染等并发症。

3. 心理－社会状况　了解病人和家属有无紧张，对术后护理的配合以及预防腹内压增高等相关健康教育知识的掌握情况。

【常见护理诊断/问题】

1. 急性疼痛　与腹外疝嵌顿、绞窄有关。

2. 体液不足　与嵌顿性疝或绞窄性疝引起的机械性肠梗阻等有关。

3. 知识缺乏　缺乏预防腹内压升高及疝复发的知识。

4. 潜在并发症　肠绞窄坏死、术后阴囊水肿、切口感染。

【护理目标】

1. 病人自诉疼痛得到缓解或控制。

2. 病人未发生体液失衡或体液不足能得到及时发现和处理。

3. 病人能描述预防腹内压升高及疝复发的有关知识。

4. 病人未发生并发症或并发症得到及时发现与处理。

【护理措施】

(一) 非手术治疗护理/术前护理

1. 心理护理　向病人及家属讲解腹外疝的病因及诱发因素、手术治疗的方法，消除顾虑。行无张力疝修补术者，还需介绍补片材料的特点及费用等情况。

2. 卧床休息　疝块较大或伴有其他严重疾病暂时无法手术者，应减少活动，多卧床休息；离床活动时佩戴医用疝带压住疝环口，避免疝内容物突出发生嵌顿。一旦发生嵌顿，行急诊术前准备。

3. 消除腹内压升高因素　手术前应先行处理咳嗽、便秘、排尿困难等腹压升高的因素，禁止吸烟，避免受凉咳嗽。鼓励病人多饮水，多吃蔬菜、水果等粗纤维食物，保持排便通畅，术前练习床上排大小便，学会有效咳嗽的方法。妊娠期间，在活动时可使用疝带压住疝环口。

4. 棉线束带或绷带压深环法的护理　1岁以内婴儿若疝较小或未发生嵌顿或绞窄，一般暂不手术。在使用棉线束带或绷带压深环法时，需密切观察局部皮肤血运情况，睡觉时可不用；束带被粪尿污染后，需立即更换，以免浸渍过久发生皮炎；安抚婴幼儿情绪，避免长时间哭闹，防止嵌顿疝的形成。

5. 嵌顿性/绞窄性疝的护理　观察病人疼痛程度及病情变化，若出现明显腹痛或疝块增大、发硬、不能回纳等表现，应高度警惕嵌顿疝的发生。若发生疝的嵌顿、绞窄，引起肠梗阻等情况，应予禁食、胃肠减压，纠正水、电解质及酸碱平衡失调，备血，抗感染，做好急诊手术准备。

6. 术前准备　①年老、体弱、腹壁肌肉薄弱者，加强腹壁肌肉锻炼，如仰卧起坐。练习卧床排便和使用便器。②术前2周戒烟。③服用阿司匹林者术前7天停药，抗凝治疗者术前遵医嘱停药。④便秘者，术前晚灌肠，防止术后腹胀及排便困难。⑤备皮，若发现毛囊炎等炎症表现，必要时暂停手术。⑥术前排尿，防止术中误伤膀胱。⑦高龄、糖尿病、肥胖、消瘦、体弱、多次复发疝、化学治疗或放射治疗后及其他免疫功能低下者，预防性使用抗生素。

(二) 术后护理

1. 体位与活动　卧床时间长短依据疝的部位和大小、腹壁缺损程度及手术方法而定。传统疝修补术后当日取平卧位，次日可改为低半坐卧位，膝下垫一软枕，使髋关节微屈，以降低腹内压力和切口张力，减轻切口疼痛，利于切口愈合；传统疝修补术后3~5天可考虑下床活动。采用无张力疝修补术的病人一般术后当日或次日即可下床活动。年老、体弱、绞窄性疝、复发性疝、巨大疝者可根据病情，遵医嘱适当推迟下床活动时间。

2. 饮食护理　根据麻醉方式及病人病情给予饮食指导。局麻下行无张力疝修补术者，若无恶心、呕吐，术后即可进软食或普食；经腹腔镜疝修补术者，术后6~12小时少量饮水或进流质饮食，逐步恢复到软食、普食；肠切除、肠吻合术后应禁食、胃肠减压，待肠功能恢复后方可进流质，然后过渡为半流质、普食。

3. 防止腹内压升高　注意保暖，避免受凉引起咳嗽；指导病人在咳嗽、打喷嚏时用手掌按压，保护切口的同时减轻震动引起的切口疼痛；指导病人术后保持排便通畅，勿用力排便，如有便秘及时给予通便药物。因麻醉或手术刺激等引起尿潴留者，可肌内注射卡巴胆碱或针灸，以促进膀胱平滑肌收缩，必要时导尿。

4. 维持体液平衡　绞窄性疝行肠切除、肠吻合术后应继续禁食、禁饮，给予静脉补液和支持治疗，以维持水、电解质和酸碱平衡，促进术后康复。

5. 并发症的护理

(1) 阴囊水肿　阴囊较为松弛且位置低，因此，渗血、渗液易积聚于此。为避免阴囊内积血、积液并促进淋巴回流，术后可用丁字带将阴囊托起，同时，密切观察伤口敷料有无渗血、阴囊是否肿大。

（2）切口感染 ①术前准备：手术前应做好阴囊及会阴部的皮肤准备，避免损伤皮肤。②切口护理：保持切口清洁、干燥，发现敷料污染或脱落应及时更换，尤其婴幼儿，必要时可在敷料上覆盖塑料薄膜，伤口隔离保护。③病情观察：严密监测体温、脉搏变化及密切观察切口有无红、肿、疼痛等感染迹象，若发现应尽早处理。④抗生素使用：施行肠切除、肠吻合术者，保持胃肠减压和其他引流通畅，遵医嘱合理使用抗生素。

（三）健康教育

1. 疾病知识 向病人解释造成腹外疝的原因和诱发因素、手术治疗的必要性。对拟采用无张力疝修补术者，介绍补片材料的优点及费用等，尽可能地帮助病人了解其最需要的知识与内容，使其安心配合治疗。

2. 正确佩戴医用疝带 用疝带治疗的病人，在应用疝带时要经常检查压迫位置是否正确，及时调整松紧度，避免引起疝内容物受压。

3. 饮食与活动 调整饮食习惯，多吃富含膳食纤维的食物，多饮水，促进肠道蠕动，保持排便通肠。病人出院后应逐渐增加活动量，每日保持充分休息与活动，出院后3个月内避免重体力劳动或提举重物。

4. 防止复发 消除或减少一切引起腹外疝复发的因素，避免增加腹内压增高的动作，如剧烈咳嗽、用力排便等，婴幼儿应避免经常哭闹。若有疝复发，应及早诊治。

【护理评价】

1. 病人疼痛是否减轻或能耐受。

2. 病人体液代谢是否维持平衡，或出现的代谢紊乱是否得到纠正。

3. 病人是否掌握有关预防腹内压升高及疝复发的知识。

4. 病人有无并发症发生，或发生并发症时是否得到及时发现和处理。

第三节 常见腹外疝

一、股疝

疝囊经股环、股管向卵圆窝突出的疝称股疝（femoral hernia）。其发病率占腹外疝的3%～5%，常见于40岁以上妇女。

【病因】

股管是一狭长的漏斗形间隙，上口为股环，下口为卵圆窝。女性骨盆较宽、联合肌腱和腔隙韧带较薄弱，使股管上口较宽大松弛而易发病。

【病理生理】

在腹内压增高的情况下，对着股管上口的腹膜，被下坠的腹内脏器推向下方，经股环向股管突出形成股疝。疝内容物常为大网膜或小肠。由于股管几乎垂直向下，疝内容物进入股管，出卵圆窝后转向前，形成锐角，且股环本身较小，周围多为坚韧的韧带，故发生嵌顿的概率可达60%，并可迅速发展为绞窄疝。应及时进行手术治疗。

【临床表现】

平时无症状，多偶然发现。疝块往往不大，表现为腹股沟韧带下方卵圆窝处出现一半球形突起，平卧后回纳疝块有时不能完全消失，与疝囊外有很多脂肪堆积有关。易复性股疝的症状较轻，久站或咳嗽时感胀痛。若发生嵌顿，除引起局部明显疼痛外，常伴有较明显的急性机械性肠梗阻症状，严重者甚至可以掩盖股疝局部症状。

【治疗原则】

股疝极易嵌顿、绞窄，一旦确诊，应及时手术治疗。目的是关闭股环、封闭股管。如发生嵌顿性或绞窄性股疝，则进行紧急手术。最常用的手术方式是McVay修补术，也可采用无张力疝修补法或经腹腔镜疝修补术。

【护理措施】

重点是消除引起腹内压增高的因素，及时发现和处理嵌顿性、绞窄性疝。具体护理措施参考本章第二节腹股沟疝病人的护理。

二、切口疝

腹腔内器官或组织自腹壁手术切口突出形成的疝，称为切口疝（incisional hernia）。临床上较常见，发生率约占腹外疝的第三位。腹部手术后切口一期愈合者切口疝的发病率通常在1%以下；切口发生感染者，发病率达10%；若切口裂开，发病率甚至高达30%。

【病因】

1. 解剖因素 腹部切口疝多见于腹部纵行经腹直肌切口区。因为除腹直肌外，腹壁各肌层及筋膜、鞘膜等组织的纤维大体上都是横行的，纵向切口必然切断这些纤维，缝线也易滑脱，而已缝合的组织又经常受到横向牵引力而易发生切口裂开。此外，肋间神经被切断，腹直肌强度降低也是切口疝形成的原因之一。

2. 手术因素 手术操作不当是导致切口疝的重要原因。其中最主要的是切口感染造成腹壁组织破坏，由此引起的腹部切口疝占50%左右。其他因素包括留置引流管过久，切口过长以致切断肋间神经过多，腹壁切口缝合不严密，张力过大等。

3. 切口愈合不良 是引起切口疝的重要因素。其中切口感染所致腹壁组织破坏，由此引起的腹部切口疝占50%

左右；切口内血肿形成、肥胖、糖尿病、营养不良或使用皮质激素等多种因素均可导致切口愈合不良。

4. 腹内压增高 术后腹胀明显或腹部并发症导致剧烈咳嗽而致腹内压骤增，可使切口内层断裂。

【临床表现】

主要表现为腹壁切口处逐渐膨隆，出现大小不一的肿块。通常在站立或用力时肿块更为明显，平卧、休息则缩小或消失。较大的切口疝有腹部牵拉感，伴食欲减退、恶心、腹胀、腹部隐痛、便秘等。切口疝疝环一般较宽大，故很少发生嵌顿。较大的切口疝有腹部牵拉感，伴食欲减退、恶心、便秘、腹部隐痛等表现。多数切口疝无完整疝囊，疝内容物易与腹膜外腹壁组织粘连而成为难复性疝，有时还伴有不完全性肠梗阻表现。

【治疗原则】

腹壁切口疝一旦发生，不能自愈，需手术修补。较小的切口疝应切除切口瘢痕，回纳疝内容物，无张力条件下拉拢疝环边缘，逐层缝合健康的腹壁组织；对较大的切口疝，在无张力前提下拉拢健康组织有困难时，可用人工高分子修补材料或自体筋膜组织进行修补。

【护理措施】

不宜手术或暂不宜手术者，使用适当的腹带包扎以限制切口疝的增大和发展；对于巨大切口疝，术前应进行腹腔扩容及腹肌顺应性训练，以防发生呼吸窘迫和腹腔间室综合征；术后将腹带包扎 3 个月或更长时间，确保切口完全愈合。

其他护理措施参见本章第二节腹股沟疝病人的护理。

三、脐疝

腹腔内器官或组织通过脐环突出形成的疝，称为脐疝（umbilical hernia）。分小儿脐疝和成人脐疝两类，以小儿脐疝多见。

【病因与病理】

1. 小儿脐疝 多因脐环闭锁不全或脐部瘢痕组织薄弱，当腹内压增高如经常啼哭和便秘时发生。

2. 成人脐疝 为后天性，较少见，多数为中年经产妇，在妊娠、肥胖、腹水等腹内压增高的情况下发生。

【临床表现】

1. 小儿脐疝 表现为哭闹时脐部出现肿块，安静平卧时肿块消失。疝囊颈一般不大，极少发生嵌顿和绞窄。

2. 成人脐疝 疝环狭小，成人脐疝发生嵌顿或绞窄者较多。孕妇或肝硬化腹水者，如伴发脐疝，有时会发生自发性或外伤性穿破。

【治疗原则】

1. 小儿脐疝 除嵌顿或穿破等紧急情况外，小儿脐疝在 2 岁前可采取非手术治疗。方法是：回纳疝块后，用一大于脐环、外包纱布的硬币或小木片压住脐环，再用胶布或绷带加以固定，以防疝块突出，促进愈合；2 岁后若脐环直径仍大于 1.5cm，则可手术治疗。原则上，5 岁以上儿童的脐疝均应采取手术治疗。

2. 成人脐疝 易发生嵌顿或绞窄，故应首选手术治疗，切除疝囊，缝合疝环。

【护理措施】

重点在于消除引起腹内压增高的各种因素，具体护理措施见本章第二节腹股沟疝病人的护理。

（王　颖）

目标检测

答案解析

一、简答题

1. 简述腹股沟直疝与斜疝的鉴别点。
2. 简述传统疝修补术后的护理措施。

二、病例分析题

王先生，32 岁，农民。5 年前发现右腹股沟区肿块，约 3cm×3cm。2 年来肿块渐增大，可坠入阴囊。肿块突出时感下腹坠胀，隐痛。体检：腹股沟区约 10cm×5cm 肿块，质软，无压痛，回纳后压迫内环，不再出现。

请思考：

（1）该病人最可能的诊断是什么？请列出诊断依据。

（2）该病人主要的护理问题有哪些？

（3）应采取哪些主要护理措施？

书网融合……

本章小结

题库

第二十四章　腹部损伤病人的护理

PPT

学习目标

知识目标：

1. 掌握　腹部实质性脏器和空腔脏器两类损伤的临床特点；腹部损伤的治疗原则和护理措施。
2. 熟悉　诊断性腹腔穿刺术和腹腔灌洗术的目的、意义及抽得液体观察分析要点。
3. 了解　腹部损伤的病因和病理生理；腹部损伤的分类。

技能目标：

学会应用护理程序为腹部损伤病人提供整体护理。

素质目标：

具有救死扶伤的精神及爱伤观念，具备良好的人文关怀及共情能力。

随着我国交通、工业行业的快速发展，车祸伤、施工安全事故引起的腹部损伤发生率也不断升高。由于腹部损伤病情危重，病人多合并脏器破裂、出血性休克等症状，因此准确评估病人的病情状况并采取有效的急救、护理措施是提高病人存活率的关键因素。本章重点介绍腹部实质性脏器和空腔脏器两类损伤的临床特点、治疗原则和护理措施。

案例引导

案例　王先生，25岁。2小时前被刀刺伤腹部后致腹部疼痛，肠管外露，疼痛为持续性钝痛，吸气及活动后加重，不向其他部位放射。专科检查：脐部左侧可见长约2cm不规则裂口，裂口处可见长约30cm小肠外露于腹部，外露小肠扩张、水肿，颜色暗红、无法还纳，腹部压痛，腹肌紧张。体温37.7℃，脉搏90次/分，呼吸28次/分，血压120/70mmHg。

讨论：

1. 该病人目前主要的护理问题是什么？
2. 如何针对该病人的护理问题采取相应的护理措施？

第一节　概　述

腹部损伤（abdominal injury）是常见的外科急症，在平时和战时都较多见，在平时占各种损伤的0.4%～1.8%，在战时占5%～8%。是指各种物理、化学和生物等外源性致伤因素作用于机体，导致腹壁和（或）腹腔内器官完整性受损，同时或相继出现一系列功能障碍。腹部损伤常伴有内脏损伤，伤后2小时内获得正确治疗者，90%有望治愈，随着时间的延迟，死亡率明显增加。因此，早期诊断和及时处理是降低腹部损伤死亡率的关键。

【病因与发病机制】

1. 外在因素　暴力的强度、速度、着力部位、作用方向等外在因素决定了腹部损伤的类型、严重程度、是否涉及内脏、损伤哪类内脏等。

（1）开放性损伤　常由刀刃、枪弹、弹片等利器或火器引起。常见受损内脏依次为肝、小肠、胃、结肠、大血管等。

（2）闭合性损伤　常由于坠落、碰撞、冲击、棍棒、拳打脚踢、挤压等钝性暴力所致。常见受损内脏依次为脾、肾、小肠、肝、肠系膜等。

2. 内在因素　腹部损伤同时也受腹部解剖特点、内脏原有病理情况和功能状态等内在因素影响。

（1）实质性脏器损伤　脾、肾、肝和胰等位置比较固定，组织结构脆弱，血供丰富，受到暴力打击后，比其他内脏器官更容易破裂，尤其是原来已有病理改变者。

（2）空腔脏器损伤　小肠、胃、结肠、膀胱等内脏器官，当上腹受到碰撞、挤压时，胃窦、十二指肠水平部等可被压在脊柱上而发生断裂；上段空肠、末段回肠、粘连的肠管等因比较固定而易受伤；充盈的空腔脏器如饱餐后的胃、未排空的膀胱等比排空者更易破裂。

【临床表现】

由于伤情及致伤因素的不同，腹部损伤后的临床表现存在差异性。创伤较轻者可无明显症状和体征，或仅有受伤部位肿胀、疼痛等；重者可出现腹腔内大出血和腹膜炎，导致休克甚至处于濒死状态。闭合性损伤体表无伤口，容易发生漏诊或误诊。因此，评估病人时，要有整体观念，全面观察病人病情，及时有效地处理病情。

1. 单纯腹壁损伤 症状和体征较轻，表现为受伤部位疼痛，局限性腹壁肿胀、压痛，有时可见皮下瘀斑。合并腹部内脏损伤如为内脏挫伤，可有腹痛或无明显症状。严重者可出现腹腔内出血和（或）腹膜炎临床表现。

2. 腹腔内脏器损伤 腹腔内实质性脏器损伤以内出血为主要表现，空腔脏器损伤以腹膜炎为主要表现。如果两类脏器同时破裂，则可同时有出血性表现和腹膜炎症状。

（1）实质性脏器损伤

1）症状 ①失血性表现：如肝、脾、胰、肾等实质性脏器或大血管损伤时，以腹腔内（或腹膜后）出血为主要表现，病人面色苍白、脉搏加快，严重时脉搏细弱、血压不稳甚至休克。②腹痛表现：呈持续性，多不严重。

2）体征 ①腹膜刺激征：表现为腹部压痛、反跳痛和腹肌紧张。当肝、胰腺等损伤时，因有胆汁沾染腹膜或胰管断裂，胰液溢入腹腔，可出现明显的腹痛和腹膜刺激征。②移动性浊音阳性：多在腹腔内出血晚期出现。③腹部肿块：肝、脾包膜下破裂时，腹部触诊可扪及腹部肿块。④血尿：肾损伤时可出现血尿。

（2）空腔脏器损伤

1）症状 ①腹痛：如胃肠道、胆管、膀胱等破裂或穿孔时，以持续性剧烈腹痛为主要临床表现。②胃肠道症状：恶心、呕吐、便血、呕血等。③感染症状：病人发生腹膜炎后可出现体温升高、脉率增快、呼吸急促等全身感染症状，严重者可出现感染性休克。④失血性表现：与实质性脏器损伤不同，空腔脏器出血量一般不大。

2）体征 ①腹膜刺激征：其程度因进入腹腔的内容物不同而异。通常是胃液、胆汁、胰液刺激性最强，肠液次之，血液最轻。胃、十二指肠或上段空肠损伤时，漏出的消化液（含胃液、胰液及胆汁）对腹膜产生强烈的化学刺激，可引起剧烈的腹痛，出现典型的腹膜炎表现（腹肌紧张、压痛、反跳痛）。下消化道破裂时，漏出的肠液或粪便含细菌较多，引起的化学性刺激较轻，腹膜炎体征出现较晚，程度也较轻，但可造成严重的细菌污染。②气腹征：空腔脏器破裂后可出现该体征，腹腔内游离气体可导致肝浊音界缩小或消失。③腹胀：随着腹膜炎的发展，而后可因肠麻痹而出现腹胀，肠鸣音减弱或消失。

【辅助检查】

1. 实验室检查 实质性脏器破裂出血时，红细胞、血红蛋白、血细胞比容等数值明显下降。空腔脏器破裂时，白细胞计数和中性粒细胞比例可明显上升；胰腺损伤、十二指肠损伤时，多有血、尿淀粉酶值升高；尿常规检查发现血尿是泌尿器官损伤的重要标准。

2. 影像学检查

（1）B超 主要用于实质脏器损伤的诊断，确诊率达90%。有安全、简便、可重复、无创等优点。可提示有无损伤、损伤部位和程度以及周围积血、积液情况。若发现腹腔内积液、积气，则对空腔脏器破裂或穿孔的诊断有帮助。

（2）X线 X线胸片及平卧位腹部平片检查可观察到膈下积气，腹腔游离气体是胃、十二指肠和结肠等破裂的主要诊断依据。立位腹部平片可见膈下新月形阴影。腹膜后积气提示腹膜后十二指肠或结直肠穿孔。右膈肌升高及右下胸肋骨骨折，提示肝破裂的可能。

（3）CT 对软组织和实质性器官的分辨力较高，可以清晰显示肝、脾、肾等实质性脏器的包膜是否完整、大小及形态结构是否正常，有无出血或渗出等，比B超更为准确。对确定实质性脏器损伤的部位、范围和程度有重要诊断价值。

3. 腹腔镜检查 用于难以确诊且疑有腹腔内脏器损伤时，可直接观察损伤脏器的确切部位及损伤程度，判断出血的来源，协助诊断，阳性率可达90%以上。但因CO_2气腹可引起高碳酸血症，抬高膈肌影响呼吸，大静脉损伤时还有发生CO_2栓塞的危险，因此应给予无气腹腔镜检查。

4. 诊断性腹腔穿刺与腹腔灌洗术 诊断阳性率可达90%以上，对判断腹腔内脏有无损伤及损伤的性质有很大帮助。禁忌证：①严重腹腔内胀气。②妊娠中、晚期。③既往腹部手术或炎症史。④躁动不能合作者。

（1）诊断性腹腔穿刺术

1）操作方法 病人向穿刺侧取侧卧位5分钟，以使腹腔内液体充分流至穿刺侧，穿刺点多选择脐和髂前上棘连线的中、外1/3交界处或经脐水平线与腋前线相交处。将有多个侧孔的细塑料管经针管送入腹腔深处，进行抽吸。抽得液体后，应观察其性状（血液、浑浊腹水、胃肠内容物、胆汁或尿液），借以推断哪类脏器受损。必要时做液体的涂片检查。即使穿刺不出液体，也不可排除腹腔内脏器的损伤。

2）穿刺抽得液体的观察和分析 ①若抽出的血液迅速凝固，多系误穿血管或血肿所致。②若为不凝血，提示为实质性脏器或大血管损伤所致的内出血，因腹膜的脱纤维作用使血液不凝固。③若抽出浑浊液体或胃肠内容物，提示有空腔脏器破裂。④若穿刺液中淀粉酶含量增高，提示为胰腺或胃十二指肠损伤。对疑有内脏损伤而腹腔穿刺阴性者，应继续严密观察病情变化，必要时可重复穿刺或改行腹腔灌洗术。

（2）诊断性腹腔灌洗术

1）操作方法 穿刺方法同诊断性腹腔穿刺。经腹腔穿刺置入细塑料管，向腹腔内缓慢灌入 500～1000ml 无菌生理盐水，然后借虹吸作用使腹腔内灌洗液流回输液瓶，取瓶中液体肉眼或在显微镜下检查，必要时涂片、培养或检测淀粉酶含量。此法对诊断腹腔内少量出血更为可靠，有利于早期诊断并提高准确率。

2）腹腔灌洗液的观察与分析　检查结果符合以下任何一项，即为阳性。①灌洗液含有肉眼可见的血液、胆汁、胃肠内容物或证明是尿液。②显微镜下红细胞计数超过 $100\times10^9/L$ 或白细胞计数超过 $0.5\times10^9/L$。③淀粉酶超过 100 索氏单位。④灌洗液中发现细菌。

知识链接

螺旋 CT 扫描在腹部损伤中的应用

目前常见的 CT 分为螺旋 CT 和普通 CT 两种，螺旋 CT 属于普通 CT 的升级版，由于螺旋 CT 扫描时检查床连续单项运动，与病人旋转的轨迹环绕成一个螺旋管形，所以称为螺旋 CT，其可以连续的旋转扫描，不仅提高了扫描速度，而且不局限于某一个层面的数据采集，而是围绕人体一段体积螺旋式地采集数据，可以获得三维信息，增加了信息处理的内容和灵活性。

螺旋 CT 目前在腹部创伤中应用广泛，其借助三维重建技术能够更为立体直观显示腹部损伤情况，具有更高的分辨率，因此对于细微性损伤以及隐蔽性损伤诊断更具有优势。但也有研究指出，螺旋 CT 检查在胰腺损伤、肠系膜损伤以及空腔脏器损伤诊断方面更具有优势，而在脾损伤、肝损伤以及肾损伤的诊断方面，B 超更具有优势，因此临床可以根据具体的情况选择合适的方法，或者进行联合检查以提高诊断准确率。

【治疗原则】

1. 急救处理　首先抢救生命，如窒息、心搏骤停、大出血、开放性或张力性气胸等。对已发生休克者迅速建立静脉通道，及时补液、输血。有开放性损伤者，及时妥善处理伤口后迅速转送至医院进行抢救。有肠管脱出者，用消毒或清洁器皿或用生理盐水浸湿的干净纱布覆盖保护，适当包扎后送医院抢救，勿现场还纳于腹腔，以防污染腹腔。

2. 非手术治疗　适用于暂时不能确定有无腹腔内器官损伤者；已证实为轻度实质性脏器损伤，生命体征稳定者。

（1）防治休克　是重要的治疗环节。已发生休克的内出血病人要积极处理，力争将收缩压维持在 90mmHg 以上，为手术作好准备。若经过积极的抗休克治疗仍无改善，提示腹腔内有进行性大出血，应在抗休克同时尽快剖腹探查并止血。

（2）抗感染　应用广谱抗生素，预防或治疗可能存在的腹腔内感染，尤其是空腔脏器破裂者需遵医嘱应用足量抗生素。

（3）禁饮、禁食、胃肠减压　疑有空腔脏器破裂或明显腹胀时立即行胃肠减压，并禁饮禁食，给予静脉营养支持。

（4）镇静、镇痛　对腹痛剧烈的病人，在诊断明确的前提下可给予镇静或镇痛药物。

3. 手术治疗

（1）适应证　①已经确诊为腹腔内脏器破裂者。②腹痛或腹膜刺激征进行性加重者。③肠鸣音逐渐减弱、消失或有明显腹胀者。④胃肠道出血不易控制者。⑤膈下有游离气体，或腹腔穿刺抽出不凝固血液、胆汁或胃肠内容物者。⑥红细胞计数进行性下降者。⑦血压由稳定转为不稳定甚至下降者。⑧全身情况有恶化趋势，出现口渴、烦躁、脉快或体温上升者。

（2）手术方式　①剖腹探查：剖腹探查手术是治疗腹腔内脏器损伤的关键。包括全面探查、止血、修补、切除，彻底清除腹内残留的液体和异物；生理盐水冲洗腹腔，污染严重的部位应反复冲洗。手术完成时，根据需要放置引流管或双套管行负压吸引。②腹腔镜探查：其损伤比剖腹探查小。但由于 CO_2 气腹可引起高碳酸血症和因抬高膈肌而影响呼吸，大静脉损伤时有发生 CO_2 栓塞的危险，应尽量选取无气腹腔镜探查方法。

【护理评估】

（一）术前评估

1. 健康史

（1）一般情况　评估病人年龄、性别、婚姻状况、职业等基本情况。

（2）受伤史　评估本次受伤的时间、地点，受伤的部位，受伤时的姿势，伤情，致伤物的性质及暴力的方向和强度，受伤至就诊之间的病情变化，就诊前采取急救措施及效果。

（3）既往史　了解有无高血压、糖尿病、心脑血管疾病及腹部手术史等。有无酗酒和吸烟史。

2. 身体状况

（1）症状与体征　评估腹部损伤后是否发生腹痛及腹痛的特点、部位、持续时间、伴随症状、腹膜刺激征程度及范围；评估腹壁有无伤口及伤口部位、大小，有无内脏脱出；评估腹部有无移动性浊音，肝浊音界是否缩小或消失，肠蠕动是否减弱或消失，直肠指诊有无阳性发现。评估生命体征；评估病人有无面色苍白、脉搏细弱、血压不稳等早期休克征象，评估是否合并胸部、颅脑、四肢及其他部位损伤。

（2）辅助检查　有无X线、B超、CT、腹腔镜、腹腔穿刺或灌洗液检查等的异常发现。

3. 心理－社会状况　评估病人及家属有无紧张、恐惧心理。对突发的腹部损伤及可能伴有的出血、腹部疼痛、内脏脱出等情况的心理承受能力，以及经济承受能力；评估病人及家属对其损伤后的治疗及可能发生的并发症的认知情况以及家庭经济状况。

（二）术后评估

1. 手术情况　了解手术、麻醉的方式与效果，术中出血、补液、输血情况和术后诊断。

2. 身体状况　评估病人术后生命体征是否平稳，腹部体征、切口愈合及胃肠减压和腹腔引流情况，营养状况是否得以维持或改善等。评估病人术后有无出血性休克、腹腔感染、腹腔脓肿等并发症。评估红细胞计数、白细胞计数、血红蛋白、血细胞比容、血清电解质和肌酐等有无异常等。

3. 心理－社会状况　了解病人和家属术后有无恐惧、焦虑情绪；康复训练和早期活动是否配合；对预防并发症相关健康教育知识的掌握情况。

【常见护理问题】

1. 体液不足　与腹部损伤导致腹腔内大出血、腹膜炎症渗出、呕吐及禁食等有关。

2. 急性疼痛　与腹部损伤及漏出的消化液刺激腹膜等有关。

3. 恐惧　与意外损伤的打击和担心预后有关。

4. 潜在并发症　休克、受损器官再出血、腹腔感染、腹腔脓肿等。

【护理目标】

1. 病人体液平衡能得到维持，生命体征平稳。
2. 病人腹痛缓解或得到控制，舒适感增加。
3. 病人恐惧程度缓解或消失，情绪稳定。
4. 病人未发生并发症或并发症被及时发现和处理。

【护理措施】

（一）急救护理

根据病人病情的轻重缓急，做好急救护理。①心肺复苏：对于呼吸心搏骤停的病人立即行心肺复苏，保持呼吸道通畅。②处理张力性气胸：配合医师于患侧锁骨中线第2肋间行胸腔穿刺排气。③止血：迅速采取止血措施。④补液：迅速建立2条以上有效的静脉输液通路，遵医嘱输液输血。⑤腹部伤口处理：有开放性腹部损伤者，应根据情况妥善处理伤口。如伴有腹腔内脏器脱出，可用消毒碗覆盖保护，切忌还纳；如有匕首等尖锐器具刺入腹腔，切忌立即拔除，可用无菌敷料将器具包绕。在整个急救过程中应密切观察病情变化。

（二）非手术治疗护理/术前护理

1. 心理护理　主动关心病人，向病人解释病情变化，可能出现的症状和体征及预后，使病人能正确认识疾病的发展过程，缓解其紧张、焦虑情绪，使病人能积极配合治疗。

2. 观察病情　每15～30分钟测定一次生命体征；每30分钟进行一次腹部评估，注意腹痛、腹膜刺激征的程度和范围变化；每30～60分钟进行静脉血实验室检查一次，测定红细胞计数、白细胞计数、血红蛋白和血细胞比容，以判断有无活动性出血。准确记录24小时出入量。密切关注腹腔穿刺液或灌洗液性质和检验结果。

3. 休息与体位　绝对卧床休息，不随便搬动病人，待病情稳定后可改为半卧位。

4. 禁食、禁灌肠、胃肠减压　胃肠道穿孔或肠麻痹者应禁食、胃肠减压。禁食期间及时补充液体，防止水、电解质和酸碱平衡失调。待肛门排气后，可拔除胃肠减压管，进流质饮食。怀疑肠破裂者禁止灌肠，以防肠内容物进一步漏出，加重病情。

5. 维持体液平衡　补充足量的平衡盐溶液、电解质等，防治水、电解质紊乱，纠正酸碱平衡失调，维持有效循环血量，使收缩压升至90mmHg以上。

6. 预防感染　遵医嘱应用广谱抗生素，预防和治疗腹腔内感染。

7. 镇静镇痛　诊断未明确前，禁用吗啡类镇痛药；诊断明确者，可视病情给予镇静解痉药或镇痛药。

8. 术前准备　若出现下列情况之一者，应高度警惕有腹内脏器损伤，要立即报告医生，并做好手术术前准备：①受伤早期就出现失血性休克表现者。②持续性腹痛，进行性加重，并伴恶心、呕吐者。③腹部出现移动性浊音者。④有明显的腹膜刺激征者。⑤肝浊音界缩小或消失，有气腹表现者。⑥便血、呕血或尿血者。⑦直肠指检时，触痛明显、有波动感或指套染血者。

（三）术后护理

1. 观察病情　严密观察病人生命体征、尿量和中心静脉压的变化，及时做好记录。观察腹部伤口和手术切口情况，注意腹部症状和体征的变化，发现异常情况，及时告知医师，并积极配合处理。

2. 体位与活动　全麻未清醒者取平卧位，头偏向一侧，保持呼吸道通畅。全麻清醒或硬膜外麻醉术后平卧6

小时后血压、脉搏平稳，改为半卧位，以利于引流和感染局限，减轻腹部肌肉张力，有利切口愈合。早期协助病人床上翻身、活动肢体等。若病请许可，鼓励早期离床活动，以促进胃肠蠕动恢复，减轻腹胀，预防术后肠粘连。

3. 禁食、胃肠减压 术后早期继续禁食和胃肠减压，术后2~3天肠功能恢复、拔除胃肠减压管后，可进流质饮食，并根据病情逐渐改为半流质及软食，注意高热量、高蛋白等营养素的补充。

4. 维持体液平衡 术后禁食期间仍需静脉补充足量的液体，纠正和预防水、电解质及酸碱失衡，准确记录24小时出入量。

5. 营养支持与抗感染 术后给予营养支持，继续应用抗生素，控制腹腔内感染。同时，注意保持切口敷料清洁、干燥，有渗血、渗液时及时更换，若发现感染征象，及时处理。

6. 引流管的护理

（1）胃肠减压的护理 ①妥善固定胃肠减压装置，保持通畅。观察引流液的颜色、性质和量，并记录24小时引流液总量。②观察胃肠减压后肠功能恢复情况，一般术后48~72小时，肠蠕动逐渐恢复，肛门有排气，无腹胀、肠鸣音恢复后，可拔除胃管。③每日口腔护理2次，定时清洁鼻腔。④长期使用胃管的病人，应每周更换胃管1次。⑤保持病室适宜的温度和湿度。

（2）腹腔引流的护理 ①妥善固定引流管和引流袋，防止脱出、受压或扭曲。定时挤捏引流管保持引流通畅。观察引流液的颜色、性质和量，准确记录24小时引流量。②引流袋保持无菌，普通引流袋每日更换1次，抗反流型引流袋2~3天更换1次，严格无菌操作，防止感染。③注意观察引流管周围皮肤有无红、肿、破损，引流液是否外漏或渗出。④正确连接各引流装置，有多根腹腔引流管时，应标明各引流管的名称或作用，以免混淆，便于护理。⑤当引流液减少、颜色澄清、病人体温及白细胞计数恢复正常，可考虑拔管。

7. 并发症的护理

（1）受损器官再出血 ①体位：多取平卧位，严禁随意搬动病人。②观察：密切观察并记录病人的生命体征、神志、面色和末梢循环情况，观察腹痛的性质与持续时间、辅助检查结果的变化。若病人腹痛缓解后又突然加剧，并伴有烦躁、面色苍白、肢端温度下降、呼吸及脉搏增快、血压不稳或下降等表现；腹腔引流管间断或持续引流出鲜红血液；血常规检查示血红蛋白和血细胞比容等降低，常提示腹腔内有活动性出血，应立即通知医生并协助处理。③建立静脉通路，迅速扩充血容量及抗休克，在输血、输液的同时做好腹部急诊手术准备。

（2）腹腔脓肿 ①体位：病人术后取平卧位，麻醉清醒、生命体征平稳后取半卧位，有利于腹腔残留液体流入盆腔，避免膈下脓肿形成。若膈下已形成较小的脓肿，协助病人取半卧位。②观察：剖腹探查术后数日，若病人体温持续不退或下降后又升高，白细胞计数和中性粒细胞比例明显升高，伴有腹痛、腹胀、呃逆、直肠或膀胱刺激症状时，多提示腹腔脓肿形成。若腹腔引流管引流出较多浑浊液体或有异味等，常提示腹腔内已发生感染，应及时报告医生并协助处理。③预防和控制感染：合理使用抗生素；有较大脓肿时多采用经皮穿刺置管引流或手术切开引流；盆腔脓肿较小或未形成脓肿时可采用物理治疗方法（利用超短波治疗、离子透入、微波治疗等产生的温热良性刺激促进盆腔局部的血液循环，促进炎症吸收和消退）或用40~43℃温水保留灌肠等疗法；并给予高蛋白、高热量、高维生素饮食或肠内外营养治疗。

（四）健康教育

1. 急救知识 注意安全加强劳动保护、安全生产、安全行车、遵守交通规则，避免意外损伤。普及各种急救知识，当发生意外损伤时，能进行简单的自救或急救。告知病人若发生腹部损伤，无论伤情轻重，都应及时就诊并请专科医务人员全面诊查，以免贻误诊治。

2. 复诊指导 出院后要遵医嘱定期复查，若有腹痛、腹胀及肛门停止排气、排便等不适，及时就诊。

【护理评价】

1. 病人有无发生体液不足或体液失衡是否得到及时发现和纠正。

2. 病人腹痛是否缓解或消失。

3. 病人的恐惧程度是否缓解或消失，情绪是否稳定，是否配合各项治疗和护理。

4. 病人是否发生损伤部位的再出血和腹腔脓肿等并发症，或发生时是否得到及时发现与处理。

第二节 常见脏器损伤

一、脾损伤

脾是腹腔脏器最易受损的器官之一。脾损伤（splenic injury）占各种腹部损伤的40%~50%，在腹部闭合性损伤中占20%~40%，在腹部开放性损伤中占10%左右。合并有血吸虫、疟疾、淋巴瘤等慢性病理改变的脾更易破裂。

【病因】

1. 开放性损伤 由刀刃、枪弹等锐器导致。

2. 闭合性损伤 由高空坠落、挤压、碰撞、暴力打击、冲击等钝性暴力导致。

【分类】

根据病理解剖分型，脾破裂分为3类。

1. 中央型破裂 脾脏实质内部破裂，局限性出血，形成血肿，易被漏诊。

2. 被膜下破裂 脾实质周边破裂，易被漏诊。

3. 真性破裂 脾脏实质和被膜同时破裂，占脾破裂的85%。

【临床表现】

1. 血肿形成 中央型破裂和被膜下破裂因被膜完整，出血量受到限制，无明显内出血征象而在临床上不易被发现，可形成血肿最终被吸收，不做影像学检查易漏诊。

2. 失血性表现 真性破裂出血量大，尤其裂口邻近脾门者，有撕裂脾蒂的可能，一旦发生，病人可迅速发生出血性休克甚至来不及抢救而死亡。少数中央型血肿可因并发感染而形成脓肿。有些血肿，特别是被膜下血肿。可因轻微外力的影响胀破被膜或血凝块脱落而突然转为真性破裂大出血，使诊治措手不及。此种情况常发生在伤后2周，也有延迟至数月以后者，应警惕。

3. 腹痛 持续性腹痛，同侧肩部牵涉痛，疼痛程度不严重，腹膜刺激征多不明显。

【辅助检查】

1. 影像学检查 X线检查可见左横膈抬高表现；B超检查可明确脾破裂的程度；CT比B超检查更为精确，通过观察脾包膜是否完整、大小及形态结构有无异常，左上腹有无血肿和积血，可较为准确地判断有无损伤及损伤的严重程度。

2. 实验室检查 红细胞计数、血红蛋白以及血细胞比容有不同程度的下降。

【治疗原则】

1. 非手术治疗 一般中央型破裂、被膜下破裂者，无休克表现，影像学检查证实破裂比较局限、表浅、未合并其他腹腔脏器损伤时，可采取非手术治疗。主要措施包括绝对卧床休息至少1周，禁食、禁饮、胃肠减压，静脉补液、输血、维持体液平衡，止血、镇痛、预防感染等，并做好随时手术准备。非手术治疗过程中，如发现继续出血或病情恶化，则立即施行手术治疗。

2. 手术治疗 真性脾破裂者原则上应在抗休克的同时紧急手术治疗。根据伤情不同确定不同手术方法，包括脾切除术、脾部分切除术和脾修补术。

【护理措施】

脾切除术后早期常见的并发症是出血，应密切观察病人生命体征、意识、尿量等变化，发现异常及时报告并协助处理。常见护理问题和护理措施参见本章第一节。

二、肝损伤

肝损伤（liver rupture）在腹部损伤中占20%～30%，右肝破裂较左肝多见。有肝硬化与慢性病变时其发生率更高。肝损伤的致病因素、病理类型、临床表现都与脾损伤极为相似。

【病因】

主要是右上腹受到暴力或锐器伤；肝硬化与肝慢性病变。

【分类】

1. 肝破裂 肝被膜和实质均裂伤，为真性破裂。

2. 被膜下血肿 实质裂伤，但被膜完整。张力较大的被膜下血肿，也可能突然转为真性破裂，引起迟发性急性内出血。

3. 中央型肝破裂 肝深部实质裂伤，伴或不伴被膜裂伤。易发展为继发性肝脓肿。

【临床表现】

1. 失血性表现 与肝脏破裂的程度和出血量多少有关，有活动性出血以及较深的全层破裂或碎裂可出现失血性休克。肝破裂后的血液有时可能通过胆管进入十二指肠而出现黑便或呕血。

2. 腹痛 呈持续性，有同侧肩部牵扯痛，一般不严重，如有胆汁溢入腹腔，则腹痛和腹膜刺激征较脾破裂更明显。

3. 继发性脓肿 肝内或被膜下血肿的继发性感染可形成肝脓肿，引发全身感染征象。

【辅助检查】

1. 影像学检查 B超和CT检查可明确肝破裂的程度。

2. 实验室检查 红细胞计数、血红蛋白以及血细胞比容有不同程度的下降。

3. 腹腔穿刺 可抽出不凝血。

【治疗原则】

以手术治疗为主。全身抗休克和及时恰当的手术处理是两大关键。

1. 非手术治疗 轻度肝实质裂伤，或血流动力学指标稳定、收缩压90mmHg以上、脉搏在100次/分以下，或经补充血容量后保持稳定者，可在严密观察下进行非手术治疗，治疗时间一般不少于1周。

2. 手术治疗 补充血容量后生命体征仍不稳定或需大量输血才能维持血压者，需手术治疗；手术方式取决于损伤部位和程度。主要有清创缝合术、肝动脉结扎术、肝切除术、纱布填塞法等。

【护理措施】

肝损伤术后5～10天常发生胆瘘并发症，应注意观察病情变化，保持腹腔引流管通畅，如发现有胆汁样液体流出，立即报告医师并协助处理。其他护理措施参见本章第一节。

三、胰腺损伤

胰腺损伤（pancreatic injury）占腹部损伤的1%～2%。胰腺损伤后常并发胰液漏或胰瘘。因胰液腐蚀性很强，又影响消化功能，故胰腺损伤总死亡率高达20%。

【病因】

常系上腹部强力挤压、暴力直接作用于脊柱所致。损伤常在胰的颈部、体部。由于胰腺位置深而隐蔽，早期不易发现。

【临床表现】

胰腺损伤或破裂后，胰液可经网膜孔进入腹腔，致弥漫性腹膜炎，出现上腹部压痛和腹肌紧张，有些病人伴有肩部放射痛。单纯胰腺钝性伤无明显临床表现，易被延误诊断。部分病人漏出的胰液被局限在网膜囊内，直到形成具有纤维壁的胰腺假性囊肿时才被发现。

【辅助检查】

1. 实验室检查　腹腔液和血清淀粉酶升高对该诊断有一定参考价值。但并非胰腺创伤所特有，上消化道穿孔也会有类似表现。且胰腺损伤也可无淀粉酶升高。

2. 影像学检查　B超可发现胰腺周围积血、积液。诊断不明而病情稳定者可做CT检查，能显示胰腺轮廓是否完整及周围有无积血、积液，有助于胰腺损伤的诊断。

【治疗原则】

凡上腹部创伤，都应考虑到胰腺损伤的可能。高度怀疑或诊断为胰腺损伤、有明显的腹膜刺激征者，应立即手术治疗。原则是全面探查，彻底清创、止血，合理切除胰腺、控制胰腺外分泌，处理合并伤，充分引流。充分而有效的腹腔及胰周引流是保证手术效果和预防术后腹腔积液、继发出血、感染和胰瘘等并发症发生的重要措施。可同时使用烟卷引流（在纱布引流条外层包裹一层橡胶片，形成类似香烟式的引流条进行引流）及双套管负压吸引，烟卷引流可在数日后拔除，胶管引流则应维持10天以上。手术方法取决于损伤部位和程度，主要有缝合修补术、部分切除术、远端与空肠Roux－en－Y吻合术、胰头十二指肠切除术等。

【护理措施】

胰腺损伤术后5～7天有发生胰瘘风险，应保持腹腔引流管通畅，监测腹腔引流液中淀粉酶的含量，同时注意观察病人的症状与体征，及时发现并处理。其他护理措施参见本章第一节。

四、胃、十二指肠和小肠损伤

腹部闭合性损伤时胃很少受累，只在饱腹时偶可发生，占腹部创伤的3.16%。十二指肠的大部分位于腹膜后，十二指肠损伤（duodenal injury）的发生率比胃损伤（gastric injury）低，占整个腹部创伤的1.16%；小肠损伤（small intestine injury）发生损伤的机会较多，因为小肠占据着中、下腹的大部分空间，占腹部闭合性损伤的5%～15%。

【病因】

上腹或下胸部的穿透伤则常导致胃损伤，且常伴有肝、脾、横膈及胰腺等损伤。胃镜检查、吞入锐利异物也可引起穿孔，但很少见。十二指肠损伤部位多见于降部及水平部（50%以上）。由于十二指肠损伤的诊断和处理存在不少困难，一旦损伤，死亡率和并发症发生率都相当高。战时的死亡率在40%，平时的死亡率为12%～30%。早期死因主要是严重合并伤，后期死因主要是诊断不及时和处理不当引起十二指肠瘘致感染、出血和衰竭。

【临床表现】

胃、十二指肠损伤时，胃肠液流入腹腔都可引起剧烈腹痛和明显的腹膜炎体征。但有其各自不同的特点。

1. 胃损伤　若损伤未波及胃壁全层或为单纯性后壁损伤时，可无明显症状体征。若全层破裂，则立即出现剧烈腹痛及腹膜刺激征，肝浊音界消失，膈下有游离气体，胃管引流出血性物。

2. 十二指肠损伤　位于腹腔内部分的十二指肠损伤可有胰液和胆汁流入腹腔而早期出现明显的腹膜刺激征。若损伤发生在腹膜后，早期症状体征常不明显，但可出现以下临床表现。①右上腹及腰部持续性疼痛且进行性加重，可向右肩和右睾丸放射，但无腹膜刺激征。②右上腹及右腰部有明显固定压痛。③腹部体征相对轻微而全身情况不断恶化。④部分病人可有血性呕吐物，要高度警惕腹膜后感染。

3. 小肠损伤　小肠损伤后，如在早期即产生明显的腹膜炎，一般较易诊断。部分病人小肠裂口不大，或穿破后被食物残渣、纤维蛋白甚至突出的黏膜所堵塞，可能无弥漫性腹膜炎的表现。

【辅助检查】

1. 影像学检查　腹部X线平片可见腰大肌轮廓模糊，

有时可见腹膜后呈花斑状改变（积气）并逐渐扩展。胃管内注入水溶性碘剂可见外溢。

2. 诊断性腹腔穿刺和腹腔灌洗 准确率可达90%以上。

3. 实验室检查 红细胞计数、血红蛋白和血细胞比容下降提示有大量出血；白细胞计数增多提示有感染。

4. 腹腔镜探查 可准确地对腹腔内脏器进行探查，但不适用于血流动力学不稳定的病人。

【治疗原则】

全身抗休克治疗和及时得当的手术处理是关键。一旦确诊为胃、十二指肠和小肠损伤，应立即手术治疗。包括术中彻底探查、清理腹腔、根据具体伤情修复受损脏器。

1. 胃损伤 手术探查包括胃前、后壁，注意前、后壁是否同时穿透，还要特别注意检查大小网膜附近，以防遗漏小的破损，一般裂口可直接缝合，若广泛损伤则行部分切除术。

2. 十二指肠损伤 手术时应仔细探查十二指肠附近的组织，避免遗漏十二指肠腹膜后的破裂。手术方式包括十二指肠破裂口修补或破裂口与空肠吻合、十二指肠空肠Roux－en－Y吻合术、十二指肠憩室化手术等。

3. 小肠损伤 手术时应对整个小肠和系膜进行细致系统的探查，即使系膜血肿不大也应切开检查，以免遗漏小的穿孔。手术方式有小肠修补术和部分小肠切除吻合术，以简单修补为主。有以下情况时，则应采用部分小肠切除吻合术：①裂口较大或裂口边缘部肠壁组织挫伤严重者。②小段肠管有多处破裂者。③肠管大部分或完全断裂者。④肠系膜损伤影响肠管血液循环者。⑤肠管严重挫伤、血供障碍者。⑥肠壁内或系膜缘有大血肿者。术后给予补液、抗感染、营养支持等对症治疗。

【护理措施】

胃、十二指肠和小肠破损后，胃肠内容物与消化液漏入腹腔易发生腹腔感染，术后应密切观察腹部体征及体温变化，遵医嘱应用抗生素。其他护理措施参见本章第一节。

五、结、直肠损伤

结肠损伤（colon injury）发病率仅次于小肠，占腹部损伤的10%～22%。直肠损伤（rectal injury）较少见，但由于直肠内粪便含菌量高，损伤后极易发生感染等并发症。

【病因】

结、直肠损伤多由开放性损伤引起。

【临床表现】

因结肠内容物液体成分少而细菌含量多，故腹膜炎出现较晚，但较严重。一部分结肠位于腹膜后，受伤后容易漏诊，常导致严重的腹膜后感染。直肠损伤时，如损伤部位为腹膜反折之上，其临床表现与结肠破裂基本相同，如损伤部位为腹膜反折之下，则将引起严重的直肠周围间隙感染。

【辅助检查】

X线检查易发现膈下游离气体，结合受伤后有便血可诊断。其他检查如腹腔穿刺、腹腔镜探查、实验室检查也有助诊断。

【治疗原则】

1. 结肠损伤 由于结肠壁薄、血液供应差、含菌量大，故结肠破裂的治疗不同于小肠破裂。除少数裂口小、腹腔污染轻、全身情况好的病人可以考虑一期修补或一期切除吻合外（限于右半结肠），大部分病人均先采用肠造口术或肠外置术处理，待3～4周病情好转后，再关闭瘘口。对较严重的损伤做一期修复后，可加做近端结肠造口术，以确保肠内容物不再进入远端，保证良好愈合。

2. 直肠损伤 治疗原则是早期彻底清创，修补直肠破损、行转流性结肠造瘘和直肠周围间隙彻底引流。如损伤在腹膜返折之上，应剖腹进行修补，并行乙状结肠双腔造口术，2～3个月后闭合造口。如损伤在腹膜返折之下，应充分引流直肠周围间隙以防感染扩散，并行乙状结肠造口术，使粪改道直至直肠伤口愈合。

【护理措施】

结、直肠损伤术后应做好肠造口护理；密切观察病人腹部体征及排便情况。其他护理措施参见本章第一节。

（王　颖）

目标检测

答案解析

一、简答题

1. 简述诊断性腹腔穿刺术穿刺抽得液体的观察和分析要点。

2. 简述腹部实质性脏器损伤和空腔性脏器损伤的临床表现。

二、病例分析题

罗先生，35岁，因“腹部刀伤伴伤口出血2小时”入院。病人于2小时前饮酒后与他人发生争执，被对方用刀刺伤右上腹部，伤口出血不止，腹痛剧烈，面色苍白，肢端发凉，急诊入院。体格检查：体温 36.6℃，脉搏 102 次/分，血压 105/75mmHg，呼吸 26 次/分。右上腹壁有长约 5cm 的裂口，仍不断出血，腹部拒按，全腹压痛、反跳痛、肌紧张，肝区叩痛阳性，移动性浊音阳性，肠鸣音消失。腹腔穿刺抽出不凝固血液并混有胆汁。诊断为肝破裂。

请思考：

（1）诊断为肝破裂的依据包括哪些？

（2）肝破裂引起上腹剧痛的原因是什么？

（3）进行病情观察时，应重点关注哪些内容？

书网融合……

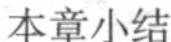

本章小结

题库

第二十五章　急性化脓性腹膜炎病人的护理

学习目标

知识目标：

1. 掌握　急性化脓性腹膜炎的临床表现及护理措施。

2. 熟悉　急性化脓性腹膜炎的病因、分类及治疗原则；膈下脓肿和盆腔脓肿的临床特点。

3. 了解　急性化脓性腹膜炎的病理生理。

技能目标：

1. 熟练掌握胃肠减压、腹腔引流管的护理技能。

2. 学会应用护理程序为腹膜炎病人提供整体护理。

素质目标：

具备良好的人文关怀及共情能力，耐心、细致并尊重病人。

腹膜炎是腹膜和腹膜腔受到细菌感染、化学性物质刺激或物理损伤等引起的炎症。其分类按病因可分为细菌性和非细菌性两类；按发病机制可分为原发性和继发性两类；按病程可分为急性、亚急性和慢性三类；按病变累及范围可分为弥漫性和局限性两类。急性化脓性腹膜炎是外科最常见的急腹症，本章重点介绍急性化脓性腹膜炎病人的护理。

案例引导

案例　刘先生，32 岁，既往有胃溃疡病史，前一晚与朋友聚餐后，次日突发上腹部剧烈疼痛，伴恶心、呕吐，呕吐物为胃内容物。查体：病人呈痛苦面容，体温 37.5℃，脉搏 90 次/分，呼吸 28 次/分，血压 140/80mmHg，腹部膨隆，上腹压痛明显，有反跳痛和腹肌紧张。血常规：白细胞计数 13×10^9/L，中性粒细胞比值 74%，X 线检查可见膈下游离气体。

讨论：

1. 该病人可能发生了什么？依据有哪些？

2. 目前主要的护理诊断/问题是什么？

3. 针对该病人的护理问题采取哪些护理措施？

第一节　急性化脓性腹膜炎

急性化脓性腹膜炎是由需氧菌、厌氧菌以及二者混合等化脓性细菌引起的腹膜和腹膜腔的急性炎症。临床上的急性腹膜炎（acute peritonitis）多见于继发性化脓性腹膜炎（acute suppurative peritonitis），占腹膜炎 98%。

【病因】

1. 继发性腹膜炎（secondary peritonitis）　是由各种原因所致的腹腔内脏器破裂穿孔或坏死等对腹腔造成的直接污染。①腹腔内脏器破裂、穿孔、外伤引起的腹壁或内脏破裂，如胃十二指肠溃疡穿孔、肝破裂伴肝内胆管损伤、肠扭转致肠坏死、肿瘤或其他原因所致的肠梗阻合并穿孔等。②腹腔内脏器炎症扩散，如急性阑尾炎、急性胰腺炎等，含有细菌的渗出液在腹腔内扩散引起腹膜炎，也是急性继发性腹膜炎的常见原因。③其他，如腹部手术中的腹腔污染、吻合口漏等。致病菌主要是胃肠道内的常驻菌群，以大肠埃希菌最多见，其次是厌氧拟杆菌、链球菌、变形杆菌等。因多为混合性感染，故毒性较强（图 25－1）。

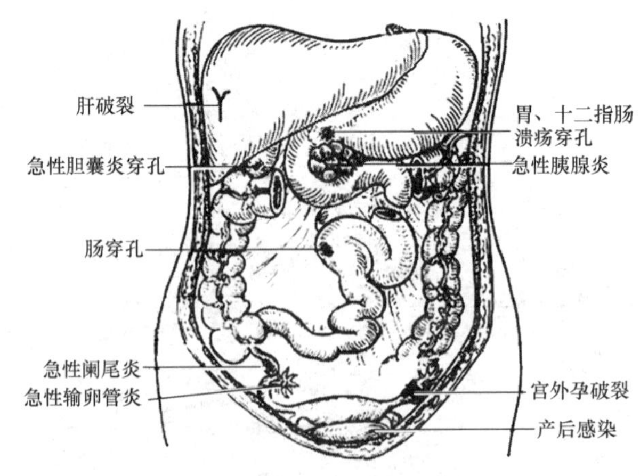

图 25－1　继发性腹膜炎常见的病因

2. 原发性腹膜炎（primary peritonitis）　是指腹腔内无原发病灶，致病菌经血行传播、上行感染、直接扩散或透壁性感染等途径播散至腹膜腔引起的炎症，又称自发性腹膜炎。较少见，占腹膜炎的2%。可发生在任何年龄，但多见于抵抗力低下的儿童，成人伴有全身疾病、抵抗力降低时亦可发生，如肾病或猩红热、肝硬化伴腹水等病人。致病菌多为溶血性链球菌、肺炎双球菌或大肠埃希菌。原发性腹膜炎感染范围大，这与细菌的种类及脓液的性质有关。

【病理生理】

（一）病理生理过程

1. 局部反应 当腹膜受到胃肠内容物和细菌刺激时，迅速发生充血、水肿，并渗出大量液体，以稀释腹腔内毒素。渗出液中含大量中性粒细胞、吞噬细胞，加上坏死组织、细菌和凝固的纤维蛋白，使得渗出液变浑浊成为脓液。

2. 全身反应

（1）水、电解质、酸碱平衡紊乱 腹腔大量渗液及肠管在脓液中浸泡引起的肠麻痹，一方面导致膈肌上移，影响呼吸循环功能；另一方面可引起水、电解质、酸碱平衡紊乱。

（2）休克 大量毒素的吸收和低血容量可引起感染性休克和低血容量性休克。

（二）腹膜炎的结局

腹膜炎发生后，其转归取决于两方面：一是病人全身和腹膜局部的防御能力；二是污染细菌的毒力、数量、持续时间。

1. 炎症消散或局限 年轻、体壮、抵抗力强、病变轻者，大网膜粘连、包裹病灶，使炎症局限化，形成局限性腹膜炎，渗出物逐渐被吸收，炎症消散，自行修复而痊愈。若脓液未能完全吸收而积聚于膈下、肠袢间或盆腔等处，并由肠袢、网膜或肠系膜等粘连包裹，与游离腹膜腔隔开，形成腹腔脓肿（abdominal abscess），如膈下脓肿、肠间隙脓肿或盆腔脓肿（图25-2）。

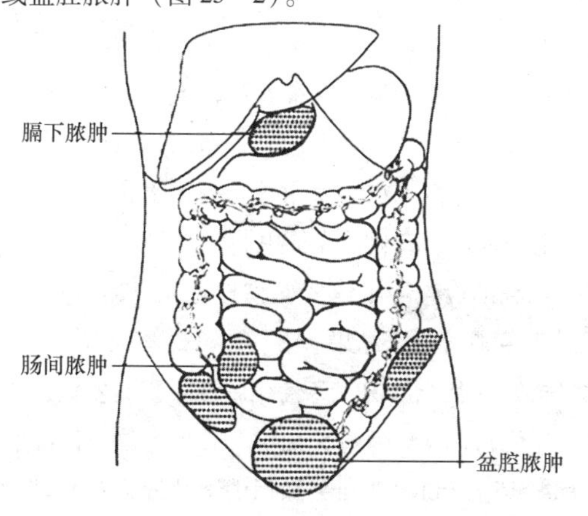

图25-2 腹腔脓肿的常见部位

2. 炎症扩散 细菌及其产生的毒素可刺激机体细胞的防御机制，激活多种炎性介质，引起全身炎症反应。细菌入侵、毒素吸收可引起水、电解质、酸碱失衡，严重时引起感染性和低血容量性休克。

3. 粘连性肠梗阻 腹膜炎治愈后，腹腔内多有不同程度的粘连，大多数粘连无不良后果。部分粘连可导致肠管扭曲或形成锐角，使肠管狭窄引起机械性肠梗阻。

【临床表现】

因病因不同，腹膜炎临床表现有所差异。

1. 症状

（1）腹痛 是最主要的症状。疼痛的程度与病因、炎症的轻重、年龄及身体状况等有关。腹痛一般为持续性剧烈腹痛，常难以忍受。深呼吸、咳嗽、变换体位时疼痛加剧，因此病人多不愿改变体位。疼痛一般始于原发病灶，且此处疼痛最为显著，随炎症扩散而蔓延至全腹。

（2）恶心、呕吐 为早期常见症状。腹膜受到刺激，可引起反射性恶心、呕吐，吐出物多为胃内容物。当发生麻痹性肠梗阻时，呕吐为溢出性，可吐出黄绿色胆汁，甚至棕褐色粪水样内容物。

（3）体温、脉搏变化 骤然发病者，开始时正常，之后因毒素吸收常有体温增高、脉搏加快。原有炎性病变者，如阑尾炎病人，继发腹膜炎之前体温已升高，继发腹膜炎后更高。但年老、体弱者体温可不升高。若脉搏增快而体温下降，是病情恶化的征象之一。

（4）全身感染中毒症状 病人可出现高热、脉速、呼吸浅快、口干、大汗等。随病情进展，可出现脱水、代谢性酸中毒及休克表现。

2. 体征

（1）视诊 腹部膨胀，腹式呼吸减弱或消失。腹胀加重是病情恶化的重要标志。

（2）触诊 腹部压痛、反跳痛和腹肌紧张，是腹膜炎的标志性体征，称为腹膜刺激征。以原发病灶所在部位最明显。腹肌紧张程度随病因和机体状况不同而异。胃肠和胆囊穿孔时胃液和胆汁的强烈刺激可引起强烈的腹肌收缩，甚至呈“板状腹”。幼儿、老人或极度衰弱者，腹肌紧张可不明显，容易被忽视。

（3）叩诊 因胃肠胀气，腹部叩诊呈鼓音。当胃、十二指肠并发穿孔时，溢出的气体可积聚于膈下，肝浊音界缩小或消失。当腹腔内积液较多时可叩出移动性浊音。

（4）听诊 肠鸣音减弱，当出现肠麻痹时，肠鸣音可能完全消失。

（5）直肠指检 若直肠前窝饱满、有触痛，提示盆腔已有感染或形成盆腔脓肿。

【辅助检查】

1. 实验室检查 白细胞计数及中性粒细胞比例增高。病情危重或机体反应能力低下者，白细胞计数可不升高，仅有中性粒细胞比例增高，甚至出现中毒颗粒。

2. 影像学检查

（1）X 线 腹部立位 X 线平片见多个气液平面，是肠麻痹征象。胃肠穿孔时多可见膈下游离气体。

（2）B 超 显示腹腔内有不等量的积液。

（3）CT 有助于腹腔内实质性脏器病变的诊断及腹腔内液体量评估。临床检查辅以 CT 检查诊断准确率可达 95%。

3. 诊断性腹腔穿刺及腹腔灌洗 根据穿刺液或灌洗液的颜色、气味、浑浊度，做涂片、细菌培养及淀粉酶测定等，协助判断。

【治疗原则】

积极处理原发病灶，消除引起腹膜炎的病因；清理和引流腹腔渗出物，控制炎症扩散，预防炎症复发。

1. 非手术治疗 对病情较轻或病程较长已超过 24 小时，且腹部体征已减轻或炎症已有局限化趋势者，或伴有严重心、肺等脏器疾病不能耐受手术者，可行非手术治疗。非手术治疗也可作为手术前的准备。

具体措施：①体位，病情许可，取半卧位，利于炎症局限和引流。休克病人取平卧位或中凹卧位。②禁食和持续胃肠减压。③积极补液，纠正水、电解质紊乱。④应用抗生素，根据细菌培养及药敏结果选择抗生素。⑤补充热量或提供营养支持。⑥对症处理，镇静、镇痛和吸氧等。

2. 手术治疗 绝大多数继发性腹膜炎需要及时行手术治疗。

（1）适应证 经非手术治疗 6～8 小时后（一般不超过 12 小时）无效者；腹腔内原发病严重，如胃肠道穿孔、胆囊穿孔、绞窄性肠梗阻、腹腔内脏器损伤破裂或胃肠道手术后短期内吻合口瘘所致的腹膜炎；腹腔内炎症较重，有大量积液，出现严重的肠麻痹或中毒症状特别是合并休克者；腹膜炎病因不明且无局限趋势者。绝大多数继发性腹膜炎需要及时手术治疗。

（2）手术原则 ①积极处理原发病：根据导致腹膜炎的病因不同采取不同的手术方式，如阑尾切除术、肠坏死切除术等。②彻底清洁腹腔：开腹后吸净腹腔内的脓液及渗出液，清除食物残渣、粪便、异物等。并用甲硝唑及生理盐水冲洗腹腔至清洁。③充分引流：术后在病灶附近及最低点放置引流管，如硅胶管、乳胶管或双腔引流管等，将腹腔内的残余液体和持续产生的渗液引流出体外，以防止发生腹腔脓肿。感染严重者，可放置两根以上引流管，术后可行腹腔灌洗。

（3）术后处理 继续禁食和胃肠减压、静脉补液、营养支持，合理应用抗生素并保证腹腔引流通畅。密切观察病情变化，积极防治并发症。

知识链接

腹腔感染的外科治疗时机

早期明确诊断并及时干预有助于降低腹腔感染病人的病死率，干预延迟可致不良预后。在确诊腹腔感染后应尽快控制感染源，非重症病人应在 24 小时之内完成。对存在脓毒症或脓毒症性休克的病人，需在更短时间窗内干预，同时进行复苏并稳定循环、留取血培养标本并针对性使用广谱抗菌药物，一旦循环稳定，病因明确，应尽快控制感染源。

部分病人可推迟或免予外科干预，如局限的急性结肠憩室炎、单纯性阑尾炎、部分局限性上消化道穿孔等；对于急性重症胰腺炎合并胰腺无菌性坏死，建议推迟至发病 4 周后再行外科干预。上述病人一旦抗感染治疗无效或病情进行性加重，均应尽快采取措施控制感染源。

【护理评估】

（一）术前评估

1. 健康史

（1）一般情况 了解病人年龄、性别、婚姻状况、职业等。儿童应了解近期有无呼吸道和泌尿道感染病史、营养不良或其他导致抵抗力下降的因素。

（2）既往史 询问既往有无胃、十二指肠溃疡病史，慢性阑尾炎发作史以及其他腹腔脏器疾病和手术史；近期有无腹部外伤史。

2. 身体状况

（1）症状与体征 了解腹痛发生的时间、部位、程度、性质、范围及其伴随症状等；了解有无压痛、反跳痛、腹肌紧张及其程度和范围，肠鸣音有无减弱或消失，有无移动性浊音等。了解病人精神状态、生命体征、饮食和活动情况。有无感染性中毒反应，如寒战、高热、脉速、呼吸浅快、面色苍白、口唇发绀等。有无水、电解质、酸碱平衡紊乱的表现，有无休克征象。

（2）辅助检查 了解实验室检查、腹部 X 线、B 超、CT 及腹腔穿刺等检查结果。

3. 心理－社会状况 急性化脓性腹膜炎发病急、病情危重，评估病人发病后有无焦虑、恐惧情绪，询问病人和家属对本病治疗和护理相关知识的了解程度和心理承受能力，以及家庭对手术的经济承受能力等。了解病人对医院环境的适应情况等。

（二）术后评估

1. 手术情况　评估病人麻醉方式与效果、手术方式、术中情况、原发病变部位及类型。重点了解腹腔引流管放置的部位、作用，引流液的性状及引流情况等。

2. 身体状况　评估病人生命体征是否平稳，切口愈合情况，胃肠减压及腹腔引流是否通畅，营养状况是否得以维持或改善等。评估病人术后有无发生切口感染、腹腔脓肿及肠粘连等并发症。

3. 心理－社会状况　了解病人和家属有无恐惧、焦虑情绪，对术后康复相关知识的掌握情况。

【常见护理诊断/问题】

1. 急性疼痛　与壁腹膜受炎症反复刺激、手术创伤有关。

2. 体温过高　与腹膜炎毒素吸收有关。

3. 体液不足　与腹腔内大量渗出、高热、禁食及胃肠减压等体液丢失有关。

4. 焦虑　与病情严重、担心术后康复与预后有关。

5. 潜在并发症　腹腔脓肿、切口感染、肠粘连。

【护理目标】

1. 病人腹痛、腹胀等不适程度减轻或消失。
2. 病人感染得以控制，体温逐渐降至正常范围。
3. 病人水、电解质、酸碱平衡得以维持或体液失衡能得到及时发现和处理。
4. 病人情绪稳定，能积极配合治疗和护理。
5. 病人未发生并发症或并发症得到及时发现和处理。

【护理措施】

（一）术前护理

1. 心理护理　做好病人及其家属的安慰、解释工作，讲解有关腹膜炎的病因、治疗和护理知识，减轻焦虑情绪，使病人积极配合治疗和护理。

2. 体位　如病情许可，病人取半卧位。该体位有利于积液引流和感染局限，可减少毒素吸收，预防膈下感染；同时避免腹胀所致的膈肌抬高，减轻腹胀对呼吸和循环的影响；使腹肌松弛，减轻腹胀引起的不适。休克病人取平卧位或中凹卧位。尽量减少搬动以减轻疼痛。鼓励病人常活动下肢，预防下肢深静脉血栓形成。

3. 观察病情　密切监测生命体征、腹部症状和体征、尿量等变化。若出现腹膜炎的症状体征或原有病情加重迹象，应立即通知医师并协助处理。

4. 禁食和胃肠减压　目的是抽出胃肠道内容物和气体，减少消化道内容物继续流入腹腔，改善胃肠壁血运，利于炎症局限和吸收，促进胃肠道蠕动的恢复。禁食期间做好口腔护理。

5. 维持体液平衡　迅速建立静脉通道，遵医嘱补液，纠正水、电解质及酸碱失衡。准确记录24小时出入液量，维持每小时尿量达30～50ml，保持液体出入量平衡。必要时输血或血浆，以维持有效循环血容量。长期禁食者采用胃肠外静脉高营养，以增加机体抵抗力，促进康复。

6. 控制感染　继发性腹膜炎多为混合性感染，应根据细菌培养及药敏结果选择广谱抗生素。注意观察药效和不良反应。

7. 对症治疗　高热者，及时物理或药物降温。对诊断明确而腹痛剧烈的病人，可用镇痛药。根据病人情况，给予氧气吸入。

（二）术后护理

1. 体位与活动　术后全麻未清醒者给予去枕平卧位，头偏向一侧，以免呕吐引起窒息，保持呼吸道通畅；全麻清醒或硬膜外腔阻滞麻醉者平卧6小时，生命体征平稳后，可改半卧位；病情许可，鼓励病人早期下床活动。

2. 禁食、胃肠减压　术后早期继续禁食并持续胃肠减压。当肠蠕动恢复，肛门排气后，拔除胃管，逐步恢复进食。对行胃肠切除吻合术者，进食时间应根据病情酌情推迟。禁食期间应加强口腔护理，预防并发症。

3. 观察病情　术后定时监测生命体征变化；密切观察并记录24小时出入量，尤其是尿量的变化；动态观察腹部症状和体征的变化，特别是压痛、腹胀有无加剧。观察术后切口及引流管情况等。

4. 营养支持　术后根据病人情况及早给予肠内、肠外营养支持，提高术后机体创伤修复和防御能力。

5. 维持体液平衡　遵医嘱合理补充水、电解质，必要时补充全血、血浆等，维持水、电解质及酸碱平衡。

6. 并发症的护理　急性化脓性腹膜炎的主要并发症是腹腔脓肿和切口感染，其措施如下。

（1）抗感染　继续合理应用抗生素，以有效控制腹腔内残余感染。

（2）切口护理　保持切口干燥，有渗血或渗液时应及时更换敷料。观察切口愈合情况，及早发现切口感染的征象。

（3）充分引流　①妥善固定：正确连接引流装置，固定引流管和引流袋（瓶），防止引流管脱出、受压或扭曲。②正确标识：有多根腹腔引流管时，贴上标签注明各引流管的名称和放置的位置，以免混淆。③保持引流通畅：定时挤捏引流管以防血凝块和脓痂堵塞，对负压引流者及时调整负压，维持有效引流。如发现引流量突然减少，病人感腹胀伴发热，要及时检查引流管有无阻塞或脱落，并协助医师处理。④准确记录：记录24小时引流液的性状、颜色、量、气味等。还应观察引流管周围皮肤有无红、肿、破溃，引流液是否外漏或渗出。⑤保持无菌：更换引流袋（瓶）及敷料时，应严格无菌操作。普通引流袋（瓶）每日更换1次，防回流引流袋每周更换2～3次。先消毒引流管口再接引流袋，并保持引流管、引流袋始终低于置管处，防止逆行感染。⑥拔管：当引流液量＜10ml/d、颜色澄清、病人体温及白细胞计数恢复正常，无腹膜炎症状和体征后，可通知医师考虑拔管。拔管后还需观察局部有无渗液、渗血情况。

（三）健康教育

1. 疾病预防 加强疾病的预防宣教，有消化系统疾病者应及时治疗。

2. 饮食指导 向病人及家属解释禁食、胃肠减压的重要性。当病情允许进食后，从流质开始，逐渐过渡到普食，少量多餐，进食营养丰富易消化的高蛋白、高热量及高维生素食物，促进手术创伤的修复和切口愈合。

3. 康复指导 告知术后半卧位、早期活动的重要性，鼓励病人卧床期间进行床上翻身、肢体活动，待体力恢复后尽早下床活动，促进肠蠕动恢复，防止肠粘连。保持排便通畅，预防便秘、腹胀。合理安排休息与活动，继续促进身体恢复，防止术后肠粘连。遵医嘱定期门诊复查。

4. 自我观察 若出现恶心、呕吐、腹痛、腹胀及肛门停止排气、排便等不适或原有腹部疾病症状加重，应立即就诊。

【护理评价】

1. 病人腹痛、腹胀是否有所减轻或消失。

2. 病人腹腔内感染有否得到控制，体温是否降至正常。

3. 病人水、电解质、酸碱失衡或休克是否得以纠正，生命体征是否平稳。

4. 病人焦虑、恐惧是否减轻。

5. 病人有无发生腹腔脓肿，切口感染等并发症；若发生，是否得到及时发现和积极处理。

第二节　腹腔脓肿

脓液在腹腔内积聚，由肠袢、内脏、网膜或肠系膜等粘连包围，与游离腹腔隔离，形成腹腔脓肿（abdominal abscess）。一般继发于急性化脓性腹膜炎或腹腔内手术，原发性感染少见。腹腔脓肿分为膈下脓肿、盆腔脓肿等，可为一个或数个。多位于原发病灶附近，以膈下脓肿及盆腔脓肿多见。

一、膈下脓肿

膈下脓肿（subphrenic abscess）是指脓液积聚于一侧或两侧膈肌下、横结肠及其系膜的间隙内，以右膈下脓肿多见。可发生在1个或2个以上的间隙内。

【病因与病理】

平卧位时，膈下部位最低，急性腹膜炎时，腹腔内的脓液易积聚于此。此外，细菌亦可经门静脉和淋巴系统到达膈下。约70%急性腹膜炎病人经手术或药物治疗后，腹腔内的脓液被完全吸收；30%的病人则发生局限性脓肿。脓肿的位置与原发病有关，十二指肠溃疡穿孔、阑尾炎穿孔、胆囊及胆管化脓性感染，其脓液常积聚在右膈下。胃穿孔、脾切除术后感染，脓肿常发生在左膈下。

感染早期或脓肿较小时，采用非手术治疗可被吸收；较大脓肿可因长期感染、全身中毒症状重，而使病人衰竭。此外，膈下感染可引起反应性胸腔积液或蔓延到胸腔引起胸膜炎，亦可穿破膈肌引起脓胸。个别病人还可穿透消化道管壁引起消化道反复出血或内瘘，如肠瘘或胃瘘。机体抵抗力低下的病人可扩散发生脓毒症。

【临床表现】

膈下脓肿临床特点是全身症状明显而局部症状隐匿。

1. 症状

（1）全身症状　发热，初为弛张热，脓肿形成后呈持续高热或中等程度的持续发热。脉率加快，舌苔厚腻。逐渐出现乏力、衰弱、盗汗、厌食、消瘦等表现。

（2）局部症状　常在近中线肋缘下或剑突下有持续性钝痛，深呼吸时疼痛加重。可出现颈肩部牵涉痛。脓肿刺激膈肌可引起呃逆。膈下感染波及胸膜和肺时，可出现咳嗽、气促、胸痛、胸腔积液等表现。由于大量抗生素治疗，病人局部症状多不典型。

2. 体征 季肋区叩痛，严重时患侧局部皮肤有凹陷性水肿，皮肤温度升高。右膈下脓肿可使肝浊音界扩大，患侧胸部下方听诊闻及呼吸音减弱或消失。

【辅助检查】

1. 实验室检查 血常规检查示白细胞计数升高、中性粒细胞比例增高。

2. 影像学检查 胸部X射线检查可见患侧膈肌升高，随呼吸活动受限或消失。肋膈角模糊或有积液，膈下可见占位阴影。少数脓肿腔内含有气体，可有液气平面。B超或CT检查对膈下脓肿确诊价值较大。

3. 脓肿穿刺 可在超声引导下行诊断性穿刺、抽脓、冲洗脓腔、注入抗生素治疗等。

【治疗原则】

1. 非手术治疗　感染早期，脓肿尚未形成时，可采用非手术治疗。通过补液、营养支持及大剂量抗生素控制感染等支持治疗，必要时输血或血浆。

2. 手术治疗　一旦脓肿形成，可采用穿刺引流或切开引流。①经皮穿刺置管引流术，可在局麻下实施，创伤小、一般不污染游离腹腔，引流效果较好。适用与体壁靠近的、局限性单房脓肿。经此法治疗后，80%的膈下脓肿可治愈，已成为膈下脓肿治疗的主要方法。②较大脓肿则必须及时经腹前壁肋缘下部或后腰部切开引流。

【护理措施】

（一）术前护理

1. 心理护理　做好病人及其家属的安慰、解释工作，讲解疾病相关知识，减轻焦虑情绪，使病人积极配合治疗和护理。

2. 观察病情　密切监测生命体征，若出现病情加重症状，应立即通知医师并协助处理。

3. 维持体液平衡　遵医嘱补液，纠正水、电解质及酸碱失衡。

4. 控制感染　应根据细菌培养及药敏结果选择广谱抗生素。注意观察药效和不良反应。

5. 对症治疗　根据病人病情，给予降温或氧气吸入。

（二）术后护理

1. 体位与活动　病情许可，鼓励病人早期下床活动。

2. 观察病情　穿刺引流或切开引流术后定时监测生命体征变化；观察术后切口及引流管情况等。

3. 营养支持及体液平衡　术后根据病人情况及早给予营养支持，促进病人恢复。遵医嘱合理补充水、电解质。

4. 抗感染　继续合理应用抗生素，以有效控制残余感染。

（三）健康教育

1. 疾病预防　加强疾病的预防宣教，有膈下脓肿症状应及时治疗。

2. 饮食指导　根据病情少量多餐，进食营养丰富易消化的高蛋白、高热量及高维生素食物，促进疾病恢复。

3. 康复指导　告知病人术后半卧位、早期活动的重要性，鼓励病人卧床期间进行床上翻身、肢体活动，待体力恢复后尽早下床活动，促进肠蠕动恢复，防止肠粘连。

二、盆腔脓肿

盆腔处于腹腔最低位，腹腔内的炎性渗出物及脓液易积聚于此而形成盆腔脓肿（pelvic abscess）。因盆腔腹膜面积较小，吸收毒素能力较低，故全身中毒症状较轻。常发生在急性腹膜炎治疗过程中，如阑尾穿孔或结直肠手术后。

【临床表现】

盆腔脓肿临床特点表现为局部症状明显而全身中毒症状较轻。

1. 症状　病人出现体温先降后升，脉速，伴有里急后重、排便次数增多而量减少、黏液便、尿频或排尿困难等典型的直肠或膀胱刺激症状，常提示有盆腔脓肿的可能。

2. 体征　腹部检查多无阳性发现。直肠指检时可发现肠管括约肌松弛，直肠前壁饱满、有触痛，有时有波动感。已婚女性病人可进行阴道检查，盆腔炎性肿块或脓肿还可经后穹窿穿刺，有助于诊断和治疗。

【辅助检查】

下腹部超声及经直肠或阴道超声检查均有助于明确诊断。必要时可行CT检查，可明确脓肿的位置及大小。

【治疗原则】

盆腔脓肿较小或未形成时，多采用非手术治疗。应用抗生素、辅以热水坐浴、41～43℃温热盐水保留灌肠和物理透热疗法等，多数病人的脓液能消散、吸收。但脓肿较大者须手术治疗，经直肠前壁或已婚女性可经阴道后穹窿切开引流。

【护理措施】

（一）术前护理

1. 心理护理　做好病人及其家属的安慰、解释工作，讲解疾病相关知识，减轻焦虑情绪，使病人积极配合治疗和护理。

2. 观察病情　密切监测生命体征，若出现病情加重症状，应立即通知医师并协助处理。

3. 维持体液平衡　遵医嘱补液，纠正水、电解质及酸碱失衡。

4. 控制感染　应根据细菌培养及药敏结果选择广谱抗生素。注意观察药效和不良反应。

（二）术后护理

1. 观察病情　切开引流术后定时监测生命体征变化；观察术后切口及引流管情况等。

2. 饮食护理　根据病情少量多餐，进食营养丰富、易消化的食物。

3. 维持体液平衡　遵医嘱合理补充水、电解质。

4. 控制感染　合理应用抗生素，以有效控制感染。

（三）健康教育

1. 康复指导　合理安排休息与活动，继续促进身体恢复。遵医嘱定期门诊复查。摄入高蛋白、高热量、高维生素、易消化饮食。保持排便通畅，预防便秘、腹胀。

2. 自我观察 若出现里急后重、排便次数增多而量减少、黏液便、尿频或排尿困难等典型的直肠或膀胱刺激症状，应立即就诊。

（武江华）

答案解析

目标检测

一、简答题

1. 简述腹膜炎术后保证腹腔充分引流的措施。
2. 简述急性化脓性腹膜炎的治疗原则。

二、病例分析题

李先生，26岁，2小时前，餐后突然出现上腹部刀割样疼痛，迅速波及全腹，伴出冷汗、恶心、呕吐，呕吐物为胃内容物。体格检查：体温36.9℃，脉搏104次/分，呼吸24次/分，血压80/50mmHg，急性面容，面色苍白，全腹肌紧张，腹部压痛、反跳痛，肝浊音界消失，移动性浊音（+）。血常规：白细胞计数12×10^9/L，中性粒细胞比值84%。

请思考：

（1）引起病人临床表现的可能原因是什么？

（2）目前存在的主要护理问题有哪些？

（3）目前的护理措施有哪些？

书网融合……

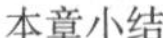

本章小结

题库

第二十六章　胃十二指肠疾病病人的护理

PPT

学习目标

知识目标：

1. 掌握　胃十二指肠溃疡、胃癌的病因、临床表现、治疗原则、护理措施。

2. 熟悉　胃十二指肠溃疡穿孔、瘢痕性幽门梗阻、胃十二指肠溃疡大出血的病因、临床表现、治疗原则、护理措施。

3. 了解　胃十二指肠疾病的病理生理、辅助检查。

技能目标：

1. 熟练掌握胃肠减压、肠内营养的护理。

2. 学会应用护理程序为胃十二指肠围手术期病人提供整体护理。

素质目标：

1. 具有较好的职业素养及专业素质。

2. 具备良好的人文关怀及共情能力。

胃十二指肠疾病是外科常见病，包括胃十二指肠溃疡、胃十二指肠溃疡的并发症、胃癌。其中，胃癌是常见恶性肿瘤之一，死亡率居恶性肿瘤的第二位。这些疾病不仅影响胃肠道功能，也会引起酸碱平衡失调、电解质紊乱、休克、感染、消瘦等全身功能紊乱，也会对其心理产生较大影响。本章重点介绍胃十二指肠溃疡及各种并发症、胃癌的临床表现以及围术期护理。

案例引导

案例　王先生，57 岁，病人 3 个月前无明显诱因下出现上腹部饱胀，持续时间不长，可自行缓解，食欲较前明显减退，体重 3 个月下降 5kg 左右。既往史：9 年前在内镜下行胃息肉切除术。体格检查：T 36.7℃，P 78 次/分，R 19 次/分，BP 126/75mmHg。腹部平坦，未见胃肠型及蠕动波，腹软，无压痛、反跳痛，腹部叩诊呈鼓音，肠鸣音正常。胃镜示：胃体下部大弯前壁可见一不规则溃疡，约 3cm×4cm 大小，周围黏膜增生。

讨论：

1. 该病人目前主要的护理问题及手术后可能面临的问题有哪些？

2. 如何针对该病人的护理问题采取相应的护理措施？

第一节　胃十二指肠溃疡

一、概述

胃十二指肠溃疡（gastroduodenal ulcer）是指胃和十二指肠局限性圆形或椭圆形全层黏膜缺损。因溃疡的形成与胃酸－蛋白酶的消化作用有关，又称消化性溃疡（peptic ulcer）。胃溃疡（gastric ulcer，GU）多发生在胃小弯的胃角处，十二指肠溃疡（duodenalulce，DU）多发生在球部。随着消化内镜技术的不断完善、制酸药和抗幽门螺杆菌药物的使用，溃疡病的诊断及治疗发生了很大变化。外科治疗主要针对溃疡的并发症和胃溃疡恶变，如急性穿孔、出血、幽门梗阻或药物治疗无效等情况。

【病因】

胃十二指肠溃疡病因较复杂，是多因素综合作用的结果，主要原因包括幽门螺旋杆菌感染、胃酸分泌异常和黏膜防御机制的破坏。

（1）幽门螺杆菌（helicobacter pylori，Hp）感染　与消化性溃疡的发病密切相关。95% 以上的十二指肠溃疡与近 80% 的胃溃疡病人中检查出 Hp 感染；其中有 1/6 的 Hp 感染者发展为消化性溃疡。Hp 感染破坏了胃黏膜上皮细胞，影响胃黏膜功能，引起胃酸分泌增加，损害胃酸分泌调节机制是导致胃十二指肠溃疡的重要原因。胃窦部 HP 感染刺激局部胃泌素的释放，加重胃黏膜损伤。

（2）胃酸分泌异常　溃疡只发生在经常与胃酸接触的黏膜处。胃酸过多的情况下，激活胃蛋白酶，可使胃十二指肠黏膜发生“自身消化”。十二指肠溃疡可能与迷走神经张力及兴奋性过度增高有关，亦可能与壁细胞数增多以及壁细胞对促胃液素、组胺、迷走神经刺激的敏感性增高有关。

（3）胃黏膜屏障破坏　非甾体抗炎药、肾上腺皮质激素、胆汁酸盐、酒精、咖啡因等均可破坏胃黏膜屏障，引起胃黏膜水肿、出血、糜烂，甚至溃疡。长期使用非甾体抗炎药者胃溃疡的发生率显著增高。

（4）其他因素　包括遗传、熬夜、吸烟、咖啡和心理压力等。

【病理生理】

1. 胃十二指肠溃疡　本病属慢性溃疡，多为单发。胃溃疡多发生于胃小弯，以胃角多见，胃窦部与胃体也可见，胃大弯、胃底少见。十二指肠溃疡主要发生在球部，球部以下的溃疡称为球后溃疡。典型的胃十二指肠溃疡呈圆形或椭圆形，可深达黏膜下层。若溃疡向深层侵蚀，可引起出血或穿孔。幽门处较大溃疡愈合后形成瘢痕可导致幽门梗阻。

2. 胃十二指肠溃疡并发症

（1）胃十二指肠溃疡穿孔　是活动期胃十二指肠溃疡向深部侵蚀、穿破浆膜的结果。急性穿孔后，具有强烈刺激的消化液和食物进入腹腔，引起化学性腹膜炎并逐渐转变为化脓性腹膜炎。病情严重者可出现休克。

（2）胃十二指肠溃疡大出血　因溃疡基底血管受侵蚀并导致破裂的结果。病人过去多有溃疡病史，近期可有服用非甾体抗炎药、疲劳、饮食不规律等诱因。

（3）瘢痕性幽门梗阻　常见于十二指肠球部溃疡和Ⅱ型、Ⅲ型胃溃疡。溃疡引起幽门梗阻的机制有幽门痉挛、炎性水肿和瘢痕3种，前2种情况是暂时性和可逆的，无需外科手术。瘢痕性幽门梗阻属永久性，需要手术解除。由于胃内容物潴留引起呕吐，导致体液丢失，发生脱水、低钾低氯性碱中毒。

【临床表现】

1. 胃溃疡　腹痛多于餐后0.5～1小时开始，持续1～2小时后消失。进食后疼痛不能缓解，有时反而加重，服用抗酸药物疗效不明显。腹痛的节律性不如十二指肠溃疡明显。压痛点位于剑突与脐间的正中线或略偏左。胃溃疡经抗酸治疗后常容易复发。除易发生大出血、急性穿孔等严重并发症外，约有5%胃溃疡可发生恶变。

2. 十二指肠溃疡　上腹部或剑突下烧灼痛或钝痛，主要为餐后延迟痛（餐后3～4小时）、饥饿痛或夜间痛，服用抗酸药物或进食能使疼痛缓解或停止。脐部偏右上方可有压痛。腹痛具有周期性发作的特点，秋冬季或冬春季好发。十二指肠溃疡每次发作时，症状持续数周后缓解，间歇1～2个月再发。若缓解期缩短，发作期延长，腹痛程度加重，则提示溃疡病变加重。

【辅助检查】

1. 内镜检查　胃镜检查是确诊胃十二指肠溃疡的首选检查方法，可明确溃疡部位，并可在直视下取活组织做幽门螺旋杆菌检测及病理学检查。

2. 影像学检查　X线钡餐检查可发现胃十二指肠溃疡部位有一周围光滑、整齐的龛影或十二指肠球部变形。对于穿透性溃疡或穿孔，CT可以发现穿孔周围组织炎症、包块、积液，对于游离气体的显示优于立位胸片，口服造影剂，CT可显示出胃壁中断及穿孔周围组织渗出、增厚等。同时，对幽门梗阻也有鉴别意义。

3. 诊断性腹腔穿刺　胃十二指肠溃疡急性穿孔临床表现不典型的病例，必要时可行腹腔诊断性穿刺检查以帮助诊断，穿刺抽出液可含胆汁或食物残渣。

【治疗原则】

无严重并发症的胃十二指肠溃疡一般采取内科药物治疗，外科手术治疗主要针对胃十二指肠溃疡的严重并发症进行治疗。

1. 非手术治疗

（1）一般治疗　包括养成规律的饮食作息习惯、劳逸结合，戒烟、戒酒，少饮浓茶、咖啡，避免精神高度紧张等。

（2）药物治疗　使用根除Hp、抑制胃酸分泌及保护胃黏膜等的药物。必要时遵医嘱使用抗生素、给予肠外营养支持。

2. 手术治疗

（1）适应证　胃溃疡常伴有慢性胃炎，幽门螺杆菌感染率高，溃疡愈合后胃炎依然存在，停药后溃疡常复发，且有5%的恶变率。因此，临床上对胃溃疡手术治疗指征较宽，适应证主要有：①包括抗Hp措施在内的严格内科治疗无效的顽固性溃疡，如溃疡不愈合或短期内复发者。②发生溃疡出血、瘢痕性幽门梗阻、溃疡穿孔及溃疡穿透至胃壁外者。③溃疡巨大（直径>2.5cm）或高位溃疡。④胃十二指肠复合性溃疡。⑤溃疡不能排除恶变或已经恶变者。十二指肠溃疡手术治疗仅用于发生穿孔、内科无法控制的出血、瘢痕性幽门梗阻以及内科正规治疗无效的顽固性溃疡。

（2）手术方式　胃大部切除术（subtotal gastrectomy）是治疗胃十二指肠溃疡及其并发症的首选术式。胃大部切除术的范围是胃远端2/3～3/4，包括部分胃体、胃窦部、幽门和十二指肠球部的近胃部分。胃大部切除术治疗溃疡的原理是：①切除胃窦部，减少G细胞分泌的促胃液素所引起的体液性胃酸分泌。②切除大部分胃体，减少分泌胃酸、胃蛋白酶的壁细胞和主细胞数量。③切除溃疡本身及溃疡的好发部位。胃大部切除术后胃肠道重建的基本方式包括胃十二指肠吻合或胃空肠吻合。胃大部切除术后消化道重建的基本方式包括以下三种。

1）毕（Billroth）Ⅰ式胃大部切除术　即在胃大部切除后将残胃与十二指肠吻合（图26－1），多适用于胃溃疡。其优点是重建后的胃肠道接近正常解剖生理状态，胆汁、胰液反流入残胃较少，术后因胃肠功能紊乱而引起的并发症亦较少；缺点是有时为避免残胃与十二指肠吻合口的张力过大致使切除胃的范围不够，增加了术后溃疡复发机会。

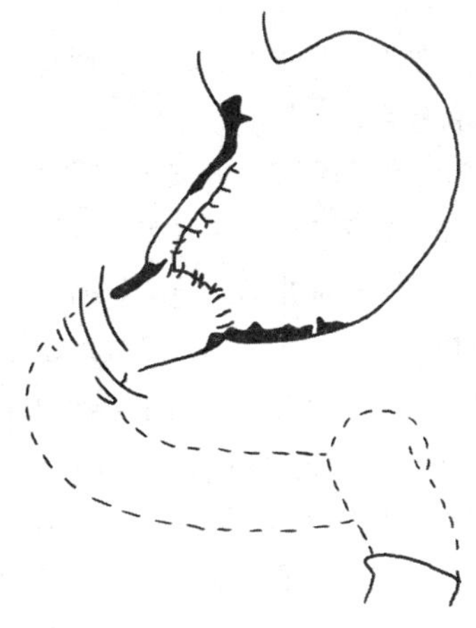

图26－1　毕Ⅰ式胃大部切除术

2）毕（Billroth）Ⅱ式胃大部切除术　即胃大部切除后，残胃与空肠吻合，十二指肠残端关闭（图26－2）。适用于各种胃十二指肠溃疡，特别是十二指肠溃疡者。十二指肠溃疡切除困难时可行溃疡旷置。该术式的优点是即使胃切除较多，胃空肠吻合口也不致张力过大，术后溃疡复发率低；缺点是吻合方式改变了正常的解剖生理关系，胆汁、胰液流经胃肠吻合口，术后发生胃肠道功能紊乱的可能性较毕Ⅰ式多。

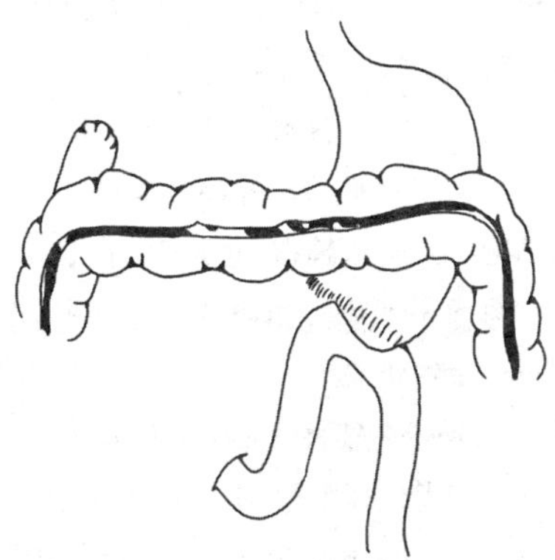

图26－2　毕Ⅱ式胃大部切除术

3）胃大部切除后胃空肠Roux－en－Y式吻合术　即胃大部切除后关闭十二指肠残端，在距Treitz韧带10～15cm处切断空肠，将残胃和远端空肠吻合，距此吻合口以下45～60cm处将空肠与空肠近侧断端吻合（图26－3）。此术式可防止术后胆胰液进入残胃。

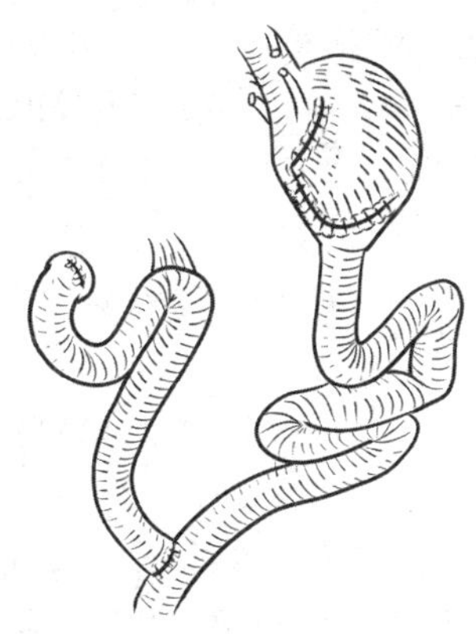

图26－3　胃空肠Roux－en－Y式吻合

【护理评估】

（一）术前评估

1. 健康史

（1）一般情况　包括性别、年龄、职业、饮食习惯、治疗及用药情况，特别是非甾体抗炎药如阿司匹林、吲哚美辛等。了解病人既往有无溃疡病史及胃手术病史等。

（2）既往史　了解有无其他部位手术治疗史；有无传染病史；有无其他伴随疾病，如糖尿病、冠心病、高血压等，有无药物过敏史。

（3）家族史　了解家族中有无胃十二指肠疾病病人。

2. 身体状况

（1）症状与体征　了解腹痛的规律；有无呕血、黑便等症状；有无腹膜刺激征；病人的生命体征是否平稳；有无感染或休克的表现；是否有水、电解质失衡及营养不良。

（2）辅助检查　了解各项检查结果，如胃镜、X线钡剂检查的结果等，判断溃疡发生状况，以及病人各脏器功能状况。

3. 心理－社会状况　了解病人对疾病的认知程度；情绪是否稳定；对手术的接受程度等。了解家属对病人的关心程度、支持力度及家庭经济承受能力等。

（二）术后评估

1. 手术情况　了解病人手术经过，包括麻醉方式、手术方式，术中出血量、补液量和性质及输血量，放置引流管的目的、数目、位置等。

2. 身体状况　了解生命体征、切口、胃肠减压及引流情况；肠蠕动恢复情况及进食情况；是否有并发症发生，如出血、吻合口瘘、术后梗阻等。

3. **心理－社会状况** 了解病人术后的心理反应。病人和家属是否配合术后治疗、护理、饮食、活动及相关康复知识的掌握情况。

【常见护理诊断/问题】

1. **急性疼痛** 与胃十二指肠黏膜受侵蚀、胃十二指肠溃疡穿孔后消化液对腹膜的强烈刺激以及手术创伤有关。

2. **体液不足** 与溃疡急性穿孔后腹腔内大量渗出及呕吐等致体液大量丢失、胃十二指肠溃疡大出血致血容量降低、幽门梗阻致大量呕吐以及围术期禁食、禁饮有关。

3. **营养失调：低于机体需要量**与摄入不足、禁食和手术创伤有关。

4. **焦虑/恐惧** 与突发胃十二指肠溃疡穿孔、大出血有关。

5. **潜在并发症** 出血、感染、十二指肠残端破裂、吻合口瘘、胃排空障碍、术后梗阻、倾倒综合征、低血糖综合征等。

【护理目标】

1. 病人疼痛减轻或消失。
2. 病人水、电解质平衡得以维持，未发生酸碱失衡。
3. 病人营养状况改善。
4. 病人自述焦虑、恐惧减轻或消失。
5. 病人术后未发生并发症，或并发症得到及时发现和处理。

【护理措施】

（一）非手术治疗护理/术前护理

1. **饮食护理** 给予高蛋白、高维生素、高热量、易消化饮食，少量多餐，避免粗糙、辛辣等刺激性食物。术前1天进流质饮食，术前12小时禁食、禁饮。

2. **静脉补液** 建立多条静脉通路，必要时行深静脉穿刺输液。根据医嘱维持水、电解质和酸碱平衡，静脉补充肠外营养液、输血或其他血制品，以纠正营养不良、贫血和低蛋白血症，合理使用抗生素以预防和控制感染等。

3. **术前准备** 协助做好各项检查、皮肤准备、药物过敏试验，交叉配血、血型鉴定，术前用药等。

4. **心理护理** 了解病人对手术的认知程度及心理状态，理解关心病人，缓解其紧张、恐惧情绪，解释相关的疾病和手术知识，增强病人的信心。

（二）术后护理

1. **观察病情** 严密监测生命体征，包括血压、脉搏、呼吸、体温，每30分钟1次，病情平稳后延长间隔时间。同时观察病人神志、肤色、尿量及切口有无渗血、渗液等。

2. **饮食护理** 术后常规禁饮食并胃肠减压，禁食期间静脉输液维持水、电解质平衡。待肠蠕动恢复、肛门排气，拔除胃管。拔胃管后当日可少量饮水，若无呕吐、腹胀等不适，第2天可进半量流质饮食，每次50～80ml；第3天进全量流质，每次100～150ml；进食后若无不适，第4天可进半流质饮食。术后10～14天可进软食，逐渐恢复到普通饮食。注意选用软烂、易消化食物，忌生冷、油炸、浓茶、酒等刺激性食品，避免进食易产气食物，如牛奶、甜食等。

3. **体位与活动** 术后取平卧位，待病人血压平稳后给予低半卧位，以保持腹肌松弛，减轻腹部切口张力，减轻疼痛，也有利于呼吸和引流。除年老、体弱或病情较重者，鼓励并协助病人术后第1天坐起轻微活动，第2天协助病人于床边活动，第3天可在病室内活动。病人活动量根据个体差异而定，早期活动可促进肠蠕动恢复，预防术后肠粘连和下肢深静脉血栓等并发症的发生。

4. **引流管护理** 胃十二指肠溃疡术后病人常留置有胃管、腹腔引流管、导尿管等。①妥善固定并准确标记各引流管，避免脱出，一旦脱出后不可自行插回。②保持引流通畅，防止受压、扭曲、折叠等，经常挤捏各引流管以防堵塞；若堵塞，可在医师指导下用注射器抽取生理盐水试冲洗引流管。③观察并记录引流液的颜色、性状和量等。④部分病人胃管需接负压吸引装置，维持适当的负压，避免负压过大损伤胃黏膜；术后24小时内可由胃管引流出少量血性液体或咖啡样液体，若有较多鲜红色血性液体，应及时报告医师并配合处理；术后胃肠减压量减少，肠蠕动恢复，肛门排气后，可拔除胃管。

5. **营养支持** 术后胃肠减压期间及时输液，补充病人所需的水、电解质和营养素，必要时输入血白蛋白或全血，以改善病人的营养状况，促进切口愈合。

6. **并发症的护理**

（1）术后胃出血 胃大部切除术后，可自胃管内引出少量暗红色或咖啡色液体，术后24小时内一般不超过300ml，且逐渐减少、变淡至自行停止。若术后短期内从胃管不断引流出大量鲜血，甚至出现呕血和血便，则为术后出血。术后严密观察病人生命体征的变化，加强对胃肠减压引流液量和色的观察，若术后短期内从胃管不断引流出大量鲜红色血液，持续不止，需及时报告医师处理。遵医嘱使用止血药物，并采取输血、输液等措施。若非手术治疗不能达到止血效果或出血量＞500ml/h时，积极完善术前准备，应再次手术止血。

（2）十二指肠残端破裂 是毕Ⅱ式胃大部切除术后早期严重并发症。多发生在术后24～48小时。多为十二指肠残端处理不当；或因空肠输入袢致十二指肠内张力过高所致。临床表现为上腹部突然剧烈疼痛、局部明显压痛和腹肌紧张等急性弥漫性腹膜炎症状和体征，腹腔穿刺可有胆汁样液体，体温升高，血白细胞计数升高。如发生十二指肠残端破裂，立刻进行手术治疗的术前准备；术后持续负压吸引，积极纠正水、电解质和酸碱平衡失调，经静脉或空肠造瘘管提供营养支持，遵医嘱使用广谱抗生素抗感染。

（3）吻合口破裂或吻合口瘘　是胃大部切除术后的早期严重并发症之一。常发生于术后1周左右，多由于缝合不当、吻合口张力过大、低蛋白血症、组织供血不足和组织水肿引起。临床表现为高热、脉速等全身中毒症状，腹膜炎以及腹腔引流管引流出含肠内容物的浑浊液体。后期发生者可形成局部脓肿或外瘘。

早期吻合口破裂有明显腹膜炎症状和体征，须立即行手术治疗；症状较轻且无弥漫性腹膜炎的病人可先行禁食、胃肠减压、充分引流、肠外营养、合理应用抗生素等措施，必要时手术治疗。注意及时清洁瘘口周围皮肤并保持干燥，以免皮肤破损继发感染。

（4）胃排空障碍　也称胃瘫。常发生在术后4～10天，病人出现上腹饱胀、钝痛和呕吐，呕吐含胆汁胃内容物。消化道X线造影可见残胃扩张、无张力、蠕动波少而弱，造影剂通过胃肠吻合口不畅。主要原因是精神因素、输出袢痉挛、吻合口水肿、低蛋白血症、饮食结构改变、长期应用抑制胃肠运动的药物等导致胃肠动力障碍，胃排空延迟。一旦发生，禁食、胃肠减压，肠外营养支持，纠正低蛋白血症，维持水、电解质和酸碱平衡，应用胃动力促进剂等。

（5）术后梗阻　根据梗阻部位可分为输入袢梗阻、输出袢梗阻和吻合口梗阻，前两者见于毕Ⅱ式胃大部切除术后。

1）输入袢梗阻　可分为急性、慢性两类。①急性完全性输入袢梗阻：临床表现为突发上腹部剧烈疼痛，频繁呕吐、量少，多不含胆汁，呕吐后症状不缓解，且上腹有压痛性肿块。病情进展快，不久即出现烦躁、脉速、血压下降等休克表现。系输出袢系膜悬吊过紧压迫输入袢，或输入袢过长穿入输出袢与横结肠系膜的间隙孔形成内疝所致。应紧急手术，及时解除梗阻。②慢性不完全性输入袢梗阻：临床表现为进食后出现上腹胀痛或绞痛，随即突然喷射性呕吐出大量不含食物的胆汁，呕吐后症状缓解。多由于输入袢过长扭曲，或输入袢太短在吻合口处形成锐角，使输入袢内胆汁、胰液和十二指肠液排空不畅而滞留。应采取禁食、胃肠减压、营养支持等措施，若症状数周之内不能自行缓解，可行手术治疗。

2）输出袢梗阻　临床表现为上腹饱胀，严重时呕吐出食物和胆汁。系胃大部切除术后胃肠吻合口下方输出袢因粘连、大网膜水肿、炎性肿块压迫所致的梗阻。若症状较轻、呕吐不重，可行非手术治疗；如梗阻不能解除，需再次手术治疗。

3）吻合口梗阻　临床表现为在进食后出现上腹饱胀不适及呕吐，呕吐物为食物，多不含胆汁。一般系吻合口过小或吻合口的胃肠壁内翻过多所致，也可为术后吻合口炎症水肿所致的暂时性梗阻。先采用非手术治疗，暂时禁食，胃肠减压，静脉输液，保持水、电解质平衡和营养支持。若非手术治疗无改善者，需手术治疗。

（6）倾倒综合征（dumping syndrome）　由于胃大部切除术后，失去幽门对胃排空的控制，导致胃排空过快所产生的一系列综合征。根据进食后症状出现的时间可分为早期与晚期2种类型。

1）早期倾倒综合征　多发生在进食后半小时内，病人以循环系统症状和胃肠道症状为主要表现。如心悸、心动过速、出汗、全身无力、面色苍白和头晕等；腹部饱胀不适或绞痛、恶心、呕吐和腹泻等。多因餐后大量高渗性食物快速进入十二指肠或空肠，致肠道内分泌细胞大量分泌肠源性血管活性物质，如5－羟色胺、缓激肽样多肽、血管活性肽、神经紧张素和血管活性肠肽等，加上渗透压作用使细胞外液大量移入肠腔，从而引起一系列血管舒缩功能紊乱和胃肠道症状。护理措施：指导病人调整饮食，即少食多餐，避免过甜、过咸、过浓的流质饮食；宜进低碳水化合物、高蛋白饮食；用餐时限制饮水喝汤；进餐后平卧20～30分钟。多数病人经调整饮食后，症状可减轻或消失，术后半年到1年内能逐渐自愈，严重时需手术治疗。

2）晚期倾倒综合征　表现为餐后2～4小时病人出现心慌、出冷汗、面色苍白、手颤、无力甚至虚脱等。多因进食后胃排空过快，含糖食物迅速进入空肠后被过快吸收使血糖急速升高，刺激胰岛素大量释放，而当血糖下降后，胰岛素并未相应减少，继而发生反应性低血糖，故晚期倾倒综合征又被称为低血糖综合征。护理措施：饮食中减少碳水化合物含量，增加蛋白质比例，少量多餐可防止其发生；出现症状时稍进饮食，尤其是糖类，即可缓解。

（三）健康教育

1. 生活方式　告知病人戒烟、戒酒，饮食宜少量多餐，进高蛋白、低脂饮食，补充铁剂与足量维生素，少食盐腌和烟熏食品，避免过冷、过烫、过辣及煎、炸食物。注意劳逸结合，避免过劳。强调保持乐观的重要性，指导病人自我调节情绪。

2. 用药指导　指导药物的服用时间、方式、剂量，说明药物副作用。避免服用对胃黏膜有损害性的药物，如阿司匹林、吲哚美辛、皮质类固醇等。

3. 自我监测　告知病人及家属有关手术可能出现并发症的相关知识。定期门诊复查，若有不适及时就诊。

【护理评价】

1. 病人疼痛是否减轻或消失。

2. 病人体液平衡是否得以维持，水电解质是否失衡，酸碱平衡是否紊乱。

3. 病人营养状况是否得以维持或改善。

4. 病人紧张焦虑是否缓解，情绪是否稳定，是否能积极配合治疗及护理。

5. 病人有无并发症发生，或并发症是否得到及时发现和处理。

二、胃十二指肠溃疡急性穿孔

胃十二指肠溃疡急性穿孔（acute perforation of gastroduodenal ulcer）是胃十二指肠溃疡的严重并发症。起病急、变化快、需要紧急处理，若诊治不当可危及生命。

【病因与病理】

溃疡穿孔是活动期胃十二指肠溃疡向深部侵蚀，穿破浆膜的结果。十二指肠溃疡穿孔好发于球部前壁，而胃溃疡穿孔多见于胃小弯。急性穿孔时，具有强烈刺激性的胃酸、胆汁、胰液等消化液和食物溢入腹腔，引起化学性腹膜炎，导致剧烈腹痛和大量腹腔渗液，6～8 小时后细菌开始繁殖并逐渐转化为化脓性腹膜炎。病原菌以大肠埃希菌、链球菌为多见。病情严重者，因强烈的化学刺激、细胞外液丢失及细菌毒素吸收等原因，可导致休克。

【临床表现】

1. 症状　穿孔多突然发生于夜间空腹或饱食后。主要表现为突发性上腹部刀割样剧痛，并迅速波及全腹，但以上腹部为重。病人疼痛难忍，并有面色苍白、出冷汗、脉搏细速、血压下降、四肢厥冷等表现，常伴恶心、呕吐。有时伴有肩部或肩胛部牵涉痛。若消化液沿右结肠旁沟流入右下腹，可引起右下腹疼痛。当腹腔内大量渗出液稀释漏出的消化液时，腹痛略有减轻；继发细菌感染后腹痛可再次加重。

2. 体征　病人呈急性面容，表情痛苦，蜷曲位、不愿移动；腹部呈舟状；腹式呼吸减弱或消失；全腹有明显的压痛和反跳痛，以上腹部为明显，腹肌紧张呈“木板样”强直；肝浊音界缩小或消失，可有移动性浊音；肠鸣音减弱或消失。

【辅助检查】

1. X 线检查　立位腹部 X 线检查约有 80% 病人膈下见到新月状游离气体影。

2. 腹腔穿刺　临床表现不典型的病例，必要时可行腹腔诊断性穿刺，可抽出含胆汁或食物残渣的液体。

3. 实验室检查　血白细胞计数及中性粒细胞比例增高。血清淀粉酶轻度升高。

【治疗原则】

1. 非手术治疗

适应证为：①穿孔已超过 24 小时，腹膜炎已局限。②一般情况好，症状和体征较轻的空腹状态下溃疡穿孔。③无出血、幽门梗阻及恶变等并发症。治疗方式包括：禁食、持续胃肠减压，营养支持，维持水、电解质平衡，抗生素预防感染等。严密观察病情变化，若经非手术治疗 6～8小时病情不见好转反而加重，应该行手术治疗。

2. 手术治疗

主要采用单纯穿孔修补术，即缝合穿孔处并加大网膜覆盖。适用于穿孔小，时间超过 8 小时，全身情况差者等。彻底性溃疡切除手术主要采用胃大部切除术。

【护理措施】

1. 非手术治疗护理/术前护理

（1）体位　休克者取头部及下肢抬高的中凹卧位，生命体征稳定者改为半卧位，以利漏出液积聚于盆腔最低位，减少毒素的吸收，降低腹壁张力和减轻疼痛。

（2）禁食禁饮、持续胃肠减压　可减少胃肠内容物继续流入腹腔。

（3）静脉输液　以维持水、电解质和酸碱平衡，合理安排输液种类、顺序及速度。通过静脉途径提供病人所需的营养。

（4）预防和控制感染　遵医嘱合理应用抗生素抗感染。

（5）观察病情变化　严密观察病人生命体征、腹痛、腹膜刺激征、肠鸣音变化等。若病情加重，做好急诊手术准备。

2. 术后护理　参见本章第一节概述中术后护理措施部分。

三、胃十二指肠溃疡大出血

因胃或十二指肠溃疡引起呕吐、大量柏油样黑便，导致红细胞计数、血红蛋白和血细胞比容下降，病人心率加快、血压下降，甚至休克的症状，称为胃十二指肠溃疡大出血。

【病因与病理】

系溃疡基底部的血管被侵蚀并导致破裂的结果。胃溃疡大出血好发于胃小弯，出血常源自胃左、右动脉及其分支。十二指肠溃疡大出血好发于球部后壁，出血源自胰十二指肠上动脉或胃十二指肠动脉及其分支。大出血后血容量减少、血压降低、血流缓慢、血管破裂处形成凝血块等而暂时止血。由于胃酸、胃肠蠕动和胃十二指肠内容物与溃疡病灶接触，部分病例可再次出血。

【临床表现】

1. 症状　呕血和黑便是主要症状。多数病人只有黑便而无呕血，迅猛的出血则表现为大量呕血与排紫黑色血便。呕血前病人常有恶心，便血前多突然有便意。呕血或便血前后常有心悸、眩晕、无力，甚至昏厥。短期内失血量超过400ml时，病人可出现面色苍白、口渴、脉搏快速有力、血压正常或略偏高的循环系统代偿征象。当失血量超过800ml时，可出现休克症状：病人烦躁不安、出冷汗、脉搏细速、呼吸急促、血压下降、四肢湿冷等。

2. 体征　腹部稍胀，上腹部可有轻度压痛，肠鸣音亢进。

【辅助检查】

1. 胃镜检查　可明确出血的原因和部位，出血24小时内胃镜检查阳性率达70%～80%，超过48小时则阳性率减少。

2. 实验室检查　红细胞计数、血红蛋白、血细胞比容均下降。但在出血早期，由于血液浓缩，这些指标的下降不明显；若短期内反复测定可见进行性下降。

3. 血管造影　行选择性腹腔动脉或肠系膜上动脉造影可明确病因与出血部位，并可采取栓塞治疗或动脉注射垂体加压素等介入性止血措施。

【治疗原则】

1. 非手术治疗　包括输血、补液，以补充血容量；禁食、留置胃管，注入冷生理盐水加肾上腺素局部止血；应用H_2受体拮抗药，激光凝固或选择性动脉注射血管收缩药等措施。

2. 手术治疗　适应证包括：①严重大出血，短期内出现休克。②经非手术治疗出血不止或暂时止血后复发。③60岁以上伴有动脉硬化者自行止血机会较小，对再出血耐受性差。④近期发生过类似大出血或合并溃疡穿孔或幽门梗阻。⑤胃镜检查发现动脉搏动性出血，或溃疡底部血管显露再出血危险很大。手术方法有：①胃大部切除术。②贯穿缝扎术。对十二指肠后壁穿透性溃疡出血者，先切开十二指肠前壁，贯穿缝扎溃疡基底的出血动脉。重症病人难以耐受较长时间手术者，可采用溃疡基底贯穿缝扎止血方法。

【护理措施】

1. 非手术治疗护理/术前护理

（1）体位　休克者取头部及下肢抬高的中凹卧位，生命体征稳定者改为半卧位。

（2）饮食　暂禁食，出血停止后，可进流质食物或无渣半流质食物。

（3）补充血容量　建立静脉通路，快速输液、输血，以维持体液平衡，合理安排输液种类、顺序及速度。

（4）应用止血措施　遵医嘱应用止血药物或冰盐水洗胃。

（5）观察病情　严密观察病人生命体征、尿量、中心静脉压及周围循环情况等。若病情加重，做好急症手术准备。

（6）心理护理　安慰病人，缓解病人的焦虑及恐惧心理。情绪紧张者，可适当给予镇静药。

2. 术后护理　参见本章第一节概述中术后护理措施部分。

四、胃十二指肠溃疡幽门梗阻

胃十二指肠溃疡病人由于幽门管、幽门溃疡或十二指肠球部溃疡反复发作而形成瘢痕狭窄、合并幽门痉挛水肿而造成幽门梗阻（pyloric obstruction）。

【病因与病理】

瘢痕性幽门梗阻是在溃疡愈合过程中瘢痕收缩所致，最初是部分梗阻，胃排空受阻，胃蠕动增强而使胃壁肌层代偿性肥厚，胃轻度扩大。后期，胃代偿功能减退，失去张力，胃高度扩大，蠕动消失。胃内容物滞留，使胃泌素分泌增加、胃酸分泌亢进，胃黏膜糜烂、充血、水肿和溃疡。由于胃内容物滞留，食物不能进入十二指肠，因吸收不良，病人可有贫血、营养不良等；频繁呕吐可引起水、电解质丢失，导致脱水、低钾低氯性碱中毒。

【临床表现】

1. 症状　上腹饱胀不适并出现阵发性胃痉挛性疼痛，伴嗳气、恶心、呕吐，餐后加重。反复呕吐发作是最突出的症状，特点是呕吐量大，一次可达1000～2000ml；呕吐物含大量宿食，带腐败酸臭味，不含胆汁；呕吐后病人自觉胃部舒适，故病人常自行诱发呕吐以缓解症状。长期呕吐导致失水、低氯低钾性碱中毒、体重下降、营养不良等。

2. 体征　上腹部可见胃型和胃蠕动波，用手轻拍上腹部可闻及“振水音”。

【辅助检查】

1. X线钡剂造影　显示胃高度扩张，蠕动减弱，排空延迟，有大量空腹潴留液，钡剂下沉出现气、液、钡三层现象。

2. 纤维胃镜检查　可见胃内大量潴留的胃液和食物残渣。

【治疗原则】

1. 非手术治疗　用于痉挛梗阻和炎症水肿性梗阻，采用胃肠减压，维持水、电解质和酸碱平衡及全身支持等非手术治疗，多可取得较好的效果。

2. 手术疗法 瘢痕性幽门梗阻是外科手术治疗的绝对适应证。手术的目的是解除梗阻，使食物和胃液能进入小肠，从而改善全身营养状况。常用的手术方法有胃大部切除术、胃空肠吻合术、迷走神经切断术加胃引流术。

【护理措施】

1. 术前护理

（1）维持体液平衡 根据医嘱，合理安排输液顺序，积极纠正水、电解质和酸碱失衡。

（2）营养支持 改善营养，纠正低蛋白血症，必要时采用胃肠外营养，提高机体对手术的耐受力。完全性梗阻病人应禁饮食，持续胃肠减压排空胃内潴留物，使胃恢复张力及正常大小；不完全性梗阻病人，给予无渣半流质饮食。

（3）洗胃 术前3天每晚用300～500ml温盐水洗胃，以减轻胃壁水肿及炎症，利于术后吻合口的愈合。

（4）心理护理 及时安慰病人，缓解紧张、恐惧情绪，解释相关的疾病和手术知识，增强病人的信心。

2. 术后护理 参见本节概述中护理措施部分。

第二节 胃 癌

胃癌（gastric carcinoma）是最常见恶性肿瘤之一，在我国消化道恶性肿瘤中居第二位。好发年龄在50岁以上，男女比例约为2∶1。

【病因】

胃癌的病因尚未完全清楚，目前认为与下列因素有关。

1. Hp感染 是引发胃癌的主要因素之一。Hp感染率高的国家和地区，胃癌发病率也高。Hp可通过多种途径引起胃黏膜炎症和损伤，具有致癌作用。如促使硝酸盐转化成亚硝酸盐及亚硝胺而致癌；引起胃黏膜慢性炎症并通过加速黏膜上皮细胞的过度增殖导致畸变致癌；Hp的毒性产物可能具有促癌作用。控制Hp感染在胃癌防治中的作用已受到高度重视。

2. 地域环境与饮食生活 胃癌发病有明显的地域差别，我国西北与东部沿海地区胃癌的发病率明显高于南方地区。在世界范围内，日本发病率最高，而美国则很低。长期食用腌制、熏、烤食品者胃癌的发病率高，可能与上述食品中亚硝酸盐、真菌毒素、多环芳烃化合物等致癌物或前致癌物的含量高有关。食物中缺乏新鲜蔬菜、水果也与发病有一定关系。吸烟者的胃癌发病风险较不吸烟者高50%。

3. 慢性疾患和癌前病变 胃息肉、慢性萎缩性胃炎及胃部分切除术后的残胃易发生胃癌。癌前病变（precancerous lesion）指容易发生癌变的胃黏膜病理组织学变化，其本身尚不具备恶性特征，是从良性上皮组织转变成癌过程中的病理变化。

4. 遗传和基因 胃癌有明显的家族聚集倾向，研究发现，与胃癌病人有血缘关系的亲属发病率较对照组高4倍。有证据表明，胃癌的发生与癌基因、抑癌基因、凋亡相关基因及转移相关基因等改变有关。不同的基因可能在胃癌发展的不同阶段起作用。

【病理生理与分型】

胃癌好发部位以胃窦部为主，约占50%，其次为胃底贲门部，约占1/3，发生在胃体者较少。

1. 大体分型 根据胃癌发展所处的阶段可分为早期和进展期胃癌。

（1）早期胃癌 胃癌仅局限于黏膜和黏膜下层，不论病灶大小或有无淋巴结转移。癌灶直径在5mm以下称微小胃癌，10mm以下称小胃癌。早期胃癌根据病灶形态可分为3型。①Ⅰ型：为隆起型，癌灶突向胃腔。②Ⅱ型：浅表型，癌灶较平坦，没有明显的隆起与凹陷；Ⅱ型又分3个亚型，即Ⅱa浅表隆起型、Ⅱb浅表平坦型、Ⅱc浅表凹陷型。③Ⅲ型：凹陷型，较深的溃疡。

（2）进展期胃癌 癌组织浸润深度超出黏膜下层的胃癌。按Borrmann分类法分为4型。①Ⅰ型：息肉（肿块）型，为边界清楚突入胃腔的块状癌灶；②Ⅱ型：无浸润溃疡型，为边界清楚、略隆起的溃疡状癌灶；③Ⅲ型：有浸润溃疡型，为边缘模糊不清的溃疡状癌灶；④Ⅳ型：弥漫浸润型，癌肿沿胃壁各层向四周弥漫浸润生长，边界不清。若全胃受累致胃腔缩窄、胃壁僵硬如革囊状者称皮革胃，恶性程度极高，发生转移早。

2. 组织学分型 世界卫生组织于2000年将胃癌分为：①腺癌（包括肠型和弥漫型）；②乳头状腺癌；③管状腺癌；④黏液腺癌；⑤印戒细胞癌；⑥腺鳞癌；⑦鳞状细胞癌；⑧小细胞癌；⑨未分化癌；⑩其他。胃癌绝大部分为腺癌。

3. 转移途径

（1）直接浸润 贲门胃底癌易侵及食管下端，胃窦癌可向十二指肠浸润。胃癌可由原发部位向纵深浸润发展，穿破浆膜后，易扩散至大网膜、结肠、肝、脾、胰腺等邻近器官。

（2）淋巴转移 是胃癌的主要转移途径，早期胃癌可有淋巴转移，进展期胃癌的淋巴转移率达70%左右。胃癌的淋巴结转移率与肿瘤浸润深度成正相关。胃黏膜下淋巴管网非常丰富，胃壁各层中都分布着毛细淋巴管。

（3）血行转移　发生在晚期，胃癌细胞经门静脉或体循环转移至肝、肺、胰、骨骼、肾、脑等，以肝转移为多见。

（4）腹腔种植转移　当胃癌浸润穿透浆膜后，癌细胞可脱落种植于腹膜、大网膜和其他脏器表面，形成转移结节。女性病人可发生卵巢转移性肿瘤，称 Krukenberg 瘤。癌细胞广泛播散时，可出现大量癌性腹水。

4. 临床病理分期　国际抗癌联盟（UICC）和美国癌症联合会（AJCC）于2016年10月共同公布了第8版胃癌TNM分期见（26－1）。

T代表原发肿瘤浸润胃壁的深度。T_1：肿瘤侵犯固有层、黏膜肌层或黏膜下层；T_2：肿瘤浸润至固有肌层；T_3：肿瘤穿透浆膜下结缔组织而未侵犯脏腹膜或邻近结构；T_{4a}：肿瘤侵犯浆膜；T_{4b}：肿瘤侵犯邻近组织或脏器。

N表示局部淋巴结的转移情况。N_0：无区域淋巴结转移（受检淋巴结个数≥15）；N_1：1～2个区域淋巴结转移；N_2：3～6个区域淋巴结转移；N_3：7个以上区域淋巴结转移。

M代表肿瘤远处转移情况。M_0：无远处转移；M_1：有远处转移。

表26－1　胃癌TNM分期（第8版）

分期	N_0	N_1	N_2	N_{3a}	N_{3b}	任何N，M_1
Tis	0					Ⅳ
T_1	ⅠA	ⅠB	ⅡA	ⅡB	ⅢB	Ⅳ
T_2	ⅠB	ⅡA	ⅡB	ⅢA	ⅢB	Ⅳ
T_3	ⅡA	ⅡB	ⅢA	ⅢB	ⅢC	Ⅳ
T_{4a}	ⅡB	ⅢA	ⅢA	ⅢB	ⅢC	Ⅳ
T_{4b}	ⅢA	ⅢB	ⅢB	ⅢC	ⅢC	Ⅳ
任何T，M_1	Ⅳ	Ⅳ	Ⅳ	Ⅳ	Ⅳ	Ⅳ

【临床表现】

1. 症状　早期胃癌多无明显症状，部分病人可有上腹隐痛、嗳气、反酸、进食后饱胀、恶心等消化道症状，无特异性。上腹疼痛和体重减轻是进展期胃癌最常见的临床症状。随着病情的发展，症状日益加重，常有上腹疼痛、食欲不振、呕吐、乏力、消瘦等症状。不同部位的胃癌有其特殊表现：贲门胃底癌可有胸骨后疼痛和进行性哽噎感；幽门附近的胃癌可有呕吐宿食的表现；肿瘤溃破血管后可有呕血和黑便。

2. 体征　胃癌早期无明显体征，仅可有上腹部深压不适或疼痛。晚期病人可扪及上腹部肿块。若出现远处转移时，可有肝大、腹水、锁骨上淋巴结肿大等。

【辅助检查】

1. 胃镜检查　是诊断胃癌的最有效方法。可直接观察胃黏膜病变的部位和范围，并可直接取病变组织做病理学检查。

2. 影像学检查

（1）X线钡餐　目前多采用X线气钡双重造影，通过黏膜相和充盈相的观察做出诊断。优点是痛苦小，易被病人接受；缺点是不如胃镜直观且不能取活检进行组织学检查。

（2）CT、PET检查　螺旋增强CT可判断胃癌病变范围、局部淋巴结转移和远处转移情况，有助于胃癌的诊断和术前临床分期。正电子发射成像技术（PET）可对胃癌进行诊断，还可判断淋巴结和远处转移病灶的情况。

3. 实验室检查　大便隐血试验常呈持续阳性。部分病人肿瘤标志物癌胚抗原（CEA）、CA19－9和CA125可升高，但无助于胃癌的诊断，目前仅作为判断肿瘤预后和治疗效果的指标。

【治疗原则】

早期发现、早期诊断和早期治疗是提高胃癌疗效的关键。外科手术是治疗胃癌的主要手段，也是目前能治愈胃癌的唯一方法。对中晚期胃癌，积极辅以化学治疗、放射治疗及免疫治疗等综合治疗以提高疗效。

1. 非手术治疗　化疗是主要的一种辅助治疗方法。在术前、术中、术后使用，可抑制癌细胞的扩散和杀伤残存的癌细胞，提高综合治疗的效果。可采用全身化疗、腹腔灌注化疗、动脉介入治疗等。其他治疗包括放疗、生物免疫治疗、中医中药治疗等。目前尚在探索阶段的还有基因治疗，主要有自杀基因疗法和抗血管形成基因疗法。

2. 手术治疗

（1）根治性手术　原则为整块切除包括癌肿和可能受浸润胃壁在内的胃的全部或大部，以及大、小网膜和局域淋巴结，并重建消化道。早期胃癌由于病变局限，较少淋巴结转移，可行内镜下胃黏膜切除术、腹腔镜或开腹胃部分切除术。

（2）扩大胃癌根治术（extended radical resection of gastric carcinoma）　适用胃癌侵及邻近组织或脏器，是指包括胰体、尾及脾的根治性胃大部切除或全胃切除（total gastrectomy）；有肝、结肠等邻近脏器浸润时可行联合脏器切除术。

（3）姑息性切除术　用于癌肿广泛浸润并转移、不能完全切除者。通过手术可以解除症状，延长生存期，包括姑息性胃切除术、胃空肠吻合术、空肠造口术等。

知识链接

胃癌非治愈手术

对无望治愈的病例进行手术，依其目的分为缓解症状手术（即姑息手术，palliative surgery）和减瘤手术。①姑息手术：对不能治愈切除的病例，为了改善出血、狭窄等紧急症状进行的手术，是Ⅳ期病例的日常诊疗方法之一。对于肿瘤所致的狭窄、持续性的出血，在能安全地进行胃切除时可行姑息胃切除。对于幽门狭窄的病例，外科的介入有助于维持生存质量（QOL），改善营养经口摄入。维持良好的 QOL 有助于获得良好的预后。②减瘤手术（reduction surgery）：指具有不能切除的肝转移和腹膜转移等非治愈因素，而且没有因肿瘤引起的出血、狭窄、疼痛症状，以降低体内肿瘤负荷、延缓症状出现和死亡时间为目的的胃切除术。

【护理评估】

（一）术前评估

1. 健康史

（1）一般情况　了解病人年龄、性别、性格特征、职业、饮食习惯、药物使用情况等。

（2）既往史　了解有无手术史，传染病史，药物过敏史，伴随疾病如高血压、糖尿病、冠心病等。

（3）家族史　了解家族中有无胃癌和其他肿瘤病人。

2. 身体状况

（1）症状与体征　了解病人腹痛、腹胀的性质及程度；了解病人是否有上消化道症状；病人的生命体征是否平稳。

（2）辅助检查　了解各项辅助检查结果，如胃镜、CT、特殊检查结果。

3. 心理－社会状况　病人对疾病、术前各种检查、治疗和护理的配合以及对手术方式和术后康复知识的了解程度。胃癌病人对其诊断和预后的恐惧、焦虑程度。家属对疾病的认知和心理反应，对病人的关心支持情况。家庭对病人手术及术后综合治疗的经济承受能力。

（二）术后评估

1. 手术情况　病人手术的麻醉方式、手术名称及术中补液、输血情况等。

2. 身体状况　评估病人术后生命体征；胃肠减压引流液的色、量、质，伤口愈合、肠蠕动恢复情况，是否有并发症发生。

3. 心理－社会状况　病人和家属的心理状态，对术后护理的配合、饮食、活动及有关康复等知识掌握的情况。

【常见护理问题】

1. 焦虑/恐惧　与病人对癌症的恐惧及担心治疗效果和预后等有关。

2. 营养失调：低于机体需要量　与长期食欲减退、消化吸收不良及消耗增加有关。

3. 潜在并发症　出血、吻合口瘘、消化道梗阻、倾倒综合征和低血糖综合征等。

【护理目标】

1. 病人自述焦虑、恐惧减轻或消失。
2. 病人营养状况改善。
3. 病人未发生并发症或并发症得到及时发现、处理。

【护理措施】

（一）术前护理

1. 心理护理　关心、了解病人，缓解其焦虑与恐惧，告知其有关疾病和手术的知识、术前和术后的配合方法，并解答病人的各种疑问。胃癌病人对癌症及预后有很大顾虑，常有悲观消极情绪，应根据病人的个体情况提供信息，使病人焦虑、恐惧感减轻，治疗信心增强，积极配合医疗护理计划的实施。

2. 营养支持　根据病人的饮食和生活习惯，制定合理食谱。给予高蛋白、高热量、高维生素、低脂肪、易消化和少渣的食物；对不能进食者，应遵医嘱予以静脉输液，补充足够的热量，必要时输血浆或全血，以改善病人的营养状况，提高其对手术的耐受性。

3. 术前准备　完善术前常规准备，对有幽门梗阻者，在禁食的基础上，术前 3 天起每晚用温生理盐水洗胃，以减轻胃黏膜的水肿。术前 3 天给病人口服肠道不吸收的抗生素，必要时清洁肠道。

（二）术后护理

1. 肠内营养支持　对术中放置空肠喂养管的胃癌根治术病人，术后早期经喂养管输注肠内营养液，对改善病人的全身营养状况、维护肠道屏障结构和功能、促进肠道功能早期恢复、增加机体的免疫功能、促进伤口和肠吻合口的愈合等都有益处。根据病人的个体状况，合理制定营养支持方案。护理时注意：①妥善固定喂养管。②保持喂养管的通畅。③控制营养液的温度、浓度和速度。④观察有无恶心、呕吐、腹痛、腹胀、腹泻和水、电解质紊乱等并发症的发生。

2. 其他术后护理　参见本章第一节胃十二指肠溃疡的护理。

（三）健康教育

1. 疾病预防　积极治疗 Hp 感染和胃癌的癌前疾病，

如慢性萎缩性胃炎、胃息肉及胃溃疡；少食腌制、熏、烤食品，戒烟、酒。高危人群定期检查，如大便隐血试验、X线钡餐检查、内镜检查等。

2. 休息与活动　注意休息，适当参加一定的活动或锻炼，注意劳逸结合，避免过度劳累。

3. 复诊指导　胃癌病人须定期门诊随访，检查肝功能、血常规等，注意预防感染。术后3年内每3～6个月复查1次，3～5年每半年复查1次，5年后每年1次。内镜检查每年1次。若有腹部不适、胀满或肝区肿胀、锁骨上淋巴结肿大等表现时，应随时复查。

【护理评价】

1. 病人焦虑、恐惧是否减轻。

2. 病人营养状况是否改善。

3. 病人有无并发症发生，或并发症是否得到及时发现和处理。

（霍　蕊）

目标检测

答案解析

一、简答题

1. 简述胃十二指肠溃疡瘢痕性幽门梗阻的临床特点。

2. 简述胃癌根治术后的饮食护理。

二、病例分析题

1. 李女士，50岁，2个月前开始出现上腹不适、疼痛、食欲减退，有反酸、嗳气，服抗酸药无明显好转，2个月来体重下降3kg。经胃镜检查确诊为胃癌，在全身麻醉下行胃癌根治术，术后留置胃管和腹腔引流管，现麻醉未醒。

请思考：

（1）术后应重点观察哪些并发症？

（2）如何进行胃肠减压的护理？

（3）术后第2周，病人进食后10～20分钟出现上腹饱胀、头晕、心悸、出冷汗、恶心、呕吐。考虑可能发生了什么问题？应如何处理？

2. 王先生，54岁，胃溃疡9年余，近几个月来自觉症状加重，一天前病人进食后突感上腹部刀割样剧痛，很快延及全腹，伴恶心、呕吐。体检：T 37.3℃，P 100次/分钟，R 24次/分钟，BP 110/85mmHg。腹式呼吸消失，板状腹，全腹压痛和反跳痛，肠鸣音明显减弱，肝浊音界消失，移动性浊音阳性。

请思考：

（1）病人最可能并发了什么问题？首选的辅助检查方法？

（2）病人目前的主要护理诊断/问题是什么？应采取哪些护理措施？

书网融合……

本章小结

题库

第二十七章　小肠疾病病人的护理

PPT

学习目标

知识目标：

1. 掌握　肠梗阻的病因、临床表现、治疗原则和护理措施。
2. 熟悉　常见类型肠梗阻及肠瘘的临床特点、治疗原则及护理措施。
3. 了解　小肠疾病的病理生理。

技能目标：

学会应用护理程序为肠梗阻、肠瘘病人提供整体护理。

素质目标：

具有较好的职业素养，具备良好的人文关怀及共情能力。

小肠是人体消化和吸收食物的主要器官。肠梗阻和肠瘘不仅可引起肠道形态和功能的改变，还可导致酸碱平衡失调、水电解质紊乱、营养不良、腹膜炎等变化。对于肠梗阻病人，重点是解除梗阻，纠正全身生理紊乱，做好术后并发症的预防与处理。对于肠瘘病人，做好腹腔冲洗、负压吸引和引流护理，加强营养，维持体液平衡等。本章重点介绍肠梗阻和肠瘘的临床表现及围术期护理。

案例引导

案例　刘女士，52岁，1天前无任何诱因出现腹部阵发性绞痛，位置不固定，疼痛时伴有恶心、呕吐，呕吐为胃内容物，混有胆汁，无粪臭味，伴有轻度腹胀，有少量排气排便。4小时前病人腹痛呈持续性加重，呕吐频繁，呕吐物混有暗红色血性液体，且伴有明显口渴、头晕、心悸。肛门排气排便停止。既往史：10年前因腹外伤行“脾切除术”。体格检查：T 37.5℃，P 100次/分，R 28次/分，BP 90/60mmHg，急性痛苦病容，表情淡漠，腹部膨隆，右中腹部可见肠型，全腹压痛，并有肌紧张及反跳痛。移动性浊音可疑阳性，肠鸣音减弱。

讨论：

1. 该病人目前主要的护理问题及手术后可能面临的问题有哪些？
2. 如何针对该病人的护理问题采取相应的护理措施？

第一节　肠梗阻

肠梗阻（intestinal obstruction）是常见的外科急腹症之一，由于各种原因引起的肠内容物不能正常运行、顺利通过肠道，称为肠梗阻。发生肠梗阻，不但使肠管在形态和功能上发生改变，还可导致一系列全身性病理改变，甚至危及生命。

【病因与分类】

1. 按肠梗阻发生的原因分类

（1）机械性肠梗阻（mechanical intestinal obstruction）为最常见的类型。由于机械性因素导致肠腔变狭小或不通，使肠内容物通过发生障碍，引起梗阻。常见原因：①肠腔内堵塞，如粪块、异物、结石、寄生虫等。②肠管外受压，如粘连带压迫、腹腔内肿瘤压迫、嵌顿疝等。③肠壁病变，如肠道肿瘤、炎症性狭窄、肠套叠、先天性肠道闭锁等。

（2）动力性肠梗阻（dynamic intestinal obstruction）较少见。肠壁本身并无病变，梗阻是由于神经抑制或毒素刺激引起肠壁肌肉功能紊乱，使肠蠕动消失或肠管痉挛，致肠内容物不能正常运行而引起。主要分2类：①麻痹性肠梗阻，常见于急性弥漫性腹膜炎、低钾血症、细菌感染及某些腹部手术后等。②痉挛性肠梗阻，较少见，可继发于尿毒症、慢性铅中毒和肠功能紊乱等。

（3）血运性肠梗阻（vascular intestinal obstruction）由于肠系膜血管栓塞、血栓形成或血管受压，使肠管血供障碍，肠失去蠕动能力，肠内容物停止运行。肠腔虽无阻塞，但肠内容物停止运行。可迅速继发肠坏死。

（4）假性肠梗阻（intestinal pseudo - obstruction）　与麻痹性肠梗阻不同，无明显病因，表现为反复发作的肠梗阻症状，但十二指肠、结肠蠕动可能正常。属慢性疾病。

2. 按肠壁有无血运障碍分类

（1）单纯性肠梗阻　只有肠内容物通过受阻，而无肠管血运障碍。

（2）绞窄性肠梗阻（strangulated intestinal obstruction）　指梗阻并伴有肠管血运障碍，可因肠系膜或肠壁小血管受压、血管腔栓塞或血栓形成等使相应肠段急性缺血，引起肠坏死、肠穿孔。

3. 其他分类　肠梗阻还可根据梗阻部位分为高位肠梗阻（如空肠上段）和低位肠梗阻（如回肠末段与结肠）；根据梗阻的程度分为完全性肠梗阻和不完全性肠梗阻；根据梗阻的发展快慢分为急性肠梗阻和慢性肠梗阻。当发生肠扭转、结肠肿瘤等时，病变肠袢两端完全阻塞，称为闭袢性肠梗阻。

上述肠梗阻的类型并不是固定不变的，随着病情的发展，某些类型的肠梗阻在一定条件下可以相互转换。如单纯性肠梗阻如不及时治疗可发展为绞窄性肠梗阻；机械性肠梗阻如时间过长，梗阻以上的肠管过度扩张，可出现麻痹性肠梗阻的临床表现；慢性不完全性肠梗阻可因炎性水肿而变为急性完全性肠梗阻。

【病理生理】

肠梗阻的病理生理可分为局部及全身变化。

1. 局部变化

（1）肠蠕动变化　单纯性机械性肠梗阻一旦发生，梗阻以上肠蠕动增加，以克服肠内容物通过障碍，听诊表现为肠鸣音活跃、亢进；绞窄性肠梗阻后期及麻痹性肠梗阻肠蠕动常减弱或消失，听诊表现为肠鸣音减弱、消失。慢性不全性肠梗阻，由于长期肠蠕动增强，肠壁代偿性肥厚，腹部视诊常可见扩大的肠形和肠蠕动波。

（2）肠膨胀　梗阻以上肠腔因气体和液体的积聚而扩张、膨胀。梗阻部位愈低、时间愈长，肠膨胀愈明显。梗阻以下肠管则瘪陷、空虚或仅存积少量粪便。扩张肠管和瘪陷肠管交界处即为梗阻部位所在。

（3）肠壁充血、水肿、血供障碍　肠管膨胀，肠壁变薄，肠腔压力升高到一定程度时可使肠壁血供障碍。最初为静脉回流受阻，肠壁的毛细血管及小静脉淤血，肠壁充血、水肿、增厚、呈暗红色。同时，肠壁及毛细血管通透性增加，肠壁上有出血点，并有血性渗出液渗入肠腔和腹腔。继而出现动脉血供受阻，血栓形成，肠壁失去活力，肠管成紫黑色。闭袢型肠梗阻，肠内压可增加至更高点。肠内容物和大量细菌渗入腹腔，引起腹膜炎。肠管最终可因缺血坏死而破溃穿孔。

2. 全身变化

（1）水、电解质、酸碱平衡失调　小肠若出现肠梗阻，可在短时间内丧失大量的液体引起严重的水、电解质、酸碱平衡失调。高位肠梗阻时由于早期频繁呕吐、不能进食，更易出现脱水；加之酸性胃液及大量氯离子丢失，产生代谢性碱中毒。低位肠梗阻时，病人呕吐发生迟，其体液的丢失主要是由于肠管活力丧失，无法正常吸收胃肠道分泌的大量液体，丢失的体液多为碱性或中性，丢失的钠、钾离子多于氯离子。

（2）感染、中毒和休克　以低位肠梗阻表现显著。由于梗阻以上的肠腔内细菌数量显著增加，细菌繁殖产生大量毒素。由于肠壁血供障碍、通透性改变，肠道菌群移位，细菌和毒素渗入腹腔，引起严重的腹膜炎和脓毒症。严重水电解质紊乱、血容量减少、酸碱平衡失调、细菌感染、中毒等，可引起严重休克。在肠坏死、穿孔，发生腹膜炎时，全身中毒尤为严重。可引起严重的低血容量性休克和中毒性休克。

（3）呼吸和心脏功能障碍　肠膨胀时，腹压增高，横隔上升，影响肺内气体交换，腹痛和腹胀可使腹式呼吸减弱；腹压增高和血容量不足时，可使下腔静脉回流量减少，心排血量减少，而致呼吸、循环功能障碍。

【临床表现】

不同类型肠梗阻的临床表现有其自身的特点，但存在腹痛、呕吐、腹胀及停止排便排气（即痛、吐、胀、闭）等共同表现。

（一）局部表现

1. 症状

（1）腹痛　阵发性腹部绞痛是机械性肠梗阻的特征。因梗阻部位以上肠管强烈蠕动导致腹痛，之后由于肠管肌过度疲劳而呈暂时性弛缓状态，腹痛也随之消失，故其腹痛呈阵发性。疼痛多在腹中部，也可偏于梗阻所在的部位。在腹痛的同时伴有高亢的肠鸣音，当肠腔有积气、积液时，肠鸣音呈气过水声或高调金属音。病人自觉有“气块”在腹中窜动并受阻于某一部位，有时能见到肠形和肠蠕动波。如腹痛发作频繁，间歇期不断缩短，呈持续性伴阵发性加重，则应警惕可能出现绞窄性肠梗阻。

麻痹性肠梗阻的肠壁肌呈瘫痪状态，无收缩蠕动，故无阵发性腹痛，只有持续性胀痛或不适。听诊时肠鸣音减弱或消失。

（2）呕吐　高位梗阻者呕吐出现较早，且较频繁，吐出物以胃及十二指肠内容物为主。低位小肠梗阻的呕吐出现较迟而少，开始为胃内容物，后期可吐出粪臭样物，为积蓄在肠内并经发酵、腐败的肠内容物，呈棕褐色或血性，是肠管血供障碍的表现。结肠梗阻呕吐迟，以腹胀为主。

绞窄性肠梗阻时呕吐物呈咖啡样或血性。麻痹性肠梗阻时，呕吐多呈溢出性。

（3）腹胀 一般发生在腹痛之后，腹胀程度与梗阻部位有关。高位肠梗阻腹胀不明显，但可有胃形。低位梗阻及麻痹性肠梗阻有明显腹胀，遍及全腹，腹壁较薄的病人可出现肠形。结肠梗阻时，如回盲瓣关闭良好，梗阻以上肠袢可成闭袢，则腹周膨胀显著。不均匀、不对称腹胀为肠扭转等闭袢性肠梗阻的特点。

（4）排便排气停止 见于完全性肠梗阻。因肠内容物不能通过梗阻部位，梗阻以下的肠管处于空虚状态，故停止排气排便。但梗阻初期，尤其是高位梗阻，其下面积存的气体和粪便仍可排出，不能因此排除肠梗阻。不完全性肠梗阻可有多次少量排气排便。血性黏液样便或果酱便见于某些绞窄性肠梗阻如肠套叠、肠系膜血管栓塞等。

2. 腹部体征

（1）视诊 机械性肠梗阻可见肠型和蠕动波；肠扭转时腹胀多不对称；麻痹性肠梗阻则腹胀均匀。

（2）触诊 单纯性肠梗阻因肠管膨胀，可有轻度压痛，但无腹膜刺激征；绞窄性肠梗阻时，可有固定压痛和腹膜刺激征；蛔虫性肠梗阻，常在腹中部触及条索状团块；肠套叠时可扪及腊肠样肿块。

（3）叩诊 绞窄性肠梗阻时，腹腔有渗液，移动性浊音可呈阳性。

（4）听诊 机械性肠梗阻时有肠鸣音亢进，气过水音；麻痹性肠梗阻时，则肠鸣音减弱或消失。

（二）全身表现

肠梗阻初期，病人全身情况可无明显变化。梗阻晚期或绞窄性肠梗阻病人可出现唇干舌燥、眼窝凹陷、皮肤弹性消失、尿少或无尿等明显脱水体征，还可出现脉搏细速、血压下降、面色苍白、四肢发冷等全身中毒和休克征象。

【辅助检查】

1. 实验室检查 肠梗阻病人出现脱水、血液浓缩时，可引起血红蛋白、血细胞比容、尿比重均升高。绞窄性肠梗阻多有白细胞计数和中性粒细胞比值显著升高。血气分析、血清电解质、血尿素氮、肌酐的变化，可了解有无酸碱失衡失调、电解质紊乱和肾功能的状况。呕吐物和大便检查有大量红细胞或隐血试验阳性，提示肠管有血运障碍。

2. 影像学检查 X线检查对诊断肠梗阻有很大价值。肠梗阻时，小肠内容物停滞，气、液体分离，一般在梗阻4~6小时后，腹部X线（图27-1）可见肠腔内气体。立位或侧卧位腹部X线平片可见胀气肠袢和多个气液平面；空肠梗阻时，空肠黏膜环状皱襞可显示“鱼肋骨刺”状改变。回肠梗阻时，扩张的肠袢多，可见阶梯状的液平面。蛔虫堵塞者可见肠腔内成团的蛔虫成虫体阴影。肠扭转时可见孤立、突出的胀大肠袢。麻痹性肠梗阻时，胃泡影增大，小肠、结肠全部胀气。当怀疑肠套叠、乙状结肠扭转或结肠肿瘤时，可行钡剂灌肠或CT检查，以明确梗阻的部位和性质。

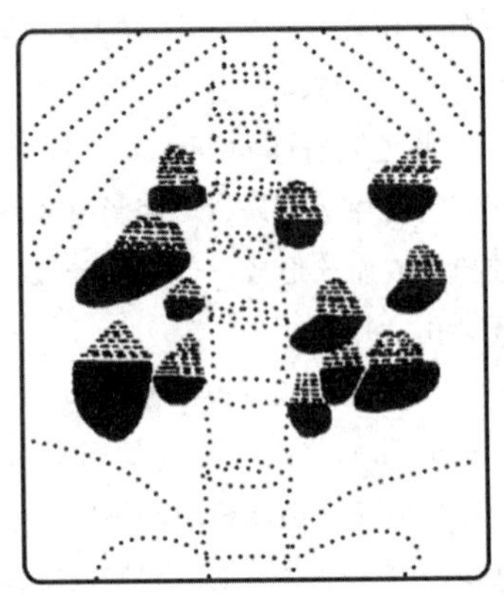

图27-1 急性肠梗阻的X线表现

【治疗原则】

治疗原则是纠正肠梗阻引起的全身生理功能紊乱和解除梗阻。

1. 基础治疗 主要措施包括禁食、胃肠减压，纠正水、电解质及酸碱平衡失调，防治感染和中毒，给予生长抑素（somatostatin）减少胃肠液的分泌量以减轻胃肠道膨胀，酌情应用解痉剂、镇静剂等。

2. 解除梗阻

（1）非手术治疗 适用于单纯性粘连性肠梗阻、麻痹性或痉挛性肠梗阻、蛔虫或粪块堵塞引起的肠梗阻、肠结核等炎症引起的不完全性肠梗阻等。方法包括中医中药治疗、口服或胃肠道灌注植物油、针刺疗法等。

（2）手术治疗 适用于各种类型的绞窄性肠梗阻以及由肿瘤、先天性肠道畸形引起的肠梗阻，经非手术治疗无效者。常见手术方式：①单纯解除梗阻，如粘连松解术、小肠折叠排列、肠切开取异物、肠套叠复位、肠扭转复位术等。②肠切除肠吻合术，如肠肿瘤、炎症性狭窄或局部肠袢已坏死，则应行肠切除肠吻合术。③肠短路吻合术，当梗阻部位切除有困难，如晚期肿瘤已浸润固定，或肠粘连成团与周围组织粘连广泛者，可将梗阻近端与远端肠袢行短路吻合术。④肠造口或肠外置术，一般情况极差或局部病变不能切除的低位梗阻病人，可行肠造口术，暂时解除梗阻。如已有肠坏死，则宜切除坏死肠段并将断端外置作造口术，以后行二期手术治疗结肠病变。

【护理评估】

（一）术前评估

1. 健康史

（1）一般情况 包括年龄、性别，发病前有无饱餐后剧烈活动史。

（2）既往史　有无腹部手术及外伤史；有无腹外疝、腹腔炎症、蛔虫病、腹部肿瘤史；有无高血压、高血脂病史；有无便秘。

（3）家族史　了解家族中有无急慢性肠道疾病病人

2. 身体状况

（1）症状与体征　评估腹痛、腹胀、呕吐、停止排气排便等症状的程度，有无进行性加重；有无腹膜刺激征及其范围；呕吐物、排泄物、胃肠减压抽出液的量及性状。有无口唇干燥、眼窝凹陷、皮肤弹性减弱等脱水征；有无脉搏细速、血压下降、面色苍白、四肢发凉等全身中毒和休克征象。

（2）辅助检查　了解实验室检查是否提示有水、电解质及酸碱平衡失调及其类型，腹部X线有无异常发现。

3. 心理－社会状况　评估病人有无焦虑或恐惧，是否了解围术期的相关知识；了解病人的家庭、社会支持情况，包括家属对肠梗阻相关知识的掌握程度，对病人心理和经济的支持情况等。

（二）术后评估

1. 手术情况　了解病人采取的麻醉、手术方式与效果、术中输血、输液情况和术后诊断。

2. 身体状况　评估病人的生命体征及意识状态；尿量及切口情况；评估腹腔引流管是否引流通畅及引流液的颜色、性质、量，评估病人术后有无发生腹腔感染、肠粘连或肠瘘等并发症。

3. 心理－社会状况　了解病人有无紧张；早期活动是否配合；是否了解术后康复的相关知识；了解病人的家庭、社会支持情况。

【常见护理诊断/问题】

1. 急性疼痛　与肠蠕动增强或肠壁缺血有关。

2. 体液不足　与频繁呕吐、腹腔及肠腔积液、胃肠减压等有关。

3. 潜在并发症　术后肠粘连、腹腔感染、肠瘘。

【护理目标】

1. 病人腹痛程度减轻或消失。

2. 病人体液能维持平衡，能维持重要脏器的有效灌注量。

3. 病人未发生并发症，或并发症得到及时发现和处理。

【护理措施】

（一）非手术治疗护理/术前护理

1. 体位　无休克、生命体征稳定者取低半卧位，可减轻腹肌紧张，有利于病人的呼吸。

2. 禁食、胃肠减压　肠梗阻时需禁食，同时给予肠外营养支持。胃肠减压对单纯性肠梗阻和麻痹性肠梗阻可达到解除梗阻的目的。胃肠减压管标识清楚、固定妥当、防止扭曲打折、防止脱落，注意观察引流液的颜色、性状和量，并正确记录。

3. 维持体液与营养平衡　严密监测呕吐次数、呕吐物的量和性状以及皮肤弹性、尿量、尿比重、血液浓缩程度、血清电解质、血气分析结果等，根据病情遵医嘱补充液体的量和种类。禁食时遵医嘱给予肠外营养应用；梗阻解除12小时后，可进流质饮食，忌食用易产气的甜食和牛奶等；如无不适，24小时后进半流质饮食；3天后进软食。

4. 缓解症状　在确定无肠绞窄后，可应用阿托品、654－2等抗胆碱类药物，以解除胃肠道平滑肌的痉挛，抑制胃肠道腺体的分泌，使病人腹痛得以缓解；给予生长抑素，减少消化液的分泌，减轻腹胀。若为不完全性、痉挛性或单纯蛔虫所致的肠梗阻，可适当顺时针轻柔按摩腹部，并遵医嘱配合应用针刺疗法，缓解疼痛。呕吐时坐起或头偏向一侧，及时清除口腔内呕吐物，以免误吸引起吸入性肺炎或窒息。呕吐后给予漱口，保持口腔清洁。观察和记录呕吐物的颜色、性状和量。

5. 观察病情　定时测量记录生命体征，严密观察腹痛、腹胀、呕吐及腹部体征变化；若病人症状与体征无好转或有加重，应考虑有肠绞窄的可能，应积极做好术前准备。绞窄性肠梗阻的临床特征如下：①突发持续性剧烈疼痛或持续性疼痛伴阵发性加重；有时出现腰背痛。②有呕吐，出现早、剧烈且频繁。③腹胀不均匀，腹部局部隆起或触及有压痛的肿块（胀大的肠袢）。④呕吐物、胃肠减压液或肛门排出物为血性，或腹腔穿刺抽出血性液体。⑤出现腹膜刺激征，肠鸣音可不亢进或由亢进转为减弱甚至消失。⑥有明显腹膜刺激征，体温上升、脉率增快、白细胞计数升高。⑦病情发展迅速，早期出现休克；经积极非手术治疗而症状体征未见明显改善。⑧腹部X线检查可见孤立、胀大的肠袢，符合绞窄性肠梗阻的特点。此类病人病情危重，应在抗休克、抗感染的同时，积极做好术前准备。

（二）术后护理

1. 体位与活动　手术后病人取平卧位，全麻病人头偏向一侧，保持呼吸道通畅。麻醉清醒、生命体征平稳后取半卧位。早期床上多活动如抬臀运动、踝泵运动、翻身拍背等，病情允许早期下床活动。

2. 饮食护理　术后暂禁食，禁食期间给予静脉补液。一般术后3～5天肠蠕动恢复，胃管引流减少可拔除胃管。先少量饮水，无不适可进食少量流质饮食，逐步过渡至半流质、软食。肠吻合术后进食时间可适当推迟。

3. 引流管的护理 胃肠减压和腹腔引流管标识清楚、妥善固定，保持引流通畅、避免受压打折、防止脱落。观察并记录腹腔引流液的颜色、性状、量，发现异常，及时报告。

4. 并发症的护理 术后可并发粘连性肠梗阻、腹腔内或切口感染及肠瘘。

（1）粘连性肠梗阻 观察有无腹胀、腹痛、呕吐等表现。鼓励病人术后早期活动，如病情平稳，术后24小时即可开始床上活动，3天后下床活动，以促进机体和胃肠道功能的恢复，防止肠粘连。一旦出现腹部阵发性腹痛、腹胀、呕吐等情况，应立即通知医师。

（2）腹腔内感染及肠瘘 若出现局部或弥漫性腹膜炎表现，腹腔引流管周围流出带粪臭味液体，应警惕腹腔内感染及肠瘘的可能。遵医嘱进行积极的全身营养支持和抗感染治疗，局部双套管负压引流。引流不畅或感染不能局限者需再次手术处理。

（三）健康教育

1. 饮食指导 少食辛辣刺激性食物，宜进高蛋白、高维生素、易消化吸收的食物。避免暴饮暴食，饭后忌剧烈运动。便秘者应注意通过调整饮食、腹部按摩等方法保持大便通畅，无效者可适当给予缓泻剂，避免用力排便。

2. 休息与活动 适当活动，避免腹部受凉和餐后剧烈活动，以防发生肠扭转。

3. 自我监测 加强自我观察，若有腹胀、腹痛、停止排气排便等不适，应及时就诊。

【护理评价】

1. 病人腹痛程度是否减轻或消失。
2. 病人水、电解质、酸碱平衡是否得以维持。
3. 病人是否发生术后并发症，或并发症发生时是否得到及时发现和处理。

第二节 常见类型肠梗阻

一、粘连性肠梗阻

粘连性肠梗阻是指肠与肠或其他组织粘连致肠管成角，或腹腔内粘连带压迫肠管引起的肠梗阻。是临床肠梗阻最常见的一种类型，占各类肠梗阻的40%～60%。

【病因和病理】

肠梗阻分先天性和后天性两类。先天性肠梗阻少见，多由于发育异常或胎粪性腹膜炎所致；后天性肠梗阻多见，常由腹部手术、炎症、出血、创伤、异物刺激等引起。临床以腹部手术后发生的肠粘连最为多见。粘连性肠梗阻一般都发生在小肠，引起结肠梗阻者少见。

粘连性肠梗阻间歇期并无症状，须在一定条件下出现症状。①肠腔变窄或肠管蠕动受影响：炎症时肠壁水肿使变窄的肠腔完全阻塞不通或肠粘连；肠袢间紧密粘连成团或固定于腹壁使肠管蠕动受限。②肠管因粘连牵扯扭折成锐角而使肠管不通。③粘连带压迫肠管或肠袢以粘连处为支点发生扭转等。④肠蠕动增加或体位的剧烈变动，发生扭转。粘连性肠梗阻多为单纯性和不完全性，少数为绞窄性。有些病人可反复发作出现梗阻的症状，经非手术治疗后又多可缓解。而少数病人初次发作即为绞窄性肠梗阻（图27－2）。

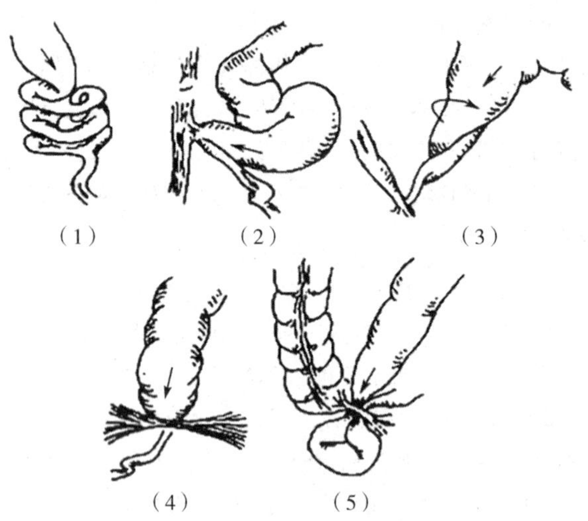

图27－2 粘连性肠梗阻

（1）肠袢粘连成团；（2）腹壁粘连扭折；（3）粘连成角扭转；（4）粘连带压迫；（5）粘连内疝

【临床表现】

主要为机械性肠梗阻的表现。对既往有腹腔手术、创伤或感染史；以往有慢性不完全梗阻症状和反复急性发作史；有腹腔结核病、结核性腹膜炎或肠结核病史，有突然出现剧烈腹痛，伴有腹部压痛、腹肌紧张，且可触及孤立的包块，应警惕有绞窄性肠梗阻的可能。

【预防】

防止肠粘连的重点是消除造成腹腔内粘连的因素：①防止异物留滞腹腔。②减少缺血的组织，不做大块组织结扎。③严格无菌操作技术。④保护肠浆膜面，肠管应用温盐水保护好，不要外露过久，防止损伤与干燥。⑤冲洗清除腹腔内积血、积液，必要时放置引流。⑥及时治疗腹腔内炎性病变，防止炎症扩散。⑦术后早期离床活动，促进肠蠕动。

【治疗原则】

肠梗阻的治疗原则适用于粘连性肠梗阻。单纯性肠梗阻可先行非手术治疗，绞窄性和完全性肠梗阻则应行手术治疗。经非手术治疗梗阻无缓解，病情又加重者，或疑有绞窄性肠梗阻者，均应及早手术治疗。

【护理措施】

参见本章第一节肠梗阻病人护理。

二、肠扭转

肠扭转（volvulus）是一段肠管甚至全部小肠及其系膜沿系膜扭转360°～720°而造成的闭袢性肠梗阻，是一种严重的机械性肠梗阻。既有肠管梗阻，又有肠系膜血液循环受阻，极易发生肠绞窄。

【病因】

手术后粘连，乙状结肠冗长，肠内容物骤增，强烈的肠蠕动或体位的突然改变等因素易诱发肠扭转。肠扭转的好发部位是小肠和乙状结肠。

【临床表现】

肠扭转是闭袢型肠梗阻加绞窄性肠梗阻，发病急骤，发展迅速。

1. 小肠扭转　多见于青壮年，常在饱餐剧烈活动后发生。表现为突然发作的剧烈腹部绞痛，呈持续性疼痛，阵发性加剧。疼痛可放射至腰背部。呕吐频繁，局部腹胀以某一部位特别明显，腹部有时可扪及压痛的扩张肠袢。肠鸣音减弱，可闻及气过水声。腹部X线检查符合绞窄性肠梗阻的表现，有时可见空肠和回肠换位，或排列成多种形态的小跨度蜷曲肠袢等特有的征象（图27－3）。

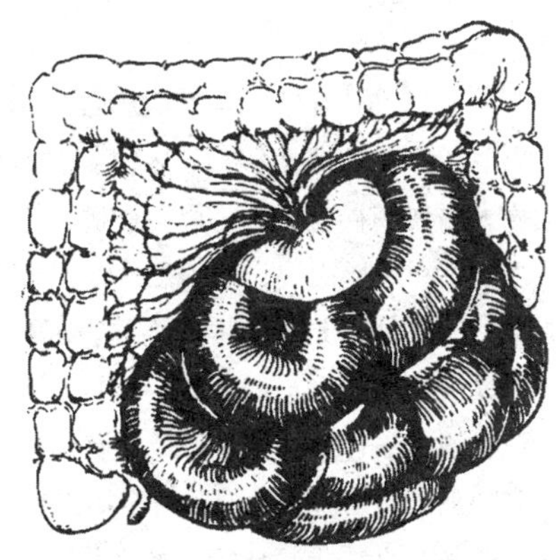

图27－3　全小肠扭转（已坏死）

2. 乙状结肠扭转　多见于有便秘习惯的老年人或以往可有多次腹痛发作经排气、排便后缓解病史者。病人有腹部持续胀痛，左腹部明显膨胀，呕吐不明显，腹部压痛及肌紧张不明显，肛门停止排气排便。腹部X线平片显示马蹄状巨大的双腔固定的充气肠袢，圆顶向上；立位可见两个液平面。低张力钡剂灌肠可见钡剂在扭转部位受阻，钡影尖端呈“鸟嘴”形（图27－4）。

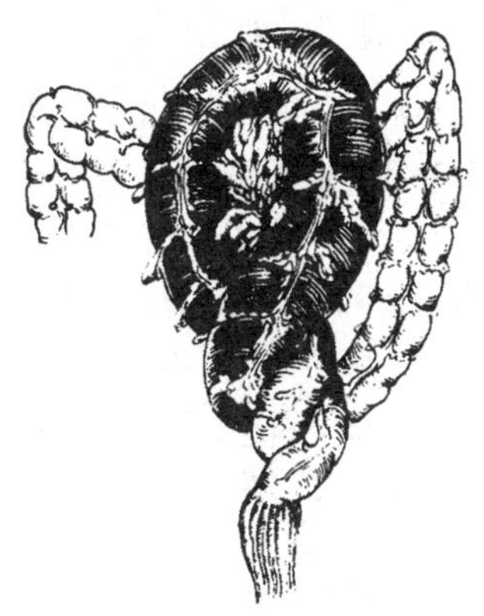

图27－4　乙状结肠扭转

【治疗原则】

肠扭转是一种严重的机械性肠梗阻，可在短时期内发生肠绞窄、坏死，死亡率较高。应及早手术治疗。手术方法包括肠扭转复位术、肠切除吻合术。

【护理措施】

参见本章第一节肠梗阻病人的护理措施。

三、肠套叠

肠套叠（intestinal intussusception）是指肠的一段套入其相连的肠管腔内，以小儿最多见，80%发生在2岁以内的婴幼儿。以回盲部回肠套入结肠最为常见。

【病因与类型】

肠套叠分为原发性肠套叠和继发性肠套叠。原发性肠套叠绝大部分发生于婴幼儿，主要由于肠蠕动节律紊乱所致，而肠蠕动节律的失调可能由于食物性质的改变所致。成年人肠套叠多为继发性，主要由于肠腔或肠壁病变使肠蠕动节律失调，近段肠管的强力蠕动将病变连同肠管同时送入远段肠管中。依肠套入部位不同，将肠套叠分为小肠－小肠型、小肠－结肠型、结肠－结肠型，小儿多为回结肠套叠（图27－5）。

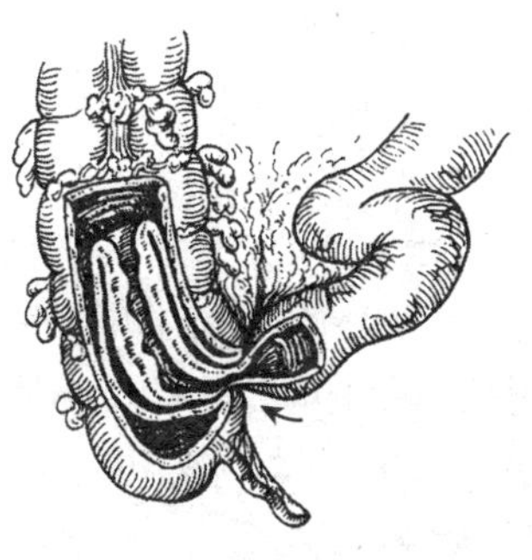

图27－5　回盲部肠套叠

【临床表现】

肠套叠的典型症状是腹部绞痛、果酱样血便和腹部肿块。突然发生剧烈的阵发性腹痛，患儿常有阵发哭闹、出汗、面色苍白，伴呕吐及排果酱样便，持续几分钟后疼痛缓解，患儿安静如常。腹部常可扪及腊肠样肿块，表面光滑、稍可活动、有压痛，常位于脐右上方，而右下腹扪及空虚感。腹胀等肠梗阻症状随着病情进展，逐步出现。钡剂胃肠道造影对诊断肠套叠有较高的准确率。成人肠套叠多为慢性复发性，多呈不完全梗阻，故症状较轻，为阵发性腹痛发作，便血不多见。发作过后检查可为阴性，因套叠常可自行复位。

【治疗原则】

1. 非手术治疗 适用于发病早期，全身状况较好，无腹膜炎征象的肠套叠。用采用空气、氧气或钡剂灌肠等。

2. 手术治疗 如病期已超过 48 小时，或怀疑有肠坏死，或灌肠复位后出现腹膜刺激征及全身情况恶化者，应行急症手术，如手术复位、肠切除吻合术。

【护理措施】

参见本章第一节肠梗阻病人的护理措施。

第三节 肠 瘘

肠瘘（intestinal fistula）是指肠管与其他脏器、体腔或体表之间存在病理性通道，肠内容物经此通道进入其他脏器、体腔或至体外，引起严重感染、体液失衡、营养不良等改变。

【病因】

1. 先天性 与胚胎发育异常有关，如脐肠瘘。

2. 后天性 腹部手术损伤，占肠瘘的 95% 以上，常与手术误伤肠壁、吻合口愈合不良、腹腔内遗留异物等有关；腹部创伤，与火器伤或锐器伤有关；腹腔或肠道感染，如憩室炎；腹腔内脏器或肠道的恶性肿瘤。

3. 治疗性 因治疗需要而施行的人工肠造瘘，包括空肠造瘘和结、直肠造瘘。

【分类】

1. 按肠腔是否与体表相通分类

（1）肠外瘘　瘘管开口于腹壁皮肤，较多见。主要继发于腹部手术、外伤及小肠疾病。临床较多见。

（2）肠内瘘　瘘管与腹内其他脏器或肠管的其他部位相通，如小肠结肠瘘、直肠膀胱瘘。

2. 按瘘管所在位置分类

（1）高位瘘　如胃肠吻合口瘘、十二指肠瘘和距十二指肠空肠悬韧带 100cm 以内的空肠上段瘘。

（2）低位瘘　如距十二指肠空肠悬韧带 100cm 以外的空肠下段瘘、回肠瘘和结肠瘘。

3. 按肠瘘的日排出量分类

（1）高流量瘘　空腹状态下每日消化液排出量 >500ml。

（2）低流量瘘　空腹状态下每日消化液排出量≤500ml。

【病理生理】

随瘘位置的高低而不一。高位肠瘘水、电解质的丢失和紊乱较严重；低位肠瘘则以继发性感染较为明显。

1. 水、电解质及酸碱平衡失调 高位肠瘘时每日丧失的肠液量可高达 7000ml，若未能得到及时补充，病人很快出现脱水、低血容量性休克和循环衰竭。在体液丢失的同时伴有电解质的丢失，若以丢失酸性胃液为主，可产生低氯低钾性碱中毒；若丢失大量碱性肠液，则常引起代谢性酸中毒及低钠、低钾血症。

2. 营养不良 肠瘘病人肠液大量丢失的同时伴有大量消化酶和蛋白质丧失，加上炎症和创伤的额外消耗，将导致蛋白质的分解代谢增加，出现严重的负氮平衡。病人体重骤降，出现贫血、低蛋白血症、多器官功能障碍，甚至因恶病质而死亡。

3. 消化液腐蚀和感染 排出的消化液中含大量消化酶，可消化腐蚀瘘管周围的组织、皮肤，导致局部皮肤溃烂、出血、感染。还可引起弥漫性腹膜炎、腹腔感染等，甚至危及生命。

【临床表现】

临床表现可因瘘管的部位及其所处的病理阶段不同而异。一般在腹部手术、创伤后 1 周左右，病人由于肠瘘出现腹膜炎、腹壁瘘口及水、电解质、酸碱平衡失调和全身脓毒症的症状和体征。

1. 局部表现

（1）腹膜炎症状和体征　一旦发生肠瘘，无论是高位或低位，都出现局限性或弥漫性腹膜炎。随着肠瘘的发展，多数肠外瘘病人出现肠袢间脓肿、膈下脓肿或瘘管周围脓肿等。脓肿多发生在瘘形成后 7～10 天。

（2）腹壁瘘口形成　是肠外瘘的主要表现。是腹腔内脓肿穿破切口或引流口所形成。可有一个或多个瘘口，瘘口内可有脓液、消化液和气体流出。严重者从瘘口处看到破裂的肠管和外翻的肠黏膜及大量肠内容物流出。

（3）瘘口周围皮肤受损　肠瘘、特别是高位肠瘘，漏出的消化液量大，含有大量消化酶，对瘘管周围的组织、皮肤有很强的腐蚀性，可导致瘘口周围皮肤潮红、溃烂、出血、感染、疼痛难忍。

（4）瘘管形成　在引流通畅的情况下，腹腔脓肿逐渐缩小，沿肠内容物排出的途径形成瘘管。这时病人的感染基本得到控制，仅有瘘口局部刺激症状及肠粘连表现，营养状况逐渐恢复。

(5) 瘘管闭合　瘢痕愈合，病人临床症状消失。

2. 全身表现　病人主要表现为精神萎靡、消瘦、水肿等。继发严重感染者，可出现寒战、高热、呼吸急促、脉率加速等脓毒症表现。可有严重的水、电解质及酸碱平衡失调，甚至出现低血容量性休克。若病情得不到及时有效控制，最终可发展为多系统多器官功能障碍综合征，甚至死亡。若病情得到有效控制，则全身症状减轻甚至消失，营养状况得到改善，机体逐渐恢复健康。

【辅助检查】

1. 实验室检查　血常规可见血红蛋白、红细胞计数下降，而白细胞计数及中性粒细胞比例升高，严重感染时出现含中毒颗粒的白细胞，并有血小板计数下降。血生化检查有低钾血症、低钠等血清电解质紊乱的表现。肝功能检查肝酶谱（GPT、GOT、AKP 、R－GT 等）及胆红素升高。血清蛋白质和免疫指标，反映营养状态的血清白蛋白、转铁蛋白和总淋巴细胞计数下降。

2. 影像学检查

(1) B 超、CT 检查　有助于发现腹腔深部脓肿、积液、占位性病变及其与胃肠道的关系等。

(2) 瘘管造影　适用于瘘道已形成者。有助于明确瘘的部位、长度、走向、大小、脓腔范围及引流通畅程度，同时还可了解其周围肠管或与其相通的肠管情况。

3. 特殊检查

(1) 口服染料或药用炭　是最简便实用的检查手段。适用于肠外瘘形成初期。通过口服或胃管内注入亚甲蓝、骨炭末等染料后，观察、记录其从瘘口排出的情况，包括部位、排出量及时间等，以初步判断瘘的部位和瘘口大小。

(2) 瘘管组织活检　可明确是否存在结核、肿瘤等病变。

【治疗原则】

1. 非手术治疗

(1) 控制感染　充分引流腹腔内肠液和渗出液，依据药物敏感试验结果选择有效抗生素。

(2) 补液和营养支持　纠正水、电解质及酸碱平衡失调。在肠瘘早期以完全胃肠外营养为主。当腹膜炎得到控制、肠功能恢复、瘘口流出量减少及无肠道梗阻时，可给予肠内营养。

(3) 瘘口局部处理　①双套管负压引流：及时将溢出的肠液引流到体外，部分病人经有效引流后可以愈合。②封堵处理：对于瘘道比较直的单个瘘，可用硅胶片封堵瘘口。

2. 手术治疗

(1) 手术适应证　①唇状瘘伴有肠梗阻；②管状瘘已上皮化或瘢痕化；③特异性病变；④多个瘘存在。

(2) 手术方式　根据肠瘘位置、病变情况选择不同术式。①肠段部分切除吻合术：切除瘘管邻近已有病理改变的肠袢后行肠吻合。该方法最常用且效果最好。②肠瘘局部楔形切除缝合术：适合于瘘口小，肠壁周围组织正常者。③肠瘘旷置术：瘘管近远端行短路手术，适合于瘘口大、情况复杂、肠液流出量多、局部感染严重、不能耐受一次性彻底手术者。可待病人情况好转后再手术切除旷置肠段。④小肠浆膜补片覆盖修补术。

【护理措施】

（一）非手术治疗护理/术前护理

1. 体位　取低半坐卧位，以利漏出液积聚于盆腔，减少毒素的吸收，同时有利于呼吸及引流。

2. 控制感染　根据药物敏感试验结果选择有效抗生素。经手术切口或瘘管内放置双套管行腹腔灌洗并持续负压吸引，以充分稀释肠液，保持引流通畅，减少肠液的溢出，减轻对瘘口周围组织的腐蚀，引流出腹腔内液体，促进局部炎症消散、肉芽组织生长，促进瘘管的愈合。

3. 负压引流的护理

(1) 调节负压大小　一般负压以 10～20kPa（75～150mmHg）为宜，具体应根据肠液黏稠度及日排出量调整。注意避免负压过小致引流不充分，或负压太大造成肠黏膜吸附于管壁引起损伤、出血。当瘘管形成、漏出液少时，应降低压力。

(2) 调节灌洗液的量及速度　灌洗液的量及速度取决于引流液的量及性状。一般每日灌洗量为 2000～4000ml，速度为 40～60 滴/分，若引流量多且黏稠，可适当加大灌洗的量及速度；而在瘘管形成，肠液溢出减少后，灌洗量可适当减少。灌洗液以等渗盐水为主，若有脓腔形成或腹腔内感染严重，灌洗液中可加入敏感抗生素。注意保持灌洗液的温度在 30～40℃，避免过冷对病人造成不良刺激。

(3) 保持引流管通畅　妥善固定引流管，保持各连接处衔接紧密，避免扭曲、脱落，定时挤压引流管，并及时清除双套管内的堵塞物。可将双套管的内管取出清洗，或缓慢作顺时针方向旋转松动外套管，若无效，另行更换双套管。

(4) 观察和记录　观察并记录引流液的量及性状。通过灌洗量和引流量判断进出量是否平衡（每日肠液排出量＝引流量－灌洗量）。多发瘘者常多根引流管同时冲洗和引流，应分别标记冲液瓶和引流瓶，并分别观察、记录。若灌洗量大于引流量，常提示吸引不畅，须及时处理。灌洗过程中应观察病人有无畏寒、心慌、气急、面色苍白等不良反应，一旦出现应立即停止灌洗，对症处理。

4. 营养支持及维持体液平衡　在肠瘘发病初期原则上应停止经口进食，可通过中心静脉置管行全胃肠外营养，达到既迅速补充所需热量又减少肠液分泌的目的。应注意中心静脉导管的护理，避免导管相关性感染。补充液体和电解质，纠正水、电解质及酸碱平衡失调，并根据病人生命体征、皮肤弹性、黏膜湿润情况、出入水量、血电解质及血气分析检测结果，及时调整液体与电解质的种类与量。

5. 瘘口周围皮肤的护理 及时清除溢出的肠液是防止肠液腐蚀皮肤最有效的方法。保持皮肤清洁干燥有肠液漏出则及时吸净，可选用中性皂液或0.5%氯己定清洗皮肤并涂抹复方氧化锌软膏、皮肤保护粉或皮肤保护膜加以保护。若局部皮肤发生糜烂，可采取红外线或超短波等进行理疗。

6. 堵瘘的护理 肠瘘经过引流、冲洗后，成为被控制的瘘（肠液能按治疗的要求引流至体外）。可根据瘘的情况选用不同的堵瘘方法，包括外堵法和内堵法两种。①外堵法：适用于经过充分引流、冲洗，已经形成完整瘘管且管径直的瘘。护理时应注意外堵物是否合适，肠液有无继续外漏，如有，除调整外堵方法外，还需及时更换敷料，涂复方氧化锌软膏保护瘘口周围皮肤。②内堵法：适用于须手术才能治愈的唇状瘘及瘘管短且口径大的瘘。需注意观察有无因堵片损伤周围组织而致炎症、堵片位置是否合适、肠液外溢的量的多少、有无机械性肠梗阻，有异常及时通知医生，及时处理。

知识链接

湿性愈合敷料结合造口袋收集肠瘘渗液

肠瘘病人瘘口处每天有大量渗液漏出，渗漏液多为碱性或酸性黏液，如不及时清除，会对皮肤造成持续不良的刺激，导致皮肤糜烂、溃疡，形成异味，使病人痛苦不堪，不仅延长了愈合时间、增加医疗成本，还增加了病人及家属经济负担；持续渗液需要医护人员为病人反复更换敷料、衣物等，增加医护人员工作量。

湿性愈合敷料保护皮肤并结合造口袋可收集渗液的特点，将两者巧妙地结合，科学有效地将大量肠液、胰液及时收集并保持引流通畅，避免漏液的积存，而且可治疗周围皮肤炎症、糜烂，为病人提供了很好的医疗服务。具有以下意义：①有效收集引流管周围渗液，减少引流液对伤口和周围皮肤刺激，保护皮肤，减轻疼痛，提高了生活质量，积极预防和治疗引流管周围刺激性皮炎和伤口。减少异味，维护病人的自尊。②便于准确观察记录渗漏液体的性质和量，为治疗提供数据支持。③避免污染伤口敷料和床单被服，减少换药次数和护理时数，减轻医护工作量，降低医疗成本费用。

7. 心理护理 因肠瘘多发生于术后，且局部及全身症状严重，病情易反复，病人容易产生焦虑、悲观、失望情绪。护士应关心并耐心向病人及其家属解释肠瘘的发生、发展过程和治疗方法，并向病人介绍愈合良好的康复病人案例，通过病人间的经验交流，消除其心理顾虑，增强对疾病治疗的信心，以积极配合各项治疗和护理。

8. 术前准备 除胃肠道手术前的常规护理外，还应加强以下护理措施。①肠道准备：术前3天进少渣半流质饮食，并口服肠道不吸收抗生素；术前2天进无渣流质，术前1天禁食。②皮肤准备：术前认真清除瘘口周围皮肤的污垢及油膏，保持局部清洁。③口腔护理：由于病人长期未经口进食，易发生口腔溃疡等，应予生理盐水或漱口液漱口，2次/日，并观察口腔黏膜改变，及时处理口腔病变。

（二）术后护理

1. 观察病情 密切观察生命体征变化、伤口敷料及引流液情况。观察有无出现持续高热、恶心、呕吐，腹部有无压痛、反跳痛、肌紧张等腹腔内感染的征象。

2. 饮食护理 为避免再次发生肠瘘，可适当延长禁食时间至4~6天，禁食期间继续全胃肠外营养支持，并做好相应护理。

3. 引流管护理 肠瘘术后留置的引流管较多，包括腹腔负压引流管、胃肠减压管、导尿管等。应妥善固定并标识；保持各管道引流通畅；严格无菌技术操作；观察并记录各引流液的颜色、性状和量；根据引流情况及时调整引流管负压大小。

4. 并发症的护理

（1）术后出血 主要原因有术中止血不彻底，引起创面渗血；创面感染侵蚀到血管，引起出血；负压吸引力过大，损伤肠黏膜。应严密监测生命体征，观察切口渗血、渗液情况，以及各引流液的性状、颜色和量。若发现出血，应及时通知医师，并协助处理。

（2）腹腔感染 由于肠瘘病人营养物质大量流失，全身状况较差，术后容易发生切口及腹腔感染，甚至再次发生肠瘘。注意保持引流通畅，预防性应用抗生素，注意观察有无切口局部或腹部疼痛、腹胀、恶心、呕吐等不适，切口有无红、肿、发热；腹部有无压痛、反跳痛、肌紧张等腹膜刺激征表现以及生命体征的变化，及早发现感染征象。

（3）粘连性肠梗阻 因术后病人体质虚弱，活动少或并发术后腹腔感染均可导致肠粘连。术后予半坐卧位，指导病人在早期床上活动，病情许可情况下，鼓励其尽早下床活动，以促进肠蠕动，避免术后发生肠粘连。观察病人有无腹痛、腹胀、恶心、呕吐、停止排便排气等肠梗阻症状。

（三）健康教育

1. 饮食指导 进食早期可给予高热量、高维生素、低脂肪、适量蛋白质、少渣的食物；随肠功能的恢复，可逐步增加蛋白质与脂肪摄入量。

2. 康复指导　每日保持充足的休息和睡眠，活动适量，餐后不要立即剧烈运动。保持排便通畅，便秘者应及时服用缓泻药或遵医嘱灌肠，保持排便通畅。

3. 自我观察　如出现腹痛、腹胀或伤口红、肿、疼痛等不适应及时就诊。

（霍　蕊）

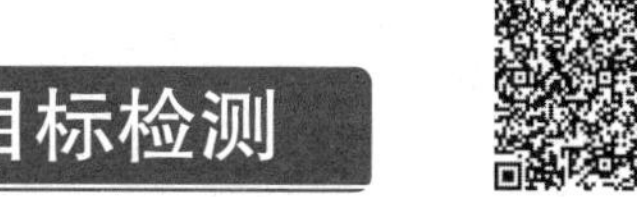

答案解析

一、简答题

1. 简述肠瘘病人负压引流的护理要点。

2. 简述绞窄性肠梗阻的诊断要点。

二、病例分析题

李先生，68 岁，结肠癌根治术后一年余，10 天前无明显诱因出现腹部疼痛不适，持续性胀痛，阵发性加剧，伴恶心、呕吐，非喷射状，呕吐为胃内容物，呕吐后腹痛腹胀较前缓解，肛门排便排气减少。体检：T 37.5℃，P 72 次/分，R 18 次/分，BP 130/80mmHg；腹部软，未见肠型及蠕动波；腹部 X 线检查示：中上腹部部分肠管扩张，可见数个气液平面。

请思考：

（1）病人可能的诊断是什么？你认为主要的检查应该是什么？

（2）该病人非手术治疗的护理要点有哪些？

书网融合……

本章小结

题库

第二十八章　阑尾炎病人的护理

PPT

学习目标

知识目标：

1. 掌握　急性阑尾炎的临床表现及围手术期的护理。
2. 熟悉　急、慢性阑尾炎的治疗原则；特殊类型急性阑尾炎的临床特点。
3. 了解　急性阑尾炎的病因及病理生理。

技能目标：

学会应用护理程序为阑尾炎手术病人实施整体护理。

素质目标：

具备较好的职业素养，良好的人文关怀及共情能力。

急性阑尾炎是外科常见病，是最多见的急腹症。目前，由于外科技术、抗生素的应用、围手术期护理的进步，绝大多数病人能够早期确诊、恰当处置、快速康复。若病人未得到及时诊治和护理，可转为慢性阑尾炎，甚至导致急性腹膜炎和腹腔脓肿。本章重点介绍急性阑尾炎的围手术期护理。

案例引导

案例　钱先生，24岁，以上腹部、脐周部疼痛6小时急诊入院。体格检查：体温38.8℃，脉搏110次/分，呼吸18次/分，血压120/84mmHg；右下腹压痛、反跳痛、肌紧张。实验室检查：白细胞计数12×10^9/L，中性粒细胞比例0.84；B超检查显示：阑尾肿大。

讨论：

1. 该病人主要临床诊断有哪些？诊断依据是什么？
2. 该病人目前主要的护理问题是什么？
3. 针对护理问题，应如何进行护理？

第一节　急性阑尾炎

急性阑尾炎（acute appendicitis）为阑尾的急性化脓性感染，是急腹症中最常见的病因。该病在各年龄段均可发病，其中以青壮年发病率最高，发病率男性高于女性。绝大多数病人通过早期诊治，可以获得良好的治疗效果。

【病因】

1. 阑尾管腔阻塞　是急性阑尾炎最常见的病因。其中淋巴滤泡的明显增生是阑尾管腔阻塞最常见的原因，占60%，多见于年轻人。肠石也是阻塞的原因之一，占35%。食物残渣、粪石、异物、炎性狭窄、蛔虫、肿瘤等病因较为少见。阑尾管腔窄而细，开口狭小，阑尾蜷曲，这些因素都是造成阑尾管腔易于阻塞的原因。由于阑尾管腔阻塞后阑尾黏膜仍继续分泌黏液，腔内压力上升，静脉回流受阻，血供发生障碍，细菌乘机繁殖，使阑尾炎症加剧。

2. 细菌入侵　常见致病菌通常为各种革兰阴性杆菌和厌氧菌。当阑尾管腔阻塞时，细菌繁殖，分泌内毒素和外毒素，毒素损伤黏膜上皮组织，形成溃疡，细菌穿过溃疡的黏膜进入阑尾肌层。阑尾壁间质压力升高，动脉血流受阻，造成阑尾缺血，最终形成梗死和坏疽。

3. 其他　阑尾先天畸形，如阑尾过长、过度扭曲、管腔细小、血供障碍等都是急性炎症的病因。

【病理生理】

1. 病理类型　根据急性阑尾炎的临床过程和病理解剖学变化，可分为四种病理类型。

（1）急性单纯性阑尾炎　以阑尾外观轻度肿胀、浆膜充血并失去正常光泽、表面及腔内有少量纤维素性渗出物为主要临床表现。病变多局限于黏膜和黏膜下层。镜下可见阑尾各层均有水肿，黏膜浅表性溃疡和出血点，有中性粒细胞浸润。属轻型阑尾炎或病变早期，临床症状和体征较轻。

（2）急性化脓性阑尾炎　一般由单纯性阑尾炎发展而来，又称急性蜂窝织炎性阑尾炎。阑尾明显肿胀，浆膜高度充血，表面覆以纤维性（脓性）渗出物。镜下可见阑尾管腔内有积脓，管壁有小脓肿形成，阑尾黏膜的溃疡面进一步加大并深达肌层和浆膜层。阑尾周围形成局限性腹膜炎，腹腔内有稀薄脓液。临床症状和体征较重。

（3）坏疽性及穿孔性阑尾炎　属于重型阑尾炎。炎症继续发展，阑尾腔内积脓、阻塞等，使压力升高，引起阑尾壁血液循环障碍，致使阑尾管壁坏死或部分坏死，阑尾呈暗紫色或黑色。穿孔部位多在阑尾根部或近端。穿孔后如未被包裹，感染继续扩散，脓液进入腹腔，可引起急性弥漫性腹膜炎。

（4）阑尾周围脓肿　如果急性阑尾炎化脓、坏疽或穿孔进展过程较慢，大网膜可移至右下腹部，发炎的阑尾被大网膜和周围组织包裹并形成粘连，最终形成炎性肿块或阑尾周围脓肿。

2. 疾病转归　急性阑尾炎的转归主要有以下3种。

（1）炎症消退　部分单纯性阑尾炎，若得到及时药物治疗，炎症逐渐消退。但大部分将转为慢性阑尾炎，易复发。

（2）炎症局限　化脓、坏疽或穿孔性阑尾炎被大网膜及周围组织粘连包裹，炎症局限，形成炎性包块或阑尾周围脓肿。需用大量抗生素或中药治疗，治愈缓慢。

（3）炎症扩散　病情严重者，发展快，若未及时给予手术切除，且未能被大网膜包裹局限，炎症扩散则形成弥漫性腹膜炎、化脓性门静脉炎、感染性休克等。

【临床表现】

1. 症状

（1）腹痛　典型表现为转移性右下腹痛，即开始有中上腹或脐周疼痛，数小时后腹痛转移并固定于右下腹，呈持续性疼痛并逐渐加重。此过程时间的长短取决于病变发展的程度和阑尾位置。70% ~80%的病人具有此典型的腹痛特点，少数病人也可在发病初即表现为右下腹疼痛。①不同位置的阑尾炎腹痛特点：盆位阑尾炎腹痛在耻骨上区，盲肠后位阑尾炎疼痛在右侧腰部，左下腹部阑尾炎呈左下腹痛，肝下区阑尾炎可引起右上腹痛。②不同病理类型的阑尾炎腹痛特点：单纯性阑尾炎表现为轻度隐痛；化脓性阑尾炎呈阵发性胀痛和剧痛；坏疽性阑尾炎呈持续性剧烈腹痛；穿孔性阑尾炎因阑尾腔压力骤减，腹痛可暂时减轻，但出现腹膜炎后，腹痛又持续性加剧。

（2）胃肠道症状　发病早期可有厌食、恶心、呕吐等表现。初期为反射性呕吐，但程度较轻。部分病人可发生腹泻，多数不严重。若发生弥漫性腹膜炎可导致麻痹性肠梗阻，表现为腹胀、排气排便减少。当发生盆位阑尾炎时，炎症刺激直肠和膀胱，可有排便次数增多、里急后重等症状。

（3）全身症状　早期乏力，体温正常或稍高。炎症重时表现为心率增快，体温升达38℃左右，可出现全身感染中毒症状。阑尾穿孔时，体温可达39 ~40℃。当阑尾化脓坏疽穿孔形成弥漫性腹膜炎时，可同时出现血容量不足和败血症的表现，严重者可合并其他脏器功能障碍。如发生门静脉炎时，可出现寒战、高热和轻度黄疸。

2. 体征

（1）右下腹压痛　是急性阑尾炎最常见和最重要的体征。压痛点以麦氏点（McBurney）最为常见，压痛部位随阑尾位置改变而变化。常见的压痛部位有麦氏点（右髂前上棘与脐连线中外1/3之交界点）、Lenz点（左右髂前上棘连线的右、中1/3交点上）和Morris点（右髂前上棘与脐连线和腹直肌外缘交汇点）。发病初期自觉腹痛尚在上腹或脐周围未转移至右下腹时，右下腹便可出现固定压痛。当炎症加重，阑尾坏疽穿孔时，压痛的程度加重，范围随之扩大甚至波及全腹，但仍以阑尾所在位置压痛最明显。病人取左侧卧位，此体位对于压痛点的选取更为准确。

（2）腹膜刺激征　有腹肌紧张、压痛、反跳痛（Blumberg征）、肠鸣音减弱或消失等，是壁腹膜受炎症刺激出现的防卫性反应。常提示阑尾炎症加重，说明局部腹腔内有较多渗出或阑尾穿孔。但应注意，在老人、小儿、孕妇、肥胖、虚弱者及盲肠后位阑尾炎时，此征象可不明显。

（3）右下腹肿块　右下腹饱满，可扪及压痛性肿块，边界不清且固定，多见于阑尾周围脓肿病人。

（4）特殊体征

1）结肠充气试验（Rovsing征）　病人仰卧位，检查者右手压迫其左下腹，再用左手反复压近侧结肠部，结肠内气体可传至盲肠和阑尾部位，若出现右下腹疼痛，则为阳性。

2）腰大肌试验（Psoas征）　病人左侧卧位，右下肢后伸，若出现右下腹疼痛，则为阳性。表明阑尾位于腰大肌前方，盲肠后位或腹膜后位。

3）闭孔内肌试验（obturator征）　病人仰卧位，右髋和右膝均屈曲，然后将右大腿被动向内旋转。若出现右下腹疼痛，则为阳性。表明阑尾位置靠近闭孔内肌。

4）肛门直肠指检　可引起炎症阑尾所在位置的压痛。当阑尾穿孔时，炎症波及盆腔，直肠前壁有广泛压痛。当形成盆腔脓肿时，可触及痛性肿块或有波动感。

【辅助检查】

1. 实验室检查　多数急性阑尾炎病人白细胞计数和中性粒细胞比例升高。白细胞计数可升高到（10 ~20）×10^9/L，可发生核左移。部分单纯性阑尾炎或老年病人白细胞可无明显升高。尿检查一般无阳性发现，如尿中出现少量红细胞，说明炎性阑尾与输尿管或膀胱相靠近，但多无明显血尿。血清淀粉酶及脂肪酶检查有助于排除急性胰腺炎。

2. 影像学检查 ①腹部X线平片可见盲肠扩张和液-气平面，偶见钙化的肠石和异物影。②B超检查有时可发现肿大的阑尾或脓肿，可靠性低于CT。③CT检查有助于阑尾周围脓肿的诊断，但此检查不是阑尾炎检查的必需项目，只有在诊断不明确时可选择使用。

3. 腹腔镜检查 对于明确诊断有决定性作用，用于急性阑尾炎的诊断。随着腔镜技术的成熟与普及，确诊后可同时行阑尾切除术。

【治疗原则】

绝大多数急性阑尾炎一旦确诊，应早期施行手术治疗，因早期手术既安全、简单，又可减少并发症的发生。如果发展到阑尾化脓、坏疽或穿孔时再手术，不但手术操作困难且术后并发症显著增加。部分单纯性急性阑尾炎早期阶段，如病人不接受手术治疗或客观条件不允许者，或存在手术禁忌证者，可采用非手术治疗。但此方法容易转变为慢性阑尾炎，病情反复发作。术前可选用对革兰阴性菌和厌氧菌敏感的抗生素，有助于防止术后感染的发生。

1. 手术治疗 不同临床类型急性阑尾炎的手术方法选择亦不相同。

（1）急性单纯性阑尾炎 行阑尾切除术，切口一期缝合。也可采用腹腔镜阑尾切除术。

（2）急性化脓性或坏疽性阑尾炎 行阑尾切除术，保护切口，一期缝合。腹腔中如有脓液，应吸净脓液后关闭腹腔。也可采用腹腔镜阑尾切除术。

（3）穿孔性阑尾炎 切除阑尾时宜采用右下腹经腹直肌切口，术中注意保护切口，冲洗切口，一期缝合。彻底清除腹腔脓液，并根据情况放置腹腔引流管，及时引流。

（4）阑尾周围脓肿 阑尾脓肿尚未破溃且病情稳定者，先行非手术治疗或在超声引导下穿刺抽脓或置管引流。待肿块缩小局限，体温正常3个月以后再行手术切除阑尾。如脓肿扩大，无局限趋势，宜先行超声检查，确定切口部位后行手术切开引流。手术目的以引流为主，如阑尾显露方便，也应切除阑尾，否则待伤口愈合3个月后再行阑尾切除术。

2. 非手术治疗 适用于部分单纯性急性阑尾炎早期阶段，不接受手术治疗或客观条件不允许者，急性阑尾炎的诊断尚未确定，发病已超过72小时或已形成炎性肿块和（或）阑尾周围脓肿等有手术禁忌证者。主要措施包括选择有效的抗生素和补液治疗等。

知识链接

腹腔镜在急性阑尾炎诊疗中的应用

阑尾切除术是治疗急性阑尾炎最有效的方法，明确诊断后应尽快手术；如无禁忌，推荐腹腔镜阑尾切除术。腹腔镜阑尾切除术具有较多优势：损伤小，术后疼痛轻、恢复快；腹腔干扰小，胃肠功能恢复快；容易探查阑尾以外脏器情况；对阑尾炎诊断不明确者容易鉴别，并且可以在腹腔镜下完成治疗；切口小、切口感染率低，术后肠粘连机会减少等，尤其适合儿童和肥胖病人。对于妊娠期阑尾炎，腹腔镜手术应慎重选择。阑尾周围脓肿可予经皮穿刺引流，其与开腹手术相比，治疗效果相同，但并发症明显减少。

【护理评估】

（一）术前评估

1. 健康史

（1）一般情况 询问病人性别、年龄，女性病人的月经史、生育史；疾病发生的诱因，如有无暴饮暴食、生活不规律、过度疲劳等诱发因素。

（2）现病史 有无腹痛及其伴随症状。有无缓解或加重腹痛的诱因。疼痛的持续时间及腹痛的特点、性质、部位、程度等。

（3）既往史 既往有无急性阑尾炎的发作，做好与胃十二指肠溃疡穿孔、右侧输尿管结石、妇产科疾病的鉴别。老年病人还需要了解有无糖尿病、肾功能不全及心血管、肺部疾病的病史等。评估有无手术治疗史。

2. 身体状况

（1）症状与体征 评估腹部压痛的部位，麦氏点有无固定压痛，右下腹是否可扪及肿块，有无腹膜刺激征象；结肠充气试验、腰大肌试验、闭孔内肌试验的结果；直肠指检是否触及痛性肿块等。评估病人有无厌食、反射性恶心、呕吐、腹泻、里急后重、黏液便、尿痛等症状，有无腹胀、肛门排气或排便减少。评估病人早期有无乏力、低热等表现。妊娠中后期的病人应注意观察腹痛的性质，阴道有无流血，以防止出现流产或早产。

（2）辅助检查 评估血白细胞计数和中性粒细胞比例。了解腹部立位X线检查是否提示盲肠扩张及CT或B超有无提示阑尾肿大或阑尾周围脓肿形成。

3. 心理-社会状况 本病发作时腹痛明显，多需要急诊手术治疗，病人常产生焦虑紧张心理。应了解病人及家属对急性腹痛及阑尾炎的认知程度、心理承受能力及家庭经济承受能力，评估对手术的认知程度。妊娠期病人及其家属对胎儿风险的认知程度、心理承受能力及应对方式。

（二）术后评估

1. 手术情况 评估病人麻醉和手术方式，术中输血、补液、出血情况和术后诊断。

2. 身体状况 评估病人生命体征是否平稳；有留置引流管的病人，了解引流管放置的位置、是否通畅及其作用，评估引流液的色、质、量、性状等；术后切口愈合情况，是否发生并发症等。

3. 心理－社会状况 病人有无紧张、焦虑情绪，康复训练和早期下床活动是否配合。

【常见护理诊断/问题】

1. 急性疼痛 与阑尾炎症刺激壁腹膜或手术创伤有关。

2. 体温过高 与急性阑尾炎症有关。

3. 体液不足 与禁食、呕吐、发热有关。

4. 焦虑 与起病急，缺乏术前准备及术后康复等相关知识有关。

5. 潜在并发症 腹腔脓肿、门静脉炎、术后内出血、切口感染、阑尾残株炎及粘连性肠梗阻等。

【护理目标】

1. 病人疼痛得到缓解或控制。
2. 病人体温降至正常。
3. 病人体液得到补充。
4. 病人焦虑程度减轻，情绪稳定。
5. 病人无并发症发生，或并发症得到及时发现和处理。

【护理措施】

（一）非手术治疗护理/术前护理

1. 体位 急性阑尾炎发作期应卧床休息，取半卧位，使腹腔渗液积聚于盆腔，便于引流，同时可使腹腔内脏器下移，有利于呼吸与循环，且半卧位能够降低腹壁张力，减轻局部疼痛。

2. 缓解疼痛 诊断明确或已决定手术的病人出现疼痛剧烈时可遵医嘱给予解痉镇痛药物，诊断未明确者禁用吗啡类镇痛药，以免掩盖病情。

3. 控制感染 遵医嘱应用有效抗生素控制感染。有明显发热者，可给予物理降温。

4. 维持体液平衡 禁食期间给予病人肠外营养支持及静脉补液以维持体液平衡。

5. 观察病情 观察病人全身情况和精神状态；定时测量体温、脉搏、呼吸和血压，如出现寒战、高热、黄疸，可能为门静脉炎，应及时通知医师处理；观察腹部症状和体征的变化，如腹痛加重，多提示阑尾腔压力高，如腹痛突然减轻，并有明显腹膜刺激征，提示阑尾穿孔，应尽快手术治疗。

6. 心理护理 向病人及家属耐心解释病情，说明麻醉及术中配合方法及术后注意事项，减轻紧张焦虑情绪，使其配合治疗和护理。

7. 术前准备 做好术区皮肤、输液等术前准备。禁食，严重者给予胃肠减压，以减少肠蠕动，有利于炎症局限。禁忌灌肠，以防肠蠕动加快，肠内压增加，致阑尾穿孔或炎症扩散。

8. 并发症的护理

（1）腹腔脓肿 以阑尾周围脓肿最常见，也可在腹腔其他部位形成脓肿，以盆腔、膈下或肠间隙等处为常见脓肿部位，是阑尾炎未经及时治疗的后果。一经确诊应立即在B超引导下穿刺抽脓、冲洗或置管引流。必要时进行手术切开引流脓肿。由于阑尾脓肿非手术治疗治愈后复发率较高，应在治愈后3个月左右择期手术切除阑尾。护理措施见第二十五章腹腔脓肿的护理。

（2）内、外瘘形成 如果阑尾周围脓肿引流不及时，少数病人的脓肿可向小肠或大肠内穿破，也可向膀胱、阴道或腹壁穿破，形成各种内瘘或外瘘，脓液此时可经瘘管排出。

（3）化脓性门静脉炎（suppurative pylephlebitis） 较少见。急性阑尾炎时，阑尾静脉中的感染性血栓可沿肠系膜上静脉至门静脉，导致化脓性门静脉炎症。临床上以寒战、高热、轻度黄疸、肝大、剑突下压痛等为主要临床表现。病情加重时会导致全身感染性休克，治疗延误可发展为细菌性肝脓肿。治疗时应用大剂量抗生素，应及时手术切除阑尾。

（二）术后护理

1. 体位 病人术后按不同的麻醉方式，给予适当的体位。硬膜外麻醉或全麻术后清醒者去枕平卧6小时，待血压、脉搏平稳后，采取半卧位，以减轻切口疼痛，降低腹壁压力，利于呼吸和引流，可防止膈下脓肿形成。

2. 观察病情 观察并定时测量生命体征，手术后前3天每日测量生命体征（体温、脉搏、呼吸、血压）4次，病情平稳者改为每日测量1次生命体征。观察腹部症状和体征，有无腹腔内出血、切口感染、粘连性肠梗阻、腹腔脓肿等并发症发生。

3. 控制感染 遵医嘱应用抗生素，防止并发症发生。注意体温变化情况，体温升高给予物理降温，并通知医师给予相应处理。

4. 饮食护理 术后禁食，遵医嘱给予静脉补液，待肠蠕动恢复、肛门排气后进流质饮食，如无不适可改为半流质饮食。勿进食过多甜食。术后1周内忌食牛奶或豆制品，以免腹胀。同时忌灌肠及服用泻药。

5. 切口与引流管护理 保持切口敷料干燥，无渗血，发现异常及时通知医师。有腹腔引流管者应妥善固定，保持通畅，防止扭曲或受压，可由引流管近端向远端挤压，防止有血凝块或脓液堵塞。定期观察并记录引流液的颜色、性状和量。一般引流管 1 周左右即可拔除。

6. 活动与功能锻炼 鼓励病人早期下床活动，以促进肠蠕动恢复，防止肠粘连发生。轻症病人手术当天即可下床活动，重症病人应在床上定时翻身、活动四肢，待病情稳定后，及早下床活动。

7. 心理护理 了解病人情绪，倾听病人主诉，向病人讲解手术后的注意事项，治疗方法和预后成功案例，使病人能积极配合治疗和护理。

8. 并发症护理

（1）出血 常发生在术后 24 小时内，多因阑尾系膜的结扎线松脱，引起系膜血管出血。以腹痛、腹胀、引流管流出大量新鲜血液和失血性休克等为主要表现。一旦出现面色苍白、脉速、血压下降等内出血表现，或腹腔引流管有血液流出，应立即将病人平卧，报告医师并做好术前准备，立即输血及补液，紧急手术进行止血。

（2）切口感染 是术后最常见的并发症，阑尾坏疽、穿孔及弥漫性腹膜炎者更容易发生。表现为术后 3 天左右体温逐渐升高，有明显切口疼痛，局部红、肿、压痛明显，甚至出现波动等。常见预防切口感染措施有术中加强切口保护、切口冲洗、彻底止血和消灭无效腔等。应及时更换敷料，保持敷料清洁、干燥。如切口周围皮肤有红肿、触痛，或疑有伤口感染者，应及时报告医师，先行穿刺抽出脓液，或在波动处拆除缝线将脓液排出，置管引流。近年来腹腔镜阑尾切除术显著降低了切口感染率。

（3）粘连性肠梗阻 也是较常见术后并发症，多发生于阑尾穿孔并发腹膜炎者，与局部炎症重、手术损伤或术后卧床等多种因素相关。术后早期离床活动可预防此并发症的发生，一般经非手术治疗可痊愈，不完全梗阻者多见，可给予胃肠减压、禁食、静脉输液等治疗，做好病情观察。梗阻情况严重者必须行手术治疗。

（4）阑尾残株炎 阑尾切除术若阑尾残端保留过长（超过 1cm）或肠石残留时，残株易复发炎症，表现为与阑尾炎相同的症状。可采用 X 线钡剂灌肠造影检查，以明确诊断。症状严重时，需再次行手术切除阑尾残株。

（5）粪瘘 很少见。与阑尾残端结扎线脱落，盲肠原位结核、癌症，术中缝合时因盲肠组织水肿脆弱而致裂伤等有关。临床表现类似阑尾周围脓肿，粪瘘发生时多已局限化，很少发生弥漫性腹膜炎。经换药等非手术治疗多可闭合自愈，如经过 2~3 个月仍不闭合，则需手术治疗。

（三）健康教育

1. 生活指导 指导病人养成良好的饮食、卫生习惯，改变不良的生活习惯，生活规律，注意劳逸结合。每日保证充分休息与适量活动，出院后半年内不从事重体力活动。

2. 疾病预防 积极治疗及控制胃肠道炎症或其他疾病，预防慢性阑尾炎急性发作。非手术治疗的病人，向其解释疾病可能会复发，加强自我监测，若出现腹痛、腹胀等不适，应及时就诊，以免贻误病情。

3. 复诊指导 告知阑尾周围脓肿的病人在出院后 3 个月，应再次住院行阑尾切除术。

【护理评价】

1. 病人疼痛是否得到缓解或控制。
2. 病人体温是否降至正常。
3. 病人体液是否得到补充。
4. 病人焦虑程度是否减轻，情绪是否稳定。
5. 病人有无并发症发生，或并发症发生时是否被及时发现和处理。

第二节 慢性阑尾炎

慢性阑尾炎（chronic appendicitis）是阑尾急性炎症消退后遗留的阑尾慢性炎症病变。

【病因与病理】

大多数慢性阑尾炎由急性阑尾炎转变而来，少数也可开始即呈慢性过程。主要病变为阑尾壁不同程度的纤维化及慢性炎性细胞浸润。黏膜层和浆肌层以淋巴细胞和嗜酸性粒细胞浸润为主，替代了急性炎症时的多形核白细胞，在阑尾管壁中还可见异物巨细胞。慢性阑尾炎的阑尾壁一般有纤维化增生肥厚，四周可有大量纤维粘连，管腔内存有粪石或其他异物，导致管腔狭窄甚至闭塞，妨碍了阑尾的排空，进而压迫阑尾壁内神经而产生疼痛症状。

【临床表现】

1. 症状 主要表现为右下腹疼痛，症状可能不重或不典型。部分病人仅有右下腹隐痛或不适，转移性腹痛不明显。剧烈活动可诱发本病急性发作，大多数病人过去有过典型的急性阑尾炎的发作病史，此后多无明显症状，却常间歇性发作，但疼痛发作时没有初次剧烈。

2. 体征 右下腹如麦氏点、Lanz 点或 Morris 点的局限性深压痛，位置也较固定。左侧卧位体检时，部分病人右下腹可触及条索状肿物。

【辅助检查】

1. X 线钡剂灌肠透视检查 可见阑尾显影有中断、扭曲、排空迟缓，72 小时后 X 线透视复查阑尾腔内仍有钡剂残留，并因粘连不易被推动等。如阑尾腔已全闭塞，则不显影。该检查对无典型的发作史者有重要意义。

2. 超声检查　可排除慢性胆囊炎、慢性附件炎及慢性泌尿系统感染等。

【治疗原则】

诊断明确后需手术切除阑尾，并行病理检查证实此诊断。手术既可作为治疗手段，也可作为最后明确诊断的措施。

【护理措施】

（一）术前护理

1. 心理护理　向病人及家属讲解慢性阑尾炎的相关知识，耐心解释病情，说明麻醉及术中配合方法，使其减轻紧张、焦虑情绪，积极配合治疗和护理。

2. 观察病情　观察生命体征、腹部症状和体征，如病人腹痛加重、高热、出现腹膜刺激征，应及早通知医师并协助处理。

3. 控制感染　遵医嘱应用抗生素。有明显发热者，可给予物理降温。

4. 术前准备　禁食，术区备皮；术前禁忌灌肠，以免引起阑尾穿孔或炎症扩散。

（二）术后护理

同急性阑尾炎术后护理措施。

（三）健康教育

1. 疾病预防　保持排便通畅。便秘导致粪石嵌顿，阑尾腔梗阻促使阑尾炎发作；同时，粪石刺激阑尾黏膜，引起炎症而使阑尾炎发作。应养成定时排便的习惯，多吃富含纤维素的食物，防止便秘。

2. 休息与活动　每日保持充分休息与活动，劳逸结合，避免疲劳。

3. 饮食　摄入清淡、富营养、少油腻饮食，禁忌辛辣、刺激性食物。

第三节　特殊类型阑尾炎

婴幼儿、老年人、妊娠妇女以及 AIDS 病人患急性阑尾炎时，诊断和治疗均较困难，应当格外重视。

一、新生儿急性阑尾炎

新生儿阑尾呈漏斗状，不易发生由淋巴滤泡增生或者肠石所致的阑尾管腔阻塞，因此，新生儿急性阑尾炎很少见，且新生儿不能提供病史，其早期临床表现仅有厌食、呕吐、腹泻和脱水等。发热和白细胞数升高均不明显，因此早期不易确诊，穿孔率和死亡率均较高。

诊断时应仔细检查右下腹压痛和腹胀等体征，并应早期手术治疗。

二、小儿急性阑尾炎

小儿阑尾管腔相对新生儿大而壁较薄，肌层组织未发育成熟，一旦梗阻，很快发生血供障碍，极易坏疽穿孔。小儿大网膜发育不完全且较短，不能起到充分的保护作用，穿孔后炎症不易局限，发生弥漫性腹膜炎的可能性增大。小儿的腹膜吸收力较强，一旦形成腹膜炎，中毒现象较为严重，而机体抵抗力较弱，易因水、电解质和酸碱平衡失调而有严重的生理功能紊乱。

临床表现为病情发展较快且较重，最常见的主诉是全腹疼痛，早期即出现高热、呕吐等症状。右下腹体征不明显、不典型，腹部触痛和肌紧张是诊断小儿阑尾炎的重要体征。穿孔发生早，穿孔率较高。

小儿阑尾炎一旦确诊，应及时手术。并配合输液、纠正脱水、应用广谱抗生素等，术前及时纠正脱水、酸中毒等症状；术后加强护理，避免并发症的发生。

三、妊娠期急性阑尾炎

妊娠期急性阑尾炎较常见，阑尾位置随妊娠的发展而有所改变，从早期妊娠至后期妊娠，阑尾由原位逐渐向上外移位，盲肠与阑尾逐渐为子宫所覆盖，所以使压痛、肌紧张和反跳痛均不明显。大网膜被增大的子宫推向一侧，难以包裹炎症阑尾，腹膜炎不易被局限，易在上腹部扩散。阑尾炎症还能波及子宫浆膜，刺激子宫收缩，严重时可以引起流产或早产，也可导致胎儿缺氧而死亡。

治疗以阑尾切除术为主。妊娠早期可试行非手术治疗，如不见好转，应尽早进行手术治疗。妊娠后期的急性阑尾炎，腹腔感染难以控制，应早期手术。围术期应加用黄体酮，尽量不用腹腔引流。术后使用广谱抗生素。加强术后护理。临产期的急性阑尾炎如并发阑尾穿孔或全身感染症状严重时，可考虑经腹剖宫产术，同时切除病变阑尾。

四、老年人急性阑尾炎

老年人急性阑尾炎（senile acute appendicitis）是指 60 岁以上的老年人发生的阑尾急性炎症病变。随着社会老龄人口增多，老年人急性阑尾炎的病例数也相应增加。因老年人机体和器官的生理功能减退，阑尾黏膜下淋巴组织退化，防御功能下降，对疼痛反应较迟钝，所以主诉不强烈，体征不典型，临床表现轻而病理改变却很重，体温和白细胞计数升高均不明显，往往就诊晚，阑尾病变较严重，并发症多。又由于老年人动脉硬化，阑尾动脉也会发生改变，易导致阑尾缺血坏死或穿孔。加之老年人常伴发心脑血管疾病、糖尿病、肾功能不全等，使病情更趋复杂严重。

一经诊断应及时手术，同时要注意处理伴发的内科疾病，老年人对手术耐受性较差，应做好各项术前准备。急性阑尾炎的一般治疗原则也适用于老年病人。必须手术时，年龄本身并非手术治疗的禁忌证。通常应于最短时间内完成术前准备，包括心、肺功能和尿糖的检测。重症者还应加强术后监护。

五、HIV 感染病人的急性阑尾炎

HIV 感染（获得性免疫缺陷综合征 AIDS）病人临床症状及体征与免疫功能正常者相似，但不典型。此类病人白细胞计数不高，常被延误诊断和治疗。超声或 CT 检查有助于诊断。阑尾切除术是其主要的治疗方法，强调早期诊断并手术治疗，可获较高的短期生存率，否则穿孔率较高。

（武江华）

目标检测

答案解析

一、简答题

1. 急性阑尾炎的典型临床表现有哪些？

2. 阑尾炎切除术后最常见的并发症是什么？如何进行观察和护理？

二、病例分析题

孙先生，29 岁，5 小时前上腹及脐周阵发性疼痛，现右下腹部持续性疼痛，伴恶心、呕吐 1 次，呕吐物为黄色内容物，查体：体温 39℃，右下腹固定压痛，全腹明显肌紧张和反跳痛，准备在全麻下行手术治疗。

请思考：

（1）病人最可能的诊断是什么？

（2）病人目前存在的主要护理问题有哪些？

（3）术后应采取哪些护理措施？

书网融合……

本章小结

题库

第二十九章　大肠和肛管疾病病人的护理

PPT

学习目标

知识目标：

1. 掌握　大肠癌的病因、临床表现、治疗原则和护理措施。
2. 熟悉　肠息肉及直肠肛管良性疾病的临床特点、护理要点。
3. 了解　大肠和肛管疾病的病理生理。

技能目标：

1. 熟练掌握肠道手术术前饮食指导及肠道准备（灌肠）的技能。
2. 学会应用护理程序为大肠和肛管疾病病人提供整体护理。

素质目标：

1. 具有良好的职业素养和钻研精神。
2. 具备良好的人文关怀及共情能力。

大肠和肛管疾病是常见病，种类多，需外科治疗的大肠疾病包括肠息肉、直肠癌、结肠癌等；肛管疾病包括痔、肛裂、直肠肛管周围脓肿、肛瘘、直肠脱垂等。其中，大肠癌是我国常见恶性肿瘤，发病呈年轻化趋势，早期症状易被忽视，部分病人术后永久携带肠造口，对病人生理和心理都有很大影响。本章将重点介绍结、直肠癌、肠息肉病、直肠肛管良性疾病的围手术期护理。

案例引导

案例　张女士，45岁。3个月前开始出现大便次数明显增多，每天排便4～5次，有里急后重、排便不尽感，黏性血便，无明显腹胀、腹痛，直肠指检距肛缘3cm处可触及质硬、菜花样肿块，退指后指套上有血性黏液。3个月来体重减轻7kg，感到乏力。既往有慢性肠炎病史2年余。

讨论：

1. 该病人初步诊断是什么？可能选择的手术方式是什么？

2. 如何针对该病人的护理问题采取相应的护理措施？

第一节　结、直肠癌

结肠癌（carcinoma of colon）及直肠癌（carcinoma of rectum）统称为大肠癌（colorectal carcinoma），是消化道较为常见的恶性肿瘤，其发病率在我国位于恶性肿瘤第三位。大肠癌病人以40～60岁为多见，男性多于女性，其发病率随年龄的增加而逐步上升，直肠癌的发生率高于结肠癌，比例为1.5∶1，其中，中低位直肠癌所占比例较高，约占70%，我国青年人占比例较高，小于30岁者占10%～15%。

一、结肠癌

结肠癌是胃肠道中常见的恶性肿瘤之一，好发年龄我国为41～65岁，近20年来，尤其是大城市的发病率明显上升，且渐有其发病率高于直肠癌的趋势。从病因可见50%以上来自腺瘤癌变，从形态学上可见到增生、腺瘤及癌变各阶段以及相应的染色体改变。随分子生物学技术的发展，同时存在的分子事件基因表达渐被认识，从中明确癌的发生发展是一个多步骤、多阶段及多基因参与的细胞遗传性疾病。结肠癌中发病率由高到低依次为乙状结肠、盲肠、升结肠、降结肠和横结肠。

【病因】

结肠癌的发病原因尚不完全清楚，但其相关的高危因素逐渐被认识。多数流行病学研究认为，大肠癌的发病与经济社会的发展、人类生活方式的改变有关，其中尤其与膳食结构的改变密切相关，而与环境、遗传等其他因素也存在相关性。

1. 饮食和运动　大肠癌的发生与高脂、高蛋白、低纤维饮食有关。脂肪刺激胆汁分泌，胆汁和脂肪酸在肠道厌氧菌的作用下形成致癌因子；动物蛋白中的氨基酸分解后产生致癌物；低纤维饮食导致形成粪便的物质减少，肠蠕动减慢，增加了粪便中致癌物质和肠黏膜的接触时间；过多摄入腌制食物可增加肠道中的致癌物质；维生素和矿物质的缺乏均可能增加大肠癌的发病率。缺乏适度的体力活动，肠蠕动功能减弱，以致引起或加重肠黏膜损害。

2. 遗传因素 20%～30%的大肠癌病人存在家族史，常见的有家族性腺瘤性息肉病（familial adenomatous polyposis，FAP）及遗传性非息肉性结肠癌的错配修复基因突变携带者的家族成员，应视为结肠癌的高危人群。

3. 癌前病变 大多数结肠癌来自结肠腺瘤的癌变，其中癌变率最高的为绒毛状腺瘤及家族性多发性息肉病；目前已被列入癌前病变的如结肠某些慢性炎症改变，包括溃疡性结肠炎、克罗恩病及血吸虫肉芽肿，已被证实与结肠癌的发生关系较密切。

【病理生理】

1. 病理分型 目前结肠癌临床病理分期常用国际抗癌联盟（UICC）提出的TNM分期系统。临床病理分型常根据肿瘤大体形态和组织学进行分型。

（1）大体分型 分为溃疡型、隆起型和浸润型三型。

1）溃疡型 最常见，占50%以上。据溃疡外型及生长情况分为局限性溃疡型和浸润溃疡型2个亚型。其特点是肿瘤向肠壁深层生长并向周围浸润，易出血，好发于左半结肠。分化程度低，转移较早。

2）隆起型 肿瘤向肠腔内生长，呈结节状、菜花状，好发于右侧结肠，特别是盲肠。分化程度较高，转移较晚，预后较好。

3）浸润型 肿瘤沿肠壁浸润，容易引起肠腔狭窄和肠梗阻，多发生于左侧结肠，尤其是乙状结肠和直肠－乙状结肠交界处。分化程度低、转移较早，预后差。

（2）组织学分型

1）腺癌 最常见。癌细胞主要为柱状细胞、黏液细胞和未分化细胞，进一步分类可分为管状腺癌和乳头状癌、黏液腺癌及印戒细胞癌。

2）腺鳞癌 较少见，主要发生于直肠下端和肛管。预后较腺癌差。

3）未分化癌 易侵入小血管和淋巴管，预后最差。

2. 转移途径

（1）直接浸润 大肠癌穿透肠壁可浸润邻近器官，如乙状结肠癌肿常侵犯膀胱、子宫、输尿管，横结肠癌肿常侵犯胃壁，直肠癌可侵犯前列腺、膀胱、阴道、子宫。

（2）淋巴转移 是主要的转移途径。结肠癌易转移至肠系膜血管周围和肠系膜根部淋巴结；直肠癌的淋巴转移最常见的是向上转移，可转移至直肠上动脉、肠系膜下动脉及腹主动脉周围淋巴结，向下、向两侧转移至髂内淋巴结或腹股沟淋巴结。晚期可出现左锁骨上淋巴结转移。

（3）血行转移 晚期癌肿细胞常经血液循环转移至肝、肺、骨。

（4）种植转移 结肠癌肿穿透肠壁后，癌细胞可脱落并种植在腹膜和腹腔内其他器官表面，以盆腔底部、直肠前陷窝部最常见。直肠癌种植转移的机会较少，上段直肠癌偶有种植性转移。

【临床表现】

结肠癌早期多因无明显特异性表现或症状而易被忽视，随病程的发展出现一系列临床症状。右半结肠癌多以贫血、消瘦、乏力、低热等全身性表现为主。

1. 排便习惯和粪便性状改变 常为最早出现的症状，一般表现为排便次数增加、粪便不成形、便秘及粪便中带血、脓或黏液。右半结肠因肠腔较大，粪便稀薄，病人往往腹泻与便秘交替出现，粪便中带血、脓液或黏液；临床特点是贫血、腹部包块、消瘦乏力，肠梗阻症状不明显。左半结肠肠腔相对较小，癌肿多倾向于浸润型生长引起环状缩窄，且肠腔中水分已经基本吸收，粪便成形；临床以肠梗阻症状较为多见。肿瘤破溃时，可有便血或黏液。

2. 腹痛 也是常见的早期症状，疼痛部位常不确切，程度多较轻，为持续性隐痛或仅为腹胀感或腹部不适，当癌肿并发感染或肠梗阻时则腹痛加剧，甚至出现阵发性绞痛。

3. 腹部肿块 肿块通常较硬，可能为梗阻近侧肠腔内的积粪，位于横结肠或乙状结肠的癌肿可有一定的活动度，若癌肿穿透肠壁并发感染，可表现为固定压痛的肿块。

4. 急性完全性肠梗阻 是左侧结肠癌的首发症状，肠梗阻症状多为中、晚期症状，呈慢性、低位、不完全性肠梗阻，表现为便秘、腹胀或阵发性绞痛，当发生完全性梗阻时，症状加剧，部分病人可出现呕吐，呕吐物为粪汁样，左侧结肠癌有时以急性完全性结肠梗阻为首先出现的症状。

5. 全身症状 由于长期慢性失血、癌肿溃烂、感染以及毒素吸收等，病人可出现贫血、消瘦、乏力、低热等全身表现。部分结肠癌穿透肠壁后，还可侵入其他空腔脏器，引起肠内瘘和营养物质的流失，导致病人出现严重的水、电解质、酸碱平衡失调和营养不良等。病程晚期可出现肝大、黄疸、水肿、腹水、直肠前凹肿块、锁骨上淋巴结肿大及恶病质表现。

【辅助检查】

1. 大便隐血试验 结肠癌早期可有少量出血，如大便隐血试验持续阳性者应行进一步检查，有助于早期发现病变，可作为大规模普查或对高危人群进行检测的手段。

2. 血清癌胚抗原（CEA）测定 特异性不高，主要用于判断结肠癌的预后、疗效和复发。若在术后随访中发现CEA值又上升，提示癌肿复发可能。

3. 影像学检查

（1）X线钡剂灌肠或气钡双重对比造影检查　可明确癌肿的部位和范围，可显示结肠内的异常形态，观察到结肠壁僵硬、皱襞消失、存在充盈缺损及小龛影，是诊断结肠癌的重要检查手术。

（2）B超与CT检查　可提示腹部肿块、腹腔内肿大淋巴结及有无腹腔种植转移或肝、肺转移灶，是否侵犯邻近组织器官等。

（3）PET-CT检查　即正电子发射体层显像与X线计算机断层成像相结合，在对病灶进行定性的同时还能准确定位，可提高诊断的准确性。

4. 内镜检查　是诊断大肠癌最有效、可靠的方法，可通过乙状结肠镜或纤维结肠镜检查，直视病灶的部位、大小、形态、肠腔狭窄的程度等，并可在直视下获取活体组织行病理学检查。

【治疗原则】

以手术为主的综合治疗，配合放疗、化疗等辅助治疗可提高疗效。

1. 手术治疗

（1）结肠癌根治术　范围包括癌肿所在的两端肠袢及其所属系膜和区域淋巴结。

1）右半结肠切除术　适用于盲肠、升结肠、结肠肝曲癌。切除范围包括10～20cm的末端回肠，盲肠、升结肠、右半横结肠，以及相应的系膜、淋巴结，回肠与横结肠切缘行端-端或端-侧吻合。若癌肿位于结肠肝曲，还须切除横结肠与胃网膜右动脉组淋巴结。

2）横结肠切除术　适用于横结肠癌，切除包括肝曲或脾曲的整个横结肠以及胃结肠韧带的淋巴结，行升结肠和降结肠端-端吻合。

3）左半结肠切除术　适用于结肠脾曲癌、降结肠癌。切除范围包括横结肠左半部、降结肠和部分或全部乙状结肠及其所属系膜、血管、淋巴结，然后行结肠间或结肠与直肠端-端吻合术。

4）乙状结肠切除术　根据乙状结肠的长短和癌肿的所在部位，分别采用切除整个乙状结肠和全部降结肠，或切除整个乙状结肠、部分降结肠和部分直肠，行结肠-直肠吻合术。

（2）姑息性手术　适用范围为局部癌肿尚能切除，但已经发生远处转移的晚期结肠癌病例。无法切除的结肠癌，当病人发生排便困难或肠梗阻时，可以行梗阻近端-远端肠管短路手术，或将梗阻近端的结肠拉出行造口术，以解除梗阻症状。

2. 非手术治疗

（1）化疗　同本节直肠癌相关内容。

（2）其他治疗　如基因治疗、靶向治疗、免疫治疗等。

二、直肠癌

直肠癌是乙状结肠直肠交界处至齿状线之间的癌，我国直肠癌3个流行病学特点：①直肠癌比结肠癌发病率高，占60%。但最近有资料显示，结肠癌和直肠癌发生率有些地区已接近1∶1，主要是结肠癌发生率增高所致。②低位直肠癌所占的比例高，占直肠癌的60%～75%，绝大多数的癌肿可在直肠指检下触及。③青年人（<30岁）直肠癌比例高，占10%～15%。直肠癌根治性手术后总的5年生存率在60%左右，中低位直肠癌是40%左右。

【病因】

直肠癌的发病原因尚不清楚，可能与以下因素相关。

1. 饮食与致癌物质　直肠癌的发生与经济状况、饮食结构有密切的联系，经济发达地区，饮食中动物脂肪和蛋白质所占比例高、纤维素含量低的地域和群体发病率明显高。可能与动物脂肪的代谢产物、细菌分解产物以及由于低纤维素饮食状态下，肠蠕动减慢、肠道的毒素吸收增加等因素有关。

2. 遗传因素　除了家族性息肉病或溃疡性结肠炎恶变造成的结直肠癌病人外，在其他结直肠癌病人中，有5%～10%的病人有明显的家族肿瘤史，统称为遗传性非家族息肉病性结直肠癌，又称Lynch综合征。具体表现为：家庭成员中有3人以上患有结直肠癌，其中2人以上为同一代；至少相近的两代人均有发病；其中至少有1人是在50岁以前诊断为结直肠癌。

3. 直肠慢性炎症　其病程愈长，发生结直肠癌的可能性愈高，患病20年以上的溃疡性结肠炎病人结直肠癌的发生率为20%～40%。慢性溃疡性结肠炎、慢性血吸虫病形成的肉芽肿等与结直肠癌的发生有直接的关系。

【病理生理】

1. 按病理类型分类　①溃疡型：占半数以上。癌肿形状为圆形或卵圆，中心凹陷，边缘凸起，向肠壁深层生长并向周围浸润，早期可有溃疡，易出血，此型分化程度较低，转移较早。②隆起型：肿块向肠腔内突出，肿块增大时表面可产生溃疡，少数向周围浸润，预后较好。③浸润型：癌肿沿肠壁浸润，使肠腔狭窄，分化程度低。转移早且预后差。

2. 按癌肿位置分类　①低位直肠癌：癌肿距齿状线5cm以内；②中位直肠癌：癌肿距齿状线5～10cm；③高位直肠癌：癌肿距齿状线10cm以上。

【临床表现】

直肠癌早期无明显症状，仅有少量便血或排便习惯改变，当癌肿破溃形成溃疡出血或感染时才出现明显症状。

1. 直肠刺激症状 癌肿刺激直肠产生频繁便意，排便习惯发生改变，便前常有肛门下坠、里急后重、排便不尽感，晚期可出现下腹部疼痛症状。

2. 黏液血便 是直肠癌病人最常见的临床症状，80% ~90% 的病人早期出现便血。癌肿破溃后，可出现血性或黏液性大便，严重感染可出现脓血便。

3. 肠腔狭窄症状 癌肿侵犯致肠管狭窄，最初大便变细，当造成肠管部分梗阻后，有腹痛、腹胀、肠鸣音亢进等不全性肠梗阻的表现。

4. 转移症状 当癌肿穿透肠壁，侵犯前列腺、膀胱，可出现尿频、尿痛、血尿；浸润骶前神经则发生骶尾部、会阴部剧烈持续性疼痛、坠胀感；晚期可出现肝转移，出现腹水、肝大、黄疸、贫血、消瘦、水肿等症状，表现为营养不良或恶病质。

【辅助检查】

1. 粪便隐血检查 无症状阳性者的癌肿发现率在 1% 以上。对高危人群需做粪便隐血检查进行筛查，阳性者需做进一步检查。

2. 直肠指检 是诊断直肠癌最重要且简单易行的方法，在中国，70% 的直肠癌为低位直肠癌，能在直肠指检时被触及，因此病人有便血、排便习惯改变等症状时，均可行直肠指检。直肠指检可查出癌肿的部位，与肛缘的距离，癌肿的范围、大小、程度以及与周围脏器的关系等。

3. 内镜检查 直肠癌有 5% ~10% 为多发癌，内镜检查不仅可直视下观察，还可取组织进行病理检查。内镜检查包括肛门镜、乙状结肠镜、纤维结肠镜检查。门诊常规检查时可用肛门镜或乙状结肠镜检查，无需肠道准备，操作便捷；已确定直肠癌手术者治疗前必须行纤维结肠镜检查。

4. 影像学检查

（1）直肠腔内超声 对中低位直肠癌进行腔内超声检查，以检测癌肿浸润肠壁的深度及有无侵犯邻近脏器，可在术前对直肠癌的局部浸润程度进行评估。

（2）MRI 检查 以评估肿瘤在肠壁内的浸润深度，对中低位直肠癌的诊断及术前分期有重要价值。对术后盆腔、会阴部复发的诊断较 CT 优越。

（3）CT 检查 可以了解直肠癌盆腔内扩散情况，有无侵犯膀胱、子宫及盆壁，是术前常用的检查方法。腹部 CT 扫描可检查有无肝转移及腹主动脉旁淋巴结肿大。

【治疗原则】

手术切除是直肠癌的主要治疗方法，必要时采取术前新辅助化疗和放疗，可提高手术疗效。

1. 手术治疗 手术方式的选择根据癌肿所在部位、大小、活动度、细胞分化程度以及术前的排便控制能力等因素综合判断。

（1）局部切除术 适用于早期瘤体小、局限于黏膜或黏膜下层、分化程度高的直肠癌。如经肛局部切除术、骶后径路局部切除术。

（2）腹会阴联合直肠癌根治术（Miles 手术） 原则上适用于腹膜返折以下的直肠癌。切除范围包括乙状结肠远端、全部直肠、肠系膜下动脉及其区域淋巴结，全直肠系膜、肛提肌、坐骨直肠窝内脂肪、肛管及肛门周围 3 ~ 5cm 的皮肤、皮下组织及全部肛门括约肌，于左下腹行永久性乙状结肠单腔造口。

（3）经腹直肠癌切除术（直肠低位前切除术，Dixon 手术） 是目前应用最多的直肠癌根治术，适用于距齿状线 5cm 以上的直肠癌，切除乙状结肠和大部分直肠，直肠和乙状结肠行端 - 端吻合。其优点是保留了正常肛门及肛门括约肌，但在术后近期内病人可能出现排便次数增多、控制排便功能减弱等现象，以后可逐渐改善。

（4）经腹直肠癌切除、近端造口、远端封闭手术（Hartmann 手术） 适用于全身情况差，无法耐受 Miles 手术或因急性肠梗阻不宜行 Dixon 手术的病人。

（5）姑息手术 晚期直肠癌，当病人发生排便困难或肠梗阻时，可行乙状结肠双腔造口。

2. 非手术治疗

（1）放疗 通过放射线的聚焦杀灭照射野的肿瘤细胞，提高治愈的机会。术前放疗可缩小癌肿体积、降低癌细胞活力及减少淋巴结转移，使原本无法手术切除的癌肿得以手术治疗，可提高手术的切除率，降低病人的术后局部复发率；术前未经放疗者如术后病理为环周切缘阳性、盆侧壁淋巴结有转移等局部复发风险高的可行术后放疗，但效果比术前放疗差；姑息放疗可减轻临床症状。

（2）化疗 术前新辅助化疗可缩小原发灶，使肿瘤降期，提高手术切除率；手后辅助化疗可杀灭残存癌细胞。常用的给药途径有区域动脉灌注、门静脉给药、静脉给药、术后腹腔置管灌注、肠腔内给药等，以静脉给药为主。目前一线联合化疗药物的组成主要有 3 个方案。① FOLFOX 方案：奥沙利铂和亚叶酸钙（CF）联合用药。②XELOX 方案：为奥沙利铂与卡培他滨（Xeloda）联合用药。③MAYO 方案：是氟尿嘧啶与 CF 联合用药。

（3）其他治疗 对于不能手术切除且发生肠管缩窄梗阻的直肠癌病人，可局部放置金属支架扩张肠腔，也可用电灼、液氮冷冻和激光烧灼等治疗，以改善症状。其他还有基因治疗、靶向治疗、免疫治疗等。

【护理评估】

（一）术前评估

1. 健康史

（1）一般情况　了解病人的年龄、性别、婚姻、职业、饮食习惯，有无烟酒、饮茶嗜好，有无合并高血压、糖尿病、心脏病等。

（2）既往史　了解有无大肠腺瘤病史、慢性溃疡性结肠炎、克罗恩病、结肠血吸虫性肉芽肿等疾病及手术史。

（3）家族史　了解家族成员有无多发性息肉病、大肠癌或其他肿瘤病人。

2. 身体状况

（1）症状与体征　了解病人有无肝大、腹水、黄疸、消瘦或贫血等，全身状况是否良好；了解病人是否出现腹痛、腹胀、腹泻、便秘等肠梗阻的症状，是否有排便习惯的改变，有无粪便表面带血、黏液和脓液的情况，腹部有无肿块及肿块的部位、大小、活动度，局部有无压痛等。

（2）辅助检查　粪便隐血试验、癌胚抗原测定、直肠指检、内镜检查等。

3. 心理－社会状况　评估病人及家属是否了解疾病相关知识及对疾病的认知程度、心理状态，有无焦虑、恐惧等负性情绪，是否接受并配合制定的治疗护理方案以及病人家庭经济与社会支持情况。

（二）术后评估

1. 手术情况　了解病人手术、麻醉方式与效果，癌变组织切除情况，术中出血、补液、输血情况和术后诊断。

2. 身体状况　病人生命体征是否平稳，营养状况是否良好，切口引流是否通畅，引流液的性质、颜色、量及切口愈合的情况等，有无发生出血、切口感染、吻合口瘘、造口缺血坏死等并发症。

3. 心理－社会状况　评估病人有无紧张和焦虑；能否接受术后创伤；病人及家属能否掌握结肠造口相关知识；对出院后的治疗与护理是否清楚。

【常见护理诊断/问题】

1. 焦虑　与对癌症的治疗缺乏信心，担心造口影响生活和工作有关。

2. 营养失调：低于机体需要量　与癌肿慢性消耗、手术创伤、放化疗不良反应、营养摄入不足有关。

3. 知识缺乏　缺乏有关疾病的相关知识、术前准备及术后的护理知识。

4. 自我认同紊乱　与人工肠造口后排便方式改变有关。

5. 潜在并发症　切口感染、吻合口瘘及泌尿系统损伤及感染等。

【护理目标】

1. 病人未发生过度焦虑或焦虑减轻。

2. 病人的营养状况得以维持或改善。

3. 病人能复述疾病的相关知识，并配合治疗和护理。

4. 病人能适应新的排便方式，并能够自我认可。

5. 病人未发生并发症，或并发症得到及时发现和处理。

【护理措施】

（一）术前护理

1. 心理护理　病人往往对疾病的治疗与康复缺乏信心，应关心、体贴、理解病人，及时解答疑惑，满足合理需求，为病人讲解疾病的治疗原则和护理方法，使病人以积极的心态配合治疗护理。

2. 营养支持　指导病人进食高热量、高蛋白、高维生素、富含营养、易消化、少渣的食物。遵医嘱给予输血、输白蛋白等，以纠正贫血和低蛋白血症，补充体内水、电解质，纠正酸碱紊乱，以防止病人出现脱水及急性肠梗阻。

3. 肠道准备　手术前需要充分的肠道准备，主要是排空肠道和适量肠道抗生素的应用，可有效减少或避免术中感染、术后感染，有利于吻合口愈合，增加手术的成功率。

（1）传统肠道准备法　术前3天予以少渣、半流质饮食，术前2天予以流质饮食，以减少粪便；术前12小时禁食、4小时禁水；术前3天，每天上午用15g番泻叶泡水500ml饮用，术前2天晚用1%～2%肥皂水灌肠1次，手术前1天晚清洁灌肠，若出现剧烈腹痛、面色苍白、出冷汗等，立即停止操作并及时处理；口服抗生素，常规使用甲硝唑0.4g，3次/日；或新霉素1.0g，2次/日，术前1天使用。

（2）全肠道灌洗法　将适量氯化钠、碳酸氢钠、氯化钾溶解于37℃温开水中，配成等渗平衡电解质溶液，总量达6000ml以上，于术前12～14小时开始口服，引起容量性腹泻，以达到彻底清洗肠道的目的。开始口服灌洗液的速度应达到2000～3000ml/h，开始排泄后可适当减慢速度至1000～1500ml/h，直至排出的粪便呈无渣、清水样为止，全过程需3～4小时。灌洗过程应注意监测，若病人感到腹胀、恶心，可嘱其在室内适当活动，呕吐时给予镇吐处理，最后1000ml灌洗液中，可加入甲硝唑等抗生素。年迈体弱、心肾等脏器功能障碍以及肠梗阻者不宜选用此法。

（3）口服甘露醇肠道准备法　术前1天午餐后0.5～2小时口服20%的甘露醇250ml，半小时后口服5%葡萄糖盐溶液1000～1500ml/h，甘露醇是一种高分子碳水化合物，为高渗性，在肠道几乎不吸收，口服后可吸收肠壁水分，使肠内容物在短期内剧增，刺激肠蠕动增加，同时甘露醇被肠道大肠埃希菌所分解，产生的大量气体，可进一步升高肠腔内压，从而达到有效清洁肠道的目的。对年老、体弱及心、肾功能不全者禁用此法。

4. 肠造口定位 术前医师、护士或造口治疗师、家属及病人可共同确定造口部位。定位的基本要求：①让病人取不同体位进行定位，保证无论何种体位均能看到造口全貌，便于自我护理。②造口应在腹直肌内，周围皮肤避开瘢痕、凹陷、褶皱、系腰带及骨骼隆起处。

5. 阴道冲洗 女性病人为避免术中和术后感染，特别是癌肿已侵及阴道后壁时，术前3天每晚进行阴道冲洗。

6. 放置胃管及导尿管 为防止术中误伤输尿管或膀胱、术后膀胱后倾导致尿潴留，或因麻醉、手术刺激盆腔神经引起反射性抑制而致排尿困难，在手术当日早晨置导尿管，使膀胱处于排空状态。有肠梗阻症状的病人通常提早放置胃管进行胃肠减压。

（二）术后护理

1. 观察病情 观察病人生命体征，及时发现病情变化，每15分钟测量生命体征1次；脉搏和血压稳定后改为30分钟至1小时测量1次；病情平稳后延长间隔时间。观察伤口敷料，若渗血较多，应估计量，做好记录，并通知医师给予处理。

2. 体位与活动 术后取去枕平卧位，麻醉清醒、血压平稳后取半卧位，以利于呼吸和腹腔引流。早期指导病人床上活动，病情许可时应协助病人下床活动，活动时应保护切口、引流管和造瘘口，避免受到牵拉，保持引流通畅。

3. 饮食护理

（1）非造口病人 早期禁食，按需胃肠减压，经静脉补液及营养液，准确记录24小时出入量；48～72小时肛门排气后，可拔除胃管，进食少许温开水，若无腹胀、恶心、呕吐等不良反应，可进流质饮食如米粥、瘦肉汤等；术后1周予以少渣半流质饮食，术后2周予以少渣普食，补充高热量、高蛋白、高维生素、低脂饮食，如豆制品、鱼、蛋等。

（2）造口病人 进易消化的食物，防止因饮食不洁导致食物中毒或细菌性肠炎等引起腹泻；少食洋葱、大蒜、豆类、山芋等可产生刺激性气味或胀气的食物，以免频繁更换肛门袋影响日常生活和工作，避免食用易引起便秘的食物。

4. 引流管的护理

（1）导尿管护理 直肠癌根治术易损伤骶部神经而引起尿潴留，术后需留置尿管1～2周，做好尿管的护理。

（2）腹腔引流管或骶前引流管 保持腹腔或骶前引流管通畅，妥善固定，避免扭曲、受压、堵塞或脱落；观察记录引流液的颜色、性状、量；及时清洁引流管周围渗出并更换污染的敷料。

5. 肠造口护理

（1）心理护理 指导病人接受造口并参与造口护理。病人在术前已被告知人工肛门对日常生活所造成的不便，但在术后真实面对时往往接受不了，大多数病人表现出消极、悲观情绪，因此术后应积极做好护患沟通工作。①耐心沟通，关爱病人，鼓励病人说出自身的真实感受，根据病人的疑虑给予耐心地讲解，通过组织讲座等活动，让病人及家属多与相同病种的病人交流，以排解其孤立、自卑、无助感，促使其正视造口。②保护病人的隐私，在进行换药、更换人工肛门袋等护理操作前，应拉上隔帘或予以屏风遮挡，以保护病人的隐私，维护尊严。③培养病人自我护理能力，鼓励并指导病人能够具有独立护理造口的能力。④鼓励积极参加社会活动，当病人及其家属熟练掌握造口护理技术后，可逐渐参加适量的运动和社交活动，注意控制活动强度，避免过度增加腹压及牵拉，避免人工肛门肠管脱出。

（2）指导病人正确使用人工肛门袋

1）人工肛门袋的选择及安放 根据病人情况及造口大小选择适宜的肛门袋，清洁造口及其周围皮肤，待其干燥后，除去肛门袋底盘外的粘纸，对准造口贴紧周围皮肤，袋口的凹槽与底盘扣牢，袋囊朝下，尾端反折，并用外夹关闭，必要时用有弹性的腰带固定人工肛门袋。

2）人工肛门袋的清洁 当肛门袋内充满1/3的排泄物时，须及时更换清洗，可用中性肥皂或生理盐水溶液清洁皮肤，擦干后涂上造口护肤粉，以保护皮肤，防止局部发生炎症、糜烂；同时观察造口周围皮肤有无湿疹、充血、水疱、破溃等。

3）人工肛门袋的替换 除一次性造口袋外，肛门袋取下后可打开尾端外夹，倒出排泄物，用中性洗涤剂和清水洗净，或用1∶1000氯己定溶液浸泡30分钟，擦干、晾干以备下次替换。

6. 并发症的护理

（1）切口感染 观察引流液的色、质、量，保持负压吸引通畅，避免管道脱落、受压、扭曲、堵塞等。保持引流管周围皮肤干净整洁，及时更换敷料，对于会阴部切口，可于术后4～7天以1∶5000高锰酸钾温水坐浴，每日2次。若发生感染，彻底清创，遵医嘱应用抗生素。

（2）吻合口瘘 积极改善病人营养状况；术后7～10天内忌灌肠，以避免刺激手术伤口和影响吻合口愈合；严密观察病人有无腹痛、腹膜炎、腹腔脓肿等吻合口瘘的症状和体征，一旦发现应及时报告医师并协助处理。

（3）肠造口并发症　如造口出血、造口缺血坏死、造口狭窄、造口回缩、造口脱垂、造口旁疝、粪水性皮炎等。加强对造口的护理与观察，及时清洁造口分泌物，保护周围皮肤，更换敷料，避免感染；观察病人是否出现腹痛、腹胀、恶心、呕吐、停止排便排气等肠梗阻症状，为避免造口狭窄，可用食指、中指扩张造口；适当调整饮食结构，增加膳食纤维，促进肠蠕动以防止便秘。

（4）肠粘连　术后早期协助病人在床上翻身，活动四肢；2～3 天可下床活动，以促进肠蠕动的恢复，减轻腹胀，避免肠粘连，活动时应保护伤口，避免牵拉。

（5）泌尿系统感染　术后导尿管放置时间为 1～2 周，注意保持尿道口清洁，每日冲洗膀胱 1～2 次，并清洗会阴部；导尿期间应注意保持导尿管通畅，避免扭曲、受压。观察尿液的颜色、性质，若发现血尿应及时报告医师并予以处理；拔尿管前先试行夹管，每 4～6 小时或有尿意时打开，以训练膀胱功能，防止排尿功能障碍。拔管后若出现排尿困难，应予以热敷、听流水声、按摩等方法处理。

（三）健康教育

1. 疾病预防　定期检查，早发现，积极预防和治疗结、直肠的各种慢性疾病，对于有家族遗传病史者，应提高警惕。

2. 饮食与活动　每天适当的休息与活动，劳逸结合，保持心情愉悦。合理安排饮食，非造口病人宜减少食物中脂肪的摄入量，多进食新鲜蔬菜、水果；造口病人应注意避免吃过多的粗纤维食物及过稀、可致胀气的食物。

3. 自我观察　行结肠造口的病人告知出院后 2～3 个月内应每 1～2 周扩张造口一次，若出现腹痛、腹胀、排便困难等问题及时到医院就诊。

4. 定期复查　每 3～6 个月复查 1 次，行放、化疗的病人需定期进行血常规检查，如出现白细胞计数和血小板计数减少时，应遵医嘱暂停放、化疗并对症处理与观察。

【护理评价】

1. 病人焦虑情绪是否稳定，有无影响食欲和睡眠。

2. 病人营养状况有无改善。

3. 病人是否掌握疾病相关知识，能否积极主动配合治疗与护理。

4. 病人能否做到自我调节情绪，树立对生活，对工作的信心。

5. 病人术后并发症是否得到预防，发生时是否被及时发现并及时处理。

知识链接

造口周围皮肤评估工具的研究进展

据统计，我国每年新增加的永久性肠造口病人约 10 万人，累计肠造口病人达 100 万人，并有增加的趋势。肠造口术虽然挽救了病人的生命，但术后造口周围皮肤并发症如刺激性皮炎、过敏性皮炎、皮肤增生等，是造口术后病人常面临的问题。为实现造口周围皮肤并发症的有效监测，使用信效度较好的评估工具对造口周围皮肤状态进行评估，有助于医护人员进行清晰、准确的沟通。目前用于评估造口周围皮肤的工具有 6 种：造口周围皮肤分类工具（classification of peristomal skin，CPS），SACS 工具（studio alterazoni cutanee stomale），造口皮肤工具（ostomy skin tool，OST），造口护理研究指数工具（stoma care ostomy research index，SCORI），造口相关并发症严重指数工具（ostomy complication severity index，OCSI），造口评分表。在选择造口周围皮肤评估工具时需要综合考虑工具的科学性、实用性和临床适用性，OST 可作为首选。

第二节　肠息肉

肠息肉（intestinal polyps）是一类从黏膜表面突出到肠腔内的隆起状病变的临床诊断；包括炎性息肉和增生性息肉，以增生性息肉最为常见。息肉可发生在肠道的各个部位，常为单个或多个，大小可自直径数毫米到数厘米，有蒂或无蒂，小肠息肉一般症状不明显，往往因并发肠套叠时或在手术中才被发现。

一、结肠息肉

结肠息肉多见于乙状结肠。

【病因】

1. 感染　腺瘤性息肉的发生与病毒感染有关。

2. 年龄　结肠息肉的发病率随年龄的增大而增高。

3. 胚胎异常　幼年性息肉病多为错构瘤，可能与胚胎发育异常有关。

4. 生活习惯　食物中含纤维素多，息肉发生率则低；反之，发生率则高。吸烟也与腺瘤性息肉的发生密切相关，吸烟史在 20 年以内者多发生小的腺瘤，而吸烟史在 20 年以上者多发生大的腺瘤。

5. 遗传　某些多发性息肉的发生与遗传有关，如病人由其父母生殖细胞内遗传得到有缺陷的抑癌基因 APC 等位基因，而结肠上皮内的另一个 APC 等位基因在出生时是正常的，以后当此等位基因发生突变时，则在突变部位发生腺瘤，这种突变称为体细胞突变。

【病理生理】

结肠息肉直径大于 2cm 的腺瘤，约有 50% 者易发生恶性变，其中以绒毛状腺瘤癌变概率最大。如为炎症反应刺激肠道上皮而引起的炎性息肉，可出现溃疡性结肠炎等表现，一般无恶性变倾向。

【临床表现】

1. 肠道刺激症状 腹泻或排便次数增多，继发炎症感染者可伴大量黏液或黏液血便，可有里急后重。

2. 便血 间断性便血或大便表面带血，多为鲜红色，致大出血者并不少见。因部位不同及出血量多少而临床表现不一，高位者粪便中混有血，直肠下段者粪便外附有血。

3. 肠梗阻或肠套叠 以盲肠息肉多见。

4. 其他 少数病人可出现腹部闷胀不适、腹痛等症状。

【辅助检查】

1. 直肠指检 可触及直肠中下段的低位息肉。

2. 内镜检查 肛镜、乙状结肠镜或纤维结肠镜可直视息肉，并可获取组织病理检查。

3. X 线钡剂灌肠 乙状结肠以上的息肉行钡剂灌肠或气钡双重对比造影，可显示充盈缺损。

【治疗原则】

1. 手术治疗 ①单个息肉可行切除术，同时进行病理检查。②多发息肉或息肉较大疑有恶性变者，可经肛门肛窥肠镜进行病理活检，以排除恶性变。③低位或长蒂脱出息肉可用肛窥、直乙镜、套扎或经肛门直接切除。④广基或多发息肉可经腹、会阴、骶尾部行肠壁肠段部分切除。⑤高位息肉可行纤维结肠镜高频电切。⑥息肉有癌变时应按肿瘤行根治性切除术。

2. 非手术治疗 ①一般小量出血，可口服抗生素、止血药、中药口服或灌肠。②出血量较大者应使用止血药物、抗生素，输液补充电解质和维生素，同时做好备血等术前准备。③出血量大于 800ml 或血压不能维持者，应及时输血并行剖腹手术治疗。

【护理措施】

1. 术前肠道准备 嘱病人术前进食少渣、半流质或流质饮食，术前口服导泻药或清洁灌肠，排空肠道。

2. 术后护理 术后观察病人有无出血，并注意排便情况等。

3. 健康教育 积极预防和治疗相关肠道疾病，有家族史者宜定期复查肠镜。学会自我观察和评估排便情况，做到早发现、早诊断、早治疗。

二、直肠息肉

直肠息肉是指自直肠黏膜突向肠腔的隆起性病变。以单个较多，有蒂。好发于 40 岁以上人群，年龄越大，发生率越高。少数幼年性息肉多发生于 5～10 岁儿童。

【病因】

直肠息肉的发病原因可能与家族性、遗传性、炎性增殖性、环境及饮食等因素相关。

【病理生理】

病理上将息肉分为肿瘤性息肉和非肿瘤性息肉。肿瘤性息肉可分为管状腺瘤、绒毛状腺瘤和混合性腺瘤，有恶变倾向。非肿瘤性息肉包括增生性息肉、炎性息肉、幼年性息肉等。

【临床表现】

小息肉一般很少引起症状，息肉逐渐增大后可出现便血，为最常见的临床症状，多为间歇性出血，多发生在排便后，为鲜红色血液，不与粪便相混。一般出血量较少，不会引起贫血。直肠下端的息肉可在排便时脱出肛门外，呈鲜红色、樱桃状，一般便后可自行回缩，但长蒂或位置近肛者息肉易脱出肛门，可引起肠套叠外翻脱垂。可表现为粪便表面带血，直肠息肉并发炎症感染时，可出现黏液脓血便，大便频繁，里急后重，有排便不尽感。

【治疗原则】

1. 手术治疗

（1）电灼切除　息肉位置较高、无法自肛门切除者，通过直肠镜、乙状结肠镜或纤维结肠镜显露息肉，有蒂息肉用圈套器套住蒂部电灼切除，但广基息肉电灼不安全。

（2）经肛门切除　适用于直肠下段息肉，在骶麻下进行，扩张肛门后，用组织钳将息肉拉出，对带蒂的良性息肉，结扎蒂部，切除息肉；对广基息肉，应切除包括息肉四周的部分黏膜，缝合创面；若属绒毛状腺瘤，切缘距腺瘤不少于 1cm。

（3）肛门镜下显微手术切除　适用于直肠上段的腺瘤和早期直肠癌的局部切除术，麻醉后，经肛插入显微手术用肛门镜，通过电视屏幕，放大手术野，镜下切除息肉。与电灼切除相比较，优点是切除后创面可缝合，避免了术后出血、穿孔等并发症。

（4）开腹手术　适用于内镜下难以彻底切除、位置较高的癌变息肉，或直径大于 2cm 的广基息肉。开腹做局部切除时，若发现腺瘤已癌变，应按直肠癌手术原则处理。

2. 非手术治疗 炎性息肉以治疗原发肠道疾病为主；

增生性息肉，直径多小于 5cm，症状不明显，一般不需特殊治疗。

【护理措施】

同结肠息肉病人护理措施。

第三节　直肠肛管良性疾病

一、痔

痔（hemorrhoids）是肛肠科最常见的疾病。任何年龄均可发病，发病率随年龄增长而增高。

【病因】

痔的病因至今尚完未全明确，可能和多种因素有关，目前得到认可的学说如下。

1. 肛垫下移学说　在肛管的黏膜下有一层环状的由静脉窦、平滑肌、结缔组织和弹性组织组成的肛管血管垫，简称肛垫。肛垫协助括约肌起到闭合肛管、节制排便的作用。正常情况下，肛垫疏松地附着于肛管肌壁上，排便时受到向下的压力被挤压下移，排便后借助自身收缩作用，缩回原位。反复出现便秘，妊娠使腹内压增高，肛垫弹性回缩作用减弱，充血、融合并下移形成痔。

2. 静脉曲张学说　痔的形成和静脉曲张淤血有关。直肠静脉是门静脉系统的属支，从解剖学上讲，门静脉系统及其分支都没有静脉瓣；直肠上下静脉丛管壁薄且位置表浅；直肠末端黏膜下组织疏松，以上生理因素均易造成血液淤积和静脉扩张。静脉丛是肛垫的主要结构，静脉丛发生病理性扩张、形成血栓，与痔的形成有必然联系。任何引起腹内压增高的因素如用力排便、久立、久坐、妊娠、盆腔巨大肿瘤等都会使血液淤积和静脉扩张形成痔。

另外，痔的形成还与遗传因素、长期嗜酒、进食大量刺激性食物使局部充血有关；肛周感染引发静脉血管周围炎，使静脉壁弹性减弱而扩张；营养不良使局部组织萎缩无力。

【分类】

根据痔所在的部位不同分 3 类：内痔、外痔、混合痔。

1. 内痔（internal hemorrhoid）　是肛垫的支持结构、静脉丛及动静脉吻合支发生病理性改变或移位形成的，其表面由直肠黏膜覆盖。内痔多发于截石位 3、7、11 点。

2. 外痔（external hemorrhoid）　是齿状线远端皮下静脉丛的病理性扩张或血栓形成。其表面由肛管皮肤覆盖；包括血栓性外痔、静脉曲张性外痔、结缔组织性外痔，以血栓性外痔最为常见。

3. 混合痔（mixed hemorrhoid）　是内痔通过丰富的静脉丛吻合支和相应部位的外痔互相融合形成的。位于齿状线附近，有内痔、外痔的双重症状，内痔发展到Ⅲ度以上时多为混合痔。

【临床表现】

1. 内痔　主要临床表现是排便时无痛性出血和痔块脱出。便血的特点是无痛性、间歇性便后出鲜血。伴发嵌顿、血栓、感染时，出现肛门剧痛。便血较轻时表现为粪便表面有血或便纸带血，严重时出现喷射状出血。内痔按照临床过程可分为 4 度。

Ⅰ度：无痛性带血、滴血或喷射状出血，便后自止，无痔块脱出不需回纳。

Ⅱ度：便血加重，严重时呈喷射状出血，排便时痔块脱出肛门，便后能自行回纳。

Ⅲ度：偶有便血，腹内压增加如排便、久站、咳嗽、劳累或负重时痔块脱出，无法自行回纳，需用手回纳。

Ⅳ度：偶有便血，痔块长期脱出肛门外不能回纳或回纳后又脱出。

2. 外痔　主要临床表现为肛门不适、潮湿不洁感，有时伴局部瘙痒。其中结缔组织外痔及炎性外痔最为常见。如血栓形成及皮下血肿伴有剧痛，称为血栓性外痔，排便、咳嗽会加剧外痔疼痛，48 小时后疼痛开始逐渐缓解。

3. 混合痔　同时存在内痔和外痔的表现。内痔发展到Ⅲ度以上时多形成混合痔，随病情进展，痔块呈梅花状脱出肛门外，称为环状痔。脱出的痔块若嵌顿在痉挛的括约肌处，以至水肿、瘀血甚至坏死，称为嵌顿性痔或绞窄性痔。

【辅助检查】

1. 肛门视诊　内痔除Ⅰ度外，都可以在肛门视诊下看到。

2. 直肠指检　对痔的诊断意义不大，可了解直肠内有无其他病变。

3. 肛门镜检查　可见直肠黏膜充血、水肿、肿块及溃疡，血栓性外痔可见肛周暗紫色长条形肿物。

4. 血常规检查　严重出血的病人可有贫血表现；合并感染的病人可有白细胞计数和中性粒细胞比例升高。

【治疗原则】

应该遵循以非手术治疗为主，无症状的痔无须治疗，有症状的痔重在减轻及消除症状而非根治的三个原则。

1. 非手术治疗

（1）一般治疗　适用于初期及无症状的痔。主要措施：调整饮食，定时排便，热水坐浴，肛管内用药，手法痔块复位等。

（2）注射治疗　用于治疗Ⅰ、Ⅱ度出血性内痔效果较好。注入的硬化剂使痔和痔块周围产生无菌性炎症反应，痔块硬化和萎缩。常用的硬化剂有5%苯酚植物油、4%明矾水溶液和5%鱼肝油酸钠等，忌用腐蚀性药物。

（3）胶圈套扎疗法　可用于治疗Ⅰ～Ⅲ度内痔。用器械将特制的胶圈套在内痔根部，利用胶圈的弹性回缩作用阻断痔的血供，使痔缺血、坏死、脱落、治愈。套扎时避开齿状线和皮肤，避免引起剧烈疼痛。

（4）痔动脉结扎术　用于Ⅱ～Ⅳ度的内痔，用一种特制的带有多普勒超声探头的直肠镜，探测到痔上方的动脉直接结扎，阻断痔的血液供应从而缓解症状。

2. 手术治疗　适用于非手术治疗无效、痔块脱出严重病人。①痔单纯切除术：主要适用于Ⅱ、Ⅲ度内痔和混合痔。②吻合器痔上黏膜环切钉合术：适用于Ⅲ～Ⅳ度内痔、非手术治疗失败的Ⅱ度内痔和环状痔。③血栓性外痔剥离术：用于治疗血栓性外痔。

【护理措施】

（一）非手术治疗护理/术前护理

1. 心理护理　多与病人沟通，鼓励病人表达自己的感受，教会病人放松的方法，如深呼吸、听音乐、和家人多交流等。告知病人及家属疾病、手术及术后相关知识，使病人积极配合治疗和护理工作。

2. 保持排便通畅　养成良好的排便习惯，避免排便时间过长或用力过猛。保持肛周皮肤卫生，便后尽量使用柔软、无刺激手纸，避免肛周使用肥皂或用毛巾用力擦洗。给予缓泻药，必要时术前1天或术日晨清洁灌肠，灌肠时选择较细肛管，多涂润滑剂，以免引起直肠肛管出血。

3. 饮食与活动　嘱养成良好的饮食习惯，多饮水，多食新鲜蔬菜、水果等膳食纤维丰富的食物，忌食辛辣刺激食物，戒烟，限酒。鼓励病人适当增加活动量，促进肠蠕动。便秘者每天清晨可饮温开水，顺时针按摩腹部促进肠蠕动。避免久坐、久立、久蹲，尽量减少骑自行车或举重等活动。

4. 热敷或坐浴　每次便后肛周局部热敷或热水坐浴，清洁创面，促进伤口愈合。坐浴能有效改善局部微循环，从而减轻疼痛。必要时用1∶5000高锰酸钾溶液3000ml坐浴，水温43～46℃，每日2～3次，每次20～30分钟。

5. 内痔脱出护理　温水清洗及时回纳痔块，嵌钝性痔应尽早行手法复位，涂润滑油后动作轻柔手法复位，之后卧床休息。水肿明显者可用50%硫酸镁湿热敷，每天2～3次，每次约30分钟，以消除水肿。

6. 术前准备　遵医嘱确定血型、备血，完成常规药物皮肤过敏试验。常用吗啡、吲哚美辛栓等镇痛药，禁用阿片制剂，以免引起便秘。血栓性外痔者清洁局部皮肤后涂抗菌药软膏。

（二）术后护理

1. 观察病情　密切观察病人生命体征、肢端温度、皮肤色泽及伤口渗出情况，术后3小时内，每15分钟测量1次生命体征，血压、脉搏平稳后，改为30分钟至1小时测量1次。及早发现切口内出血征象，及时报告医师，及时处理。

2. 控制排便　术后2～3天口服阿片酊减少肠蠕动，控制排便。尽量术后3天后再排便，保持切口清洁，促进愈合。排便时不要用力过猛，防止伤口裂开。若发生便秘，可口服液状石蜡或其他缓泻药，禁灌肠。术后1～2天应以无渣或少渣流食、半流食为主，如面条、稀饭等，少食产气食物。减少胃肠蠕动、粪便形成和排便，避免粪便污染伤口。

3. 切口护理　术后取仰卧位，为防止伤口受压，可在臀部垫气圈。每次排便后先清洗局部再坐浴，然后换药，保持肛周皮肤清洁干燥。

4. 疼痛护理　因括约肌痉挛引起疼痛，如无出血危险，可用温水坐浴、局部热敷、涂消炎镇痛软膏，以缓解肛门括约肌痉挛；因肛管内敷料填塞过紧所致者，可松动敷料；因粪便刺激所致者，加强肛周皮肤护理。

5. 并发症的护理

（1）切口出血　是最常见的并发症，表现为肛管内有血液排出、敷料渗血、肛门下坠和排便急迫感，严重者可伴面色苍白、出冷汗、脉率增快等失血性休克症状。一旦发生出血，应立即建立静脉通路，快速补液并用止血药物等，必要时做好手术止血准备。

（2）尿潴留　多与术后切口疼痛、麻醉抑制排尿、排尿体位及环境改变有关，术后24小时内，每4～6小时嘱病人排尿1次。若病人术后8小时仍未排尿且下腹部隆起、胀痛，可行热敷按摩、诱导排尿，必要时在无菌条件下导尿。

（3）切口感染　直肠肛管部位易受粪便、尿液的污染，术后易发生切口感染。做好预防切口感染护理：①术前做好肠道准备，禁忌清洁灌肠，防止反复插管损伤肛门皮肤黏膜。术前1天口服20%甘露醇250ml、饮水1500ml，以清洁肠道。②术前改善全身营养状况，及时纠正贫血，提高机体免疫力。③加强术后会阴护理，清洁肛门部皮肤，防止粪便残留刺激皮肤。出现红、肿甚至皮肤破损时，便后可用1∶5000高锰酸钾温水坐浴。切口定时换药，保证充分引流。

（4）肛门狭窄　多为术后瘢痕挛缩导致。术后应观察病人有无排便困难、大便变细，以排除肛门狭窄。如发生狭窄，术后尽早行扩肛治疗。

（三）健康教育

1. 疾病预防　①指导病人养成每日定时排便的习惯，保持大便通畅防止便秘，避免用力排便，忌久立、久坐、久蹲，以免加重病情。②保持肛周局部清洁、干燥。③积极防治引起腹内压增高的疾病。

2. 自我管理　①注意休息，劳逸结合，积极参与体育锻炼，增强抵抗力。②饮食宜多摄入富含纤维素食物，如新鲜蔬菜与水果，忌食辛辣刺激性食物。③告知病人需自我观察，如出现肛门不适、疼痛、坠胀或便血等症状，及时到医院就诊。

二、直肠肛管周围脓肿

直肠肛管周围脓肿（perianorectal abscess）是指直肠肛管周围软组织或其周围间隙发生的急性化脓性感染，并形成脓肿。多见于青壮年，多数脓肿破溃或切开引流后形成肛瘘。

【病因】

绝大多数直肠肛管周围脓肿由肛腺感染引起。少数继发于肛裂、肛周皮肤感染、损伤、痔疮、药物注射治疗等。

【病理生理】

由于肛腺开口于肛窦，肛窦呈口袋状开口向上，便秘、腹泻时易发生感染并累及肛腺，感染极易向上、向下、向外扩散至直肠肛管周围间隙，形成3种不同部位的脓肿：骨盆直肠间隙脓肿、肛周脓肿、坐骨肛管间隙脓肿。如未能有效进行处理，多数脓肿破溃或切开引流后可形成肛瘘。常见致病菌是大肠埃希菌。

【临床表现】

1. 肛周脓肿　以肛门周围脓肿最为常见。位置多表浅，常位于肛门后方或侧方皮下部。以局部症状为主，主要表现为肛周持续性跳动性疼痛，无明显全身感染症状。病变处红、肿、有硬结，伴压痛感，脓肿形成后有波动感，穿刺可抽出脓液。

2. 坐骨肛管间隙脓肿　又称坐骨肛门窝脓肿，较为常见。多因肛腺感染经外括约肌向外蔓延至坐骨直肠间隙形成，也可由肛周脓肿扩散形成。坐骨直肠间隙较大，会形成大而深的脓肿，容量可达60～90ml。发病时患侧持续性胀痛，病情加重后表现为持续性跳痛。排便或行走会加剧疼痛，可伴有排尿困难或里急后重；全身感染症状重，如寒战、高热、乏力、头痛、食欲缺乏、恶心等。早期局部体征不明显，随病情进展，肛门患侧红、肿，双臀不对称。局部触诊或直肠指检患侧有深压痛，脓肿形成后有波动感；如切开不及时，较大脓肿多会向下蔓延到肛管周围间隙，再穿出皮肤，形成肛瘘。

3. 骨盆直肠间隙脓肿　又称为骨盆直肠窝脓肿，较少见。多由肛腺脓肿或坐骨直肠间隙脓肿向上蔓延至肛提肌进入骨盆直肠间隙形成，也因直肠溃疡、直肠炎、直肠外伤引起。此间隙位置较深，空间较大，引起的全身症状较重而无典型局部症状。早期表现为全身中毒症状，如持续寒战、发热、恶心、头痛等全身不适症状。局部表现为排便时不适，会阴和直肠坠胀，排便不尽感，常伴排尿困难。直肠指检在直肠壁上触及隆起的肿块，伴有压痛和波动感。诊断方式为经直肠以手指定位，从肛门周围皮肤进针，穿刺抽脓。必要时做肛管超声检查或CT检查证实。

【辅助检查】

1. 直肠指检　此方法简单易行且对诊断直肠肛管周围脓肿有重要意义。

2. 局部穿刺检查　抽出脓液，行细菌学培养可确诊。

3. B超、MRI检查　有助于深部脓肿的诊断。

4. 实验室检查　血常规白细胞计数和中性粒细胞比例增高，严重者出现核左移及中毒颗粒。

【治疗原则】

1. 非手术治疗　脓肿未形成应用抗生素治疗，控制感染；温水坐浴和局部理疗促进炎症吸收；为缓解病人排便时疼痛感，可口服缓泻药或液状石蜡减轻疼痛，促进排便。

2. 手术治疗　脓肿切开引流是治疗直肠肛管周围脓肿的主要方法。脓肿形成后，应及早行手术切开引流，应保持引流通畅和彻底。手术方式因为脓肿的部位不同而异。

【护理措施】

（一）非手术治疗护理/术前护理

1. 体位指导　病人采取侧卧位或俯卧位，防止局部受压加重疼痛。

2. 排便与坐浴　参考痔术前护理。

3. 对症护理　对疼痛严重者，遵医嘱予镇疼处理；高热者，给予物理降温或药物降温。

4. 控制感染　遵医嘱给予抗菌药物治疗，观察药物作用与副作用。

5. 观察病情　观察病人意识、生命体征、面色、尿量等，注意有无脓毒症的症状和体征。

6. 术前护理　除非手术治疗的护理措施外，术前嘱病人排空大、小便，必要时灌肠。

（二）术后护理

1. 体位　仰卧位或侧卧位，利于引流。

2. 保持排便通畅、控制感染　同非手术治疗的护理。

3. 伤口护理　观察伤口有无渗血，注意引流液的颜色、性质和量，及时更换敷料；指导病人坐浴，必要时遵医嘱脓腔冲洗。若脓肿长期换药不愈，应考虑形成肛瘘，按肛瘘治疗护理。

（三）健康教育

指导病人保持排便通畅、肛门清洁，若脓肿切开部位经久不愈，或愈合后又发生红、肿、疼痛，有分泌物或脓液排出，应及时就医，以排除发生肛瘘。

三、肛瘘

肛瘘（anal fistula）是指肛管周围的肉芽肿性管道，由内口、瘘管、外口三部分组成。内口常位于肛窦部，多数为一个，外口在肛周皮肤上，可以是一个或多个，常表现为经久不愈或间歇性反复发作。肛瘘可见任何年龄段，以青壮年男性居多。

【病因】

绝大多数肛瘘由直肠肛管周围脓肿发展而来，化脓性感染较多见，少数可为特异性感染，如溃疡性结肠炎、结核、克罗恩病等；其他疾病很少见，如直肠肛管外伤继发感染、直肠肛管恶性肿瘤等。

【病理生理】

肛瘘的内口即原发感染灶，大部分肛瘘因为直肠肛管周围脓肿自行破溃或切口引流，形成开口于肛周皮肤的外口；致病菌由内口进入，外口皮肤愈合较快，形成假性愈合再形成脓肿；脓肿即可从原外口破溃排出，也可形成新的外口。反复发作，可发展为瘘管纡曲或有多个瘘管的复杂性肛瘘。

【分类】

1. 按瘘管位置高低分 低位肛瘘和高位肛瘘。

2. 按瘘管与括约肌的关系分 ①肛管括约肌间型；②经肛管括约肌间型；③肛管括约肌上型；④肛管括约肌外型。

【临床表现】

1. 症状 主要症状为瘘外口流出少量脓性、血性或黏液性分泌物。较大的高位肛瘘常有粪便及气体排出，因为瘘管位于括约肌外，不受括约肌控制。分泌物刺激肛周皮肤，使肛门部潮湿、瘙痒。当外口愈合，瘘管中形成脓肿时，脓液刺激会产生慢性疼痛，同时伴有寒战、高热、乏力等全身感染症状。当脓肿自行破溃或切开引流后方可缓解症状。上述症状反复发作是肛瘘的特点。

2. 体征 肛门周围可见一个或数个外口，伴有少量脓性、血性分泌物排出。直肠指检瘘管位置表浅时可触及硬结样内口及条索状瘘管，触及内口处有压痛感。

【辅助检查】

1. 影像学检查 碘油瘘管造影检查可明确瘘管走向。MRI检查能清晰显示瘘管位置及括约肌之间的关系。

2. 内镜检查 肛门镜检查有时可观察到内口。

3. 特殊检查 若内口位置难判断，将白色纱布条填入肛管及直肠下端，从外口注入亚甲蓝溶液，根据纱布条染色部位确定内口位置。

4. 实验室检查 当形成直肠肛管周围脓肿时，病人血常规检查显示白细胞计数及中性粒细胞比例增高。

【治疗原则】

肛瘘极少自愈，应尽早治疗避免反复发作。经久不愈、非手术治疗无效且症状较重者采取手术治疗，原则是切开瘘管、敞开创面、促进愈合。

1. 非手术治疗

（1）堵塞法 采取0.5%甲硝唑、生理盐水冲洗瘘管后，再用生物蛋白胶自外口注入。此法无创伤、无痛苦，但治愈率较低，适用于单纯性肛瘘。

（2）挂线疗法 是利用橡皮筋或有腐蚀作用药线的机械性压迫作用，缓慢切开肛瘘的方法。适用于距肛门3～5cm的瘘，有内、外口的低位或高位单纯性肛瘘，或作为复杂性肛瘘切开、切除的辅助治疗。

2. 手术治疗 原则是将瘘管切开或切除，充分暴露创面，促进愈合。术中尽量减少对肛门括约肌的损伤，防止肛门失禁，避免瘘的复发。

（1）瘘管切开术 将瘘管全部切开暴露，靠肉芽组织生长使伤口愈合的方法。适用于低位肛瘘。

（2）肛瘘切除术 切开瘘管并将瘘管壁全部切除至健康组织，创面敞开，直至愈合；若创面较大，可部分缝合，部分敞开。适用于低位单纯性肛瘘。

【护理措施】

（一）非手术治疗护理/术前护理

1. 心理护理 多与病人沟通交流，告知病人和家属疾病相关知识，缓解病人术前紧张、焦虑的情绪，使其更好地配合治疗和护理工作。

2. 饮食护理 饮食宜清淡，多食新鲜蔬菜、水果，忌食辛辣、生冷等刺激性食物。

3. 排便护理 保持排便通畅，可口服缓泻药。告知避免久坐、久蹲、久站。

4. 疼痛护理 指导病人取舒适体位，避免局部受压加重疼痛。疼痛剧烈时，绝对卧床休息。必要时遵医嘱使用镇痛药物。

5. 肛周皮肤护理 观察肛周流出脓液的量、颜色、气味及肛门疼痛、瘙痒情况等。保持肛周皮肤清洁、干燥，每日温盐水或用1∶5000高锰酸钾溶液坐浴，勤换内裤。避免搔抓肛周皮肤，以免造成损伤和感染。

6. 挂线后的护理 术后使用高锰酸钾坐浴，创面换药直到药线脱落后1周。嘱病人每5~7天来医院收紧药线，直至药线脱落。指导局部皮肤涂抗生素软膏，促进伤口愈合。

7. 术前准备 手术前1天嘱病人洗澡更衣，保持肛周皮肤清洁。指导口服润肠通便药，术晨排空大、小便。

（二）术后护理

1. 观察病情 术后多观察病情是否平稳，观察生命体征变化，如有病情变化，及时通知医师。

2. 切口护理 观察切口有无出血，脓液引流是否通畅。每次便后应先温水坐浴，无菌条件下换药。

3. 疼痛护理 向病人解释术后及时排便的意义，有便意时及时排便，避免术后病人因害怕疼痛而拒绝排便。必要时可口服缓泻药与镇痛药。

4. 并发症的护理

（1）肛门狭窄 如排便困难、大便变细，可能为肛门狭窄，如为肛门狭窄，术后尽早进行扩肛治疗。

（2）肛门失禁 如排便次数增多、不能控制，可能为肛门括约肌松弛，及时报告医师，术后尽早指导病人提肛运动。

（3）感染 保持肛周皮肤清洁、干燥。密切观察伤口愈合情况。

（三）健康教育

1. 运动与饮食 括约肌松弛者应尽早进行提肛肌运动。嘱多饮水，多摄入富含纤维素的食物，以促进排便，如新鲜蔬菜和水果，忌食辛辣刺激性食物。

2. 疾病预防 ①排便养成定时排便的习惯，保持肛周皮肤卫生。②避免肛周皮肤损伤、感染。③避免用力排便，忌久坐、久立、久蹲。

四、肛裂

肛裂（anal fissure）是齿状线下的肛管皮肤层裂伤后形成的小溃疡。溃疡经久不愈，常引起肛周疼痛。多发于中青年人。

【病因】

肛裂的病因尚未清楚，可能与多种因素有关。大多数肛裂形成的直接原因为长期慢性便秘、粪便干结、排便时用力过猛所导致的肛管及其皮肤层机械性损伤，此外，粗暴的检查也可导致肛裂。

【病理生理】

肛门外括约肌浅部在肛管后方形成的肛尾韧带较坚硬，伸缩性差，血供也差；当排便时，肛管后壁承受压力最大，故后正中线最易受损伤。急性肛裂一般病程短，基底浅、色红、有弹性、边缘整齐、没有形成瘢痕；而慢性肛裂因反复受损伤和感染，基底深、灰白色、质硬、边缘纤维化增厚、不整齐。肛裂常为单发的纵行、梭形溃疡或感染伤口。

慢性裂口上端肛门瓣和肛乳头水肿，造成肛乳头肥大；裂口下端皮肤因炎症、水肿、静脉和淋巴回流受阻，形成袋状皮垂向下且突出于肛门外，由于体检时多先见到袋状皮垂后见到肛裂，称为前哨痔。肛裂、前哨痔、肛乳头肥大常同时存在，称为肛裂三联征。

【临床表现】

1. 症状 肛裂病人典型的临床表现为疼痛、便秘和出血。疼痛多为剧痛，有典型周期性。排便时肛裂内神经末梢受刺激，立刻感到肛管烧灼样或刀割样疼痛，称为排便时疼痛。排便后数分钟可缓解，称为间歇期。随后肛门括约肌收缩、痉挛，再次产生剧痛，此期可持续半小时甚至数小时，临床称为扩约肌挛缩痛。直至括约肌疲劳、松弛后疼痛方可缓解，但再排便时又发生疼痛。以上称肛裂疼痛周期。病人常因害怕排便疼痛而不愿排便，导致便秘，干硬的粪便又加重肛裂，形成恶性循环。排便时可见粪便表面或便纸上有少量血迹，或滴鲜血，较少出现大量出血的现象。

2. 体征 肛门视诊可见肛管后或前正中线部位有梭形裂口和前哨痔或肛裂三联征。

【辅助检查】

肛门视诊可发现肛门后正中线有一纵向的梭形裂口或肛裂三联征，即可确诊。可取活组织做病理检查，以明确诊断。对已确诊为肛裂者，不宜行直肠指检或肛门镜检查，避免加重病人的痛苦。

【治疗原则】

慢性肛裂可坐浴、软化粪便加扩肛治疗；急性或初发肛裂可用坐浴和通便方法治疗；经久不愈、非手术治疗无效且症状重的陈旧性肛裂者采取手术治疗。

1. 非手术治疗 原则是解痉镇痛，促排便，促进伤口愈合。

（1）保持大便通畅 养成良好的饮食和排便习惯，增加饮水和饮食纤维，保持大便通畅，必要时可口服缓泻剂。

（2）便后坐浴 便后使用1∶5000的高锰酸钾溶液温水坐浴，以改善局部血液循环，促进炎症吸收，使裂口早期愈合。

（3）控制疼痛 疼痛较剧者，遵医嘱予口服镇痛药。

（4）扩肛疗法 扩肛可解除括约肌痉挛、疼痛、促进裂口愈合。方法为：病人取侧卧位，局麻后，先用食指扩肛，后逐渐伸入中指，维持肛管扩张5分钟。但此法复发率高，可能会导致出血、大便失禁、肛周脓肿等并发症的发生。

2. 手术治疗

（1）肛裂切除术　切除肛裂周围全部增生变硬的组织、前哨痔、肥大的肛乳头发炎的隐窝和深部损伤的组织，直至暴露肛管括约肌。术后保证引流通畅，及时更换敷料直至创面愈合。一般愈合较慢。

（2）肛管内括约肌切断术　肛管内括约肌痉挛收缩是引起肛裂疼痛的主要原因。手术分离内括约肌至齿状线，剪断内括约肌，扩张至4指，压迫止血后缝合切口，可以一并切除肥大的前哨痔、肛乳头，肛裂多在数周后自行愈合。该方法治愈率高，缺点是容易造成肛门失禁。

【护理措施】

（一）非手术治疗护理/术前护理

1. 心理护理　多与病人沟通，详细讲解肛裂的相关知识，鼓励病人克服惧怕排便的心理，配合治疗和护理。

2. 疼痛护理　进行疼痛评估，对疼痛剧烈者，遵医嘱予镇痛药，观察其疗效。

3. 饮食护理　鼓励病人多饮水，多摄入富含膳食纤维的新鲜蔬菜和水果，忌食辛辣、刺激性食物。

4. 排便护理　长期便秘是肛裂发生的最重要原因，养成定时排便的习惯，适当户外锻炼，促进肠蠕动，防止便秘。必要时口服缓泻药或液状石蜡。

5. 肛周皮肤护理　保持肛周皮肤清洁和干燥，勤换内裤。指导病人便后正确使用高锰酸钾温水坐浴，清洁创面，缓解疼痛，促进伤口愈合。

6. 术前准备　术前日晚清洁灌肠，尽量避免术后3天内排便，防止排便引起伤口损伤。清洁肛周皮肤，备皮。

（二）术后护理

1. 观察病情　术后测量体温、血压等生命体征，如发现切口出血，及时报告医师。

2. 体位及活动　术后取侧卧位，指导床上翻身活动，动作宜轻柔缓慢，防止创面出血。创面未愈合前不要剧烈活动及长时间蹲坐，避免影响伤口愈合。

3. 排便护理　防止便秘，术后病人进食量少，大便易干结，惧怕排便引起的疼痛、出血。可口服缓泻药、液状石蜡以软化大便。

4. 并发症的护理

（1）切口出血　多发于术后1～7天。常因术后便秘、剧烈咳嗽等腹内压增加导致创面裂开、出血。术后应保持排便通畅，预防便秘；根据天气增减衣物，注意保暖，预防感冒。密切观察创面情况，一旦切口大量渗血，应紧急压迫止血，并报告医师予紧急处理。

（2）排便失禁　多因术中不慎损伤肛管直肠环所致。应观察并记录病人每天排便次数、量、性状。如单纯肛门括约肌松弛，可术后3天开始指导病人进行提肛肌功能锻炼。如完全大便失禁，应做好会阴、臀部皮肤护理，保持局部皮肤清洁、干燥，及时更换污染的床单，以免发生皮肤压力性损伤。

（3）尿潴留　多由术后早期神经反射、排尿习惯、环境改变所致。术后24小时内，每4～6小时嘱病人排尿1次。排尿困难时，可采用诱导排尿法、听流水声、温水冲洗会阴、热敷下腹部等方法，必要时行导尿术。

（三）健康教育

1. 疾病预防　忌食辛辣、刺激性食物。嘱多饮水，摄入富含纤维素食物，如新鲜蔬菜和水果，以促进排便。养成定时排便习惯，避免用力排便、久坐、久立和久蹲，防止便秘。避免肛周皮肤损伤、感染，保持肛周皮肤卫生清洁、干燥。劳逸结合，积极加强体育锻炼，增强抵抗力。

2. 及时就诊　由于病位隐私，肛裂经久不愈，应尽早发现、及早就诊。

五、直肠脱垂

直肠脱垂（rectal prolapse）是指直肠壁部分或全层向下移位。分不完全脱垂、完全脱垂、内脱垂及外脱垂。直肠壁部分下移，即直肠黏膜下移，称黏膜脱垂或不完全脱垂；直肠壁全层下移称完全脱垂；若下移的直肠壁在肛管直肠腔内称内脱垂；下移脱出至肛门外称外脱垂。临床上直肠脱垂常指直肠外脱垂，以小儿、先天发育不良、经产妇和年高者多见。

【病因】

直肠脱垂的病因尚不完全明了，与多种因素有关。

1. 解剖因素　发育不良、幼儿、营养不良病人、年老衰弱者，易出现肛提肌和盆底筋膜薄弱无力；小儿骶骨弯曲度小、过直；手术、外伤损伤肛门直肠周围肌或神经等因素，都可减弱直肠周围组织对直肠的固定、支持作用，使直肠易于脱出。

2. 腹压增加　经常致使腹压升高，推动直肠向下脱出，如便秘、腹泻、前列腺肥大、慢性咳嗽、排尿困难、多次分娩等。

3. 其他　内痔、直肠息肉经常脱出，向下牵拉直肠黏膜，诱发黏膜脱垂。

【临床表现】

1. 症状　主要症状为有肿物自肛门脱出。初发时肿物较小，排便时脱出，便后自行复位。以后肿物脱出渐频，体积增大，便后需用手托回肛门内，伴有排便不尽和下坠感。最后在咳嗽、用力甚至站立时亦可脱出。随着脱垂加重，引起不同程度的肛门失禁，常有黏液流出，导致肛周皮肤湿疹、瘙痒。因直肠排空困难，常出现便秘，大便次数增多，呈羊粪样。黏膜糜烂，破溃后有血液流出。内脱垂时症状不明显，主要表现为排便不尽感、肛门阻塞感等直肠排空障碍一系列的症状。栓剂插入肛门协助排便可使排便变得顺畅。部分病人在排便时有下腹和腰骶部胀痛。病程较长者亦可引起不同程度的肛门失禁。

2. 体征　直肠指检时感到肛门括约肌收缩无力。病人用力收缩肛门时，仅略有收缩感觉。

【辅助检查】

1. 排便造影检查　对诊断直肠内脱垂有重要价值，可见到近端肠道套入远端直肠内。

2. 肛门镜检查　可直接观察直肠黏膜状况，可辅助鉴别直肠脱垂与环状痔和直肠息肉。

3. 肛门指检　可见肛门口扩大、肛门括约肌松弛无力，如肛管未反折脱垂时，肛门与脱出肠管之间可触及环状深沟。

【治疗原则】

直肠脱垂的治疗依年龄、严重程度的不同而异，主要是消除直肠脱垂的诱发因素；幼儿直肠脱垂以保守治疗为主；成人的黏膜脱垂多采用硬化剂注射治疗；成人的完全性直肠脱垂则以手术治疗为主。手术途径有4种，即经腹部、经会阴、经腹会阴和经骶部。前两种途径应用较多。腹腔镜治疗直肠脱垂多采取直肠固定术，其手术创伤小，术后恢复快，可减少并发症的发生，减轻病人痛苦。

【护理措施】

参见本章第三节直肠肛管良性疾病的护理措施。

（周丽华）

目标检测

答案解析

一、简答题

1. 简述结、直肠癌的临床表现。
2. 简述大肠癌的术前传统肠道准备方法。

二、病例分析题

王先生，63岁。因“便意频繁、排黏液脓血便、里急后重、肛门坠胀及下腹部胀痛2月，伴加重且体重明显下降半月余”来医院就诊。自述曾自行购买痔疮膏外用无效。体格检查：精神萎靡、体型消瘦、面色稍苍白、腹部无明显压痛；肛门指检：肛门口较松弛，肠腔狭窄，距肛缘约4cm处可触及一高低不平的硬块。

请思考：

（1）该病人可能的临床诊断是什么？主要诊断依据是什么？

（2）目前该病人主要的护理诊断/问题是什么？

（3）针对该病人目前的护理问题应采取哪些护理措施？

书网融合……

本章小结

题库

第三十章　肝脏疾病病人的护理

PPT

学习目标

知识目标：

1. 掌握　肝癌的病因、临床表现、治疗原则及护理措施。
2. 熟悉　细菌性肝脓肿、阿米巴性肝脓肿的临床特点、治疗原则及护理措施。
3. 了解　肝脏疾病的病理生理。

技能目标：

能够运用护理程序为原发性肝癌病人提供整体护理。

素质目标：

具备良好的人文关怀及共情能力，尊重、理解病人。

肝脏是人体最大的实质性器官，具有解毒、代谢、分泌胆汁、免疫防御等多种功能。肝脏疾病是一类常见病、多发病，主要包括肝脏良/恶性肿瘤、感染等。其中，原发性肝癌是我国常见的恶性肿瘤之一，其发病率位居全国第五位，死亡率位居全国第二位，严重威胁我国人民的生命和健康。因此，护理人员应当掌握肝脏疾病的相关治疗、护理措施，为病人提供专业的照护。本章重点介绍原发性肝癌、细菌性肝脓肿围手术期护理。

案例引导

案例　王先生，58岁，因“右上腹疼痛不适30余天”入院。病人30天前无明显诱因出现右上腹疼痛，呈持续性胀痛，劳累后加重，偶向右肩背部放射，无发热、咳嗽、恶心、呕吐等表现。自发病以来，病人疼痛感逐渐加重，出现乏力、腹胀、食欲下降，体重下降约2kg，无黄疸、呕血、黑便等。既往有乙型病毒性肝炎病史20余年，具体诊疗不详。体格检查：腹平坦，无腹壁静脉曲张，肝脏未触及，脾脏肋下2cm。腹部叩诊呈鼓音，移动性浊音（-），肝区叩击痛（+），肠鸣音4次/分。甲胎蛋白（AFP）800μg/L；超声检查提示：肝脏占位性病变；增强CT提示：肝硬化、脾大；肝脏占位性病变，考虑肝癌。初步诊断：肝癌、肝硬化、脾功能亢进、慢性乙型病毒性肝炎。入院后病人情绪低落，担心治疗效果及预后情况。

讨论：

1. 该病人目前主要的护理问题有哪些？
2. 如何针对该病人的护理问题采取相应的护理措施？

第一节　肝　癌

肝癌是常见的肝恶性肿瘤（malignant tumors of the liver），包括原发性肝癌（primary hepatic cancer）和继发性肝癌（secondary hepatic cancer）。肝肉瘤（primary liver sarcoma）非常少见。

一、原发性肝癌

原发性肝癌主要包括肝细胞癌（hepatocellular carcinoma，HCC）、肝内胆管癌（Intrahepatic cholangiocarcinoma，ICC）和混合型肝细胞癌-胆管癌（combined hepatocellular-cholangiocarcinoma，cHCC-CCA）。其中，75%~85%为肝细胞癌，本节主要论述肝细胞癌（简称肝癌）。

【病因】

原发性肝癌的病因至今尚不完全清楚，可能与下列危险因素有关。

1. 肝硬化　我国约有700万人（5‰）患有肝硬化，肝癌的年发病率为1%~8%。各种原因导致的肝硬化是肝癌发生的主要危险因素。

2. 慢性肝炎病毒感染　包括乙型肝炎病毒（HBV）感染和丙型肝炎病毒（HCV）感染。我国肝癌病因构成以慢性HBV感染为主，约占86%。HBV感染者发生肝癌风险为非感染者的15~20倍。HBV的DNA高水平复制、HBV基因型与肝癌发生有关。慢性HCV感染者肝癌发生风险为非感染者的5~20倍，肝癌发病率随着HCV相关肝纤维化的进展呈递增趋势。

3. 长期过量饮酒所致酒精性肝病（ALD）　中国

ALD 患病率高，约 6200 万人（4.5%）。大量饮酒者肝癌发生风险约为非饮酒者的 2 倍，少量饮酒者肝癌发生风险亦较非饮酒者增加。

4. 致癌物暴露　黄曲霉和寄生曲霉产生的次代谢产物黄曲霉毒素 B_1（AFB1）有强致癌作用。黄曲霉毒素高暴露地区通常也为 HBV 流行区域，HBV 和黄曲霉毒素同时暴露人群的肝癌风险增加 73 倍。

5. 其他因素　包括非酒精性脂肪性肝病（NAFLD）、肥胖、2 型糖尿病、高血压病、血脂异常、癌前病变等。

【病理生理】

1. 原发性肝癌分型

（1）大体病理形态　可分为结节型、巨块型和弥漫型。

（2）按肿瘤大小　分为微小肝癌（直径≤2cm）、小肝癌（2cm＜直径≤5cm）、大肝癌（5cm＜直径≤10cm）和巨大肝癌（＞10cm）。

（3）按病理组织　可分为肝细胞型、胆管细胞型和二者同时出现的混合型，其中肝细胞型肝癌占 75%～85%。

2. 转移途径

（1）肝内播散　原发性肝癌最常见的转移途径为癌栓侵犯门静脉分支，经门静脉系统形成肝内播散，甚至阻塞门静脉主干会引起门静脉高压症的临床表现。

（2）血行转移　通过肝静脉常转移至肺，其次为骨、脑等。

（3）淋巴转移　较少见，其中以肝门淋巴结转移最多，其次为胰周、腹膜后、主动脉旁及锁骨上淋巴结。

（4）直接侵犯和腹腔播种　中晚期病例，肿瘤可直接侵犯邻近脏器及横膈，或发生腹腔种植性转移。

【临床表现】

原发性肝癌早期缺乏典型症状，出现以下临床表现时往往已至中晚期。

1. 症状

（1）肝区疼痛　有半数以上病人以此为首发症状，多呈间歇性或持续性隐痛、胀痛或刺痛，夜间或劳累后加重。疼痛是因为癌肿迅速生长使肝包膜紧张所致。疼痛部位与病变位置有密切关系，若病变部分位于右半肝，可表现为右上腹和右季肋部疼痛；病变部分位于左半肝常表现为剑突下痛；病变部分位于膈顶靠后，疼痛可放射至肩部或腰背部。如突然发生剧烈腹痛并伴有腹膜刺激征甚至出现休克，可能为肝癌自发性破裂。

（2）消化道症状　主要表现为食欲减退、腹胀、恶心、呕吐或腹泻等，早期常不明显，易被忽视。

（3）全身症状　消瘦、乏力、发热等，多为不明原因的持续性低热或不规则发热，体温 37.5～38℃，个别可达 39℃。其特点是抗生素治疗无效，使用吲哚美辛栓常可退热。晚期则出现贫血、黄疸、腹水、下肢水肿及恶病质等。

（4）癌旁综合征（paracancer syndrome）　又称伴癌综合征，是指除癌症自身常见症状和体征外，因肿瘤自身代谢异常或对机体产生各种影响引起的一组症候群。如发生肺、骨、脑等肝外转移，可呈现相应部位的临床症状，主要有低血糖、红细胞增多症、高钙血症和高胆固醇血症等特殊表现。

2. 体征　肝大为中、晚期肝癌最常见的体征。肝增大呈进行性，质地较硬，边缘不规则，表面凹凸不平、有明显结节或肿块。癌肿位于肝右叶顶部者，肝浊音界上移；肝大显著者可充满整个右上腹，右季肋部明显隆起。此外，晚期病人还可出现黄疸和腹水。

【辅助检查】

1. 实验室检查

（1）肝癌血液分子学标志物　甲胎蛋白（alpha－fetoprotein，AFP）是目前诊断肝癌和疗效监测常用且重要的指标。血清 AFP≥400μg/L，并排除妊娠、慢性或活动性肝病、生殖腺胚胎源性肿瘤以及消化道肿瘤后，应考虑为肝癌，但约有 30% 的肝癌病人 AFP 为阴性。AFP 轻度升高者，应结合影像学检查或进行动态观察，并与肝功能变化对比分析，有助于诊断。异常凝血酶原、血浆游离微 RNA 和血清甲胎蛋白异质体也可以作为肝癌早期诊断标志物，特别是血清 AFP 阴性人群。

（2）血液酶学检查　肝癌病人肝功能检查转氨酶常增高，血清中 γ－谷氨酰转移酶及其同工酶、碱性磷酸酶、乳酸脱氢酶及其同工酶等可高于正常，但由于缺乏特异性，多用于与 AFP、AFP 异质体等联合检测并进行综合分析，有助于提高肝癌的确诊率。

2. 影像学检查

（1）B 超检查　因其具有便捷、无创、费用低、短期内可重复检查等优势，是目前首选的肝癌筛查方法。结合超声多普勒血流频谱信号与彩色多普勒血流成像以及超声造影检查可提高肝癌的确诊率，诊断符合率可达 90% 左右。

（2）CT 检查　具有较高的分辨率，对肝癌的诊断符合率可达 90% 以上，可检出直径 1.0cm 左右的微小癌灶，增强 CT、三维 CT 等有助于进一步提高检出率。

（3）磁共振成像　MRI 诊断价值与 CT 相仿，其对直径≤2cm 肝癌的检出和诊断能力优于动态增强 CT。且可进行肝静脉、门静脉、下腔静脉和胆道重建成像，显示这些管腔内有无癌栓。CT 与 MRI 是肝脏超声和（或）血清 AFP 筛查异常者明确诊断的影像学检查方法。

(4) 选择性腹腔动脉或肝动脉造影检查　此方法肝癌诊断准确率可达90%左右，可发现1~2cm的肝癌及其血供情况。

3. 肝穿刺活组织检查　对于缺乏典型肝癌影像学特征的肝占位性病变，超声引导下肝穿刺活检，可获得明确的病理诊断。适用于经过各种检查仍不能确诊，但又高度怀疑或已不适应手术而需定性诊断以指导下一步治疗者。

【临床分期】

肝癌的分期对于预后评估、合理治疗方案的选择至关重要。中国肝癌临床诊疗专家结合中国的具体国情及实践积累，依据病人一般情况、肝肿瘤情况及肝功能情况，建立了中国肝癌的分期方案（China liver cancer staging, CNLC）。内容如下。

CNLC Ⅰa期：体力活动状态（performance status, PS）评分0~2分，肝功能Child－Pugh A/B级，单个肿瘤、直径≤5cm，无影像学可见血管癌栓和肝外转移。

CNLC Ⅰb期：PS 0~2分，肝功能Child－Pugh A/B级，单个肿瘤、直径>5cm，或2~3个肿瘤、最大直径≤3cm，无影像学可见血管癌栓和肝外转移。

CNLC Ⅱa期：PS 0~2分，肝功能Child－Pugh A/B级，2~3个肿瘤、最大直径>3cm，无影像学可见血管癌栓和肝外转移。

CNLC Ⅱb期：PS 0~2分，肝功能Child－Pugh A/B级，肿瘤数目≥4个、肿瘤直径不论，无影像学可见血管癌栓和肝外转移。

CNLC Ⅲa期：PS 0~2分，肝功能Child－Pugh A/B级，肿瘤情况不论、有影像学可见血管癌栓而无肝外转移。

CNLC Ⅲb期：PS 0~2分，肝功能Child－Pugh A/B级，肿瘤情况不论、有无影像学可见血管癌栓不论、有肝外转移。

CNLC Ⅳ期：PS 3~4分，或肝功能Child－Pugh C级，肿瘤情况不论、有无影像学可见血管癌栓不论、有无肝外转移不论。

【治疗原则】

肝癌的治疗方法主要包括非手术治疗、局部消融治疗、肝动脉栓塞化疗以及肝切除、肝移植等。目前，手术治疗是肝癌病人获得长期生存最重要的手段。

1. 非手术治疗

(1) 放射治疗　一般情况较好，肿瘤较局限，无远处转移而又不适宜手术切除者，或手术切除后复发者，可采用放射为主的综合治疗。

(2) 系统治疗　又称全身性治疗，包括分子靶向药物治疗、免疫治疗、化学治疗和中医中药治疗等，另外还包括针对肝癌基础疾病的治疗，如抗病毒治疗、保肝利胆治疗、对症支持治疗等。目前临床常将这几种治疗方案相互联合应用，以增强治疗效果。对于晚期肝癌病人，有效的系统治疗可以减轻肿瘤负荷，改善肿瘤相关症状，提高生活质量，延长生存时间。

(3) 介入治疗

1) 局部消融治疗　肝癌消融治疗是借助医学影像技术的引导，对肿瘤病灶进行靶向定位，局部采用物理或化学的方法直接杀灭肿瘤组织的一类治疗手段。主要包括射频消融（RFA）、微波消融（MWA）、无水乙醇注射治疗（PEI）、冷冻消融（CRA）等。具有方便、实时、高效和易于多次施行的特点。适用于瘤体较小而又无法或不宜手术切除者，特别是肝切除术后早期肿瘤复发者。

2) 肝动脉栓塞化疗（transcatheter arterial chemoembolization, TACE）　是一种介入治疗，即行股动脉插管，通过特殊的数字减影设备找到供应肝肿瘤的肝动脉行选择性肝动脉插管，经导管注入抗癌药物和栓塞剂，抗癌药物可以杀死局部肿瘤细胞，栓塞剂可通过阻断肝肿瘤的血供使肿瘤缺血坏死。此种治疗方法适用于不能手术切除的中晚期肝癌病人，以及因高龄或严重肝硬化等不能或不愿手术的肝癌病人，可以作为非手术治疗中的首选方法。经栓塞化疗后，部分中晚期肝癌肿瘤缩小，为二期手术创造了条件。

2. 手术治疗

(1) 肝切除　是目前治疗肝癌首选的方法。肝癌切除术后5年生存率为30%~40%，微小肝癌切除术后5年生存率可达90%左右，小肝癌为75%左右。肝癌手术切除的必要条件：①全身状况达到手术要求。②肝功能Child－Pugh A级、吲哚菁绿15分钟滞留率（ICG－R15）<30%。③剩余肝脏体积须占标准肝脏体积的40%以上（伴有慢性肝病、肝实质损伤或肝硬化者）或30%以上（无肝纤维化或肝硬化者）。

根治性肝切除适用于：①单发的小肝癌或微小肝癌。②单发的向肝外生长的大肝癌或巨大肝癌，表面较光滑，周围界限较清楚，受肿瘤破坏的肝组织少于30%；或受肿瘤破坏的肝组织>30%，但是无瘤侧肝组织明显代偿性增大，已达到标准肝体积的50%以上。③多发性肿瘤，但肿瘤结节少于3个，且局限在肝的一段或一叶内。

姑息性肝切除适用于：①3~5个多发性肿瘤，超越半肝范围者，行多处局限性切除。②肿瘤局限于相邻的2~3个肝段或半肝内，无瘤侧肝组织明显代偿性增大，达到标准肝体积的50%以上。③肝门部有淋巴结转移者，切除肿瘤的同时行淋巴结清扫或术后治疗。④周围脏器受侵犯者一并切除。

(2) 肝移植　是肝癌根治性治疗手段之一，尤其适用于肝功能失代偿、不适合手术切除及消融治疗的小肝癌病人。但由于供肝资源有限、手术费用昂贵、手术难度大等原因，目前没有广泛开展。

知识链接

肝癌免疫治疗

免疫治疗是近年来治疗中晚期肝癌的一项热点治疗手段，其是通过针对免疫系统或肿瘤微环境，激活免疫细胞，达到杀死肿瘤的目的。主要治疗方法包括免疫检查点抑制剂（immune checkpoint inhibitor，ICI）治疗、过继性细胞疗法（adoptive cell therapy，ACT）、基因工程疫苗疗法、肿瘤疫苗疗法等。其中，ICI 治疗在中晚期肝癌初步临床试验取得良好结果。在肝癌中，ICI 治疗的主要靶点是程序性死亡受体 1（PD－1）/PD－L1 和细胞毒性 T 淋巴细胞相关抗原 4（CTLA－4）。PD－1 抑制剂主要包括纳武单抗、帕博丽珠单抗、信迪利单抗、卡瑞丽珠单抗；PD－L1 抑制剂主要包括阿替丽珠单抗、度伐利尤单抗；CTLA－4 抑制剂主要代表药物有易普利单抗和曲美木单抗。PD－1/PD－L1 抑制剂相比 CTLA－4 抑制剂具有更好的耐受性和更低的肝毒性。

【护理评估】

（一）术前评估

1. 健康史

（1）一般情况　了解年龄、性别、职业及是否居住于肝癌高发区。

（2）既往史　有无病毒性肝炎、肝硬化等肝病史；有无其他部位癌肿和手术史；有无其他系统伴随疾病；有无长期进食含黄曲霉素的食物，有无接触亚硝胺类致癌物史；有无服药史、过敏史等。

（3）家族史　了解家族中有无肝癌和其他肿瘤病人。

2. 身体状况

（1）症状与体征　评估有无肝大、肝区压痛、上腹部肿块等。肿块的大小、部位，质地是否较硬，表面是否光滑；有无肝浊音界上移；有无腹水、脾大等肝硬化表现。评估疼痛发生的时间、部位、性质、诱因和程度。有无贫血、黄疸、水肿等体征；有无消瘦、乏力、食欲减退及恶病质表现；有无肝性脑病、上消化道出血等情况。

（2）辅助检查　了解病人 AFP 水平、血清酶谱、肝炎标志物等检查结果以及 B 超、CT、MRI 检查有无肝占位；了解肝功能及其他重要脏器功能；查看各项实验室检查结果，了解有无贫血、感染、凝血功能障碍等情况；如有肝穿刺活组织检查了解其病理结果。

3. 心理－社会状况　评估病人及家属对疾病的认知程度；评估家属、朋友对病人的关心程度、支持力度，家庭对手术等治疗的经济承受能力。

（二）术后评估

1. 手术情况　手术方式、麻醉方式，术中病变组织切除范围；术中出血、补液、输血及术中生命体征、血氧饱和度情况；引流管安置情况；术后诊断等。

2. 身体状况　严密监测生命体征、意识状态、血氧饱和度、尿量、肝功能等；查看腹部伤口情况，观察腹腔引流管是否通畅，引流液的颜色、性质、量等。

3. 心理－社会状况　评估病人心理状态，对术后早期活动是否配合，对术后康复有无信心，对出院后的继续治疗是否清楚。

【常见护理诊断/问题】

1. 急性疼痛　与咳嗽、变换体位导致手术切口张力增加或引流管刺激腹腔内脏器面有关。

2. 营养失调：低于机体需要量　与食欲减退、白蛋白低、手术创伤等有关。

3. 焦虑　与担忧手术效果、疾病预后和生存期限等有关。

4. 潜在并发症　出血、胆漏、腹水、感染、肺部并发症或肝功能衰竭等。

【护理目标】

1. 病人疼痛减轻或消失。

2. 病人能主动进食高蛋白、高热量、高维生素饮食或接受营养支持治疗。

3. 病人焦虑缓解，能正确面对疾病，并能参与治疗和护理的决策。

4. 病人未出现并发症，或并发症能被及时发现和处理。

【护理措施】

（一）术前护理

1. 心理护理　鼓励病人说出内心感受和最关心的问题，疏导、安慰病人并尽量解释各种治疗、护理知识，减轻病人焦虑和恐惧心理，树立其战胜疾病的信心，以最佳心态接受治疗和护理。

2. 营养支持　宜采用高蛋白、高热量、高维生素、易消化饮食，少量多餐。合并肝硬化有肝功能损害者，应适当限制蛋白质摄入；必要时可给予肠内外营养支持，输血浆或白蛋白等，补充维生素 K_1 和凝血因子等，以改善贫血，纠正低蛋白血症和凝血功能障碍，提高手术耐受力。

3. 护肝治疗　嘱病人保证充足睡眠和休息，禁酒。遵医嘱给予支链氨基酸治疗，避免使用红霉素、巴比妥类、盐酸氯丙嗪等有损伤肝脏的药物。

4. 维持体液平衡 对肝功能不良伴腹水者，严格控制水和钠盐的摄入量；遵医嘱合理补液与利尿，注意纠正低钾血症等水、电解质平衡失调；准确记录24小时出入量；每日观察、记录体重及腹围变化。

5. 预防出血 ①改善凝血功能：大多数肝癌合并肝硬化病人，术前3天开始给予维生素 K_1，适当补充血浆和凝血因子，以改善凝血功能，预防术中、术后出血。②病人应尽量避免剧烈咳嗽、用力排便等导致腹内压骤升的动作以及外伤、进食干硬食物等，以免引起癌肿破裂出血或食管下段胃底静脉曲张破裂出血。③加强腹部观察：若突发腹痛，伴腹膜刺激征，应怀疑肝癌破裂出血，及时通知医师，积极配合抢救，做好急症手术的各项准备。

6. 术前准备 需要手术治疗的病人，除以上护理措施和常规腹部手术术前准备外，还需遵医嘱进行肝储备功能检查，根据肝切除大小备血和血浆，并做好术中物品准备等。

（二）术后护理

1. 观察病情 术后返回病房，常规吸氧，以增加余肝的肝细胞血氧含量，促进肝细胞生长。同时密切监测病情变化，包括生命体征、神志、面色、尿量、引流量、切口渗液等情况。

2. 体位与活动 术后清醒、生命体征平稳的病人即可抬高床头20°～30°，逐步过渡到半卧位，降低腹部切口张力，减轻疼痛，利于呼吸、循环和引流。如病人在此期间出现呕吐，应将头偏向一侧。指导病人在床上进行踝泵运动及四肢运动，以预防深静脉血栓形成。术后6小时指导病人进行床上翻身，有效咳嗽、咳痰和呼吸功能训练。待病人病情平稳后可指导其早期下床活动，促进康复。一般建议术后第2天开始床边活动。

3. 饮食护理 禁食期间可给予静脉营养，待肠道功能恢复后可给予流质饮食，逐步过渡到半流质饮食、普食。密切观察病人营养指标，如BMI、白蛋白值等，必要时遵医嘱口服白蛋白制剂或静脉补充白蛋白。

4. 疼痛护理 术后通过外科疼痛评估自评表按时评估病人疼痛，如评分≥3分则告知医师，遵医嘱用药。使用镇痛泵的病人，教会病人自主用药。镇痛药的使用符合WHO的三级镇痛标准。使用腹带保护伤口，松紧以放入两指为宜，活动或咳嗽时，应用双手按压伤口，以减轻牵拉疼痛。

5. 引流管护理 妥善固定各种引流管，定时挤捏，防止管道堵塞、反折、受压；引流袋应低于引流切口平面，定期更换引流袋，注意无菌操作；加强巡视，防止管道滑脱；观察引流液的颜色、性状、量。如引流液为鲜红色，每小时引流量>100ml，提示活动性出血可能，应及时报告医师处理。

6. 并发症的护理

（1）腹腔内出血 多发生在术后48小时内。多由术中止血不当、血管结扎线滑脱或凝血功能障碍引起。主要是失血性休克的表现，引流液增多，为鲜红色血性。护理：①术后48小时内应专人护理，密切观察生命体征、伤口敷料及腹腔引流液的颜色、性质、量等变化。②术后1～2天以卧床休息为主，避免剧烈咳嗽、打喷嚏等腹内压增高的动作，以预防术后肝断面出血。③遵医嘱给予补液、止血、输血等治疗，必要时紧急手术止血。

（2）上消化道出血 多发生在术后2周内，重者可发生失血性休克。主要为应激性溃疡出血和食管下段胃底静脉曲张破裂出血。表现为胃肠减压引出暗红色或者鲜红色液体，没有胃肠减压者可能出现呕血或呕吐咖啡样液体。护理：①及时清除呕吐物，保持床单位的清洁，减少对病人的不良刺激。②密切观察生命体征变化，胃肠减压引流出血性或咖啡色胃液，或出现呕血、黑便等，应协助医师紧急处理。③保持呼吸道通畅，及时清除口腔内的物质，昏迷病人头偏向一侧，防止误吸，床边备好负压吸引器。④保持输液通畅，遵医嘱给予补液、止血药物，必要时输血。

（3）胆漏 包括术后立即出现的早发型胆漏和感染有关的肝断面组织脱落造成术后1周左右出现的迟发型胆漏。主要是肝断面小胆管渗漏或胆管结扎线脱落、胆管损伤、胆囊管残端结扎线脱落。表现为在肝断面旁放置的腹腔引流管引出胆汁样液体。护理：①术后应严密观察有无腹部压痛、反跳痛及心率加快、体温升高等胆汁性腹膜炎症状。②观察伤口敷料有无胆汁渗出，如有应及时更换敷料，并注意保护伤口周围皮肤，必要时局部涂氧化锌软膏。③保持引流管通畅，观察引流液的颜色、性质和量，并准确记录。④如发生局部积液，应尽早超声定位穿刺置管引流，如发生胆汁性腹膜炎，应尽早手术。

（4）腹水 主要原因为肝硬化门静脉高压、低蛋白血症、术中损伤肝门部淋巴回流通路、肝切除体积过大等。表现为腹腔引流管引出黄色腹水样液体。护理：①密切观察腹腔引流液的颜色、性质、量，管周及切口有无渗漏，病人肝功能及白蛋白值。②对于管周及切口渗漏明显的病人可应用造口袋收集渗液。③积极给予保肝、补充白蛋白、应用特利加压素、维持水及电解质平衡等治疗。④指导病人进食高蛋白、低脂、易消化饮食，大量腹水时控制钠盐摄入。

（5）肺部并发症 包括肺炎、肺不张、胸腔积液、呼吸功能衰竭等。其中，胸腔积液的发生率最高。主要为术前低蛋白血症、手术与麻醉时间长、术中各种原因导致的膈肌损伤或麻痹等。主要表现咳嗽、咳痰、胸闷、气短、呼吸困难等。护理：①密切观察呼吸功能情况，指导病人有效咳嗽咳痰。②术后及早下床活动，防止坠积性肺炎。③加强雾化吸入和呼吸功能训练。④大量胸腔积液及时行穿刺引流。⑤遵医嘱合理应用抗生素。

（6）膈下积液及脓肿　多发生在术后1周左右。因术后引流不畅或引流管拔除过早，使残肝旁积液、积血，或肝断面坏死组织及渗漏胆汁集聚造成膈下积液，继发感染形成膈下脓肿。表现多不典型，常伴有发热。肝上型膈下脓肿，可出现下胸痛、肝浊音界升高、刺激性咳嗽、上腹部压痛和肌紧张。胸部X线摄片示患侧膈肌升高，可伴有气液面。护理：①严密观察体温变化，高热者给予冰敷、乙醇擦浴等物理降温，鼓励病人多饮水，必要时应用药物降温。②加强营养，鼓励病人多进食高热量、富含维生素的食物。③鼓励病人取半坐卧位，保持呼吸道通畅，行有效咳嗽、吹气球和深呼吸功能训练。④遵医嘱合理使用抗生素。⑤穿刺过程中，注意观察病人有无头晕、心悸、恶心、口唇青紫等症状，如发生应立即停止穿刺并积极处理。抽液量每次不超过1000ml，抽液完毕，指导病人卧床休息。

（7）肝功能衰竭　是肝切除术后最严重的并发症，也是造成死亡的主要原因。因术前合并肝炎、肝硬化，肝脏储备功能差，术后出现余肝功能不足等。表现为凝血功能障碍、黄疸、腹水、肝性脑病、肝肾综合征等。护理：①密切观察神志变化，如有无嗜睡、烦躁不安等肝性脑病前期表现。②给予氧气吸入，半肝以上切除时，需给予3～4L/min吸氧3～5天，提高门静脉血氧含量，防止肝细胞缺氧而影响恢复和再生。③观察血氨变化，血氨高时防止便秘，予清洁肠道处理，减少血氨产生。④给予护肝、补充白蛋白和血浆、维持有效血容量治疗，必要时予人工肝治疗。⑤指导病人注意休息，促进肝功能恢复，避免使用对肝脏有损害的药物。

（三）介入治疗护理

1. 介入治疗前准备　注意各种检查结果，判断有无介入治疗（肝动脉栓塞化疗）禁忌证，做好心理护理。术前禁食6小时，穿刺处皮肤准备，备好所需物品及药品，检查导管质量，防止术中出现断裂、脱落或漏液等。

2. 介入治疗后护理

（1）预防出血　术后嘱病人取平卧位，穿刺处拔管后局部压迫15分钟，再局部加压包扎1小时，穿刺侧肢体制动6小时，卧床休息24小时。严密观察穿刺侧肢端皮肤的颜色、温度及足背动脉搏动情况，注意穿刺点有无出血现象。

（2）导管护理　妥善固定和维护导管；严格遵守无菌原则，每次注药前消毒导管，注药后用无菌纱布包扎，防止逆行感染；注药后用肝素稀释液冲洗导管以防导管堵塞。

（3）栓塞后综合征的护理　肝动脉栓塞化疗后病人出现发热、肝区疼痛、恶心、呕吐、心悸、白细胞计数下降等临床表现，称为栓塞后综合征。护理：①控制发热，一般为低热，若体温高于38.5℃，可予物理、药物降温。②镇痛，肝区疼痛多因栓塞部位缺血坏死、肝体积增大、包膜紧张所致，必要时可适当给予镇痛药。③恶心、呕吐，为化疗药物的反应，可给予甲氧氯普胺、氯丙嗪等。④当白细胞计数低于$4\times10^9/L$时，应暂停化疗并应用升白细胞药物。⑤介入治疗后，嘱病人大量饮水，减轻化疗药物对肾脏的毒副反应，观察排尿情况。

（4）并发症的护理　观察病人生命体征和腹部体征变化，因腹腔脏器动脉被栓塞出现消化道出血或肝功能衰竭时，应及时通知医师并协助处理。

（四）健康教育

1. 疾病指导　注意防治肝炎，不吃霉变食物。有乙型或丙型肝炎病毒感染者，遵医嘱服用抗病毒药物，并做好隔离措施。出院后遵医嘱予相应的继续治疗以防肿瘤复发。

2. 心理护理　帮助病人和家属消除不良情绪，积极配合医师，坚持治疗；给予晚期病人精神上的支持，鼓励病人和家属共同面对疾病。

3. 饮食指导　多吃高热量、优质蛋白质、富含维生素和纤维素的食物。食物以清淡、易消化为宜。若有腹水、水肿，应控制水和钠盐的摄入量。

4. 门诊随访　定期随访，术后第1年每1～2个月复查AFP、X线胸片和超声检查1次，以便早期发现临床复发或转移迹象。若病人出现水肿、体重减轻、出血倾向、黄疸和乏力等症状，应及时就诊。

【护理评价】

1. 病人疼痛有无减轻或消失。

2. 病人营养状况有无改善，体重是否得以维持或增加。

3. 病人情绪是否稳定，能否正确面对疾病、手术和预后。

4. 并发症是否得以预防，或得到及时发现和处理。

二、继发性肝癌

继发性肝癌（secondary hepatic carcinoma）是人体其他部位的恶性肿瘤转移至肝而发生的肿瘤，又称转移性肝癌（metastatic hepatic carcinoma）。肝是最常见的血行转移器官，尸检发现在各种转移性肿瘤中，转移性肝癌约占40%，其中一半以上来自消化系统肿瘤，其次是造血系统恶性肿瘤、肺癌、卵巢癌等。癌转移至肝的主要途径为门静脉、肝动脉、淋巴回流和直接蔓延4种。

【临床表现】

转移性肝癌常以肝外原发肿瘤所引起的症状为主要表现，转移性肝癌病灶较小时无症状，在影像学检查或剖腹探查时可发现。若原发癌切除后出现肝区间歇性不适或疼痛，应考虑有肝转移。随病情发展，病人可有乏力、食欲减退、体重减轻。部分病人有肝大及单个或多个癌结节；晚期病人可出现贫血、黄疸和腹水等。

【辅助检查】

1. 实验室检查 AFP检测常为阴性，CEA、CA19－9、CA125等对消化系统、肺、卵巢等器官癌肿的肝转移具有诊断价值。

2. 影像学检查 超声、CT、MRI、PET－CT、肝动脉造影等影像学检查有重要诊断价值，并能判断病变的部位、数目、大小。CT可见典型的“牛眼征”。

【治疗原则】

转移性肝癌的治疗与原发性肝癌相似，如转移癌病灶为单发，局限于肝的一叶或一段，而原发肿瘤已被切除，病人全身情况允许，又无转移者，应首选肝叶（段）切除术；如为单发转移癌或癌肿局限于半肝内，而原发癌又可切除，且符合肝切除条件者，则根据病人耐受能力，采取与原发癌同时切除转移癌。对不适合手术切除的肝转移癌或术中发现不能手术切除者，可选用区域灌注化疗、微波或射频消融治疗等。

【护理措施】

参考本章第一节原发性肝癌病人的护理措施。

第二节 肝脓肿

肝脓肿（liver abscess）是肝脏受到感染后形成的脓肿，属于继发性感染性疾病。常见的肝脓肿有细菌性肝脓肿和阿米巴性肝脓肿。

一、细菌性肝脓肿

细菌性肝脓肿（bacterial abscess）是由化脓性细菌引起肝内化脓性感染，又称化脓性肝脓肿（pyogenic liver abscess）。以男性多见，中年病人约占70%。

【病因】

全身细菌性感染，特别是腹腔内感染时，细菌侵入肝脏，如病人抵抗力弱，则可发生肝脓肿。细菌性肝脓肿的致病菌多为大肠埃希菌、金黄色葡萄球菌，其次为厌氧链球菌、类杆菌属等。

病原菌侵入肝的途径：①经胆道系统，最多见，如胆囊炎、胆管炎及各种原因引起的胆道系统感染。②经肝动脉系统，如亚急性细菌性心内膜炎、肺炎等。③经门静脉系统，较少见，如腹腔感染、肠道感染、脐部感染等。④其他，如肝邻近脏器感染，细菌循淋巴系统入肝；开放性肝损伤，细菌通过创口入肝。

【病理生理】

细菌侵入肝后，引起局部炎症性改变，形成单个或多个小脓肿。经抗感染治疗后，小脓肿多能自行消失；如感染继续扩散，数个小脓肿可融合成一个大脓肿。脓肿急性期，大量毒素吸收可呈现较严重的毒血症。当脓肿进入慢性期后，脓腔周边肉芽组织增生、纤维化，使脓肿局限。

【临床表现】

1. 症状

（1）寒战、高热 是最常见的症状，体温可达39～40℃，热型为弛张热。

（2）肝区疼痛 多表现为肝区钝痛或胀痛，呈持续性。有时可因炎症刺激膈肌或感染胸膜、肺，导致病灶扩散而伴右肩牵涉痛。

（3）全身症状 毒素反应及全身消耗可致恶心、呕吐、食欲不振和周身乏力等全身症状。严重的肝脓肿或并发于胆道梗阻者，可出现黄疸。

2. 体征 肝区压痛和肝大最常见。查体时可有右下胸及肝区叩击痛。肿大的肝有压痛，巨大肝脓肿时可见右季肋区饱满，局部皮肤凹陷性水肿，甚至可见局限性隆起。

【辅助检查】

1. 实验室检查 血常规检查可见白细胞计数明显增高，可达$20\times10^9/L$以上，中性粒细胞比例升高，达80%～90%，核左移明显，有时出现贫血。肝功能检查可有丙氨酸氨基转移酶、碱性磷酸酶升高，约10%病人有胆红素升高。

2. 影像学检查

（1）B超 为首选的检查方法，可明确其部位和大小，阳性诊断率可达96%以上，并可引导诊断性穿刺和置管引流。

（2）CT、MRI CT更易显示多发小脓肿，MRI对存在可疑胆道疾病时帮助较大。

（3）X线 右叶脓肿可使右膈肌抬高，肝阴影增大或有局限性隆起，有时出现右侧反应性胸膜炎或胸腔积液。

【治疗原则】

1. 非手术治疗

（1）支持治疗 给予充分营养支持，纠正水和电解质平衡失调，必要时多次少量输注白蛋白、血浆等纠正低白蛋白血症，增强机体抵抗能力。

（2）控制感染 大剂量、联合应用抗生素治疗。在未确定病原菌之前，可首选对大肠埃希菌、金黄色葡萄球菌、厌氧菌等敏感的抗生素，如青霉素或氨苄西林联合氨基糖苷类抗生素，或头孢菌素类联合甲硝唑类，待血液及脓液培养和药敏试验结果出来后选用敏感抗生素。

（3）对症治疗 多与抗生素和手术治疗配合应用，以清热解毒为主，可根据病情选用柴胡解毒汤等方剂。

2. 手术治疗

（1）经皮肝穿刺脓肿置管引流术 适用于单个较大的脓肿。在超声引导下行穿刺置管，术后可用等渗盐水（或加用抗菌药物）缓慢冲洗脓腔和注入抗菌药物。待冲洗液变清澈，检查脓腔直径小于2cm时，即可拔管。

（2）手术切开引流 随着抗生素及经皮肝穿刺技术的发展，目前已较少运用。

（3）肝叶切除术 适用于病期长的慢性局限性厚壁脓肿，以上治疗效果不佳，或怀疑有恶性病变存在者。

【护理措施】

（一）非手术治疗护理/术前护理

1. 观察病情 观察生命体征、腹部及胸部症状和体征的变化，注意有无腹膜炎、膈下脓肿、胸腔感染、心脏压塞等并发症出现。感染若进一步加重可引发中毒性休克，应立即抢救。

2. 控制体温 密切监测体温变化，保持适宜的温度和湿度，高热时遵医嘱给予物理和（或）药物降温，并观察病人退热及出汗情况。增加摄水量，高热病人应少量多次饮水，注意补充水、电解质，纠正体液失衡，一般每日补充液体量应超过2000ml。

3. 用药护理 遵医嘱合理应用抗生素，注意观察药物不良反应。长期应用抗生素者注意观察有无假膜性肠炎或继发双重感染。

4. 营养支持 指导病人进食高热量、高蛋白、高维生素、高纤维素饮食，食欲不佳或营养不良者，给予肠内、外营养支持。

（二）术后护理

1. 观察病情 严密监测生命体征、胸部及腹部症状和体征变化，防止发生腹膜炎、气胸、脓胸等并发症；观察发热、肝区疼痛，复查超声，了解脓肿改善情况。

2. 引流管护理 妥善固定，保持通畅，定期更换，严格无菌操作；遵医嘱予冲洗脓腔，观察和记录引流液的颜色、性质和量；脓液引流量＜10ml/d时，可逐步退管直至拔管。

3. 并发症护理 注意观察术后有无腹腔出血、胆漏、气胸、脓胸等并发症；术后早期一般不进行冲洗，常规术后1周左右开始，以免脓液流入腹腔使感染扩大。

（三）健康教育

1. 康复指导 向病人及家属讲解疾病病因、临床表现等知识，提高病人自我护理能力和疾病认知。指导病人出院后进食高热量、高蛋白、高维生素、高纤维素饮食，多饮水，适当体育锻炼，增强机体抵抗力。

2. 复诊指导 遵医嘱服药，出现发热、肝区疼痛等症状，及时就诊。

二、阿米巴性肝脓肿

阿米巴性肝脓肿（amebic liver abscess）是肠道阿米巴感染的并发症，绝大多数单发，以30～50岁男性多见。

【病因与病理】

阿米巴原虫从结肠溃疡处经门静脉血液、淋巴管或直接侵入肝门。进入肝脏的滋养体可能消失，也可能阻塞门静脉小分支末梢，引起缺血性肝细胞坏死，亦可产生溶组织酶溶解肝组织形成脓肿。

【临床表现】

起病较缓慢，病程较长，可有高热或不规则发热、盗汗、食欲减退、体质虚弱、肝大伴触痛等表现，肝脓肿穿刺或引流出来的脓液为棕褐色，无臭味。主要与细菌性肝脓肿相区别（表30－1）。

表30－1 阿米巴性肝脓肿与细菌性肝脓肿的鉴别

	阿米巴性肝脓肿	细菌性肝脓肿
病史	继发于阿米巴痢疾	继发于胆道感染或其他化脓性疾病
症状	起病缓慢，病程长，可有高热或不规则发热、盗汗	病情急骤严重，全身中毒症状明显，伴寒战、高热
体征	肝大显著，可有局限性隆起	肝大常不显著，多无局限性隆起
血液检查	白细胞计数可增加，阿米巴抗体检测阳性	白细胞计数及中性粒细胞比例可明显增加
血培养	若无继发细菌感染，血液细菌培养呈阴性	血液细菌培养可呈阳性
大便检查	部分病人可找到阿米巴滋养体	无特殊表现
脓液	多为棕褐色脓液，无臭味，镜检有时可找到阿米巴滋养体	多为黄白色脓液，恶臭，涂片和培养可发现细菌
诊断性治疗	抗阿米巴治疗有效	抗阿米巴治疗无效
脓肿	较大，多为单发，多见于肝右叶	较小，常为多发性

【治疗原则】

1. 非手术治疗 以甲硝唑、氯喹、依米丁、环丙沙星等抗阿米巴药物治疗为主，必要时进行超声定位穿刺抽脓及全身支持疗法。合并细菌感染者尽早应用抗生素治疗。

2. 手术治疗

（1）经皮肝穿刺置管闭式引流术 适用于病情较重、脓腔较大、有穿破危险者，或经抗阿米巴治疗，同时行多次穿刺吸脓，脓肿未见缩小者，应在严格无菌操作下，行套管针穿刺留置导管作闭式引流术。

（2）脓肿切开引流术 适用于：①经抗阿米巴治疗及穿刺抽脓而脓肿未见缩小且高热不退者；②脓肿继发细菌感染，经综合治疗不能控制者；③脓肿已穿破入胸腹腔或邻近器官者，切开排脓后采用持续负压闭式引流。

【护理措施】

1. 观察病情 密切观察病情变化，及时发现继发细菌感染征象。遵医嘱应用抗阿米巴药物，注意观察病人药物不良反应。高热病人应密切关注体温变化，必要时遵医嘱予药物降温处理。

2. 饮食护理 鼓励病人进食高热量、高蛋白、高维生素、高纤维素饮食，多饮水。

3. 引流管护理 做好脓腔引流护理，严格无菌操作，防止继发细菌感染。

4. 其他护理 参见本节细菌性肝脓肿病人的护理措施。

（樊 华）

目标检测

答案解析

一、简答题

1. 简述原发性肝癌的发病危险因素。

2. 简述细菌性肝脓肿与阿米巴性肝脓肿的鉴别要点。

二、病例分析题

1. 李先生，56 岁，因右上腹胀痛不适 2 周入院，既往有慢性乙型病毒性肝炎病史，甲胎蛋白（AFP）900μg/L；超声检查提示：肝脏占位性病变；增强 CT 提示：肝脏占位性病变，考虑肝癌。初步诊断：肝癌，慢性乙型病毒性肝炎。今日在全麻下行腹腔镜下肝部分切除术，手术顺利，安返病房，主诉腹部切口疼痛不适，自评疼痛分值为 4 分。

请思考：

（1）术后如何做好病人的疼痛护理？

（2）病人术后第 5 天腹腔引流管引出胆汁样液体 300ml，请问对此应采取何种护理措施？

2. 王女士，57 岁，因腹痛伴寒战、高热 5 天入院，既往因胆总管结石有胆管炎发作史 3 次。各项检查提示胆总管结石，左肝脓肿，内见一 5cm×5cm 液平面。

请思考：

（1）如何做好该病人的病情观察？

（2）目前对该病人应采取何种治疗方式？

书网融合……

本章小结

题库

第三十一章　门静脉高压症病人的护理

PPT

学习目标

知识目标：

1. **掌握**　门静脉高压症病人的临床表现和护理。
2. **熟悉**　门静脉高压症的病因分类及治疗原则。
3. **了解**　门静脉高压症的病理生理。

技能目标：

学会应用护理程序为门静脉高压症病人实施整体护理。

素质目标：

具备良好的共情能力和发现问题并解决问题的能力。

门静脉高压症不是一种单独的疾病，而是一个综合征。门静脉正常压力为13～24cmH_2O，平均值为18cmH_2O。门静脉压力大于25cmH_2O时即定义为门静脉高压，多数病人的门静脉压力可上升至30～50cmH_2O。本章重点介绍门静脉高压症病人的护理。

案例引导

案例　李女士，女，48岁，既往肝硬化病史5年。因反复呕血、柏油样便10小时入院。入院前1天晚进食油炸食物后突然呕血约800ml，随后排柏油样便2次，量约400ml，伴头晕、心慌、胸闷、出冷汗，并晕厥1次。病人嗜睡，胡言乱语。查体：体温36.7℃，脉搏100次/分，血压80/50mmHg，贫血貌，皮肤及巩膜无明显黄疸，定向力障碍，前胸可见3颗蜘蛛痣，肝掌。腹部平坦，未见腹壁静脉曲张，肝浊音界不大，肋下未触及，脾肋下4cm，质韧，移动性浊音（+）。实验室检查：白细胞计数2.5×10^9/L、红细胞计数3.2×10^{12}/L、血小板计数36×10^9/L、血红蛋白87g/L；谷草转氨酶217U/L、谷丙转氨酶336U/L、白蛋白29g/L、血氨增高；HBsAg（+）；B超提示：肝弥漫性改变，脾大，腹水。

讨论：

1. 护理评估时应重点关注哪些方面？
2. 病人目前主要的护理问题是什么？
3. 针对病人护理问题，应给予哪些护理措施？

门静脉高压症（portal hypertension）是指门静脉系统血流受阻、血流淤滞，引起门静脉及其分支压力增高的临床综合征。其主要表现为脾大伴脾功能亢进、食管胃底静脉曲张、呕血或黑便、腹水等一系列临床症状。

【病因与分类】

按门静脉血流受阻的部位，门静脉高压症可分为3型，即肝前、肝内和肝后型。

1. 肝前型门静脉高压症　主要是肝外门静脉主干血栓形成，导致其主要分支阻塞。常见于门静脉血栓静脉炎、脐炎、腹腔内感染性疾病；上腹部肿瘤对肝外门静脉的压迫和侵犯；门静脉先天性海绵样变性等。这种肝外门静脉阻塞的病人，肝功能比较正常，预后较肝内型好。

2. 肝内型门静脉高压症　此型最多见，约占90%。最主要的原因是肝炎后肝硬化，由于肝小叶内广泛纤维束增生与再生的肝细胞结节压迫门静脉小分支和肝血窦，使门静脉循环受阻，门静脉压力随之增高；其次是由于肝内动脉小分支与门静脉小分支之间的许多动静脉交通支平时不开放，而在肝血窦受压和阻塞时大量开放，使高压力的动脉血流入门静脉内，使门静脉压力进一步增加。肝内型门静脉高压根据血流受阻的部位又可分为窦前型、窦后型和窦型。窦前型多见于血吸虫病性肝硬化；窦型和窦后型，在我国多见于病毒性肝炎后肝硬化，西方国家多见于酒精性肝硬化。

3. 肝后型门静脉高压　由肝静脉干阻塞或下腔静脉干阻塞引起。常见于巴德-吉亚利综合征（Budd-Chiari syndrome）、严重右心功能衰竭、缩窄性心包炎等。

知识链接

巴德-吉亚利综合征

巴德-吉亚利综合征也称布-加综合征，是指由肝静脉或肝段下腔静脉阻塞引起的以门静脉高压或合并下腔静脉高压为特征的一组疾病。最常见者为肝静脉开口以上的下腔静脉隔膜和肝内静脉血栓形成。按病变部位分为3型：A型为局限性下腔静脉阻塞；B型为下腔静脉长段狭窄或阻塞；C型为肝静脉阻塞。病人主要表现右上腹胀痛、肝脾大、腹水、双下肢水肿、胸腹壁及腰背部静脉曲张及食管静脉曲张和破裂出血。晚期病人呈恶病质体征，腹大如鼓、骨瘦如柴，如"蜘蛛人"。凡是双下肢水肿及腹胀或肝脾大者要高度怀疑此征。急性肝、腔静脉血栓引起者，可经下腔静脉或肝静脉导管进行纤溶疗法。对A型病变首选球囊扩张和支架疗法；B型病变可酌情采用下腔静脉-右心房、肠系膜上静脉-右心房、脾静脉-右心房和肠系膜上静脉-颈内静脉转流术；C型病变可采用经皮经颈静脉或经皮经肝静脉穿刺插管、球囊扩张和支架置放术；晚期也可采用肝移植。

【病理生理】

门静脉系无静脉瓣，其压力是通过流入的血量和流出阻力形成并维持。门静脉血流阻力增加，常是门静脉高压的始动因素。门静脉高压形成后，可发生下列病理变化。

1. 脾大、脾功能亢进 发生门静脉高压时，脾静脉血回流受阻，导致门静脉系淤血、扩张，首先出现充血性脾大。由于脾内血流在脾脏停留时间延长，使脾脏内吞噬细胞吞噬血细胞的机会增大，另外，脾巨噬细胞吞噬功能增强，致使大量血细胞被吞噬，外周血红细胞、白细胞和血小板减少，称为脾功能亢进。

2. 静脉交通支扩张 由于正常的肝内门静脉血流受阻，门静脉无瓣膜，血液不能顺利注入腔静脉，致使门静脉系和腔静脉系间的四个交通支大量开放，并扩张、扭曲形成静脉曲张。其中最为严重的是在食管下段、胃底连接处形成的曲张静脉。它离门静脉主干和腔静脉最近，压力差最大，因而经受门静脉高压的影响也最早、最显著。临床上肝硬化病人常因咳嗽、呕吐、用力排便等使腹腔内压突然升高，或受坚硬粗糙食物磨损、胃酸反流、腐蚀食管下段黏膜引起反流性食管炎等，可引起曲张静脉的破裂，导致致命性的大出血。其他交通支也可以发生扩张，如直肠上、下静脉丛可以引起继发性痔，破裂可出现便血；脐旁静脉与腹上、下深静脉交通支扩张，在前腹壁可形成"海蛇头"征（腹上、下深静脉交通支扩张，以脐为中心成放射状分布，形似海蛇头）。腹膜后交通支扩张，临床症状不明显（图31-1）。

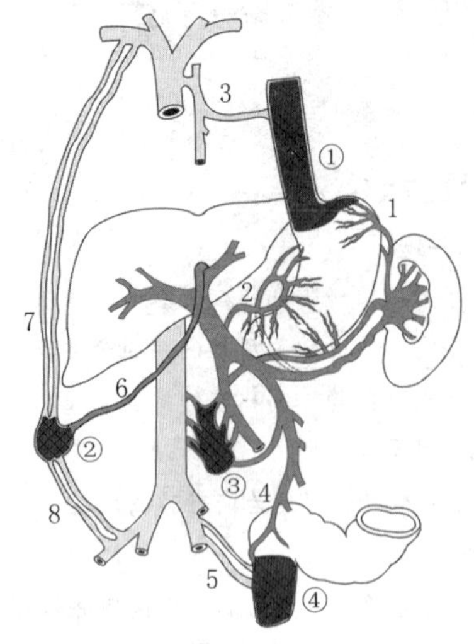

图31-1 门静脉与腔静脉之间的交通支

1. 胃短静脉；2. 胃冠状静脉；3. 奇静脉；4. 直肠上静脉；5. 直肠下静脉、肛管静脉；6. 脐旁静脉；7. 腹上深静脉；8. 腹下深静脉

①胃底、食管下段交通支；②前腹壁交通支；③腹膜后交通支；④直肠下端、肛管交通支

3. 腹水 主要原因：①肝硬化，使肝功能减退，引起低蛋白血症，血浆胶体渗透压下降，血管内液体进入组织间隙，是形成腹水的主要原因。②门静脉压力升高，使门静脉系统的毛细血管床的滤过压增加，液体从肝表面、肠浆膜面漏入腹腔，形成腹水。③肝窦和窦后阻塞时，肝内淋巴液生成增多，淋巴管内压力增高，大量淋巴液漏入腹腔加速腹水形成。④肝功能障碍时，肝脏对醛固酮和抗利尿激素灭活减少，导致水钠潴留而加快腹水形成。另外，门静脉高压时门静脉血流增加，有效循环血量减少，继发醛固酮分泌增多。

4. 其他 ①门静脉高压性胃病：门静脉高压时，血流受阻，胃黏膜下层的动-静脉交通支广泛开放，致使胃壁淤血、水肿，胃黏膜微循环血供发生障碍，胃黏膜防御屏障遭到破坏，形成门静脉高压性胃病。②肝性脑病：门静脉高压时，由于自身门体血流短路或手术分流，造成大量门静脉血流未经肝代谢与解毒，直接进入体循环，从而对脑产生毒性反应，出现一系列精神神经症状，称为肝性脑病。

【临床表现】

门静脉高压症病情发展缓慢，因病因及病程进展不同其临床症状有所差异，主要是脾大、脾功能亢进、呕血和（或）黑便及腹水。

1. 脾大、脾功能亢进 病人出现不同程度的脾大，一般为中度肿大，血吸虫病性肝硬化病人中多见巨脾，脾下极可达盆腔。病人表现为左上腹不适及隐痛、胀满、牵拉感，脾大均伴发程度不同的脾功能亢进，表现为黏膜及皮下出血、女性月经量过多等。体检时如能触及脾，提示可能有门静脉高压。

2. 呕血和（或）黑便　门静脉高压症所引起的上消化道出血多为曲张的食管胃底静脉破裂出血所致，是发生门静脉高压时常见的凶险的危及生命的并发症。由于肝功能损害引起凝血功能障碍，脾功能亢进引起血小板减少，因此出血往往不易自止。由于大出血引起肝组织严重缺氧，易导致肝性脑病。出血部位多在食管下端和胃上端，故病人多表现为呕吐鲜红色血液，排出柏油样黑便。

3. 腹水　主要是肝功能严重受损的表现。病人常表现为腹胀、腹泻、食欲减退、腹围及体重增加、下肢水肿。腹水严重时出现脐疝。

4. 其他　多数病人有疲乏、嗜睡、厌食等非特异性全身症状。还可有蜘蛛痣、肝掌和男性乳腺增生症等慢性肝炎的体征。

【辅助检查】

1. 实验室检查　脾功能亢进时，血常规显示血红细胞计数、白细胞计数、血小板计数减少，血红蛋白和血细胞比容下降。肝功能检查常有低蛋白血症，白、球蛋白比例倒置；血清胆红素和转氨酶增高；凝血酶原时间延长。国内常用肝功能（Child－Pugh）分级（表31－1）评估肝硬化程度和肝储备功能。

表31－1　Child－Pugh分级

项目	异常程度得分		
	1	2	3
血清胆红素（mmol/L）	<34.2	34.2～51.2	>51.3
血浆清蛋白（g/L）	>35	28～35	<28
凝血酶原延长时间（s）	1～3	4～6	>6
腹水	无	少量、易控制	中等量、难控制
肝性脑病	无	轻度	中度以上

注　总分5～6分者肝功能良好（A级），7～9分者中等（B级），10分以上者肝功能差（C级）

2. 影像学检查

（1）食管吞钡X线检查　钡剂充盈时可见曲张的静脉使食管的轮廓呈虫蚀状改变；排空时表现为串珠状或蚯蚓样缺损。

（2）腹部超声　B超可确定有无肝硬化、脾大、腹水、门静脉扩张；多普勒超声可显示门静脉系侧支开放情况，门静脉的血流速度、方向及血流量和血管内径大小。门静脉高压时，血流速变慢，流量增加，门静脉内径≥1.3cm。

（3）CT、MRI　通过肝形态学改变诊断门静脉高压。多层螺旋CT及门静脉成像可清晰、灵敏、准确、全面显示各种门腔侧支循环开放状态及脾、腹水和门静脉的改变，有利于评估门静脉高压程度；MRI可以重建门静脉，准确测定门静脉血流方向及血流量，还可将门静脉高压病人的脑生化成分做出曲线并进行分析，为制订手术方案提供依据。

（4）造影　腹腔动脉或肝静脉造影，可以使门静脉和肝静脉显影，确定静脉受阻部位及侧支回流情况，为选择手术方式提供参考。

3. 纤维胃镜检查　是识别食管胃底静脉曲张的金标准。可确定食管和胃底静脉曲张的部位程度，观察有无胃黏膜病变或溃疡等。

【治疗原则】

主要目的是预防和控制食管、胃底曲张静脉破裂出血及预防再出血；其次是解除或改善脾大、脾功能亢进，治疗顽固性腹水和原发性肝病。

1. 非手术治疗　因门静脉高压大部分是由肝炎后肝硬化引起的，对有黄疸、大量腹水、肝功能严重受损（Child－Pugh C级）、发生大出血的病人，应尽量采用输血、注射垂体加压素以及三腔二囊管压迫止血等非手术治疗。

（1）一般处理　严格卧床休息、禁食、禁饮、持续给氧、监测生命体征。

（2）补充血容量　快速建立有效静脉通路，立即补液输血。肝硬化者最好用新鲜的血液，因其内含凝血因子较多，有利于止血和预防肝性脑病的发生。注意避免过度扩容，防止门静脉压力反跳性增加而引起再出血。

（3）药物止血　①血管加压素：为最强内脏血管收缩剂，能减少所有内脏器官的血流，导致门静脉入肝血流减少并降低门静脉压力，因有较高的心、脑血管并发症发生率，临床较少应用。应用血管加压素持续静脉输注0.2～0.4U/min，最大剂量可增至0.8U/min。②生长抑素及其类似物，如奥曲肽，能选择性地减少内脏器官的血流量，降低侧支循环的血流和压力，减少肝血流量，有效控制出血。生长抑素的止血率远高于血管加压素且不良反应小，目前认为是对食管胃底曲张静脉破裂出血的首选药物。

（4）三腔二囊管压迫止血　原理是利用充气的气囊分别压迫胃底和食管下段破裂的曲张静脉，达到止血的目的。该管有三腔（图31－2），一腔为圆形气囊，压迫胃底；一腔为长椭圆形气囊，压迫食管下段；一腔为胃腔，经此腔可行吸引、冲洗或注入止血药物。此方法优点是短时间控制出血效果比较好。

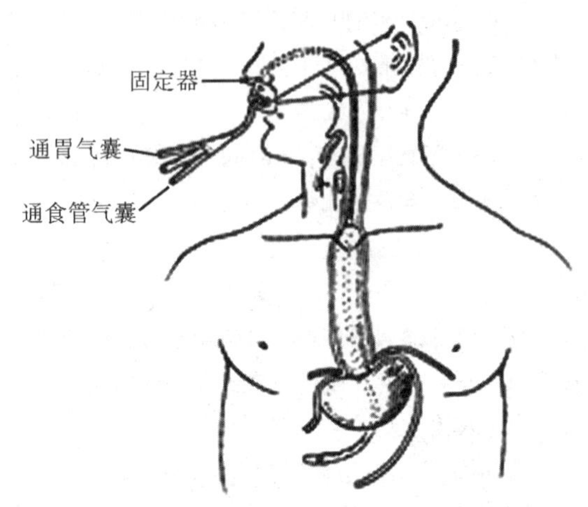

图 31－2　三腔二囊管压迫止血示意图

（5）内镜治疗　①经内镜硬化剂注射疗法（EVS）：经内镜将硬化剂（多采用鱼肝油酸钠）直接注射到曲张静脉腔内，使之产生无菌性炎症，引起血栓形成、血管闭塞和组织纤维化，从而使静脉曲张消失，达到止血和预防再出血的目的。EVS 可导致食管黏膜溃疡或穿孔、食管狭窄等并发症。②经内镜食管曲张静脉套扎术（EVL）：经内镜将要结扎的食管曲张静脉吸入到结扎器中，用橡皮圈套扎在曲张静脉基底部。此方法比硬化剂注射疗法操作相对简单和安全，控制急性出血的首选。EVS 和 EVL 对胃底曲张静脉破裂出血均无效。

（6）经颈静脉肝内门体分流术（transjugular intrahepatic portosystemic shunt，TIPS）　采用介入治疗方法，经颈静脉途径在肝内肝静脉与门静脉主要分支间建立静脉通路，置入一直径为 8～12mm 的内支撑架以实现门体分流，降低门静脉的压力，治疗急性出血和预防复发出血。TIPS 虽然可降低原压力的 1/2，但是分流通道可出现进行性狭窄、堵塞而引发再出血；有的病人有血栓形成，还可诱发肝性脑病。目前 TIPS 主要适用于内科药物及内镜治疗无效、肝功能差或手术治疗失败的曲张静脉破裂出血病人或内科治疗无效的大出血病人又无法接受手术者以及短期内等待肝移植的病人。

2. 手术治疗　仍然是重要手段。对于无黄疸、无明显腹水（Child A、B 级）、发生大出血、经非手术治疗 48 小时以内无效、出血反复的病人，应争取及时手术。手术治疗主要为两类：一类是通过各种不同的分流手术，来降低门静脉压力；另一类是阻断门－奇静脉间的反常血流，从而达到止血的目的。另外，终末期肝病病人可做肝移植。

（1）门体分流术　是门静脉系和腔静脉系的主要血管吻合，通过门静脉向体循环静脉的血液分流以降低门静脉压力，达到制止曲张静脉破裂出血的目的。门体分流术大致分为 3 类。①非选择性分流术：是将入肝的门静脉血完全转流入体循环，如门静脉－下腔静脉端侧分流术、肠系膜上静脉－下腔静脉“H”形分流术、中心性脾－肾静脉分流术。②选择性门体分流术：是保证门静脉的入肝血流，同时减低食管胃底曲张静脉的压力。包括远端脾肾静脉分流术、远端脾腔静脉分流术和冠腔静脉分流术，达到有效控制出血的目的，但不降低门静脉压力和向肝血流。③限制性门体分流术：旨在有效降低门静脉压力，同时保证一定的入肝血流，从而制止食管胃底曲张静脉破裂出血。如门静脉－下腔静脉侧侧分流术和门－腔静脉“H”形分流术。后者近期可能形成血栓。

（2）门－奇断流术　即切除脾，同时手术切断贲门周围的静脉，从而阻断门－奇静脉间的反常血流，以达到止血的目的。断流手术的方式也较多，应用较广泛的有食管下端横断术、胃底横断术、食管下端胃底切除术、贲门周围血管离断术等。目前，腹腔镜下贲门周围血管离断术已在临床普遍开展，相比于传统开腹手术，具有安全有效、损伤小、术中出血量少、并发症发生率低、术后胃肠道功能恢复快等优点。

（3）脾切除术　严重的脾大合并有明显的脾功能亢进时（最多见于晚期血吸虫病），采用脾切除以矫正脾功能亢进。此外，脾静脉栓塞引起的左侧门静脉高压，行脾切除术效果也比较理想。腹腔镜下巨脾切除术联合断流术是安全、可行的手术方式，其具有术中出血少及术后康复快等优势。

（4）肝移植　是治愈肝硬化门静脉高压症的唯一方法。主要适应证是合并食管、胃底静脉曲张出血的肝功能失代偿病人。

【护理评估】

（一）术前评估

1. 健康史

（1）一般情况　询问病人年龄、性别、职业、经济状况等，是否有长期大量饮酒、不良饮食习惯。

（2）既往史　有无慢性肝炎、肝硬化、血吸虫病、上腹部及食道肿瘤、血液疾病、先天畸形或血栓形成导致的门静脉主干阻塞的疾病史等；有无胃溃疡病史及长期服用激素和非甾体抗炎药等；有无手术史；有无其他伴随疾病，如糖尿病、冠状动脉粥样硬化性心脏病（冠心病）、高血压、慢性支气管炎等。是否存在诱发因素，如出血前是否进食粗、硬等刺激性食物；是否有剧烈咳嗽、呕吐、用力排便等导致腹腔内压力骤然升高的因素。

（3）家族史　了解家庭中有无病毒性肝炎及其他肝病史。

2. 身体状况

（1）症状与体征　评估病人有无腹水、腹壁静脉曲张、下肢水肿、移动性浊音；有无呕血、黑便，呕吐物及排泄物的量、色及性状异常；有无黄疸、肝掌、蜘蛛痣、皮下出血点及肝脾肿大；有无嗜睡、意识不清、性格改变等肝性脑病征兆；全身营养状况，有无贫血、消瘦等。

（2）辅助检查 有无血常规、肝功能、B 超、食管吞钡 X 线检查等影像学检查结果及其他有关手术耐受性检查等的异常发现。

3. 心理 – 社会状况 了解病人对疾病、治疗方法、预后的认知程度及心理承受能力。了解病人家属对病人的关心程度、支持程度，家庭对手术的经济承受能力。

（二）术后评估

1. 手术情况 了解病人手术、麻醉方式，术中出血、输血、输液情况及引流管安置情况。

2. 身体状况 评估病人神志、脉搏、血压及呼吸是否平稳，尿量是否正常，引流管是否通畅及引流液的颜色、性状、量有何变化，肝功能恢复情况、营养状况是否得以维持或改善等。评估病人术后有无出血、感染、肝性脑病等并发症。营养状况是否得以维持或改善。

3. 心理 – 社会状况 了解病人有无紧张、恐惧；对术后各种不适的心理反应；康复训练和早期活动是否配合；病人及家属对门脉高压症的治疗、预防再出血的知识掌握程度。

【常见护理诊断/问题】

1. 营养失调：低于机体需要量 与肝合成代谢功能减退、食欲减退、营养素摄入不足和消化吸收障碍等有关。

2. 体液过多 与肝功能损害致低蛋白血症、门静脉压增高、血浆胶体渗透压降低有关。

3. 体液不足 与食管胃底曲张静脉破裂出血有关。

4. 焦虑 与突然大量呕血、便血、病情危重有关。

5. 潜在并发症 出血、感染、肝性脑病、门静脉血栓形成等。

【护理目标】

1. 病人获得足够的营养摄入，营养不良得到纠正，体重保持平稳。

2. 病人腹水形成减少，尿量增加，体液平衡得到维持。

3. 病人体液不足得到改善，生命体征平稳。

4. 病人自述焦虑、恐惧减轻或消失。

5. 病人未发生并发症或并发症得到及时发现、处理。

【护理措施】

（一）非手术治疗护理/术前护理

1. 预防和控制急性大出血

（1）体位 病人取平卧位并将下肢略抬高，以保证脑部供血；绝对卧床休息，稳定病人情绪。

（2）保持呼吸道通畅 呕吐时头偏向一侧，防止窒息或误吸；及时清除气道内的分泌物、血液或呕吐物，保持呼吸道通畅；病情允许遵医嘱予以镇静药物，避免因情绪紧张而加重出血。

（3）补充血容量，维持体液平衡 迅速建立静脉通道，快速输液，根据出血量选择输液种类和调节输液速度，以尽快恢复有效循环血容量，保证心、脑、肝、肾等重要器官组织的血液灌注。快速备血、输血，宜输新鲜血，因其凝血因子含量高而氨的含量低，利于止血及预防肝性脑病的发生。血容量补足的指标包括：①收缩压稳定于 90 ~ 120mmHg；②脉搏 < 100 次/分；③尿量 > 40ml/h；④神志清楚或好转；⑤全身情况明显改善，无明显脱水征。

（4）药物止血 遵医嘱准确及时应用止血药，注意配伍禁忌及药物不良反应；用冰盐水或冰盐水加去甲肾上腺素胃内灌洗，使胃黏膜血管收缩，减少血流、胃分泌及运动，从而达到止血目的。

（5）三腔二囊管止血护理 放置三腔管的时间不宜持续超过 3 ~ 5 天，以免食管、胃底黏膜受压过久而发生溃烂、坏死、食管破裂，继续出血者如无并发症可适当延长留置胃管的时间。（具体措施参见内科护理学相关章节）。

（6）经颈静脉肝内门体分流术的护理 ①平卧 24 小时，48 小时内限制活动，穿刺侧肢体制动，避免因过早活动挤压而使支架移位、脱落，损伤局部组织。②穿刺点用 0.5kg 的沙袋压迫 6 小时，防止出血。密切观察穿刺部位有无渗血、出血和皮下血肿的形成。③禁食 6 小时后，酌情给予高热量、高碳水化合物、清淡、易消化、少渣流质饮食，限制蛋白摄入 <40g/d，1 周内禁止高蛋白饮食，以防诱发肝昏迷。④监测病人精神、语言、行为、体温、腹水、出血情况、肝功能、血氨、凝血功能等，发现异常，及时报告医师处理。不宜进行剧烈运动；保持排便通畅，勿用力排便或咳嗽；预防感冒等。

（7）观察病情 严密监测生命体征、中心静脉压及每小时尿量变化，准确记录 24 小时出入量，以维持水、电解质及酸碱平衡；监测血红蛋白、血细胞计数、血细胞比容变化；观察病人的意识状态、皮肤和黏膜的色泽及温度、周围静脉充盈度，有无低血容量性休克表现；注意呕血和便血的量，以了解出血情况；此外，大出血极易诱发肝性脑病，观察病人有无肝昏迷的前驱症状，如烦躁不安、嗜睡、胡言乱语、定向力差等精神神经系统改变。

2. 减少和控制腹水

（1）注意休息，避免过劳 应尽量取平卧位，可减少病人的能量消耗，降低肝的代谢率，增加肝、肾血流量，改善腹水和水肿。有下肢水肿者，可抬高患肢减轻水肿。

大量腹水者可取半卧位，使膈肌下移，有利于呼吸。

（2）减少腹水的生成　①限制液体和钠的摄入，每日钠摄入量限制在500～800mg（氯化钠1.2～2.0g），液体入量控制在1000ml左右；少食含钠高的食物，如罐头、咸肉、腌制食物、酱菜及含钠味精等。②纠正低蛋白血症，输新鲜血或白蛋白，以提高血浆胶体渗透压，减少腹水的生成。

（3）促进腹水的排出　遵医嘱合理使用利尿药，促进腹水排出；避免快速利尿和大量放腹水，同时记录24小时出入量，必要时静脉输注白蛋白。观察有无低钾血症、低钠血症、肝性脑病等并发症；每日测腹围1次，每周测体重1次，以及时掌握腹水的消退情况。

3. 预防肝性脑病

（1）保护肝功能，改善全身营养状况　肝功能严重损害者，可静脉滴注支链氨基酸；纠正贫血及凝血功能障碍，可补充维生素K、白蛋白；药物应用，可给予葡醛内酯、谷胱甘肽等保肝药物，给予高能量、高维生素、适量蛋白饮食，常规给氧，改善肝功能。

（2）预防及控制上消化道出血　避免进粗糙、干硬、过热食物；及时清除肠道内积血，保持排便通畅，禁忌肥皂水等碱性液灌肠。注意休息，一旦出现心慌、头晕、出冷汗等不适，应立即卧床休息；及时通知医师并协助抢救。

4. 饮食护理　指导病人注意饮食调理，应选择高热量、富含维生素、易消化、无渣的软食，避免粗糙、干硬及刺激性食物，以免诱发上消化道大出血；肝功能损害较轻者，可摄入少许优质高蛋白饮食（50～70g/d）；肝功能严重受损、血氨升高、肝性脑病先兆时，应限制或禁蛋白质摄入；有腹水者限制水和钠的摄入。

5. 术前特殊准备　分流术术前2～3天口服新霉素或甲硝唑等肠道不吸收杀菌药，以减少肠道内氨的产生；术前1天晚清洁灌肠，以避免术后肠胀气而压迫吻合口。术前通常不放置胃管，必须放置时，应选择细而软的胃管并充分润滑后轻轻插入，避免置管过程中发生食管胃底曲张静脉破裂出血。

6. 心理护理　门静脉高压症病人发病时间长、反复发作，易导致病人对战胜疾病的信心不足。出现上消化道出血时，因病情急、出血量大，病人会极度紧张、恐惧。合并肝性脑病时，病人对治疗及预后更加悲观失望。护士应沉着冷静、有条不紊、操作娴熟，以增强病人安全感与信任，减轻紧张情绪；理解病人的感受，鼓励病人表达自己的顾虑，及时并针对性地为病人提供有效的心理支持，帮助病人消除不良心理，增强战胜疾病的信心。

（二）术后护理

1. 观察病情　手术后2～3小时内，每15分钟测量生命体征1次；脉搏和血压稳定后改为30分钟至1小时测量1次；生命体征平稳者改为每日测量3次，连续观察1周。密切观察病人面色、口唇及皮肤色泽、肢端温度、周围静脉充盈情况、每小时尿量等。

2. 维持呼吸功能　常规给予鼻导管氧气吸入，并观察病人的呼吸频率、幅度与节律。鼓励并协助病人做深呼吸锻炼，增加肺活量。指导病人有效咳嗽、排痰，咳嗽排痰前，应先给病人叩背，叩背时由下向上、由外向内轻叩震荡。而后嘱病人做深吸气，再将痰咳出。病人咳嗽排痰时，应固定腹部伤口，以减轻震动引起的疼痛。调节腹带松紧度，防止因疼痛、腹带过紧限制呼吸。

3. 休息与活动　断流术和脾切除术后，生命体征平稳后取半卧位。分流术48小时内，取平卧位或低坡半卧位，2～3天后改为半卧位；手术后不宜过早下床活动，一般需卧床1周，床上活动时动作要轻，幅度要小，以防血管吻合处破裂出血。

4. 营养支持　术后早期禁食期间，予以肠外营养支持；肠蠕动恢复后，进食流质饮食，逐步过渡到半流质及普食，保证摄入足够的热量，忌粗糙或过热及辛辣食物；分流术后应限制蛋白质和脂肪摄入，避免诱发肝性脑病。

5. 引流管护理　保持胃肠减压管、腹腔引流管通畅。胃肠减压管负压不宜过大，妥善固定管道，翻身活动时防止管道压迫、折叠，定时挤压引流管，防止堵塞。观察引流液的量、颜色和性状，一般术后24小时内引流管引出少许淡红色液体，为手术创伤引起的渗血、渗液及术中冲洗腹腔残余的液体。若术后1～2小时内引流出200ml以上的新鲜血性液体，应立即通知医师，及时妥善处理。引流管放置24～48小时后无液体引出，病人无腹痛、腹胀等不适予以拔除。

6. 切口护理　观察切口敷料是否干燥、有无渗血。及时检查切口有无红、肿、痛及化脓等感染迹象，若有异常及时通知医师。

7. 并发症的护理

（1）出血　由于病人术前已存在不同程度凝血功能障碍及血小板减少，术后易发生内出血。应密切观察病人的血压、脉搏变化，定时检查腹部切口敷料及引流管周围的渗血情况，观察并记录胃肠减压引流和腹腔引流液的量、颜色和性状。若短时间内腹腔引流管引出200ml以上鲜红色液体、有血凝块，且病人出现烦躁不安、面色苍白、血压下降、脉搏增快、尿少等症状时，应考虑腹腔内有活动性出血，应立即告知医师，及时妥善处理。若出血不止，休克无好转，应做好剖腹探查的准备。

（2）肝性脑病　分流术后部分静脉血未经肝解毒而使含氨高的血液直接进入体循环，加之病人术前不同程度的肝损害，极易诱发肝性脑病。应定时测定肝功能，动态监测血氨浓度，观察病人有无嗜睡、烦躁、性格异常、定向力减退，黄疸是否加深，腹水是否增多，有无发热、厌食、肝臭等肝功能衰竭表现。肝性脑病的护理参见内科护理学相关章节。

（3）静脉血栓　脾切除、断流术及分流手术后均可引起门静脉系统血栓形成，尤其是脾切除术后，血小板可迅速升高，极易诱发静脉血栓形成。术后 2 周内，每日或隔日监测血小板 1 次，若血小板上升达 $600\times10^9/L$，病人出现剧烈腹痛、腹胀和便血，立即通知医师，行 B 超检查以明确有无血栓形成，必要时遵医嘱给予阿司匹林、双嘧达莫等抗凝血治疗。注意用抗凝血药物前后，应动态监测凝血功能变化。

（4）感染　主要为腹腔、呼吸系统和泌尿系统感染。①遵医嘱合理应用有效抗生素。②应保持腹腔引流管无菌和通畅状态。观察和记录引流液的色、量及性状。③鼓励病人深呼吸、胸式呼吸，有效咳嗽、咳痰，定时翻身更换体位，痰液黏稠者予以超声雾化吸入湿化痰液，促进痰液排出，防止肺部并发症。④注意会阴部护理，尤其留置尿管病人，定期擦拭，多饮水，防止泌尿系感染。

（三）健康教育

1. 生活指导　告知病人诱发上消化道出血的相关因素。戒烟、酒，向病人说明吸烟、饮酒危害，尤其是饮酒会加重肝功能损害。避免精神紧张，保持稳定的情绪。避免剧烈的咳嗽、打喷嚏、用力排便、提举重物等，以免腹内压增高诱发曲张静脉破裂出血。用软毛牙刷刷牙，避免牙龈出血，注意口腔卫生。

2. 休息与活动　避免劳累和过度活动，保证充分休息，逐步增加活动量。分流术后病人尽量不从事重体力活动。

3. 饮食指导　摄入高热量、富含维生素、易消化食物，保证能量的摄入。避免粗糙、干硬及刺激性食物。少量多餐，规律进食，补充足够能量。

4. 自我监测　定期复查，若有头晕、软弱无力，突然起立时出现晕厥、心慌及血压偏低、黑便等出血征兆，应及时就诊。

【护理评价】

1. 病人营养状况是否改善，低蛋白血症或贫血是否得到纠正。

2. 病人腹水是否减少，腹围是否缩小，腹胀是否减轻。

3. 病人体液是否维持平衡，生命体征是否稳定，尿量是否正常。

4. 病人焦虑、恐惧是否减轻。

5. 病人有无并发症发生，或并发症是否得到及时发现和处理。

（武江华）

目标检测

答案解析

一、简答题

1. 简述门静脉高压症主要的临床表现。

2. 简述预防和控制食管胃底静脉急性大出血的护理措施。

二、病例分析题

吴先生，58 岁，食欲减退 2 个月，1 小时前突发呕鲜血 1 次，总量约 800ml。乙肝病史 10 年，无“呕血”病史。曾在某医院诊断为“肝硬化失代偿期”。查体：BP 88/70mmHg，P 110 次/分，面色苍白，颈部皮肤见多个蜘蛛痣，巩膜无黄染。肝于右肋缘下未触及，脾左肋缘下 3cm，移动性浊音阳性。

请思考：

（1）该病人的初步诊断是什么？如何处理？

（2）该病人主要的护理问题有哪些？

（3）该病人行分流术后护理措施有哪些？

书网融合……

本章小结

题库

第三十二章　胆道疾病病人的护理

PPT

学习目标

知识目标：

1. **掌握**　胆石症和胆道感染的临床表现、护理措施。
2. **熟悉**　胆石症和胆道感染的病因、病理生理特点、治疗原则；胆道疾病的特殊检查和护理。
3. **了解**　胆道蛔虫病、胆道肿瘤病人的临床表现、治疗原则、护理措施。

技能目标：

1. 熟练掌握T管引流护理技术。
2. 学会应用护理程序为胆道疾病病人提供整体护理。

素质目标：

具有较好的职业素养和疾病三级预防的理念，具备良好的人文关怀。

胆道疾病是临床常见病、多发病。近年来，随着以消化内镜、腹腔镜等为代表的新技术的应用，胆道疾病的诊断、治疗、护理有了更丰富的内涵。本章主要介绍胆石症、胆道炎症、胆道肿瘤的特殊检查、临床表现、治疗原则与围手术期护理。

案例引导

案例　周女士，42岁，因“间断性上腹部疼痛10余年，突发右上腹疼痛伴黄染10小时”急诊入院。现病史：病人10年前无明显诱因出现上腹部间断性疼痛，未重视，近半年来腹痛发作频繁，进食油腻食物后疼痛加重，伴有右肩背部放射痛，偶有恶心及呕吐；10小时前突发右上腹绞痛，阵发性加重，并出现皮肤及巩膜黄染，伴有畏寒、发热、恶心、呕吐，呕吐物为胃内容物。既往史：胆囊结石病史5年。查体：体温39.5℃，脉搏120次/分，呼吸26次/分，血压75/50mmHg。病人意识模糊，皮肤及巩膜中度黄染，腹部略膨隆，右上腹及剑突下压痛明显，轻度肌紧张及反跳痛，Murphy征（+），腹部叩诊呈鼓音，肠鸣音稍弱。实验室检查：白细胞计数26.8×10^9/L，血红蛋白148g/L，总胆红素196μmol/L，直接胆红素171μmol/L，谷丙转氨酶295U/L、谷草转氨酶354U/L。

讨论：

1. 该病人可能的临床诊断是什么？
2. 该病人目前存在的主要护理诊断有哪些？
3. 针对上述护理诊断采取哪些护理措施？

第一节　胆道疾病的特殊检查和护理

一、超声检查

（一）B超

B超是胆道疾病普查和诊断的首选方法，安全、快速、经济、简便、准确、无创、有效。可以了解肝内、外胆管及胆囊病变的部位，胆囊大小、有无积水，胆管有无扩张及胆管壁的形态和厚度等。适用于胆道及胆囊结石、胆囊炎、胆囊肿瘤、胆道蛔虫症、胆道畸形等疾病诊断。

1. 检查前准备　①检查前1天晚进清淡素食，以保证胆囊、胆管内胆汁充盈。②检查当天需空腹8小时以上，以减少胃肠道内容物和肠管气体的干扰。③肠道气体较多或便秘者可口服缓泻药或灌肠，排尽气体后检查。

2. 检查中护理　检查时根据需要协助病人取仰卧位或俯卧位。

（二）超声内镜

超声内镜（endoscopic ultrasonography，EUS）是指将微型超声探头安装在内镜顶端，借助内镜直接观察消化道黏膜表面及其病变，借助超声扫描获得消化道管壁各层次的组织学特征、腔内病变及周围相邻重要器官影像的检查方法。主要用于空腔器官疾病的诊断，可显著提高超声的分辨率，并能清晰显示位于腹腔深部的胆总管末端和胰头部的病变。适用于肝外胆管结石、胆总管中下段肿瘤、胆囊微小结石及胆囊淤泥、胆囊炎等胆道、胰腺疾病的诊断。

1. 检查前准备 了解病人既往史和过敏史，近1周内有无服用抗凝药物史等，禁食4～6小时，完善血常规、生化、凝血和心、肺功能检查。

2. 检查中护理 取左侧卧位，双下肢微曲，解开衣领，放松腰带，嘱病人咬紧牙垫，保持头放低稍后仰位，利于插镜和分泌物流出。操作过程中注意观察心率、呼吸、血压、血氧饱和度和面色情况，如有呛咳，立即停止操作予面罩吸氧，抬高下颌，及时清理分泌物、吸痰，保持呼吸道通畅。

3. 检查后护理 检查后禁食禁饮2小时，待麻醉药或镇静药作用消失后方可进餐，进餐时勿食过热、过冷、辛辣等食物。行细针穿刺活检者需禁食4～6小时；同时，密切观察生命体征、腹痛、腹胀和有无出血等情况。

二、放射学检查

目前，常用的诊断胆道系统疾病的放射学检查方法有经皮肝穿刺胆管造影（percutaneous transhepatic cholangiography，PTC）、经内镜逆行胰胆管造影（endoscopic retrograde cholangiopancreatography，ERCP）、磁共振胰胆管造影（magnetic resonance cholangiopancreatography，MRCP）。

（一）PTC 及 PTCD

PTC是在X线或超声引导下，用细针经皮肤穿刺将导管送入肝内胆管，再注入造影剂清晰显示肝内胆管；对于严重梗阻性黄疸病人施行PTC后，再置管于肝内胆管引流减压，即经皮经肝胆道引流术（percutaneous transhepatic cholangial drainage，PTCD）。了解胆道内病变部位、程度和范围，有助于黄疸的鉴别。主要用于梗阻性黄疸病人，以了解胆道梗阻部位、范围和原因。但严重凝血功能障碍及出血性疾病、严重的急性化脓性梗阻性胆管炎、对碘等造影剂过敏、机体各项功能极差者禁忌应用。

1. 检查前准备 ①术前检查凝血酶原时间及血小板计数。②术前3天注射维生素K_1，待出血倾向纠正后再做检查。③有感染者，遵医嘱应用抗生素。④做碘造影剂、麻醉药过敏试验。⑤术前晚口服缓泻药，检查前4～6小时禁食，并排空膀胱。

2. 检查中护理 ①经肋间穿刺者取仰卧位，经腹膜外肝穿刺者取俯卧位。②嘱病人在穿刺过程中平稳呼吸，避免憋气或做深呼吸。③严密观察病人生命体征、意识、面色、血氧饱和度及腹部症状，出现异常立即停止操作并进行抢救。

3. 检查后护理 ①术后禁食2小时；平卧4～6小时，卧床24小时，避免过早活动引起内出血。②严密观察生命体征的变化，有无腹痛、腹胀，及早发现和处理出血及胆汁性腹膜炎等并发症。③置管引流者注意保持引流通畅，因胆汁黏稠、血凝块形成等易造成管道堵塞，必要时用生理盐水冲洗；观察引流液的性状，有无感染迹象。④遵医嘱应用抗生素、止血药、维生素K_1。

（二）ERCP

ERCP是在纤维十二指肠镜直视下，将十二指肠镜插至十二指肠降段，找到十二指肠乳头后，由内镜活检孔插入造影管至胆胰管内，注入造影剂，在X线下进行胰胆管造影。可直接观察十二指肠及乳头部的病变，并取材活检；可了解胆道系统和胰管梗阻的部位，尤其是肝外胆管狭窄以下部分情况；收集十二指肠液、胆汁及胰液进行实验室检查。适用于胆道疾病伴黄疸，疑为胆源性胰腺炎、胆胰或壶腹部肿瘤，先天性胆胰异常等胆胰疾病的诊断。ERCP有诱发急性胰腺炎、继发胆管炎、消化道穿孔及出血的可能，诊断性ERCP现已部分被MRCP所替代。急性胰腺炎病人禁忌。

1. 检查前准备 ①术前向病人做好解释工作，消除其顾虑，争取积极配合。②检查前6～8小时禁食。③了解既往史与过敏史，检查血常规、凝血功能等项目，根据需要行碘过敏试验。④评估病人重要脏器功能。⑤检查开始前遵医嘱应用解痉、镇静、镇痛药物。

2. 检查中护理 协助病人取左侧卧位或左前俯卧位；嘱病人咬紧牙垫，均匀呼吸，防治憋气。若造影过程中出现呛咳、呼吸困难、血压下降、呕吐等情况，应立即停止操作并做相应处理。

3. 检查后护理 ①检查后常规禁食12小时，次日查血淀粉酶；如无特殊，可根据病情逐步恢复饮食。②观察病人生命体征变化、腹部体征，有无呕血、黑便等消化道出血的症状。③并发症观察：ERCP可诱发急性胰腺炎，建议造影后2小时及第2天晨各检测血清淀粉酶1次。胆道感染、造影剂过敏等并发症亦可出现。

（三）MRCP

MRCP是一种胰胆管成像新技术，又称磁共振水成像。无须造影剂即可显示整个胆管的形态，在不需要对比剂的情况下能三维显示胆囊管、胆管及胰管管腔的形态学表现，在诊断先天性胆管囊状扩张症及梗阻性黄疸的性质、部位，明确是否有胆道结石及恶性肿瘤等方面有重要价值，具有无创、无电离辐射、安全系数高等优点，可替代PTC和ERCP。适用于梗阻性黄疸、疑有胆道肿瘤的诊断。病人体内置有金属置入物者禁忌。

1. 检查前准备 ①检查前2天开始进少渣、产气少的食物以减少肠道内气体的产生；检查前4～6小时禁食、禁饮。②训练病人在平静呼吸下屏气，减少扫描中因腹部呼吸运动造成的伪影。③病人进入检查室前，应除去所有佩戴的金属物体，并戴上耳塞。

2. 检查中护理 进入扫描间后，让病人仰卧于检查床上；嘱病人检查过程中要保持不动，注意发出的呼吸指令。

（四）胆道造影

术中胆道造影直接将造影剂注入胆道，以明确胆道内结石、蛔虫、肿瘤及狭窄，是否存在畸形或解剖异常，胆道内结石是否取净，是否有残余结石，胆道是否有损伤以及损伤的部位；能够有效指导手术，避免损伤，提高手术效果。

术中胆道造影途径有经胆囊造影、经胆囊管造影、经肝内胆管造影、经胆总管穿刺造影、经 T 管造影。

1. 检查前准备 T 管造影检查一般于术后 2 周左右进行，检查前嘱病人排便，必要时灌肠排便。检查前禁食。

2. 检查中护理 协助病人仰卧于检查床，左侧稍抬高。消毒 T 管开口端，排出管内气体，将装有造影剂的注射器连接 T 管，使造影剂借助注射器自身重力的作用自行流入胆道，注入后立即摄片。

3. 检查后护理 造影后立即连接好引流袋，开放 T 管引流 24 ~48 小时，使胆管内残留造影剂及胆汁充分引流，必要时遵医嘱应用抗生素，预防发生胆管炎和胆管扩张。

三、胆道镜检查

1. 目的 在诊断方面，可直视胆管黏膜结构，对可疑病变获取细胞学和（或）组织标本，以行病理诊断；在治疗方面，可行胆管取石、碎石、狭窄扩张和支架置入等多种直视下的胆管腔内治疗。

2. 分类

（1）术中胆道镜检查 术中胆道镜技术是指在开腹状态下，在胆道手术的过程中运用胆道镜技术对胆道病变进行检查、治疗，是外科手术与内镜技术的结合。按照入路不同，可分为经胆总管胆道镜技术、经胆囊管胆道镜技术、经空肠盲袢胆道镜技术。胆道手术术中均可行胆道镜检查，对于胆总管探查的病人尤为重要。

（2）术后胆道镜检查 系指胆道外科手术后再经窦道插入胆道镜进行胆道检查。其中最常见的为经 T 管窦道插入胆道镜。一般于术后 6 周开始，过早行胆道镜检查和治疗，易发生窦道穿孔，若需多次胆道镜治疗的病例每两次之间应间隔 5 ~7 天。适用于已知或可疑胆道残余结石、T 管造影可疑胆道占位性病变、T 管造影显示肿瘤占位需病理活检、T 管造影提示胆道畸形、T 管造影提示胆道内异物或胆道内出血、需行选择性胆管造影者及其他需胆道镜确诊者。

（3）经皮经肝胆道镜检查 是指先经非手术方法行 PTCD，然后经数次窦道扩张，待窦道扩张至可通过胆道时，再行胆道镜检查与治疗。适用于梗阻性黄疸，经 B 超、ERCP、CT、MRI、PTC 等影像学检查提示有肝内胆管扩张而无法确诊者，胆管肿瘤未能确诊者，肝内胆管结石病人，各种胆道狭窄伴肝内胆管扩张者，胆肠吻合口狭窄者，胆道畸形者。

（4）经口胆道镜检查 此种方法指 EST 术后，胆道镜经口或经母镜进入胆道进行检查的方法。

3. 护理 ①引流管护理：胆道镜检查完毕后引流管窦道，再次放入引流管以引流胆汁，并为胆道造影或下次胆道镜检查保留通道，应注意严密观察引流情况，做好引流管的护理。②并发症：发热多为一过性低热，一般低于 38℃，开放胆道引流后可自行消退，对于部分持续发热、白细胞计数增高、胆汁浑浊者遵医嘱使用抗生素。窦道穿孔多因操作不慎引起，应密切观察腹部体征。

第二节 胆石症

一、胆囊结石

胆囊结石（cholecystolithiasis）是指发生在胆囊内的以胆固醇结石或以胆固醇为主的混合型结石和黑色素结石，常与急性胆囊炎并存。主要见于 40 岁以上成年人，女性多见。

【病因】

胆囊结石是多种因素共同作用的结果。主要是胆汁中胆固醇与胆汁酸、磷脂浓度比例失调及胆囊收缩排空功能障碍致胆汁淤积，使胆汁中胆固醇过饱和，沉淀析出、凝结而形成结石。常见于肥胖、妊娠、高热量饮食、糖尿病、雌性激素水平较高、长期肠外营养、回肠病变或切除术后、应用某些药物（如甲地孕酮）等。

【病理生理】

胆囊结石的病理改变与结石是否嵌顿、梗阻、感染及其严重程度有关。饱餐、进食油腻食物时胆囊收缩，或睡眠中体位改变致结石移位并嵌入胆囊壶颈部或排入胆囊管和胆总管引起梗阻，致使胆汁排空障碍，胆囊内的压力升高，刺激胆囊强力收缩发生绞痛。结石长时间持续嵌顿或压迫胆囊颈部，或排入并嵌顿于胆总管导致胆道梗阻，临床可出现胆囊炎、胆管炎或梗阻性黄疸。

【临床表现】

30% 的胆囊结石病人可终身无明显的临床症状，而仅在体检、手术时或尸检中发现，称为无症状胆囊结石。当结石嵌顿合并梗阻或感染时，可出现以胆绞痛为典型症状的临床表现。

1. 胆绞痛 是胆囊结石的典型症状。常发生在饱餐、进食油腻食物或睡眠中体位改变时，病人表现为右上腹或上腹部阵发性绞痛，或持续性疼痛阵发性加剧。疼痛常向右肩胛部或背部放射，可伴有恶心、呕吐。有时可在右上腹触及肿大的胆囊，若合并感染、胆囊穿孔、坏死，则出现明显压痛、反跳痛或腹肌紧张等腹膜炎体征。

2. 上腹隐痛　部分病人仅在进食油腻食物、工作紧张或疲劳时感觉上腹部或右上腹隐痛、饱胀感、嗳气、呃逆、食欲缺乏等症状，常被误诊为“胃病”。

3. Mirizzi 综合征　是特殊类型的胆囊结石，某些病人由于胆囊管与肝总管伴行过长或胆囊管与肝总管汇合位置过低，较大的胆囊管结石长时间持续嵌顿压迫胆囊颈部及肝总管，引起肝总管狭窄；炎症反复发作导致胆囊肝总管瘘，胆囊管消失，结石部分或全部堵塞肝总管。病人表现为胆囊炎及胆管炎反复发作，并伴有明显的梗阻性黄疸（图 32－1）。

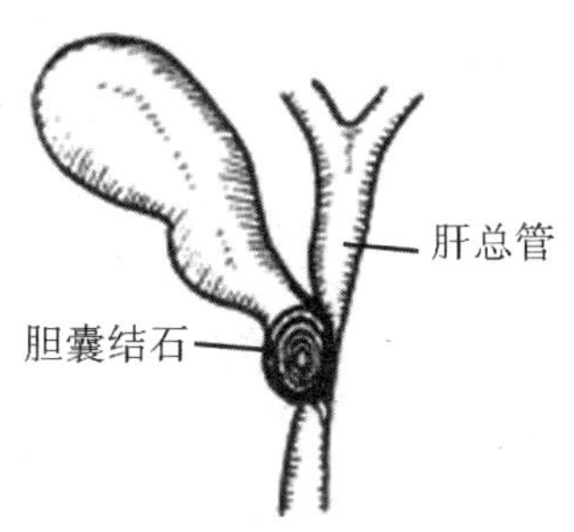

图 32－1　Mirizzi 综合征

4. 其他合并症　①小结石可通过胆囊管进入并嵌顿在胆总管内成为胆总管结石；②部分病人可有轻度黄疸；③胆囊结石长期嵌顿或阻塞胆囊管但未合并感染时，胆囊黏膜吸收胆汁中的胆色素，并分泌黏液性物质，导致胆囊积液。积液呈透明无色，称为“白胆汁”。④结石排出经胆总管下端时可损伤 Oddi 括约肌或嵌顿于壶腹部，引起胆源性胰腺炎；⑤结石及炎症反复刺激胆囊黏膜可诱发胆囊癌；⑥因结石压迫引起胆囊炎慢性穿孔，可造成胆囊十二指肠瘘或胆囊结肠瘘，大的结石通过瘘管进入肠道偶尔可引起胆石性肠梗阻。

【辅助检查】

首选 B 超，其诊断胆囊结石的准确率接近 100%。B 超可显示胆囊内有强回声团，随体位改变而移动，其后有声影。CT、MRI 也可显示胆囊结石，但不作为常规检查。

【治疗原则】

1. 手术治疗　伴有急性或慢性胆囊炎的结石，首选腹腔镜胆囊切除术（laparoscopic cholecystectomy，LC），该手术具有损伤小、疼痛轻、恢复快等优点，已是常规手术。疑似胆总管结石者，如果胆总管较粗，一般行胆总管切开取石、胆道镜探查术，如果较细，可先切除胆囊，后续行 ERCP。无症状性胆囊结石，特别是儿童的无症状胆囊结石，一般可观察和随诊，不需手术。但下列情况应考虑行胆囊切除术：①结石直径≥2～3cm。②合并其他需要手术的腹腔疾病。③伴有胆囊息肉≥1cm。④胆囊壁增厚>3mm（提示伴有慢性胆囊炎）。⑤胆囊壁钙化或瓷性胆囊。⑥老年病人、糖尿病病人，一旦胆囊炎急性发作治疗较棘手。

知识链接

胆囊切除术后综合征

胆囊切除术后综合征（post－cholecystectomy syndrome，PCS）是指胆囊切除术后原有的症状没有消失，或在此基础上又有新的症状发生的一组症候群，包括轻度非特异性消化道症状（上腹闷胀不适、腹痛、肩背部疼痛不适、消化不良、食欲减退、恶心或伴呕吐、嗳气、大便次数增多等）和非特异性胆管症状（右上腹剧痛、胆绞痛、发热、黄疸等）。PCS 的发病率为 10%～30%，多数在胆囊切除术后数周或数月内发生，女性多于男性，症状可由精神刺激、酒精、进食油腻食物等因素诱发。多数 PCS 病人症状比较轻，但部分病例诊断较困难，且治疗较为棘手。

2. 非手术治疗　药物治疗虽不能完全消除结石，但可以有效地缓解症状，减少胆囊结石急性发作的频率，为手术治疗创造有利条件。

（1）药物溶石　目前公认的确有溶石疗效的药物有熊去氧胆酸和牛磺熊去氧胆酸。前者主要通过增加胆汁酸分泌，并使胆汁成分改变，降低胆汁中胆固醇及胆固醇脂，逐渐溶解胆结石中的胆固醇；后者主要通过降低胆汁中胆固醇的饱和度来溶解胆石。

（2）消炎利胆药物　目前大量使用的消炎利胆类药物治疗作用相似，作用机理是通过舒张胆道括约肌，促进胆汁排出，同时具有抗炎、解痉作用，此类药物可缓解胆囊痉挛、松弛平滑肌，可有效地缓解胆囊结石急性胆囊炎的发作。

【护理评估】

（一）术前评估

1. 健康史

（1）一般情况　询问病人年龄、性别、婚姻、职业、出生地、居住地、饮食习惯，女性病人询问妊娠史等。

（2）家族史　了解家庭中有无类似疾病史。

（3）既往史　有无反酸、嗳气、餐后饱胀等消化道症状；有无胆结石、胆囊炎、黄疸病史；有无呕吐蛔虫或粪便排出蛔虫史；有无其他部位的手术治疗史；有无传染病、药物过敏史；有无其他伴随疾病，如糖尿病、高血压等。

2. 身体状况

（1）症状与体征　病人有无腹痛，腹痛的诱因、性质、部位、程度、持续时间、加重或缓解的因素，有无肩背部放射痛等；有无发热、恶心、呕吐、食欲缺乏、黄疸等症状；有无压痛、反跳痛、腹肌紧张等腹膜刺激征；能否触及肿大的胆囊。

（2）辅助检查　腹部B超等影像学检查有无胆囊结石、黏膜水肿增厚、肝内外胆管扩张等异常表现。

3. 心理－社会状况　了解病人及家属对疾病的认知程度，对手术有无顾虑。了解病人的社会支持情况、家庭对手术的经济承受能力等。

（二）术后评估

1. 手术情况　了解病人手术、麻醉方式与效果，放置引流管情况。

2. 身体状况　评估病人生命体征是否平稳，引流管是否通畅，引流液的颜色、量、性状等；手术切口愈合情况，有无并发症发生。

3. 心理－社会状况　了解病人及家属对术后康复知识的掌握程度。

【常见护理诊断/问题】

1. 急性疼痛　与胆囊结石突然嵌顿、胆汁排空受阻致胆囊强烈收缩有关。

2. 焦虑　与病情反复发作、担忧手术效果及预后有关。

3. 知识缺乏　缺乏胆石症和腹腔镜手术的相关知识。

4. 潜在并发症　胆汁漏、术后出血、胆管损伤等。

【护理目标】

1. 病人自述疼痛减轻或得到控制。
2. 病人自述焦虑、恐惧减轻或消失。
3. 病人能复述疾病相关知识，并能配合治疗和护理。
4. 病人未发生并发症或并发症得到及时发现和处理。

【护理措施】

（一）术前护理

1. 心理护理　胆结石病人反复发作，常有焦虑、恐惧等情绪，术前要耐心接待，鼓励病人表达自己的感受，消除其紧张情绪，增强对治疗的信心；向病人及家属介绍疾病和手术相关知识及术后注意事项，使其能愉快地接受并配合治疗和护理。

2. 缓解疼痛　胆石症病人的疼痛多为难以忍受的绞痛，观察疼痛的程度、部位、性质，帮助病人减轻疼痛，如给予舒适的体位，可采用下肢弯曲的仰卧位或侧卧位，以降低腹壁张力，必要时遵医嘱应用解痉、镇痛药物。

3. 饮食护理　指导病人进食低脂饮食、少量多餐、避免过饱，以防诱发急性胆囊炎而影响手术治疗。

4. 特殊准备　拟行腹腔境下胆囊切除术前需做以下准备。①呼吸道准备：术前指导病人进行呼吸功能锻炼，以利于术后康复。②皮肤准备：术前指导病人用肥皂水清洗脐部，脐部污垢可用松节油或液状石蜡清洁。

（二）术后护理

1. 观察病情　严密监测病人生命体征，观察腹部体征，了解有无腹肌紧张、腹部压痛、反跳痛等腹膜炎表现；有引流管者，注意观察引流液的颜色、性状及引流量情况。

2. 体位　麻醉清醒且生命体征平稳者，保持半卧位，指导病人规律深呼吸，减轻腹部疼痛。

3. 饮食护理　LC术后禁食6小时，术后24小时内进无脂流质、半流质饮食，逐渐过渡至低脂饮食。

4. 切口及引流管护理　观察切口敷料是否干燥、有无渗血，有无红、肿、疼痛等感染迹象。保持腹腔引流管通畅，密切观察引流液的量、色及性状。腹腔引流液呈黄绿色胆汁样，常提示发生胆瘘。发现异常，及时报告医师并协助处理。

5. 并发症的护理

（1）胆瘘　与手术时损伤胆管、胆囊切除不全、吻合口瘘等因素有关。术后应密切观察腹部体征、伤口敷料、引流管有无胆汁样液体流出，一旦发现异常，及时报告医师进行处理。如确诊胆瘘，需在B超或CT引导下进行胆汁引流，同时加强全身营养支持，量少的胆瘘可自行愈合，必要时需手术治疗。

（2）术后出血　与胆囊动脉处理不当、术后应激性溃疡出血等因素有关。应密切观察病人生命体征、腹部敷料、腹腔引流管情况，及时发现出血早期征象，并及时报告医师进行处置。

（3）胆管损伤　与术中解剖结构复杂或操作不当有关。术后病人出现胆汁性腹膜炎，伤口敷料或腹腔引流管有胆汁样液体流出；术后24～48小时出现黄疸；术后出现反复发作的寒战、高热、黄疸等情况时，高度怀疑胆管损伤，需及时报告医师，必要时进一步手术处理。

（4）呕吐　主要是因麻醉药物对胃肠道的刺激，以及CO_2积聚膈下、胃肠动力减弱所致。应注意呕吐物的量、颜色、性状、次数、持续时间，协助病人头偏向一侧，保持呼吸道通畅，防止呕吐物被误吸，造成吸入性肺炎；呕吐后及时清洁口腔，必要时给予镇吐药物。

（5）腹胀　是由于腹腔镜手术气腹的CO_2气体未完全排出、胃肠动力减弱所致。术后条件允许时，建议病人早期下床活动；可在下腹部做顺时针环形按摩运动，以促进

CO_2 的吸收、刺激胃肠蠕动；禁食牛奶、豆制品等胀气食物。

（6）尿潴留　由于 CO_2 气体引起膀胱神经麻痹，导致膀胱收缩无力，引起尿潴留。术后应鼓励病人早期下床排尿，观察有无尿潴留发生。如发生尿潴留，遵医嘱给予收缩平滑肌药物，必要时留置导尿管。

（7）肩背部酸痛　由于残留在腹腔的 CO_2 积聚在膈下间隙刺激膈神经所致。术后早期下床活动，或多做弯腰动作、膝胸卧位以促进 CO_2 气体吸收；一般 3～5 天可自行消失。

（三）健康教育

1. 症状管理　术后可能出现腹胀、腹泻、腹部不适等症状；部分病人亦可出现胆囊切除综合征，表现为高热、腹痛、极度焦虑等。如病人出现不适，及时就诊，给予心理护理和对症治疗。

2. 饮食指导　术后两周内宜进食高碳水化合物、高维生素、高蛋白、低脂肪饮食，少食多餐，循序渐进。

【护理评价】

1. 病人疼痛是否减轻或能耐受。

2. 病人焦虑是否减轻。

3. 病人是否能对疾病及治疗等方面认识提高，并能配合治疗与护理。

4. 病人有无并发症发生，或并发症是否得到及时发现和处理。

二、胆管结石

胆管结石分为肝外胆管结石、肝内胆管结石。

【病因】

肝外胆管结石是指位于胆总管内的结石，根据其来源可分为原发性结石和继发性结石。原发性结石主要与胆道感染、胆汁淤积、胆道蛔虫等因素有关。继发性结石主要是胆囊结石、肝内胆管结石排入胆总管内引起，以胆固醇结石多见。

肝内胆管结石即原发性肝胆管结石，是我国常见和难治的胆道疾病。绝大多数为多发，分布于二、三级胆管，小块状或铸型，多属于胆色素结石。其病因复杂、病变广泛、复发率高且常引起严重并发症，是我国良性胆道疾病死亡的重要原因。

【病理生理】

胆管结石的基本病理改变取决于结石所在部位、梗阻的程度、有无继发性感染、肝实质病变等。主要病理改变有以下几方面。①肝胆管梗阻：结石阻塞或反复胆管感染引起胆管狭窄造成胆道不同程度的梗阻，多为不完全性；梗阻近段胆管扩张、胆汁淤滞、结石积聚；长时间的梗阻导致肝组织纤维化和萎缩，最终引起胆汁性肝硬化、门静脉高压。②胆管炎：胆汁淤滞容易引起胆管内感染，感染使胆管壁黏膜充血、水肿，加重梗阻；反复感染加重胆管狭窄，亦可引起急性梗阻化脓性胆管炎（acute obstructive suppurative cholangitis，AOSC）、肝脓肿、胆道出血、脓毒血症等。③胆源性胰腺炎：结石嵌顿于胆总管壶腹部时，可致胰液排出受阻引起胰腺的急性和（或）慢性炎症。④肝胆管癌：胆道结石、胆道感染及胆汁中致癌物质长期刺激肝胆管，有引起癌变的可能。

【临床表现】

1. 肝外胆管结石　平时一般无明显症状，当结石阻塞胆道并继发感染时，可出现典型的胆管炎表现，即腹痛、寒战高热、黄疸，称 Charcot 三联征。

（1）腹痛　为胆绞痛，位于剑突下或右上腹部，可放射至右肩背部，呈持续性剧痛。发生绞痛的原因是结石嵌顿于胆总管下端或壶腹部后胆总管梗阻并刺激 Oddi 括约肌和胆管平滑肌痉挛收缩所致。重者可伴有冷汗、面色苍白、恶心、呕吐等症状。

（2）寒战与高热　约 75% 的胆总管结石病人在发作胆绞痛后，因并发胆道细菌感染而引起寒战与高热，体温可达 39～40℃。寒战与高热原因是感染向肝内逆行扩散，致病菌及其毒素逆行经毛细血管入肝血窦至肝静脉，再至体循环而导致全身性感染。

（3）黄疸　发生的机制是因结石导致胆管梗阻不能缓解，胆红素逆行入血所致；部分病人结石嵌顿不严重，阻塞的胆管近侧扩张，结石可上移漂浮，或者小结石通过壶腹部进入十二指肠，使黄疸等上述症状消退，呈现间歇性黄疸。

（4）其他　由于胆盐在血液中潴留过多，刺激皮肤神经末梢，可出现皮肤瘙痒。胆汁淤积可出现粪便颜色变淡或呈陶土色，尿呈浓茶色。脂肪与脂肪性维生素吸收障碍，可出现脂肪泻；维生素 A 缺乏可出现暗视力减退；维生素 K 缺乏可出现皮肤瘀斑、牙龈出血等情况。

2. 肝内胆管结石　临床表现主要取决于肝管和肝外胆管结石梗阻是否完全、合并胆道感染的严重程度、肝脏的病变范围、肝功能损伤程度以及并发症类型等。肝内胆管结石根据临床表现，可分为三型。

（1）静止型　该型通常无特征性临床表现，仅有上腹部隐痛不适，常在体检时发现。

（2）梗阻型　表现为机械性梗阻型黄疸、肝区及胸腹部持续性疼痛不适、消化功能减退等胆道梗阻症状。双侧肝胆管结石伴肝胆管狭窄时可表现为持续性黄疸。

（3）胆管炎型　急性发作时表现为畏寒、发热、持续性上腹部绞痛或胀痛、黄疸，右上腹压痛、肝区叩痛，肝脏肿大，严重者可出现脓毒血症。

【辅助检查】

1. 实验室检查 ①血常规：合并感染时白细胞计数升高，中性粒细胞比例升高。②肝功能：血清总胆红素及结合胆红素升高、转氨酶增高。③尿、便常规：尿胆红素升高，尿胆原降低或消失；便中尿胆原减少。

2. 影像学检查 主要用于判断结石有无及其部位、大小、形态、数目，同时确定胆道梗阻情况，有无合并各种胆道变异、肝胆肿瘤、胆囊炎、胰腺炎等继发感染性疾病，从而指导治疗方案制定。应首选B超，可见肝内、外胆管结石的大小、部位及胆管扩张影。PTC、ERCP为有创性检查，仅用于诊断困难及准备手术的病人。CT、MRI或MRCP等可显示梗阻部位、程度及结石大小、数量等，可协助诊断。

【治疗原则】

胆管结石以手术治疗为主。原则是解除胆道梗阻，去除感染病灶，尽量取净结石，通畅胆汁引流，预防结石复发。

1. 肝外胆管结石

（1）胆总管切开取石、T管引流术 该手术是治疗胆管结石的基本方法，可采用开腹或腹腔镜手术。目的是探查胆道通畅情况，去除其中结石，冲洗胆道，T管引流，消除胆道感染（图32－2）。探查指征：有梗阻性黄疸病史；慢性胆管炎，胆总管扩张1.0cm以上或胆管壁增厚者；胆（肝）总管内有结石、蛔虫、肿瘤等；肝胆管结石等。为防止和减少结石遗留，术中可采用胆道造影、胆道镜检查，应尽量取净结石，如条件不允许，也可以在术后经T管造影或胆道镜检查、取石。

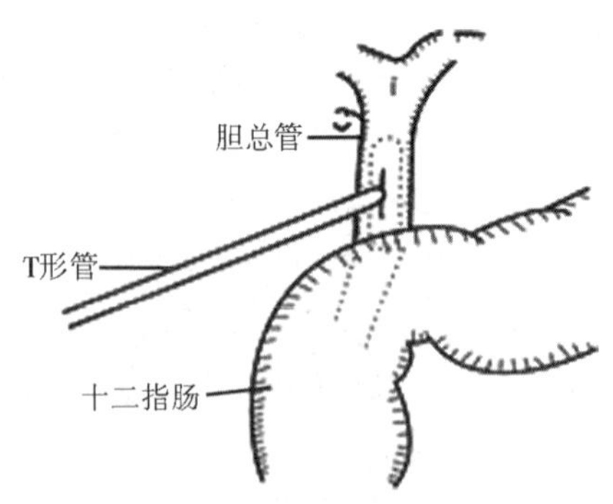

图32－2 T形引流管

（2）内镜下十二指肠乳头括约肌切开术（endoscopic sphincterotomy，EST） EST切开取石是目前治疗胆总管结石的方法之一。对于1.0cm以下的结石，切开十二指肠乳头后可用取石网篮直接取出；对于较大的结石，还可使用机械、等离子方法进行碎石后再行取石。

（3）经T管窦道取石 适用于各种原因所致的首次手术未取净结石，保留T管为后续治疗做准备，一般主张术后4～6周待腹腔窦道成熟后，方能行胆道镜取石或检查。

（4）胆肠吻合术 亦称胆汁内引流术。常用的吻合方式为胆管空肠Roux－en－Y型吻合。该手术废弃了Oddi括约肌的功能，目前使用已逐渐减少，仅适用于：①胆总管远端炎症狭窄造成的梗阻无法解除，胆总管扩张者；②胆胰汇合部异常，胰液直接流入胆管者；③胆管因病变而部分切除，无法再吻合者。

2. 肝内胆管结石

（1）胆管切开取石术 有时肝内胆管的结石仅局限于某一支胆管内，且比较表浅，往往通过肝表面即可触及胆管的结石。为避免切除肝，此时可沿胆管纵轴经肝切除胆管，直视下或通过术中胆道镜取石，之后胆管内可留置T管。

（2）肝叶切除术 适用于肝内胆管结石局限于一侧肝叶（段）内不能采取其他手术取净结石者，或肝组织有纤维化、萎缩者。

（3）胆肠吻合术 不能作为替代对胆管狭窄、结石病灶的处理方法。当Oddi括约肌仍有功能时，应尽量避免行胆肠吻合术。手术多采用肝管空肠Roux－en－Y手术。

【护理措施】

（一）术前护理

1. 观察病情 术前病人出现腹痛、寒战高热、黄疸（Charcot三联征），应高度警惕发生急性梗阻性化脓性胆管炎，及时报告医师进行处理。

2. 降低体温 发热病人采取物理降温措施，必要时遵医嘱用药。

3. 缓解疼痛 胆管结石病人的疼痛多为难以忍受的绞痛，观察疼痛的程度、部位、性质，帮助病人减轻疼痛，如给予舒适的体位，可采用下肢弯曲的仰卧位或侧卧位，以降低腹壁张力。对于诊断明确者，可遵医嘱应用解痉－镇痛药物。禁用吗啡，以免引起Oddi括约肌痉挛。

4. 营养支持 部分病人由于长时间胆道感染，反复发生胆道梗阻、肝实质损害，全身状况较差，常有营养不良、消瘦、食欲减退、低蛋白血症、贫血、黄疸等，术前应改善营养状况，维持水、电解质和酸碱平衡，术前禁食、不能经口进食或进食不能保证正常营养供给等病人遵医嘱予以肠外营养支持。

5. 纠正凝血功能障碍 黄疸病人多有凝血酶原时间延长，术前3天应注射维生素K_1，动态监测凝血功能，尽快使其达标，预防术中、术后出血。

6. 皮肤护理 黄疸病人可出现皮肤瘙痒，指导病人修剪指甲，防止皮肤损伤；穿宽松棉质衣服；保持皮肤清洁，勿使用碱性清洁剂，以免加重皮肤瘙痒。瘙痒剧烈者，遵医嘱使用炉甘石洗剂、抗组胺药、镇静药等。

（二）术后护理

1. 观察病情　密切观察生命体征、神志、尿量的变化；观察腹部体征及腹腔引流情况，注意有无出血、胆汁渗漏等并发症；注意观察粪便的颜色，检测血胆红素的指标。

2. 体位与饮食　全麻清醒、生命体征平稳后取半卧位，24 小时后下床活动。术后禁食禁饮、胃肠减压的病人，通过静脉营养方式提供足够的热量、水、电解质及维生素等，待肠蠕动恢复、肛门排气后，进食无脂流质、半流质饮食，逐渐过渡至低脂饮食。

3. T 管引流的护理　胆道系统疾病术后，常留置 T 管。T 管留置目的为：引流胆汁和减压；引流残余结石；术后经 T 管造影或胆道镜检查、取石；支撑胆道。护理应注意以下问题。

（1）妥善固定　术后将 T 管固定于腹壁，不建议固定于床单，以防因翻身、活动、搬动时引流管扭曲、受压或牵拉脱出。对躁动不安的病人应有专人看护或适当加以约束，避免将 T 管拔出。

（2）加强观察　观察并记录 T 管引流液的颜色、性质和引流量，正常成人每日分泌胆汁量为 800～1200ml，呈黄色或黄绿色，清亮无沉渣，有一定黏性。术后 24 小时内引流量为 300～500ml，恢复饮食后，可增至每日 600～700ml，以后逐渐减少至每日 200ml 左右。若胆汁突然减少甚至无胆汁流出，则提示 T 管可能有受压、扭曲、折叠、阻塞或脱出，应立即检查；若胆汁量过多，提示胆管下端有梗阻的危险；如胆汁浑浊，应考虑结石残留或胆管炎症未被控制。

（3）保持有效引流　避免 T 管受压、扭曲、折叠，经常从引流管的近端向远端挤捏，保持引流通畅。引流液中有血凝块、絮状物、泥沙样结石时，可用生理盐水低压冲洗或用 50ml 注射器负压抽吸，以防管道堵塞，注意避免诱发胆道出血。

（4）预防感染　长期带管者，定期更换引流袋，更换时严格无菌操作。引流管口周围皮肤以无菌纱布覆盖，保持局部干燥，防止胆汁侵蚀皮肤引起红、肿、糜烂。平卧时引流管的远端或引流袋不可高于腋中线，坐位、站立或行走时不可高于腹部手术切口平面，以防胆汁逆流引起感染。

（5）拔管护理　若 T 管引流出胆汁色泽正常且引流量逐渐减少，可在术后第 10～14 天，试行夹管 1～2 天，夹管期间注意观察病情，病人若无发热、腹痛、黄疸等症状，行 T 管造影以明确胆管内是否有残余结石，造影后应持续引流 24 小时以上，使造影剂完全排出后，再次夹管 2～3 天，若病人仍无不适症状可予拔管。拔管后残留窦道用凡士林纱布填塞，1～2 天内可自行闭合。若胆道造影发现有结石残留，则需保留 T 管 6 周以上，再做取石或其他处理。

4. 内镜下十二指肠乳头括约肌切开术（EST）术后护理

（1）止血、抗感染　由于多数病人合并有梗阻性黄疸，加之肝功能受损，导致凝血功能障碍，十二指肠乳头切开后，为防止食物摩擦创面，结痂过早脱落出血，72 小时内应禁食，可适量饮水；可酌情使用止血药。注意观察生命体征，及时发现术后出血征象。为防止感染进一步扩散，常规静脉使用抗生素治疗。

（2）观察病情　观察黄疸情况，梗阻解除、结石取出后，一般 6 小时内胆红素就会下降，若切开取石或引流 12 小时后，黄疸无明显下降甚至有升高的趋势，则说明梗阻并未解除，应寻找原因予以解决。注意观察有无胰腺炎、十二指肠穿孔等并发症发生。

5. 并发症的护理

（1）出血　包括腹腔出血和胆管内出血。腹腔内出血多由于肝断面渗血及凝血功能障碍、术中止血不彻底或结扎线脱落所致，多发生于术后 24～48 小时内；胆管内出血常由于结石、炎症刺激导致血管壁糜烂、溃疡或术中操作不当引起，术后早期及晚期均可发生。护理措施：①严密观察，一般术后 12～24 小时腹腔引流管可有少量血性渗液，若引流大量血性液体（每小时超过 100ml），持续 3 小时以上，病人伴有血压下降、脉搏细速、面色苍白、腹痛及腹围增大等休克表现时，疑为发生腹腔内出血；若为 T 管引流出血性胆汁或鲜血，并伴有柏油样便时，可考虑胆管内出血，应及时报告医师，并配合进行抢救。②肝部分切除术后的病人，术后 3～5 天严格卧床休息，避免过早活动导致肝断面出血。③积极改善和纠正凝血功能障碍，遵医嘱予以维生素 K_1 10mg 肌内注射，每日 2 次。

（2）胆瘘　由于胆管损伤、胆总管下端梗阻、T 管脱出等引起。当病人出现发热、腹胀和腹痛等腹膜炎症状，或腹腔引流管中引流液呈黄绿色胆汁样时，应疑有胆瘘。护理措施：①保证渗漏出的胆汁充分引流至体外，降低胆汁对腹腔内容物的化学刺激。②维持水、电解质平衡。③及时更换引流管周围被胆汁浸湿的敷料，局部皮肤涂敷氧化锌软膏保护，防止胆汁刺激和损伤皮肤。

（3）肝功能不全　在严重的胆管结石情况下，术后可发生肝功能不全，表现为术后黄疸下降不明显，引流胆汁为淡黄色。应注意加强保肝治疗，肝功能不全者可输注白蛋白、血浆等，必要时可进行人工肝治疗。

（4）膈下感染、胆道感染　应注意保持各种引流管通畅，无菌操作，遵医嘱预防与控制感染。

（三）健康教育

1. 定期复查 肝内胆管结石具有高复发率，且长期结石易导致胆管癌、肝癌的发生，故应定期复查。

2. 饮食指导 规律、适量饮食，勿暴饮暴食，定时吃早餐。T管引流者大量胆汁丢失，易出现吸收不良、电解质紊乱；胆汁流失多者可口服胆汁，多吃含钾丰富食物，多喝汤以补充水分、钠盐。

3. T管护理 带T管出院者，嘱病人观察T管周围皮肤有无红、肿、疼痛、分泌物，T管缝扎线是否固定于皮肤。定期更换引流袋，做好引流液颜色、量及性质的自我观察。避免右上腹受到意外创伤或外来暴力。告知病人及家属T管的重要性、意外拔管的危害及预防T管滑脱的方法，确保T管引流通畅。

第三节　胆道感染

胆道感染主要是胆囊壁和（或）胆管壁受到细菌的侵袭而发生炎性反应，分为急性、亚急性和慢性炎症。胆道感染与胆石症常互为因果关系，胆道感染主要是胆道梗阻、胆汁淤滞后细菌繁殖造成，胆道结石是导致胆道梗阻的最重要的原因，胆道反复感染又是胆石形成的发病因素和促进因素。胆道感染包括胆囊炎及胆管炎。

一、急性胆囊炎

急性胆囊炎（acute cholecystitis）是胆囊管梗阻和细菌感染引起的炎症，是外科常见的急腹症，女性多见。根据胆囊内有无结石，将胆囊炎分为结石性胆囊炎和非结石性胆囊炎，前者占95%以上。

【病因】

1. 急性结石性胆囊炎（acute calculous cholecystitis） 主要致病因素：①胆囊管梗阻，结石阻塞或嵌顿在胆囊管或胆囊颈部，直接损伤其黏膜，使胆汁排出受阻，胆汁淤滞、浓缩；胆囊壁或胆管壁黏膜受高浓度胆汁酸盐的化学刺激，导致细胞损害，加重黏膜炎症、水肿，甚至出现坏死。②细菌感染，来自于胃肠道的细菌通过胆道逆行进入胆囊或经血液循环、淋巴途径入侵胆囊，在胆汁流出不畅时造成感染。主要致病菌是革兰阴性杆菌，以大肠埃希菌最为常见，常合并厌氧菌感染。

2. 急性非结石性胆囊炎（acute acalculous cholecystitis） 病因尚不清楚。通常在严重创伤、烧伤、腹部非胆道大手术、脓毒症等危重病人中发生。

【病理生理】

1. 急性结石性胆囊炎 当结石致胆囊管梗阻时，胆汁淤滞，胆囊内压力升高，胆囊肿大，黏膜充血、水肿、渗出增多，此时为急性单纯性胆囊炎。若梗阻未解除或炎症未控制，病情继续发展，病变波及胆囊壁全层，此时，胆囊壁充血、水肿加重，出现瘀斑或脓苔，部分黏膜坏死脱落，甚至浆膜也有纤维素和脓性渗出物覆盖，即为急性化脓性胆囊炎。若梗阻仍未解除，胆囊内压力继续升高，胆囊壁张力增高，血管受压导致血液循环障碍时，整个胆囊呈片状缺血坏死，即为急性坏疽性胆囊炎。坏疽性胆囊炎常并发胆囊穿孔，引起胆汁性腹膜炎，穿孔多发生于底部和颈部。急性胆囊炎时炎症浸润邻近器官，甚至穿破至十二指肠、结肠等形成胆囊胃肠道内瘘，急性炎症症状可因内瘘减压而迅速消退。

2. 急性非结石性胆囊炎 病理过程与急性结石性胆囊炎相似，但病情发展更迅速，致病因素主要是胆汁淤滞和缺血，导致细菌繁殖和供血减少，更易出现胆囊坏疽、穿孔。

【临床表现】

1. 腹痛 表现为右上腹阵发性绞痛或胀痛，常在饱餐、进食油腻食物后或夜间发作，疼痛可放射到右肩胛部、背部。疼痛通常持续15分钟到2～3小时；疼痛发作的间歇期可为数天、数周、数月甚至数年。

2. 消化道症状 多数病人在胆绞痛发作时伴有恶心、呕吐，重者伴出冷汗；部分病人对脂肪和其他食物不能耐受，表现为过度嗳气或腹部膨胀、餐后饱胀、胃灼热等症状。

3. 发热 当并发急性胆囊炎时，病人可有畏寒、发热；当胆囊积液继发细菌感染形成胆囊积脓或坏疽、穿孔时，则寒战、发热更为显著。

4. 右上腹压痛 部分单纯胆囊结石病人在体检时右上腹可有压痛。如并发急性胆囊炎时则右上腹明显压痛，腹肌紧张，有时可扪及肿大的胆囊，Murphy征阳性。

【辅助检查】

1. 实验室检查 血常规检查可见白细胞计数及中性粒细胞比例升高，部分病人可有血清胆红素、转氨酶或淀粉酶升高。

2. 影像学检查 B超检查可见胆囊增大、胆囊壁增厚（>4mm），排空功能减退，明显水肿时可见“双边征”，胆囊结石显示强回声，其后有声影，对急性胆囊炎的诊断准确率为85%～95%。可行CT、MRI协助诊断。

【治疗原则】

急性结石性胆囊炎最终需手术治疗，急性非结石性胆囊炎易并发坏疽及穿孔，一经诊断，应及早手术治疗。

1. 非手术治疗 包括禁食、胃肠减压、输液、营养支持、解痉、镇痛、抗感染、纠正水电解质及酸碱代谢失调等。大多数病人经非手术治疗能够控制病情发展，待日后再行择期手术。

2. 手术治疗　应争取炎症缓解后择期进行手术。对以下病人应行急诊手术：①发病在48～72小时内者；②经非手术治疗无效或病情恶化者；③有胆囊穿孔、弥漫性腹膜炎、急性化脓性胆管炎、急性出血坏死型胰腺炎等并发症者。

手术方法包括以下几种。①胆囊切除术：首选腹腔镜胆囊切除术（LC）；急性化脓性、坏疽穿孔性胆囊炎可采用开腹胆囊切除术或小切口胆囊切除术。②胆囊造口术：对于年老体弱，合并严重内脏器官功能障碍不能耐受手术者或局部解剖结构不清晰者，可先行造口术减压引流，待全身情况好转3个月后再行胆囊切除。③超声或CT引导下经皮经肝胆囊穿刺引流术（percutaneous transhepatic gallbladder drainage，PTGD）：对于病情危重且不宜手术的化脓性胆囊炎病人，在超声引导下行PTGD，可暂时降低胆囊内压力，待急性期后再择期手术。

【护理措施】

参见本章第二节胆囊结石病人的护理措施。

二、慢性胆囊炎

慢性胆囊炎（chronic cholecystitis）是胆囊持续、反复发作的炎症过程，超过90%的病人合并胆囊结石。在临床上，慢性胆囊炎可按其病因分为慢性结石性胆囊炎和慢性非结石性胆囊炎。

【病因病理】

慢性结石性胆囊炎是急性胆囊炎多次发作或胆囊结石长期刺激胆囊黏膜而造成黏膜慢性溃疡、修复、瘢痕痉挛的结果。表现为胆囊壁纤维组织增生，胆囊壁增厚，黏膜有不同程度的萎缩。胆囊也可萎缩变小并与周围组织粘连，称之为胆囊萎缩。慢性非结石性胆囊炎的组织病理学改变除了没有结石的嵌入导致的侵蚀和溃疡外，其他组织病理学改变与慢性结石性胆囊炎类似，包括单核细胞浸润和纤维化。

【临床表现】

慢性胆囊炎临床症状不典型，大多表现为反复发作的右上腹疼痛或不适，常出现在餐后，特别是进食油腻食物后，时间间隔不定，疼痛轻重程度不同。症状发作时体格检查表现为右上腹或上腹部压痛、肌紧张。

【辅助检查】

腹部B超检查作为首选，可显示胆囊壁增厚、胆囊排空障碍及胆囊内结石。

【治疗原则】

慢性胆囊炎通常以保守治疗为主，通过低脂饮食、口服利胆药物进行长期系统治疗。对于症状重或反复发作的胆绞痛且伴有胆囊结石的病人，可行手术治疗；腹腔镜胆囊切除术为首选手术方式。

【护理措施】

参见本章第二节胆囊结石病人的护理措施。

三、急性梗阻性化脓性胆管炎

急性梗阻性化脓性胆管炎（acute obstructive suppurative cholangitis，AOSC）是胆道感染疾病中最严重类型，又称急性重症胆管炎（acute cholangitis of severe type，ACST）。其特点为病情重、进展快、死亡率高。

【病因】

1. 胆道梗阻　引起胆道梗阻最常见的原因为胆管结石，胆道寄生虫、胆管狭窄、胆肠吻合口狭窄、恶性肿瘤、先天性胆道解剖异常等也可引起胆道梗阻。

2. 细菌感染　细菌进入胆道的高危因素包括胆总管结石、胆道狭窄、EST、胆道支架置入。致病菌主要是革兰阴性菌，以大肠埃希菌、变形杆菌、克雷伯菌等多见，25%～30%合并厌氧菌感染。

【病理生理】

AOSC的基本病理改变主要为胆管梗阻和胆管内化脓性感染。梗阻以上胆管扩张，胆管壁充血、水肿、增厚，黏膜糜烂或溃疡形成。继发感染后，胆管腔内充满脓性胆汁或脓液，胆管内压力升高，当升至30cmH_2O时，肝细胞停止分泌胆汁，胆管内细菌和毒素逆行进入血液，引起严重脓毒血症、全身炎症反应综合征等，严重者可导致多脏器功能衰竭。

【临床表现】

该病起病急骤，病情进展快，多见于青壮年，且多伴有胆管疾病史和（或）胆道手术史。除了具有急性胆管炎的Charcot三联征（腹痛、寒战高热、黄疸）外，还可出现休克、中枢神经系统受抑制的表现，称Reynolds五联征。

1. 腹痛　表现为突发剑突下或右上腹持续性疼痛，阵发性加重，并向右肩胛及腰背部放射。

2. 寒战高热　体温持续升高，达39～40℃或更高，呈弛张热。

3. 黄疸　多数病人可出现黄疸，肝内梗阻者黄疸较轻，肝外梗阻者黄疸较明显。

4. 休克　病人出现休克的临床表现，如血压明显下降、尿量减少、循环衰竭等。

5. 神经系统症状 表现为神志淡漠、谵妄、嗜睡、意识模糊，甚至昏迷。

【辅助检查】

1. 实验室检查 白细胞计数急剧升高，可超过 $20\times10^9/L$，中性粒细胞比例明显升高；生化检查可见肝功能损害，凝血酶原时间延长；动脉血气分析示 PaO_2 下降和血氧饱和度降低。

2. 影像学检查 B超、CT、MRCP等检查，可了解胆道梗阻部位、肝内外胆管扩张情况及病变性质。

【治疗原则】

治疗主要目的是去除病因、解除梗阻，有效降低胆管内压力，积极控制感染，抢救病人生命。

1. 非手术治疗 包括：①抗感染治疗，选择针对革兰阴性杆菌及厌氧菌敏感的抗生素，联合、足量用药。②抗休克治疗，补液扩容，恢复有效循环血容量，使用血管活性药物维持血压。③纠正水、电解质紊乱和酸碱失衡，预防及处理代谢性酸中毒。④吸氧、禁食、胃肠减压、营养支持、解痉镇痛等。⑤如经短时间治疗后病人仍不好转，应考虑应用肾上腺皮质激素保护细胞膜和对抗细菌毒素。⑥若经以上治疗病情仍未改善，应在抗休克的同时紧急行胆道引流治疗。

2. 手术治疗 主要目的是解除梗阻，减轻胆道内压力，阻断病情恶化，挽救病人生命。方法包括：胆总管切开减压、T管引流，内镜下鼻胆管引流术（ENBD），PTCD等。

知识链接

内镜下鼻胆管引流术

内镜下鼻胆管引流术（endoscopic nasobiliary drainage，ENBD）是利用十二指肠镜技术，找到十二指肠乳头开口，通过十二指肠镜活检孔将引流管的一端插入胆管内，另一端自鼻孔引出体外，是胆道外引流术的一种。它可以迅速引流胆汁、缓解胆道梗阻，亦可冲洗胆道、注射造影剂检查。主要用于急性梗阻性化脓性胆管炎、梗阻性黄疸减压引流、急性胆源性胰腺炎减压引流、经内镜下括约肌切开术（EST）后。此手术创伤小，能有效地减低胆道内压力，并能根据需要放置引流管2周或更长时间。但对高位胆管梗阻引起的胆管炎引流效果不肯定。

【护理措施】

1. 病情观察 严密监测病人生命体征、神志、皮肤黏膜、腹部体征等变化；动态监测血常规、电解质、血气分析等指标的变化；有无神志淡漠、少尿或无尿、黄疸加深加重、PaO_2 降低、代谢性酸中毒、PT延长、肝功能异常等。

2. 维持体液平衡 ①合理补液：根据病情、CVP、每小时尿量、体温、胃肠减压等情况，选择液体的种类、液体量，及时调整补液速度，纠正水、电解质及酸碱平衡失调。②动态观察病情及血压变化，必要时应用血管活性药物及肾上腺皮质激素，改善、保障组织器官的血流灌注、氧供。

3. 维持正常体温 ①降温：根据病人体温升高的程度，采用物理降温，如温水擦浴、冰敷等，必要时采用药物降温。②控制感染：遵医嘱及时、准确、足量、联合应用针对革兰阴性细菌及厌氧菌有效的抗生素。

4. 维持有效气体交换 ①监测呼吸功能：密切观察病人的呼吸频率、节律、深浅度及面唇色泽变化；动态监测 PaO_2、血氧饱和度、动脉血气变化，了解缺氧程度及呼吸功能。若病人出现呼吸急促、进行性呼吸困难、PaO_2、血氧饱和度降低，提示病人呼吸功能受损。②改善缺氧：根据呼吸型态、血气分析结果选择给氧方式和氧浓度，经鼻导管或面罩给予氧气吸入，严重呼吸困难者，可予以呼吸机辅助呼吸。

5. 营养支持 禁食和胃肠减压期间，通过静脉途径予以肠外营养支持，补充能量、氨基酸、维生素、水及电解质，维持和改善营养状况。

6. ENBD的护理

（1）术前护理 治疗前禁食、禁水6小时。遵医嘱术前15分钟肌内注射解痉药，如山莨菪碱或丁溴山莨菪碱等，以缓解胃肠平滑肌痉挛、松弛十二指肠乳头括约肌。

（2）术后护理 ①维持体液平衡：外引流会造成体液丢失，引起水、电解质和酸碱平衡失调；丢失大量胆汁，影响消化、吸收功能；应遵医嘱用药、补液，维持水、电解质平衡，促进消化吸收。②管道护理：由于ENBD引流管细长，注意妥善固定，保持引流通畅，观察记录引流液的颜色、性状、量。③注意观察胰腺炎体征：多因插管困难时，导丝或造影管未进入胆道，而反复进入胰管内，刺激胰管导致胰管水肿所致。

7. 其他护理 参照本章第二节胆管结石病人的护理。

第四节　胆道肿瘤

一、胆囊息肉

胆囊息肉（gallbladder polyps）是指胆囊壁向胆囊腔内突出或隆起的局限性息肉样病变，其形状为球形或半球形，有蒂或无蒂，多为良性。

【病理分类】

1. 肿瘤性息肉　包括腺瘤和腺癌，血管瘤、脂肪瘤、平滑肌瘤等少见。

2. 非肿瘤性息肉　包括胆固醇息肉、炎性息肉、腺肌增生等。

由于胆囊息肉术前难以明确病变性质，故统称为“胆囊息肉样病变”（polypoid lesions of gallbladder）或胆囊隆起病变。

【临床表现】

胆囊息肉常无特殊临床表现，大部分病人由B超检查时发现。少数病人可有右上腹部疼痛或不适，偶尔有恶心、呕吐、食欲减退等轻微的消化道症状；极个别病人可出现阻塞性黄疸、无结石性胆囊炎、胆道出血、诱发胰腺炎等。腹部体检可能有右上腹压痛。

【辅助检查】

常规首选腹部超声检查，但很难分辨良恶性。内镜超声、CT、MRI、超声引导下经皮细针穿刺活检等可有助明确诊断。

【治疗原则】

症状明显的病人，在排除胃、十二指肠和其他胆道疾病后，宜行胆囊切除术；部分病人无症状，但有以下情况需考虑手术治疗：①息肉直径超过1cm；②单发病变且基底部宽大；③息肉逐渐增大；④合并胆囊结石和胆囊壁增厚等，特别是年龄超过60岁、息肉直径大于2cm者。病人无以上情况也无临床症状，则不需手术治疗，应每6个月行B超复查1次；若高度怀疑恶变或发生恶变，则按胆囊癌处理。

【护理措施】

参照本章第二节胆石症病人的护理。

二、胆囊癌

胆囊癌（carcinoma of gallbladder）是肝外胆道最常见的恶性病变，多见50岁以上女性。

【病因】

约70%的病人与胆囊结石有关，胆囊结石发展至胆囊癌可长达10～15年。原因可能与胆囊黏膜受结石长期刺激、慢性炎症、细菌代谢产物中的致癌物质作用等因素有关。此外，胆囊癌的发病与胆囊空肠吻合术后、完全钙化的“瓷化”胆囊、胆胰管结合部异常、溃疡性结肠炎亦相关。

【病理】

肿瘤常起源于胆囊底部或胆囊体，但是由于肿瘤生长迅速，起源部位常难以判定。组织学上分为腺癌、未分化癌、鳞状细胞癌、混合型癌，腺癌最常见，约占82%，其次为未分化癌，占7%，鳞状细胞癌占3%，混合性癌占1%。胆囊有丰富的淋巴和静脉回流系统，因此淋巴转移较早出现；易侵犯肝脏、腹膜、胃、十二指肠、结肠，形成消化道瘘或引起压迫症状。

【临床表现】

胆囊癌发病隐匿，早期无特异性症状。部分病人可因胆囊结石切除胆囊时意外发现。合并胆囊结石或慢性胆囊炎者，早期多表现为上腹部隐痛，伴有恶心、呕吐、食欲减退等胆囊炎、胆结石的症状；当肿瘤侵犯浆膜层或胆囊床时，出现右上腹痛，可放射至肩背部，胆囊管梗阻时可触及肿大的胆囊。晚期可在右上腹触及肿块，并有腹胀、消瘦、贫血、肝大、黄疸、腹水、全身衰竭等表现。少数肿瘤也可穿透浆膜，导致胆囊急性穿孔、急性腹膜炎、胆道出血、肝衰竭等。

【辅助检查】

1. 实验室检查　CEA、CA19-9、CA125等均可升高，其中以CA19-9较为敏感，但无特异性。细针穿刺胆囊抽取胆汁行肿瘤标记物检查更有诊断意义。

2. 影像学检查　B超、CT均可显示胆囊壁增厚不均匀，腔内有位置和形态固定的肿物。增强CT或MRI能较清楚显示胆囊肿块，并可见较丰富血供。B超引导下细针抽吸活检，有助于获得诊断。

【治疗原则】

1. 手术切除　是首选方法，手术切除范围根据胆囊癌分期确定，包括单纯胆囊切除术、胆囊癌根治性切除术。放疗、化疗大多无效。

2. 姑息性手术　适用于不能切除的胆囊癌，目的是减轻或解除黄疸或十二指肠梗阻。方法包括肝管空肠Roux-en-Y吻合内引流术，经皮经肝穿刺或经内镜在胆管狭窄部位放置内支撑或胃空肠吻合术等。

【护理措施】

行单纯胆囊切除术的病人参见本章第二节胆囊结石病人的护理；行胆囊根治性切除术的病人参见肝癌病人的护理。

三、胆管癌

胆管癌（carcinoma of the bile duct）是指发生在肝外胆管，即左、右肝管至胆总管下段的恶性肿瘤。不同部位的胆管癌病理、治疗方法、预后均有差异。

【病因】

病因仍不明，多发生于50～70岁，男女比例约为

1.4∶1。本病可能与下列因素有关：①肝胆管结石；②原发性硬化性胆管炎；③先天性胆管扩张症，胆管囊肿空肠吻合术后；④肝血吸虫感染，慢性伤寒带菌者，溃疡性结肠炎等。

【病理与分类】

1. 根据病变部位 分为上段、中段、下段胆管癌，上段胆管癌又称肝门部胆管癌，位于左右肝管至胆囊管开口以上部位；中段胆管癌位于胆囊管开口至十二指肠上缘；下段胆管癌位于十二指肠上缘至十二指肠乳头。

2. 根据大体形态 分为：①乳头状癌，好发于胆管下段；②结节状癌：肿瘤小且局限，多在中段向管腔内突出；③弥漫性癌，胆管壁广泛病灶，并向肝十二指肠韧带浸润。

3. 根据组织学类型 分为：腺癌、低分化癌、未分化癌、鳞状上皮癌及腺鳞癌。95%以上为腺癌，低分化、未分化癌较少见且多发生在上段胆管。

肿瘤生长缓慢、发生远处转移者少见。其扩散方式有局部浸润、淋巴转移、腹腔种植转移等。浸润主要沿胆管壁向上、向下以及横向侵犯周围组织、肝、血管、神经束膜；淋巴转移沿肝动脉周围淋巴结分别至肝总动脉、腹腔动脉、胰上缘、十二指肠后及腹膜后淋巴结。

【临床表现】

1. 黄疸 90%以上病人出现黄疸，多为进行性无痛性黄疸。表现为皮肤巩膜黄染、尿色深黄、大便灰白色或陶土样，多数病人伴有厌食、乏力、皮肤瘙痒、体重减轻。少数无黄疸者主要有上腹部疼痛，晚期可触及腹部肿块。

2. 胆囊肿大 癌肿在中、下段者常可触及肿大的胆囊，Murphy征可呈阴性；而上段胆管癌胆囊不肿大，甚至缩小。

3. 肝大 肋缘下可触及肝脏，黄疸时间较长者可出现腹水或双下肢水肿。肿瘤侵犯或压迫门静脉可造成门静脉高压而致上消化道出血；晚期病人可并发肝肾综合征，出现少尿、无尿。

4. 胆道感染 合并胆道感染时可出现典型的胆管炎表现：右上腹疼痛、寒战高热、黄疸，甚至出现休克。内镜或放射性介入检查可能诱发或加重感染。

【辅助检查】

1. 实验室检查 血清总胆红素、直接胆红素、AKP、ALP显著升高，肿瘤标记物CA19-9也可能升高。胆道梗阻致维生素K_1吸收障碍，肝脏合成凝血因子受阻，凝血酶原时间延长。

2. 影像学检查 ①B超检查可见肝内胆管扩张或胆管肿物；彩色多普勒超声检查可了解门静脉及肝动脉有无侵犯；超声内镜可用于检查中下段和肝门部胆管癌浸润深度。②PTC可了解胆管梗阻部位，并可进行胆道减压引流；ERCP仅对下段胆管癌诊断有帮助，或术前放置内支架引流时应用。③CT、MRI能显示胆道梗阻的部位、病变性质等，其中三维螺旋CT胆道成像和MRCP将逐渐代替PTC及ERCP等侵入性检查。④核素显影扫描、血管造影有助于了解癌肿与血管的关系。

【治疗原则】

胆管癌以手术治疗为主，化学治疗和放射治疗效果不佳。根据肿瘤部位不同，手术方案亦不同。可行肝门胆管癌根治术、胆管/肝总管-空肠吻合术、胰十二指肠切除术等。肿瘤晚期无法手术切除者，为解除胆道梗阻，可PTCD或放置内支架、ENBD或放置内支架，均可达到引流胆道的目的。如肿瘤侵犯或压迫十二指肠而造成消化道梗阻，可行胃空肠吻合术以恢复消化道通畅，改善病人生活质量。

【护理措施】

参照原发性肝癌、胰腺癌、胆石症病人的护理措施。

第五节 胆道蛔虫病

胆道蛔虫病（biliary ascariasis）是指肠道蛔虫上行钻入胆道引起的一系列临床症状，是常见的外科急腹症。以青少年和儿童多见，农村发病率高于城市。随着卫生条件的改善，近年来本病发病率明显下降。

【病因与病理】

蛔虫主要寄生于空肠和中段回肠，当机体内环境失调、消化功能紊乱、胃酸分泌减少、肠道蠕动失调、胆系内环境pH改变时，便可引起寄生在肠道内的蛔虫上行至十二指肠。如遇Oddi括约肌功能失调，数量不等的蛔虫可钻入胆道，产生机械刺激可引起括约肌痉挛，导致胆绞痛，诱发急性胰腺炎。蛔虫将肠道细菌带入胆道，造成胆道感染，严重者可引起急性梗阻性化脓性胆管炎、肝脓肿；如经胆囊管钻入胆囊，可引起胆囊穿孔。Oddi括约肌长时间痉挛可致蛔虫死亡，虫体或虫卵日后可成为结石的核心。

【临床表现】

特点是剧烈腹部绞痛与轻微腹部体征不相称，即“症征不符”。典型症状为剑突下阵发性“钻顶样”绞痛。绞痛发作很突然、剧烈，难以忍受，病人多辗转不安、呻吟不止、面色苍白、大汗淋漓，可伴有恶心、呕吐或吐出蛔虫。疼痛常向右肩胛或背部放射。疼痛可突然缓解，间歇期宛如正常人。又可突然再发，持续时间不一。合并胆道感染时，可有畏寒、发热和急性胰腺炎的表现。体征多不明显，腹软，仅在剑突右上腹或剑突下轻度深压痛。如伴有梗阻和继发感染，可有肝大和轻度黄疸。

【辅助检查】

1. 实验室检查　血常规检查可见白细胞计数、嗜酸性粒细胞比例升高。

2. 影像学检查　B 超检查可显示虫体，是首选的检查方法。ERCP 可用于检查胆总管下段的蛔虫，并可在镜下钳夹取出。

【治疗原则】

以非手术治疗为主，仅在非手术治疗无效或出现严重并发症时才考虑手术治疗。

1. 非手术治疗　①解痉镇痛：疼痛发作时可注射阿托品、山莨菪碱（654－2）等，必要时可用哌替啶。②预防胆道感染：多为大肠埃希菌感染，选择合适的抗生素预防和控制感染。③利胆驱虫：发作时口服食醋、乌梅汤、驱虫药、33%硫酸镁或经胃管注入氧气驱虫；也可应用口服驱虫净、哌嗪（驱蛔灵）或左旋咪唑进行药物驱虫。④纤维十二指肠镜取虫：ERCP 检查如发现虫体，可用取石钳取出。但对于儿童则需保护 Oddi 括约肌功能。

2. 手术治疗　适用于非手术治疗未能缓解、合并胆管结石或有急性重症胆管炎、肝脓肿、重症胰腺炎等并发症者，可行胆总管切开探查、T 管引流术。有条件的术中应用胆道镜检查，以去除蛔虫残骸。术后继续药物驱虫治疗，防止胆道蛔虫复发。

【护理措施】

1. 术前及术后护理　参照本章第二节胆石症病人的护理。

2. 健康教育

（1）保持良好卫生习惯　不饮生水，不食没有洗净、煮熟的蔬菜，水果应洗净或削皮后吃，饭前便后要洗手。

（2）正确服用驱虫药　应于清晨空腹或晚上临睡前服用，服药后注意观察粪便中是否有蛔虫排出。

（李　领）

目标检测

答案解析

一、简答题

1. 简述 T 管引流的护理。
2. 简述 ENBD 的治疗方法及主要适应证。

二、病例分析题

王女士，60 岁。以“右上腹痛 3 天”为主诉来院就诊。病人于入院 3 天前无明显诱因出现右上腹疼痛，呈阵发性绞痛，以剑突下及右上腹为主，放射至腰背处，并有恶心、呕吐，呕吐物为胃内容物，伴畏寒、发热，最高体温 39℃。上腹部彩超示：肝内胆管扩张、胆总管结石。上腹部 CT 示：胆总管下端结石并胆道轻度梗阻；胆总管胰头段结石并梗阻，左肝内胆管多发结石并胆管慢性炎症及扩张。

请思考：

（1）该病人可能的手术方式是什么？

（2）该病人术后的护理措施有哪些？

书网融合……

本章小结

题库

第三十三章　胰腺疾病病人的护理

PPT

学习目标

知识目标：

1. 掌握　胰腺炎、胰腺癌的临床表现及围手术期护理。

2. 熟悉　胰腺炎、胰腺癌的辅助检查、治疗原则；胰腺癌、壶腹部周围癌、胰岛素瘤临床表现异同点。

3. 了解　胰腺炎、胰腺癌、壶腹部周围癌、胰岛素瘤的病因及病理生理。

技能目标：

1. 熟练掌握腹腔双套管灌洗引流护理。

2. 学会应用护理程序为胰腺疾病病人提供整体护理。

素质目标：

具备良好的人文关怀及共情、沟通能力。

胰腺是腹膜后器官，具有人体生命中不可或缺的内分泌、外分泌功能，由于其解剖位置和生理功能的特殊性，诊断、治疗、护理依然相对复杂。常见胰腺疾病有十多种，急性胰腺炎、慢性胰腺炎、胰腺肿瘤为三大胰腺疾病，本章主要介绍上述疾病的临床表现、治疗原则与围手术期护理。

案例引导

案例　周先生，57岁。3小时前无明显诱因出现上腹部剧烈疼痛，并向腰背部放射，同时伴有恶心、呕吐，且呕吐后疼痛不缓解。实验室检查：白细胞 $22.8\times10^9/L$，血清淀粉酶728U/L，Ca^{2+} 1.72mmol/L；上腹部CT示：胰腺弥漫性肿大，实质密度不均，胰周可见少量液体积聚。既往史：胆囊结石病史。门诊拟“急性胰腺炎”收住院。发病以来，病人精神、睡眠尚可，小便正常，肛门未排便排气。

讨论：

1. 该病人目前主要的护理诊断有哪些？

2. 应采取哪些护理措施？

第一节　胰腺炎

一、急性胰腺炎

急性胰腺炎（acute pancreatitis，AP）是一种常见的急腹症，是指胰腺分泌的消化酶被激活后对自身及其周围脏器产生消化作用而引起的炎症性疾病。

【病因】

胆道疾病是我国急性胰腺炎发生的主要病因；西方国家以过量饮酒为主要病因。

1. 胆道疾病　是我国急性胰腺炎最常见的病因，占50%以上。胆总管结石嵌顿、胆管炎、胆道蛔虫、十二指肠乳头水肿或狭窄、Oddi括约肌痉挛等可阻塞胆总管末端，此时胆汁可经“共同通道”反流入胰管，使胰酶活化，从而引起胰腺组织坏死；梗阻又可使胰管内压力增高，致胰小管和胰腺腺泡破裂，胰液外溢，损害胰腺组织。

2. 高脂血症　高脂血症者AP发病率呈上升态势，我国10年间由8.1%上升至18.2%，目前超过酒精成为仅次于胆道疾病的第二大病因。

3. 过量饮酒　乙醇除了能直接损伤胰腺组织外，还能刺激胰液分泌，并可引起十二指肠乳头水肿和Oddi括约肌痉挛，导致胰管内压力增高、细小胰管破裂，胰液进入胰腺组织间隙引起胰腺“自我消化”，发生急性胰腺炎。

4. 其他　①暴饮暴食；②十二指肠液反流入胰管；③胰管堵塞：胰管结石、蛔虫、肿瘤等，可引起胰管阻塞和胰管内压力升高；④医源性因素：ERCP可导致2%～10%的病人发生胰腺炎，胆管空肠吻合口狭窄也可能导致残余胰腺炎；⑤创伤：上腹部钝器伤、穿通伤等；⑥感染因素：如脓毒血症等；⑦内分泌和代谢因素：妊娠、高钙血症；⑧药物因素：利尿药、雌激素、甲硝唑、对乙酰氨基酸等；⑨遗传和自身免疫性疾病。

【病理类型】

急性胰腺炎可因炎症程度分为水肿型和出血坏死型。出血坏死型既可从水肿型发展而来，也可在发病初期即有出血及坏死。

1. 急性水肿性胰腺炎 占90%以上。肉眼可见胰腺呈弥漫性或局限性水肿、肿大变硬，部分有胰周液体积聚，镜下见间质充血、水肿并有炎性细胞浸润。

2. 急性出血坏死性胰腺炎 胰腺肿胀，呈暗紫色，胰腺及周围脂肪组织坏死、出血是本型特点。镜下可见脂肪坏死和腺泡破坏，腺泡小叶结构模糊不清；间质小血管壁也有坏死，呈现片状出血，炎性细胞浸润。

【临床表现】

1. 症状

（1）腹痛 常于饱餐或饮酒后突然发作，疼痛似刀割样剧烈，呈持续性。多位于左上腹，并向左肩及左腰背部放射。胆源性者腹痛开始于右上腹，逐渐向左侧转移。病变累及全胰时，疼痛范围较宽并呈束带状向腰部放射。

（2）腹胀 与腹痛同时存在。早期为反射性，为腹腔神经丛受刺激产生肠麻痹的结果，早期为反射性，后期为继发感染炎症刺激所致。腹膜后炎症与腹胀程度成正相关。严重腹胀、腹腔内压增加可导致腹腔间隔室综合征（abdominal compartment syndrome，ACS），提示病情危重。

知识链接

腹内高压的分级

腹腔是由肋弓、脊柱、骨盆、腹壁、膈肌等构成的腔隙；腹内压是腹腔密闭腔隙内稳定状态的压力，主要由腹腔内脏器的静水压产生。正常仰卧位腹内压通常＜10mmHg当腹内压持续增高＞12mmHg时成为腹内高压。根据腹内压高低，腹内高压严重程度分为4级：Ⅰ级腹内压为12～15mmHg，Ⅱ级腹内压为16～20mmHg，Ⅲ级腹内压为21～25mmHg，Ⅳ级腹内压＞25mmHg。

（3）恶心、呕吐 常与腹痛同时出现。呕吐剧烈而频繁，呕吐物为胃十二指肠内容物，呕吐后腹痛不缓解。

（4）发热 轻症急性胰腺炎可不发热或轻度发热，合并胆道感染常伴有寒战、高热。胰腺坏死伴感染时，持续高热为主要症状之一。

（5）休克及多脏器功能障碍 早期主要是由低血容量所致，后期合并感染则休克难以纠正。伴急性肺功能衰竭时可有呼吸困难和发绀；有胰性脑病者可引起中枢神经系统症状，如感觉迟钝、意识模糊，甚至昏迷。

（6）其他 胃肠出血时可有呕血和便血，血钙降低可出现手足抽搐。

2. 体征

（1）腹膜炎体征 急性水肿型胰腺炎时压痛多只局限于上腹部，常无明显肌紧张。急性出血坏死型胰腺炎压痛明显，并有肌紧张和反跳痛，范围扩大可波及全腹，移动性浊音常为阳性，肠鸣音减弱或消失。

（2）皮下出血 少数严重病人胰腺出血可经腹膜后途径渗入皮下，在腰部、季肋部和下腹部皮肤出现大片青紫色瘀斑，称Grey－Turner征；如出现在脐周，称Cullen征。

（3）黄疸 结石嵌顿或胰头肿大压迫胆总管可出现黄疸，程度一般较轻。

【辅助检查】

1. 实验室检查

（1）淀粉酶测定 血、尿淀粉酶测定是最常用的诊断方法。血清淀粉酶在发病2～3小时后开始升高，24小时达高峰，4～5天后逐渐恢复正常；尿淀粉酶在发病24小时后才开始升高，48小时达到高峰，1～2周后恢复正常，下降缓慢。血清淀粉酶值高于500U/dl（正常值40～180U/dl，Somogyi法），尿淀粉酶也明显升高（正常值80～300U/dl，Somogyi法），有诊断意义。淀粉酶值愈高诊断正确率也越大，但其高低并不反映病情的严重程度。严重的出血坏死性胰腺炎，由于腺泡严重破坏，淀粉酶生成减少，血、尿淀粉酶值均可不升高。

（2）脂肪酶测定 血清脂肪酶常在发病后24～72小时开始升高（正常值23～300U/L），持续7～10天。对起病较晚的AP病人具有诊断价值，是比较客观的诊断指标。

（3）其他项目 包括白细胞计数增高、高血糖、肝功能异常、低钙血症、血气分析及DIC指标异常等。

2. 影像学检查

（1）腹部B超 主要用于胆源性胰腺炎、胰腺假性囊肿的诊断。由于胰腺炎常受到腹胀气体的干扰，故诊断价值不如CT。

（2）CT与MRI CT扫描是最具诊断价值的影像学检查，能诊断急性胰腺并且能鉴别是否合并胰腺组织坏死，但发病初始的影像学特征不能反映疾病的严重程度。MRI诊断价值与CT相似，其中MRCP可以进一步提升急性胰腺炎病人胆管内结石的检出率，明确胆源性胰腺炎。

3. 诊断性腹腔穿刺 对高度怀疑胰腺炎而诊断困难者，可考虑腹腔穿刺，若抽出血性渗出液，所含淀粉酶值升高者则诊断价值高。

【治疗原则】

根据急性胰腺炎的病因、分型、分期选择恰当的治疗方法。

1. 非手术治疗 适用于急性胰腺炎早期、水肿型胰腺炎及尚无感染的出血坏死型胰腺炎。包括液体复苏，抑制胰腺分泌，镇痛、解痉，营养支持，控制感染。

2. 手术治疗 主要针对胰腺局部并发症继发感染或产

生压迫症状者。

（1）手术适应证　①不能排除其他急腹症时；②出现腹腔间隔室综合征者；③胰腺和胰周坏死组织继发感染者；④伴胆总管下端梗阻或胆道感染者；⑤合并肠穿孔、大出血或胰腺假性囊肿者。

（2）手术方式　最常用的是胰腺坏死组织清除加引流术。同时行胃造口、空肠造口（肠内营养通道），酌情行胆道引流术。若为胆源性胰腺炎，则应同时解除胆道的梗阻，并置T管引流。

【护理评估】

（一）术前评估

1. 健康史

（1）一般情况　了解病人的年龄、性别、职业及受教育程度。

（2）既往史　病人有无酗酒、暴饮暴食，有无胆道疾病、腹部手术、胰腺外伤、感染、用药等诱发因素。

（3）家族史　家庭成员中有无类似疾病。

2. 身体状况

（1）症状与体征　腹痛的部位、性质、程度、持续时间；呕吐的次数，呕吐物的性状、量；腹部体征，包括腹膜刺激征、腹胀、肠鸣音情况。了解病人意识、生命体征、皮肤黏膜颜色、肢端温度、尿量，有无休克，有无黄疸；有无全身炎症反应综合征、腹腔间隔室综合征、多器官功能障碍综合征的征象。了解疾病的性质、严重程度，病人对手术的耐受性，包括营养状况和重要脏器功能状态。

（2）辅助检查　了解血尿淀粉酶、血脂肪酶、电解质、血常规、血糖、肝功能等实验室检查结果；B超、CT、MRI等影像学检查结果。

3. 心理－社会状况　病人对疾病的认识，对围手术期护理配合知识的掌握程度，对疾病诊断和预后的心理反应。家属配合情况、家庭经济能力。

（二）术后评估

1. 手术情况　了解病人手术及麻醉方式、病变组织切除情况，术中出血、补液、输血情况。

2. 身体状况　评估病人生命体征是否平稳，腹部症状和体征有无异常，伤口有无渗血、渗液，各种引流管是否保持有效的引流，引流液的颜色、性状、量。有无出血、感染、胰瘘、肠瘘、MODS、全身炎症反应综合征、腹腔间隔室综合征、胰腺脑病等发生。

3. 心理－社会状况　病人对疾病和术后各种不适的心理反应，对胰腺炎复发因素及出院康复知识的掌握程度。

【常见护理诊断/问题】

1. 急性疼痛　与胰腺及其周围组织炎症、水肿、出血、坏死有关。

2. 体液不足　与炎性渗出、出血、呕吐、禁食、引流有关。

3. 营养失调：低于机体需要量　与恶心、呕吐、禁食、应激消耗有关。

4. 知识缺乏　缺乏疾病的防治、康复的相关知识。

5. 潜在并发症　出血、感染、胰瘘、肠瘘、MODS、全身炎症反应综合征、腹腔间隔室综合征、胰腺脑病。

【护理目标】

1. 病人的疼痛减轻或消失。
2. 病人的体液量维持平衡。
3. 病人的营养状况得到改善。
4. 病人能叙述有关本病的预防知识、康复护理知识，并能配合治疗护理。
5. 病人无并发症发生，或并发症得到及时发现和处理。

【护理措施】

（一）非手术治疗护理/术前护理

1. 观察病情　密切监测心率、呼吸、血压、体温、血氧饱和度、尿量、血清电解质、血糖、血钙等指标，必要时监测腹内压。

2. 防治休克　旨在迅速纠正组织缺氧，维持血容量及水、电解质平衡。护理应密切观察病人生命体征、神志、皮肤黏膜颜色变化；准确记录24小时出入量。根据病人脱水程度、年龄、心肺功能、血压、中心静脉压、尿量等情况，遵医嘱个体化补液。

3. 呼吸功能支持　一般可给予鼻导管、面罩给氧；当出现急性肺损伤、呼吸窘迫时，可给予无创正压机械通气；若出现严重持续呼吸衰竭，应转入ICU给予进一步呼吸支持治疗。

4. 疼痛护理　协助病人取半卧位，使腹肌放松以减轻疼痛；在诊断明确的情况下可遵医嘱酌情给予阿托品、山莨菪碱等。吗啡可引起Oddi括约肌张力增高，应谨慎应用。

5. 抑制胰腺分泌　禁食、胃肠减压，可防止呕吐，减轻腹胀，增加回心血量，减少促胰酶素、促胰液素的分泌。遵医嘱使用抑制胰酶分泌、抑制胰酶活性药物。生长抑素及其类似物可以直接抑制胰腺外分泌；蛋白酶抑制剂（乌司他丁、加贝酯）能够广泛抑制胰蛋白酶、弹性蛋白酶、磷脂酶A等的释放和活性，并可稳定溶酶体膜，改善胰腺微循环。

6. 控制感染　对于无感染证据的急性胰腺炎，不推荐预防性使用抗菌药物。对于可疑或确诊的胰腺或胰外感染病人，可根据细菌培养和药物敏感性试验结果使用抗菌药物。

7. 营养支持　向病人解释早期禁食的重要性，以取得配合；禁食期间给予肠外营养支持治疗，一旦胃肠功能恢复应早期循序渐进给予肠内营养，可有效降低病死率、感染率和 MODS 发生率。肠内营养可从口服5%葡萄糖盐水开始，逐渐给予易消化的谷类饮食及易消化的要素营养剂，逐步恢复正常饮食。

（二）术后护理

1. 观察病情　严密观察病人体温、呼吸、心率、血压等生命体征变化情况，动态监测血氧饱和度、中心静脉压、血气分析、血尿淀粉酶、血脂肪酶、肝肾功能等各项指标，准确记录 24 小时出入水量，评估病人腹痛、腹胀情况是否缓解。

2. 引流管护理　术后放置引流管包括胃管、腹腔引流管、腹腔双套管、T 管、空肠造瘘管、胰周引流管、导尿管等。应了解引流管的名称、相应引流袋连接，妥善固定，将管道固定于腹壁，告知病人翻身、活动时避免牵拉，防止滑脱，保持引流通畅；观察并记录引流液的颜色、性质及引流量，定时更换引流袋，注意严格无菌操作。

（1）腹腔双套管灌洗引流护理　腹腔双套管的内套管接负压吸引，外套管接冲洗液或直接用无菌纱布包裹。①持续腹腔灌洗：有利于引流腹腔内的渗出液，可在生理盐水内加抗生素，每分钟滴速 20 ~30 滴为宜，冲洗液应现配现用。②保持引流管通畅：避免引流管扭曲、受压，经常挤捏。维持一定的负压，但吸引力不宜过大，以免损伤内脏组织和血管。若有脱落的坏死组织、稠厚脓液或血凝块阻塞管腔，可用无菌生理盐水 20ml 缓慢冲洗。③观察、记录：观察并准确记录 24 小时引流液的颜色、性状、量。引流液开始为淡红色混浊液体，内含血块及坏死组织，2 ~3天后颜色逐渐变淡、清亮。若引流液呈血性，并有休克征兆，应考虑大血管破裂继发性出血，应立即通知医师处理，并做好急诊手术准备。④拔管护理：病人体温维持正常 10 天左右，白细胞计数正常，腹腔引流液少于 5ml/d，淀粉酶值正常后，可考虑拔管。拔管后应注意拔管处伤口有无渗漏，若有渗出应及时更换敷料。

（2）空肠造瘘管护理　术后可通过空肠造瘘管行肠内营养支持。护理措施：①妥善固定，避免牵拉，防止管道滑脱。②保持管道通畅，营养液滴注前后使用生理盐水冲洗管道，持续输注每 4 小时冲洗一次管道，出现管道阻塞时，可用生理盐水行压力冲洗或负压抽吸。③输注营养液时注意输注速度、浓度和温度，观察有无腹痛、腹胀或腹泻等不良反应。

3. 伤口护理　予以定时伤口换药，保持敷料清洁、干燥，注意伤口愈合情况，注意观察是否存在伤口红、肿、热、痛及渗出表现，保护引流管周围皮肤，局部涂氧化锌软膏，防止胰液腐蚀。

4. 并发症的护理

（1）腹腔出血　胰液广泛的外渗腐蚀胰腺及胰周血管，导致血管壁损害、破裂，大量出血进入胃肠道、腹膜后腔和腹腔常，伴有休克、全身感染、多器官功能衰竭及凝血功能障碍等严重并发症。一旦发生大出血，应立即配合行急诊手术。

（2）胰腺脓肿　病人常伴随发热、腹痛、消瘦、营养不良等症状。在充分抗生素治疗后，脓肿不能吸收，可行腹腔引流或灌洗，如果仍不能控制感染，应施行坏死组织清除或引流术。

（3）肠瘘　包括十二指肠瘘、小肠瘘、结肠瘘；可通过经引流管造影、口服造影剂和美兰的方法予以确诊。护理应注意持续腹腔灌洗，低负压吸引保持引流通畅，遵医嘱予以营养支持，必要时行手术治疗。

（4）胰瘘　术后超过 3 天若腹腔引流管仍有液体流出，且其淀粉酶浓度高于血清淀粉酶 3 倍正常值上限，可诊断为术后胰瘘。引流液外观可为深棕色、绿色胆汁样、奶白色、清水样等，病人可出现腹痛、发热、消化道梗阻等症状。护理应注意保持引流通畅、保护瘘口周围皮肤，遵医嘱予以禁食、营养支持、补液、抑制胰液分泌等对症支持治疗，保守治疗 2 ~4 周未愈合的胰瘘可行内镜治疗，必要时再次行手术治疗。

（三）健康教育

1. 饮食指导　告诫病人急性期严格禁食禁饮，症状缓解后可进少量低脂、低糖流质饮食，逐步恢复到普食，但忌油腻食物和饮酒。出院后应少食多餐，循序渐进，饮食富含营养。

2. 出院指导　避免情绪激动，保持良好的精神状态。出院后 4 ~6 周，避免劳累和举重物。指导并发糖尿病的病人进行饮食控制，并遵医嘱用药。

3. 定期复查　出院 1 个月后门诊复查，携带住院期间的 CT 片，以便参考对照。遵医嘱长期服用利胆药。

【护理评价】

1. 病人的疼痛是否减轻或消失。

2. 病人的体液量是否维持平衡。

3. 病人的营养状况是否得到改善。

4. 病人能否叙述有关疾病、康复知识并积极配合治疗和护理。

5. 病人有无并发症发生，或并发症是否得到及时发现和处理。

二、慢性胰腺炎

慢性胰腺炎（chronic pancreatitis，CP）是多种原因引起的胰实质和胰管的不可逆的慢性炎症，其特征是反复发作的上腹部疼痛伴有不同程度的胰腺内、外分泌功能减退或丧失。

【病因】

致病因素较多，酗酒是主要因素，其他病因包括胆道疾病、高脂血症、高钙血症、自身免疫性疾病、遗传因素、胰腺先天性异常、胰腺外伤或手术、急性胰腺炎导致胰管狭窄等。吸烟可显著增加慢性胰腺炎发病的危险性，其他致病因素不明确者称为特发性慢性胰腺炎。

【病理】

胰腺出现不同程度的腺泡萎缩、胰管变形、纤维化及钙化，胰管狭窄伴节段性扩张，其内可有胰石或囊肿形成，并出现不同程度的胰腺外分泌和内分泌功能障碍。

【临床表现】

典型表现为腹痛、体重下降、糖尿病、脂肪泻四联征。

1. 腹痛　最常见症状，平时为隐痛，发作时呈持续性剧痛。疼痛位于上腹部剑突下或偏左，常放射到腰背部，呈束腰带状。

2. 体重下降　可有食欲缺乏、饱胀感，由于腹痛进食减少，同时胰腺功能不足引起吸收不良导致消瘦。

3. 糖尿病　由于胰岛大量被破坏，胰岛素分泌减少，病人可出现糖尿病症状。

4. 脂肪泻　常出现于疾病后期。表现为粪便不成形，恶臭，上层可见发光的油滴。

5. 其他　少数病人因胰头纤维增生压迫胆总管下端而出现黄疸。慢性胰腺炎急性发作时，临床表现与急性胰腺炎相似。

【辅助检查】

1. 实验室检查　慢性胰腺炎急性发作时血清淀粉酶和脂肪酶升高；粪便在显微镜下可见到脂肪球；部分病人尿糖和糖耐量试验阳性。

2. 影像学检查　腹部X线平片发现胰腺钙化即可确诊；超声内镜在胃或十二指肠腔内基本能观察到胰腺整体，敏感性和特异性均高；CT对中晚期病变诊断准确度较高，可发现胰腺萎缩、胰管扩张、胰腺钙化形成、胰腺假性囊肿形成、胆道扩张等影像学特征。MRI诊断价值与CT相似，对胰腺实质改变检测敏感，但对钙化和结石的显示不如CT；MRCP可清晰显示胰管病变的部位、范围、程度。

3. 胰管镜检查　可以直接观察胰管内病变，并能明确病变部位，同时可取活检、收集胰液和细胞学筛检。对不明原因的胰腺损坏尤其是胰管改变而胰腺实质正常的病人有重要诊断价值。

【治疗原则】

1. 非手术治疗　①病因治疗：绝对戒酒、避免暴饮暴食，治疗胆道疾病。②缓解腹痛：包括补充胰酶、补充抗氧化剂、使用镇痛药等措施。③饮食疗法：少食多餐，低脂、高蛋白、高维生素饮食，必要时给予营养支持。④控制糖尿病：控制饮食并采用胰岛素替代疗法。⑤补充胰酶：对消化不良，尤其脂肪泻病人，应给予含高活性脂肪酶的微粒胰酶胶囊。

2. 介入治疗　内镜治疗创伤小、并发症少，能够有效解除胰管梗阻，缓解胰管内高压引发的临床症状，包括EST、胰管取石、胰管狭窄扩张、胰管内支架置入等方法。

3. 手术治疗　对于反复发作的顽固性疼痛，内科或介入治疗无效；伴有严重并发症，如十二指肠梗阻、门静脉栓塞导致左侧门静脉高压者；胰腺肿块不能排除胰腺癌者；可行外科治疗。手术方式主要有胰管减压引流、切除病变的胰腺组织和阻断支配胰腺的感觉神经等。

【护理措施】

（一）非手术治疗护理/术前护理

1. 心理护理　关心理解病人，尽量帮助病人减轻焦虑等不良情绪，建立规律的生活方式及良好的行为习惯。

2. 疼痛护理　遵医嘱用药。补充胰酶可降低胰液分泌，减轻疼痛；补充抗氧化剂可使酒精性胰腺炎病人对镇痛药需求量明显降低；镇痛药使用应先从小剂量非成瘾性类止痛药开始，避免长期大量使用成瘾性镇痛药。

3. 饮食指导　绝对戒酒、避免暴饮暴食。在发作期应给予高热量、高蛋白饮食，严格限制脂肪摄入，必要时遵医嘱给予营养支持。长期脂肪泻病人，应注意补充脂溶性维生素、维生素B_{12}、叶酸，适当补充微量元素。糖尿病病人限制糖的摄入，提倡糖尿病饮食。

（二）术后护理

参照本章第一节急性胰腺炎病人的护理。

第二节　胰腺肿瘤和壶腹周围癌

一、胰腺癌

胰腺癌（pancreatic carcinoma）是一种较常见的消化系统恶性肿瘤，多发于胰头部，其次为胰体尾部，全胰癌少见。好发于40岁以上男性，发病率有明显增高的趋势。本病恶性程度高，预后很差，早期无典型表现，诊断困难，手术切除率低，5年生存率为7.2%～9%。

【病因】

胰腺癌发生的确切原因和机制尚不完全清楚，目前认为主要是不良生活方式、遗传易感性等多因素相互作用的过程。与胰腺癌发生相关的高危因素可以分为两类。①非遗传相关因素：包括吸烟、肥胖、酗酒、三高饮食等不良生活方式；慢性胰腺炎、糖尿病病史及消化道良性疾病手术史等。②遗传相关因素：包括家族性胰腺癌、遗传性乳腺癌、遗传性胰腺炎、黑色素瘤综合征等。

【病理】

胰腺癌可发生于胰腺任何部位，以胰头多见，占60%～70%；胰体、尾部癌占25%～30%；全胰癌占5%左右；另有少数病例部位难以确定。常见转移途径为淋巴转移和局部浸润。淋巴转移多见于胰头前后、幽门上下、肝十二指肠韧带内、肝总动脉、肠系膜根部及腹主动脉旁淋巴结，晚期可转移至锁骨上淋巴结。癌肿常浸润邻近器官，还可发生癌肿远端的胰管内转移和腹腔内转移。

【临床表现】

胰腺癌临床症状缺乏特异性，导致早期诊断困难。临床表现取决于癌肿的部位、病程的早晚、胰腺破坏的程度、有无转移以及邻近器官累及情况。

1. 腹痛　是最常见的症状。早期因肿块压迫导致胰管梗阻管腔内压力增高，出现上腹不适，或隐痛、胀痛、钝痛。中晚期肿瘤侵犯腹腔神经丛，出现持续性剧烈腹痛，向腰背部放射。少数病人可无疼痛，常因对早期症状的忽视，而延误诊断。

2. 黄疸　是胰头癌最主要的体征，为胰头癌压迫或浸润胆总管所致，呈进行性加重，常伴皮肤瘙痒、浓茶色尿、陶土色大便。约25%胰头癌病人表现为无痛性黄疸。体格检查可见巩膜及皮肤黄染、肝大，多数病人可触及肿大的胆囊，黄疸伴无痛性胆囊增大称库瓦西耶征（Courvoisier sign），对胰头癌具有诊断意义。

3. 消化道症状　早期常有食欲减退、腹胀、消化不良。晚期癌肿侵及胃十二指肠可出现上消化道梗阻或消化道出血。

4. 消瘦　80%～90%胰腺癌病人在疾病初期即有消瘦、乏力、体重减轻等症状，随着病情进展呈进行性加重，晚期可出现恶病质。

5. 其他　少数病人有轻度糖尿病表现。部分伴有持续或间歇低热，且一般无胆道感染。晚期可扪及上腹部肿块，质硬、固定，腹水征阳性。

【辅助检查】

1. 实验室检查　①部分病人可有血、尿淀粉酶值升高，血糖升高，尿糖阳性。②胆道梗阻时，血清总胆红素和直接胆红素升高，碱性磷酸酶、转氨酶也可轻度升高，尿胆红素阳性。③CA19－9、CEA等肿瘤标记物可升高，其中CA19－9最常用于胰腺癌的辅助诊断和术后随访。

知识链接

胰腺癌CA19－9肿瘤标记物检查

CA19－9是目前最常用的胰腺癌诊断标志物，具有以下特点：①血清CA19－9＞37U/ml时，诊断胰腺癌的灵敏度和特异度分别为78.2%和82.8%。②约10%的胰腺癌病人呈Lewis抗原阴性，该类病人CA19－9不升高，需结合其他肿瘤标志物，如CA125和（或）癌胚抗原（CEA）等协助诊断。③血清CA19－9升高者，排除胆道梗阻或胆道系统感染等因素后，应高度怀疑胰腺癌。

2. 影像学检查　影像学诊断技术是胰头癌定位和定性诊断的重要手段。

（1）腹部超声　为首选筛查方法，可用于胰腺癌的初步诊断和随访，对肝脏、胆管、较大的胰腺肿块具有较高诊断价值。

（2）CT　是目前检查胰腺最佳的无创性影像检查方法，主要用于胰腺癌的诊断、鉴别诊断和分期。可显示胰腺占位、肿块，胰管及胆总管的扩张；周围血管及器官的包绕及低密度带等。

（3）MRI或MRCP　可显示胰腺实质、胰周血管，以及上腹部邻近实质器官的解剖结构。MRCP诊断价值更高。

（4）PET－CT　主要价值在于辨别胰腺占位的代谢活性，在评估胰外转移，评价全身肿瘤负荷方面具有明显优势。

3. 内镜检查　超声内镜（EUS）为CT及MRI的重要补充，评估大血管受侵犯程度敏感性高，并可对病变采取穿刺活检、引流等。ERCP可通过内镜下直视胆管和胰管，并可取得脱落细胞学检查。

4. 组织细胞学检查　是确诊胰腺癌的唯一依据和“金标准”。可通过超声内镜、经腹部超声、CT或剖腹探查中用细针穿刺做多处细胞学或活体组织检查，确诊率高。

【治疗原则】

根治性手术是胰腺癌的有效治疗方法。不能切除者行姑息性手术，辅以化疗或放疗。

1. 根治性手术

（1）根治性胰十二指肠切除术　切除的脏器涵盖：胰头包括胰腺钩突部分、胆囊、胆总管、远端1/3胃、十二指肠、部分空肠及其周围淋巴脂肪组织、右侧Gerota筋膜及其他受肿瘤累及的器官组织（图33－1）。

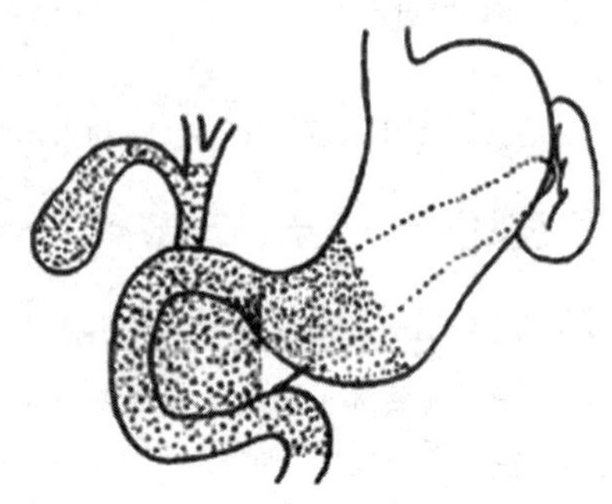

图 33－1　胰头十二指肠切除术

（2）保留十二指肠的胰头切除术　该术式的优点在于保留了幽门和十二指肠第一段，可保持胃排空和控制功能，且能保留内分泌功能，有良好的近期及远期手术效果，维持良好的生活质量。目前，该术式的适应证为部分未侵及十二指肠、有完整包膜的胰头部的低度恶性肿瘤。

2. 姑息性手术　以解除黄疸、解除胃肠梗阻、缓解疼痛为主，具体应根据病人年龄、体质、一般状况、病变性质、有无并发症及技术条件等因素综合考虑。常用的方法包括：①手术，如肝管空肠吻合术、胃空肠吻合术；②经内镜或经皮置入胆管支架。

3. 辅助治疗　包括化学疗法、放射疗法、介入治疗、支持治疗、中药治疗等方法。

【护理措施】

（一）术前护理

1. 心理护理　因大多数病人确诊时已是癌症中晚期，手术效果不确定，病人易出现悲哀、恐惧等不良情绪，对手术治疗产生抵触。护士应同情理解病人，向耐心讲解疾病和手术相关的知识，帮助病人树立信心，积极配合治疗。

2. 疼痛护理　观察评估腹痛的部位及程度，合理使用镇痛药，对于疼痛剧烈的病人，遵医嘱及时给予有效的镇痛，并教会病人应用各种非药物镇痛的方法。

3. 营养支持　通过提供高蛋白、高糖、低脂和丰富维生素的饮食，必要时给予肠外营养或输注白蛋白等，以改善营养状态，纠正贫血，提高手术耐受力。

4. 控制血糖　伴有糖尿病病人术前控制血糖：①仅以饮食控制病情者，术前不需特殊准备。②口服降糖药的病人，应继续服用至术前一天晚；如果服长效降糖药如氯磺丙脲，应在术前 2～3 天停服；禁食病人需静脉输注葡萄糖加胰岛素，维持血糖轻度升高状态较为适宜。③平时用胰岛素者，术前应以葡萄糖和胰岛素维持糖代谢，在手术日清晨停用胰岛素。

5. 改善凝血功能　伴有梗阻性黄疸的病人术前应评估肝功能、肾功能、凝血功能等实验室检查指标，遵医嘱给予护肝药物、外源性维生素 K，严重时可以给予凝血酶原复合物；输注白蛋白提高病人血清白蛋白水平以控制术后腹水的发生及促进吻合口愈合。

6. 肠道准备　术前 1 天进流质饮食，口服抗生素，如新霉素或庆大霉素；术前晚清洁灌肠，以减少术后腹胀和并发症的发生。

（二）术后护理

1. 观察病情　严密观察生命体征、腹部症状体征变化，以及黄疸消退情况。若病人出现脉搏增快、血压下降、面色苍白、出冷汗等休克症状，应及时报告医师进行处理。

2. 营养支持及维持体液平衡　术后一般禁食 2～3 天，禁食期间要保证营养液的输注和供给。拔除胃管后给予流质饮食，逐步过渡至普食。限制脂肪饮食，少量多餐。胰腺切除术后，胰腺外分泌功能严重减退，为防止消化不良，使用消化酶制剂和维生素 B_1。术后引流管多，消化液丢失多，易导致脱水、低钾血症、低钙血症等，应准确记录出入液量，按医嘱及时补充水和电解质，以维持其平衡。

3. 防治感染　胰头十二指肠切除术手术范围广、时间长，消化道吻合口多，感染机会大，术后应遵医嘱静脉应用广谱抗生素，及时更换伤口敷料，严格遵守无菌操作原则。

4. 控制血糖　继续监测血糖、尿糖和酮体水平。按医嘱给予胰岛素，控制血糖在 84～112mmol/L。若发生低血糖，应补充适量葡萄糖。

5. 引流管护理　妥善固定各种引流管，保持引流通畅，观察并记录引流液的性质、颜色和量。及时发现出血、胆瘘或胰瘘等并发症。肠蠕动恢复后可拔除胃管；腹腔引流管一般于术后 5～7 天，病人进食无不适、无胰液漏出时拔除；胆道 T 型引流管术后 2 周拔除；胰管引流术后 2～3 周可拔除。

6. 并发症的护理

（1）出血　术后早期 1～2 天内的出血可因凝血机制障碍，创面广泛渗血或结扎线脱落等引起出血；术后 1～2 周发生的出血可因胰液、胆汁腐蚀以及感染所致。表现为切口渗血、呕血、便血、腹痛，引流管引流出新鲜血液，以及出冷汗、脉速、血压下降等。因此，应密切观察生命体征，观察有无切口渗血以及引流管引流液的色、质、量等，并做好记录。术后继续应用止血药，补充维生素 K 和维生素 C，预防出血。发现问题及时报告医师，并配合做好相应的处理，

（2）胰瘘　多发生在术后 5～7 天。表现为腹痛、腹胀、发热、腹腔引流液内淀粉酶增高。典型者可自伤口流出清亮液体，腐蚀周围皮肤，引起糜烂疼痛。应做好相应

的护理。①严密观察腹腔引流液的性质和量。②保持引流通畅，早期持续负压吸引或双套管冲洗。③按医嘱应用减少胰液分泌的药物如抑肽酶、奥曲肽等。④加强营养支持，应用有效的抗生素，防治感染。⑤周围皮肤涂以氧化锌软膏保护。多数胰瘘可以自愈。

（3）胆瘘　多发生于术后5～10天，表现为发热、右上腹痛及胆汁性腹膜炎症状，T型管引流量突然减少，腹腔引流管流出大量胆汁样液体，每日数百毫升至1000ml不等。对已发生胆瘘者，应保持引流通畅，加强营养，预防感染，多可自愈。若引流不畅或出现胆汁淤积，需在超声介导下重新置管引流，以免发生感染性积液；必要时手术治疗。

（4）术后胃瘫综合征（postsurgical gastroparesis syndrome，PGS）　是指腹部手术后继发的非机械性梗阻因素引起的以胃排空障碍为主要征象的胃动力紊乱综合征，多在术后1～2周。病人在拔除胃管开始进流食或半流食后，上腹饱胀不适，中上腹有压迫感，易出现恶心、呕吐，呕吐物为含有胆汁的胃内容物，呕吐后症状可缓解。一旦发生，应严格禁食、禁水、持续胃肠减压，遵医嘱静脉补液，纠正低钾血症、控制血糖。术后早期输注肠内营养液，可促进残胃功能恢复，改善机体营养状态。胃肠动力药物能促进胃平滑肌收缩，增强胃蠕动力。

（三）健康教育

1. 血糖管理　定期监测糖尿病相关指标，发生糖尿病时给予相应治疗。

2. 饮食指导　戒烟、限酒，平衡膳食，避免暴饮暴食。

3. 定期复查　每3～6个月复查1次，若出现进行性消瘦、贫血乏力、发热等症状，应及时就诊。

二、壶腹周围癌

壶腹周围癌（periampullary adenocarcinoma）是指起源于十二指肠壶腹周围2cm以内，包括Vater壶腹、胆总管下段、胰管开口处、十二指肠乳头及其附近十二指肠黏膜等处的肿瘤，这些来源不同的肿瘤，由于其所在的特殊解剖部位而具有相似的临床表现，手术时也难以将其截然分开，故常作为一个类型，统称为壶腹周围癌；主要类型包括壶腹癌、胆总管下端癌、十二指肠腺癌。

【临床表现】

黄疸出现早，可为波动性。这是由于肿瘤阻塞了胆总管出口，从而引起胆汁排泄不畅，由于壶腹部与十二指肠肠腔相通，当肿瘤细胞坏死脱落后，胆总管出口暂时恢复通畅，由此形成较为典型的波动性黄疸，时轻时重。但随着肿瘤的增大，黄疸亦随之加深，此时波动消失。其他常见临床表现包括上腹部饱胀不适、全身乏力、食欲减退、消瘦、腹痛等。少数病例可因胰管梗阻引发急性胰腺炎。

【辅助检查】

ERCP为黄疸且可疑壶腹周围癌病人必做的检查，可通过十二指肠镜直接观察到壶腹部、乳头区、十二指肠肠壁的病变情况，并可取病理组织活检。壶腹周围癌主要以直接浸润邻近器官、淋巴转移为主，故最主要的治疗方式为手术治疗，术前需纠正贫血、低蛋白血症等，对于黄疸病人可术前给予维生素K_1，以改善凝血功能。

【治疗原则】

手术切除是壶腹周围癌的首选治疗方法，最常用的手术方式为根治性胰十二指肠切除术。已有转移或合并心肺功能障碍不能耐受大手术者，可行姑息性手术。

【护理措施】

参照本章第二节胰腺癌病人的护理措施。

三、胰岛素瘤

胰岛素瘤（insulinoma）是少见的胰腺内分泌肿瘤中最常见的一种肿瘤。任何年龄均可发病，多见于中青年（30～50岁），男性略高于女性。胰岛素瘤主要含有胰岛β细胞，可分泌大量胰岛素，引发机体出现显著的低血糖反应，此类又被称为功能性胰岛素瘤；部分病人的胰岛素瘤不产生胰岛素，也无发作性低血糖临床症状，称为非功能性胰岛素瘤。

【临床表现】

主要临床表现是反复发作的空腹低血糖。胰岛素瘤首发症状为清晨自发性低血糖，也可因进餐延误、运动、劳累、发热、精神刺激等诱发，给予葡萄糖后症状可缓解。其主要临床表现可分为两类。①低血糖诱发儿茶酚胺释放过量：表现为面色苍白、心悸、发抖、心动过速等；②神经低血糖症：因低血糖造成脑组织缺乏葡萄糖而引起的症状，表现为癫痫、共济失调、精神错乱、言语及自主运动功能障碍、昏迷等。

【辅助检查】

1. 定性诊断　Whipple三联征是定性诊断的主要依据，包括：①低血糖导致的交感神经兴奋症状和中枢神经系统症状；②发作时血糖<2.8mmol/L；③给予葡萄糖后症状迅速缓解。特别是低血糖发作时胰岛素仍高于正常则更具诊断意义。此外，72小时饥饿试验是诊断胰岛素瘤敏感且可靠方法；C肽测定可精准反映胰岛β细胞的分泌功能；口服葡萄糖耐量试验（OGTT）表现为血糖升高幅度较低，

或升高后 2 ~3 小时迅速下降并保持低水平 5 小时以上。

2. 定位诊断 影像学检查是诊断胰岛素瘤的重要方法。胰岛素瘤的术前定位诊断分为有创性检查和无创性检查。术前定位首先应考虑无创性检查或创伤性小的检查，无创性检查常用的手段有彩超、CT、MRI、超声内镜等，其中胰腺增强 CT 是术前定位诊断的首选检查方法。穿刺活检是常用明确病变性质的手段，但对可切除的胰腺肿瘤则不要求术前必须取得病理学证据。此外，术中超声内镜检查和术中胰腺彩超是术中定位的重要检查手段。

【治疗原则】

手术切除是治疗胰岛素瘤最有效的方法，常用手术方法有单纯肿瘤摘除术、远端胰体切除术、远端胰体切除术联合脾切除术、胰腺节段切除术、胰十二指肠切除术、保留十二指肠的胰头切除术等。

【护理措施】

参照本章第二节胰腺癌病人的护理措施。

（李　领）

目标检测

答案解析

一、简答题

1. 简述急性胰腺炎临床表现。
2. 简述胰腺癌术后常见并发症。

二、病例分析题

周先生，57 岁。以“上腹痛 1 天”为主诉来院就诊。病人于 1 天前赴宴后出现腹胀、腹痛，伴恶心、呕吐。发病以来，病人精神、睡眠尚可，小便正常，肛门未排便排气。既往史：胆囊结石病史。体格检查：体温 38.5℃，脉搏 118 次/分，呼吸 22 次/分，血压 130/80mmHg。辅助检查：白细胞 22.8×10^9/L，血清淀粉酶 768U/L，Ca^{2+} 1.72mmol/L，上腹部 CT 示：胰腺弥漫性肿大，实质密度不均，胰周可见少量渗液。

请思考：

（1）该病人可能的诊断是什么？

（2）目前病人存在的护理问题有哪些？应采取哪些护理措施？

书网融合……

本章小结

题库

第三十四章　周围血管疾病病人的护理

PPT

学习目标

知识目标：

1. **掌握**　原发性下肢静脉曲张、深静脉血栓、血栓闭塞性脉管炎的临床表现和护理。

2. **熟悉**　原发性下肢深静脉瓣膜功能不全、动脉硬化闭塞的临床表现和护理；周围血管损伤的治疗和护理。

3. **了解**　周围血管疾病的病因和病理；下肢静脉的解剖结构。

技能目标：

学会应用护理程序为周围血管疾病的病人提供整体护理。

素质目标：

具备良好的职业素养及人文关怀、沟通能力。

周围血管疾病是外周血管病的通称，主要分静脉疾病和动脉疾病两大类，静脉疾病包括原发性下肢静脉曲张、原发性下肢深静脉瓣膜功能不全、深静脉血栓形成等；动脉疾病主要有动脉硬化闭塞症、血栓闭塞性脉管炎、多发性大动脉炎、雷诺综合征等。其主要病理改变为血管的狭窄、闭塞、瓣膜关闭不全及损伤等，临床表现各有不同，根据关键的症状和体征，可以对病情加以判断。

案例引导

案例　王女士，48岁，商场售货员。因“下肢酸胀、沉重5年”入院，自述久站后出现下肢酸胀、沉重感，活动或休息后减轻。体检见双小腿内侧有迂曲的静脉团，踝部轻度肿胀，足靴区有色素沉着。入院诊断：下肢静脉曲张。

讨论：

1. 该病人目前主要的护理问题是什么？
2. 针对目前的护理问题，如何进行护理？

第一节　静脉疾病

一、原发性下肢静脉曲张

原发性下肢静脉曲张（primary lower extremity varicose veins）是指下肢浅静脉瓣膜关闭不全，使静脉内血液倒流，远端静脉血液淤滞，导致病变血管扩张、伸长、迂曲而呈曲张状态；多见于从事持久站立工作，体力劳动强度高或久坐少动人群。

【病因】

1. 先天因素　静脉瓣膜缺陷和静脉壁薄弱是引起浅静脉曲张的主要原因，与遗传因素有关。

2. 后天因素　长期站立、重体力劳动、妊娠、慢性咳嗽、习惯性便秘等后天性因素可增加下肢静脉内压力，引起浅静脉扩张。

【病理】

下肢静脉压力增高致浅静脉扩张、毛细血管通透性增加，血液中的大分子物质渗入组织间隙，并积聚、沉积在毛细血管周围，形成阻碍皮肤和皮下组织摄取氧气和其他营养物质的屏障，造成局部代谢障碍，导致下肢水肿、皮肤色素沉着、纤维化、皮下脂质硬化和皮肤萎缩、坏死，最后形成静脉性溃疡。

【临床表现】

原发性下肢静脉曲张主要发生在大隐静脉，单独的小隐静脉曲张较为少见；以左下肢多见，但双侧下肢可先后发病。

1. 症状　主要表现为长时间站立后患肢小腿感觉沉重、酸胀、乏力。

2. 体征　下肢浅静脉扩张、隆起和迂曲，踝部肿胀。后期出现足靴区皮肤营养不良，皮肤色素沉着，皮炎、湿疹和溃疡形成。曲张的静脉可发生出血、血栓性浅静脉炎等并发症。

【辅助检查】

1. 特殊检查

（1）大隐静脉瓣膜功能试验（Trendelenburg test）　病人平卧，抬高患肢使静脉排空，在大腿根部扎止血带以阻断大隐静脉，然后让病人站立，10秒钟内放开止血带，如出现血液自上而下的逆向充盈静脉，提示瓣膜功能不全。如在未放开止血带前，止血带下方的静脉在30秒内已充盈并曲张，则表明有交通静脉瓣膜功能不全。应用类似方法，在患侧腘窝部扎止血带，可以检测小隐静脉瓣膜的功能。

（2）深静脉通畅试验（Perthes test）　病人站立，在患侧大腿根部用止血带阻断浅静脉主干，嘱病人连续用力踢腿或做下蹲动作10余次。由于小腿肌泵收缩可使浅静脉血液向深静脉回流，浅静脉排空，如排空顺畅，说明深静脉通畅；如在活动后浅静脉曲张更加明显，张力增高，甚至出现明显胀痛，则表明深静脉不通畅。

（3）交通静脉瓣膜功能试验（Pratt test）　病人平卧，抬高患侧下肢，在大腿根部扎止血带。然后从足趾向上至腘窝绑第一根弹性绷带，再从止血带处向下，扎第二根弹性绷带。让病人站立，一边向下松开第一根弹性细带，一边向下继续缠绕第二根弹性细带，如果在两根绷带之间的空隙内出现曲张静脉，则表示该处交通静脉瓣膜功能不全。

2. 影像学检查

（1）超声检查　超声多普勒血流仪能确定静脉反流的部位程度，超声多普勒显像仪可观察瓣膜关闭情况及有无逆流。

（2）下肢静脉造影　可观察到深静脉是否通畅，静脉的形态改变、瓣膜的功能等，可以更准确地判断病变性质、部位、范围和程度。

【治疗原则】

1. 非手术治疗　适用于病变局限，症状较轻；妊娠期发病，分娩后症状有可能消失；症状虽明显，但无法耐受手术者。

（1）体位及弹力绷带　间断抬高患肢，避免久站、久坐。患肢应用弹力袜或弹力绷带，使曲张静脉处于空虚状态。

（2）药物治疗　黄酮类和七叶皂苷类药物可缓解酸胀和水肿等症状。

（3）硬化剂注射　将硬化剂注射入曲张的浅静脉内引起化学性静脉内皮损伤和炎症，促使静脉内血栓形成和纤维性闭塞。适用于病变小而局限者，也可作为术后处理残留的曲张静脉的方法。

（4）并发症的处理　对血栓性静脉炎、湿疹、溃疡和曲张静脉破裂出血等并发症应积极预防，及时给予相应的处理。

2. 手术治疗　是治疗下肢静脉曲张的根本方法。凡是症状明显又无手术禁忌证者均应接受手术治疗。传统手术是行大隐静脉或小隐静脉高位结扎及主干和曲张静脉剥脱术。目前开展的微创治疗，如静脉腔内激光、内镜下交通静脉结扎术、旋切刀治疗，以及射频和电凝治疗等，具有创伤小、恢复快等优点，有替代传统治疗方法的趋势。

【护理评估】

（一）术前评估

1. 健康史

（1）一般情况　了解病人年龄、性别，评估病人的职业等相关因素，是否从事长期站立工作、重体力劳动。

（2）既往史　有无习惯性便秘及慢性咳嗽病史等，女性病人评估是否为妊娠期。

（3）家族史　家庭成员中有无类似疾病。

2. 身体状况

（1）症状与体征　评估下肢静脉曲张程度，有无患肢酸胀、乏力、沉重感；患肢静脉曲张的部位及程度；局部有无色素沉着、皮炎、湿疹和溃疡等。

（2）辅助检查　了解特殊检查及影像学检查的结果，下肢静脉瓣膜功能及交通支瓣膜功能和下肢深静脉通畅情况。

3. 心理－社会状况　下肢静脉曲张是否对病人工作及生活产生了影响，合并有慢性溃疡病人是否有心理负担，病人对本病的防治知识是否了解，社会支持系统的状况等。

（二）术后评估

1. 手术情况　了解麻醉方式，手术方式和范围，手术进行是否顺利。

2. 身体状况　生命体征是否平稳；敷料是否包扎牢固，局部切口渗血、渗液情况；患肢远端皮肤的温度、色泽、感觉和足背动脉搏动的情况。

3. 心理－社会状况　是否理解卧床休息的目的与下床活动的意义，能否配合术后的体位安置及肢体功能锻炼；有无家庭功能失调及病人得到的社会支持是否有力。

【常见护理问题】

1. 活动无耐力　与下肢静脉回流障碍有关。

2. 皮肤完整性受损　与皮肤营养障碍、慢性溃疡形成有关。

3. 潜在并发症　深静脉血栓形成、感染、外伤和出血。

4. 知识缺乏　缺乏预防本病的相关的知识。

【护理目标】

1. 病人下肢沉重、酸胀、乏力减轻或消失，活动耐力逐渐增强。

2. 病人患肢无慢性溃疡发生或逐渐愈合。

3. 病人并发症能得到预防，或被及时发现与处理。

4. 病人能获得预防该病的有关知识。

【护理措施】

（一）非手术治疗护理/术前护理

1. 促进下肢静脉回流

（1）应用弹性绷带或穿弹力袜　指导病人行走时应使用弹力绷带或穿弹力袜，促进静脉回流。注意事项：穿弹力袜时，应使曲张静脉内血被排空后再穿；弹力袜的厚薄、压力以及长短，都应符合病人腿部的情况。应用弹力绷带时，应自下而上缠绕，不能影响关节活动；弹力绷带的松紧度要适宜，以能扪及足背动脉搏动和足背皮肤温度正常为宜。

（2）维持良好姿势　坐时双膝交叉不宜过久，以免影响腘窝静脉回流。卧床时患肢抬高30°～40°，以利静脉回流。

（3）消除引起腹内压和静脉压增高的因素　如慢性咳嗽、习惯性便秘、排尿困难及久站、重体力劳动等，肥胖者应采取减肥措施。

2. 并发症的护理　若出现曲张静脉疼痛、硬条索状，提示发生了静脉炎，应遵医嘱应用抗生素及局部热敷治疗，避免按摩。皮肤有溃疡时，应抬高患肢，定时换药，促进创面愈合。告知病人注意保护患肢，避免碰伤。一旦碰伤出血，应抬高患肢，局部加压包扎止血，必要时缝合止血。

3. 硬化剂注射治疗的护理　准备5%鱼肝油酸钠、2%利多卡因、注射器、消毒用品及弹力绷带等。注射时安置病人平卧，穿刺点上、下用手指压迫，使注射的静脉段呈空虚状态，用细针穿刺静脉，注射硬化剂0.5ml，拔针后压迫针眼1～2分钟，然后自足踝向注射点近侧缚缠弹力绷带，包扎完毕病人即可活动。告知病人弹力绷带包扎时间，大腿注射后为1周，小腿注射后为6周，如有松脱，应随时缠好，必要时可重复注射。

4. 术前皮肤准备　①术前皮肤准备应避免损伤曲张静脉区域的皮肤。大隐静脉曲张的备皮范围为从脐部以下到患侧足趾的整个肢体，还包括对侧大腿的上1/3和外阴部。小隐静脉曲张备皮范围为从足趾到大腿根部。②对下肢皮肤溃疡者，应取创面分泌物做细菌培养和药物敏感试验；创面加强换药，用生理盐水或1∶5000呋喃西林溶液湿敷；全身应用抗生素；术日晨做最后一次换药，换药后用无菌巾包裹，以防污染手术野。③对术中需植皮者，应同时做好供皮区的皮肤准备。④对静脉曲张腔内激光治疗者，备皮后让病人取站立位，在大隐静脉充分扩张后用记号笔对曲张静脉进行标记，有利于防止术中治疗遗漏，保证治疗的彻底性。

（二）术后护理

（1）体位与活动　平卧位，患肢抬高30°～40°。为促进静脉回流，预防深静脉血栓形成，传统手术后卧床1天，期间进行下肢肌肉收缩与舒张锻炼和踝关节功能锻炼，第2天开始下床活动；静脉曲张腔内激光治疗后6小时开始下床活动，但活动量不宜过大，不可长时间站立。

（2）观察病情　观察敷料有无渗血，切口有无疼痛、肿胀、压痛等感染表现；患肢有无疼痛、肿胀及体温升高等深静脉血栓形成征象。一旦发现上述情况，应及时联系医师，并协助处理。

（3）防治感染　术后常规应用抗菌药物，对小腿溃疡者应加强换药护理。

（4）弹力绷带包扎　术后弹力绷带包扎至少2周，注意检查绷带的松紧度，以能扪到足背动脉搏动和保持足部正常皮肤温度为宜。

（三）健康教育

1. 疾病预防　指导病人进行适当的体育锻炼，增强血管壁弹性。平时应保持良好的姿势，避免久站或坐位时双膝交叉过久，休息时抬高患肢。平时注意保护患肢，避免外伤。保持排便通畅，避免肥胖。

2. 弹力绷带应用　非手术治疗病人长期坚持使用弹力绷带或弹力袜。手术治疗病人术后宜继续使用弹力绷带或弹力袜3个月。

【护理评价】

1. 病人活动耐力是否逐渐增强。

2. 病人是否发生小腿慢性溃疡，如发生，有无得到及时发现与处理。

3. 病人的并发症是否能得到预防，或被及时发现与处理。

4. 病人是否获得预防该病的有关知识。

二、原发性下肢深静脉瓣膜功能不全

原发性下肢深静脉瓣膜功能不全（primary deep venous insufficiency，PDVI）是下肢血管病变中的常见病，系深静脉瓣膜无法紧密关闭而引起的下肢静脉血液倒流性病变；可表现为浅静脉曲张，下肢肿胀疼痛、色素沉着，甚至溃疡形成，不同程度地影响病人工作和生活。

【病因】

原发性下肢深静脉瓣膜功能不全的病因至今尚未明确，主要考虑与瓣膜本身的结构异常及静脉压力升高有关。好发于长时间保持站立或坐位、高强度体力活动者，如教师、护士、外科医师、出租车司机、厨师、体育运动工作者等。①瓣膜结构薄弱，在持久的逆向血流及血柱重力作用下，瓣膜游离缘松弛，因而不能紧密闭合，造成静脉血经瓣叶间的裂隙向远侧逆流。②持久的超负荷回心血量导致静脉管腔扩大，以致造成瓣膜相对短小而关闭不全。③深静脉瓣膜发育异常或缺如失去正常关闭功能。④小腿肌关节泵软弱，泵血无力，引起静脉血液积聚，导致静脉高压和瓣膜关闭不全。股浅静脉第一对瓣膜直接承受近侧深静脉逆向血流冲击，常最先出现关闭不全。大隐静脉位置较浅而缺乏肌肉保护，所以当股浅静脉瓣膜破坏时，大隐静脉瓣膜多已失去功能，因而两者瓣膜功能不全常同时存在。

【病理】

由于先天静脉壁薄弱，再加长期血液淤滞，静脉压力增加，早期肌纤维和弹力纤维代偿性增厚，后期肌纤维和弹力纤维萎缩、消失，均为结缔组织所代替，静脉壁常因扩张而变薄，静脉瓣膜的弹性纤维也发生退化。瓣膜虽呈薄膜状，无深静脉炎后瓣膜增厚的迹象，但两个瓣叶不能紧密对合，导致瓣膜关闭不全，血流从两个下垂瓣叶之间向下逆流。

深静脉瓣膜关闭不全，血流向远端深静脉逆流，静脉压力增加，静脉管腔扩张，管壁变薄，使毛细血管充血，肢体处于长期水肿状态，淋巴管可继发阻塞，水肿组织纤维化使肢体肿胀更趋严重。持续深静脉高压和交通支静脉关闭不全使深静脉血液逆流入浅静脉，引起大隐静脉继发性静脉曲张。下肢血液回流变慢和逆流，造成下肢血流淤滞，血液含氧量降低，毛细血管壁通透性增加，红细胞渗至血管外，血红蛋白的代谢产物含铁血黄素沉积于皮下，常致足靴区皮肤呈现棕黑色斑状色素沉着。局部组织因缺氧发生营养不良、抵抗力降低，易并发湿疹样皮炎和溃疡等。

【临床表现】

1. 浅静脉曲张 是最早出现的临床表现，多表现为沿大隐静脉和（或）小隐静脉解剖分布位置的浅静脉扩张、伸长、蜿蜒迂曲，部分可出现球状扩张。曲张静脉可因血流缓慢而合并感染，导致血栓性浅静脉炎。

2. 肿胀、疼痛 是深静脉功能不全、静脉高压的特征性表现。下肢出现明显的乏力、酸胀胀痛等不适，有时可有小腿肌肉抽搐。小腿均匀性肿胀，胫前可有指压性水肿。症状在午后、行走时加重，晨起、休息、抬高患肢可缓解，夏天高温季节症状发作更为频繁。

3. 皮肤营养性改变 包括皮肤萎缩、脱屑、瘙痒、色素沉着、皮肤和皮下组织硬结、湿疹和溃疡形成。如果合并踝部交通静脉功能不全，则可加速这些变化的出现。高度扩张的浅静脉易因轻度外伤或自行穿破而并发出血，且难以自行停止。

4. 其他症状 可伴有视物模糊、皮肤感觉异常和麻木，女性病人可伴有外阴瘙痒。

5. 并发症

（1）血栓性浅静脉炎　曲张静脉易引起血栓形成及静脉周围炎，常遗有局部硬结与皮肤粘连，可用抗凝及局部热敷治疗，伴有感染时应用抗生素。炎症消退后，应施行手术治疗。

（2）难治性溃疡　静脉高压导致的皮肤营养性改变包括皮肤萎缩、脱屑、瘙痒、色素沉着、皮肤和皮下组织硬结、湿疹，最后溃疡形成，难以治愈。

（3）曲张静脉破裂出血　大多发生于足靴区及踝部，可以表现为皮下瘀血，皮肤破溃时表现为外出血，因静脉压力高而出血速度快。通过抬高患肢和局部加压包扎，一般能止血，必要时可以缝扎止血，以后再行手术治疗。

【辅助检查】

1. 静脉造影 包括下肢静脉顺行造影和下肢静脉逆行造影，是确诊的可靠依据，可准确了解病变的性质、程度、范围和血流动力学变化，对其程度进行分级。

知识链接

下肢静脉瓣膜功能分级

按照下肢静脉逆行造影，静脉瓣膜功能分为下述5级。

0级：无造影剂向远侧泄露。

Ⅰ级：造影剂逆流不超过大腿近端。

Ⅱ级：造影剂逆流不超过膝关节平面。

Ⅲ级：造影剂逆流超过膝关节平面。

Ⅳ级：造影剂向远侧逆流至小腿深静脉，甚至达踝水平。

2. 下肢活动静脉压测定 可间接地了解瓣膜功能，常作为筛选检查。正常时，站立位活动后足背浅静脉压平均为10～30mmHg，原发性下肢静脉曲张为25～40mmHg。深静脉瓣膜关闭不全时，可达55～85mmHg。

3. 超声检查 可以观察瓣膜关闭活动及有无逆向血流。

4. 浅静脉瓣膜功能试验 由病人配合医师完成，医师通过绑多根止血带观察体表静脉血流情况，判断不同部位的交通静脉瓣膜是否存在功能不全。

【治疗原则】

原发性下肢深静脉瓣膜功能不全的治疗可分为非手术治疗和手术治疗，根据病人病情严重程度选择。非手术治疗包括药物治疗及穿戴弹力袜，凡诊断明确、瓣膜功能不全Ⅱ级以上者，结合临床表现的严重程度，应考虑施行深静脉瓣膜重建术。

1. 非手术治疗

（1）药物治疗 ①可服用抗血管渗出及消肿药物，如七叶皂甙钠、黄酮类药物等。②可以服用阿司匹林，主要用于防治血栓形成，防治并发症。

（2）注射硬化剂 可使静脉发生无菌性炎症，发生纤维性闭塞，可改善浅表曲张的静脉。

2. 手术治疗 诊断明确，瓣膜功能不全Ⅱ级以上者，结合临床表现的严重程度，应考虑施行深静脉瓣膜重建术。主要方法有：①股静脉壁环形缩窄术（戴戒术）；②股浅静脉腔外瓣膜成形术；③股浅静脉腔内瓣膜成形术；④带瓣膜静脉段移植术。

【护理措施】

原发性下肢深静脉瓣膜功能不全病人的护理主要为注意休息，养成良好的生活习惯，避免诱发因素，如长时间站立或坐位、高强度体力活动等，同时注意饮食管理，遵循清淡、低脂饮食。注意监测有无并发症的发生，有病情变化时应及时就医。

1. 一般护理 避免长时间保持站立或坐位、高强度体力活动、慢性咳嗽、习惯性便秘等诱发因素。在医师指导下穿戴循环驱动袜（循序减压弹力袜），并长期坚持。经常做抬高患肢的运动，规律活动小腿足部，以促进静脉回流。注意戒烟、禁酒。

2. 饮食护理 饮食应注意低脂、清淡，多食用高蛋白及利尿食物，避免食用雄性激素含量高的食物，同时严格戒烟，以防止血栓形成。

3. 观察病情 病人在治疗中出现其他症状，如视物模糊、皮肤感觉异常和麻木等，应及时前往对应科室就诊。若出现皮肤破溃时外出血，应立即前往血管外科或急诊外科行止血处理。

4. 术后护理 术后病人注意应早期下床活动，避免久坐久站，避免负重运动，以降低静脉压力和血栓形成的风险。

三、深静脉血栓

深静脉血栓形成（deep venous thrombosis，DVT）是指各种原因导致血液在深静脉腔内不正常凝结，管腔阻塞，导致静脉回流障碍。全身主干静脉均可发病，以左下肢静脉多见。急性期由于血栓脱落所引起的肺梗死，是临床猝死的常见原因之一。若未及时治疗，将造成慢性深静脉功能不全，影响生活和工作，甚至致残。

【病因】

静脉壁损伤、血流缓慢和血液高凝状态是造成深静脉血栓形成的三大主要因素。

1. 静脉损伤 静脉直接损伤，可引起内膜下层及胶原裸露，从而使得多种具有生物活性的物质释放，进而启动内源性凝血系统，形成血栓。

2. 血流缓慢 主要见于久坐不动、久病卧床、手术以及肢体制动的病人。

3. 血液高凝状态 主要见于妊娠、产后或术后、肿瘤、长期服用避孕药等情况，也可由于血小板和凝血因子本身含量增加、抗凝血因子活性降低而引起血栓形成。

【病理】

深静脉血栓以凝固血栓最多见。血栓形成后可向主干静脉的近端和远端滋长蔓延；随后，在纤维蛋白溶解酶的作用下可溶解消散，或血栓与静脉壁粘连，并逐渐纤维机化，最终形成边缘毛糙管径粗细不一的再通静脉。同时，因静脉瓣膜被破坏，造成继发性下肢深静脉瓣膜功能不全。

【临床表现】

深静脉是血液回心的主要通路，一旦血栓形成，会导致形成血栓的静脉远端血液回流不畅，从而引起相应的临床表现，根据血栓形成的部位不同，临床表现也不同。

1. 上肢深静脉血栓形成

（1）腋静脉血栓 主要表现为前臂和手部肿胀、疼痛，手指活动受限。

（2）腋－锁骨下静脉血栓 主要表现为整个患侧上肢肿胀，患侧上臂、肩部、锁骨上和前胸壁等部位浅静脉扩张。上肢下垂时，症状加重。

2. 上、下腔静脉血栓形成

（1）上腔静脉血栓 除上肢深静脉血栓形成临床表现外，还伴有面颈部、眼睑、球结膜肿胀；同时颈部、胸部和肩部浅静脉扩张；头痛、头胀及其他神经系统和原发疾病的症状。

（2）下腔静脉血栓 表现为双下肢深静脉血栓形成的临床表现和躯干部浅静脉扩张。多由于下肢深静脉血栓向上蔓延所致。

3. 下肢深静脉血栓形成 最为常见，根据血栓形成部位的不同，可分为3种类型，即中央型、周围型和混合型。

（1）中央型 即髂－股静脉血栓形成。起病急骤，左侧多于右侧，患肢明显肿胀，患侧髂窝、腹股沟区有疼痛和压痛，浅静脉扩张，全下肢肿胀明显，患肢皮肤温度及体温均升高。

（2）周围型 血栓发生在股静脉或小腿深静脉。由于髂－股静脉通畅，故下肢肿胀往往并不严重。主要表现为小腿剧痛和轻度肿胀，患足不能着地踏平，行走时症状加重。霍曼（Homans）征阳性，即将踝关节过度背屈时，可激发小腿剧痛。

（3）混合型 为全下肢深静脉血栓形成，是临床最常见的类型，可由其他两型发展而来。主要临床表现为全下肢明显肿胀、剧痛，常伴有体温升高和脉速（股白肿）。如病程进一步发展，可出现足背动脉和胫后动脉搏动消失，小腿和足背出现水疱，皮肤温度明显降低并呈青紫色（股青肿），如不及时处理，可发生静脉性坏疽。

【辅助检查】

1. 多普勒超声检查 可以判断下肢深静脉是否有血栓和血栓部位、静脉阻塞是由血管内血栓还是血管外压迫导致。

2. 静脉造影 可直接显示下肢静脉的形态，有无血栓，血栓的位置、范围和侧支循环。

3. 放射性核素检查 若静脉注射的^{125}I纤维蛋白原被新鲜血栓的摄取量超过等量血液摄取量的5倍，即提示早期的血栓形成，可用于高危人群的筛查。

【治疗原则】

急性期以血栓消融为主，中晚期则以减轻下肢静脉淤血为主。

1. 非手术治疗

（1）一般处理 急性期卧床休息、抬高患肢，适当使用利尿药，以减轻肢体肿胀。病情缓解后，可进行轻微活动。下床活动时，穿医用弹力袜或用弹力绷带。

（2）溶栓疗法 适用于病程不超过72小时的病人。常用药物为链激酶、尿激酶等，能激活血浆中的纤溶酶原成为纤溶酶，使血栓中的纤维蛋白裂解，达到溶解血栓的治疗目的。一般用药7~10天。

（3）抗凝血治疗 适用于范围较小的血栓。通过肝素或香豆素抗凝血药物降低机体凝血功能，防止血栓繁衍和再生，以利血栓的再通。通常先用肝素静脉或皮下注射，当达到低凝状态后改用华法林口服，一般服药至少3个月或更长时间。

（4）祛聚治疗 常用药有阿司匹林、右旋糖酐、双嘧达莫和丹参等，能扩充血容量、稀释血液、降低血黏稠度、防治血小板聚集，常作为辅助治疗。

2. 手术治疗 主要是采用Fogarty导管取栓术，取栓术的最佳时机是在发病后3~5天，术后辅以抗凝、祛聚治疗2个月，防止再发。对于病情加重，或已出现股部青肿者，即使病期较长，也可施以手术取栓以挽救肢体。

【护理措施】

（一）非手术治疗护理/术前护理

1. 卧床休息 急性期嘱病人绝对卧床2周，避免床上大幅度活动，禁止热敷、按摩患肢，以防血栓脱落发生肺动脉栓塞。抬高患肢，使其高于心脏平面20~30cm，有利于静脉回流，减轻疼痛与肿胀。

2. 观察病情 密切观察患肢疼痛的时间、部位、程度及动脉搏动、皮肤温度、肢端色泽和感觉运动，定时观察，前后对比，以对病情变化作出较为准确的评估。

3. 饮食护理 宜进食低脂、高纤维素的食物，保持排便通畅，避免腹内压增高影响下肢静脉回流。

4. 缓解疼痛 指导病人采用非药物手段缓解疼痛，必要时遵医嘱给予镇痛药物。

5. 并发症的护理

（1）出血 是抗凝、溶栓、祛聚治疗最严重的并发症。因此，在用药期间应注意观察有无牙龈、消化道或泌尿道出血等征象，并指导病人避免过度用力，防坠床，用软毛牙刷刷牙，避免抠鼻等。一旦发现出血现象和凝血功能异常，应及时联系医师，应遵医嘱采取停药、使用对抗药物、输新鲜血液等处理措施。

（2）肺动脉栓塞 观察病人有无胸痛、呼吸困难、血压下降等肺动脉栓塞的可能，出现异常征象，应立即嘱病人平卧、避免做深呼吸、咳嗽，同时给予高浓度氧气吸入，并报告医师，积极配合抢救。

6. 术前准备 除做好常规准备外，还应注意：①对年老体弱者，应全面了解脏器功能。②了解凝血系统功能状态。③训练卧床大小便。④术前晚灌肠，排空结肠，以防术后过早排便。⑤指导病人戒烟，以防烟碱刺激引起静脉收缩，影响血液循环。

（二）术后护理

1. 观察病情 观察生命体征的变化；观察伤口敷料有无出血、渗血；观察患肢远端皮肤的温度、色泽、感觉和脉搏强度等。

2. 体位与活动 抬高患肢30°，鼓励尽早活动，以免血栓再次形成。恢复期鼓励病人增加活动量，如增加行走距离和锻炼下肢肌肉，以促进下肢深静脉再通和侧支循环的建立。

3. 用药护理 遵医嘱应用抗菌药物预防感染；遵医嘱给予抗凝、祛聚药物预防再次发生血栓。药物治疗期间观察药物的治疗效果和不良反应。

（三）健康教育

1. 休息与活动 长期卧床病人应定时翻身，适当活动下肢，促进静脉回流，预防静脉血栓形成。术后病人如无禁忌也应尽早下床活动。

2. 生活指导 指导病人进食低脂、高纤维素饮食；保持排便通畅，避免腹内压升高，影响下肢静脉血液回流。告诫病人绝对戒烟，防止烟碱刺激引起血管收缩。

3. 自我监测 告知病人出院3~6个月后到门诊复查，告知病人若出现下肢肿胀疼痛、浅静脉曲张和深压痛等情况时及时就诊。

第二节 动脉疾病

一、动脉硬化闭塞症

动脉硬化闭塞症（arteriosclerosis obliterans，ASO）是一种全身性疾病，发生在大、中动脉，涉及腹主动脉及其远侧主干动脉时，引起下肢慢性缺血。多见于50岁以上的中老年男性，发生率有增高趋势。

【病因】

本病与高脂血症、高血压、吸烟、糖尿病、肥胖等密切相关。血管内膜损伤、动脉壁脂质代谢紊乱和动脉分叉处血流动力学改变等可能在本病的形成过程中起到重要作用。

【病理】

早期血管内膜出现粥样硬化斑块或块状隆起，中膜变性或钙化，腔内有继发血栓形成，最终使管腔狭窄，甚至完全闭塞。血栓或斑块脱落，可造成远侧动脉栓塞。根据病变范围可分为3型：主-髂动脉型、主-髂-股动脉型、累及主-髂动脉及其远侧动脉的多节段型，部分病例可伴有腹主动脉瘤。病肢发生缺血性改变，严重时可引起肢端坏死。

【临床表现】

症状的轻重与病程进展、动脉狭窄及侧支代偿的程度有关。病程按Fontaine法分为4期。

Ⅰ期（症状轻微期）：患肢无明显临床症状，或仅有麻木、发凉等自觉症状，行走易疲劳，检查发现患肢皮肤温度较低，色泽较苍白，足背和（或）胫后动脉搏动减弱；患肢已有局限性动脉狭窄病变。

Ⅱ期（间歇性跛行期）：间歇性跛行是动脉硬化性闭塞症特征性症状，行走一段路程后，患肢足部或小腿肌肉痉挛、疼痛及疲乏无力，无法行走，休息片刻后即可缓解，症状反复出现。根据最大间歇性跛行距离分为：Ⅱa＞200m，Ⅱb≤200m。患肢皮温降低、苍白更明显，可伴有皮肤干燥、脱屑、趾（指）甲变形、小腿肌萎缩。足背和（或）胫后动脉搏动消失。下肢动脉狭窄的程度与范围较Ⅰ期严重，肢体依靠侧支代偿而保持存活。

Ⅲ期（静息痛期）：患肢无法得到基本的血液供应，组织缺血或缺血性神经炎，疼痛剧烈且为持续性，夜间更甚，迫使病人屈膝护足而坐，或辗转不安，或借助肢体下垂以求减轻疼痛。除Ⅱ期所有症状加重外，趾（指）腹色泽暗红，可伴有肢体远侧水肿，皮肤菲薄呈蜡纸样。动脉已有广泛、严重的狭窄，侧支循环已不能代偿静息时的血供，组织濒临坏死。

Ⅳ期（溃疡和坏死期）：症状继续加重，患肢除静息痛外，出现趾（指）端发黑、干瘪、坏疽或缺血性溃疡。如果继发感染，干性坏疽转为湿性坏疽，出现发热、烦躁等全身毒血症状。病变动脉完全闭塞，侧支循环所提供的血流，已不能维持组织存活。

【辅助检查】

1. 肢体抬高试验（Buerger试验） 病人平卧，患肢抬高45°（上肢则伸直高举过头顶），3分钟后如出现肢体麻木、疼痛，皮肤呈苍白或蜡黄，则提示肢体动脉供血不足；然后让病人端坐，下肢自然下垂于床边（上肢自然下垂），正常人皮肤颜色可以在10秒内恢复，如果延长到45秒以上，则进一步提示患肢供血不足。

2. 影像学检查 多普勒超声检查能显示管壁厚度、狭窄程度、有无附壁血栓及测定流速，可判断动脉血流强弱或闭塞。X线平片可显示病变段动脉有不规则钙化影，而动脉造影、DSA、MRA与CTA等，能显示动脉狭窄或闭塞的部位、范围、侧支及阻塞远侧动脉主干情况。

3. 其他测定 间歇性跛行的时间与距离，双侧肢体对应部位皮温差异。

【治疗原则】

原则是控制易患因素、合理用药，改善症状。若症状严重影响生活和工作，应考虑手术治疗。

1. 非手术治疗 关键为降低血脂，改善高凝血状态，扩张血管与促进侧支循环。一般治疗包括严格戒烟，控制糖尿病，适量锻炼。药物治疗可使用抗血小板聚集药物、扩张血管药物等。高压氧治疗可提高血氧量，改善组织的缺氧状况。

2. 手术治疗 目的在于通过手术或血管腔内治疗方法，重建动脉通路。临床常见的手术方式有：①经皮腔内血管成形术（percutaneous transluminal angioplasty，PTA）合并支架术，是目前治疗ASO的首选治疗方法；②内膜剥脱术；③旁路转流术；④腰交感神经节切除术；⑤大网膜移植术。

【护理评估】

（一）术前评估

1. 健康史

（1）一般情况 了解病人年龄、性别、职业等情况。

（2）既往史 了解病人有无糖尿病、高血压、高胆固醇血症、心脏病及长期大量吸烟史，有无感染史、外伤史，有无长期在湿冷环境下工作史。

（3）家族史 家族成员中有无相关疾病史。

2. 身体状况

（1）症状与体征 评估患肢皮肤温度、颜色及足背动脉搏动情况；评估疼痛部位、程度、性质、持续时间，是否采取过镇痛措施及镇痛效果；患肢（趾、指）有无坏疽、溃疡与感染。

（2）辅助检查　了解动脉闭塞的部位、范围、性质、程度及侧支循环建立情况。

3. 心理－社会状况　评估病人的心理状况，有无焦虑、抑郁、悲观心理，病人对本病知识了解程度，家庭及社会支持系统等。

（二）术后评估

1. 手术情况　了解麻醉方式、手术方式和范围。

2. 身体状况　评估病人的生命体征，局部伤口有无渗血、渗液等；患肢血液供应情况，评估患肢远端皮肤的温度、色泽和足背动脉搏动情况；伤口有无红、肿、热、痛等感染征象。

3. 心理－社会状况　评估病人有无焦虑、抑郁等，能否配合治疗和护理，能否坚持功能锻炼。

【常见护理问题】

1. 疼痛　与患肢缺血、组织坏死有关。

2. 活动无耐力　与患肢远端供血不足有关。

3. 有皮肤完整性受损的危险　与肢端坏疽、感染有关。

4. 潜在并发症　出血、感染、远端血管栓塞、吻合口假性动脉瘤。

【护理目标】

1. 病人患肢疼痛减轻。
2. 病人活动耐力逐渐增加。
3. 病人患肢皮肤无破损。
4. 病人未发生并发症，或并发症被及时发现和处理。

【护理措施】

（一）非手术治疗护理/术前护理

1. 疼痛护理　①体位：指导病人选择合适的体位，休息或睡觉时取头高脚底位，避免久站、久坐或双膝交叉。②戒烟：消除烟碱对血管的收缩作用。③改善循环：早期轻症病人可遵医嘱应用血管扩张药，如阿司匹林、双嘧达莫等。④高压氧治疗：可提高血氧量和肢体的血氧，解除血管痉挛，促进侧支循环建立，改善肢体血供，缓解疼痛。⑤镇痛：疼痛剧烈的中晚期病人可遵医嘱应用麻醉性镇痛药。

2. 患肢护理　①适当保暖：室内温度应保持在20℃以上，勿使患肢暴露于寒冷的环境中，以免血管收缩；不可使用热水袋、热水泡脚，以免加重组织缺氧。②保持足部清洁：皮肤瘙痒时，避免用手抓痒，可用止痒药膏，以免造成开放性伤口或继发感染。③抗感染：如有皮肤溃疡或坏死，应加强创面换药，并遵医嘱使用抗生素。

3. 功能锻炼　睡眠或休息时取头高足低位，以增加患肢血液供应。鼓励病人每日步行，指导病人进行Buerger运动，促进侧支循环的建立。即嘱病人平卧时，抬高患肢45°以上，维持2～3分钟；然后患肢自然下垂于床旁2～5分钟，同时做足背屈、跖屈和旋转运动；再将患肢放平休息5分钟，以上动作练习5次为1组，每日数次。但是在腿部发生溃疡及坏死，有动脉或静脉血栓形成时，不宜做此运动，以防加重组织缺血缺氧或导致血栓脱落造成栓塞。

4. 饮食护理　采取低热量、低糖、低脂食物为主，多进食新鲜蔬菜、水果等富含纤维素食物，可预防动脉粥样硬化；鼓励病人多饮水，降低血液黏稠度，促进血液循环。

5. 心理护理　由于患肢剧烈疼痛，致使病人辗转不安、彻夜难眠，甚至对治疗失去信心。故应关心体贴病人，给予情感支持，耐心解释病情和治疗方法，通过良好的护患交流，取得病人的信任，使病人树立战胜疾病的信心。

（二）术后护理

1. 体位　病人取平卧位，患侧肢体安置于水平位置，避免关节过屈挤压、扭曲血管。动脉重建术后应卧床制动2周，对自体血管移植者卧床时间可适当缩短。

2. 观察病情

（1）一般状况　密切观察病人生命体征、意识及尿量。

（2）患肢远端血供　密切观察患肢远端皮肤温度、色泽、感觉及脉搏强度，以判断血管通畅程度。若动脉重建术后肢体出现肢端疼痛、苍白、麻木、皮肤温度降低，动脉搏动减弱或消失，及时报告医师并协助处理，必要时做好再次手术的准备。

3. 功能锻炼　鼓励病人早期在床上进行足背伸屈活动，促进血液回流和组织间液重吸收，有利于减轻患肢肿胀，防止下肢深静脉血栓形成。

4. 抗凝血治疗的护理　术后遵医嘱使用抗凝血药，用药期间观察有无出血倾向，如切口渗血、牙龈出血等，定期复查血小板。

5. 并发症的护理

（1）出血　严密观察切口敷料有无渗血，若术后血压急剧下降，警惕吻合口大出血，立即报告医师并做好再次手术准备。

（2）感染　观察切口有无渗液、红、肿、热、痛等感染征象，有无发热，发现异常及时通知医师，遵医嘱合理使用抗生素。

（3）远端血管栓塞　观察肢体远端血供情况，如皮肤温度、颜色，若出现皮温下降、颜色发绀等情况，及时通知医师协助处理。

（4）吻合口假性动脉瘤　表现为局部疼痛，表浅瘤可触及动脉性搏动，动脉造影可显示突出于血管腔外的囊状瘤腔，一经确诊，及时手术治疗。

（三）健康教育

1. 保护患肢　告诫病人绝对戒烟。适当保暖，避免外伤，选择宽松的棉制鞋袜并勤更换，勿穿高跟鞋、紧身裤，避免压迫肢体动脉。

2. 饮食指导　进食低热量、低糖、低胆固醇及低脂食物。预防动脉粥样硬化；多摄取维生素，以维持血管平滑肌的弹性。

3. 体位与活动　告知病人避免长时间维持站位或坐位不变，坐位时避免双膝交叉，以防动、静脉受压，影响下肢血液循环。坚持适当的功能锻炼，指导病人进行 Buerger 运动，促进侧支循环，预防血栓形成。

4. 用药指导　旁路术后病人遵医嘱服用抗血小板聚集或抗凝血、降血脂及降血压等药物，每 1 ~2 周复查凝血功能，出院 3 ~6 个月后门诊复查。

【护理评价】

1. 病人患肢疼痛有无减轻。
2. 病人活动耐力能否逐渐增加。
3. 病人患肢皮肤有无破损。
4. 病人并发症能否得到预防或被及时发现和处理。

二、血栓闭塞性脉管炎

血栓闭塞性脉管炎（thromboangitis obliterans，TAO）又称 Buerger 病，是一种累及血管的炎症性、节段性和反复发作的慢性闭塞性疾病。病变主要累及四肢中、小动静脉，以下肢动静脉多见。好发于北方男性青壮年。

【病因】

病因尚不明确，相关因素可归纳为两方面。①外在因素：主要有吸烟，寒冷与潮湿的生活环境，慢性损伤和感染等。②内在因素：自身免疫功能紊乱，性激素和前列腺素失调、精神紧张、营养不均衡以及遗传因素。上述众多因素中，主动或被动吸烟是导致本病发生和发展的重要环节。

【病理】

病变常起始于四肢中、小动脉，然后累及静脉，由远端向近端发展，病变呈节段性分布，两段之间的血管比较正常。活动期为受累动静脉管壁全层非化脓性炎症，继而血管内膜增厚并有血栓形成，进一步导致管腔被血栓堵塞。后期，炎症消退，血栓机化，新生毛细血管形成。动脉周围有广泛纤维组织形成，常包埋静脉和神经。在血栓闭塞形成的同时，有侧支循环逐渐建立，但不能完全代偿，因而神经、肌肉和骨骼等均出现缺血性改变。静脉受累时的病理改变与动脉基本相同。

【临床表现】

起病隐匿，进展缓慢，呈周期性发作，多次发作后症状逐渐明显和加重。临床根据肢体缺血程度和表现分为 3 期。

1. 局部缺血期　患肢怕冷、皮肤温度降低、苍白或发绀、麻木、针刺等异常感觉。常出现间歇性跛行，休息后可缓解。足背或胫后动脉搏动减弱，可反复出现游走性浅静脉炎。此期由动脉痉挛和狭窄所致。

2. 营养障碍期　患肢上述症状加重，出现持续性静息痛，夜间更明显。患肢皮肤苍白、干冷、肌肉萎缩、汗毛脱落、趾（指）甲生长缓慢或变形发脆。足背或胫后动脉搏动消失。此期血管壁明显增厚，血栓形成，仅靠侧支循环维持肢体的血供。

3. 坏疽期　患肢趾（指）端发黑、干瘪、坏疽脱落，形成经久不愈的溃疡；如继发感染则转变为湿性坏疽，患处红、肿、热、痛，流出恶臭的脓液，并有高热、脉快等全身感染中毒症状。此期动脉完全闭塞，侧支循环不能代偿肢体血供，以致发生坏疽。

【辅助检查】

动脉硬化闭塞症的一般检查和特殊检查均适用于本病。

1. 一般检查　①测定间歇性跛行的时间与距离。②测定皮肤温度：若双侧肢体对应部位皮温相差 2℃ 以上，提示皮肤温度降低侧动脉血流减少。③肢体抬高试验（Buerger 试验）病人平卧，患肢抬高 45°，3 分钟后如出现肢体麻木、疼痛、皮肤呈苍白或蜡黄，则提示肢体动脉供血不足；然后让病人端坐，下肢自然下垂于床边，正常人皮肤颜色可以在 10 秒内恢复，如果延长到 45 秒以上，则进一步提示患肢供血不足。

2. 影像学检查　多普勒超声检查、动脉造影、DSA、MRA 与 CTA 等，能显示动脉狭窄或闭塞的部位、范围以及侧支循环建立的情况。

【治疗原则】

防止病变进展，改善和促进患肢血液循环。

1. 非手术治疗　①严格戒烟，防止受寒、受潮和外伤，但不做局部热疗。②疼痛严重者，可用镇静或镇痛药，慎用易成瘾的药物。③患肢锻炼，可进行 Buerger 运动，促进侧支循环建立。④选用抗血小板聚集及扩张血管药物。⑤高压氧治疗，可提高血氧量，改善组织的缺氧状况。

2. 手术治疗　目的是重建动脉通路，增加患肢血供和改善缺血引起的后果。包括旁路转流术、腰交感神经节切除术、大网膜移植术、动静脉转流术、腔内血管成形术、截肢术等。

【护理措施】

（一）非手术治疗护理/术前护理

1. 休息与控制疼痛　①病室保持安静、舒适，空气新鲜。②安置合适的体位，平卧时取头高足低位，促进血液灌流至下肢；避免久坐或久站，以免影响血循环。③避免双膝交叉过久，防止腘动、静脉受压，阻碍血流。④对疼痛较轻的早期病人，遵医嘱给予血管扩张剂、中医中药治疗等，以解除血管痉挛，促进侧支循环建立，改善肢体血供，缓解疼痛。⑤对疼痛剧烈的中晚期病人，遵医嘱给予麻醉性镇痛剂，必要时可用镇痛泵镇痛。

2. 保持组织的完整性 ①保暖：避免肢体暴露于寒冷潮湿的环境中，以免血管收缩，加重患肢缺血，但应避免用热水袋、电热毯或热水取暖。②保持足（手）部清洁、干燥：每日用温水泡脚（手），测试水温时要用健侧肢体，勿用患肢测试，以免烫伤。③保护皮肤：皮肤瘙痒时，遵医嘱涂止痒药膏，告知病人勿搔抓，以免引起感染。④皮肤破溃或坏死时，要加强换药，遵医嘱应用抗生素以抗感染。

3. 指导运动 鼓励病人每天步行，以疼痛的出现作为活动量的指标。教会病人做Buerger运动，每日数次，促进侧支循环的建立。

4. 心理护理 由于患肢持续性疼痛、组织坏死等，常使病人异常痛苦，夜不能眠，极度焦虑，应多与病人沟通，耐心倾听其感受，体贴病人，提供尽可能的帮助和支持，减轻其焦虑，使之能以平静的心态配合治疗和护理。

5. 术前准备 常规做好术前准备。对需要植皮者做好供皮区皮肤准备：溃疡创面术日晨进行最后一次换药，换药后用无菌巾单包裹，以防污染手术视野；遵医嘱给予抗菌药物，预防感染。

（二）术后护理

1. 体位与活动 安置病人平卧，静脉手术后抬高患肢30°，以利血液回流，制动1周；动脉重建术后患肢平置，制动2周。卧床期间应进行踝关节跖屈、背伸运动，以促进小腿静脉回流。

2. 观察病情 密切观察生命体征；注意有无切口渗血或血肿；观察患肢的皮肤温度和色泽、感觉、肿胀、运动、动脉搏动等，以判断术后血管的通畅程度。若发现异常及时联系医师并配合处理。

3. 防治感染 保持切口敷料清洁、干燥，密切观察体温变化，若发现切口红、肿、疼痛伴体温升高，应联系医师，遵医嘱给予抗菌药物。

（三）健康教育

告知病人主动和被动吸烟在本病发生发展中的作用，劝诫吸烟的病人严格戒烟，少饮酒；保护患肢，注意保暖，勿赤足行走，避免外伤；选择棉质或羊毛袜及大小合适的平底鞋，每日更换袜子，预防真菌感染；坚持功能锻炼，促进侧支循环的建立。

第三节　周围血管损伤

周围血管损伤（peripheral vascular trauma）常见于战争、交通意外、生产事故以及各种暴力行为。以四肢血管损伤最为多见，其次为颈部、骨盆、胸腹部等。严重的血管损伤，可能导致永久性功能障碍或肢体缺失，甚至死亡等严重后果。因此，及时发现并正确处理血管损伤是治疗的关键。

【病因】

1. 直接损伤 包括：①锐性损伤，如刺伤、刀伤、枪弹伤，以及手术、血管腔内操作等医源性损伤。②钝性损伤，如挫伤、挤压伤、外来压迫（止血、绷带、石膏固定等）、骨折断端与关节脱位等，多数为闭合性损伤。

2. 间接损伤 包括：①创伤引起的动脉强烈持续痉挛；②快速活动中突然减速造成的血管震荡伤；③过度伸展动作引起的血管撕裂伤。

【病理】

主要病理改变有：①血管壁损伤，可表现为外膜损伤、血管壁血肿、内膜撕裂，可因继发血栓形成导致管腔阻塞，血管连续性未中断。②血管连续性中断，血管部分或完全断裂，甚至一段血管缺损。③由热力造成的血管损伤，多见于枪弹伤，除了直接引起血管破裂外，同时引起血管壁广泛烧灼伤；④继发性病理改变，如血管损伤部位周围血肿、损伤性动静脉瘘、假性动脉瘤等。

【临床表现】

创伤部位伤口大量出血，肢体明显肿胀、疼痛。动脉损伤呈搏动性出血，鲜红色，血肿进行性扩大，动脉搏动消失伴有肢体远端缺血征象。静脉损伤自伤口深部持续涌出暗红色血液，局部出现缓慢增大的非搏动性血肿。

【辅助检查】

1. 多普勒超声检查 在创伤远侧部位行超声多普勒，若出现单相低抛物线波形，提示近端动脉阻塞。如果动脉压低于10～20mmHg，应做动脉造影检查。

2. 动脉造影检查 是诊断四肢动脉损伤的金标准，可明确血管损伤的部位和范围，为手术方式的选择提供依据。

【治疗原则】

首先处理危及生命的合并性损伤。

1. 急救止血 常用的止血方法有：①伤口覆盖纱布后加压包扎止血。②伤口近端用止血带压迫止血，必须记录时间。③损伤血管暴露于创口时，可用血管钳或无损伤血管钳钳夹止血。

2. 防治休克和感染 立即建立静脉通路，输血、输液扩充血容量，防治休克；遵医嘱给予足量有效的抗生素预防感染。

3. 手术治疗

（1）止血清创　用无损伤血管钳钳夹，或经血管断端插入 Fogarty 导管并充盈球囊阻断血流。修剪无活力的血管壁，清除血管腔内的血栓、组织碎片及异物。

（2）处理损伤血管　主干动、静脉损伤在病情和技术条件允许时，应积极争取修复。常用方法有侧壁缝合术、补片成形术、端-端吻合术、血管移植术。对于非主干动、静脉损伤，或病人不能耐受血管重建术等情况，可结扎损伤的血管。

【护理措施】

（一）急救与术前护理

1. 安全转移　迅速排除造成继续损伤的原因，让病人安全快速地脱离危险环境。

2. 评估伤情　根据病人的受伤史、受伤部位和生命体征变化，进行初步检查，快速评估伤情；及时发现危及生命的创伤，并给予积极抢救，如保持病人呼吸道通畅，给予吸氧，急救止血，积极抢救休克；对有骨折或疑有骨折的病人应妥善固定患肢。

3. 建立静脉通路　迅速建立静脉通路，遵医嘱尽快输血、输液，使用血管活性药物时注意观察不良反应。

4. 观察病情　密切观察病人意识、生命体征、瞳孔、肢端皮肤颜色及温度、尿量变化；病情危重者，给予中心静脉压监测，以调整液体入量，维持循环稳定。

5. 术前准备　及时做好术前准备，备血，需植皮者做好植皮区的皮肤准备。

（二）术后护理

1. 体位　患肢保暖、制动，动脉血管术后患肢平置或低于心脏水平；静脉血管术后患肢抬高高于心脏水平 20～30cm。

2. 观察病情　①肢体血供：术后 24 小时内需密切观察患肢的血液循环，每小时记录一次，包括远端肢体的动脉搏动、皮肤颜色及温度、皮肤感觉以及毛细血管充盈时间；②用药观察：遵医嘱采取抗凝血治疗，预防血栓形成，注意观察有无出血、渗血等现象，发现异常及时通知医师。

3. 并发症的护理

（1）筋膜间隔综合征　四肢血管损伤病人，如术后出现肢体明显肿胀、剧痛、颜色苍白，感觉、运动障碍及无法解释的发热和心率加快，应警惕筋膜间隔综合征的发生，立即通知医师并做好深筋膜切开减压的准备。

（2）感染　注意观察切口敷料有无渗血、渗液，敷料被浸湿应及时更换，保持皮肤清洁、干燥。遵医嘱应用抗生素预防感染。一旦发现切口有红、肿、疼痛等感染征象时，及时通知医师并协助处理。

（三）健康教育

避免外伤，注意安全生产，加强劳动保护，尽量避免外伤和末梢组织受压。术后坚持适当的肢体功能锻炼，促进侧支循环建立，增加末梢组织灌注。出院 1～2 个月后门诊行彩色多普勒超声波检查，了解血管畅通情况，如有不适，及时就医。

（周　燕）

目标检测

答案解析

一、简答题

1. 如何预防下肢静脉曲张？

2. 简述血栓闭塞性脉管炎病人进行 Buerger 运动的方法和注意事项。

二、病例分析题

张先生，50 岁，脑部肿瘤切除术后 1 周，右下肢出现明显肿胀、剧痛、苍白和压痛，活动时疼痛加重，1 天前右下肢有静脉输液。体检：体温 38.6℃、脉搏 104 次/分钟，足背动脉搏动减弱。临床诊断：下肢深静脉血栓形成。

请思考：

（1）此病人术后出现下肢深静脉血栓可能的原因有哪些？

（2）目前病人主要的护理诊断有哪些？

（3）外科手术后如何预防下肢深静脉血栓形成？

书网融合……

本章小结

题库

第三十五章　泌尿、男性生殖系统外科疾病的常见症状和常用检查

PPT

学习目标

知识目标：

1. 掌握　泌尿、男性生殖系统疾病的常见症状、实验室检查、影像学检查、器械检查的护理措施。

2. 熟悉　泌尿、男性生殖系统疾病的常用检查方法与注意事项。

3. 了解　泌尿、男性生殖系统疾病的实验室检查、影像学检查、器械检查的项目及常用影像学检查、器械检查的方法。

技能目标：

能运用相关知识指导泌尿、男性生殖系统疾病病人检查的配合并实施护理。

素质目标：

具备良好的人文关怀及共情能力，尊重病人隐私。

泌尿男性生殖系统疾病，因其解剖和生理特点，常表现出一些特有的症状，如排尿异常、尿液改变、尿道分泌物异常、疼痛和肿块。随着科学技术的进步，临床上应用了很多现代的检查和诊断方法，熟悉、了解这些常见症状和检查方法，掌握相关的护理措施，是做好泌尿外科病人护理的基本要求。

案例引导

案例　赵先生，56 岁。因间歇性全程肉眼血尿 1 个月就诊。病人 1 个月前无明显诱因出现肉眼血尿，时有时无，无尿痛、尿急、排尿困难等症状。无外伤病史。病人感觉紧张害怕。

讨论：

1. 为明确血尿来源，首选哪项影像学检查？

2. 如需行膀胱尿道镜检查，检查前应做哪些准备？检查后如何护理？

第一节　泌尿、男性生殖系统的常见症状

一、排尿异常

1. 尿频（frequency micturition）　指排尿次数增多而每次尿量减少。正常成人一般白天排尿 4~6 次，夜间 0~1 次，每次尿量 200~300ml。尿频是指 24 小时 >8 次，夜尿 >2 次，每次尿量 <200ml，伴有排尿不尽感。尿频的病人感到有尿意的次数明显增加，严重时几分钟排尿一次，每次尿量仅几毫升。引起尿频的原因有泌尿或生殖道炎症、膀胱结石或肿瘤、前列腺增生等。某些生理性因素，如多饮水、服用利尿食品时排尿次数增加但尿量不减少甚至增多；某些内科疾病，如糖尿病、尿崩症或肾浓缩功能障碍等，可引起排尿次数增加，但每次尿量并不减少，甚至增多；精神因素有时亦可引起尿频。夜间尿频称为夜尿，常见于前列腺增生症。

2. 尿急（urgent micturition）　指有尿意即迫不及待地要排尿且难以自制，但尿量很少，常与尿频同时存在。多见于下尿路急性炎症或膀胱容量显著缩小、顺应性降低者，也可见于无尿路病变的焦虑或精神紧张者。

3. 尿痛（odynuria）　在排尿过程中或排尿后感到疼痛，多呈烧灼样痛，也可呈刀割样痛。可发生在排尿初、排尿中、排尿末或排尿后，与膀胱炎、尿道炎症、泌尿系结核、膀胱结石、尿道结石或前列腺炎有关。

尿频、尿急、尿痛常同时存在，三者合称为膀胱刺激征（urinary irritative symptoms）。

4. 排尿困难（dysuria）　尿液不能通畅地排出。表现为排尿延迟、费力，尿线无力、分叉、变细，排尿不尽感、尿后滴沥、射程变短等。多由膀胱以下尿路梗阻引起。

5. 尿流中断（interruption of urinary stream）　不自主地出现排尿过程中突然中断，体位变动后又可以继续排尿。多见于膀胱结石，也可见于良性前列腺增生。

6. 尿潴留（urinary retention）　是指尿液滞留在膀胱内不能自行排出，分为急性与慢性两类。急性尿潴留常由于膀胱出口以下严重梗阻或腹部、会阴部手术后不敢用

力排尿引起；表现为不能排尿，尿液滞留于膀胱内。慢性尿潴留常由于膀胱颈以下尿路不完全性梗阻或神经源性膀胱所致，表现为膀胱充盈、排尿困难，严重时出现充盈性尿失禁。

7. 尿失禁（urinary incontinence）　尿液不能控制而自行流出。分为以下四种类型。

（1）真性尿失禁（real urinary incontinence）　又称完全性尿失禁，尿液持续从膀胱流出，膀胱失去控尿能力，一直处于空虚状态。常见于因外伤、手术引起的膀胱颈和尿道括约肌受损、先天性或获得性神经源性疾病。

（2）充溢性尿失禁（overflow urinary incontinence）　又称假性尿失禁，指膀胱功能完全失代偿，膀胱过度充盈、压力增高，尿液不断溢出。见于前列腺增生等各种原因所致的慢性尿潴留。

（3）急迫性尿失禁　严重尿频、尿急时不能控制尿液排放。多继发于膀胱炎、神经源性膀胱以及重度膀胱出口梗阻。

（4）压力性尿失禁　当腹内压增加时，如咳嗽、打喷嚏、大笑、屏气等，尿液不随意地流出。多见于经产妇，由于多次分娩或产伤导致膀胱支持组织和盆底肌松弛所致。

8. 漏尿（leakage of urine）　也称尿瘘，指尿液不经尿道口而由泌尿道瘘口流出，如输尿管阴道瘘、膀胱阴道瘘、尿道阴道瘘、膀胱直肠瘘、尿道直肠瘘、脐尿道瘘、先天性输尿管异位开口及膀胱外翻等。

9. 遗尿（enuresis）　除自主排尿外，睡眠中无意识地排尿。新生儿及婴幼儿为生理性；3 岁以后除功能性原因外，可因神经源性膀胱、感染、后尿道瓣膜等病理性因素引起。

二、尿液异常

1. 尿量　正常人 24 小时尿量 1000 ~ 2000ml，每日尿量 $<$400ml 或每小时尿量 $<$17ml 为少尿，每日尿量 $<$100ml 为无尿。少尿或无尿是由于肾排出量减少引起，可以是肾前性、肾性或肾后性。应排除输尿管、尿道梗阻及尿潴留等情况。多尿是指尿量可达 2500ml/24h，明显者可达到 3000 ~ 5000ml/24h，是肾浓缩功能减退和溶质性利尿引起。

2. 血尿（hematuria）　尿液中含有血液。根据血液含量的多少，可以分为镜下血尿和肉眼血尿。

（1）镜下血尿（microscopic hematuria）　通过显微镜见到尿中有血细胞者为镜下血尿。正常人尿液每高倍镜视野可见 0 ~ 2 个红细胞。通常认为，新鲜尿离心后，每高倍镜视野红细胞数超过 3 个有病理意义。常为泌尿系慢性感染、结石、肿瘤或慢性肾炎所致。

（2）肉眼血尿（gross hematuria）　指肉眼能见到尿中有血色和血块。一般 1000ml 尿中含 1ml 血液即呈肉眼血尿。

根据出血部位及血尿出现的阶段不同，血尿又可分为：①初始血尿（initial hematuria），排尿开始时有血尿，而后为正常尿液，提示出血部位在膀胱颈部或尿道。②终末血尿（terminal hematuria），排尿到终末才有血尿，提示出血部位在膀胱颈部、三角区或后尿道；③全程血尿（total hematuria），排尿的全过程都是血尿，提示出血部位在膀胱或其以上部位。

3. 脓尿（pyuria）　指离心尿每高倍镜视野白细胞数量超过 5 个，提示泌尿系统感染。严重时整个视野可充满白细胞，肉眼可见尿液浑浊。脓尿和血尿同时存在，称为脓血尿。

4. 乳糜尿（chyluria）　指尿液中含有乳糜或淋巴液，尿液呈乳白色，其中含有脂肪和蛋白质等，有时含有血液，尿液呈红褐色，为乳糜血尿，常见于丝虫病。

5. 晶体尿（crystalluria）　指尿液中盐类呈过饱和状态，其中含有机物或无机物沉淀、结晶，排出时尿液澄清，静置后有白色沉淀物。

三、尿道分泌物

尿道分泌物根据病因不同而表现为不同的性状。大量黄色、黏稠、脓性分泌物多系急性淋菌性尿道炎引起。少量无色或白色稀薄分泌物多系支原体、衣原体所致非淋菌性尿道炎。血性分泌物提示尿道肿瘤可能。慢性前列腺炎病人常在清晨排尿前或大便后尿道口有少量白色、黏稠分泌物。留置导尿病人由于尿管刺激可使尿道腺分泌增加，表现为尿道外口或尿管周围有少量黏稠分泌物。

四、疼痛

疼痛为常见的重要症状，常因泌尿系统梗阻或感染所致。泌尿、男性生殖系统实质性器官炎症使器官肿胀、包膜受牵张而引起疼痛，疼痛常位于该器官所在部位；空腔脏器梗阻造成的平滑肌痉挛或肿瘤侵犯邻近神经，疼痛常放射至其他相应部位。

1. 肾和输尿管痛　肾脏病变引起的局部疼痛常位于肋脊角、腰部和上腹部，疼痛可沿输尿管放射至下腹、膀胱区、外阴或大腿内侧。一般为持续性钝痛，亦可为锐痛。肾盂输尿管连接处或输尿管急性完全性梗阻、输尿管扩张时可引起肾绞痛（renal colic），特点是疼痛剧烈难忍、辗转反侧、大汗，伴恶性、呕吐；呈阵发性，持续几分钟至几十分钟，间歇期可无任何症状。

2. 膀胱痛　急性尿潴留引起的膀胱痛位于耻骨上区域，由于膀胱过度扩张所致。慢性尿潴留可无疼痛或仅略感不适。膀胱感染、膀胱结石或肿瘤引起的疼痛，常与排尿相关。当膀胱颈或三角区受刺激时，疼痛常放射至阴茎头部，而女性可放射至整个尿道。

3. 前列腺痛 常见于前列腺炎，可引起会阴、直肠、腰骶部疼痛，有时可引起耻骨上区、腹股沟区及睾丸牵涉痛。

4. 阴囊痛 可因睾丸及附睾病变引起，附睾炎最多见。睾丸扭转和急性附睾炎时，可引起阴囊剧烈疼痛；肾绞痛或前列腺炎症可放射至睾丸，引起疼痛；鞘膜积液、精索静脉曲张或睾丸肿瘤，常致阴囊坠胀、不适，但多数疼痛不严重。

五、男性性功能障碍症状

男性性功能障碍的症状有性欲异常、勃起功能障碍、射精功能障碍（早泄、不射精和逆行射精）等，可因精神心理因素、血管病变、神经病变、内分泌疾病、药物等引起。

第二节 泌尿、男性生殖系统的常用检查及护理

一、实验室检查

（一）尿液检查

尿液检查应收集清晨第一次清洁中段尿，并盛在清洁容器内，及时送检，以免久置后细菌生长导致尿液变性。男性包皮过长者，收集尿液前，必须翻起包皮，清洁龟头。女性月经期不宜收集尿液送检。女性可采用导尿的尿标本，新生儿及婴幼儿尿液收集可采用无菌塑料袋。由耻骨上膀胱穿刺收集的尿标本是无污染的膀胱尿标本。

1. 尿常规 是诊断泌尿系统疾病最基本的项目，包括尿液的物理检查、化学定性和显微镜检查。正常尿液淡黄、透明，呈弱酸性、中性或碱性，尿糖阴性，含极微量蛋白。大量蔬菜饮食或感染时尿液 pH 升高，而大量蛋白尿饮食时尿液 pH 降低。

2. 尿沉渣 新鲜尿离心沉渣检查，每高倍镜视野红细胞数<3 个为镜下血尿，白细胞>5 个为脓尿，同时还可检查有无细菌、管型、晶体等。

3. 尿三杯试验 用于初步判断镜下血尿或脓尿的来源和病变部位。取最初 5～10ml 为第一杯，排尿最后的 5～10ml 为第三杯，中间部分为第二杯。第一杯尿液异常，提示病变在尿道；第三杯尿液异常，提示病变在后尿道、膀胱颈部或膀胱三角区；三杯尿液均异常，提示病变在膀胱或以上部位。

4. 尿脱落细胞学检查 用作肿瘤的筛选手段或肿瘤术后的随访，膀胱原位癌的阳性率高。取新鲜尿沉渣涂片检查，冲洗后收集尿液可提高检出率。

5. 尿病原微生物检查 用于泌尿系感染的诊断和临床用药指导。革兰染色尿沉渣涂片检查可初步判断细菌种类。尿沉渣经抗酸染色做涂片检查或结核菌培养有助于诊断泌尿系结核。清洁中段尿培养，若菌落数 $>10^5$/ml，提示尿路感染；有尿路感染症状的病人，致病菌落数 $>10^2$/ml 就有意义。

6. 膀胱肿瘤抗原（bladder tumor antigen，BTA） 通过定性或定量方法，测定尿中有无肿瘤相关抗原，有 BTA、BTA Stat、BTA Trak 3 种方法，前两种属定性方法，且 BTA Stat 方法明显优于 BTA 方法；后一种是定量方法。定性方法简单，准确率 70% 左右，阳性反应提示上皮肿瘤存在，可用于筛选或随访。但应避免在严重血尿时留取尿标本。

（二）肾功能检查

1. 尿比重 反映肾浓缩功能和排泄废物的功能，是判断肾功能的最简便的方法，但不够精确、可靠。正常尿比重为 1.010～1.030，清晨时达到最高。肾功能受损时，肾浓缩功能进行性减弱，尿比重降低。肾浓缩功能严重受损时尿比重固定或接近 1.010。尿中多种物质如葡萄糖、蛋白质等大分子物质均可使尿比重增加。尿渗透压较尿比重能更好地反映肾功能。

2. 血肌酐和尿素氮测定 用于判断肾功能。二者均为蛋白质代谢产物，主要经肾小球滤过排出。当肾实质受损时，体内蛋白质产物潴留，血肌酐和尿素氮增高，其增高的程度与肾损害程度成正比，故可判断病情和预后。血尿素氮不如血肌酐精确，因其受分解代谢、饮食和消化道出血等多种因素影响。

3. 内生肌酐清除率 指在单位时间内肾将若干毫升血浆中的内生肌酐全部清除出体外的比率。因方法简便，临床比较常用。测定公式为：内生肌酐清除率＝尿肌酐浓度÷血肌酐浓度×每分钟尿量，正常值为 90～110ml/min。

4. 酚磺酞排泄试验 因 94% 的酚磺酞由肾小管排泄，在特定时间内，尿中酚磺酞的排出量可反映肾小管的排泄功能。

（三）血清前列腺特异性抗原

前列腺特异性抗原（prostate specific antigen，PSA）是由前列腺腺泡和导管上皮细胞分泌的一种含有 237 个氨基酸的单链糖蛋白，具有前列腺组织特异性。可用于前列腺癌的筛选、早期诊断、分期、疗效评价和随访观察，是目前检查前列腺癌的重要手段。血清 PSA 正常值为 0～4ng/ml，如大于 10ng/ml 应高度怀疑前列腺癌的可能。

（四）前列腺液检查

正常前列腺液呈乳白色，较稀薄。涂片镜检可见多量卵磷脂小体，白细胞≤10 个/HP。标本留取：可经直肠指检前列腺按摩，再收集由尿道口滴出的前列腺液进行涂片。对急性前列腺炎、前列腺结核病人不宜按摩，以免引起炎症或结核播散。

（五）精液分析

精液分析是评价男性生育力的重要依据。检查前应禁欲至少 3 天，但不超过 7 天，两次采样间隔应大于 7 天，采集后 1 小时内送检，送检途中要保温。

（六）流式细胞仪检查

流式细胞仪（flow cytometry，FCM）用于泌尿、男性生殖系统肿瘤的早期诊断、预后判断、肾移植急性排斥反应及男性生育能力的判断等。利用流式细胞仪可定量分析尿、血、精液、肿瘤组织等标本，能快速精确地分析细胞大小、形态、DNA 含量、细胞表面标志、细胞内抗原和酶活性等。

二、器械检查

（一）常用器械检查

1. 导尿（catheterization）　是泌尿外科常用的诊疗技术。目前常用带有气囊的 Foley 导尿管，规格以法制（F）为计量单位，如 21F 表示其周径为 21mm，直径约为 7mm。成人导尿一般选 16F 导尿管。导尿主要用于：①收集尿液培养的标本。②诊断性检查，测定膀胱容量、压力、残余尿（residual urine）。注入造影剂，检查有无膀胱损伤，探测尿道有无狭窄或梗阻。③解除尿潴留，持续引流尿液，膀胱内药物灌注等。急性尿道炎禁忌导尿检查。

2. 尿道探条探查　检查一般选用 18F～20F 尿道探条（urethral sounds）。操作时动作轻柔，切忌暴力推进，以防后尿道破裂。有时还需要使用线形探条和跟随器引导经尿道进入膀胱。避免反复多次扩张，2 次尿道扩张的间隔时间不少于 3 天。主要用于：①探查尿道狭窄部位及程度。②探查尿道有无结石和扩张尿道。急性尿道炎时禁忌尿道探查。

3. 膀胱尿道镜（cystourethroscopy）　是泌尿外科重要的检查方法。在表面麻醉或骶管麻醉下进行，经尿道将膀胱镜插入膀胱内。适用于：①直接窥查尿道及膀胱内病变。②取活体组织做病理检查。③早期肿瘤电灼、电切，膀胱碎石、取石，钳取异物。④输尿管插管，收集双侧肾盂尿液送检或行逆行肾盂造影，亦可放置输尿管支架管做内引流或进行输尿管套石术。尿道狭窄、急性膀胱炎、膀胱容量＜50ml 时，禁忌此检查。

4. 输尿管镜（ureteroscopy）和肾镜（nephroscopy）

输尿管镜有硬性、软性两种类型，一般经尿道、膀胱置入输尿管及肾盂。肾镜通过经皮肾造瘘进入肾盂、肾盏。适用于：①直接窥查输尿管、肾盂内有无病变，明确输尿管、肾盂内充盈缺损病灶的性质；②诊断上尿路梗阻、输尿管喷血的原因；③取活体组织做病理学检查；④直视下取石、碎石，切除或电灼肿瘤。有全身出血性疾病、严重的心肺功能不全、前列腺增生等导致尿道狭窄、尚未控制的尿路感染者，禁忌此检查。

5. 尿流动力学（urodynamics）测定　根据流体力学和电生理学的基本原理和方法，测定尿路输送、储存、排出尿液的功能，为分析排尿障碍原因、选择治疗方式及评定疗效提供客观依据。测定方法：①上尿路动力学检查：通过电视录像或肾盂内压力测定，了解上尿路输送尿液功能，协助诊断上尿路扩张和梗阻。②下尿路动力学检查：可单项或同步联合测定尿流率、膀胱压力容积、压力/流率、漏尿点压力、尿道压力和肌电图，亦可与影像学同步检查，全面了解下尿路功能。

6. 前列腺细针穿刺活检（needle biopsy of the prostate）　是诊断前列腺癌最有效的检查，适用于直肠指诊发现前列腺结节或 PSA 异常者。有经直肠或会阴部穿刺活检两种途径。

（二）器械检查病人的护理

1. 心理护理　器械检查属有创性检查，术前做好解释工作，使病人正确认识检查的必要性，消除病人的顾虑和恐惧，使其主动配合检查。

2. 预防感染　侵入性检查有把细菌带入体内引起感染的可能，因此，检查前应清洗病人会阴部，操作过程中应严格遵守无菌原则，必要时遵医嘱预防性应用抗生素。

3. 膀胱准备　根据检查目的，嘱病人排空膀胱或憋尿。

4. 鼓励饮水　单纯尿流率检查时，鼓励病人检查前多饮水，充盈膀胱。内镜检查和尿道检查后，病人大多有肉眼血尿，鼓励病人多饮水，增加尿量，起到冲洗尿道作用，2～3 天后可自愈。

5. 并发症的护理　观察生命体征，发生严重的损伤、出血、尿道热者，应留院观察、输液及应用抗生素，必要时留置导尿或膀胱造瘘。

三、影像学检查

（一）超声检查

超声检查方便、无创伤，广泛应用于泌尿外科疾病的筛选、诊断、随访及介入治疗。临床上用于：①肾脏肿块性质的确定，肾脏结石和肾积水的诊断；②残余尿测定及前列腺体积测量等；③检查阴囊肿块以判断肿块是囊性还是实质性；④明确睾丸和附睾的位置关系。腔内超声探头在膀胱或直肠内做360°旋转，有助于膀胱和前列腺疾病的诊断及肿瘤分期。

（二）X线检查

1. 尿路平片（kidney－ureter－bladder，KUB） 是泌尿系统常用的初查方法。常规的泌尿系统平片应包括两侧肾脏、输尿管、膀胱及后尿道。能显示肾轮廓、大小、位置、腰大肌阴影，还可显示不透光阴影及骨骼系统改变如脊柱侧弯、脊柱裂、肿瘤骨转移等。腰大肌阴影消失，提示腹膜后炎症或肾周围感染。侧位片有助于确定不透光阴影（如结石）的位置。摄片前应做好充分的肠道准备，清除肠道内的气体和粪便，以免肠内积气或粪块影响显影。

2. 排泄性尿路造影（excretory urography） 又称静脉尿路造影（intravenous urography，IVU），静脉注射有机碘造影剂，分别于注射后5分钟、10分钟、30分钟、45分钟摄片，可观察尿路形态，有无扩张、外形不规则、推移、压迫和充盈缺损等，同时可了解双侧肾排泄功能。肾功能良好者在注射造影剂后5分钟即显影，10分钟后显示双侧肾、输尿管和部分充盈的膀胱。严重肝、肾、心血管疾病，妊娠、甲状腺功能亢进症及造影剂过敏者禁用。护理：①肠道准备，造影前日口服轻泻剂排空肠道，以免粪块或肠内积气影响显影效果。②禁食、禁水6～12小时，使尿液浓缩，增加尿路造影剂浓度，使显影更加清晰。③造影前应做碘过敏试验，对离子型造影剂过敏者，可用非离子型造影剂。

3. 逆行肾盂造影（retrograde pyelograthy） 经尿道、膀胱行输尿管插管，再经插管注入12.5%碘化钠或15%有机碘，能清晰显示肾盂、输尿管形态，亦可注入气体作阴性对照，有助于判断透光结石。适用于禁忌做排泄性尿路造影或显影不清晰者，以及体外冲击波碎石术（ESWL）术中输尿管结石的定位和碎石。禁忌证为急性尿路感染及尿道狭窄。护理：造影前行肠道准备，检查中严格无菌操作，动作轻柔，避免损伤；检查后多饮水，预防性应用抗生素。若疼痛及血尿严重应及时就诊。

4. 膀胱造影（cystography） 经导尿管向膀胱内注入10%～15%有机碘造影剂150～200ml，能显示膀胱形态及其病变，如损伤、畸形、瘘管、神经源性膀胱及膀胱肿瘤等。排泄性膀胱尿道造影可显示膀胱输尿管回流及尿道病变。严重尿道狭窄不能留置导尿管者，可采用经耻骨上膀胱穿刺注射造影剂的方法，进行排泄性膀胱尿道造影，以判断狭窄程度和长度。

5. 血管造影（angiography） 方法有直接穿刺、经皮动脉穿刺、选择性肾动脉造影、静脉造影及数字减影血管造影（DSA）等方法。适用于肾血管疾病、肾损伤、肾实质肿瘤等，亦可对晚期肾肿瘤进行栓塞治疗。DSA能清晰显示血管，包括肾实质内直径小于1mm的血管，可发现肾实质内小动脉瘤及动静脉畸形等血管异常，并即刻进行栓塞治疗。妊娠、肾功能不全及有出血倾向者禁行此检查。护理：①造影前做碘过敏试验。②造影后加压包扎穿刺点局部，并平卧24小时。③造影后注意观察足背动脉搏动、皮肤温度及颜色、感觉和运动情况。④造影后鼓励病人多饮水，必要时静脉输液500～1000ml以促进造影剂排泄。

6. 淋巴造影 经足背或阴茎淋巴管注入碘苯酯，显示腹股沟、盆腔、腹膜后淋巴管和淋巴结，可以为泌尿、男性生殖系统恶性肿瘤（如膀胱癌、阴茎癌、睾丸肿瘤、前列腺癌）的淋巴结转移和淋巴管梗阻的诊断提供依据，也可了解乳糜尿病人的淋巴通路。

（三）CT扫描

CT有平扫和增强扫描两种方法，其分辨不同密度组织的能力较普通X射线大为提高。通过CT平扫或对比增强扫描，可确定肾损伤范围和程度，鉴别肾实质性和囊性疾病，对肾上腺、肾、膀胱、前列腺等部位肿瘤的诊断与分期提供可靠依据，也可显示腹部和盆腔转移的淋巴结。

（四）MRI检查

MRI能显示被检查器官的功能和结构，以及脏器的血流灌注信息，能提供较CT更为可靠的依据，用于泌尿、男性生殖系统肿瘤的诊断和分期、区别囊性和实质性改变、肾上腺肿瘤的诊断等。MRI不需造影剂，无X射线辐射。体内有起搏器或金属植入物的病人不能做MRI检查。磁共振血管成像（MRA）能较好地显示肾动脉，适用于了解肾动脉瘤、肾动脉狭窄、肾静脉血栓形成、肾癌分期、血管受损及肾移植术后血管情况等。

知识链接

磁共振尿路成像

磁共振尿路成像（MRU）是一种磁共振水成像技术。它不依赖于肾功能，无需造影剂和插管而显示肾盏、肾盂、输尿管的形态和结构，是了解上尿路梗阻的无创检查。由于人体内静态液（如尿液）具有较长的T_2弛豫时间，可采用加重的T_2加权像使水呈高信号，软组织呈低信号，经相关处理后可以显示含尿液的尿路结构，其图像如同静脉尿路造影。适用于尿路造影失败或显影欠佳的病例。

（五）放射性核素检查

放射性核素显影（radionuclide imaging）是通过体内器

官对放射性示踪剂的吸收、分泌和排泄过程而显示其形态和功能；特点是核素用量小，不影响机体正常生理过程。虽然显示的图像不如 CT 和超声清晰，但可提供功能方面的定量数据，有助于疾病的诊断、疗效评价和随访。

1. 肾图（nephrogram）　主要用于测定肾小管分泌功能和显示上尿路有无梗阻，反映尿量通畅及尿排出速率情况。

2. 肾显像　能显示肾形态、大小及有无占位性病变，可了解肾功能、测定肾小球滤过率和有效肾血流量。肾显像分静态和动态显像，静态显像仅显示核素在肾内的分布图像，动态显像可显示肾吸收、浓集和排泄的全过程。

3. 肾上腺显像　用于肾上腺疾病（如嗜铬细胞瘤）的诊断。

4. 阴囊显像　放射性核素血流检查可判断睾丸的存活及其能力。常用于诊断睾丸扭转或精索内静脉曲张等。

5. 骨显像　可显示全身骨骼系统有无肿瘤转移，尤其是确定肾癌、前列腺癌骨转移的情况。

（周　燕）

目标检测

答案解析

一、简答题

1. 排尿异常的症状有哪些？
2. 简述器械检查的护理措施。

书网融合……

本章小结

题库

第三十六章　泌尿系统损伤病人的护理

PPT

学习目标

知识目标：

1. 掌握　肾损伤、膀胱损伤、尿道损伤的临床表现、护理措施。
2. 熟悉　肾损伤、膀胱损伤、尿道损伤的治疗原则。
3. 了解　肾损伤、膀胱损伤、尿道损伤的病因及病理生理。

技能目标：

学会应用护理程序为泌尿系统损伤病人提供整体护理。

素质目标：

具备良好的职业素养、人文关怀及共情能力，尊重理解病人。

泌尿系统损伤以男性尿道损伤最多见，肾、膀胱次之，输尿管损伤最少见。由于泌尿系统各器官受到周围组织和脏器的良好保护，通常不易受伤。泌尿系统损伤大多是胸、腹、腰部或骨盆严重损伤时的合并伤。泌尿系统损伤的主要表现为出血、血尿和尿液外渗。大量出血可引起失血性休克；尿液外渗可继发感染，严重者可导致脓毒血症、尿瘘、肾周围脓肿等并发症。正确评估泌尿系统损伤病人，尽早发现并处理病人问题，是泌尿系统损伤病人护理的关键。

案例引导

案例　王先生，26岁，翻越椅背时会阴部受到骑跨伤，局部疼痛、肿胀，尿道口滴血，伤后排尿困难，4小时急诊入院，查体：血压120/80mmHg，脉搏82次/分，下腹膨隆；B超证实膀胱充盈；导管不能插入。

讨论：

1. 该病人可能发生了什么部位的损伤？
2. 应立即给予该病人什么治疗？

第一节　肾损伤

肾深藏于肾窝，受到肋骨、腰肌、脊椎和前面的腹壁、腹腔内脏器的保护，一般不宜受损。但肾质地较脆，包膜薄，一旦受暴力打击可以引起肾损伤。

【病因】

1. 开放性损伤　因弹片、枪弹、刀刃等锐器所致损伤，常伴有胸部、腹部等其他脏器损伤，病情复杂而严重。

2. 闭合性损伤

（1）直接暴力　因腰腹部受到撞击、跌打、挤压、肋骨骨折等所致肾损伤。直接暴力时，上腹部或腰背部受到外力撞击或挤压是肾损伤最常见的原因。

（2）间接暴力　因高处跌下发生对冲伤或突然暴力扭转所致。

【病理生理】

闭合性肾损伤在临床上最为多见，根据损伤程度可分为以下病理类型（图36－1）。

1. 肾挫伤　损伤仅局限于部分肾实质，形成肾瘀斑和（或）包膜下血肿，肾包膜及肾盂黏膜完整。可有少量血尿，一般症状轻微，可以自愈。大多数病人的肾损伤属于此类。

2. 肾部分裂伤　肾实质部分裂伤伴有肾包膜破裂，可致肾周围血肿。如肾盂肾盏黏膜破裂，可有明显血尿。通常不需手术治疗，但病情恶化，仍需手术治疗。

3. 肾全层裂伤　肾实质深度裂伤，外及肾包膜，内达肾盏黏膜，可形成广泛的肾周围血肿、血尿和尿外渗。肾横断或破裂时，可致远端肾组织缺血坏死。此类肾损伤症状明显，后果严重，均需手术治疗。

4. 肾蒂损伤　较少见。肾蒂或肾段血管的部分或全部撕裂时可引起大出血、休克，病人常来不及诊治就已死亡。突然减速运动，如车祸、从高处坠落，可引起肾急剧移位、肾动脉突然被牵拉，导致弹性差的内膜破裂，形成血栓，可致肾动脉闭塞、肾功能完全丧失。此类损伤多发生于右肾，易被忽略，应迅速确诊并施行手术。

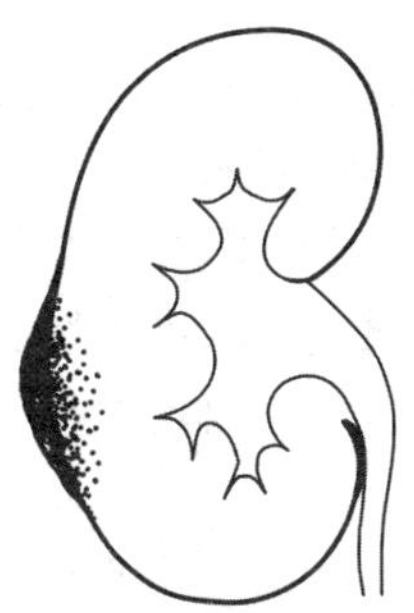
（a）肾瘀斑及包膜下血肿

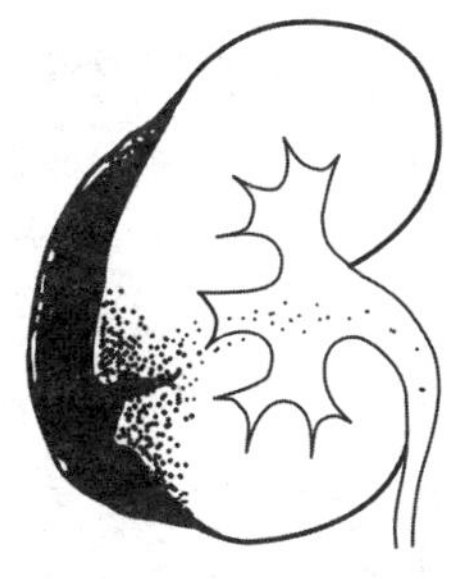
（b）表浅肾皮质裂伤及肾周围血肿

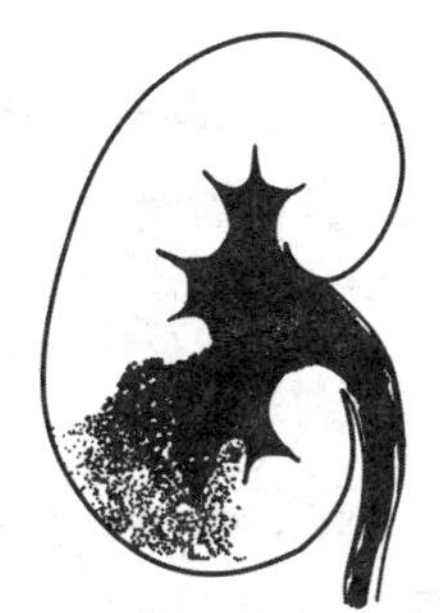
（c）肾盂、肾盏黏膜破裂

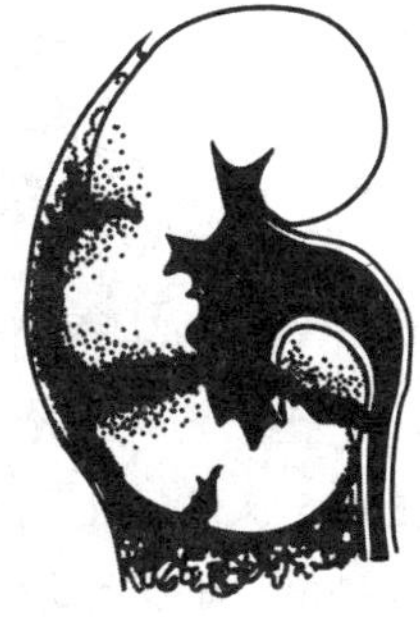
（d）肾全层裂伤

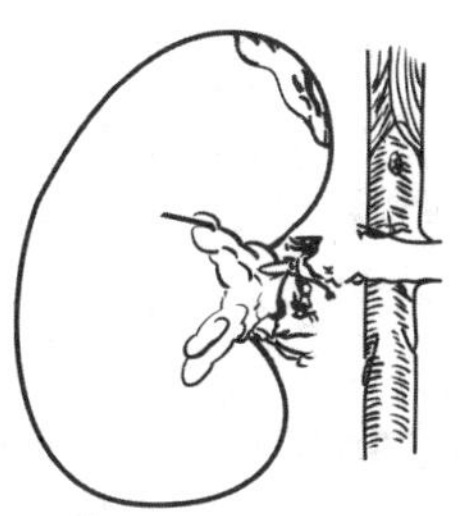
（e）肾蒂血管断裂

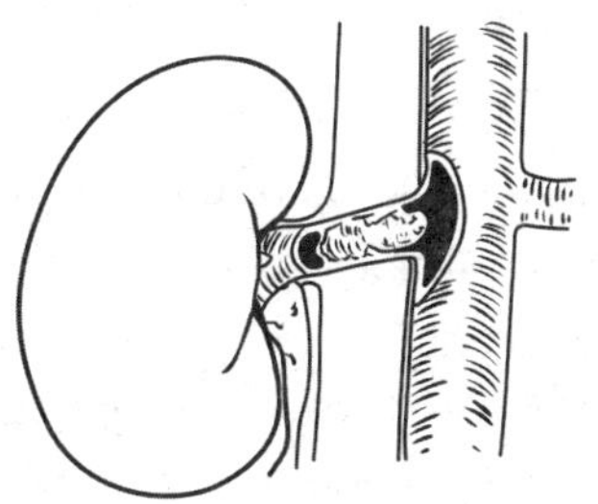
（f）肾动脉内膜断裂及血栓形成

图 36－1　肾损伤类型

【临床表现】

1. 血尿　病人大多有血尿。肾挫伤时血尿轻微，严重肾裂伤则呈大量肉眼血尿，并有血凝块阻塞尿路。血尿与损伤程度不成比例，肾挫伤或轻微肾裂伤会导致肉眼血尿，而严重的肾裂伤可能只有轻微血尿或无血尿，如肾蒂血管断裂、肾动脉血栓形成、肾盂、输尿管断裂或血凝块堵塞等。

2. 疼痛　肾包膜下血肿、肾周围软组织损伤、出血或尿外渗引起患侧腰、腹部疼痛。血液、尿液进入腹腔或合并腹内器官损伤时，出现全腹疼痛和腹膜刺激症状。血凝块阻塞输尿管时发生肾绞痛。

3. 腰腹部肿块　血液、尿液渗入肾周围组织可使局部肿胀，形成肿块，有明显触痛和肌强直。

4. 休克　严重肾裂伤，肾蒂裂伤或合并胸、腹部器官损伤时，因损伤和失血常发生休克，可危及生命。

5. 感染　由于血肿、尿外渗易继发感染，甚至导致肾周围脓肿或化脓性腹膜炎，伴有全身中毒症状。

【辅助检查】

1. 实验室检查　尿常规可见大量红细胞。血常规检查时，血红蛋白与血细胞比容持续降低提示有活动性出血；血白细胞计数增多，常提示感染。

2. 影像学检查

（1）超声检查　可提示肾损伤的部位和程度，有无包膜下和肾周血肿、尿外渗以及其他器官损伤，还可了解对侧肾情况。

（2）CT、MRI　CT 可清晰显示肾实质裂伤程度、尿外渗和血肿范围，以及肾组织有无活力，并可了解与其他脏器的关系，可作为肾损伤的首选检查。MRI 与 CT 作用相似，但对血肿的显示更清晰。

（3）其他　静脉尿路造影、肾动脉造影等检查也可发现肾有无损伤、损伤范围与程度。

【治疗原则】

1. 急救处理　大出血、休克的病人需迅速抢救，观察生命体征，进行输血、复苏，同时明确有无合并其他器官损伤，做好手术探查的准备。

2. 非手术治疗　适应于肾挫伤、轻型肾裂伤及无其他脏器合并损伤的病人。主要措施有绝对卧床休息、止血、抗休克、防感染等。

3. 手术治疗　开放性肾损伤、难以控制的出血、肾粉碎伤、肾盂破裂、肾蒂伤等，应尽早进行手术。手术方式包括肾修补术、肾部分切除术、肾切除术和肾周引流术。

【护理评估】

（一）术前评估

1. 健康史

（1）一般情况　了解病人的年龄、性别、职业及日常运动情况等。

（2）外伤史　了解受伤的时间、地点，暴力性质、强度和作用部位。

2. 身体状况

（1）症状与体征　了解病人有无腰痛、腹部疼痛、肿块和血尿等。有无合并伤、尿外渗和感染情况，以及病人生命体征和重要器官功能，有无休克及休克的程度。

（2）辅助检查　评估特殊检查及病人对手术耐受性的检查结果。

3. 心理－社会状况　评估病人及家属对伤情、手术危险性、术后并发症产生的恐惧、焦虑程度，以及病人和家属对治疗所需费用的承受能力。

（二）术后评估

1. 手术情况　了解麻醉与手术过程是否顺利，有无大出血。

2. 身体状况　了解伤口引流管是否通畅，引流液的颜色、性质和引流量，是否合并感染；切口愈合情况和肾功能恢复情况。

3. 心理－社会状况　病人及家属的心理状态，对术后护理配合及有关康复等知识的掌握程度。

【常见护理诊断/问题】

1. 焦虑、恐惧　与外伤打击、害怕手术和担心预后不良有关。

2. 疼痛　与损伤后局部肿胀和尿外渗有关。

3. 组织灌注量改变　与肾损伤或同时合并其他器官损伤引起大出血有关。

4. 潜在并发症　感染、休克等。

【护理目标】

1. 病人自述焦虑、恐惧减轻或消失。
2. 病人自述疼痛减轻或可以耐受。
3. 病人的有效循环血量得以维持。
4. 病人未发生并发症或并发症得到及时发现、处理。

【护理措施】

（一）非手术治疗护理/术前护理

1. 心理护理　主动关心、安慰病人及其家属，稳定紧张情绪，减轻焦虑及恐惧。向病人及家属介绍治疗方法、预期效果和注意事项，鼓励病人及其家属积极配合各项检查、治疗及护理。

2. 休息　绝对卧床休息 2～4 周，待病情稳定、镜下血尿消失 1 周后方可允许病人下床活动。通常肾损伤后经 4～6 周才趋于愈合，过多过早离床活动有可能致再度出血。

3. 观察病情　①定时测量血压、脉搏、呼吸、体温，并观察其变化。②动态观察尿液颜色的变化，若血尿颜色逐渐加深，说明出血加重。③准确测量并记录腰腹部肿块的大小，观察腹膜刺激症状的轻重，以判断渗血、渗尿情况，若肿块逐渐增大，说明有进行性出血或尿外渗。④定时观测体温和血白细胞计数，以判断有无继发感染，定时检测血红蛋白和血细胞比容，以了解出血程度和趋势。

4. 维持体液平衡　迅速建立静脉输液通路，遵医嘱给予及时输液，必要时输血，以维持有效循环血容量，保证组织有效灌流量。合理安排输液种类，以维持水、电解质及酸碱平衡。

5. 镇静镇痛　在诊断明确的情况下，可遵医嘱给予适当的镇静、镇痛药，并适时调整体位，以缓解病人不适和疼痛。

6. 防治感染　遵医嘱应用广谱抗生素，护理操作中严格遵守无菌原则。

7. 术前准备　手术前除做好以上护理外，应遵医嘱协助做好各项检查准备工作，及时完成急诊手术前常规准备。

（二）术后护理

1. 体位与活动　病人术后取平卧位，麻醉作用消失且血压平稳后，取半卧位。肾部分切除术后绝对卧床休息1～2 周，以防止继发性出血。

2. 观察病情　特别注意病人 24～48 小时内生命体征的变化，警惕术后内出血的发生；注意伤口渗血、渗尿情况及有无感染；注意尿量及性质的变化；检测血、尿常规及肾功能。

3. 饮食　肠蠕动未恢复前应禁食，通过静脉补液以维持代谢平衡。肠蠕动恢复后可进流质饮食，然后逐步过渡到普食。嘱病人多饮水，每天应饮水 2500～3000ml。由于肾区手术后易出现腹胀，应少进易引起腹胀的食物。

4. 预防感染　严格执行无菌操作，保持伤口及引流部位敷料的清洁和干燥，遵医嘱使用抗生素。

5. 引流管护理　肾脏手术后常留置肾周引流管，以引流渗血和渗液。应妥善固定，标识清楚，严格无菌，保持引流管通畅，观察、记录引流液的颜色、性状与量，一般于术后 2～3 天引流量减少时拔除。

（三）健康教育

1. 休息与活动　告诉病人绝对卧床休息的必要性和重要性，过早活动易发生再次出血；出院后 3 个月不宜参加体力劳动或竞技运动，可做适量活动。

2. 饮食与营养　加强营养，提高机体抵抗力；多饮水，保持足够尿量。

3. 用药指导　肾切除者忌用有肾毒性的药物，以免损伤健侧肾。

4. 定期复查　定期复查，以便及早发现和处理并发症。

【护理评价】

1. 病人焦虑、恐惧是否减轻。

2. 病人疼痛是否减轻或能耐受。

3. 病人组织灌注量是否正常，生命体征是否稳定。

4. 病人有无并发症发生，或并发症是否得到及时发现和处理。

第二节　膀胱损伤

膀胱损伤（injury of bladder）是指膀胱壁受到外力作用时发生膀胱浆膜层、肌层、黏膜层的破裂，引起膀胱腔完整性被破坏、血尿外渗。膀胱为腹膜外器官，其顶部及后上部有腹膜覆盖。膀胱空虚时位于骨盆深处，受到周围筋膜、肌肉、骨盆及软组织的保护，除贯通伤或骨盆骨折外，很少为外力所损伤。膀胱充盈时膀胱壁紧张而薄，高出耻骨联合伸展到下腹部时，易遭受损伤。

【病因】

1. 开放性损伤　指膀胱损伤处与体表相通，锐器或子弹贯通可致开放性损伤。常合并其他脏器损伤，如直肠、阴道损伤，形成腹壁尿瘘、膀胱直肠瘘或膀胱阴道瘘。

2. 闭合性损伤　膀胱充盈时，拳击、碰撞、挤压等极易导致膀胱损伤，骨盆骨折片也可刺破膀胱壁，导致闭合性损伤。

3. 医源性外伤　膀胱镜检查、膀胱镜碎石术、经尿道膀胱肿瘤电切除术等可造成膀胱损伤或穿孔。

【病理生理】

1. 膀胱挫伤　膀胱壁保持完整，仅伤及膀胱黏膜或肌层，膀胱腔内有少量出血，无尿外渗，可出现血尿。

2. 膀胱破裂　严重损伤者可发生膀胱破裂，分为腹膜内型和腹膜外型2种（图36－2）。

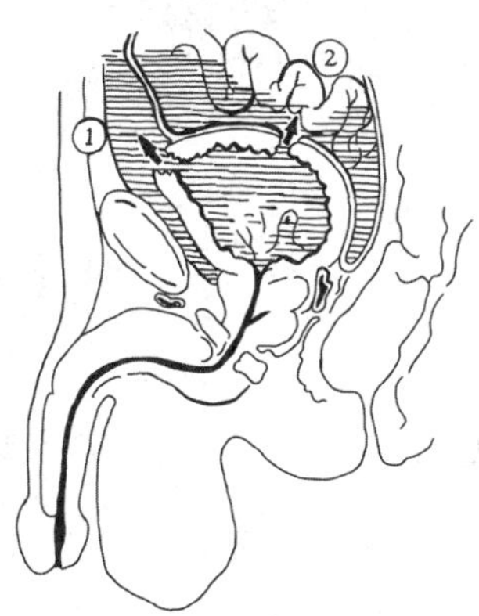

图36－2　膀胱损伤类型
①腹膜外损伤；②腹膜内损伤

（1）腹膜外型　膀胱壁破裂但腹膜完整，尿液外渗至膀胱周围组织及耻骨后间隙。大多由膀胱前壁的损伤引起，伴有骨盆骨折。

（2）腹膜内型　膀胱破裂伴腹膜破裂，与腹腔相通，尿液流入腹腔可引起腹膜炎。多见于膀胱后壁和顶部损伤。

【临床表现】

膀胱挫伤因范围仅限于黏膜或肌层，仅有下腹部疼痛，少量终末血尿等。一般在短期内症状可逐渐消失。膀胱全层破裂则有严重表现，症状明显，临床症状依据裂口大小、位置及其他器官有无损伤而不同。

1. 腹痛及腹膜刺激征　腹膜外破裂时，尿外渗及血肿可引起下腹部疼痛、压痛及肌紧张，直肠指检可触及直肠前壁饱满并有触痛。腹膜内破裂时，尿液流入腹腔常引起急性腹膜炎症状，如果腹腔内尿液较多，可有移动性浊音阳性。

2. 血尿和排尿困难　膀胱轻度损伤可仅有少量血尿；严重裂伤，血液流入腹膜后组织或腹腔内，不进入尿道，会造成血尿减少；当有血凝块阻塞时，病人可出现排尿困难或不排尿，检查时有下腹膨胀、压痛及肌紧张。

3. 休克　多为骨盆骨折引起大出血所致。主要表现为血压下降、脉搏细速、面色苍白、四肢湿冷等

4. 尿瘘　开放性损伤可有体表伤口漏尿，如与直肠或阴道相通，则经肛门或阴道漏尿。闭合性损伤在尿外渗继发感染后破溃，可形成尿瘘。

【辅助检查】

1. 实验室检查　尿常规检查可视红细胞满视野，血常规检查显示红细胞计数与红细胞比容下降。

2. 导尿试验　导尿管插入膀胱后，如引流出300ml以上的清亮尿液，基本上可排除膀胱破裂；如顺利插入膀胱但不能导出尿液或仅导出少量血尿，则膀胱破裂的可能性较大，此时可经导尿管注入无菌生理盐水200～300ml至膀胱，片刻后再吸出，液体外漏时，吸出量会减少；腹腔液体回流时，吸出量会增多。若流出的液体量明显少于或多余注入量，提示膀胱破裂。

3. 影像学检查　①膀胱造影：经导尿管注入15%泛影葡胺300ml后摄片，可见造影剂漏至膀胱外。②腹部CT：能显示膀胱周围血肿，增强后延迟扫描可显示造影剂外渗。

【治疗原则】

1. 急救处理　抗休克治疗，如输血、输液、镇静、镇痛。尽早应用广谱抗生素预防感染。

2. 非手术治疗　膀胱轻度损伤，如挫伤或膀胱造影仅见少量尿液外渗、症状轻者，可留置尿管，持续引流尿液7～10天；合理使用抗生素，预防感染。

3. 手术治疗　严重膀胱破裂伴有出血、尿外渗，且病情严重者，应尽早手术。若为腹膜内膀胱破裂，应行剖腹探查，同时处理腹腔内其他脏器损伤。若为腹膜外破裂，

手术时清除外渗尿液，修补膀胱裂口。盆腔血肿应尽量避免切开，以免再次引发大出血。出血难以控制时，可行选择性盆腔血管栓塞术。

【护理措施】

（一）非手术治疗护理/术前护理

1. 心理护理 主动了解病人的心理状态，关心、安慰病人及家属。向病人介绍有关疾病、各种检查、麻醉及手术的常识，消除病人的心理负担，使其配合治疗及护理。

2. 维持体液平衡 密切观察病人的生命体征，尿液的颜色及量。遵医嘱输血、输液，保持输液管路通畅，观察病人有无输液反应。

3. 预防感染 做好伤口护理和导尿管护理；遵医嘱应用抗生素；及早发现感染征象，通知医师并协助处理。

4. 术前准备 有手术指征者，在抗休克的同时，紧急做好各项术前准备。

（二）术后护理

1. 观察病情 观察病人术后生命体征，切口及引流情况，及早发现出血、感染等并发症。

2. 膀胱造瘘管护理 妥善固定引流管，避免脱出；保持引流管畅通，注意观察引流液的量、色、性状及气味；保持造瘘口周围清洁、干燥，严格无菌操作，防止逆行感染；鼓励病人多饮水，定期更换引流袋，避免感染。膀胱造瘘管一般留置10天左右可拔除，拔管前先行夹管试验，证明尿道排尿通畅，方可拔管。

3. 导尿管护理 严格无菌操作，加强尿道口清洁护理，每日用清水清洗尿道口及会阴部2次，鼓励病人多饮水，增加内冲洗作用。

（三）健康教育

1. 自我护理 对于带膀胱造瘘管出院的病人需进行自我护理指导：①引流管和引流袋的位置切勿高于膀胱区。②间断轻柔挤压引流管以促进沉淀物的排出。③发现阻塞时，不可自行冲洗，应及时就诊。④如出现膀胱刺激征、尿中有血块、发热等，也应及时就诊。

2. 用药指导 详细告知病人遵医嘱服药、药物的不良反应及注意事项。

第三节　尿道损伤

尿道损伤（urethral injury）是泌尿系统最常见的损伤，多见于男性。男性尿道以尿生殖膈为界，分为前、后两段。前尿道包括球部和阴茎部，后尿道包括前列腺部和膜部。男性尿道损伤是泌尿外科常见的急症，早期处理不当，会产生尿道狭窄、尿瘘等并发症。

【病因】

1. 按损伤部位分类 ①前尿道损伤：多发生于球部。球部尿道固定在会阴部，会阴部骑跨伤时，将尿道挤向耻骨联合下方，引起尿道球部损伤。②后尿道损伤：多发生于膜部。膜部尿道穿过尿生殖膈，当骨盆骨折时，附着于耻骨下支的尿生殖膈突然移位，产生剪切样暴力，使薄弱的膜部尿道撕裂。

2. 按致伤原因分类 ①开放性损伤：弹片、锐器伤可致开放性损伤。②闭合性损伤：会阴部骑跨伤以及骨盆骨折等可致闭合性损伤，前者将尿道挤向耻骨联合下方，引起尿道球部损伤（图36－3）；后者引起尿生殖膈移位，导致后尿道损伤（图36－4）。

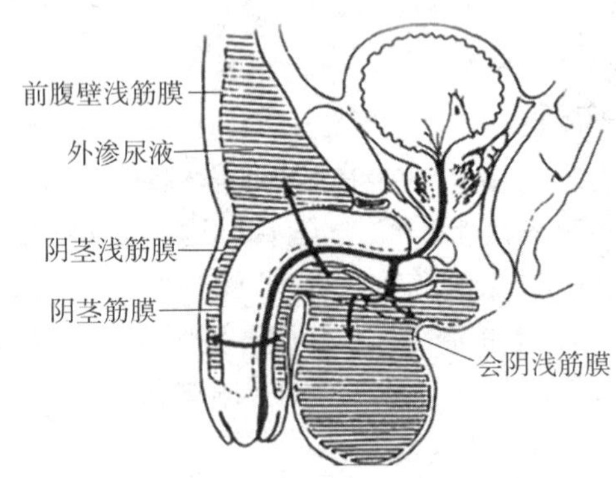

图36－3　尿道球部破裂的尿外渗

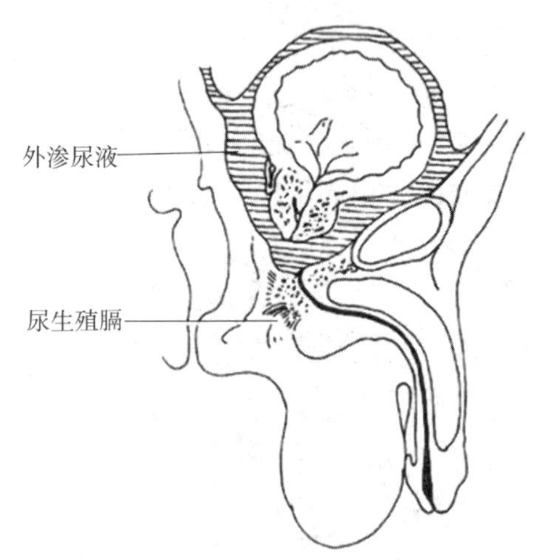

图36－4　后尿道损伤的尿外渗

3. 医源性损伤 如经尿道器械操作不当可引起球部交界处损伤。

【病理生理】

1. 尿道挫伤 尿道内层损伤，阴茎和筋膜完整，可引起局部出血和水肿，可以自愈，愈合后不会发生尿道狭窄。

2. 尿道裂伤 尿道壁部分断裂，可引起周围血肿及尿外渗，愈合后会发生瘢痕性尿道狭窄。

3. 尿道断裂 尿道各层组织完全断裂，尿道断端分离，造成部分缺损，可引起明显血肿、尿外渗，发生尿潴留。

（1）尿道球部断裂 血液及尿液渗入会阴浅筋膜包绕的会阴袋，使会阴、阴茎、阴囊肿胀瘀血，有时向上扩展到下腹壁。若处理不当可导致皮肤及皮下组织坏死、感染。

（2）尿道膜部断裂 由骨盆骨折及盆腔血管丛损伤引起大量出血，在前列腺和膀胱周围形成大血肿。当后尿道断裂后，尿液沿前列腺尖处外渗至耻骨后间隙和膀胱周围，若同时有耻骨前列腺韧带撕裂，则前列腺向后上方移位。

【临床表现】

1. 疼痛 尿道球部损伤时受伤处疼痛，可放射到尿道口，尤以排尿时为甚。后尿道损伤表现为下腹部疼痛，局部肌紧张并有压痛。

2. 尿道出血和血尿 前尿道损伤出现尿道外口滴血、血尿。后尿道损伤时，可无尿道口流血或仅有少量血液流出。

3. 排尿困难 尿道损伤病人都有排尿困难，主要原因是局部水肿或括约肌痉挛。当尿道损伤严重造成尿道断裂时，可完全不能排尿，出现尿潴留。

4. 尿外渗及血肿 尿道断裂后，用力排尿时尿液可从裂口处渗入周围组织，形成尿外渗，并发感染时则出现脓毒血症；膜部尿道损伤致尿生殖膈撕裂时，会阴、阴囊部出现尿外渗及血肿。

5. 休克 尿道损伤合并骨盆骨折可引起失血性休克。

【辅助检查】

1. 直肠指检 有助于明确有无直肠损伤。后尿道损伤触及前列腺可有漂浮感，直肠前壁肿胀、触痛等。

2. 导尿检查 检查尿道是否连续、完整。严格无菌操作下轻缓插入导尿管，若顺利进入膀胱，说明尿道连续而完整。若一次插入困难，不应勉强反复试插，以免加重损伤和导致感染。后尿道损伤伴骨盆骨折时一般不易插入导尿管。

3. X线检查 骨盆前后位X线摄片可显示骨盆骨折。尿道造影可显示尿道损伤的部位及程度，尿道断裂可有造影剂外渗，而尿道挫伤则无外渗现象。

【治疗原则】

1. 急救处理 损伤严重伴出血性休克者，须积极抗休克治疗，如输血、输液等。骨盆骨折病人需平卧，勿随意搬动，以免加重损伤。尿潴留者可紧急行耻骨上膀胱穿刺或造瘘术，及时引出膀胱内尿液。

2. 非手术治疗 尿道挫伤及轻度裂伤者，症状较轻，尿道连续性存在。无排尿困难者，可给予止血药、抗菌药，嘱病人多饮水，保证尿量；若存在排尿困难，但导尿成功者，可留置尿管2周左右。

3. 手术治疗 尿道部分裂伤，有排尿困难且不能插入尿管，以及尿道完全断裂者，应手术治疗。

（1）前尿道裂伤后导尿失败或尿道断裂 立即行经会阴尿道修补或断端吻合术，留置尿管2~3周。对病情严重、会阴或阴囊形成大血肿及尿外渗者，施行耻骨上膀胱穿刺造瘘术，3个月后再修补尿道。

（2）骨盆骨折所致的后尿道损伤 经抗休克治疗病情稳定后，局麻下行耻骨上高位膀胱造瘘。尿道不完全撕裂一般在3周内愈合，恢复排尿。经膀胱尿道造影明确尿道无狭窄及尿外渗后，才可拔除膀胱造瘘管。若不能恢复排尿，造瘘后3个月再行尿道瘢痕切除及尿道端-端吻合术。为早期恢复尿道的连续性，避免尿道断端远离形成瘢痕假道，可行尿道会师术恢复尿道连续性。

知识链接

尿道会师复位术

尿道会师复位术是在病人下腹部做切口，清除耻骨后血肿，切开膀胱，用一对凹凸探子操作，分别从后尿道及尿道外口插入，使两探子尖端于尿道损伤部位会师在其尖部套上一根普通导尿管，拔除探子，将导尿管引出尿道外口。然后用细线将它与一条多孔导尿管的尖端连在一起，拉入膀胱。接着用一根粗尼龙线在尿道前方穿过前列腺尖，线的两端穿出会阴部，用胶布固定于股内侧。如无凹凸探子，可以用示指从膀胱颈伸入后尿道，将从尿道外口插入的尿道探子引入膀胱。尿道会师复位术后留置导尿管3~4周，若经过顺利，病人排尿通畅，则可避免二期尿道吻合术。

（3）并发症处理

1）尿道狭窄 后尿道损伤常并发尿道狭窄，为预防术后尿道狭窄，去除导尿管后，先每周1次尿道扩展扩张，持续1个月后仍需定期行尿道扩张术。严重狭窄者经尿道切开或切除狭窄部的瘢痕组织，或于受伤3个月后经会阴部切口切除尿道瘢痕组织，行尿道断端吻合术。

2）直肠损伤 应立即修补，并行暂时性结肠造瘘。若并发尿道直肠瘘，应等待3~6个月后再施行修补手术。

3）尿外渗 在尿外渗区做多个皮肤切口，深达浅筋膜下，彻底引流外渗尿液。

【护理措施】

1. 观察病情 监测病人的神志、脉搏、呼吸、血压、体温、尿量等，及时发现休克及感染迹象，并及时处理。

2. 预防感染 严格无菌操作，做好伤口及引流管的护理，保持敷料清洁、干燥，及时换药，避免敷料污染。

3. 引流管护理 术后一般留置尿管及膀胱造瘘管。导尿管的护理应注意：①妥善固定，应将导尿管妥善固定于大腿内侧，翻身动作轻柔，防止将导尿管脱出。②有效牵引，尿道会师后行导尿管牵引可促进分离的尿道断面愈合，牵引角度为体轴与导尿管呈45°，牵引力约为0.5kg，维持1~2周。③保持通畅，可在无菌操作下予以无菌生理盐水冲洗导尿管防止血块堵塞导尿管。膀胱造瘘管一般留置10天左右拔除。具体护理措施见本章第二节。

4. 尿道扩张的护理 协助医师选择合适尿道探子，并记录本次所用探子的型号；操作过程中注意无菌操作、动作轻柔；术后嘱病人多饮水，注意观察排尿情况。

5. 心理护理 安慰病人及家属，稳定其情绪，减轻其焦虑与恐惧，鼓励病人及家属积极配合治疗及护理。

6. 健康教育

（1）定期尿道扩张 尿道损伤修复后尿道狭窄发生率较高，需定期进行尿道扩张以避免尿道狭窄。应向病人说明尿道扩张的意义，鼓励病人积极配合治疗。

（2）心理指导 尿道修补后，尿道连续性恢复，一般不会影响性生活及生殖功能，应消除忧虑、悲观心理，保持乐观情绪，有利于尿道的修复。

（张传坤）

目标检测

答案解析

一、简答题

1. 简述闭合性肾损伤病人在保守治疗期间发生哪些情况时需行手术治疗？

2. 请针对尿道损伤病人可能出现的失血性休克，提出相应的护理措施。

二、病例分析题

1. 张女士，37岁。3天前摔伤右侧腰部，当时无不适感，一天后出现肉眼血尿，到当地医院就诊。CT检查示：右肾轮廓清，肾周围有包膜下血肿。体检：右肾区触痛明显。

请思考：

（1）该病人主要医疗诊断是什么？

（2）目前该病人的主要护理问题是什么？

（3）针对该病人目前的护理问题应采取哪些护理措施？

2. 陈先生，29岁，建筑工人。不慎从高处跌下，撞击会阴部，当时局部疼痛伴尿道出血，不能自行排尿，随即出现会阴、阴囊、阴茎、下腹壁青紫、肿胀。

请思考：

（1）该病人可能是哪个部位损伤？

（2）针对该病人的损伤，护理要点及出院健康指导有哪些？

书网融合……

本章小结

题库

第三十七章　泌尿、男性生殖系统结核病人的护理

PPT

学习目标

知识目标：

1. **掌握**　肾结核的临床表现、治疗原则及护理措施。
2. **熟悉**　前列腺、精囊结核的临床表现及护理要点。
3. **了解**　泌尿、男性生殖系统结核的病理生理。

技能目标：

学会应用护理程序为肾结核病人提供整体护理。

素质目标：

具有关心、尊重病人的人文情怀及共情能力。

泌尿系统结核（urinary tuberculosis）是结核分枝杆菌侵犯泌尿生殖器官引起的慢性特异性感染，绝大多数继发于肺结核。泌尿系统结核含肾结核、输尿管结核、膀胱和尿道结核，其中以肾结核最常见。结核分枝杆菌自原发感染灶经血行播散引起肾结核，如未及时治疗，结核分枝杆菌随尿液下行，可播散到输尿管、膀胱、尿道及男性生殖系统致病。男性生殖系统结核包括附睾、前列腺及精囊结核，以附睾结核多见。

案例引导

案例　王先生，41岁。因血尿1周入院。病人诉食欲差半年余，每天小便次数增多，伴低热、消瘦、乏力，最近发现尿中有血。既往有肺结核病史。查体：T 37.8℃，P 82次/分，R 21次/分，BP 120/80mmHg，面容消瘦，皮肤巩膜无黄染。腹部未触及肿块。实验室检查：血常规 Hb 110g/L，WBC 32×10^9/L，尿常规检查 BLO +，PRO +，WBC（++++）和 RBC（++++），血沉 37mm/h。肺部提示右上肺陈旧性结核病灶。B超：右肾内部正常结构消失，可探及多个大小不等液性区，肾实质变薄并有破坏；左肾未见异常。初步诊断为左肾结核。

讨论：

1. 为了解泌尿系统损害程度及肾功能情况，最有意义的是何种检查？
2. 目前该病人主要的护理诊断/问题有哪些？
3. 若需行手术治疗，术前护理措施包括哪些？

第一节　肾结核

肾结核（renal tuberculosis）最常见于20～40岁的青壮年，男女发病率之比为2∶1。近年来，老年病人比例增多。肺结核经血行播散引起肾结核需3～10年，因此10岁以下儿童很少发生。

【病因】

肾结核绝大多数起源于肺结核，少数继发于关节结核或消化道结核，由结核病灶中的结核分枝杆菌血行感染进入肾引起。

【病理生理】

根据结核浸润程度可分为“病理性肾结核”阶段及“临床肾结核”阶段。一般人初次感染结核菌后，结核菌经血液播散至肾，主要在靠近肾小球的血管中形成微小病灶。当细菌数量少且机体免疫状况良好时，早期微小结核病变可以全部自行愈合，临床上常不出现症状，称为病理性肾结核。当机体免疫力低下时，原发感染病灶可重新复发，肾皮质内的病灶不愈合并逐渐扩大，结核分枝杆菌经肾小管达到髓质的肾小管袢处，由于该处血流缓慢、血液循环差，易发展为肾髓质结核。病变在肾髓质继续发展，穿破肾乳头达到肾盏、肾盂，发生结核性肾盂肾炎，出现临床症状及影像学改变，称为临床肾结核，多为单侧病变。一般所称的肾结核是指临床肾结核。

结核病变扩散至肾髓质后不能自愈，结核结节相互融合，中心发生干酪样坏死、液化，肾盂颈和肾盂出口发生纤维化狭窄时，可致局限的闭合脓肿或结核性脓肾。全肾

广泛钙化时，肾功能完全丧失，输尿管常完全闭合，含菌的尿液不能进入膀胱，膀胱病变反而好转，膀胱刺激症状逐渐缓解，尿液检查趋于正常，称为肾自截（autonephrectomy）。

病变蔓延至膀胱，常从患侧输尿管开口周围开始扩散。起初该处黏膜充血，呈炎性改变，形成浅黄色结核结节，随后发生溃疡、肉芽肿或纤维化，并向肌层扩散，致使逼尿肌纤维化而失去收缩功能。输尿管口肌肉纤维化导致患侧输尿管开口狭窄和（或）关闭不全。病变严重时，膀胱广泛纤维化，导致膀胱瘢痕性收缩，容量显著减少（不足50ml），形成挛缩膀胱。此时常有健侧输尿管口狭窄或闭合不全，引起上尿路积水或尿液反流，导致该侧肾积水。病变向深层发展，可穿透膀胱壁，形成膀胱阴道瘘或膀胱直肠瘘。

尿道结核因前列腺、精囊结核形成空洞破坏后尿道所致，少数为膀胱结核蔓延而致。当纤维化导致尿道狭窄时，排尿困难，加剧肾损害。

【临床表现】

肾结核症状取决于肾脏病变范围及输尿管、膀胱继发结核病变的严重程度。早期常无明显症状及影像学改变，随病情进展可出现不同临床表现，尿频是多数泌尿系统结核病人的早期症状。

1. 症状

（1）膀胱刺激征　尿频、尿急、尿痛是肾结核典型症状，尿频往往最早出现，常是病人就诊的主诉。多呈渐进性加重，系含有结核分枝杆菌的脓性尿液刺激膀胱引起。病变累及膀胱黏膜发生炎症，初期症状轻微，后期病变累及膀胱黏膜发生溃疡形成膀胱壁的瘢痕挛缩，在膀胱容量小到50ml以下时可出现严重尿频，甚至出现尿失禁现象。

（2）血尿　是泌尿系统结核常见症状，多数来源于膀胱。多为镜下血尿，也可出现肉眼血尿，是膀胱结核性溃疡出血所致，与膀胱刺激征同时存在，为终末血尿。来源于肾的血尿多为全程血尿，不伴膀胱刺激征。肾出血严重时，血细胞凝集块通过输尿管可出现肾绞痛。肾结核的血尿常在尿频、尿急、尿痛症状发生以后出现，但也有血尿作为初发症状者。

（3）脓尿　多为镜下脓细胞，少数严重者尿液呈米汤样。混有血液时呈脓血尿。尿液中有脓细胞，也可存在结核病菌，但一般细菌培养多呈阴性，称为无菌性脓尿。

（4）腰痛　一般无明显腰痛，少数肾结核病变可出现肾部钝痛或绞痛。

（5）全身症状　多不明显，晚期肾结核或合并其他组织器官活动性结核时，可出现消瘦、贫血、乏力、发热、盗汗等症状。

2. 体征

（1）包块或肿块　少数肾破坏严重，出现结核性积水或脓肾，病变累及肾周围组织，并发肾周围脓肿，腰部可触及囊性包块或肿块。

（2）硬块及串珠样改变　50%～70%肾结核病人合并生殖系统结核，虽然病变主要从前列腺、精囊开始，但临床上表现最明显的是附睾结核，可触及不规则硬块。输精管结核病变时，输精管变粗硬呈串珠样改变。

【辅助检查】

1. 实验室检查　尿液检查对肾结核的诊断有决定性意义。尿液多呈酸性，可见白细胞、红细胞，少量蛋白等。在尿液未被污染情况下可呈现典型的无菌性脓尿。尿沉渣涂片进行抗酸染色，50%～70%的病例可找到结核分枝杆菌，留取第1次新鲜晨尿送检，连续检查3～5次。尿结核杆菌培养阳性率高达90%，但费时较长（4～8周），对泌尿生殖系统结核的诊断具有一定的指导价值。

2. 影像学检查

（1）B超　对于中、晚期病例可初步确定病变部位，常显示病肾结构紊乱，有钙化者则显示强回声，也容易发现对侧肾积水及膀胱有无挛缩。

（2）X线　有助于了解有无钙化灶及其部位。泌尿系统X线平片可见到病肾局灶或斑点状钙化影或全肾广泛钙化。静脉尿路造影（IVU）是当前诊断肾结核的有效手段，可了解患侧肾功能、病变程度与范围。典型肾结核X线表现为：早期为肾盏边缘不整呈虫蚀样改变，随着病情进展，肾盏失去杯形，不规则扩大或模糊变形。有干酪样坏死灶时可见空洞影，肾破坏严重而失去功能时，病肾表现为无功能，不能显示典型的结核破坏性病变。逆行肾盂造影可以显示病肾空洞性破坏，输尿管僵硬，管腔节段性狭窄且边缘不整。

（3）CT和MRU　CT检查能清楚显示中晚期肾结核扩大的肾盏、肾盂、皮质空洞及钙化灶，三维成像还可以显示输尿管全长病变。MRU是了解上尿路梗阻的无创性检查，当IVU不显影或不能做CT增强扫描时，MRU是一种可选择的检查方法。

3. 膀胱镜检查　可见膀胱黏膜炎性充血、水肿、浅黄色结节、结核性溃疡、肉芽肿及瘢痕等病变，以膀胱三角区和患侧输尿管口周围较为明显。患侧输尿管口可呈洞穴状，有时可见混浊尿液喷出。膀胱挛缩容量小于100ml或有急性膀胱炎时，不宜做膀胱镜检查。

【治疗原则】

肾结核是全身结核病的一部分，治疗时应注意全身治疗，包括加强营养、充分休息、注意环境、避免劳累等。肾结核的治疗应根据病人全身和病肾情况，选择药物治疗或手术治疗。药物治疗是泌尿、男性生殖系统结核的基本治疗手段，原则为早期、适量、联合、规律、全程。手术治疗必须在药物治疗的基础上进行。

1. 非手术治疗　主要是采用抗结核药物治疗，适用于早期肾结核。一般多采用6个月的短程疗法，首选药物有吡嗪酰胺、异烟肼、利福平和链霉素等杀菌药物。最好采用3种药物联合应用的方法，降低治疗过程中耐药发生可能性。并且药量要充分、疗程要足够长，早期病例用药6~9个月，有可能治愈。

2. 手术治疗　药物治疗6~9个月无效，肾结核破坏严重者，应在药物治疗的配合下，根据肾结核的病变范围选择手术治疗。肾切除术前抗结核用药不少于2周，肾部分切除术前抗结核药物治疗至少4周；术后继续抗结核药物治疗6~9个月。

（1）肾切除术　肾结核破坏严重、对侧肾功能正常时，应切除患肾。对侧肾积水代偿功能不良者，应先引流肾积水，待肾功能好转后再切除无功能的患肾。双侧肾结核病变严重呈无功能者，抗结核化疗后择期切除病变较严重的一侧肾。

（2）保留肾组织的肾结核手术　①肾部分切除术：适用于病灶局限于肾的一极。②结核病灶清除术：适用局限于肾实质表面的闭合性、与肾集合系统不相通的结核性脓肿。现已少选用此类手术。

（3）解除输尿管狭窄手术　输尿管结核病变致使管腔狭窄引起肾积水，如肾结核病变较轻、功能良好，且狭窄较局限、位于中上段，可切除狭窄段，行输尿管对端吻合术；狭窄靠近膀胱者，则行狭窄段切除、输尿管膀胱吻合术，并放置双J形输尿管支架引流管，术后1~2个月可酌情拔除。

（4）挛缩膀胱的手术治疗　患肾切除及抗结核化疗3~6个月，膀胱结核完全愈合后，对侧肾正常、无结核性尿道狭窄的病人，可行肠膀胱扩大术；有后尿道狭窄者可行输尿管皮肤造口、回肠膀胱/肾造瘘术。

【护理评估】

（一）术前评估

1. 健康史

（1）一般情况　病人的年龄、性别、婚姻、职业，有无吸烟、饮酒史，有无工作劳累、情绪波动等诱发肾结核因素。

（2）既往史　有无结核病史，如肺结核；若患病，应记录疾病发展及治疗情况；有无与结核病人密切接触史。

（3）家族史　了解病人及其家庭成员中有无结核病史。

2. 身体状况

（1）症状与体征　了解每日排尿的次数、尿量；有无血尿，尿液是否含有血凝块，有无脓尿或脓血尿；触诊时能否触及肿大的肾，有无触痛及疼痛的部位、程度等。了解病人的营养状况和精神状态；有无结核中毒的全身表现；有无肾外结核；有无抗结核药物治疗引起的脏器功能损害等。

（2）辅助检查　了解尿结核菌、影像学及其他有关手术耐受性检查的异常发现，重视IVU检查结果。

3. 心理－社会状况　评估病人有无焦虑、抑郁情绪；病人和家属对疾病相关治疗知识的认知程度和接受情况；病人和家属对疾病治疗的心理及经济承受能力。

（二）术后评估

1. 手术情况　了解病人手术、麻醉方式与效果，病变组织切除情况，术中出血、补液、输血情况和术后诊断等。

2. 身体状况　评估病人生命体征是否平稳，呼吸状态如何，切口引流是否通畅，引流管固定是否妥当，引流液的颜色、性状及引流量，营养状况是否得以维持或改善等。评估病人术后有无出血、感染等并发症；评估病人术后肾功能情况。

3. 心理－社会状况　了解病人有无悲观、失望、紧张的情绪；病人及家属对病情的认知程度。

【常见护理诊断/问题】

1. 焦虑　与病程长、病肾切除、担心手术及预后有关。

2. 排尿形态异常　与结核性膀胱炎、膀胱挛缩有关。

3. 活动无耐力　与贫血、机体负氮平衡、手术创伤有关。

4. 知识缺乏　缺乏术后抗结核治疗的相关知识。

5. 潜在并发症　出血、感染、肾衰竭、尿瘘、肝功能损害。

【护理目标】

1. 病人焦虑、抑郁情绪减轻或消失。

2. 病人排尿形态异常得以改善。

3. 病人活动耐力增强。

4. 病人知晓抗结核药物应用的方法、疗程、注意事项等。

5. 病人未发生并发症，或出现并发症时能得到及时、有效的处理。

【护理措施】

（一）术前护理

1. 心理护理　病人多因排尿形态异常、担心疾病及预后而出现恐惧、焦虑、抑郁等不良情绪，护士应主动关心病人，疏导病人情绪，积极解答疑问，做好疾病相关知识宣教，争取病人和家属的支持与配合。

2. 休息与睡眠 嘱病人卧床休息，避免劳累。保证睡眠时间充足，精神良好。

3. 用药护理 指导病人规范用药，遵医嘱按时、适量、足程服药，定期检查肝、肾功能。使用链霉素时，重视检查病人听力情况，一旦发现异常，立即通知医师。

4. 饮食护理 加强营养，宜进食高热量、高蛋白、高维生素、易消化食物，必要时可通过静脉补充营养，以改善营养状态。

5. 术前准备 完善术前检查；术前做好病人清洁，备皮、备血及肠道准备工作。对于肾积水的病人，需经皮留置引流管处理肾积水，待肾功能好转后再行手术治疗，需做好引流管及皮肤护理。

（二）术后护理

1. 观察病情 严密观察生命体征。定时观察呼吸，防止因麻醉不良反应引起的呼吸暂停。注意观察有无呼吸窘迫，若有异常，立即通知医师。严密观察肢端温度，甲床、口唇及皮肤色泽，周围静脉充盈情况等。若血压持续下降，应考虑是否存在心功能不全、出血、疼痛、组织缺氧或循环血量不足等情况。术后准确记录24小时尿量，若手术后6小时仍无尿或24小时尿量较少，可能发生肾衰竭，及时报告医师并协助处理。

2. 体位护理 病人麻醉未清醒前取平卧位，头偏向一侧，以免吸入呕吐物、分泌物而致窒息或并发吸入性肺炎。病人麻醉清醒且血压稳定者，可改为健侧卧位，肩及髋部垫枕。

3. 休息与活动 待病人术后生命体征平稳后，协助病人翻身，取合适体位。行肾全切除术者建议早期下床活动，行肾部分切除手术者常需卧床3～7天，以免继发出血或肾下垂。

4. 预防感染 遵医嘱合理使用抗生素，严密监测体温变化，观察有无体温升高，血白细胞、中性粒细胞计数增多等感染相关指标是否正常。

5. 管道护理 妥善固定，维持管道通畅，观察引流液的颜色、性状及量，并准确记录。如有异常，及时通知医师。

6. 尿漏的观察与护理 维持肾窝引流管、双J管及导尿管引流良好，嘱病人勿憋尿或腹部用力，若出现以上管道的引流量减少、切口疼痛、渗尿、触及皮下有波动感等情况，提示可能发生尿漏，应及时报告医师并协助处理。

（三）健康教育

1. 康复指导 加强营养，注意休息，适当运动，避免劳累，以增强机体抵抗力，促进康复。造瘘病人加强自我护理，预防并发症发生。

2. 用药指导 术后继续抗结核化疗6个月以上，以防结核复发。严格遵医嘱服药，按时、适量、规律、足疗程服药，不可随意间断或减量服药、停药，避免因不规则用药导致耐药性而影响治疗效果。用药期间，注意监测药物不良反应，遵医嘱定期复查肝、肾功能，如出现恶心、呕吐、耳鸣、听力下降等症状，及时就诊。勿用或慎用对肾脏有毒性的药物，如氨基糖苷类、磺胺类药物。

3. 定期复查 单纯抗结核化疗及术后病人都必须重视尿液检查和泌尿系统造影结果的变化。每月检查尿常规和尿结核杆菌。连续半年尿中未见结核分枝杆菌为稳定转阴。5年不复发即可认为治愈。但如果有明显膀胱结核或伴有其他器官结核，随诊时间需延长至10～20年或更长。伴有膀胱挛缩的病人患肾切除后，继续抗结核化疗3～6个月，待膀胱结核完全治愈后返院行膀胱手术治疗。

【护理评价】

1. 病人恐惧、焦虑、抑郁情绪是否减轻或消失。
2. 病人能否维持正常排尿。
3. 病人活动耐力是否增加。
4. 病人是否能复述抗结核药物的应用方法、疗程、注意事项等。
5. 病人是否发生并发症或并发症是否被及时发现与处理。

第二节　男性生殖系统结核

男性生殖系统结核（male genital tuberculosis）大多数继发于肾结核，一般来自后尿道感染，少数由血行直接播散所致。首先在前列腺和精囊中引起病变，以后再经输精管蔓延到附睾和睾丸。单纯前列腺、精囊结核，因部位隐蔽，临床症状不明显，不易被发现。附睾结核临床症状较明显，容易被病人和临床医师发现。

一、附睾结核

附睾结核（epididymal tuberculosis）是临床上最常见的男性生殖系统结核，多见于20～40岁的青壮年，早期70%为单侧附睾病变，病程1年以上者75%为双侧病变，可继发不育。

【病因】

通常认为附睾结核是感染性尿液由后尿道经输精管进入附睾引起，严重时累及睾丸，血行传播是另一种重要的传播途径。

【病理生理】

主要病理改变为结核性肉芽肿、干酪样变、空洞形成和纤维化。附睾病变常从尾部开始，再向体、头部扩展。

病变可蔓延至附睾外与阴囊粘连，破溃形成窦道，并可蔓延至睾丸。

【临床表现】

附睾结核一般病程缓慢，表现为附睾肿大形成坚硬的肿块，阴囊部肿胀不适或下坠感，附睾尾或整个附睾呈硬结状，疼痛不明显，形成寒性脓肿，与阴囊皮肤粘连，破溃后形成窦道经久不愈，流出稀黄色脓液。病变侧输精管变粗硬，有串珠样小结节。双侧病变者则失去生育能力。少数病例急性发病，附睾肿痛明显。

【辅助检查】

1. 尿液检查　有异常者甚少，偶有尿呈酸性，可见脓细胞、少量红细胞和蛋白。尿沉渣涂片检菌，如能找到结核分枝杆菌，多是肾结核与附睾结核并存。

2. 影像学检查　B超检查是最常见也最简便的检查方法，一般表现为附睾体积不同程度增大，形态失常，呈高回声或低回声结节样改变，多数伴有阴囊积液，少数形成冷脓肿，血流信号丰富，动脉压力指数偏高。

3. 病理学检查　必要时可行经皮穿刺组织活检确诊。病理表现为不同程度组织坏死、嗜酸性肉芽肿、局灶性钙化、灶性液化区。

【治疗原则】

早期附睾结核应用抗结核药物多可治愈。已有脓肿或有阴囊皮肤窦道形成时，应在药物治疗配合下行附睾及睾丸切除术，术中尽量保留睾丸组织。术前抗结核治疗至少2周，术后常规抗结核治疗3~6个月。

【护理措施】

1. 营养与休息　术后嘱病人卧床休息，指导病人进食高热量、高蛋白、高维生素、易消化的饮食，忌食辛辣刺激性食物。必要时通过静脉补充营养，改善营养状况。

2. 心理护理　关心病人，耐心解释相关问题（如生育问题），告知结核病是可以治愈的，并发症也是可以避免的，以增强病人的信心，减轻其恐惧及焦虑，积极配合治疗。

3. 并发症的护理

（1）出血　术后应密切观察病人生命体征、伤口渗出情况、阴囊大小等。若有阴囊内小出血，可通过引流或抽出血液、阴囊冷敷及加压等进行治疗。若出血较多，应拆除缝线，清除血肿，彻底止血并放置引流条。

（2）继发感染　密切观察病人生命体征，遵医嘱合理使用抗生素，加强局部护理，可应用局部热敷或其他物理疗法，附睾结核形成窦道者，应保持局部清洁、干燥，并保持引流通畅，及时更换敷料。

（3）阴囊窦道形成　加强术前抗结核治疗，术后托起阴囊。

（4）不育　积极应对不育，寻找原因，并协助医师进行治疗，争取使病人尽快恢复生育能力。

4. 健康教育　强调早期、规律、全程、适量、联合抗结核药物治疗的重要性，提高服药依从性。定期复查。增强体质，加强营养，适当运动。

二、前列腺、精囊结核

前列腺结核（tuberculosis of prostate）和精囊结核（tuberculosis of seminal vesicle）的发病年龄与肾结核相同，多见于20~40岁青壮年。

【病因与病理】

常继发于泌尿系统结核。两者一般同时存在，病理改变同其他器官结核类似，但纤维化较重。前列腺结核有时形成寒性脓肿及不同程度的钙化。病变可向会阴部破溃形成窦道。

【临床表现】

病变轻者临床表现常不明显，偶感会阴和直肠内不适。病变严重者可表现为精液减少、脓血症、性功能障碍、不育等。

【辅助检查】

直肠指诊发现前列腺、精囊有硬结，但无压痛。若同时有肾或附睾结核，有助于诊断。极少数病人尿液检查可见大量的红细胞和白细胞，往往是合并肾结核所致。前列腺液和精液中有时可发现结核分枝杆菌。尿道造影可见前列腺部变形或扩大，严重者有空洞破坏；精囊造影可显示输精管、精囊病变，但意义不大，极少应用。

【治疗原则】

前列腺和精囊腺结核一般采用全身支持治疗和抗结核药物治疗，疗程至少6个月，一般不采用手术治疗。

【护理措施】

强调早期、规律、全程、适量、联合抗结核药物治疗的重要性，提高服药的依从性；定期复查。

知识链接

附睾、前列腺结核

附睾结核免疫机制为细胞免疫。附睾感染结核分枝杆菌后，首先巨噬细胞分泌白介素-1、白介素-6和肿瘤坏死因子α等细胞因子，使淋巴细胞和单核细胞聚集到结核分枝杆菌入侵部位。其主要后遗症是输精管增粗，呈串珠状改变。附睾管及近端输精管不完全或完全梗阻，可表现为少精或无精，而导致不育。

在男性生殖系统结核病中比较常见。多由血行感染引起，少数病例可由尿道直接蔓延逆行感染引起。初期病变在间质，迅速扩展至前列腺管泡，逐渐发展为包裹不完整的干酪样融合性结核病灶。一般很少形成典型结核结节。

早期前列腺结核病变常发生于两侧叶，在两侧叶呈现融合性干酪样坏死区，继而液化成空洞，使前列腺含多个空洞而明显增大。空洞可向尿道、膀胱、直肠以至腹腔穿破蔓延。部分病例经治疗后可钙化痊愈。晚期，前列腺常发生皱缩硬化，质地变硬而被疑为癌。

（张传坤）

目标检测

答案解析

一、简答题

1. 简述肾结核术后病人的用药指导。
2. 列举泌尿系统结核的临床特点。

二、病例分析题

王先生，34岁，已婚，农民。主诉：尿频、尿急、尿痛、尿血、夜间盗汗、附睾肿大胀痛。查体：体温37.5℃，脉搏112次/分，呼吸26次/分，血压120/80mmHg。

请思考：

（1）该病人最可能的医疗诊断是什么？

（2）目前主要采取哪些护理措施？

书网融合……

本章小结

题库

第三十八章　泌尿系统梗阻病人的护理

PPT

学习目标

知识目标：

1. **掌握**　良性前列腺增生的病因、临床表现和护理。
2. **熟悉**　肾积水、急性尿潴留的临床表现和护理。
3. **了解**　肾积水、急性尿潴留的病因和病理生理。

技能目标：

1. 能运用护理程序为泌尿系统梗阻病人提供整体护理。
2. 能熟练掌握膀胱冲洗的操作。

素质目标：

具备良好的人文关怀，尊重病人，有较好的沟通及共情能力。

泌尿系统梗阻又称尿路梗阻（obstruction of urinary tract），是指肾至尿道出口部位的梗阻影响尿液的排出。尿路梗阻如不及时解除，将导致肾积水和肾功能损害，甚至肾衰竭。上尿路梗阻为肾盂、输尿管梗阻，肾积水发展快，但常是一侧受损害；下尿路梗阻即膀胱、尿道梗阻，开始因为有膀胱作为缓冲，肾损害发展缓慢，但常为双侧肾脏损害。

本章重点介绍前列腺增生、肾积水、急性尿潴留的临床特点及护理。

案例引导

案例　刘某，女，35岁。因腰部疼痛一周就诊。病人一周前无明显诱因出现右腰部胀痛不适，无尿频、尿急、尿痛及血尿，无发热，饮食及二便正常。超声检查发现右肾积水。查体：右肾区叩击痛，无其他阳性体征。

讨论：

1. 该病人护理评估内容有哪些？
2. 该病人的护理措施有哪些？

第一节　肾积水

尿液从肾盂排出受阻，蓄积后肾内压力升高、肾盏肾盂扩张、肾实质萎缩，造成尿液潴留、肾功能减退，称为肾积水（hydronephrosis）。成人肾积水超过1000ml或小儿超过24小时的总尿量，称为巨大肾积水。

【病因】

肾积水常因上尿路梗阻导致，如肾盂输尿管交界处狭窄、结石等，长期的下尿路梗阻也可导致肾积水，如前列腺增生、神经源性膀胱功能障碍等。

【临床表现】

肾积水可因梗阻原因、部位、程度及时间长短不同而出现不同的临床症状。

1. 腰部疼痛　轻度肾积水多无症状，中重度肾积水可出现腰部疼痛。为先天性肾盂输尿管连接部狭窄、肾下极异位血管或纤维束压迫输尿管等引起的肾积水，因其发展缓慢，通常无症状或仅有腰部隐痛不适。疼痛可间歇性发作，发作时患侧腰腹部剧烈绞痛，伴恶心、呕吐、尿量减少，排出大量尿液后疼痛可缓解。

2. 发作期症状　部分病人肾积水呈间歇性发作。发作时患侧腰腹部剧烈绞痛，伴恶心、呕吐、尿量减少，患侧腰部可扪及肿块；经一定时间，梗阻自行缓解，排出大量尿液，疼痛可缓解，腰部肿块明显缩小或消失。

3. 原发病症状　泌尿系统各部位的结石、结核、炎症、肿瘤可引起继发性肾积水，但多数表现为原发病的症状，很少出现肾积水的症状，通常为超声检查时发现。上尿路结石致急性梗阻时，可出现肾绞痛、恶心、呕吐、血尿及肾区叩痛等；下尿路梗阻时，可出现排尿困难和膀胱不能排空，甚至出现尿潴留。

4. 感染　肾积水如并发感染，则表现为急性肾盂肾炎症状，出现寒战、高热、腰痛及膀胱刺激症状等。如梗阻不解除，感染的肾积水很难治愈，或可发展为脓肾，腹部可扪及包块，病人常有低热及消瘦等。

5. 肾衰竭 尿路梗阻引起肾积水若长时间不能解除，或双侧肾、孤立肾完全梗阻，可出现肾功能减退，甚至肾衰竭。

【辅助检查】

1. 影像学检查

（1）B超 为首选的检查方法，可明确增大的肾是因实质性肿块还是肾积水，并可确定肾积水的程度和肾皮质萎缩情况。

（2）X线 X线平片可见积水增大的肾轮廓及尿路结石影。肾积水一般须经静脉尿路造影确诊，必要时行逆行肾盂造影或B超引导下经皮肾穿刺造影。

（3）CT、MRI CT能清楚显示肾积水程度和肾实质萎缩情况；MRI水成像可代替逆行肾盂造影和肾穿刺造影。

2. 内镜检查 输尿管镜及膀胱镜对腔内病变引起的梗阻可进行明确诊断，如结石、肿瘤、狭窄，还可同时进行腔内碎石、肿瘤电切、腔内置管等治疗。

3. 实验室检查 包括尿液检查（尿常规、尿细菌培养、尿结核分枝杆菌及脱落细胞检查）及血液检查（血常规和生化检查），了解有无感染、氮质血症、酸中毒等。

4. 放射性核素检查 可了解肾实质损害程度。

【治疗原则】

肾积水是由尿路梗阻导致，因此，尽快解除梗阻病因，减轻梗阻对肾功能影响是最主要的治疗原则。

1. 非手术治疗 双侧上尿路梗阻导致氮质血症或尿毒症，如病人无生命危险，则应优先选择解除梗阻、引流尿液；若引流尿液后肌酐下降不明显或有明显高钾血症的情况，表明病情没有改善，则行血液透析。

2. 手术治疗

（1）病因治疗 根据病因的性质不同采取相应的治疗方法。先天性肾盂输尿管狭窄者，可行肾盂输尿管离断成形术；肾、输尿管结石者，行冲击波碎石或内镜下取石术。

（2）肾造瘘术 病情危重、不允许大手术或梗阻暂时不能解除时，可在B超引导下行肾造瘘术，将尿液直接引流出来，以利于感染的控制和肾功能的恢复。待条件许可后，再针对病因治疗。

（3）置双J管 对于输尿管难以修复的炎性狭窄、晚期肿瘤压迫或侵及等梗阻引起的肾积水，可经膀胱镜放置J形导管长期内引流肾盂尿液。

（4）肾切除术 严重肾积水、肾功能丧失或肾积脓时，若对侧肾功能良好，可切除病肾。

【护理评估】

1. 健康史

（1）一般情况 了解病人的性别、年龄、婚姻、职业等。

（2）既往史 既往身体健康状况、疾病治疗情况等

（3）家族史 了解病人及其家庭成员中有无肾积水病史。

2. 身体状况

（1）症状与体征 了解有无引起肾积水的原发病症状；造成尿路梗阻的原因、部位及进展情况；有无腹部包块、绞痛及恶心、呕吐、尿量减少等症状；有无感染和肾功能减退的表现。

（2）辅助检查 了解影像学检查和实验室检查结果，评估肾积水的原因和严重程度。

3. 心理－社会状况 了解病人和亲属对疾病过程、治疗方法、治疗效果、可能发生的并发症的认知程度及所产生的心理反应；了解病人的家庭经济状况。

【常见护理诊断/问题】

1. 疼痛 与尿路梗阻、感染有关。

2. 排尿障碍 与尿液潴留于肾盂导致排尿减少或无尿有关。

3. 焦虑 与缺少疾病相关知识和对治疗方法、预后的担心有关。

4. 潜在并发症 感染、肾功能不全。

【护理目标】

1. 病人自述疼痛减轻或可以耐受。
2. 病人排尿障碍得到缓解。
3. 病人自述焦虑、恐惧减轻或消失。
4. 病人未发生并发症或并发症得到及时发现、处理。

【护理措施】

1. 心理护理 多与病人沟通，对相关知识进行宣教并适当解释病情，做好心理疏导，消除病人的心理负担，使病人积极配合治疗和护理。

2. 排尿护理 清淡饮食，减少水和盐分的摄入量。准确记录每日尿量，根据出量调整入量。

3. 疼痛护理 观察疼痛诱因、部位、性质和程度等，遵医嘱予以解痉镇痛药物。

4. 并发症的护理

（1）感染 ①病情观察：观察病人的生命特征、排尿习惯、腹部肿块的变化和膀胱刺激症状，及早发现肾积水并发感染的征象。②预防手术切口感染：观察切口渗血、渗液情况，保持切口敷料的清洁、干燥，及时更换敷料。③遵医嘱合理应用抗生素。④做好各引流管护理：肾周引流管，肾造瘘管，肾盂成形术后留置输尿管支架管，护理时应妥善固定引流管、做好标记、保持引流通畅，观察并

记录引流液的量、颜色、性状。若切口或引流管口出现较多淡黄色液体渗出，提示吻合口瘘；如出现发热、血白细胞计数增高或尿液中出现白细胞，提示发生感染。出现以上情况时，应及时通知医师，并协助处理。

（2）肾衰竭　严密观察病情变化，及早发现肾衰竭的征象。严格限制水的摄入量，记录24小时出入量。及时处理肾衰竭。

5. 健康教育

（1）饮食指导　嘱病人低盐、低蛋白、高热量饮食，主要通过摄入糖类及脂肪类食物增加能量，不宜过多食用高蛋白质的食物，忌食豆制品，如双侧肾积水应减少每日水分的摄入。

（2）自我监测　若出现腰腹肾区疼痛、尿量减少、排尿困难等表现，及时就诊。

【护理评价】

1. 病人自述疼痛是否减轻。

2. 病人排尿障碍是否得到缓解。

3. 病人焦虑、恐惧是否减轻或消失。

4. 病人有无发生并发症，或并发症发生时是否得到及时发现、处理。

第二节　良性前列腺增生

良性前列腺增生（benign prostatic hyperplasia，BPH）又称前列腺增生症，俗称前列腺肥大，是引起老年男性排尿障碍原因中最为常见的一种良性疾病。

【病因】

良性前列腺增生的病因尚未完全明确。目前认为年龄较大和具备有功能的睾丸是发病的两个重要因素，二者缺一不可。前列腺增生的发病率随年龄的增长而增加，男性在35岁以后前列腺可有不同程度的增生，但不一定有临床症状，大多于50岁以后出现临床症状，60岁左右更加明显。随年龄增长而出现的睾酮、双氢睾酮及雌激素水平的改变和失去平衡是前列腺增生的重要因素。

【病理生理】

前列腺腺体的增生开始于围绕尿道周围的腺体，即移行区，是前列腺增生发生的唯一部位。增生的前列腺体将外围的腺体挤压萎缩成前列腺外科包膜，与增生的腺体有明显界限，易于分离。增大的腺体压迫尿道使之弯曲、伸长、变窄，尿道阻力增加，引起排尿困难。中叶增生突入膀胱，造成膀胱出口梗阻，引起排尿不畅。由于长期排尿困难与梗阻，逼尿肌为克服排尿阻力导致收缩力增强，逐渐代偿性肥大，加之长期膀胱内高压，膀胱壁黏膜面出现小梁、小室或假性憩室。长期膀胱内高压，出现输尿管反流，最终导致肾积水，甚至肾衰竭，还易继发感染和结石。

【临床表现】

1. 症状

（1）尿频、尿急　尿频是最常见的早期症状，夜间明显。早期仅为夜尿次数增多，随之白天也出现尿频。随梗阻进一步加重，残余尿量增多，膀胱有效容量减少，尿频更加明显。若合并感染或结石，可有尿频、尿急、尿痛等膀胱刺激症状。

（2）排尿困难　进行性排尿困难是前列腺增生最典型的症状。增生的腺体导致尿道阻力增加，膀胱逼尿肌过度收缩，病人可表现为排尿起始迟缓、断续、尿细而无力、射程短、终末滴沥、排尿时间延长。如梗阻进一步加重，常需要用力并增加腹压以帮助排尿。

（3）尿潴留、尿失禁　严重梗阻者膀胱残余尿增多，随着膀胱逼尿肌收缩力减弱，膀胱过度充盈，可发生尿潴留或充盈性尿失禁。前列腺增生的任何阶段，均可因受凉、劳累、饮酒、便秘、久坐等因素，使前列腺突然充血、水肿导致急性尿潴留。

（4）血尿　增生腺体黏膜上血管破裂时，可引起不同程度的无痛性肉眼血尿，多为间歇性。

（5）其他　下尿路梗阻容易导致感染、膀胱结石、肾功能损害。若并发感染或结石，可出现膀胱刺激征。

2. 体征　直肠指检可触及增大的前列腺体，表面光滑、边缘清楚、质地中等，有弹性，中间沟变浅或消失。

【辅助检查】

1. 直肠检查　是简单而重要的检查方法，在膀胱排空后进行，所有病人均需做此检查。指检时应注意肛门括约肌张力是否正常，前列腺有无结节，以便与神经性膀胱功能障碍及前列腺癌相鉴别。

2. B超　可经腹壁或直肠清晰显示前列腺形态和结构，判断增生腺体是否突入膀胱，还可测定膀胱残余尿量。经直肠超声检查更为精确。

3. 尿流动力学检查　可对排尿功能做出评价，包括尿流率、膀胱压、尿道压。检查时要求排尿量在150～200ml，如最大尿流率<15ml/s提示排尿不畅；如<10ml/s则提示梗阻严重，常为手术指征之一。

4. 血清PSA测定　前列腺体积较大，有结节或质地较硬时，PSA测定有助于排除前列腺癌。正常男性血清PSA浓度为0～4ng/ml，如血清PSA>10ng/ml，应高度怀疑前列腺癌。

5. 膀胱镜检查 能直接观察到前列腺情况，并可了解膀胱内是否有其他病变，如肿瘤、结石等。

【治疗原则】

（一）非手术治疗

1. 观察等待 前列腺增生未引起明显梗阻症状、不影响日常生活者，一般无需治疗，但需进行健康指导及密切随访。

2. 药物治疗 适用于梗阻较轻或难以耐受手术治疗的病人。治疗药物一般分为以下几类。

（1）α_1受体阻断剂 可有效降低平滑肌张力，减少尿道阻力，改善排尿功能。常用药物有特拉唑嗪、阿夫唑嗪及坦索罗辛等。

（2）激素类药物 如5α还原酶抑制剂非那雄胺，可降低双氢睾酮含量，使前列腺体积缩小，改善排尿功能。一般服药4~6个月后见效，停药后易复发，需长期服用。

（3）植物类药 代表药物为舍尼通和各类中药，可改善症状，但其作用机制不十分明确。

（二）手术治疗

前列腺增生梗阻严重、残余尿量超过60ml、症状明显而药物治疗效果不好、身体状况能耐受手术者，应考虑手术治疗。手术只切除外科包膜以内的增生部分。手术方式主要有经尿道前列腺切除术（transurethral resection of prostate，TURP）、经尿道前列腺汽化切除术（transurethral vaporization resection，TUVP）、耻骨上经膀胱前列腺切除术和耻骨后前列腺切除术。

（三）其他疗法

用于尿道梗阻较重而又不能耐受手术者。方法有经尿道激光治疗、经尿道气囊高压扩张术、经尿道微波和射频治疗、前列腺尿道网状支架等。

知识链接

国际前列腺症状评分

国际前列腺症状（IPSS）评分是良性前列腺增生下尿路症状严重程度的主观反映，与尿流率、残余尿量及前列腺体积无明显相关性。

国际前列腺症状（IPSS）评分表

最近1个月内，您是否有下列症状	在5次中						症状评分
	无	少于1次	少于半数	大约半数	多于半数	几乎每次	
1. 是否经常有尿不尽感	0	1	2	3	4	5	
2. 两次排尿间隔是否经常小于2小时	0	1	2	3	4	5	
3. 是否曾经有间断性排尿	0	1	2	3	4	5	
4. 是否有排尿不能等待的现象	0	1	2	3	4	5	
5. 是否有尿线变细现象	0	1	2	3	4	5	
6. 是否需要用力及使劲才能开始排尿	0	1	2	3	4	5	
7. 从入睡到早起一般需要起来排尿几次	没有	1次	2次	3次	4次	5次	
	0	1	2	3	4	5	
症状评分							

评估标准：总分0~35分。0~7分为轻度症状，8~19分为中度症状，20~35分为重度症状

【护理评估】

（一）术前评估

1. 健康史

（1）一般情况 病人的年龄、职业、文化程度、民族和生活习惯，有无吸烟、喝酒嗜好；饮水习惯，摄入液体是否足够；有无定时排尿的习惯。

（2）既往史 既往有无尿潴留、尿失禁、腹股沟疝、内痔或脱肛等情况；有无其他慢性病，如高血压、糖尿病、心脑血管疾病等。

（3）家族史 有无前列腺疾病的家族史。

2. 身体状况

（1）症状与体征 了解病人排尿困难的程度、夜尿次数，有无血尿、膀胱刺激症状；有无肾积水及程度，肾功能是否正常；了解重要器官功能，病人营养状况及对手术的耐受性。

（2）辅助检查 通过B超、尿流动力学、实验室检查结果，判断尿道梗阻的严重程度、尿路梗阻程度。

3. 心理-社会状况 评估病人是否有紧张、焦虑情

绪；病人及家属是否了解治疗方法、护理方法及注意事项；了解病人的家庭经济状况及社会支持程度等。

（二）术后评估

1. 手术情况 了解病人手术、麻醉方式与效果，术中出血、补液、输血情况等。

2. 身体状况 评估病人生命体征变化，有无疼痛；评估膀胱引流管是否通畅，膀胱冲洗液的颜色，血尿程度及持续时间；切口渗液、渗血及愈合情况；是否出现膀胱痉挛；水、电解质平衡情况；有无发生术后出血、尿失禁、TUR 综合征等。

3. 心理－社会状况 了解病人有无悲观、紧张；病人及家属对本病的认知程度。

【常见护理诊断/问题】

1. 焦虑 与知识缺乏、排尿障碍、疼痛及对手术和预后担忧等有关。

2. 排尿障碍 与膀胱出口梗阻、逼尿肌受损有关。

3. 疼痛 与逼尿肌功能不稳定、导尿管刺激、膀胱痉挛有关。

4. 潜在并发症 术后出血、TUR 综合征、尿失禁等。

【护理目标】

1. 病人自诉焦虑减轻或消失。

2. 病人恢复正常排尿习惯。

3. 病人自诉疼痛减轻或消失。

4. 病人未发生并发症，或并发症发生能够被及时发现和处理。

【护理措施】

（一）术前护理

1. 心理护理 尿频特别是夜尿频繁，不仅令病人生活不便，还严重影响病人的休息与睡眠；排尿困难与尿潴留也会给病人带来极大的身心痛苦。护士应理解病人，加强交流与宣教，解释疾病的病因以及治疗方法，帮助其稳定情绪以便更好地适应前列腺增生给生活带来的不便，鼓励病人树立战胜疾病的信心。

2. 急性尿潴留的护理

（1）预防 指导病人注意休息，避免因过度操劳、受凉、饮酒、便秘引起急性尿潴留。鼓励病人多饮水、勤排尿、不憋尿；冬天注意保暖，防止受凉；多摄入易消化、营养丰富及富含纤维的食物，忌辛辣刺激性食物，保持大便通畅以防便秘。

（2）护理 急性尿潴留病人应及时留置导尿管引流尿液，恢复膀胱功能，预防肾功能损害。插尿管时，可选择尖端细而稍弯的前列腺导尿管。如插入导尿管困难，可行耻骨上膀胱造瘘以引流尿液，同时做好留置导尿管或膀胱造瘘管的护理。

3. 用药护理 注意观察用药后排尿困难的改善情况及是否出现药物的副作用。α_1 受体阻断剂的副作用主要包括头晕、直立性低血压等，应在睡前服用，用药后应卧床休息，防止跌倒。服药后如出现头晕、头痛、恶心等症状应及时告知医师及护士。5α 还原酶抑制剂起效缓慢，服药 4～6 个月后才有明显效果，应告知病人坚持长期服药。

4. 安全护理 夜尿频繁者，嘱病人白天多饮水，睡前少饮水，睡前在床边准备尿壶。如需起床如厕，应有家属或护士陪护，防止坠床、跌倒。

5. 术前准备 ①前列腺增生病人大多为老年人，常合并各种慢性病，术前应全面检查病人的心、脑、肝、肺、肾等重要器官的功能，评估其对手术的耐受力，评估生命体征及血糖是否正常，若发现异常应及时通知医师并配合处理。②慢性尿潴留者，应先留置尿管，保持尿液引流通畅，改善肾功能；尿路感染者，遵医嘱应用抗生素控制感染。③术前指导病人做深呼吸进行呼吸功能训练，指导病人有效咳嗽、咳痰，增加肢体功能锻炼并指导床上排便的方法；术前晚给予灌肠，防止术后便秘。

（二）术后护理

1. 观察病情 持续心电监护，密切观察病人意识、体温、脉搏、血压、呼吸、尿量等的变化，准确记录引流液的颜色、性质和量，如若发现异常应及时通知医师，并协助处理。

2. 饮食护理 术后 6 小时无恶心、呕吐者，即可进流食。1～2 天后可恢复正常饮食，嘱咐病人宜进食易消化、富含营养与纤维的食物，以防便秘。留置尿管期间应鼓励病人多饮水，每日 2000ml，以增加尿量冲刷尿路、预防感染。

3. 膀胱冲洗的护理 术后用生理盐水持续冲洗膀胱 3～5 天，防止血凝块形成堵塞尿管。①冲洗液温度：控制在 25～30℃，温度过低可导致病人膀胱痉挛，加重疼痛和出血。②冲洗速度：根据冲洗出的尿色而定，色深则快、色浅则慢。③保持膀胱冲洗及引流通畅：若血凝块堵塞管道导致引流不畅，可采取挤捏尿管、加快冲洗速度、调整导管位置等方法；如无效，可用注射器吸取无菌生理盐水进行反复抽吸冲洗，直至引流通畅。④观察记录：准确观察、记录引流液的颜色与量，随冲洗持续时间的延长，引流液颜色逐渐变浅；若引流液颜色加深，应警惕活动性出血，及时通知医师处理；准确记录尿量、冲洗量和排出量，尿量＝排出量－冲洗量。

4. 疼痛的护理 术后应用镇痛泵，可使术后疼痛的发生率明显降低。术后疼痛多由两方面原因引起。

（1）切口疼痛 若48小时内出现疼痛，可加大镇痛泵剂量并遵医嘱给予镇痛药；超过48小时出现疼痛，应检查切口有无感染。

（2）膀胱痉挛 前列腺切除术后病人可能因逼尿肌不稳定、导管刺激、血块堵塞冲洗管等，发生膀胱痉挛。病人可出现强烈尿意、肛门坠胀感、下腹部痉挛性阵发性剧痛，有诱发出血的可能。及时安慰病人，缓解其紧张、焦虑情绪；术后留置硬脊膜外麻醉导管者，可按需注射小剂量吗啡，有良好的镇痛效果；也可口服硝苯地平、丙胺太林、地西泮或生理盐水内加入维拉帕米冲洗膀胱，以消除膀胱痉挛，减轻疼痛。

5. 引流管护理

（1）导尿管护理 术后利用导尿管的气囊压迫前列腺窝与膀胱颈，起到局部压迫止血的目的。①妥善固定导尿管：取一粗细合适的无菌小纱布条缠绕尿管并打一活结置于尿道外口，将纱布结向尿道口轻推，直至压迫尿道外口，注意松紧度合适；将导尿管固定于大腿内侧，稍加牵引，防止因坐起或肢体活动致气囊移位，影响压迫止血效果。②保持尿管引流通畅：防止尿管受压、扭曲、折叠。③保持会阴部清洁：用碘伏擦洗尿道外口，每日2次。

（2）各引流管的拔管时间 ①TURP术后5～7天尿液颜色清澈，即可拔除导尿管。②耻骨后引流管术后3～4天，待引流量很少时拔除。③耻骨上前列腺切除术后7～10天拔除导尿管。④膀胱造瘘管通常留置10～14天后拔除。

6. 并发症的护理

（1）TUR综合征 是比较严重的并发症，行TURP的病人因术中大量冲洗液被吸收，血容量急剧增加，出现稀释性低钠血症。病人可在几小时内出现烦躁、恶心、呕吐、抽搐、昏迷，严重者出现肺水肿、脑水肿、心力衰竭等症状。术后加强病情观察，注意监测电解质变化。一旦出现，立即予氧气吸入，遵医嘱给予利尿剂、脱水剂，减慢输液速度，静脉滴注3%氯化钠纠正低钠血症。

（2）尿频、尿失禁 拔尿管后尿液不能随意流出。与尿路感染、尿道括约肌功能受损、膀胱逼尿肌不稳定和膀胱出口梗阻等因素有关。应指导病人从术后2～3天开始进行腹肌、臀肌及肛门括约肌收缩练习，以预防术后尿失禁。一般无需药物治疗，也可行膀胱区及会阴部热敷、针灸治疗等，大多数尿失禁症状可逐渐缓解。

（3）术后出血 一般术后早期都有肉眼血尿，以后会逐渐变淡，属正常现象，若血尿颜色逐渐加深，说明有活动性出血，应及时通知医师对症处理。预防：①术后应指导病人加强观察并逐渐离床活动；②保持排便通畅，预防大便干结及用力排便时腹内压增高引起出血；③术后早期禁止灌肠或肛管排气，以免造成出血。对于发生前列腺窝出血病人，若是非凝血功能障碍造成的出血，用气囊尿管牵拉压迫前列腺窝止血，同时持续膀胱冲洗或配合间断人工冲洗，避免血块形成堵塞尿管，尿管引流不畅可致膀胱及前列腺窝过度扩张，加重出血。若是凝血功能障碍的出血，根据不同原因给予止血药物或输血治疗。

（三）健康教育

1. 生活指导 避免诱发急性尿潴留的各种因素。前列腺切除术后1～2个月内避免久坐、提重物，避免剧烈活动，如跑步、骑自行车、性生活等，防止继发性出血。

2. 康复指导 若有溢尿现象的尿失禁病人，指导其做提肛舒缩训练，以尽快恢复尿道括约肌功能。

3. 自我监测 TURP病人术后可能出现尿道狭窄。嘱病人术后若出现尿线逐渐变细或排尿困难，应及时到医院就诊。附睾炎常在术后1～4周发生，故出院后若出现阴囊肿大、疼痛、发热等症状，应及时去医院检查并处理。

4. 性生活指导 前列腺经尿道切除术后1个月、经膀胱切除术后2个月，原则上可恢复性生活。前列腺切除术后常会出现逆行射精，但不影响性生活。少数病人可出现阳痿，可先采取心理治疗，同时查明原因，再进行针对性治疗。

5. 定期复查 定期做尿流动力学、前列腺B超检查，复查尿流率及残余尿量，如出现排尿异常应及时就诊。

【护理评价】

1. 病人焦虑是否减轻或消失。
2. 病人是否恢复正常排尿习惯。
3. 病人疼痛是否减轻或消失。
4. 病人是否发生并发症，或并发症发生时是否得到及时发现和处理。

第三节 尿潴留

尿潴留（retention of urine）是指膀胱内充满尿液而不能排出。病人不能排尽尿液而出现膀胱残余尿，残余尿愈多，表现的尿路梗阻症状愈严重。残余尿过多时，膀胱失去收缩力。按其病史、特点，尿潴留可分为急性和慢性两种，急性尿潴留起病急骤，膀胱内突然充满尿液不能排出，病人十分痛苦，常需急诊处理；慢性尿潴留起病缓慢，病程较长，下腹部可触及充满尿液的膀胱，但病人不能排空膀胱，由于疾病的长期存在和适应，痛苦反而不重。

【病因】

引起尿潴留的原因很多，一般可分为机械性梗阻和动力性梗阻两类。

1. 机械性梗阻　任何导致膀胱颈部及尿路梗阻的病变，如前列腺增生、尿道损伤或结石、尿道狭窄及膀胱结石、异物和肿瘤等均可引起急性尿潴留。

2. 动力性梗阻　指膀胱出口、尿道无器质性梗阻病变，尿潴留系排尿动力障碍所致。最常见的原因为中枢或周围神经系统病变，如脊髓或马尾损伤、肿瘤、糖尿病等；直肠或妇科盆腔根治性手术损伤副交感神经分支；痔疮或肛瘘手术以及腰椎麻醉术后可出现排尿困难，引起尿潴留；此外，各种松弛平滑肌的药物，如阿托品、普鲁苯辛、东莨菪碱等，也可引起排尿困难、尿潴留；除此之外，高热、昏迷、低钾血症或不习惯卧床排尿的病人也容易出现尿潴留。

【病理生理】

目前，尿潴留的机制尚不明确，现认为主要由几个因素参与：前列腺梗死，α－肾上腺素能活性增加，前列腺间质/上皮比例下降，神经递质调控和前列腺炎症等。

【临床表现】

1. 症状　①急性尿潴留：起病突然，膀胱迅速膨胀充满尿液，尿意急迫但不能排出，胀痛难忍，有时从尿道溢出部分尿液，但下腹疼痛并无缓解。②慢性尿潴留：多由膀胱颈以下梗阻性病变引起的排尿困难发展而来。多表现为排尿不畅、尿频，常有排尿不尽感。由于持久而严重的梗阻，少数病人可虽无明显症状，但往往已有明显上尿路扩张、肾积水，严重者可致尿毒症症状。

2. 体征　体格检查可触及耻骨上区半球形膨胀的膀胱，用手按压有明显尿意，叩诊为浊音。

【辅助检查】

1. 体格检查　包括病人生命体征、神志、体位及有无水肿等情况。应注意耻骨上区是否有过度肿胀的膀胱、叩诊是否呈浊音等。必要时可行直肠指诊了解肛门括约肌张力的情况。

2. 影像学检查　超声检查对尿潴留的确诊有重要意义。另外，低钾血症、低钠血症亦可导致尿潴留，所以，对怀疑有电解质紊乱的病人建议行血电解质检查。

【治疗原则】

1. 急性尿潴留

（1）病因处理　询问有无手术史、外伤史、尿路感染、泌尿系结石等病史和用药史。如包皮口或尿道口狭窄、尿道结石、药物或低钾血症等引起的尿潴留，经对因处理后可很快解除，恢复排尿。对术后动力性尿潴留者，推荐诱导疗法，如流水诱导法、按摩疗法。针灸穴位、注射新斯的明或在病情允许下改变排尿姿势等措施，可帮助病人自行排尿。

（2）导尿　急性梗阻性尿潴留需要急诊处理，应立即解决尿液引流。可采取引流尿液的方法缓解尿潴留，目前解除急性尿潴留最简便常用的方法是留置尿管导尿。

（3）膀胱穿刺/造瘘术　急性尿潴留病人不能插入导尿管时，可用粗针头行耻骨上膀胱穿刺吸出尿液，缓解病人痛苦。也可在局麻下直接或B超引导下行耻骨上膀胱穿刺造瘘术，持续引流尿液。

2. 慢性尿潴留　若为机械性梗阻引起，有上尿路扩张积水、肾功能损害者，先引流膀胱尿液，待肾积水缓解、肾功能改善，经查明病因后，针对病因择期手术或采取其他治疗方法，解除梗阻。若为动力性梗阻引起的尿潴留，需间歇导尿，必要时可行膀胱造瘘术。

【护理措施】

1. 及时解除尿潴留　①去除病因：协助医师尽快查明原因并解除尿潴留。②促进排尿，防止膀胱内出血：协助医师采取各种有效措施促进病人排尿或引流尿液。急性尿潴留放置导尿管、膀胱穿刺或耻骨上膀胱造瘘引流尿液时，应严格执行无菌操作，间歇缓慢地放出尿液，避免过快排空膀胱致膀胱内压骤然降低而引起膀胱内出血。

2. 预防尿路感染　在严格无菌操作下导尿，做好尿管和尿道口的护理，行膀胱穿刺或膀胱造瘘术者，做好膀胱造瘘管和造瘘口的护理。尽可能减少导尿管与储尿袋接口的更换次数，在尿液清亮和无尿路感染时，避免冲洗膀胱，鼓励病人多饮水，以减少尿路感染机会。

3. 心理护理　病人发生急性尿潴留时，常常会感到非常恐慌。应尽量稳定病人和家属的情绪，并配合医师尽快地采取措施解除尿潴留。

（张传坤）

目标检测

答案解析

一、简答题

1. 简述肾积水的治疗原则。
2. 简述前列腺增生病人的术前护理要点。

二、病例分析题

杨先生，62岁，进行性排尿困难3年，伴尿痛、尿频，夜间排尿3~4次，近日发生尿潴留2次。

请思考：

（1）该病人最可能的诊断是什么？

（2）该病人的应急处理措施是什么？

（3）针对该病人发生的尿潴留，应采取哪些护理措施？

书网融合……

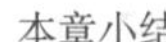
本章小结

题库

第三十九章　泌尿系统结石病人的护理

PPT

学习目标

知识目标：

1. 掌握　泌尿系统结石的临床表现、治疗原则及护理措施。

2. 熟悉　泌尿系统结石的病因、分类。

3. 了解　泌尿系统结石的病理生理。

技能目标：

1. 熟练掌握上尿路结石病人术后引流管护理的技能。

2. 学会应用护理程序为泌尿系统结石病人提供整体护理。

素质目标：

具备良好的人文关怀及沟通、共情能力。

泌尿系统结石又称尿路结石或尿石症（urinary lithiasis），是泌尿外科的常见疾病，男性多于女性。结石可见于肾、膀胱、输尿管和尿道的任何部位。但以肾与输尿管结石最为常见。我国尿石症的发病率为1%～5%，南方地区达5%～10%；近年来，虽然90%左右的尿石症可不再依赖传统的开放手术治疗。但其复发率并未降低。因此，深入研究其发病机制、预防复发和正确实施护理措施依旧十分重要。

案例引导

案例　高先生，38岁，阵发性右侧腰部绞痛1天，伴恶心、呕吐，无发热，发作时向右下腹放射。体格检查：腹部平软，右下腹部有压痛、无反跳痛，膀胱区不胀，无明显叩压痛。辅助检查：血WBC正常；尿常规WBC 0～1个/HP，RBC 7～30个/HP；腹部B超：右肾轻度积水，输尿管上段扩张，输尿管下段有约1cm大小的强回声光点。

讨论：

1. 该病人应采取何种治疗方案？

2. 分析该病人的护理诊断有哪些？

【病因】

泌尿系统结石按其所在的部位不同，可分为上尿路结石和下尿路结石。上尿路结石是指肾结石（renal calculi）和输尿管结石（ureteral calculi），下尿路结石包括膀胱结石（vesical calculi）和尿道结石（urethral calculi）。尿路结石的病因尚未完全阐明，可能与年龄、性别、职业、人体的代谢异常，尿路的梗阻、感染、异物和药物的使用等多种因素有关。

1. 流行病学因素　上尿路结石的好发人群多为20～50岁的青壮年，下尿路结石的好发人群为男性。飞行员、办公室职员、外科医师等为尿石症高发人群。

2. 代谢异常

（1）尿液中形成结石的物质增加　尿液中钙、草酸或尿酸、磷酸量增加。长期卧床骨质脱钙、甲状旁腺功能亢进者尿液中钙排出增多，痛风病人、恶性肿瘤化疗者、肾脏尿酸的传输障碍等会导致高草酸尿症。

（2）尿pH改变　磷酸盐及磷酸镁铵沉淀容易在碱性尿液中形成，在酸性尿液中易形成尿酸结石和胱氨酸结晶。

（3）尿量减少　导致尿液浓缩，尿液中盐类和有机物质的浓度增高，易形成结石。

（4）尿中抑制晶体形成的物质减少　如枸橼酸、焦磷酸盐、酸性黏多糖、肾钙素、镁等。

3. 局部因素

（1）尿路梗阻　尿液潴留导致感染和晶体沉淀，促进结石的形成。如输尿管畸形、前列腺增生等。

（2）尿路感染　泌尿系统感染时，细菌、脓块及坏死组织等均可成为结石的核心。能产生尿酶的微生物将尿素分解成氮和二氧化碳，碱化尿液，使磷酸盐沉淀，形成结石。

（3）尿路异物　尿路中长期存在的异物，如留置尿管、不可吸收线头等，都会促进结石的形成。结石本身也是尿路异物，会加重梗阻与感染的程度。

【病理生理】

尿路结石常在肾和膀胱内形成，若排出过程中停留在输尿管和尿道，即形成输尿管和尿道结石。由于输尿管存在3个生理狭窄，即肾盂输尿管连接处、输尿管跨越髂血管处及输尿管膀胱壁段，肾结石沿输尿管下行时，常停留或嵌顿于3个生理狭窄处，其中以输尿管下1/3处最多见；尿路结石所致的病理生理改变与结石部位、大小、数目、是否有继发性炎症和梗阻的程度等因素有关。

尿路结石可导致泌尿道直接损伤、梗阻、感染，甚至恶变。急性上尿路结石可引起肾绞痛，如及时解除一般无肾损伤。慢性不完全性梗阻可引起肾积水和肾功能损害。且尿路梗阻时易引发继发性感染，梗阻与感染会加快结石的形成。此三个因素互为因果关系。

尿路结石以草酸钙结石最常见，磷酸钙结石、尿酸结石、碳酸钙结石次之，胱氨酸结石罕见。

第一节　上尿路结石

上尿路结石包括肾和输尿管结石，输尿管结石大多来自肾。单侧多见，双侧占10%。

【临床表现】

上尿路结石的主要症状为疼痛和血尿。其程度与结石的部位、大小、活动与否及有无损伤、感染、梗阻等有关。极少数病人可长期无自觉症状，直至出现泌尿系感染或积水时才被发现。

1. 症状

（1）疼痛　是尿石症最重要的症状。肾结石可能长期存在而无明显临床症状，或者在活动后出现上腹部钝痛；输尿管结石多出现肾绞痛，于腰部或上腹部开始，沿输尿管放射至同侧下腹和会阴部，可至大腿内侧。位于输尿管膀胱壁段或输尿管开口处的结石，可伴有尿频、尿急、尿痛症状以及向尿道、阴茎头部放射。疼痛发作时，可伴恶心、呕吐、面色苍白、冷汗，甚至休克。

（2）血尿　多为镜下血尿，少数为肉眼血尿。出血的多少与尿路损伤程度有关，多是由于结石损伤肾和输尿管黏膜所致。

（3）膀胱刺激征　输尿管膀胱壁段结石或者结石伴发感染时，可出现尿频、尿急、尿痛膀胱刺激征。

（4）其他症状　上尿路结石伴感染常有腰痛、发热、寒战和脓尿。双侧上尿路结石导致的感染和梗阻，可继发一系列肾功能受损的症状，甚至可导致肾衰竭。

2. 体征　患侧肾区可有轻度叩击痛。结石梗阻引起肾积水时，可在上腹部触到增大的肾脏。

【辅助检查】

1. 实验室检查　包括尿液分析、血液分析和结石成分分析。尿常规检查可见镜下血尿、白细胞或结晶。对反复发生结石的病人，应测定血及尿的钙、磷、尿酸、草酸、pH等。

2. 影像学检查

（1）B超　作为尿石症的首选检查方法，简便、经济、无创伤，能显示结石的特殊声影，发现平片不能显示的小结石和透X线结石，还能显示肾积水和肾结构改变情况。并有助于鉴别囊性与占位性病变，也可用于指引经皮介入肾造瘘术或经皮肾镜诊断和治疗的路径。

（2）X线检查　是诊断尿石症的重要依据，确定结石的存在及特点，从而决定治疗方案。①KUB：可了解结石的大小、形状、数目、部位等，能发现90%以上的尿路结石。②IVU：可显示结石所致的尿路形态和肾功能改变，透X线的尿酸结石可显示充盈缺损。③逆行或经皮肾穿刺造影：常用于其他方法不能确定结石的部位或结石以下尿路系统病情不明时。

（3）CT和MRU　CT能发现X线检查不能显示的或直径＜1mm的输尿管中、下段结石，对阴性结石等有重要意义。MRU能够了解结石梗阻后肾输尿管积水的情况，不适合做IVU者可考虑采用。

3. 内镜检查　包括肾镜、输尿管镜和膀胱镜检查。通常用于平片未显示的结石，排泄性尿路造影有充盈缺损而不能确诊时，可借助内镜明确诊断和治疗。

【治疗原则】

由于结石的性质、数目、形态、大小、部位及全身情况不同，尿石症治疗方法的选择及疗效也大不相同。因此，对尿石症的治疗必须制定、实施个体化治疗。尿石症的治疗分手术治疗与非手术治疗两类。

（一）非手术治疗

若结石直径＜0.4cm、表面光滑，病人多能自行排出，无需治疗。对结石直径＜0.6cm，表面光滑，无尿路梗阻及感染，纯尿酸或胱氨酸结石的病人，可行非手术治疗。

1. 水化疗法　防治尿路结石简单而有效的方法是大量饮水。保持每日饮水量2500～4000ml，每日尿量在2000ml以上。其目的是促进较小结石自行排出；同时稀释尿液可延缓结石的形成及防止结石再发。

2. 食物疗法　①草酸钙结石：限制摄入含有草酸较多的食物，如菠菜、酒精饮料、茶、巧克力、草莓和各种坚果等，保证低钙、低蛋白［蛋白≤1g/(kg·d)］、低钠（氯化钠≤5g/d）饮食的同时，适当增加液体的摄入，多喝果汁及草本饮料。②尿酸结石：多饮水，每日尿量要求达2000ml以上，低嘌呤饮食，忌食动物内脏和鱼虾类等富含嘌呤食物。③胱氨酸结石：饮食控制与尿酸结石病人类似，限制摄入含蛋氨酸的食物，如蛋、奶、肉、花生和小麦等。胱氨酸结石的治疗需碱化尿液。

3. 药物治疗　尿石症的药物治疗需要根据病人情况而定，一般分为以下几类。

（1）解痉镇痛　如应用阿托品、哌替啶、钙离子通道阻滞剂、吲哚美辛、黄体酮等，此类药物能解痉镇痛，达到缓解症状的目的。

（2）药物溶石　口服枸橼酸钾、碳酸氢钠等以碱化尿液，同时配合服用别嘌呤醇和青霉素胺促进尿酸结石和胱氨酸结石的溶解；口服氯化铵使尿液酸化，可防止磷酸钙及磷酸镁铵结石的生长。金钱草、海金沙、石苇等具清热利湿、通淋排石作用的中药也可以起到软坚散结的作用。

（3）促进结石排出　主要为含金钱草、海金沙、车前子、石苇、茯苓、鸡内金等成分的中药制剂，这类药物具有较好清热利湿、通淋排石的效果。

（二）手术治疗

1. 体外冲击波碎石（extracorporeal shock wave lithotripsy，ESWL）　在X线或B超定位下，可利用高能冲击波聚焦后作用于直径≤2cm的肾结石及直径≥0.6cm的输尿管结石，使之裂解、粉碎成细砂，随尿流排出。有全身出血性疾病、结石远端尿路梗阻、严重心脑血管病、急性尿路感染、心力衰竭、结石定位不清以及妊娠、过于肥胖者，不适宜采用此法。

2. 内镜取石或碎石术

（1）经皮肾镜取石或碎石术（percutaneous nephrolithotomy，PCNL）　在B超或X线定位下，用细针经腰背部穿刺到达肾盏或肾盂，扩张并建立皮肤至肾内的通道，在肾镜下取石或碎石。PCNL适应于所有需开放手术干预的肾结石，包括鹿角形结石、直径≥2cm的肾结石、有症状的肾盏或憩室内结石、ESWL难以粉碎的结石及部分第4腰椎以上较大的输尿管结石。对于有全身出血性疾病、急性感染或肾结核、严重心肺功能不全、缺血性心脏疾患或脊柱畸形者不宜采用此法。

（2）输尿管镜取石或碎石术（ureteroscopic lithotomy or lithotripsy，URL）　经尿道插入输尿管镜至膀胱，经膀胱输尿管口进入输尿管，在输尿管镜直视下找到结石，用套石篮、取石钳将结石取出，若结石较大可采用超声、激光或气压弹道等方法碎石。适用于因肥胖、结石硬、停留时间长而不能使用ESWL的中、下段输尿管结石；或上段输尿管结石ESWL无效者。输尿管镜置入困难者不宜用本方法。

（3）腹腔镜输尿管取石　适用于直径>2cm的输尿管结石，或经ESWL、输尿管镜手术失败者。手术途径有经腹腔和经后腹腔两种，后者只用于输尿管上段结石。

3. 开放手术　根据病人病情可行：①肾盂切开取石术，主要适用于肾盂输尿管交界处合并梗阻的肾盂结石，在取石的同时解除梗阻。②肾实质切开取石术，适用于肾盏结石，尤其是肾盂切开不易取出或多发性肾盏结石。③肾部分切除术，适用于结石局限在一端肾极或结石所在肾盏有明显扩张、实质萎缩和有明显复发因素者。④肾切除术，因结石导致肾结构严重破坏、功能丧失或合并肾积脓，而对侧肾功能良好可将患肾切除。⑤输尿管切开取石术，适用于嵌顿较久或其他方法治疗无效的结石。

知识链接

双侧上尿路结石手术治疗原则

①双侧输尿管结石，应尽可能同时解除梗阻，可采用双侧输尿管镜碎石取石术，如不能成功，可行输尿管逆行插管或行经皮肾穿刺造瘘术，条件许可时也可行经皮肾镜碎石取石术。②一侧肾结石，另一侧输尿管结石时，先处理输尿管结石。③双侧肾结石时，在尽可能保留肾的前提下，先处理容易取出且安全的一侧。若肾功能极差、梗阻严重、全身情况不良，宜先行经皮肾造瘘。待病人情况改善后再处理结石。④孤立肾上尿路结石或双侧上尿路结石引起急性完全性梗阻无尿时，一旦诊断明确，只要病人全身情况许可，应及时施行手术。若病情严重不能耐受手术，亦应试行输尿管插管，通过结石后留置导管引流；不能通过结石时，则改行经皮肾造瘘术。所有这些措施目的是引流尿液，改善肾功能。待病情好转后再选择适当的治疗方法。

【护理评估】

（一）术前评估

1. 健康史

（1）一般情况　包括病人年龄、性别、民族、职业、文化程度、婚姻状况、居住环境、饮食饮水习惯、社会经济情况等基本信息。

（2）既往史　了解病人既往有无泌尿系结石；有无甲状旁腺功能亢进、痛风、肾小管酸中毒、长期卧床的病史；有无其他部位结石病史和手术史；有无其他慢性疾病史如高血压、糖尿病等，以往疾病治疗情况及用药史等。

（3）家族史　了解病人及其家庭成员中有无结石病、代谢和遗传性疾病、泌尿系统感染、泌尿系梗阻性疾病等病史。

2. 身体状况

（1）症状与体征　了解病人有无疼痛，评估疼痛的部位、性质，发生时间、持续时间及程度；有无排尿困难或排尿突然中断；有无血尿及血尿的特点；有无膀胱刺激征及其程度；有无肾绞痛及其发作情况；病人的排尿和尿石排出情况；病人的营养状况，活动及睡眠情况；有无发热、畏寒等感染症状。

（2）辅助检查　了解病人B超、X线平片、CT、内镜（肾镜、输尿管镜、膀胱镜）检查有无异常发现；实验室检查结果有无提示代谢异常或肾功能受损。

3. 心理-社会状况　了解病人及家属对结石的危害、治疗、护理和康复等相关知识的知晓程度及心理状态；病人家庭经济状况、社会支持程度等。评估病人是否担心手术效果及预后；病人是否知晓术前注意事项及能否配合。

（二）术后评估

1. 手术情况　了解病人麻醉方式、手术类型、术中情况；结石排出情况；尿路梗阻解除情况。

2. 身体状况　评估病人生命体征是否平稳；有无疼痛；引流管是否通畅，引流液的颜色、性质及量；切口愈合情况；有无术后出血、感染、“石街”形成等并发症；肾功能恢复情况；术后饮食、饮水及睡眠情况。

3. 心理-社会状况　了解病人有无紧张、焦虑；评估病人术后自理能力，治疗依从性；是否知晓术后康复注意事项；病人及家属是否知晓尿石症的预防方法。

【常见护理诊断/问题】

1. 疼痛　与结石刺激引起的尿路感染、梗阻、损伤及平滑肌痉挛等因素有关。

2. 知识缺乏　缺乏有关尿石症病因、危害、治疗、护理、康复及预防复发的知识。

3. 排尿型态异常　与结石引起的尿路梗阻有关。

4. 潜在并发症　出血、感染、“石街”形成。

【护理目标】

1. 病人疼痛得到缓解或消失。
2. 病人了解疾病相关知识。
3. 病人排尿型态改善。
4. 病人未发生并发症，或并发症得到及时、有效处理。

【护理措施】

（一）非手术治疗护理

1. 解痉镇痛　嘱病人卧床休息，指导其采用分散注意力、做深呼吸等非药物方法以减轻疼痛。局部热敷、针刺，严重时遵医嘱给予解痉镇痛药以缓解疼痛，记录用药效果及不良反应，观察疼痛缓解情况。

2. 促进排石　鼓励病人多饮水，多运动，每日饮水量在3000ml以上，每日尿量在2000ml以上。在病情允许的情况下，指导病人适当做一些跳跃或其他体育运动，经常改变体位，以促进结石排出。

3. 观察病情　观察病人腹痛是否减轻或消失；观察尿液的颜色、量及性状；观察生命体征、尿液检查结果及感染征象；复查B超或X线检查，观察结石排出情况，做结石成分分析，以指导结石治疗与预防复发。

（二）体外冲击波碎石的护理

1. 术前护理

（1）心理护理　向病人及家属介绍ESWL治疗的方法、优势、效果、注意事项、术后可能出现的不适和并发症，消除病人焦虑，使其积极主动配合治疗。

（2）术前准备　术前3天宜清淡、易消化饮食，忌食产气性食物，术前1天口服缓泻剂，术日晨禁饮食；病人练习手术配合体位、固定体位，以确保碎石定位的准确性；对于精神紧张及疼痛耐受性差的病人，遵医嘱给予镇静镇痛药；术晨行KUB复查，了解结石是否移位或排出，复查后用平车接送病人，以免结石因活动再次移位。

2. 术后护理

（1）观察病情　观察病人生命体征、排尿情况，有无发热、疼痛等症状，术后病人会出现淡红色血尿，通常1~2天消失。如出现腹痛或尿量减少，应立即报告医师，并协助处理。协助或指导病人用纱布或过滤网过滤尿液，收集结石碎渣，以便观察碎石排出情况及进行结石成分分析。复查腹部X线平片，观察碎石术的效果，如果仍有结石，可以在7天后再次接受治疗。

（2）休息与运动　术后嘱病人卧床休息6小时，鼓励病人多饮水，增加尿量。鼓励病人多进行跳跃运动，叩击腰背部，促进排石。

（3）排石体位　指导病人根据结石在肾内的位置及大小采用恰当的排石体位以利于排石。①结石位于中肾盏、肾盂、输尿管上段者，碎石后取头高脚低位。②结石位于肾下盏者取头低位。③肾结石病人碎石后，一般取健侧卧位，同时叩击患侧肾区，利于碎石由肾盏排入肾盂、输尿管。④巨大肾结石碎石后宜取患侧卧位，利于结石随尿液缓慢排出。因为巨大肾结石碎石后可因短时间内大量碎石突然积聚于输尿管而发生堵塞，引起“石街”。

（4）并发症的护理

1）血尿　碎石术后多数病人出现暂时性肉眼血尿，一般无须处理，嘱多饮水。

2）发热　感染性结石病人，由于结石内细菌播散而引起尿路感染，往往引起发热。遵医嘱应用抗生素，高热者采用降温措施。

3）肾绞痛　结石碎片或颗粒排出可引起肾绞痛，影响病人休息和睡眠。应向病人解释疼痛的原因，减轻病人的顾虑，疼痛严重者，给予解痉镇痛等处理。

4）石街形成　是体外冲击波碎石术后常见且较严重的并发症之一。巨大肾结石碎石后过多碎石积聚于输尿管内，可引起石街。病人有腰痛等不适，可继发感染，甚至导致肾功能改变，需在感染控制后经输尿管镜取石或碎石。

（三）内镜碎石术的护理

1. 术前护理

（1）心理护理　向病人及家属讲解内镜碎石术的优点、治疗方法及可能的并发症，术中病人配合要求及注意事项，消除病人焦虑，使其积极主动配合治疗。

（2）术前准备　①协助病人完善术前检查：除常规检查外，若病人近期服用阿司匹林抗血小板聚集药物、华法林等抗凝药物，应嘱病人停药，检查血小板计数及凝血功能正常后方可进行碎石术。②体位训练：术中协助病人取截石位或俯卧位。俯卧位会引起病人不适，呼吸循环受到影响。术前应指导病人做俯卧位练习，从俯卧 30 分钟开始，逐渐延长至 2 小时，使病人适应俯卧位，以提高术中体位的耐受性。③术前 1 天备皮、清洁皮肤，行交叉配血，术前晚行肠道清洁。

2. 术后护理

（1）观察病情　观察病人生命体征、意识，尿液的颜色、性状及量，并做好记录。

（2）引流管护理

1）肾造瘘管　经皮肾镜取石术后常规留置肾造瘘管，目的是引流尿液及残余碎石渣。①妥善固定：向病人及家属解释置管的目的和留置引流管的必要性，嘱病人翻身、活动时动作轻柔，勿牵拉造瘘管，防止脱出。②预防感染：引流管应低于肾造瘘口，以防引流液逆流引起逆行感染。③保持引流通畅：妥善固定引流管，防止引流管受压、折叠及意外滑脱，防止引流管堵塞。若发现肾造瘘管堵塞，挤捏无效时，可协助医师在无菌操作下做造瘘管冲洗。用注射器吸取少量生理盐水（5～10ml），缓慢注入造瘘管内再缓慢吸出，反复多次，直至引流通畅。操作过程中不可用力过大，以免因压力过大造成肾损伤。④引流液观察：观察并记录引流液的颜色、性状及量，发现异常及时通知医师并配合处理。⑤拔管：术后 3～5 天，若引流尿液颜色转清、体温正常，可考虑拔管。拔管前先夹闭 24～48 小时，观察病人有无排尿困难、腰腹痛、发热等症状。拔管后 3～4 天内，应观察病人排尿情况，督促病人每 2～4 小时排尿 1 次，以免膀胱过度充盈。

2）双 J 管　碎石术后于输尿管内放置双 J 管，可起到内引流、内支架的作用，还可扩张输尿管，有助于小结石的排出，防止输尿管内石街形成。①术后指导病人尽早采取半卧位，多饮水、勤排尿，勿使膀胱过度充盈引起尿液反流。②鼓励病人早期下床活动，避免剧烈活动、过度弯腰、突然下蹲等不恰当的动作，以免引起双 J 管意外滑脱或上下移位。③双 J 管一般留置 4～6 周，经 B 超或腹部 X 线平片复查确定无结石残留后，膀胱镜下取出双 J 管。

（3）并发症的护理

1）出血　内镜碎石术后早期，肾造瘘管引流液为血性，一般 1～3 天内转清，不需处理。若术后短时间内造瘘管引出大量鲜红色血性液体，应警惕大出血。一旦发生大出血应首先安慰病人，嘱其卧床休息，并及时报告医师处理。遵医嘱给予止血药、抗生素等处理，同时可夹闭造瘘管 1～3 小时，使肾盂内压力增高，达到压迫止血的目的。病人出血停止、生命体征平稳后应重新开放肾造瘘管。

2）感染　术后密切观察、记录病人体温变化；遵医嘱应用抗生素，嘱病人多饮水；保持各引流管通畅，仔细观察引流液的颜色、性质及量的变化，留置尿管者应每日清洁尿道口与会阴部，保持尿道口及会阴部清洁；观察肾造瘘口情况，定时更换敷料，保持局部皮肤清洁、干燥。

（四）健康教育

1. 尿石症的预防

（1）大量饮水　成人 24 小时尿量应保持在 2000ml 以上，保持尿液呈稀释状态，可以减少晶体沉积，减少尿路结石的形成；较多的尿液可以起到冲刷尿路的作用，避免微小结石的滞留。饮水后适当运动，促进结石排出。输尿管结石碎石后 24 小时即可做适当运动，如跳绳、蹦台阶等，促进结石排出。肾结石碎石后嘱病人卧床休息 1～3 天，然后逐渐增加活动量。长期大量饮水以及多运动可以使尿路微小结石排出，是目前最简单、有效预防结石复发的方法。

（2）饮食调节　根据结石成分、代谢状态等调节食物构成。含钙结石者宜食用富含纤维的食物，合理摄入钙量，限制牛奶、奶制品、豆制品、巧克力、坚果等含钙量高的食物；草酸盐结石者，限制浓茶、菠菜、番茄、芦笋、土豆等含草酸量高的食物；尿酸结石者，不宜食用含嘌呤高的食物，如动物内脏、豆制品、啤酒。避免大量摄入动物蛋白、精制糖和动物脂肪。

（3）药物预防　合理用药可降低尿中结石有关成分，调整尿液的酸碱度可预防结石复发。口服枸橼酸钠、碳酸氢钠可使尿液碱化，有预防尿酸和胱氨酸结石的作用。口服氯化铵可使尿液酸化，可预防磷酸钙及磷酸镁铵结石的发生。草酸盐结石病人可口服维生素 B_6，以减少草酸盐排出，口服氧化镁以增加尿中草酸盐溶解度。

（4）特殊性预防　伴甲状旁腺功能亢进者，应行手术治疗，必须摘除腺瘤或增生组织。有尿路梗阻、感染、异物等，应及时去除这些诱因，以减少结石形成。指导长期卧床者加强功能锻炼，鼓励多活动，勤翻身，防止骨脱钙，减少尿钙排出。

2. 双J管的自我观察与护理 病人出院后若出现排尿疼痛、尿频、血尿时，多为双J管膀胱端刺激所致，一般经多饮水和对症处理后可缓解，如症状加重应及时返回医院处理。病人需术后4周回院复查并拔除双J管。

3. 复查指导 定期行B超或腹部X线平片检查，观察有无残余结石或结石复发。若出现腰痛、血尿等症状，要及时就诊。

【护理评价】

1. 病人疼痛是否减轻或消除。
2. 病人是否能够复述有关尿石症的病因及预防复发的相关知识。
3. 病人排尿是否恢复正常。
4. 病人有无并发症发生，或并发症是否得到及时发现和处理。

第二节 下尿路结石

下尿路结石是指发生在尿路下端的结石，包括膀胱结石和尿道结石。

一、膀胱结石

膀胱结石是指在膀胱内形成的结石，分为原发性膀胱结石和继发性膀胱结石。以继发性膀胱结石多见，好发于50岁以上男性。

【病因】

原发性膀胱结石是指本身在膀胱内形成的结石，与营养不良和低蛋白饮食有关，多发于儿童。继发性膀胱结石是指来源于上尿路或继发于下尿路梗阻、感染、异物或神经源性膀胱等因素而形成的结石，多见于老年男性。

【临床表现】

排尿突然中断伴有疼痛和血尿是膀胱结石的主要临床症状。疼痛可放射至远端尿道及阴茎头部，排尿终末时加剧并伴有终末血尿。结石并发感染时会伴有膀胱刺激症状和脓尿。膀胱区X线平片能显示大部分结石阴影；B超检查可探及膀胱内结石阴影；膀胱镜检查可直观膀胱并发现其他病变。

【治疗原则】

膀胱结石的治疗原则是去除结石，纠正结石成因。对于2~3cm或更小的结石，可经尿道膀胱镜应用碎石钳机械取石或碎石，较大的结石需采用超声、液电效应、激光或气压弹道碎石；结石过大、过硬或有膀胱憩室者，宜采用耻骨上膀胱切开取石术。

【护理措施】

参考本章第一节上尿路结石护理。

二、尿道结石

尿道结石多见于男性，多位于前尿道，可分为原发性和继发性两类，原发性尿道结石较为少见。

【病因】

继发性尿道结石常由于肾、输尿管、膀胱结石排经尿道或嵌入尿道所致，原发性尿道结石常伴有尿道狭窄、尿道异物、尿道憩室、尿道阴道瘘等，与尿流停滞、慢性感染有关。

【临床表现】

尿道结石的典型症状为排尿困难，完全性梗阻时出现急性尿潴留，并发感染者尿道有脓性分泌物。前尿道结石可沿尿道扪及，疼痛局限于结石嵌顿处；后尿道结石经直肠指检可触及，疼痛常放射至会阴部，B超、X线检查有助于明确诊断。

【治疗原则】

根据结石位置，尿道结石的治疗可选择不同的方法。

1. 前尿道结石 采用阴茎根部阻滞麻醉下，压迫结石近端尿道以阻止结石后退。向尿道内注入无菌液状石蜡，轻轻向尿道远端推挤，然后将结石钩出或取出。取石困难者可经输尿管镜下碎石取出。

2. 后尿道结石 可用尿道探条将结石推入膀胱，再按膀胱结石处理。

【护理措施】

参考本章第一节上尿路结石护理。

（桑梅洁）

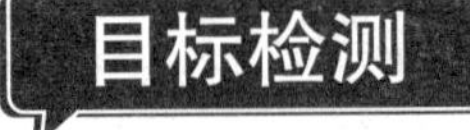

答案解析

一、简答题

1. 简述尿石症的健康教育。
2. 简述上尿路结石术后引流管的护理。

二、病例分析题

1. 李先生，38岁，阵发性右侧腰腹部绞痛1天，伴恶心、呕吐，无发热，腹痛发作时向右下腹放射。体格检查：腹部平软，右下腹部有压痛、无反跳痛，膀胱区不胀，无明显叩压痛。辅助检查：血WBC正常；尿常规WBC 0~1个/HP，RBC 7~30个/HP；腹部B超：右肾轻度积水，输尿管上段扩张，输尿管下段有大约 1cm 大小的强回声光点。

请思考：

（1）该病人应采取何种治疗方案？

（2）该病人目前的护理诊断/问题有哪些？

2. 赵先生，28 岁，因排尿困难、下腹部疼痛 1 天入院。伴膀胱刺激征、血尿，诊断为尿道结石。

请思考：

（1）目前对该病人应采取何种治疗方式？

（2）该病人发生尿道结石的原因可能有哪些？

书网融合……

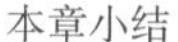

本章小结

题库

第四十章　泌尿、男性生殖系统肿瘤病人的护理

PPT

学习目标

知识目标：

1. 掌握　肾癌、膀胱癌、前列腺癌的临床表现和护理措施。
2. 熟悉　肾癌、膀胱癌、前列腺癌的辅助检查及治疗原则。
3. 了解　肾癌、膀胱癌、前列腺癌的病因和病理生理。

技能目标：

学会应用护理程序为泌尿、男性生殖系统肿瘤病人提供整体护理。

素质目标：

具备良好的人文关怀及共情能力，表现出尊重、关爱和理解。

泌尿系统肿瘤是指发生于泌尿系统任意部位的肿瘤，包括肾实质、肾盂、输尿管、膀胱、尿道肿瘤。其中，肾盂以下为有管道的脏器，腔内均覆盖尿路上皮，所接触的内环境都是尿液，致癌物质常通过尿液使尿路上皮发生肿瘤，所以肾盂、输尿管、膀胱、尿道的尿路上皮肿瘤均有其共性，并可能多器官发病。泌尿系统肿瘤常在40岁以后发生，男性比女性多一倍左右。肾母细胞瘤和膀胱横纹肌肉瘤是婴幼儿疾病，男女发病率无差别。在泌尿系统肿瘤中，中国肾盂癌的发病率高于欧美国家。本章重点介绍肾癌、膀胱癌及前列腺癌的临床特点及护理措施。

案例引导

案例　李先生，52岁，体检时B超发现右肾占位性病变，为进一步诊断遂来院。病人主诉：半个月前出现间歇性无痛肉眼血尿，当时因工作忙未引起重视。入院生命体征：T 36.2℃，P 76次/分，R 20次/分，BP 114/84mmHg，目前病人情绪异常紧张。

讨论：

1. 该病人的临床诊断是什么？为明确诊断，应做哪种检查？
2. 该病人目前的护理诊断问题有哪些？
3. 针对以上护理诊断问题，应该如何进行护理？

第一节　肾　癌

肾癌（renal carcinoma）也称为肾细胞癌（renal cell carcinoma，RCC），是最常见的肾实质恶性肿瘤，起源于肾实质泌尿小管上皮系统。发病年龄可见于各个年龄段，高发年龄为50～70岁，男女之比约为2∶1。肾癌在我国泌尿生殖系统肿瘤中占第二位，仅次于膀胱肿瘤，城市发病率高于农村。

【病因】

肾癌的病因尚未完全清楚。吸烟、遗传、肥胖、饮食、环境污染、职业接触（如石棉、皮革等）、染色体畸形、抑癌基因缺失等可能与肾癌发生发展有关。

【病理】

肾癌多为单发，常累及一侧肾脏，双侧发病者占2%～4%。瘤体常有假包膜，多数为类圆形的实性肿瘤。

1. 分类　主要组织学类型有肾透明细胞癌、乳头状肾细胞癌、嫌色细胞癌、未分类癌、集合管癌、多房囊性肾癌、神经母细胞瘤伴发肾癌、黏液性管状及梭形细胞癌，其中以透明肾细胞癌最常见，占70%～80%。

2. 转移途径　可经血行和淋巴转移，肾癌穿透假包膜后直接侵犯肾筋膜和邻近器官组织，向内侵及肾盂肾盏，也可以通过肾静脉、下腔静脉形成癌栓。最常见的转移部位是肺、肝、骨骼、脑、肾上腺等。淋巴转移最先到肾蒂淋巴结。

【临床表现】

1. 肾癌三联征　10%的肾癌病人可出现肾癌三联征，即血尿、腰痛和腹部肿块。间歇无痛肉眼血尿为临床上比较常见的症状，表明肿瘤已侵及肾盏、肾盂。疼痛常为腰部钝痛或隐痛，血块通过输尿管时可引起一过性剧烈疼痛。肿瘤较大、表面光滑、硬、无明显压痛时，在腹部或腰部易被触及。多数病人仅出现上述症状的1项或2项，若同

时出现三联征提示肿瘤已进入晚期，常有转移可能。

2. 副瘤综合征　10% ~40%的肾癌病人可出现副瘤综合征，主要表现为高血压、贫血、体重减轻、恶病质、不明原因发热、红细胞增多症、血沉增快、凝血机制异常、肝功能异常、高血糖、高钙血症等改变。同侧阴囊内可发现精索静脉曲张，平卧位不消失，提示肾静脉或下腔静脉内癌栓形成。

3. 转移症状　临床上有25% ~30%的病人首次就诊的原因为病理性骨折、咳嗽、咯血、神经麻痹等转移症状。对于出现在身体任何部位的来源不明的异常肿物，要充分考虑是否有肾癌转移的可能。

【辅助检查】

1. B超　是目前普查肾肿瘤的主要方法，能够查出1cm以上的肿瘤，发现肾癌的敏感性高，能够准确地区分肾肿块是肾癌或是肾血管平滑肌脂肪瘤（良性）。

2. X线　尿路平片（KUB）可见肾外形增大，偶见肿瘤散在钙化。静脉尿路造影（IVU）可见肾盏肾盂因肿瘤挤压或侵犯，出现不规则变形、狭窄、拉长、移位或充盈缺损，甚至因肿瘤较大、破坏严重时出现患肾不显影，作逆行肾盂造影可显示患肾情况。

3. CT、MRI　CT是目前肾癌诊断最可靠的影像学方法，可显示肿瘤大小、部位、有无累计邻近器官等，有助于确定肿瘤的分期和手术方式。MRI在显示邻近器官有无受侵犯，肾静脉或下腔静脉内有无癌栓方面明显优于CT。

【治疗原则】

1. 手术治疗　根治性肾切除术（radical nephrectomy）是肾癌最主要的治疗方法。手术切除范围包括患肾、肾周围脂肪及筋膜、髂血管分叉以上的输尿管及区域肿大淋巴结。肾上腺肿瘤和肾肿瘤已累及肾上腺时，需切除同侧肾上腺、肾门旁淋巴结。

2. 非手术治疗　肾癌具有多药物耐药基因，对放疗及化疗不敏感。干扰素-α（INF-α）、白细胞介素-2（IL-2）等应用生物制剂的免疫治疗，对预防和治疗转移癌有一定疗效。应用分子靶向药物可提高晚期肾癌的治疗疗效。

【护理评估】

（一）术前评估

1. 健康史

（1）一般情况　了解病人的年龄、性别、职业、文化程度、社会经济情况等。

（2）既往史　了解病人有无其他伴随疾病，有无长期吸烟史、有何饮食习惯；了解体重是否超标等。

（3）家族史　了解病人家族中有无肿瘤疾病史及其他慢性病史。

2. 身体状况

（1）症状与体征　血尿程度、排尿形态，肿块的位置、大小、数量及浸润程度，疼痛的性质，癌细胞的分化程度，有无发热、高血压、体重减轻、肝功能异常及有无转移灶的表现及恶病质等。

（2）辅助检查　评估影像学检查、实验室检查、特殊检查及有关手术耐受检查等结果。

3. 心理-社会状况　评估病人与家属对病情、拟采取的手术方式、尿流改道、手术并发症及术后康复的认知程度与接受情况，了解病人的心理状况、家庭经济承受能力及社会支持程度等。

（二）术后评估

1. 手术情况　评估手术类型、麻醉方式及术中出血、补液及输血情况等。

2. 身体状况　评估病人伤口及尿路内引流管情况，切口愈合情况，引流管的位置、种类、数量、标记是否清楚、固定良好、通畅，引流物的颜色、性状和量。是否发生感染、出血及化疗毒副反应等并发症。

3. 心理-社会状况　了解病人及家属的心理状态，对术后护理的配合及健康教育等知识的掌握情况。评估病人及家属对癌症的认识及接受程度。

【常见护理诊断/问题】

1. 营养失调：低于机体需要量　与长期血尿、癌肿消耗、手术创伤有关。

2. 疼痛　与手术切口有关。

3. 恐惧与焦虑　与对疾病和手术的恐惧、担心化疗和疾病预后有关。

4. 知识缺乏　缺乏疾病相关知识。

5. 潜在并发症　出血、感染。

【护理目标】

1. 病人营养状况好转，等于或高于机体需要量。
2. 病人疼痛得到缓解或消失。
3. 病人恐惧与焦虑程度减轻或消失。
4. 病人了解疾病相关知识。
5. 病人未发生出血、感染等术后并发症，或并发症得到及时发现并妥善处理。

【护理措施】

（一）术前护理

1. 营养支持　指导病人选择高热量、高蛋白、高维生素、易消化的食物。对胃肠功能障碍者，遵医嘱给予肠外营养；对贫血病人，少量多次输血以提高血红蛋白水平，提高病人对手术的耐受力，保证术后顺利康复。

2. 心理护理　主动关心病人，倾听病人诉说，适当解释病情，告知手术治疗的必要性和可行性，以缓解病人的焦虑，亦可用成功的案例鼓励病人和家属，增强病人对治愈疾病的信心，取得病人的积极配合。

（二）术后护理

1. 体位与休息 术后待生命体征平稳后可取健侧卧位，行肾全切术的病人术后一般需卧床3～5天，行肾部分切除术者常需卧床1～2周，避免过早下床活动引起出血。

2. 饮食和营养 禁食期间，给予静脉输液和营养支持，注意水、电解质及酸碱平衡。待肛门排气后，可恢复正常饮食。嘱病人多饮水，起到冲刷尿路的作用。

3. 并发症的护理

（1）出血 定时监测生命体征的变化，观察意识、面色、尿量、尿色和引流液的颜色、性状和量。若病人术后引流液量较多、色鲜红且很快凝固，同时伴血压下降、脉搏增快，常提示有出血，应立即报告医师处理。护理措施：①遵医嘱应用止血药物。②对出血量大、血容量不足的病人给予输液和输血。③对经处理出血未能停止者，积极做好手术止血准备。

（2）感染 保持切口的清洁、干燥，及时更换敷料；鼓励病人多饮水；遵医嘱应用抗生素；加强病情观察，注意有无感染迹象，一旦发现异常，应及时报告医师并协助处理。

（3）腹胀 肾脏位于腹膜后，手术时腹膜后神经受到刺激；麻醉抑制胃肠蠕动，胃内容物不以排空，可导致腹胀。一般在术后2～3天胃肠功能即可恢复正常，肛门排气后症状迅速缓解。

（三）健康教育

1. 生活指导 保证充分的休息，适度锻炼身体，增强体质，避免重体力活动；保持乐观的心理状态；合理膳食，加强营养，保持体重；戒烟限酒；避免使用对肝肾有损害的药物。

2. 复查指导 定期复查B超、CT和血尿常规，及时发现肾癌复发或转移病灶。

【护理评价】

1. 病人的营养状态是否得到改善，体重有无增加。
2. 病人的疼痛是否得到缓解。
3. 病人的恐惧焦虑症状是否减轻。
4. 病人是否对相关疾病知识有所了解。
5. 病人是否发生并发症，或并发症发生是否得到及时发现和处理。

第二节 膀胱癌

膀胱肿瘤（carcinoma of bladder）是泌尿系统最常见的恶性肿瘤之一，居我国泌尿生殖系统肿瘤发病率的第一位。膀胱癌高发年龄为50～70岁，近年来有年轻化的趋势，男女比率为4∶1。城市居民发病率高于农村。

【病因】

膀胱癌的发生病因复杂，一般认为与下列因素相关。

1. 吸烟 是最常见的致癌因素。可能与香烟中含有多种芳香胺的衍生物致癌物质有关。吸烟者患膀胱癌的危险性是不吸烟者的2～4倍，吸烟量越大、吸烟史越长，发生膀胱癌的危险性也越大，无性别差异。

2. 接触致癌物 长期接触染料、纺织、皮革、橡胶、塑料、油漆、印刷等致癌物质，发生膀胱癌的危险性会显著增加。2－萘胺、联苯胺、4－氨基双联苯、4－硝基双联苯、2－氨基－1－萘酚等化学致癌物潜伏期可达30～50年。

3. 膀胱慢性感染 膀胱结石、膀胱炎或留置导尿管等与异物长期刺激会增加膀胱癌的发病率，以鳞癌多见。

4. 其他 长期大量服用镇痛药非那西丁、食物或由肠道菌作用产生的亚硝酸盐等，均可成为膀胱癌的诱因。近年大量研究资料表明，多数膀胱癌是由于癌基因的激活和抑制基因的失活等诱导形成，使移行上皮的基因组发生多处病变，导致癌细胞无限增殖。

【病理生理】

常与肿瘤的组织类型、分化类型、细胞分化程度、生长方式和浸润深度有关，其中细胞分化程度和浸润深度对预后的影响最大。

1. 组织类型 95%以上为上皮性肿瘤，其中移行细胞乳头状瘤超过90%，鳞癌和腺癌各占2%～3%。非上皮性肿瘤多数为肉瘤、横纹肌肉瘤等。

2. 分化类型 为了更好地反映肿瘤的危险倾向，WHO将膀胱等尿路上皮肿瘤分为乳头状瘤、乳头状低度恶性倾向的尿路上皮肿瘤、低级别乳头状尿路上皮癌和高级别乳头状尿路上皮癌。

3. 分化程度 根据肿瘤的大小、形态、染色、核改变、分裂相等将之分为三级：Ⅰ级分化良好，属低度恶性；Ⅱ级分化中等，属中度恶性；Ⅲ级分化不良，属高度恶性。

4. 生长方式 分为原位癌、乳头状癌和浸润性癌。原位癌局限在黏膜内，无乳头亦无浸润基底膜现象，但原位癌与肌层浸润性直接相关。移行细胞癌多为乳头状，低分化者常有浸润。鳞癌和腺癌为浸润性癌。不同生长方式可单独或同时存在。临床上以表浅的乳头状癌最多见，鳞癌、腺癌为浸润性癌。

5. 浸润深度 根据癌浸润膀胱壁的深度（乳头状瘤除外），多采用TNM分期标准分为：Tis，原位癌；T_a，非浸润的乳头状癌；T_1，侵及上皮下结缔组织；T_2，侵犯肌层，

又分为 T_{2a} 侵犯浅肌层（肌层内1/2），T_{2b} 侵犯深肌层（肌层外1/2）；T_3，侵犯膀胱周围组织，又分为 T_{3a} 显微镜下发现肿瘤侵犯膀胱周围组织，T_{3b} 肉眼可见肿瘤侵犯膀胱周围组织；T_4，侵犯前列腺、精囊、子宫、阴道、盆壁和腹壁等邻近器官。

6. 转移途径 肿瘤的扩散主要向膀胱壁内浸润，可突破浆膜层侵及邻近器官。最常见的转移为淋巴转移，主要转移到盆腔淋巴结。血行转移多在晚期，主要转移至肝、肺、骨、小肠和皮肤等处。

【临床表现】

1. 症状

（1）血尿 是膀胱癌最常见的症状。大多数的膀胱癌病人最初的临床表现为无痛性、间歇性、肉眼全程血尿，有时也可为镜下血尿。85% ~90% 常表现为间歇性肉眼血尿，可自行减轻或停止，这种“治愈”的假象是易导致膀胱肿瘤漏诊、误诊的原因。血尿出现的时间及出血量与肿瘤的恶性程度、大小、范围和数目并不一致。非上皮性肿瘤血尿一般较轻。

（2）膀胱刺激症状 尿频、尿急、尿痛多为膀胱癌的晚期表现，多由于肿瘤溃疡、坏死或膀胱内肿瘤较大、数目较多或肿瘤弥漫性浸润膀胱壁或并发感染所引起。凡出现膀胱刺激症状者，一般为预后不良的表现。

（3）其他 有时尿内混有“腐肉”样坏死组织排出；三角区及膀胱颈部肿瘤可梗阻膀胱出口，造成排尿困难，甚至尿潴留。可引起全身症状如恶心、食欲不振、发热、恶病质等。骨转移病人有骨痛，腹膜后转移或肾积水病人可出现腰痛，阻塞输尿管时可致肾积水、肾功能不全及体重下降等。

2. 体征 多数病人无明显体征。当肿瘤增大到一定程度，可在下腹部触及肿块。发生肝或淋巴转移时，可扪及肿大的肝或锁骨上淋巴结。

【辅助检查】

1. 实验室检查 是膀胱癌诊断和术后随诊的主要方法之一，尿液标本须采用新鲜尿液。大量血尿或肿瘤侵犯骨髓可致贫血，血常规见血红蛋白值和血细胞比容下降。在病人新鲜尿液中，易发现脱落的肿瘤细胞。

2. 影像学检查

（1）B超 作为病人的最初筛选方法，能发现直径 > 0.5cm 的肿瘤，在膀胱充盈情况下可以看到肿瘤的位置、大小等。

（2）CT、MRI检查 不仅能观察到肿瘤大小和位置，还能观察到肿瘤与膀胱壁的关系；可以发现肿瘤浸润膀胱壁深度以及局部转移肿大的淋巴结以及内脏转移的情况，多用于浸润性癌。

（3）静脉尿路造影（IVU） 可了解肾盂、输尿管有无肿瘤以及膀胱肿瘤对上尿路影响。对较大的肿瘤可显示为充盈缺损。

3. 膀胱镜检查 可以直接观察到肿瘤的数目、大小、形态、部位、有蒂还是广基，初步估计基底部浸润程度等，并可取活检以明确诊断。是诊断膀胱癌最直接、最重要的方法。

【治疗原则】

1. 手术治疗

（1）经尿道膀胱肿瘤切除术（transurethral resection of bladder tumor，TURBT） 是所有膀胱肿瘤治疗的首选方法，具有创伤小、恢复快、效果好等优点。对表浅膀胱肿瘤（T_a、T_1）可单纯使用此方法。术后常规留置导尿管引流，并做膀胱冲洗。

（2）膀胱部分切除术（partial cystectomy） 适用于 T_2 期分化良好、局限、浸润性生长的膀胱肿瘤。切除范围包括距离肿瘤缘2cm以内的全层膀胱壁，如肿瘤累及输尿管口，切除后需行输尿管膀胱吻合术。术后常规留置导尿管，并留置耻骨后引流管引流渗血渗液。

（3）根治性膀胱全切术（radical total cystectomy） 是治疗膀胱浸润性癌的基本方法。适用于较大、多发、反复发作或侵犯膀胱颈、三角区的膀胱肿瘤。切除范围在男性包括膀胱、前列腺和精囊等；在女性包括全子宫、阴道前穹、卵巢等。膀胱切除术后须行尿流改道（urine diversion），常用方法有回肠膀胱术、可控盲肠（或回肠）膀胱术、输尿管皮肤造口术等，其中最常用的是回肠或结肠代膀胱术。

2. 非手术治疗 膀胱癌易复发。因此，需采取全身化疗及膀胱灌注化疗等方式。对保留膀胱的病人，术后可采用膀胱内灌注化疗药物，每周灌注1次，8次后改为每月1次，共1~2年，常用药物有卡介苗、丝裂霉素、吡柔比星、表柔比星、阿霉素及羟基喜树碱等。全身化疗药物可选用甲氨蝶呤、长春新碱、阿霉素、顺铂及氟尿嘧啶等，多用于有转移的晚期病人。放射治疗方案和效果还很难定论。

【护理评估】

（一）术前评估

1. 健康史 包括有无诱发肿瘤的原因，发病时间的初步判断，有无恶病质及影响生存质量的症状等。

（1）一般情况 了解病人的年龄、性别、婚姻和职业、吸烟史以及是否有食用咖啡、腌制品等习惯，是否从事橡胶、印刷、塑料、皮具、燃料等行业的工作。

（2）既往史 了解病人以往是否有过血尿史，有无腰、腹部和膀胱手术创伤史。

（3）家族史　了解家族中是否有泌尿系统肿瘤病史，病人及家庭成员及其他慢性疾病史。

2. 身体状况

（1）症状与体征　评估病人有无疼痛、血尿、消瘦、贫血等营养不良的表现，了解重要脏器功能状况。

（2）辅助检查　了解膀胱镜检查中所见肿瘤的位置、大小、数量及病理检查结果。

3. 心理－社会状况　评估病人与家属对病情、拟采取的手术、麻醉方式、尿流改道、手术并发症的了解情况，对癌症相关知识的知晓程度与接受情况，病人的心理状况、家庭经济承受能力及社会支持程度。

（二）术后评估

1. 手术情况　了解手术方式、麻醉方式及病理组织切除情况，术中是否进行膀胱灌洗化疗，术后的治疗方案等。

2. 身体状况　评估病人生命体征是否平稳；手术切口的位置，切口敷料是否干燥；导尿管和引流管是否标记清楚，是否通畅且固定在位；引流液的颜色、性状和量。评估造口情况；有无出血、感染、尿瘘及化疗副作用等并发症的发生。

3. 心理－社会状况　评估病人术后的心理状态、自我护理能力、治疗依从性，判断预后。

【常见护理诊断/问题】

1. 恐惧与焦虑　与恐惧癌症、害怕手术、担心医疗费用及疾病预后有关。

2. 疼痛　与手术切口有关。

3. 体象紊乱　与膀胱全切除、尿流改道、造瘘口或引流装置等有关。

4. 知识缺乏　缺乏疾病及治疗等相关知识。

5. 潜在并发症　出血、感染、尿瘘。

【护理目标】

1. 病人恐惧与焦虑减轻或消失，能平静面对术后。
2. 病人的疼痛得到缓解。
3. 病人能正确对待和接受排尿方式的改变。
4. 病人对疾病相关知识有所了解。
5. 病人未发生出血、感染与尿瘘等术后并发症。

【护理措施】

（一）术前护理

1. 心理护理　解释膀胱癌的治疗方法和治疗效果，告知病人术后尿流改道不影响日常生活，消除病人顾虑，减轻病人的恐惧心理。同时鼓励家属多关心支持病人，增强病人战胜疾病的信心。取得病人的信任，使其积极配合接受治疗。

2. 饮食与营养　进食高热量、高蛋白、富含维生素及易于消化的食物，必要时采用肠外营养，改善营养失调的状态，最大限度地提高手术耐受力。

3. 肠道准备　行肠道代膀胱术者，须进行肠道准备。术前3天进少渣半流质饮食，术前1～2天起进无渣流质饮食，口服肠道不吸收抗生素，术前1天晚进行清洁灌肠。女性病人术前3天进行阴道冲洗。

4. 其他　术前2周戒烟，积极处理呼吸道感染。对拟行造口的病人，协助医师或造口治疗师选定好造口位置，并做好标记。

（二）术后护理

1. 观察病情　严密监测生命体征、意识状态、尿色与尿量、引流液性质和量的变化。特别注意有无出血和感染征象。

2. 体位　生命体征平稳后，可取半卧位，以利于伤口及尿液引流。

3. 饮食护理　待肠蠕动恢复后方可进食，饮食以高热量、富含维生素和纤维素、易消化的食物为主。保持排便通畅，防止便秘，以免因腹压增高引起继发性大出血。

4. 引流管护理　术后留置的引流管较多，注意每个引流管的作用和目的，做好标记。

（1）导尿管　留置导尿管的主要目的是引流尿液、代膀胱冲洗及训练新膀胱的容量；应经常挤压，避免血块及黏液堵塞。待新膀胱容量达150ml以上可拔除。

（2）代膀胱造瘘管　目的是引流尿液及代新膀胱冲洗。一般术后第3天开始行代膀胱冲洗，每天1～2次。冲洗液可选用生理盐水或5%碳酸氢钠溶液，温度控制在36℃左右，每次抽取30～50ml溶液低压缓慢冲洗，冲洗后引出冲洗液，如此反复多次，至冲洗液澄清为止。术后2～3周，经造影新膀胱无尿瘘及吻合口无狭窄后可拔除。

（3）输尿管支架管　具有支撑和引流尿液的双重作用。应固定妥善且避免扭曲，定时挤捏保持引流通畅，保持引流袋位置低于膀胱以防止尿液反流。观察引流尿液的颜色、量、性状，发现异常立即通知医师处理。输尿管支架管一般于术后10～14天后拔除。

（4）盆腔引流管　主要用于引流盆腔的积血积液，观察有无发生活动性出血与尿瘘，一般术后3～5天拔除。

5. 造口护理　观察造口的颜色和有无回缩、有无刺激性皮炎等造口并发症，及时清除造口及周围皮肤黏液，保持造瘘口周围皮肤清洁干燥，使尿液顺利流出。术后造口周围皮肤表面可出现白色粉末状结晶物，系由细菌分解尿酸而成。可先用白醋清洗，后用清水清洗。造口处伤口愈合后选择合适的集尿袋并接造瘘管引流尿液，协助并指导病人正确使用集尿袋，使病人能自行定期更换集尿袋。

6. 膀胱灌注化疗的护理　主要用于保留膀胱的病人，术后早期，每周1次。嘱病人灌注前4小时禁饮水，排空膀胱。常规消毒外阴及尿道口，在无菌操作下置入导尿管，将化疗药物稀释至40～50ml经导尿管注入膀胱，再用10ml空气冲注管内残留的药液，然后钳夹尿管或拔出。协助病人每15分钟更换1次体位（如取俯、仰、左、右侧卧位，逆行再进行一次），使药物与膀胱壁充分接触，以发挥更好的疗效。药物需保留在膀胱内1～2小时，灌注后嘱病人多饮水，稀释尿液，减轻化疗药物对尿道黏膜的刺激。

7. 并发症的护理

（1）出血　膀胱全切术创伤大，术后易发生出血。密切观察病情及生命体征变化，若病人出现血压下降、脉搏加快，引流管内引出鲜血，每小时超过100ml以上且易凝固，提示有活动性出血，应及时报告医师并配合处理。

（2）感染　定时监测病人体温变化，保持伤口的清洁、干燥，敷料有渗液时及时更换，保持引流管通畅且固定在原位，更换引流袋时应严格执行无菌操作。遵医嘱应用抗生素。若病人体温升高、伤口处疼痛、引流液有脓性分泌物或有恶臭，并伴有血常规检验白细胞计数升高、中性粒细胞比例升高和尿常规有白细胞时，多提示有感染存在，应及时通知医师并协助处理。

（3）尿瘘　尿瘘的发生与术后分泌黏液过多、导尿管堵塞、贮尿囊压力增大、手术操作及腹压增高等因素有关。尿瘘常发生在输尿管与新膀胱吻合处、贮尿囊、新膀胱与后尿道吻合处3个部位。主要表现为盆腔引流管引流出尿液、切口部位渗出尿液、导尿管引流量减少，病人出现腹痛、体温升高、白细胞计数升高等感染征象。嘱病人取半坐卧位，保持各引流管固定良好、引流通畅，盆腔引流管可行低负压吸引，同时遵医嘱使用抗生素治疗。采取上述措施后尿瘘通常可愈合。若症状仍不能控制者，协助医师进行手术处理。

（4）膀胱穿孔　经尿道膀胱肿瘤切除术最常见的并发症是膀胱穿孔。多发生在膀胱侧壁，由闭孔反射所致，经适当延长导尿管留置时间，大多可自行愈合。

（5）尿失禁　是新膀胱术后不良后果，夜间症状较重。可能与神经反馈和括约肌逼尿肌反射消失及夜间括约肌张力降低有关。指导病人监测尿失禁程度，睡前完全排空膀胱，夜间用闹钟唤醒2～3次以帮助减少夜间尿失禁；坚持盆底肌肉功能锻炼以辅助控尿。

（三）健康教育

1. 康复指导　适当锻炼，增强体质，加强营养。禁止吸烟，避免接触有害物质。

2. 定期化疗　遵医嘱进行膀胱灌注化疗，膀胱保留术后能憋尿者，即行膀胱灌注免疫抑制剂或抗癌药物，可预防或推迟肿瘤复发。

3. 更换集尿袋　非可控术后病人更换尿袋的动作要迅速，避免尿液外流，并准备足够纸巾吸收尿液；睡觉时可将尿袋方向与身体纵轴垂直，并接引流袋将尿液引流至床旁的容器中（如尿盆），避免尿液压迫腹部影响睡眠；可控膀胱术后病人自我导尿应注意清洁双手及导尿管，每隔3～4小时导尿1次；外出或夜间睡觉时可佩带尿袋避免尿失禁。

4. 功能锻炼　指导病人进行新膀胱训练。①贮尿功能：定时夹闭导尿管，放尿，逐渐由30分钟延长至1～2小时放尿1次。放尿前收缩会阴，轻压下腹，逐渐形成新膀胱充盈感。②控尿功能：收缩会阴及肛门括约肌10～20次/日，每次维持10秒。③排尿功能：选择特定的时间排尿，如餐前30分钟，晨起或睡前；定时排尿，减少尿失禁的发生。

5. 定期复诊　保留膀胱手术后，每3个月进行1次膀胱镜检查，2年无复发者改为每半年1次；根治性膀胱手术后，终身定期随访，定期进行血常规及血生化检验、腹部B超、盆腔CT、上尿路造影等检查，及时发现肿瘤转移及复发征象。

【护理评价】

1. 病人恐惧与焦虑是否减轻或消失。

2. 病人的疼痛是否得到缓解。

3. 病人是否能适应、接受排尿方式的改变，主动配合治疗和护理。

4. 病人对疾病相关知识是否有所了解。

5. 病人是否发生并发症，或并发症发生时能否被及时发现和妥善处理。

第三节　前列腺癌

前列腺癌（carcinoma of prostate）是指发生在前列腺的上皮性恶性肿瘤，起病较为隐匿，生长较为缓慢，是老年男性的常见疾病，具有明显的地理、种族差异，欧美国家发病率最高。亚洲前列腺癌发病率明显低于西方国家，但近年来发病率有明显上升趋势，可能与人口老龄化、生活条件的改善、生活方式的改变及诊断技术的提高等有关。

【病因】

前列腺癌的病因尚不清楚，可能与种族、遗传、食物、环境、吸烟、肥胖和性激素等有关。有家族史的人群发病率高，有家族发病倾向者发病年龄也较轻。基因（癌基因与抑癌基因）调控失衡在前列腺的发生和发展及转移中起着重要作用。

【病理生理】

1. 组织学类型 95%以上的前列腺癌为腺癌，起源于腺细胞，其他少见的有移行细胞癌、鳞癌、导管腺癌、黏液腺癌、小细胞癌、未分化癌等。癌肿最常发生的部位是前列腺的外周带，大多数为多病灶，很少单纯发生于中心区域。前列腺癌大多为激素依赖型，与雄激素的调控关系密切。前列腺异型、不典型性增生、上皮内瘤变可能是前列腺癌的癌前病变。

2. 病理学分级 前列腺癌的病理学分级，是根据腺体分化程度和肿瘤的生长方式来评估其恶性程度。目前应用最广的是Gleason分级，按照前列腺癌细胞的分化程度由高到低分为1~5级。在此基础上建立Gleason评分系统，一般为2~10分，分数越高则分化越差。2~4分属于分化良好癌；5~7分属于中等分化癌；8~10分为分化差癌或未分化癌。

3. 临床分期 前列腺癌现多采用TNM分期系统，分为5期。

T_0期：无原发肿瘤证据。

T_1期：分为T_{1a}期，偶发肿瘤体积<所切除组织体积的5%，直肠指检正常；T_{1b}期，偶发肿瘤体积>所切除组织体积的5%，直肠指检正常；T_{1c}期，单纯PSA升高，穿刺活检发现肿瘤，直肠指诊及经直肠B超正常。

T_2期：分为T_{2a}期，肿瘤局限并<单叶的一半；T_{2b}期，肿瘤局限并>单叶的一半；T_{2c}期，肿瘤侵犯两叶，但仍局限于前列腺内。

T_3期：分为T_{3a}期，肿瘤侵犯并突破前列腺一叶或两叶包膜；T_{3b}期，肿瘤侵犯精囊。

T_4期：肿瘤侵犯膀胱颈、尿道外括约肌、直肠、提肛肌和（或）盆壁。

M_0期：无远处转移证据。

M_1：肿瘤有远处转移，可转移至骨、肺、肝、脑部等血供丰富的部位。

临床分期能够反映疾病的真实情况，为选择治疗方案提供指导。

4. 转移途径 前列腺癌可经血行、淋巴扩散或直接侵及邻近器官，其中血行转移至脊柱、骨盆最常见。直接转移透过前列腺包膜，到达前列腺周边，侵犯前列腺周边脏器，包括精囊、直肠等。淋巴转移可见盆腔淋巴结肿大、大血管淋巴结肿大、髂血管旁和闭孔神经旁的淋巴结转移。

【临床表现】

1. 症状 早期多无明显临床症状，常在体检行直肠指诊时发现。中晚期病人可表现为尿频、尿急、尿流缓慢、尿流中断、排尿不尽，甚至尿潴留或尿失禁等下尿路梗阻症状，严重者有少尿或无尿、贫血、肾功能衰弱、水肿等表现。骨转移病人可以出现骨痛、脊髓受压、病理性骨折等。

2. 体征 直肠指诊可触及前列腺结节，质地坚硬。前列腺癌骨转移时脊髓受压可出现下肢痛、无力等。

【辅助检查】

1. 直肠指诊 是临床诊断前列腺癌的主要方法。

2. 实验室检查 前列腺特异性抗原（prostate - specific antigen，PSA）可作为前列腺癌的筛查方法，在临床上有很重要的参考价值。正常情况下，男性血清PSA<4ng/ml为正常，前列腺癌常伴有血清PSA升高。PSA极度升高者提示有转移病灶。

3. 影像学检查 ①B超：经直肠B超可显示前列腺内低回声病灶及其大小与侵及范围。②CT、MRI：可帮助了解T_3、T_4期肿瘤有无扩展至包膜外及精囊，有无盆腔淋巴结转移，可作为前列腺癌诊断和分期的参考。③X线检查：有骨转移时，X线平片可显示成骨性骨质破坏。④静脉尿路造影：可发现晚期前列腺癌浸润膀胱压迫输尿管引起肾积水的情况。

4. 前列腺穿刺活检 在直肠B超引导下前列腺系统性穿刺活检准确率较高。

【治疗原则】

1. 非手术治疗

（1）观察等待 适用于偶然发现的局限性前列腺癌（T_{1a}期）。

（2）抗雄激素内分泌治疗 又称药物去势。适用于T_3、T_4期的前列腺癌。通常选用：①人工合成的促黄体生成素释放激素类似物（如醋酸亮丙瑞林等），能反馈抑制垂体释放促性腺激素，使体内激素浓度处于去势水平，起到治疗前列腺癌的目的。②雄激素受体阻断剂（如醋酸甲地孕酮、比卡鲁胺等），能阻止双氢睾酮与雄激素受体结合，有对抗雄激素负反馈的作用。

（3）放射治疗 有内放射和外放射两种。内放射适用放射性核素粒子（如^{125}I）植入治疗主要适用于T_2期以内的前列腺癌，具有并发症少、微创安全及疗效肯定等优点。外放射适用于局部有扩散的前列腺癌，尤其适用内分泌治疗无效者。

（4）化学治疗 主要用于内分泌治疗失败的病人，常用药物有环磷酰胺（CTX）、氟尿嘧啶（5 - FU），阿霉素（ADM）、卡铂、长春新碱及紫杉醇（PTX）等，但总的效果并不理想。

2. 手术治疗

（1）根治性前列腺切除术 适用于局限在包膜以内（T_{1b}、T_2期）的癌且年龄较轻、能耐受手术的病人。

（2）双侧睾丸切除术 用于T_3、T_4期的前列腺癌病人进行手术去势。

知识链接

雄激素剥夺治疗

雄激素剥夺治疗（androgen deprivation therapy，ADT）是通过各种手段降低人体雄激素水平，达到抑制前列腺癌发展目的的方法。包括外科或药物去势，和（或）应用雄激素受体拮抗剂。适用于对内分泌治疗敏感的前列腺癌病人。去势治疗包括外科去势和药物去势，前者即双侧睾丸切除，后者则为通过药物干扰下丘脑-垂体-睾丸内分泌轴，从而抑制睾丸分泌睾酮。抗雄激素药物可阻断体内雄激素与受体结合，也是ADT的方法之一，可与去势治疗联合（combined androgen blockade，CAB），但CAB与单纯去势治疗的疗效比较尚无定论。

【护理措施】

（一）非手术治疗护理/术前护理

1. 营养支持 保证丰富的膳食，尤其进食富含维生素的食物，必要时给予肠内外营养支持。

2. 心理护理 前列腺癌恶性程度属中等，经有效治疗后疗效尚可。多与病人沟通，解释病情与预后，减轻病人的思想压力，缓解病人焦虑与恐惧的情绪。

3. 肠道准备 为避免术中损伤直肠，需进行肠道准备，术前3天进少渣半流质饮食，术前1～2天起进无渣流质饮食，口服肠道不吸收抗生素，术前晚及术晨进行肠道清洁。

4. 用药护理 内分泌治疗常见的不良反应有潮热、心血管并发症、高脂血症、肝功能损害、骨质疏松、贫血等。用药后定时检查肝功能、血常规等，做好病人活动安全的护理，避免跌倒；并遵医嘱使用药物对症处理。

5. 心理护理 病人可能出现情绪低落，用药后将逐渐出现性欲下降、勃起功能障碍、乳房增大等情况，容易造成自卑，甚至是丧失生存意志，特别是年轻病人。需充分尊重与理解病人，帮助病人调整不良心理，并积极争取家属的支持。

（二）术后护理

1. 休息与饮食 病人术后卧床3～4天后可下床活动。待肛门排气后可进食流食，逐渐过渡到普食。

2. 并发症的护理

（1）出血 由于盆底结构复杂，血管丛丰富，术后有继发出血的可能，应密切观察引流液的性质、颜色、量，并准确记录，术后24～48小时内前列腺窝处易发生出血，若引流管内引出鲜血，立即凝固，每小时超过100ml，伴血压下降、脉搏增快，提示继发出血，应立即通知医师处理。

（2）尿失禁 为术后常见的并发症，会严重影响病人术后的生活质量。因此，术前应指导病人使用控尿技术预防术后尿失禁，术后指导病人坚持盆底肌肉训练及电刺、生物反馈治疗等措施进行改善。

（3）感染 密切监测体温变化，保持切口清洁，敷料渗湿及时更换，保持引流管通畅。遵医嘱合理使用广谱抗生素，发现感染征象时及时报告医师处理。

（4）勃起功能障碍 术前应向病人尤其青壮年做好解释工作，鼓励病人家属给予支持，告知病人术后1年勃起功能正常者占70%～80%，以消除疑虑。术后遵医嘱使用西地那非治疗，期间注意观察有无心血管并发症。

（三）健康教育

1. 康复指导 适当进行身体锻炼，加强营养，增强体质。避免进食高脂肪饮食，特别是动物脂肪、红色肉类等。多食豆类、谷物、蔬菜、水果等富含纤维素的食物以及维生素E、雌激素等有预防前列腺癌的作用。

2. 随访指导 术后定期行PSA检测、直肠指诊以判断预后、复发情况。同时定期复查前列腺B超、肝功能及血常规。

（桑梅洁）

目标检测

答案解析

一、简答题

1. 简述膀胱癌病人的主要临床表现。

2. 简述前列腺癌病人的术后护理问题及主要护理措施。

二、病例分析题

1. 李先生，56岁，因“间歇性全程肉眼血尿1年余”来诊。排血尿时伴有不规则小血块及轻度膀胱刺激症状，不发热；发病以来体重减轻3kg。查体：T 36.6℃，P 98次/分，R 20次/分，BP 120/80mmHg；膀胱B超：膀胱左侧壁有一直径4cm广基肿瘤，侵犯膀胱壁几乎达全层，左输尿管上段扩张。

请思考：

（1）该病人的临床诊断是什么？

（2）该病人目前主要的护理问题是什么？

（3）针对以上护理问题，如何进行护理？

2. 张先生，68 岁，尿频、夜尿多、排尿不畅 4 年，10 小时前饮酒后突然出现小便不能自解，急诊就诊，主诉下腹部胀痛。查体：病人下腹膨隆，叩诊浊音，直肠指诊可触及前列腺结节，质地坚硬，光滑，中央沟消失。

请思考：

（1）该病人的临床诊断是什么？

（2）该病人目前的护理问题有哪些？

（3）针对以上护理问题，如何进行护理？

书网融合……

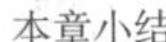
本章小结

题库

第四十一章　肾上腺疾病病人的护理

PPT

学习目标

知识目标：

1. 掌握　皮质醇增多症、原发性醛固酮增多症、儿茶酚胺增多症的临床表现和护理措施。
2. 熟悉　皮质醇增多症、原发性醛固酮增多症、儿茶酚胺增多症的病因及治疗原则。
3. 了解　皮质醇增多症、原发性醛固酮增多症、儿茶酚胺增多症的病理生理。

技能目标：

学会应用护理程序为肾上腺疾病病人提供整体护理。

素质目标：

具备良好的人文关怀及共情能力，表现出较好的职业素养。

肾上腺各部分病变导致其分泌异常可引起不同的疾病，以原发性醛固酮症、皮质醇增多症和儿茶酚胺增多症较为常见。肾上腺疾病病人的护理是泌尿外科临床工作的重要组成部分，目前，腹腔镜肾上腺手术逐步取代传统开放手术，成为首选的手术方法，安全性得到极大提高。本章重点介绍皮质醇增多症、原发性醛固酮增多症和儿茶酚胺增多症的临床表现、治疗原则和护理措施。

案例引导

案例　王女士，32岁，因头痛、头晕7个月就诊。病人7个月前无明显诱因出现头痛、头晕，伴乏力、食欲减退，无发热、盗汗、水肿、肾区不适、尿频、尿急等症状。体格检查：T 36.4℃，P 110次/分，R 22次/分，BP 190/120mmHg；营养发育良好，神志清楚，精神欠佳，肥胖体型及面容。辅助检查：血K^+3.4mmol/L，24h尿游离皮质醇620μg；CT示左肾上腺结节状增生。拟"皮质醇增多症"收入院。自发病以来，病人体重增加约5kg。

讨论：

1. 该病人目前主要的护理问题及治疗后可能面临的问题有哪些？

2. 如何针对该病人的护理问题采取相应的护理措施？

第一节　皮质醇增多症

皮质醇增多症（hypercortisolism）又称库欣综合征（Cushing syndrome，CS），是机体长期在过量糖皮质激素的作用下，出现一系列相关临床症状和体征的综合征。发病年龄多在20～40岁，女性多于男性。

【病因与分类】

1. ACTH依赖性皮质醇症（corticotropin－dependent Cushing syndrome）　是由体内促肾上腺皮质激素（ACTH）含量增高引起双侧肾上腺皮质束状带增生，从而导致其分泌过量的皮质醇所致。

（1）Cushing病　占皮质醇症的70%～80%，是由垂体瘤或下丘脑－垂体功能紊乱导致腺垂体分泌过多的ACTH引起。目前认为与垂体微腺瘤、垂体ACTH细胞增生和鞍内神经细胞有关。

（2）异位ACTH综合征　占皮质醇症的15%。指垂体以外的肿瘤组织分泌大量ACTH或ACTH类似物质刺激肾上腺皮质增生。引起异位ACTH分泌最常见的是小细胞肺癌（占50%），其次是胸腺瘤、胰岛细胞瘤、支气管肺癌、甲状腺髓样瘤、嗜铬细胞瘤等。

2. 非ACTH依赖性皮质醇症

（1）肾上腺皮质腺瘤和腺癌　是由该肿瘤直接分泌大量皮质醇所致，占皮质醇增多症的15%。血中皮质醇增高，反馈抑制垂体分泌ACTH，使无病变的肾上腺皮质功能减退。

（2）肾上腺结节或腺瘤样增生　少数库欣综合征病人双侧肾上腺呈结节或腺瘤样增生，可自主分泌皮质醇，但体内ACTH水平不高，是一种特殊类型的库欣综合征，其病因尚不明。

医源性库欣综合征是由于长期使用糖皮质激素或ACTH所致。

【临床表现】

库欣综合征的典型表现主要由糖皮质激素分泌增多引

起，多见女性，常见的临床表现如下。

1. 肥胖 典型的向心性肥胖，表现为满月脸、水牛背、悬垂腹、颈短，四肢肌肉萎缩并相对消瘦。

2. 皮肤变化 皮肤菲薄，下腹壁、大腿内侧、腋下皮肤可见紫纹，皮肤可见多毛和痤疮。

3. 高血压和低钾血症 特点为高血容量、低肾素、低醛固酮性高血压。由于尿钾排出增加，可出现低钾血症、高尿钾及轻度碱中毒。

4. 糖尿病及糖耐量降低 皮质醇增多症病人糖尿病发病率高于普通人群，为60%～70%。

5. 性功能紊乱 女性表现为月经不调、不育，成年男性表现为阳痿或性功能低下；少年儿童出现腋毛和阴毛。

6. 精神神经异常 如失眠、注意力不集中、记忆力减退，甚至抑郁症、躁狂症和精神分裂症。

7. 其他 骨质疏松和肌萎缩、生长发育障碍、多血质、免疫反应延迟。

【辅助检查】

1. 实验室检查

（1）血浆游离皮质醇测定 在8：00、16：00和24：00 3个时间点分别抽血测定，血浆皮质醇多增高且昼夜分泌节律消失。

（2）血浆ACTH测定 对病因鉴别有参考意义。如持续ACTH＞3.3pmol/L，提示为ACTH依赖性CS，如2次ACTH浓度＜1.1pmol/L，则提示为ACTH非依赖性CS。

（3）尿游离皮质醇及其代谢产物测定 24小时尿游离皮质醇含量升高或测定24小时尿17－酮类固醇（17－KS）和尿17－羟皮质类固酮（17－OHCS）含量升高。

（4）血糖及尿糖测定 部分病人血糖和尿糖升高，也有病人血钾降低。

2. 特殊检查

（1）小剂量地塞米松试验 23：30～24：00口服地塞米松1mg，服药日晨及次日晨8：00抽血，测定血浆游离皮质醇。测定值较对照值下降超过50%，是单纯性肥胖症和正常人的表现，而试验后血皮质醇下降不明显，则为皮质醇增多症。

（2）大剂量地塞米松试验 23：30～24：00顿服地塞米松8mg，服药日晨及次日晨8：00抽血，测定血浆游离皮质醇。测定值较对照值下降超过50%，提示为库欣综合征，而肾上腺皮质束带状病变或异位ACTH异位综合征试验后血皮质醇下降不明显。

3. 影像学检查

（1）超声检查 适用于直径＞1.0cm的肾上腺肿瘤，检出率达90%以上。

（2）CT检查 适用于直径＞2cm的肾上腺肿瘤，诊断正确率达99%以上。

（3）MRI 库欣综合征应做蝶鞍冠状薄层扫描，可发现垂体增生、微腺瘤、腺瘤，效果优于CT；MRI对肾上腺检查并不优于CT。

【治疗原则】

1. 手术治疗

（1）库欣综合征 病变在垂体或下丘脑，由神经外科应用手术显微镜经鼻经蝶窦切除垂体瘤。

（2）肾上腺皮脂腺瘤或腺癌 采用腹腔镜肾上腺腺瘤切除术或连同患侧肾上腺全部切除。由于该肿瘤自主分泌大量皮质醇，反馈抑制了垂体分泌ACTH，使对侧肾上腺皮质功能减退，术前、术中及术后应补充皮质激素，以防肾上腺危象发生。术前12小时和2小时，肌内注射醋酸可的松100mg，术中用氢化可的松100～200mg静脉滴注，术后继续补充皮质激素。

（3）肾上腺皮质结节状增生 按束状带腺瘤治疗原则处理。若为双侧性，尽可能保留肉眼观察无异常的肾上腺组织。

（4）异位ACTH综合征 应手术切除原发肿瘤。若无法确定肿瘤部位或不能切除时，可行双侧肾上腺全切或仅留部分肾上腺，以减轻症状。

2. 非手术治疗 用于术前准备、预防术后复发及无法切除的肾上腺皮质肿瘤等的辅助治疗措施，包括皮质醇合成抑制药和直接作用于下丘脑－垂体的药物。

（1）密妥坦（mito－tane，双氯苯二氯乙烷） 直接作用于肾上腺皮质，抑制皮质醇合成，对肿瘤组织有一定破坏作用，适用于肾上腺皮质癌。常用剂量6～10g/d，分3～4次口服。

（2）氨鲁米特 阻断胆固醇向孕烯醇酮的转变，抑制肾上腺素及甲状腺素的合成。常用剂量0.75～1.0g/d，分3～4次口服。部分病人用药后可出现皮质功能低下。

【护理评估】

（一）术前评估

1. 健康史

（1）一般情况 病人年龄、性别、饮食习惯和生活习惯；有无生长发育延迟、月经异常或性功能障碍、记忆力减退、免疫力下降等表现。

（2）既往史 既往有无高血压、糖尿病、骨质疏松等病史。

（3）家族史 家庭中有无皮质醇增多症、颅内肿瘤等疾病病人。

2. 身体状况

（1）症状和体征 评估病人有无满月脸、面部痤疮、水牛背、色素沉着、皮肤紫纹、肥胖或四肢肌萎缩、腰背疼痛等。了解女性病人有无长胡须、多毛、月经失调等现象，男性病人有无性功能障碍。

（2）辅助检查 了解病人血压、血钾、血浆皮质醇、血糖等情况，B 超和 CT 检查有无发现肾上腺肿瘤或垂体肿瘤。

3. 心理－社会状况 评估病人是否因身体形象改变而自卑，对于疾病的治疗和护理是否配合，家庭对其治疗是否支持。

（二）术后评估

1. 手术情况 了解病人手术方式、麻醉方式，病变组织切除、术中出血情况及术中用药、输液、输血等情况。

2. 身体状况 评估病人血压和意识状况，监测血浆皮质醇水平；有无继发气胸、感染、邻近组织脏器的损伤和肾上腺功能不全等情况。

3. 心理－社会状况 了解病人情绪状态，病人及家属对病情的认识，对于疾病的治疗与护理是否配合。

【常见护理诊断/问题】

1. 体象紊乱 与糖皮质激素分泌过多引起的形象改变有关。

2. 有受伤的危险 与骨质疏松、低钾血症、高血压急性发作有关。

3. 潜在并发症 出血、感染、肾上腺危象、气胸。

【护理目标】

1. 病人能正确接受自我形象改变。

2. 病人没有发生跌倒骨折等意外伤害。

3. 病人没有发生出血、感染、肾上腺危象、气胸等术后并发症。

【护理措施】

（一）术前护理

1. 心理护理 告知病人疾病相关知识；耐心解释疾病的治疗与护理方案，鼓励病人积极配合；帮助病人接受自我形象改变，增加其恢复形象的信心；及时进行心理疏导，并在生活上关心体贴病人，预防焦虑、抑郁等症状的发生。

2. 预防受伤 本病常引起骨质疏松、低钾血症、高血压等，病人有跌倒、骨折等受伤的危险。遵医嘱服用降压药控制血压，指导病人避免情绪波动及剧烈活动，必要时搀扶病人行走或轮椅接送病人，防止跌倒、坠床、外伤、骨折等意外伤害。

3. 用药护理 由于大量皮质醇激素的长期作用，下丘脑－垂体－肾上腺轴的功能被抑制，为预防手术后发生肾上腺危象，病人需要补充皮质激素。遵医嘱分别于术前 12 小时和术前 2 小时肌内注射醋酸可的松 100mg，并将准备好用于术中静脉滴注的盐酸可的松带入手术室。

（二）术后护理

1. 观察病情 术后注意观察生命体征变化；了解手术切口愈合情况；引流管是否通畅。术后激素替代治疗逐渐减量过程中，应注意病人有无出现乏力、食欲不振、恶心、肌肉关节疼痛等不适症状，及时报告医师并协助处理。

2. 并发症的护理

（1）肾上腺危象 术后至出院这段时间均可发生肾上腺皮质功能不全，严重者出现肾上腺危象。观察病人是否有血压下降、心率增快、呼吸急促、恶心、呕吐、腹痛、腹泻、高热，甚至昏迷、休克等情况。避免使用吗啡、巴比妥类药物，遵医嘱使用肾上腺皮质激素继续补充治疗。若发生肾上腺危象，遵医嘱立即静脉补充肾上腺皮质激素，并纠正水、电解质失衡及低血糖等情况。

（2）气胸 经腰部肋间切口手术的病人术后可能发生气胸，术后应密切观察病人是否有气胸的表现；一旦发生气胸，应协助医师进行抽气。

（3）出血 术后定时测量血压、脉搏、呼吸及体温的变化，观察病人意识。若病人术后引流量较多、色鲜红且很快凝固，同时伴有血压下降、脉搏增快，常提示有出血，立即通知医师处理。

（4）感染 若病人体温升高、伤口处疼痛并伴有血白细胞计数和中性粒细胞比例升高时，多提示有感染，及时通知医师并协助处理。

（三）健康教育

1. 自我护理 避免情绪激动，注意活动安全，防止外伤；做好个人卫生，预防感染。

2. 饮食指导 选用高蛋白、高钾、高钙、低钠、低脂肪饮食，避免刺激性食物，戒除、烟酒等。糖耐量降低或有糖尿病者，予以糖尿病饮食。高血压病人限制钠盐摄入。

3. 用药指导 术后仍需服用皮质激素一段时间，双侧肾上腺全切除的病人需要终身服药。遵医嘱按时按量服药，不可自行停药或调整药物剂量。

4. 定期复查 术后定期复查 B 超，监测血皮质醇水平，以判断有无复发。

【护理评价】

1. 病人是否能正确认识自我形象改变。

2. 病人是否发生骨折等意外伤害。

3. 病人是否发生术后并发症，或并发症是否能及时发现和处理。

第二节 原发性醛固酮增多症

原发性醛固酮增多症（primary hyperaldosteronism,

PHA）是指由醛固酮增加所引起的以高血压、肌无力（低钾血症）为主要表现的临床综合征，又称原醛症。1953年由Conn首次描述本病，故亦称Conn综合征。

【病因与分类】

病因不明，可能与遗传有关。

1. 肾上腺皮脂腺瘤 最常见，占原醛症80%，以单发为主，直径通常<3cm，有完整包膜。因腺瘤发生在球状带，称醛固酮腺瘤（aldosterone - producing adenomas，APA）其醛固酮分泌不受肾素及血管紧张素Ⅱ的影响。

2. 单侧肾上腺皮质增生（unilateral adrenal hyperplasia，UNAH） 少见，为单侧或以一侧肾上腺球状带结节状增生为主，其内分泌生化测定结果类似APA，具有典型的PHA表现。

3. 双侧肾上腺皮质增生 又称特发性醛固酮增多症（idiopathic hyperaldosteronism，IHA），为双侧球状带增生，临床症状多不典型。该型与垂体产生的醛固酮刺激因子有关，对血管紧张素敏感。站立位时，肾素活性和醛固酮分泌升高。

4. 分泌醛固酮的肾上腺皮质腺癌 瘤体直径常>3cm，包膜常被浸润，由于其癌细胞有时也分泌糖皮质激素和性激素，从而出现相应的临床表现。

5. 分泌醛固酮的异位肿瘤 极罕见，仅见于少数肾癌和卵巢癌的报道。其癌细胞具有分泌醛固酮的功能，但对ACTH和血管紧张素无反应。

6. 家族性醛固酮综合征 病因未明，一般有家族史，可出现高血醛固酮及类似PHA表现，测定血浆17-去氧皮质酮升高。

【临床表现】

临床主要特点是由高血压和低钾血症所导致的一系列症状。高血压是大部分病人的早期症状，而低钾血症常是症状加重的表现。

1. 高血压 是大部分病人的早期症状，以舒张压升高为主，一般降压药效果不佳。

2. 低钾血症 病人表现肌无力，首先累及四肢，重者发生软瘫，并影响呼吸和吞咽。可出现低钾血症心电图改变。

3. 肾功能下降 由于长期缺钾，肾浓缩功能下降，病人出现烦渴、多饮、多尿，以夜尿增多为主，尿比重下降。

【辅助检查】

1. 实验室检查 低钾血症、高钠血症；碱中毒，血CO_2结合力高于正常，尿pH偏高。尿钾排出增多，24小时超过25～30mmol/L。血和尿醛固酮含量升高。血浆肾素活性降低。

2. 特殊检查

（1）螺内酯试验 螺内酯为合成的醛固酮竞争性拮抗药。常用量每次80～100mg，每日3次口服，连续2～3周。血压下降，血钾上升，尿钾减少，肌无力改善，血钠下降，尿钠增多，血CO_2结合力恢复正常，尿pH变酸性，提示PHA者。

（2）诊断性试验 对于不典型者，为查明病因可行诊断性试验。①体位试验，双侧肾上腺皮质增生者站立位时肾素和醛固酮分泌增高。②钠钾平衡试验，PHA者在普食情况下呈钾负平衡，钠平衡；在低钠饮食情况下呈血钾升高，尿钠排出减少，此方法仅适用于诊断有困难时。③家族性醛固酮综合征者服用地塞米松，每次2mg，每日一次，3周后若病人血钾、血压、醛固酮分泌恢复正常，则可确诊PHA者。

3. 影像学检查

（1）超声检查 常用于筛查，缺点在于难发现直径<1cm的肾上腺肿瘤。

（2）CT检查 首选肾上腺CT平扫加增强，上腹部CT薄层扫描（2～3mm）可检出直径>5mm的肾上腺肿物。

（3）MRI 空间分辨率低于CT，仅用于CT造影过敏者。

（4）^{131}I标记的胆固醇肾上腺核素显像 对腺瘤、癌和增生的鉴别有帮助。

【治疗原则】

1. 手术治疗 醛固酮瘤、单侧肾上腺增生、分泌醛固酮的肾上腺皮质癌或异位肿瘤、由于药物副作用而不能耐受长期药物治疗者可考虑选择手术治疗。

醛固酮腺瘤首选将瘤体切除或与同侧肾上腺切除；单侧肾上腺皮质增生行一侧肾上腺切除或全切除；分泌醛固酮的肾上腺皮质腺癌及异位肿瘤，应做肿瘤根治术；双侧肾上腺皮质增生行肾上腺手术往往效果不佳，可选用药物治疗。

2. 非手术治疗 适合于术前准备及双侧肾上腺皮质增生、不能切除的分泌醛固酮的肾上腺皮质腺癌、有手术禁忌证和糖皮质激素可控制的PHA等。常用的药物主要是盐皮质激素受体拮抗剂、钙离子通道阻滞剂等，包括螺内酯、阿米洛利、氨苯蝶啶等，其他辅助药物有甲丙脯酸、依那普利和硝苯地平。家族性醛固酮综合征者，需终身服用地塞米松。

【护理措施】

（一）术前护理

1. 心理护理 为病人讲解疾病相关知识，强调情绪激动、焦虑等负性心理对疾病的影响，耐心解释疾病的治疗与护理方案，使病人对疾病有充分的了解，鼓励病人积极配合，消除恐惧心理，树立战胜疾病的信心。术前要帮助调整病人心理达到最佳状态，能积极配合手术。

2. 监测血压　定时监测血压变化，4 次/天，或根据病情随时监测并记录。

3. 纠正水、电解质及酸碱平衡失调　控制水和钠的摄入，增加钾盐摄入，指导进食低钠、高钾饮食；遵医嘱使用排钠保钾药物，以促使水钠排出、提高血钾浓度；监测血钠、血钾浓度及血 pH。

4. 预防跌倒　因低钾性软瘫、降压治疗期间可引起直立性低血压，病人需要预防跌倒，向病人做好解释工作及活动指导，加强防护。

5. 术前准备　对病人的生命体征、各脏器功能及手术的风险性进行充分评估，及时进行状态调整。

（二）术后护理

1. 监测生命体征　每 30 ~ 60 分钟观察记录血压、心率、呼吸 1 次。

2. 维持体液平衡　术后盐皮质激素突然减少，钠离子及水大量排出，会出现体液相对不足的情况；大量钾离子随尿液排出，病人容易发生低血压及低钠血症、低钾血症。应密切监测血压、尿量、血生化检查等结果，遵医嘱补充液体，纠正水、电解质及酸碱失衡。准确记录 24 小时出入量，保持出入量平衡。

3. 切口及引流管护理　观察切口敷料情况，有渗出或脱落时及时换药；妥善固定引流管，保持引流通畅，定时观察记录引流液的颜色、性状、量。如引流液颜色鲜红、量突然增多，应考虑有出血，及时汇报医师并配合做好处理。

（三）健康教育

1. 自我护理　适当锻炼，合理饮食，保持情绪稳定，规律生活，劳逸结合。

2. 按医嘱服药　若术后血压未降至正常，需继续遵医嘱服用降压药。

3. 定期复查　遵医嘱按时复查 B 超、血醛固酮、血钾，以判断疾病的治疗效果。

第三节　儿茶酚胺增多症

儿茶酚胺增多症（hypercatecholaminemia）包括嗜铬细胞瘤、副神经节瘤（肾上腺外嗜铬细胞瘤）和肾上腺髓质增生，其共同特点是肿瘤或肾上腺髓质的嗜铬细胞分泌过量的儿茶酚胺，而引起相似的临床症状，故统称为儿茶酚胺增多症。

【病因与发病机制】

1. 嗜铬细胞瘤（pheochromocytoma）　起源于肾上腺髓质或肾上腺以外的交感神经及副交感神经的副神经节上嗜铬细胞的肿瘤。瘤细胞合成、存储、分解代谢儿茶酚胺，释放大量的儿茶酚胺，引起一系列的临床症状。肿瘤 90% 以上为良性，标本切片呈棕黄色，血管丰富，常伴有出血。镜下所见肿瘤细胞较大，为不规则多角形，细胞可被铬盐染色，故称嗜铬细胞瘤。恶性嗜铬细胞瘤的临床发生率低，瘤体常很大。可转移到淋巴结、肝、肺、骨等组织和器官。

2. 副神经节瘤　是发生在肾上腺以外的交感神经（腹部、盆腔、胸部）和副交感神经（头颈部）的副神经节上嗜铬细胞的肿瘤。目前嗜铬细胞瘤特指肾上腺嗜铬细胞瘤，而肾上腺外或异位嗜铬细胞瘤统称为副神经节瘤。

3. 肾上腺髓质增生　目前病因不明，表现为双侧肾上腺体积增大，可不对称，有时可见结节样改变。临床发病率低，临床表现类似于嗜铬细胞瘤。CT 检查可显示肾上腺体积增大但无肿瘤影像。其他检查同嗜铬细胞瘤。

【临床表现】

主要症状为高血压以及代谢紊乱。

1. 高血压　成人主要出现高血压、头痛、心悸、出汗等症状。易发生持续性高血压伴阵发性发作、阵发性高血压和持续性高血压。

（1）持续性高血压伴阵发性发作　在高血压的基础上，发作时血压极度升高，表现为剧烈头痛、面色苍白或潮红、四肢发冷、恶心、呕吐、出汗、心悸、气急、视物模糊等。严重者可因心力衰竭、肺水肿、脑出血而死亡。

（2）阵发性高血压　女性多见。平时不表现出高血压，在外伤、妊娠、分娩、麻醉、手术等时血压突然升高，若处理不当，严重的可引起死亡。

（3）持续性高血压　易与原发性高血压相互混淆，多见于儿童。高血压发作频率、持续时间差异很大，随着发病时间推移，发作频率呈增加态势，而严重程度可能增加也可能不变。

2. 代谢紊乱　大量的儿茶酚胺分泌可引起多种代谢紊乱。由于基础代谢增高，肝糖原分解加速和胰岛素分泌受抑制，血糖增高、出现尿糖；由于脂肪代谢加速，血中游离脂肪酸和胆固醇增高，病人体重减轻；少数病人还可能有低钾血症表现。

3. 儿茶酚胺心肌病　是较为严重而特殊的并发症。因肿瘤向血液中持续或间断释放大量儿茶酚胺，造成以左心结构和功能受损为主的心肌损害，常以急性心力衰竭、肺水肿为主要临床表现。常规应用强心、利尿药物治疗效果不佳，需加用α受体阻断剂，手术切除肿瘤后肥厚或扩大的心脏可缩小，甚至恢复正常。

4. 膀胱嗜铬细胞瘤 排尿时或排尿后病人出现头痛、心慌、面色苍白、多汗、血压增高等表现。

5. 小儿嗜铬细胞瘤 多为双侧多发性肿瘤，早期表现为视力减退，发作时血压严重升高，头痛剧烈，严重时发生抽搐，容易误认为脑瘤，延误诊断。

知识链接

嗜铬细胞瘤危象诊断标准

在骤发高血压或持续性高血压阵发性加剧的基础上，同时伴有下列1项或多项症状，即可诊断为嗜铬细胞瘤危象：①发作时有剧烈头痛、呕吐、视力下降且血压＞220/180mmHg。②伴有短暂意识丧失、抽搐、脑出血等明显高血压脑病症状。③严重心律失常、心力衰竭、心肌损害等心脏损害症状。④剧烈腹痛、消化道出血、急性溃疡穿孔等消化系统症状。⑤高热，体温＞39℃。⑥出现休克或高血压与低血压反复交替出现。

【辅助检查】

1. 实验室检查

（1）24小时尿儿茶酚胺测定　包含肾上腺素、去甲肾上腺素和多巴胺，24小时尿内儿茶酚胺含量升高2倍以上即有意义。症状发作时应收集3小时尿送检。

（2）血儿茶酚胺测定　在高血压发作时测定有重要意义。正常值范围依采用的实验方法而定。

（3）24小时尿香草扁桃酸（VMA）测定　VMA是肾上腺素和去甲肾上腺素的代谢产物，由尿液排出体外。通常需送检24小时尿标本3次。某些食物和药物（如咖啡、香蕉、柑橘类水果、阿司匹林等）可干扰上述测定值，故检查前必须停用。

2. 影像学检查

（1）超声检查　扫描范围广，可反复检查，多用于普查筛检。肾上腺嗜铬细胞瘤一般直径＞3cm，检出率较高。

（2）CT检查　对肾上腺内嗜铬细胞瘤检出率近100%，肿瘤内密度不均和明显强化为其特点，同时可了解肿瘤与周围血管、脏器的关系。

（3）MRI　肾上腺嗜铬细胞瘤的T_1加权像通常是低信号和等信号，在T_2加权像呈高信号，对肿瘤的鉴别有帮助。

【治疗原则】

（一）手术治疗

大多数的嗜铬细胞瘤和副神经节瘤是良性肿瘤，手术治疗是最有效的治疗方式。腹腔镜手术是目前首选的手术方式，肿瘤较大时，可采用经腹腔入路的腹腔镜手术；肿瘤较小时可选用腹膜后入路手术。肿瘤巨大时，开放手术切除肿瘤较为安全。由于肾上腺嗜铬细胞瘤病人血液中的儿茶酚胺增高致周围血管长期处于收缩状态，血容量较低，切除肿瘤后儿茶酚胺含量减少，血管舒张，导致血压急剧下降；肿瘤血供丰富，邻近大血管，容易引起大量出血，因此手术危险性大，应做好充分的术前准备、细致的术中操作和严密的术后监护。

（二）非手术治疗

1. 药物治疗 对于不能耐受手术，或未能切除的恶性肾上腺嗜铬细胞瘤，或手术后复发等病人，可使用α肾上腺素能受体阻断剂等药物以改善症状。

2. 放射性核素治疗 对于恶性嗜铬细胞瘤和副神经节瘤，有病人出现多发转移或无法手术，可采用放射性核素治疗，常用药物为^{131}I-间位碘苄胍，对于肿瘤小、直径＜2cm者，大剂量短期治疗效果良好，但长期效果不佳，多发生转移或复发。

3. 放疗和化疗 用于治疗恶性嗜铬细胞瘤和副神经节瘤且无法手术病人，常用药物CVD（环磷酰胺、长春新碱、氮烯唑胺），但也容易复发。

【护理措施】

（一）术前护理

1. 心理护理 由于瘤体分泌大量的肾上腺素、去甲肾上腺素和多巴胺，儿茶酚胺增多症病人情绪一直处于高度紧张状态，轻微的情绪刺激就可导致血压升高；加上病人术前情绪容易紧张。因此，护士应充分了解病人的心理状态，耐心细致地做好解释，使其消除恐惧心理，保证病人心理达到良好的状态并积极配合手术治疗。

2. 控制血压 按时按量给予降压药，控制血压在正常范围。用药期间应密切观察血压、心率的变化，告知病人及家属降压治疗期间可引起直立性低血压，需要预防跌倒，并做好病人活动指导，对于便秘的病人，要及时给予缓泻药，保持排便通畅。控制血压在正常范围1周以上，才可进行手术。

3. 避免不良刺激 当肿瘤受到按压时，瘤体会释放大量的儿茶酚胺，导致血压骤升。因此在进行检查时要避免按压肿瘤区。告知病人避免剧烈运动，变换体位动作要缓慢，防止血压骤升。

4. 饮食护理 儿茶酚胺增高症病人大多有基础代谢率增高、糖代谢紊乱，应给予低糖、低盐、高蛋白、富含维生素、易消化饮食。

（二）术后护理

1. 严密监测血压 肿瘤切除后，血中儿茶酚胺相对不足，血管张力减低，血容量减少，病人易出现低血压、心动过速等休克症状。故术后应密切监测血压、心率的变化，如有异常应及时处理。

2. 保持液体平衡　准确记录24小时液体出入量，保持出入液平衡。根据液体的平衡情况调整药物剂量及输液、输血量等。

3. 饮食及活动　术后8小时待生命体征平稳后，可鼓励并协助病人适当翻身及床上活动，有利于引流和改善呼吸功能。术后2～3天协助病人下床活动，促进排气、排便，避免腹胀的发生。若病人未发生腹胀，肠鸣音正常、有肛门排气即可进食。

4. 并发症的护理

1）出血　术后24小时内观察切口有无渗血、腹膜后引流液的颜色及引流量，如发生活动性出血，引流液会明显增多，病人出现面色苍白、心慌胸闷、心率增快、四肢湿冷、烦躁不安等出血性休克的表现，应及时通知医师并加快补液，配合做好处理。

2）腹胀　腹膜后和腹腔手术，常因肠麻痹引起腹胀；术后禁食，易因低钾血症发生腹胀。腹胀使伤口张力增高，影响切口愈合，并使膈肌抬高，影响呼吸功能。因此，若术后情况允许，应早翻身、早活动，促进排气，减轻腹胀。

（三）健康教育

1. 生活指导　指导病人自我心理调节，保持情绪稳定，心情豁达，生活规律，劳逸结合。加强营养，避免暴饮暴食，减轻肾脏负担；适当进行活动锻炼，增强体质，预防感冒。

2. 用药指导　按医嘱服药，若术后血压未降至正常，需继续遵医嘱服用降压药，及时监测血压情况，调整降压药剂量。

3. 定期复查　遵医嘱按时复查血儿茶酚胺、尿和生化指标的情况，判断肿瘤是否有残留及有无转移等。

（桑梅洁）

目标检测

答案解析

一、简答题

1. 简述库欣综合征的分类及发病机制。
2. 简述儿茶酚胺增多症病人的术后护理措施。

二、病例分析题

1. 王先生，52岁，因反复肢体无力3年入院。体格检查：BP 161/102mmHg；辅助检查：血 K^+ 3.1mmol/L，尿 K^+ 94.28mmol/24h，ARR 146.6，CT示右侧肾上腺腺瘤。拟诊断为“原发性醛固酮增多症（肾上腺腺瘤）”。完善各项检查后，病人在全麻下行腹腔镜肾上腺腺瘤切除术，术后安返病房。

请思考：

（1）该病人目前主要的护理诊断/问题有哪些？

（2）针对上述护理诊断/问题，可采取哪些护理措施？

2. 刘女士，40岁，因反复头晕3年入院。体格检查：BP 170/120mmHg；腹部可触及一质实包块，大小约6.0cm ×5.0cm，无压痛。辅助检查：泌尿系统超声检查示左侧腹膜后实质性肿块；腹部大血管超声检查示腹主动脉左旁实性肿块，大小约6.9cm ×5.7cm，边界欠清，内回声欠均匀；CT示左肾中下极水平腹主动脉左侧旁占位性病变；24小时尿VMA定量200.4μmol/24h；空腹血糖7.78mmol/L，HbA1c 7.1%。拟诊断为“嗜铬细胞瘤”。完善各项检查后，病人在全麻下行异位嗜铬细胞瘤切除术，病理检查示肾上腺外嗜铬细胞瘤。术后安返病房。

请思考：

（1）该病人目前主要的护理诊断/问题有哪些？

（2）针对上述护理诊断/问题，可采取哪些护理措施？

书网融合……

本章小结

题库

第四十二章 骨科病人的一般护理

学习目标

知识目标：

1. 掌握 牵引术、石膏绷带术和外固定支架的护理评估和护理措施。
2. 熟悉 牵引术的目的和并发症；石膏绷带固定术、外固定支架的注意事项；理学检查的内容和方法。
3. 了解 骨科理学检查的原则；特殊检查和影像学检查的内容；牵引用物和石膏绷带的特性。

技能目标：

1. 能为骨科病人实施有效的理学检查。
2. 能为骨科牵引术、石膏绷带固定术和外固定支架病人实施整体护理。

素质目标：

具有高度的爱伤观念及认真细致的人文关怀。

运动系统疾病包括骨与关节损伤、退行性改变、感染、肿瘤等，主要影响骨与关节，故又称骨科疾病。这些疾病往往不同程度地影响病人的运动功能、日常生活和工作。护理在骨科疾病的诊断、治疗及康复过程中发挥重要作用。本章重点介绍牵引术、石膏绷带固定术的护理和功能锻炼指导。

案例引导

案例 王女士，48岁，因“电动车碰撞跌倒致右前臂疼痛明显，不能自主活动6小时余”由家属送至急诊就诊。病人痛苦面容，右前臂视诊：患肢畸形，肿胀明显，皮纹消失。

讨论：

1. 该病人需要完善哪些相关检查？
2. 如何针对该病人的护理问题采取相应的护理措施？

第一节 运动系统的常用检查

骨科病人常伴有骨、关节、肌肉、肌腱、筋膜、滑膜、神经、血管、淋巴等组织的损伤或疾患，护理人员对骨科病人提出正确的护理诊断，往往需要系统体检、局部检查和某些特殊辅助检查，同时结合病史及其他辅助检查进行综合评估才能提出恰当的护理措施。此过程中最基本的是理学检查，又称体格检查，是临床上最基本、最主要的检查方法。

一、理学检查

（一）骨科理学检查的原则

1. 检查用具 除一般体格检查及神经检查用具外，还包括卷尺、各部位关节量角器、前臂旋转量角器、骨盆倾斜度测量计、足度量器、枕骨粗隆垂线等。

2. 检查体位 一般取卧位，上肢及颈部检查取坐位，下肢和腰背部检查取下蹲位，特殊检查采取特殊体位。根据检查需要充分显露检查部位及可能有关的部位，检查时注意两侧对比，如肢体的长度、肌肉萎缩、关节动度等。

3. 检查有序 先全身检查，再局部检查；先健侧后患侧；先病变远处后病变近处；先主动检查后被动检查。若遇危重病人应首先进行急救，避免因不必要的检查和处理而延误治疗。关节部位的检查包括该关节运动的神经和肌肉。按照视诊、触诊、叩诊、听诊、动诊、量诊和其他特殊检查的顺序进行。

4. 检查规范 检查时动作规范、轻巧，避免增加病人的痛苦。仔细检查，有时需反复检查，如实客观反映情况，做好记录。

（二）检查内容

1. 视诊 观察四肢躯干的姿势、活动和步态有无异常；脊柱有无侧弯、前后凸；四肢有无畸形。

2. 触诊 检查病变部位有无压痛，压痛程度及性质；骨性标志有无异常，有无骨擦感及异常活动度；局部有无包块，包块的大小、质地、活动度、有无波动感；皮肤感觉及温度有无异常等。

3. 叩诊 检查局部有无叩击痛、放射痛、纵向叩痛等。

4. 听诊 检查有无骨擦音、弹响；听诊器听诊有无骨传导音和肢体有无血流杂音。

5. 动诊 检查关节的活动及肌力的大小，先检查主动运动、活动范围，再检查被动运动。

6. 测量 测量肢体的长度、周径、轴线、关节主动、被动活动度。

（1）肢体长度的测量 测量时患肢和健肢必须处于同一对称体位，双侧对比测量。上肢测量肩峰至桡骨茎突或中指尖，下肢测量髂前上棘至内踝下缘或大转子至外踝下缘的距离。

（2）肢体周径的测量 如选择肌肉萎缩或肿胀明显处，两侧肢体应在同一水平部位测量比较。

（3）轴线的测量 测量肢体、躯干的轴线是否正常。测量上肢时，取上肢伸直、前臂旋后位；下肢测量时取卧位或立位，两腿伸直并拢。

（4）关节活动范围的测量可用量角器测量，以中立位为0°，测量关节各方向活动的角度。人体各主要关节正常活动的范围：①肩关节活动度为：前曲70°～90°，后伸40°，外展80°～90°，内收20°～40°，内旋80°，外旋30°，上举90°。②肘关节活动度为：屈曲135°～140°，后伸0°～10°，旋前80°～90°，旋后80°～90°。③髋关节活动度为：屈曲130°～140°，后伸10°，外展30°～45°，内收20°～30°，内旋40°～50°，外旋40°～50°。④膝关节活动度为：屈曲130°～145°，伸展5°～10°，当膝关节屈曲时内旋约10°，外旋20°。⑤脊柱颈椎活动度为：前屈、后伸均35°～45°，左右侧屈45°。

7. 神经系统检查

（1）感觉 一般检查触觉与痛觉，必要时检查温觉、位置觉及两点辨别觉，并用不同的标记描绘出人体感觉异常区域。

（2）运动 检查步态、肌力及肌张力。肌力是指肌或肌组主动收缩的力量。临床通常分为6级。0级，无肌肉收缩，无关节活动；1级，肌肉轻微收缩，无关节活动；2级，有肌肉收缩，关节有活动，但不能对抗地心引力；3级，可对抗地心引力做主动关节活动，但不能对抗阻力；4级，可对抗中度阻力，有完全关节运动幅度，但肌力较弱；5级，正常肌力。

（3）反射 检查内容包括生理反射及病理反射两类。生理反射包括浅反射和深反射，浅反射包括腹壁反射、提睾反射、肛门反射及跖反射等；深反射主要有肱二头肌腱反射、肱三头肌腱反射、桡骨膜反射、膝腱反射、踝反射等。常用病理性反射检查有霍夫曼征（Hoffmann sign）、巴宾斯基征（Babinski sign）、髌阵挛、踝阵挛。检查时两侧对比，观察有无减弱、消失或亢进。检查有无病理反射。

二、其他特殊检查

1. 压头试验（spurling sign） 病人取坐位，头后仰并偏向患侧，检查者用手掌在其头顶加压，出现颈痛并向患侧手臂放射，称压头试验阳性。常见于神经根型颈椎病病人。

2. 上肢牵拉试验（Eaton sign） 病人取坐位，头偏向健侧，检查者一只手扶患侧颈部，另一只手握患侧腕部，外展上肢，双手反向牵引，病人因臂丛神经被牵张，刺激已受压的神经根，出现放射痛或麻木等感觉为阳性。常见于颈椎病。

3. 杜加征（Dugas sign） 又称搭肩试验，病人坐位或站立位，肘关节取屈曲位，将手搭于对侧肩部，且肘部能贴近胸壁为正常；如能搭于对侧肩部，但肘部不能贴近胸壁，或肘部能贴近胸壁，但手不能搭于对侧肩部，均为阳性，见于肩关节脱位病人。

4. 直腿抬高及加强试验（Lasegue sing and Bragard sign） 病人取仰卧位，双下肢伸直，检查者一只手置于膝关节上，使下肢保持伸直，另一只手托其足跟，缓慢抬起患肢。如抬高到60°以内，出现由上而下的放射性疼痛，为直腿抬高试验阳性，见于坐骨神经痛、腰椎间盘突出或腰骶神经根炎等，系神经根受压或粘连使移动范围减小或消失、牵拉坐骨神经所致；缓慢放低患肢高度，至放射痛消失，再被动背屈踝关节以牵拉坐骨神经，如又出现疼痛，则为加强试验阳性。见于腰椎间盘突出症。

5. 骨盆挤压分离试验 病人仰卧，检查者双手分别放于双侧髂前上棘，用力向中心相对挤压或向外后方分离，如有疼痛则试验阳性。常提示骨盆骨折。

6. 浮髌试验（floating patella test） 病人仰卧，膝关节伸直，放松股四头肌，检查者一只手置于髌骨近侧，将膝内液体挤入髌骨下关节腔，另一只手急速下压髌骨后快速松开，若觉察到髌骨浮起，则为阳性。浮髌试验确定膝关节损伤时是否出现关节积液。当关节积液达到或超过50ml时，浮髌试验为阳性，提示关节内有中等量积液。如果积液量太大，会出现髌骨下沉，浮髌试验呈现为阴性。

三、影像学检查

1. X线 对骨科疾病的诊断有十分重要的作用。部分病损的X线征象的出现迟于临床症状，因而不能过度依赖该检查。摄片时应注意：①X线投照常规位置包括正位和侧位；特殊位置包括轴位，如髌骨、跟骨及尺骨鹰嘴等；斜位，如腕舟状骨、腕大多角骨及脊柱等；开口位，如寰枢关节。②四肢疾病摄片时需要两侧对比。③应包括附近的关节。④标出拍摄投照方向。

2. 造影检查 将造影剂注入腔隙或组织间隙内，用以显示间隙的各种改变。骨科常用造影包括关节造影、椎管造影、动静脉造影及窦道造影等。造影剂有气体和有机碘两种，造影前需做碘过敏试验。

3. CT 在骨科广泛应用，对运动系统疾病的定位、诊断及鉴别诊断有辅助诊断价值。适用于脊柱及四肢肿瘤、结核、炎症，脊柱骨折、脱位，椎间盘突出及普通X线定位不明者的运动系统疾病的诊断。螺旋CT可快速重建骨骼的三维图像。

4. MRI 对不同软组织分辨率高，可提供横切面、矢状面、额状面等不同断面的图像，是目前检查软组织的最佳手段。对脊柱、脊髓、关节、肢体骨与软组织疾病有很高的诊断价值。对关节病变，如股骨头缺血坏死及膝关节韧带损伤等也有较好的诊断价值。

5. 放射性核素扫描 将亲骨性核素引入体内，利用其积聚于骨骼和关节部位的特点，使骨骼和关节显现。核素骨扫描既能显示骨关节形态，又可反应局部代谢和血供情况，明确病变部位，早期发现骨关节疾病。对骨肿瘤、骨髓炎、骨坏死、骨代谢性疾病、骨移植术后成活情况，具有重要诊断价值。既可局部检查，也可全身检查。

四、其他检查

1. 关节穿刺 可以了解因创伤积血、关节内感染、慢性创伤性炎症或其他关节炎而致的关节肿胀，检查穿刺液的颜色、比重、细胞，同时可做细菌培养和药物敏感试验，也可根据疾病的不同注入抗生素或其他药物。最常穿刺的部位是膝关节。

2. 病理检查 在肿瘤或其他病变做活体组织检查，以确定诊断。

3. 电生理检查 包括肌电图、诱发电位检查，对神经源性疾病或肌源性疾病具有鉴别意义，也可用于脊柱脊髓手术的术中监护。

4. 关节镜检查 是通过关节镜直观检查关节疾病和损伤的一种诊疗器械，最常用于膝关节，也可用于肩、肘、腕、髋、踝及下颌关节，有助于诊断，还可进行手术，如游离体摘除、半月板修复或切除等。

5. 骨密度测定 用于骨质疏松的检查，方法较多，目前比较先进的检测方法是双能X线吸收法。

第二节 骨科常用诊疗技术及护理

骨科常用的诊疗技术主要有牵引术、石膏绷带固定术、外固定技术和功能康复。

一、常规护理

（一）术前护理

1. 心理护理 向病人及家属解释操作的意义、目的、步骤及注意事项，以得到病人配合。如石膏固定病人应解释操作过程中石膏散热属于正常现象。在操作过程中不可随意更换体位，必须固定在功能位或特殊体位。

2. 了解病人病情 详细了解病人病史、年龄、体重、一般健康情况、呼吸、排尿情况；了解辅助检查、既往史、药物过敏史等。骨牵引术前应询问病人药物过敏史，尤其是普鲁卡因过敏史，过敏者可改用1%利多卡因。外固定支架术前应了解病人骨折有无合并重要脏器和邻近血管、神经、肌腱、皮肤、软组织损伤及污染情况等。

3. 病人准备 行牵引术的病人牵引肢体局部皮肤选用肥皂或清水擦拭干净，去除油污；必要时备皮。行颅骨牵引时，剃除全部头发。行石膏固定病人，用肥皂和清水清洁需石膏固定处的皮肤并擦干；有伤口者更换敷料；发现皮肤异常应记录并报告医师。行外固定支架的病人，发现伤肢有广泛皮肤病、糖尿病病史、严重骨质疏松症者，需记录并报告医师。

4. 用物准备 根据情况准备好用物，如皮牵引所需用物、石膏绷带固定所需用物、外固定支架术所需用物、功能康复训练所需用物。

（二）术后护理

1. 生活护理 持续牵引、石膏绷带固定或外固定支架术的病人活动不便，生活不能完全自理。应协助病人满足正常生理需要，如协助洗头、擦浴，教会病人使用创伤床架拉手、便盆等。

2. 维持有效血液循环 密切观察患肢末梢血液循环情况。检查局部包扎有无过紧、牵引重量是否过大、外固定架及固定针有无松动。若局部出现患肢青紫、肿胀、发冷、麻木、疼痛、运动障碍及脉搏细弱时，详细检查、分析原因，及时汇报医师并配合处理。

3. 皮肤护理 长期卧床病人骨突部皮肤可出现水疱、溃疡及压力性损伤。皮牵引病人主要观察胶布边缘有无水疱或皮炎。若有水疱，可用注射器抽吸并予换药；若水疱面积较大，立即去除胶布，暂停牵引或换用其他牵引方法，在可能发生压力性损伤的部位可使用减压装置、水垫和气垫床，保持床单位清洁、干燥和平整，定时翻身，观察受压处皮肤情况。外固定架病人可在皮肤和外固定器之间适当垫纱布，防止软组织过多移动造成皮肤坏死。

4. 预防并发症 由于长期卧床，病人还可能出现坠积性肺炎、便秘、下肢深静脉血栓形成等并发症，应注意预防，加强患肢观察并及时处理。

5. 指导功能锻炼　根据情况指导病人做功能康复训练。

二、牵引术

牵引术（traction）是利用持续的适当作用力与反作用力作用于骨折部，达到复位或维持复位固定的治疗方法。

【分类】

1. 皮牵引　又称间接牵引，是用贴敷于病人皮肤上的胶布或牵引带包捆于病人皮肤上，利用其与皮肤的摩擦力，通过滑轮装置，在肢体远端施加持续引力传递到骨骼上，以达到整复和维持复位的治疗方法。

2. 骨牵引　又称直接牵引，是将不锈钢针穿入骨骼的某些特定部位，使牵引力量直接通过骨骼进行牵引，使脱位的关节或错位的骨折复位，并维持复位后的位置；牵拉固定关节，以减轻关节面所承受的压力，缓解疼痛，使局部休息。

3. 兜带牵引　是利用布带或海绵牵引带兜住身体突出部位施加牵引力。

【适应证】

1. 骨折、关节脱位的复位及维持复位后的稳定。
2. 矫正和预防关节挛缩畸形。
3. 解除肌肉痉挛，消除肢体肿胀。
4. 骨和关节疾病治疗前准备。
5. 防止骨骼病变。

【禁忌证】

1. 局部皮肤受损及肌肉力量强大或对胶布、泡沫塑料过敏者，禁用皮牵引。
2. 牵引处有炎症或开放性创伤污染严重者，局部骨骼有病变或严重骨质疏松者，禁牵引。

【操作前准备】

1. 病人准备　向病人及其家属解释牵引的意义、目的、操作步骤及注意事项；了解药物过敏情况；做好牵引部位的皮肤准备；牵引前摆好病人体位。

2. 用物准备　皮牵引所需用物包括胶布、纱布绷带、扩张板、安息香酊或海绵牵引带。骨牵引备牵引器械包（内备骨圆针和克氏针、手摇钻、骨锤等）、切开包、牵引弓等手术器械，以及牵引床、牵引架、牵引绳、滑轮、重锤及包扎平整的布朗－毕洛架及托马斯架等。皮牵引的胶布两头分叉劈开，以扩展其宽度；在胶布长度中点粘着面上放置比肢端稍宽的中央有孔的扩张板。

【操作方法】

1. 皮牵引　无创且简单易行，牵引重量小，一般为体重1/10，一般不超过5kg，根据情况酌情增减牵引重量。适用于小儿或老年人，牵引时间不宜过久，一般为2～4周。多用于四肢牵引（图42－1）。①胶布牵引 牵引肢体皮肤要清洁，多毛者应剃毛，皮肤涂复方安息香酊（婴幼儿除外），胶布事先备妥，平整无皱褶，两头分叉劈开。与肢体纵轴方向一致贴好胶布，外缠绷带，加上重量，进行牵引。②海绵带牵引 将海绵带平铺于床上，用大毛巾包裹需牵引的肢体，骨突处垫以棉花或纱布，将肢体包好，扣上搭扣，拴好牵引绳，安装牵引架，挂上重锤，进行牵引。

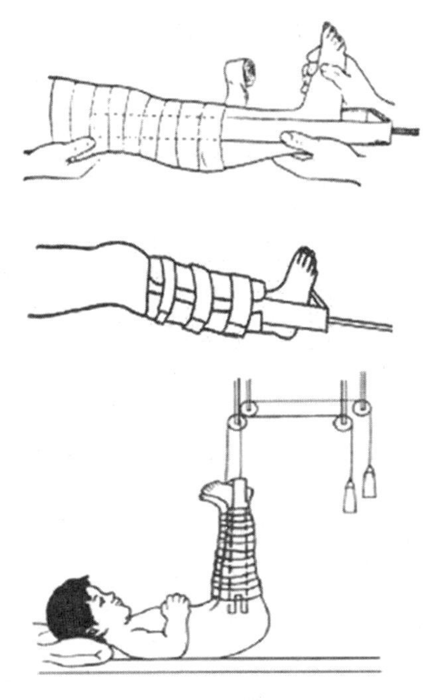

图42－1　皮肤牵引

2. 骨牵引　牵引力量较大，持续牵引的时间较长，且能有效调节，能达到较好牵引效果；因其为有创牵引方式，要预防感染发生。常应用于颈椎骨折、脱位，肢体开放性骨折及肌肉丰富处的骨折（图42－2）。

（1）进针　①四肢骨牵引：消毒皮肤，0.5%～1%利多卡因局麻，皮肤开小切口，协助医师用手摇钻将牵引针打穿骨质，从对侧皮肤穿出。针孔处皮肤用乙醇纱布覆盖，牵引针两端套上有胶皮盖的小瓶。②颅骨牵引：用安全钻头钻穿头骨外板，将牵引弓两侧的针尖插入此孔，旋紧固定螺丝，拧紧固定，以防滑脱。

（2）牵引　安装牵引绳、滑车、重锤进行牵引。牵引重量根据病情、部位和病人体重确定，颅骨牵引一般为6～8kg；尺骨牵引一般为2～4kg；股骨髁上牵引一般是体重的1/8～1/7，年老体弱、肌肉损伤过多或有病理性骨折者，可用体重的1/9；胫骨结节牵引一般为7～8kg；跟骨牵引一般为4～6kg。

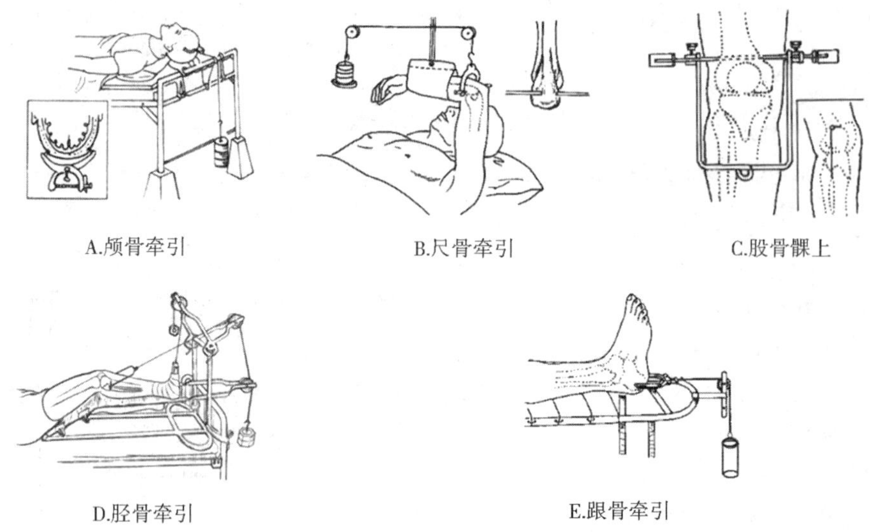

A.颅骨牵引　B.尺骨牵引　C.股骨髁上

D.胫骨牵引　E.跟骨牵引

图42-2　骨牵引

3. 兜带牵引

（1）枕颌带牵引　常用于颈椎骨折、脱位，颈椎间盘突出症及颈椎病等。卧床持续牵引时，牵引重量一般为2.5～3kg；坐位牵引时，牵引重量自6kg开始，可逐渐增加至15kg；每日1～2次，每次30分钟。牵引时，避免枕颌带压迫两耳及头面部两侧。

（2）骨盆水平牵引　将骨盆兜带包托骨盆，在骨盆兜带上加适当重量，可定时间歇牵引。也可将特制胸部兜带拴在床架上或将床尾抬高20～30cm行反牵引。常用于腰椎间盘突出症的治疗。

（3）骨盆悬吊牵引　将兜带从后方包托于骨盆，前方两侧系牵引绳，交叉至对侧上方通过滑轮及牵引支架进行牵引。常用于骨盆骨折的复位与固定。牵引重量以将臀部抬离床面2～3cm为准。

【护理措施】

（一）术前护理

1. 局部准备　根据骨折类型，牵引肢体局部皮肤用肥皂水和清水擦洗干净，必要时剃毛。

2. 缓解疼痛　搬动病人或护理操作时，动作轻柔，托起患肢，避免用力不当加重疼痛，穿衣服时先穿患肢，脱衣服时先脱健肢；骨折24小时内局部冷敷；转移注意力，必要时应用镇痛剂。

3. 观察病情　移位的骨折端压迫周围血管和神经，应定时观察患肢远端皮肤颜色、温度、感觉、循环和肢体活动情况，有异常及时通知医师。

4. 心理护理　解释牵引的意义、目的及注意事项；给予病人生活上的照顾，及时耐心疏导，给予其精神安慰，减轻紧张心理。

（二）术后护理

1. 维持牵引的有效性　①皮牵引时，观察胶布绷带、海绵有无松脱，扩张板位置是否正确，若出现移位，及时调整。②颅骨牵引时，每班检查牵引弓，并拧紧螺母，防止牵引弓脱落。③牵引重锤保持悬空，不可随意增加或移去牵引重量，不可随意放松牵引绳，以免影响骨折的愈合。④保持对抗牵引力 颅骨牵引时，应抬高床头；下肢牵引时，抬高床尾15～30cm。若身体移位，抵住了床头或床尾，及时调整，以免失去反牵引作用。⑤告知病人和家属牵引期间方向与肢体长轴应成直线，以达到有效牵引。不可随意中断牵引。

2. 生活护理　持续牵引者由于持续制动造成活动困难，生活不能完全自理。应协助病人满足正常生理需求，如协助进食、排泄、沐浴等，教会病人床上使用拉手、便盆等。

3. 皮肤护理　皮牵引部位及长期卧床病人骨突部皮肤可出现水疱、溃疡及压疮，注意观察胶布牵引病人胶布边缘皮肤有无水疱或皮炎。在可能发生压疮的部位放置水垫、应用减压贴或气垫床，保持床单位清洁、干燥和平整，定时翻身，注意观察受压皮肤的情况。

4. 并发症的护理

（1）窒息　由于头部牵引时体位不当、进食太快、食物质地较硬而呛入气管，或因枕颌带松脱压迫气管所致。表现为呼吸困难、发绀等。预防和处理：头部牵引时，绝对卧床休息，避免改变体位加重损伤；翻身时应轴线翻身，避免脱、拉、拽，防止扭曲加重脊髓损伤；进食从流质开始逐步过渡到软食，进食宜慢，禁吃硬质食物；兜带固定时定时检查颌枕带避免松脱，头部制动，必要时头部两侧放置沙袋，防止头部摆动，翻身时托住颌枕带。一旦出现窒息，立即通知医师，去除窒息因素，吸出或取出异物，将头颈部取治疗体位，必要时行气管切开。

（2）血管和神经损伤　由于骨牵引穿针时判断不准确或下肢皮肤牵引时膝外侧腓骨小头下方受压所致。表现为出血、足背伸无力或足下垂等。预防与处理：密切观察创口敷料的渗血情况、肢体末梢的血供、病人生命体征及肢体运动情况；牵引时定位要准确，膝外侧垫棉垫防止受压，观察有无足背伸无力，一旦出现，立即调整牵引；颅骨牵引者还可能因为牵引针钻的太深引起颅内出血，术后应关注病人的意识、神经系统检查等。

（3）牵引针、弓的脱落　多系牵引针打入太浅，螺母未拧紧或术后未定期拧紧引起。应定时检查，及时拧紧；一旦发生异常，及时通知医师处理。

（4）牵引针孔感染　操作时未严格执行无菌技术操作、反复穿刺、未及时清除针孔处积血及分泌物或牵引针滑动导致。骨牵引针两端套上软木塞或胶盖小瓶；针孔处每日滴75%乙醇2次；及时清除针孔处分泌物或痂皮；牵引针若向一侧偏移，消毒后调整；发生感染者应充分引流，严重时应拔去钢针，更换牵引位置。

（5）关节僵硬　最常见的是足下垂，主要与腓总神经受压及患肢缺乏功能锻炼有关。下肢水平牵引时，距小腿关节呈自然足下垂位，加之关节不活动，会发生跟腱挛缩和足下垂。因此，下肢水平牵引时，可在膝外侧垫棉垫，防止压迫腓总神经；可用垂足板将距小腿关节置于功能位。若病情许可，定时做距小腿关节活动，预防足下垂。部分病人还可能出现膝关节屈曲畸形、肩内收畸形等，均与长期固定体位、缺乏功能锻炼有关。

（三）健康教育

指导病人及家属床上使用便盆的方法，向病人和家属讲解牵引术后注意事项、可能发生的并发症及护理要点，指导病人及家属维持有效牵引，观察牵引肢体的感觉和运动，患肢末梢的血供情况，如有颜色苍白或发绀、温度下降、感觉麻木等异常情况，及时告知医护人员。骨牵引病人应注意观察牵引针眼有无感染发生。

三、石膏绷带固定术

石膏绷带（plaster bandage）固定术是将熟石膏粉撒在特制的稀孔纱布绷带上制成石膏绷带，用温水浸泡后包裹在病人肢体上，以固定患肢。该方法塑形能力强，固定效果好，维持时间长。目前常用粘胶石膏绷带，该石膏绷带是将胶质黏合剂与石膏粉完全混合后牢固地黏附在支持纱布上制成，使石膏绷带的处理更为清洁、舒适。近年来，高分子石膏也较为常用，是由纤维布、无纺布和聚氨酯树脂混合制成，较普通石膏更美观、舒适、轻便。

【适应证】

1. 骨折复位后的固定。
2. 关节损伤和关节脱位复位后的固定。
3. 周围神经、血管肌腱断裂或损伤，皮肤缺损，手术修复后的制动。
4. 急慢性骨、关节炎症的局部制动。
5. 畸形矫正术后矫形位置的维持和固定。

【禁忌证】

1. 全身情况差，如心、肺、肾功能不全者。
2. 伤口发生或疑有厌氧菌感染。
3. 孕妇、进行性腹水忌做躯干部大型石膏固定。
4. 年龄过大、新生儿、婴幼儿及身体衰弱者，不宜行大型石膏固定。

【操作前准备】

1. 病人准备　向病人及家属说明石膏固定的目的和意义，解释操作过程中可能出现的石膏散热现象，告知需要安置的体位且不能随意变动，以取得病人配合。做好石膏固定片的皮肤清洁，有伤口者及时更换敷料。

2. 用物准备　根据情况选择合适型号的石膏绷带，棉垫，油布，35～40℃的温水，石膏刀，卷尺，记号笔等。

【操作方法】

1. 体位　将病人置于关节功能位，特殊情况根据需要摆放。由专人维持或置于石膏牵引架上，中途不可变换体位。

2. 覆盖衬垫　在石膏固定处的皮肤表面覆盖一层衬垫，防止局部受压形成压疮（图42－3）。

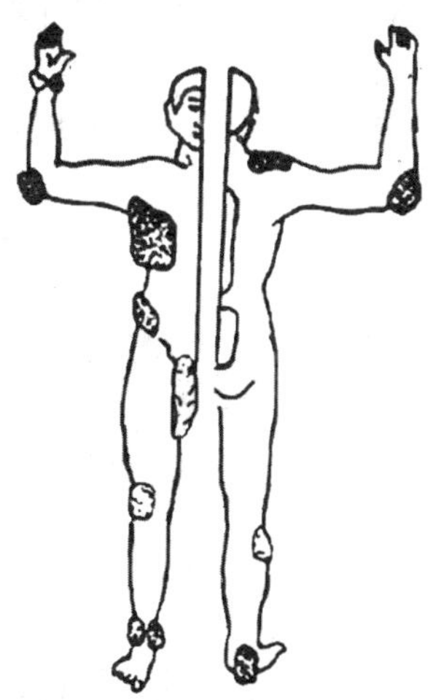

图42－3　放置衬垫部位

3. 浸泡石膏　根据肢体长度选择石膏绷带的型号，平放入温水内浸泡充分后，向中间轻挤压，去除多余水分后，推摸压平，置于患肢背面。

4. 石膏包扎

常用的石膏类型可分为石膏托、石膏夹板、石膏管型、躯干石膏及特殊类型石膏等。

（1）石膏托制作　若制作石膏托，则直接用普通绷带缠绕即可。

（2）石膏管型制作　若制作石膏管型，则将石膏卷平放入水桶并完全浸没，至石膏卷停止冒气泡时双手持石膏卷两头取出，挤去多余水分。石膏卷贴着躯体从肢体近侧向远侧推动，使绷带粘贴缠绕，每圈绷带覆盖上一圈绷带的1/3。缠绕过程中用一手掌均匀抚摸绷带，以使各层贴合紧密、平整无褶，不可包得过紧或过松；层次均匀，一般5～7层，绷带边缘、关节部及骨折部多包2～3层；石膏绷带的厚度上下一致，以不断裂为标准，不可任意加厚。

5. 捏塑石膏　未定型前，根据局部解剖特点适当捏塑及整理，使石膏在干固过程中固定牢稳而不移动位置，重点注意几个关节部位。在石膏表面涂上石膏糊，加以抚摸，使表面平滑。四肢石膏绷带应露出指（趾），以便观察肢体末端血供、感觉和运动，同时可进行功能锻炼。

6. 包边　将衬垫从内面向外拉出一些，包住石膏边缘，若无衬垫，可用一宽胶布沿石膏边包起。在石膏表面涂上石膏糊，使表面平滑。

7. 标记　用记号笔在石膏外标记固定日期及预定拆石膏的日期。

8. 开窗　石膏未干前，为便于局部检查、伤口引流、更换敷料等，可在相应部位石膏上开窗。方法是标记出开窗范围，用石膏刀沿标记线向内侧斜切，边切边将切开的石膏向上拉直至完全切开。已开窗的石膏须用棉花填塞后包好，或将石膏盖复原后，用绷带加压包紧，以防软组织向外突出。

9. 干燥　一般自然风干，必要时可用烤灯或热风机加快干固。

【护理措施】

（一）石膏干固前的护理

1. 加快干固　石膏一般自然风干，从硬固到完全干需24～72小时，天气冷时可通过适当提高室温，用烤灯、红外线照射等烘干及热风机吹干等方法，但必须注意石膏传热，温度不宜过高，且应经常移动仪器位置，避免灼伤。高分子石膏干燥后即可固定。

2. 搬运　搬运及翻身时，用手掌平托石膏固定的肢体，维持肢体的位置，避免石膏断裂。

3. 体位　潮湿的石膏容易折断、变形，故须维持石膏固定的位置直至石膏完全干固，病人需要卧硬板床，用软枕妥善垫好石膏。术后8小时内病人勿翻身，8～10小时后协助翻身。四肢包扎石膏时抬高患肢，适当支托，以防肢体肿胀及出血。石膏背心及人字形石膏勿在头及肩下垫枕，避免胸腹部受压。下肢石膏固定应防足下垂及足外旋。

4. 保暖　寒冷环境注意保暖，未干固的石膏需要覆盖衣物时应用支被架托起，以防石膏断裂。

（二）石膏干固后的护理

1. 保持石膏清洁干燥　髋人字形石膏及石膏背心固定者，尤其是婴幼儿病人，大小便后应及时清洁臀部及会阴，并注意勿污染及弄湿石膏。石膏污染后用纱布蘸少量洗涤剂擦拭，清洁后立即擦干。断裂、变形和严重污染的石膏应及时更换。

2. 保持有效固定　行石膏管型固定者，因肢体肿胀消退或肌肉萎缩可导致原石膏失去固定作用，必要时应重新更换。

3. 并发症的护理

（1）骨筋膜室综合征（osteofascial compartment syndrome）　骨筋膜室是由骨、骨间膜、肌间隔和深筋膜形成的密闭腔隙。四肢骨折时，骨折部位骨筋膜室内的压力增高，导致肌肉和神经因急性缺血而产生的一系列早期综合征，即为骨筋膜室综合征。骨筋膜室综合征好发于前臂掌侧和小腿。应密切观察石膏固定肢体的末梢血液循环。注意评估“5P”征：疼痛（pain）、苍白（pallor）、麻痹（paralysis）、感觉异常（paresthesia）、脉搏消失（pulseless）。若病人出现肢体血液循环受阻或神经受压的征象，应立即放平肢体，并通知医师全层剪开固定的石膏，严重者需拆除，甚至行肢体切开减压术。

（2）压力性损伤　因行石膏固定术病人多需长期卧床，容易发生骨突部位的压力性损伤。应保持床单位的清洁、干燥，定时翻身，避免剪切力、摩擦力等损伤。

（3）化脓性皮炎　多因石膏塑形较差，石膏未干固时搬运或放置不当等导致石膏凹凸不平；部分病人可能将异物伸入石膏内搔抓石膏下皮肤，导致肢体局部皮肤受损。主要表现为局部持续性疼痛、形成溃疡、有恶臭及脓性分泌物流出或渗出石膏，应及时开窗检查及处理。

（4）石膏综合征　部分行躯干石膏固定的病人可能出现反复呕吐、腹痛，甚至呼吸窘迫、面色苍白、发绀、血压下降等表现，称为石膏综合征。常见原因为：石膏包裹过紧，影响病人呼吸及进食后胃的扩张；手术刺激神经及后腹膜致神经反射性急性胃扩张；过度寒冷、潮湿等致胃肠功能紊乱。因此，缠绕石膏绷带时不可过紧，且上腹部应充分开窗；调整室内温度在25℃左右，湿度为50%～60%；嘱病人少量多餐，避免进食过快、过饱及进食产气多的食物等。发生轻度石膏综合征可通过调整饮食、充分开窗等处理；严重者应立即拆除石膏，予禁食、胃肠减压、静脉补液等处理。

（5）有失用综合征的危险　因肢体长时间固定、缺乏功能锻炼，导致肌萎缩；同时大量钙盐溢出骨骼可致骨质疏松；关节内纤维粘连致关节僵硬。因此石膏固定期间，应加强肢体的功能锻炼。

（6）出血　手术切口或创面出血时，血液或渗出液可能渗出石膏外，用记号笔标记出范围、日期，并详细记录。如血迹边界不断扩大须及时报告医师，必要时协助医师开窗以彻底检查。

（7）其他　由于行石膏固定术后长期卧床，病人还可能出现坠积性肺炎、便秘、泌尿道感染等并发症，应加强观察并及时处理。

（三）石膏拆除

1. 心理护理　拆石膏前需向病人解释，使用石膏锯时可能有振动、压迫及热感，但无痛感，不会切到皮肤。石膏拆除后，病人可能有肢体减负的感觉。

2. 皮肤护理　石膏下的皮肤一般有一层黄褐色的痂皮或死皮、油脂等；其下的新生皮肤较为敏感，避免搔抓，可用温水清洗后涂润肤霜保护皮肤，每日行局部按摩。

3. 康复训练　由于长时间固定不动，开始活动时肢体可能产生关节僵硬感或肢体肿胀，应指导病人加强患肢功能锻炼，必要时用弹性绷带包扎患肢，并逐步放松，以缓解不适症状。

（四）健康教育

向病人和家属讲解石膏固定术后注意事项、可能发生的并发症及护理要点，指导病人及家属密切观察肢体的感觉、运动和患肢末梢的血供情况，如有疼痛、感觉异常等情况，及时告知医护人员。

四、骨外固定器

骨外固定（external skeletal fixation）是指根据应力刺激组织再生与重建理论，在微创原则下，应用体外固定调节装置经皮骨穿针与骨构成的复合系统，治疗骨折、矫治骨与关节畸形和肢体组织延长的技术，简称骨外固定。用于骨外固定技术的机械装置称为外固定器（external fixator），亦称外固定支架，其工作原理是利用不锈钢固定针对骨骼的把持力，将体外连接杆的机械复位和坚强固定的力量传导至骨骼，根据骨折和关节复位的需要进行移位和固定。

【适应证】

1. 四肢长管状骨开放性骨折（图 42－4）、严重肢体损伤。

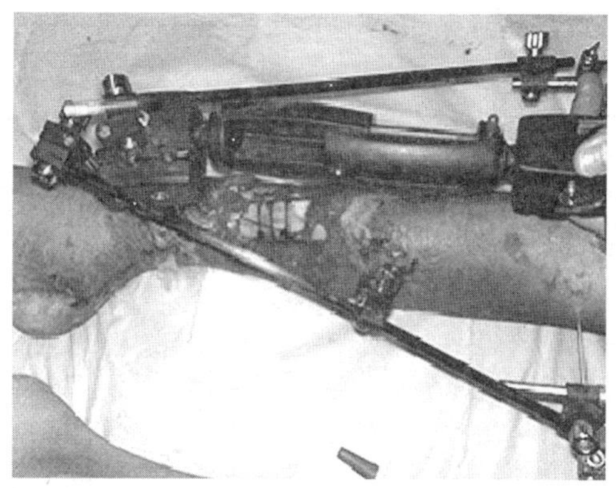

图 42－4　小腿开放性骨折外固定支架

2. 感染性骨缺损、外伤性骨感染。

3. 其他方法难以稳定的骨折（图 42－5）。

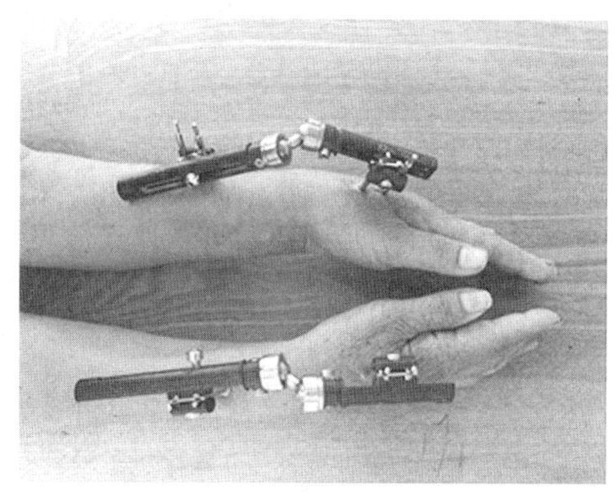

图 42－5　桡骨远端骨折腕关节外固定支架

4. 断肢再植术及伴有血管神经损伤需修复或重建的骨折。

5. 骨缺损、长骨畸形愈合、骨不连、外伤性肢体短缩等。

6. 膝关节伸直位僵直、外伤性足下垂等。

7. 多发伤，病人全身情况不稳定且伴有全身多处肢体骨折（图 42－6）。

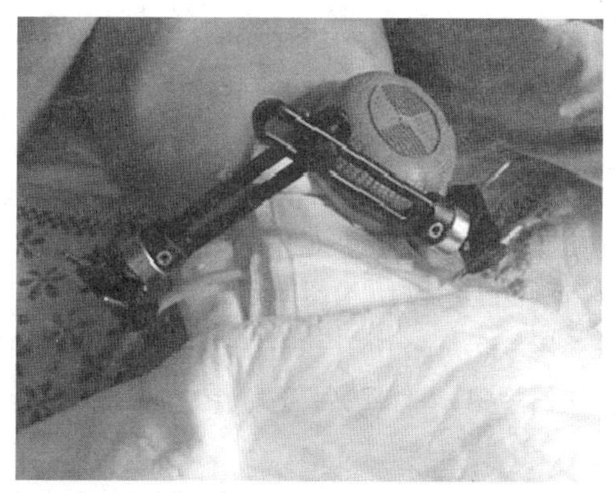

图 42－6　骨盆骨折外固定支架

【禁忌证】

1. 伤肢有广泛皮肤病。
2. 糖尿病病人。
3. 严重骨质疏松者。
4. 因年龄或其他因素不能配合术后管理者。

知识链接

常用外固定架类型

目前临床使用的外固定器种类繁多，具体分类如下。

（1）根据固定节分为跨关节外固定架、不跨关节外固定架。

（2）根据固定针的排列方式分为平行排列式、扇形排列式、锥形排列式、交叉排列式。

（3）根据功能分为单纯固定、加压固定、撑开固定、整复固定、骨延长外固定。

（4）根据构型分为单边式、双边式、三边式、四边式、半环、全环式。

【护理措施】

1. 体位　上肢外固定支架术后，患肢可用软枕抬高20°～30°。下肢外固定支架术后，将软枕垫于腘窝及小腿处，使膝关节略屈曲，以促进淋巴和静脉回流。如有血管损伤或骨筋膜室综合征者，为避免加重肌肉缺血、肿胀、坏死，患肢不宜垫高。移动患肢时，需将外固定架与肢体一同搬移。

2. 观察病情　评估患肢远端动脉搏动，是否有瘀血、肿胀以及感觉运动功能是否正常。评估疼痛程度，做好疼痛护理。

3. 有效固定　外固定架保持清洁，每日检查外固定器螺钉，观察有无松动，紧固连接螺钉，保持有效固定。骨搬运病人遵医嘱进行正确肢体延长方法，注意螺钉旋转方向和速度。

4. 并发症的护理

（1）预防针道穿刺感染　针眼处每日碘伏或葡萄糖氯己定消毒，无菌敷料包扎，如有渗出及时更换。当穿刺针眼周围纤维包裹形成时，敷料即可去除。减少软组织在针孔周围挤压与松动是预防针孔感染的重要因素，因此要减少局部机械性刺激及针固定不牢而产生的微动，保持有效固定。

（2）皮肤压迫坏死　钢针与皮肤间存在的张力、外固定器的连杆或骨针对皮肤的压迫以及肢体的放置受自身重力和外固定器的压迫，均可造成皮肤压迫坏死。因此应每日动态观察皮肤情况。

（3）其他并发症　注意观察有无骨折愈合相关并发症，如延迟愈合与骨不连、成角畸形或骨折移位及再骨折发生。

5. 健康教育　向病人和家属宣教骨外固定支架的特点及护理，保持外固定架清洁，做好周围皮肤清洁，掌握外固定支架针眼消毒护理方法。如发现针道周围皮肤红、肿、流脓现象应及时就医。每日检查并紧固外固定器螺钉，如有松脱应及时就医。骨搬运病人出院前学会旋转螺帽，遵医嘱进行正确肢体延长方法。定时门诊复查。

知识链接

针眼感染分级

Checketts 和 Ottenburn 将针孔感染分为以下几型。

1 级：针孔周围局部渗出和皮肤发红，需局部护理。

2 级：针孔周围皮肤发红、软组织压痛，有时有脓液渗出，需局部护理并口服抗生素。

3 级：症状同 2 级类似，但通过精心护理和口服抗生素未能好转。

4 级：严重的软组织感染，通过精心护理和口服抗生素未能好转的钉道大于 1 个。此时要去除固定钉，放弃外固定支架。

5 级：软组织情况同 4 级，累及骨组织，X 线片显示骨髓炎。应拆除外固定架。

6 级：骨和软组织形成窦道。需要更大的手术来治疗。

五、功能康复

功能康复训练是骨科病人治疗的重要组成部分，是促进肢体功能恢复、预防并发症的重要保证。康复训练应遵循循序渐进、动静结合、主动与被动相结合的原则。可应用图、表的方式与病人共同讨论并制订个性化的功能锻炼方案，从而充分调动病人的主观能动性，争取早期、科学、合理地进行康复训练。通常骨科病人的功能康复训练分 3 个阶段。

1. 初期　术后 1～2 周。此期功能锻炼的主要目的是促进肢体血液循环、消除肿胀、防止失用综合征。此期病变部位可能由于疼痛、肿胀导致肢体活动受限，因此功能锻炼应以肌肉等长舒缩运动为主；而身体其他部位应加强各关节的主动活动。

2. 中期　术后 2 周内，即手术切口愈合、拆线到解除牵引或外固定支具。此时病变部位肿胀已消退，局部疼痛减轻，应根据病情需要，在医护人员指导和健肢的帮助下，配合简单的器械或支架辅助锻炼，逐渐增加病变肢体的运动范围和运动强度。

3. 后期　术后2周后。此期病变部位已基本愈合，外固定支具已拆除，应加强关节活动范围和肌力的锻炼，并配合理疗、按摩针灸等物理治疗和外用药物熏洗，促进恢复。

此外，还应保持关节功能位置，但由于功能位是相对的，在临床实际应用中应视病人的年龄、性别、职业等综合因素确定。

（王广玲）

目标检测

答案解析

一、简答题

1. 石膏固定常见的并发症有哪些？
2. 如何维持牵引的有效性？

二、病例分析题

马先生，39岁，重物砸伤至骶尾部疼痛，左下肢活动受限7小时后来医院就诊。X线示：左髂骨、骶骨、双侧耻骨上下支骨折移位明显。CT示：骨盆骨折。在全麻下行“骨盆骨折闭合复位外固定架固定术”，术后1周病人外固定针眼处分泌物增多，局部皮肤发红、肿胀。

请思考：

（1）该病人可能出现了外固定支架术后什么并发症？

（2）如何预防该并发症的发生？

书网融合……

本章小结

题库

第四十三章　骨折病人的护理

PPT

学习目标

知识目标：

1. 掌握　骨折的概念、病因、分类、临床表现及护理措施；四肢骨折、脊柱骨折、脊髓损伤和骨盆骨折的临床表现及护理措施。

2. 熟悉　骨折愈合影响因素、治疗原则；四肢骨折、脊柱骨折、脊髓损伤和骨盆骨折的病因、分类、治疗原则。

3. 了解　骨折的辅助检查；四肢骨折、脊柱骨折、脊髓损伤和骨盆骨折的辅助检查。

技能目标：

1. 能够根据骨折愈合的不同阶段，有针对性地指导病人功能锻炼。

2. 能为骨折病人制订护理计划并实施整体护理。

素质目标：

具有良好的人文关怀及敏锐的观察病情的能力。

案例引导

案例　刘女士，72岁，因跌倒后右髋部疼痛、活动障碍2小时入院。病人2小时前如厕后摔倒，当即感右髋部疼痛难忍，无法站立。入院时意识清醒，痛苦貌。体格检查：右髋部压痛，叩击足跟时髋部疼痛加重，右下肢缩短，外旋畸形。辅助检查：X线提示右股骨颈骨折。

讨论：

1. 针对该病人，卧床期间的主要关注点有哪些？

2. 针对该病人的护理诊断/问题，护士应提供哪些护理措施？

3. 针对不同手术方式，应提供哪些健康教育？

骨折不仅导致骨的完整性和连续性中断，还可能同时损伤到周围的神经、血管、脊髓和脏器等，出现更加严重的近期或远期并发症，因此，及时诊断骨折，正确复位、固定、功能锻炼极为重要。骨折病人共有的临床表现、治疗原则及护理措施，不同部位骨折的临床特点及护理是本章学习的重点。

第一节　概　述

骨折（fracture）是指骨的完整性和连续性中断。

【病因】

骨折分为创伤性骨折和病理性骨折。创伤性骨折多见于交通事故、坠落或跌倒等原因造成的骨折。受轻微外力即发生的骨折，称为病理性骨折，如骨髓炎、骨肿瘤、骨质疏松症等疾病引起的骨折。本节主要讨论创伤性骨折的病因。

1. 直接暴力　暴力直接作用于身体局部而发生骨折，常伴有不同程度的软组织损伤（图43－1）。

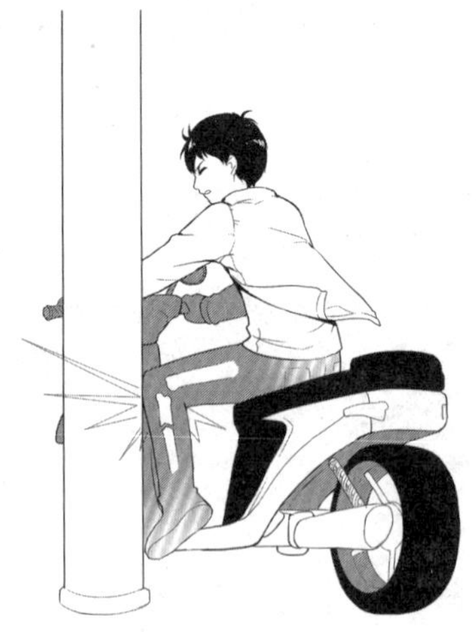

图43－1　直接暴力引起骨折

2. 间接暴力　暴力通过传导、杠杆、旋转、肌肉收缩和肌腱强烈牵拉等方式使肢体受力部位的远处发生骨折。如跌倒时以手掌撑地导致桡骨远端骨折或肱骨髁上骨折（图43－2）。膝关节骤然跪地，股四头肌猛烈收缩发生的髌骨骨折，属于间接暴力诱因。

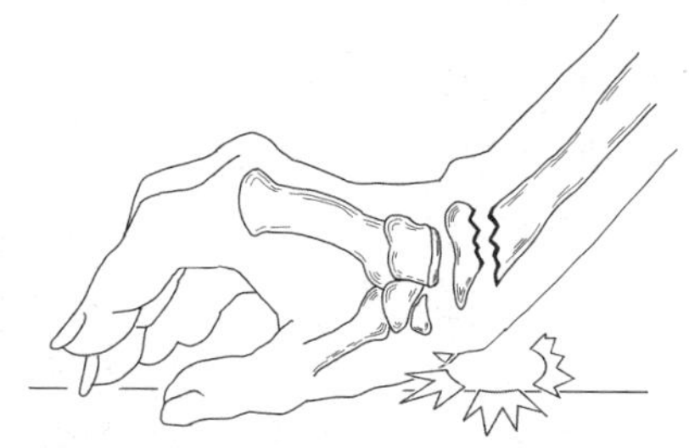

图 43－2　间接暴力引起骨折

3. 疲劳性骨折　长期、反复、轻微的直接或间接损伤可致肢体某一特定部位骨折。如远距离行军易致第 2、3 跖骨及腓骨下 1/3 骨干骨折。

【分类】

1. 根据骨折的程度和形态分类

（1）不完全骨折　骨的完整性和连续性部分中断，按其形态又可分为以下类型。

1）裂缝骨折　又称线性骨折，骨质出现裂隙而不伴移位，多见于颅骨、肩胛骨等。

2）青枝骨折　多见于儿童，骨皮质与骨膜出现部分断裂，如青嫩树枝一般，可伴成角畸形。

（2）完全骨折　骨的完整性和连续性完全中断。依据骨折线的形态或方向分为如下类型（图 43－3）。

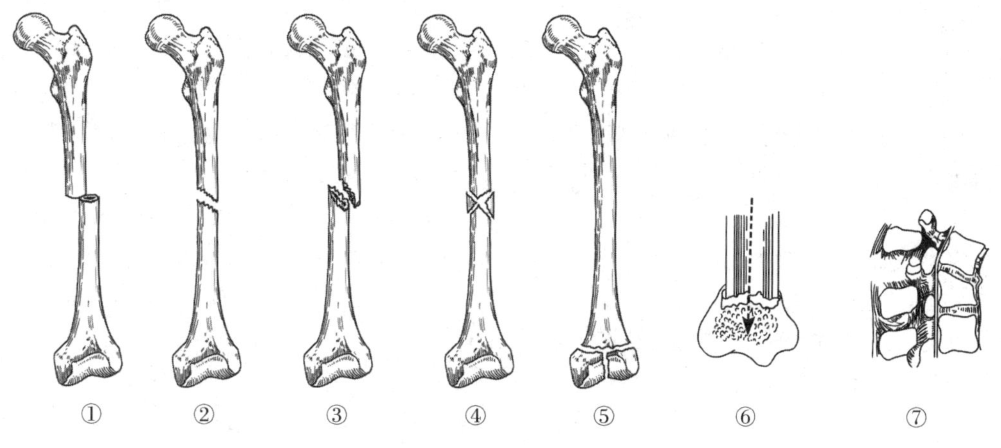

图 43－3　骨折的分类

①横形骨折；②斜形骨折；③螺旋形骨折；④粉碎性骨折；⑤T 形骨折；⑥嵌插骨折；⑦压缩骨折

1）横形骨折　骨折线与该骨干纵轴垂直或几乎垂直。

2）斜形骨折　骨折线与该骨干纵轴有一定夹角。

3）螺旋形骨折　骨折线沿骨干纵轴呈螺旋状。

4）粉碎性骨折　骨折碎裂成三块或三块以上。骨折线呈 T 形或 Y 形者称为 T 形骨折或 Y 形骨折。

5）嵌插骨折　骨折断端相互嵌插，常见于干骺端骨折。多见骨干的皮质骨部分嵌插入骺端的松质骨内。

6）压缩性骨折　骨结构由于应力作用而发生压缩变形，多见于松质骨，如脊柱椎体 \ 跟骨等。

7）骨骺损伤　是儿童特有的骨损伤。

2. 根据骨折处是否与外界相通分类

（1）闭合性骨折　骨折处皮肤或黏膜完整，骨折端不与外界相通。

（2）开放性骨折　骨折处皮肤或黏膜破裂，骨折端直接或间接与外界相通。如耻骨骨折伴膀胱或尿道破裂，尾骨骨折导致直肠破裂。

3. 根据骨折端的稳定程度分类

（1）稳定性骨折　在生理性应力或轻微外力作用下骨折断端不易移位或复位后不易发生移位的骨折，如裂缝骨折、青枝骨折、横形骨折、压缩性骨折、嵌插骨折等。

（2）不稳定性骨折　在生理性应力或轻微外力作用下骨折端易移位或复位后易再移位，如斜形骨折、螺旋形骨折、粉碎性骨折等。

【骨折的移位】

大多数完全性骨折，由于外界直接暴力作用、肌肉牵拉及不恰当的搬运等原因，均出现不同程度的移位。常见有成角移位、侧方移位、缩短移位、分离移位及旋转移位（图 43－4）。

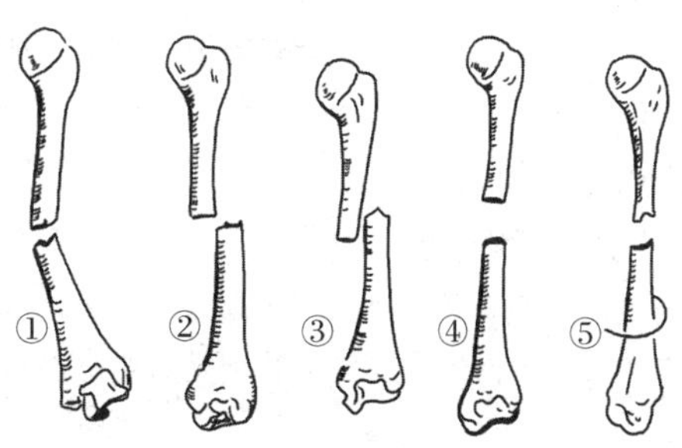

图 43－4　骨折的移位

①成角移位；②侧方移位；③缩短移位；④分离移位；⑤旋转移位

【骨折愈合及影响因素】

1. 骨折愈合过程 根据组织学和细胞学的变化，骨折愈合分为以下3个阶段，但三者不是截然分开，而是相互交织逐渐演进。

（1）血肿炎症机化期 骨折后周围形成血肿并逐渐机化。骨内膜和骨外膜处开始形成骨样组织，时间为2周。

（2）原始骨痂形成期 膜内化骨及软骨内化骨过程逐渐完成，至骨折达到临床愈合，一般需4～8周。

（3）骨板形成塑形期 外骨痂、内骨痂、环状骨痂及腔内骨痂形成，并改造塑形，时间为8～12周。

2. 临床愈合标准 局部无压痛及纵向叩击痛；局部无反常活动；X线片显示骨折处有连续性骨痂通过，骨折线已模糊。达到临床愈合后可拆除病人的外固定，通过功能锻炼逐渐恢复患肢功能。

3. 影响愈合的因素 骨折愈合过程受多种因素的影响。

（1）全身因素 如年龄、营养、代谢因素、健康状况等。

（2）局部因素 如骨折的类型、骨折部位的血液供应、软组织损伤程度、软组织嵌入以及感染等。

（3）治疗方法 如反复多次的手法复位、骨折固定不牢固、过早和不恰当的功能康复训练、治疗操作不当等。

【临床表现】

1. 全身表现 多见于严重及多发性骨折。

（1）休克 多由于出血所致，骨折可引起大量失血从而发生低血容量性休克，特别是骨盆骨折、股骨骨折和多发性骨折。严重的开放性骨折或并发重要内脏器官损伤时也可导致休克。

（2）发热 因骨折造成局部液体渗出、出血逐渐被机体吸收，产生低热现象，一般不超过38℃，持续2～3天。开放性骨折出现高热时，应考虑感染的可能。

2. 局部表现

（1）一般表现 局部疼痛、肿胀和功能障碍。

（2）特有体征 ①畸形：骨折端移位导致患肢外形发生改变，可出现缩短、成角或旋转畸形。②反常活动：肢体骨折部位出现类似于关节的活动。③骨擦音或骨擦感：两骨折端或骨折碎块相互摩擦时，可产生骨擦音或骨擦感。

具有以上三者之一即可诊断为骨折，但三者都不出现不能排除骨折，如裂缝骨折。初次查体应仔细，避免反复多次检查，加重周围组织损伤，特别是重要的血管、神经损伤。

3. 并发症 某些复杂损伤，骨折本身可能并不严重，但其伴发的重要组织或脏器损伤却十分严重，常引起肢体功能丧失、严重的全身反应，甚至危及病人的生命。

（1）早期并发症

1）休克 骨折引起大出血或重要脏器损伤，是病人出现休克的主要原因。

2）脂肪栓塞综合征 成人多见，多发生于粗大的骨干骨折，如股骨干骨折。由于骨折部位的骨髓组织被破坏，脂肪滴经破裂的静脉窦进入血液循环，引起肺、脑、肾等部位的脂肪栓塞所致。临床表现为进行性呼吸困难、烦躁、发绀，病情发展可出现嗜睡、昏迷，甚至死亡。

3）重要内脏器官损伤 骨折可以引起肝、脾、肺、膀胱、尿道和直肠等器官损伤。如肋骨骨折可致肺损伤而出现气胸、血胸或血气胸，骶尾骨骨折导致直肠破裂等。

4）重要周围组织损伤 骨折导致周围重要血管、神经、脊髓等损伤，如脊柱骨折和脱位伴发脊髓损伤。

5）骨筋膜室综合征 多见于前臂和小腿，常因骨折血肿和组织水肿致骨筋膜室内物体容积增加和（或）外包扎过紧致室内容积减小导致骨筋膜室内压力增高而发生。

（2）晚期并发症

1）坠积性肺炎 老年、体弱和伴有慢性疾病的病人骨折后长期卧床容易发生。

2）压疮 骶尾部、髋部、足跟部等身体骨突处长时间受压，局部血液循环障碍易形成压疮。

3）下肢深静脉血栓 下肢长时间制动的骨折病人，静脉血回流缓慢，且血液处于高凝状态，易导致下肢深静脉血栓形成。

4）感染 开放性骨折由于创面污染、骨外露、局部软组织损伤及血供的破坏等，如果清创手术处理不及时或不恰当，可能引起感染，严重者可导致化脓性骨髓炎。

5）损伤性骨化 又称骨化性肌炎，肢体关节周围损伤后局部血肿，如果处理不当、血肿机化，关节附近软组织出现纤维软骨增生，伴大量的新骨形成，可引起关节的功能障碍。

6）创伤性骨关节炎 多见于膝关节、踝关节等负重关节，多因创伤发生关节内骨折，关节面遭到破坏，关节软骨损伤或剥脱等。

7）关节僵硬 骨折后肢体长时间固定制动，静脉及淋巴回流淤滞，关节周围组织中出现浆液纤维性渗出和纤维蛋白沉积，引起纤维粘连，导致正常关节功能（如伸屈、旋转等）发生不同程度的障碍，关节活动范围减小。

8）急性骨萎缩 损伤所致关节周围毛细血管舒缩紊乱，肢体出现皮温升高、水肿及汗毛、指甲生长加快，后期出现皮温低、多汗、汗毛脱落等。X线片表现为骨质疏松。好发于手、足部位的骨折。

9）缺血性骨坏死 骨折导致骨某一端出现血供受阻或破坏，引起骨组织缺血性坏死。常见腕舟状骨骨折后近侧骨折端的缺血性坏死，股骨颈骨折后股骨头缺血坏死。

10）缺血性肌挛缩　严重的骨折晚期并发症之一，是骨筋膜室综合征处理不当的严重后果。典型的畸形是爪形手、爪形足。

【辅助检查】

1. 实验室检查

（1）血常规　骨折引起大量出血时，可见血红蛋白、血细胞比容下降。

（2）血钙、血磷检查　骨折愈合阶段，血钙、血磷增高。

（3）尿常规　脂肪栓塞综合征时尿液中可出现脂肪球。

2. 影像学检查

（1）X线　对疑有骨折者均应常规进行X线检查，可以显示临床上难以发现的骨折。即使临床可以确诊骨折，X线检查有助于了解骨折的部位、类型和移位等，对于骨折的治疗具有重要指导意义。

（2）CT　具有高分辨率、无重叠、无内脏器官遮盖影响和图像后处理技术等优点，能够发现因解剖结构特殊、骨折线不典型而早期不能确诊的骨折。

（3）MRI　具有独特的成像特点，其对组织的分辨率明显高于X线摄片和CT，MRI所获得的图像异常清晰、精细、对比度好、信息量大，特别对软组织层次的显示和观察较好。

【治疗原则】

（一）现场急救

在现场急救时，既要处理骨折，又要注意全身情况。目的是用最简单有效的方法抢救生命、保护患肢、迅速转运，以便使病人尽快得到妥善处理。

（二）进一步治疗

骨折的治疗有三大原则：复位、固定和康复治疗。

1. 复位　将移位的骨折端恢复正常或近乎正常的解剖关系，重建骨的支架作用，是治疗骨折的首要步骤。骨折复位方法有手法复位和切开复位两类。

2. 固定　将骨折稳定在复位后的对位对线关系，以免畸形愈合或不愈合。固定的方法分为外固定（用于身体外部的固定）和内固定（用于身体内部的固定）。

3. 康复治疗　在不影响固定的情况下，尽早开始患肢肌肉、肌腱、韧带、关节囊等软组织的舒缩活动。促进血液循环，消除肿胀；减少肌萎缩，保持肌肉力量；防止骨质疏松、关节僵硬等并发症。

【护理评估】

（一）非手术治疗护理/术前评估

1. 健康史

（1）一般情况　了解病人年龄、性别、饮食习惯和生活习惯。

（2）既往史　重点了解与骨折愈合有关的因素，如病人有无骨质疏松、骨折、骨肿瘤病史或手术史。

（3）受伤情况　了解病人受伤的原因、部位和时间，受伤时的体位和环境，外力作用的方式、方向与性质，伤后病人功能障碍及伤情发展情况，急救处理经过等。

2. 身体状况

（1）症状与体征　评估病人有无威胁生命的严重并发症；观察意识和生命体征；观察有无低血容量性休克的症状。评估病人骨折部位活动及关节活动范围，有无骨折局部特有体征和一般表现；皮肤是否完整，开放性损伤的范围、程度和污染情况；有无其他重要伴发伤，如局部神经、血管或脊髓损伤；有无骨折并发症；石膏固定、小夹板固定或牵引是否维持在有效状态。

（2）辅助检查　评估病人的影像学和实验室检查结果，以帮助判断病情和预后。

3. 心理－社会状况　骨折早期，急性创伤及治疗护理时的痛苦，会使病人情绪剧烈变化，出现烦躁、焦虑、易怒的心理。骨折中后期，由于长时间的治疗休养会使病人从盲目乐观转变为疑虑、烦躁、萎靡等心理，对治疗失去信心。当肢体发生暂时性或永久性功能丧失时，病人会出现悲观失望、孤独厌世，甚至轻生的心理。

（二）术后评估

1. 治疗情况　石膏固定、牵引术是否维持在有效状态。

2. 身体状况　了解病人是否按计划进行功能锻炼，功能恢复情况及有无活动障碍引起的并发症；是否出现骨折晚期相关并发症。

3. 心理－社会状况　评估病人对康复训练和早期活动是否配合，对出院后的继续治疗是否了解。

【常见护理诊断/问题】

1. 急性疼痛　与骨折部位神经损伤、软组织损伤、肌肉痉挛和水肿有关。

2. 焦虑　与害怕肢体残疾、丧失劳动能力及生活不能自理等有关。

3. 有周围神经血管功能障碍的危险　与骨和软组织损伤、外固定不当有关。

4. 潜在并发症　脂肪栓塞综合征、休克、骨筋膜室综合征、关节僵硬等。

【护理目标】

1. 病人主诉骨折部位疼痛减轻或消失，感觉舒适。
2. 病人焦虑程度减轻，能正确面对病情。
3. 病人肢端维持正常的组织灌注，皮肤温度和颜色正常，末梢动脉搏动有力。

4. 病人未出现并发症，或出现并发症时能被及时发现和处理。

【护理措施】

（一）现场急救

1. 判断病情 询问受伤时间、原因、受伤部位、伤后情况。及时评估病人生命体征，注意有无昏迷、呼吸困难、窒息、大出血及休克等。

2. 抢救生命 对于休克病人，应注意保温，尽量减少搬动，有条件时立即输液、输血。对合并颅脑损伤处于昏迷者，取仰卧位，头偏向一侧，防止呼吸道阻塞。有心搏骤停者立即给予心肺复苏。

3. 包扎伤口 开放性骨折，伤口出血大多数可用加压包扎止血。大血管出血，加压包扎不能止血时，可采用止血带止血，最好使用充气式止血带，并记录所用的压力和时间。

4. 妥善固定 现场固定可以避免继发损伤、镇痛、便于搬运，固定的材料可就地取材，如木板、树枝，也可将上肢固定于胸部，下肢与健肢捆绑固定。

5. 迅速转运 病人初步处理妥善固定后，应尽快转运至附近的医院进行治疗。

（二）术前护理

1. 心理护理 加强沟通，了解病人的心理状况，给予生活上必要的关心、帮助，减少病人顾虑，有针对性地进行健康教育，尽早恢复功能锻炼及康复治疗，鼓励病人进行力所能及的活动。对骨折可能遗留残疾的病人，注意维护其自尊，使之既要敢于面对现实，又要树立战胜伤残的勇气。

2. 减轻疼痛 根据疼痛原因对症处理。创伤、骨折引起的疼痛多在整复固定后逐渐减轻。伤口感染引起的疼痛，应及时清创并使用抗生素治疗；患肢肿胀引起的疼痛可抬高患肢及消肿处理来缓解疼痛；肌肉痉挛引起的疼痛可给予热疗和按摩；适当分散或转移病人的注意力；治疗或护理时动作轻柔准确，避免加重病人疼痛；疼痛严重时可遵医嘱给予镇痛药。

3. 观察病情 严密观察肢端血液循环状况，如皮色苍白、皮温降低、指（趾）腹瘪陷、毛细血管回流缓慢或消失、动脉搏动消失，提示动脉血供障碍；如皮色青紫、肿胀、毛细血管回流加快、动脉搏动良好，提示静脉回流障碍。一旦发现应及时处理，如适当抬高患肢、调整外固定的松紧度、定时放松止血带等。若出现骨筋膜室综合征应及时切开减压，严禁局部按摩、热敷、理疗，以免加重组织缺血和损伤。

4. 并发症的护理 观察病人意识、生命体征、患肢远端感觉、运动和末梢血液循环等，若发现骨折早期和晚期并发症，应及时报告医师，采取相应处理措施。

5. 术前准备 术前做好皮肤准备，四肢手术的病人要修剪指（趾）甲，清洗备皮范围内的皮肤、甲缝。搬运时注意保护骨折部位，避免加重骨折。

（三）术后护理

1. 体位 四肢手术后，抬高患肢，可预防水肿、减轻肿胀，对于石膏外固定者，应用枕头、沙袋垫好。

2. 加强营养 指导病人进食高蛋白、高热量、维生素丰富、高钙和高铁的食物，多饮水。多晒太阳以增加钙和磷的吸收，不能到户外的病人注意补充鱼肝油、维生素 D，多进食牛奶等含钙高的食物。

3. 观察病情 观察伤口有无渗血，患肢血液循环情况，有无疼痛、肿胀、肢端麻木，检查局部皮肤颜色、温度、活动度和感觉。

4. 生活护理 鼓励并指导病人进行患肢力所能及的活动，为其提供必要的生活帮助，如协助进食、进水、翻身和排便等。

5. 功能锻炼 告知病人功能锻炼可改善患肢循环，预防肌肉萎缩、关节僵硬等并发症，使其主动进行锻炼。制定活动计划，指导病人根据骨折愈合的不同阶段，按计划、有针对性地进行功能锻炼。骨折早期（1～2 周）功能锻炼以患肢肌肉等长舒缩运动为主，主要为被动活动，骨折部上下关节禁止活动；骨折中期（2～3 周）在原有锻炼基础上，逐步恢复骨折上下关节的活动，由被动活动转为主动活动；骨折后期（6～8 周）加强患肢关节主动锻炼和负重锻炼，使关节恢复正常活动范围和肢体正常力量。

（四）健康教育

1. 安全指导 指导病人及家属评估家庭环境的安全性，妥善放置可能影响病人活动的障碍物。指导病人安全使用步行辅助器械或轮椅。行走时注意陪伴，预防摔倒。

2. 功能锻炼 告知病人出院后坚持功能锻炼的意义和方法。指导家属协助病人按计划完成各种功能锻炼。

3. 复查指导 告知病人及家属若骨折远端肢体肿胀或疼痛明显加重，肢体感觉麻木、肢端发凉，夹板、石膏或外固定器松动等，应立即到医院复查并评估功能恢复情况。

【护理评价】

1. 病人疼痛是否减轻或消失，感觉舒适。

2. 病人是否能保持良好的心态。

3. 病人肢端是否维持正常的组织灌注，皮肤温度、颜色、末梢动脉搏动是否正常。

4. 病人是否出现并发症，或出现并发症时是否被及时发现和处理。

知识链接

骨质疏松症筛查

骨质疏松性骨折是骨质疏松症的严重后果，特别是髋部骨折，具有高致死率及致残率。应尽早识别骨质疏松性骨折危险因素，筛查高危人群，防治骨质疏松，减少骨折发生。

对于≥65岁及以上女性和≥70岁及以上男性，推荐直接进行双能X线吸收检测法（dual energy X - ray absorptiometry，DXA）进行骨密度检测（1B）；对于<65岁绝经后女性和<70岁老年男性，且伴有脆性骨折家族史或具有骨质疏松危险因素人群，建议采用国际骨质疏松基金会（International Osteoporosis Foundation，IOF）骨质疏松风险1分钟测试题、亚洲人骨质疏松自我评估工具（osteoporosis self - assessment tool for Asians，OSTA）和（或）筛查设备［定量超声（quantitative ultrasound system，QUS）或指骨放射吸收法（radiographic absorptiometry，RA）］进行骨质疏松风险初筛（2B）。推荐根据初筛结果选择高风险人群行DXA或定量CT（quantitative computed tomography，QCT）检查明确诊断（1B）。

第二节 常见四肢骨折

一、肱骨干骨折

肱骨干骨折（fracture of the shaft of the humerus）是发生在肱骨外科颈下1～2cm至肱骨髁上2cm段内的骨折。致伤因素可能是骨折端受到直接撞击，也可能是由于外侧肌间隔的卡压所致。肱骨干中下1/3骨折容易发生桡神经损伤（图43－5）。

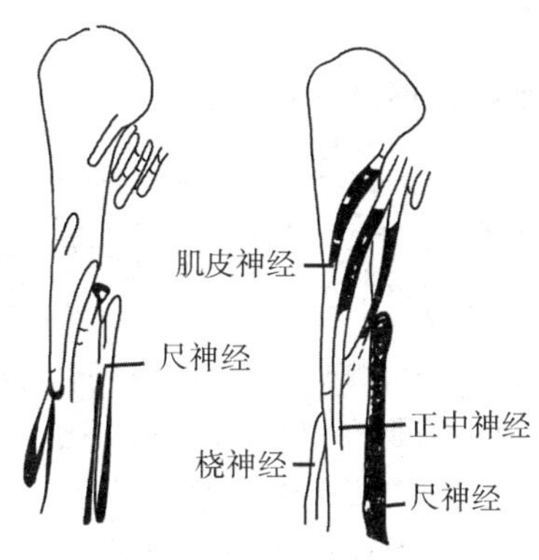

图43－5 肱骨干骨折损伤神经

【病因】

肱骨干骨折可由直接暴力或间接暴力引起。直接暴力常由外侧打击肱骨干中部，致横形或粉碎性骨折。间接暴力常由于手部或肘部着地，多导致中下1/3骨折。也可因投掷运动或“掰腕”引起，多为斜形或螺旋形骨折。骨折端的移位取决于外力作用的大小、方向、骨折的部位和肌肉牵拉方向等。

【临床表现】

受伤后上臂出现疼痛、肿胀、畸形、皮下瘀斑和上肢活动障碍。检查可发现反常活动、骨摩擦感/骨擦音。若合并桡神经损伤，可出现患侧垂腕畸形。

【辅助检查】

X线拍片可确定骨折类型、移位方向。

【治疗原则】

1. 手法复位外固定 在镇痛、持续牵引和使肌肉放松的情况下复位，复位后可选择石膏或小夹板固定。

2. 切开复位内固定 在切开直视下复位后用加压钢板螺钉内固定或带锁髓内针固定。近年来采用锁定钢板微创术治疗肱骨干下1/3骨折，因减少了对血供的影响而降低了骨折不愈合的发生率。

3. 康复治疗 复位术后应早期进行康复锻炼。在锻炼过程中，要随时检查骨折对位、对线及愈合情况。在锻炼过程中，可配合理疗、中医、中药治疗等。

【护理措施】

1. 缓解疼痛 及时评估病人疼痛程度。参见第四十三章第一节概述。

2. 观察病情 应用前臂吊带或三角巾将患肢托起，以促进静脉回流，减轻肢体肿胀疼痛。严密观察患肢末梢颜色、温度、肿胀、感觉运动情况，如患肢肿胀、皮温降低、剧痛、感觉麻木应及时报告医师配合做好处理。

3. 并发症的护理 严密观察病人是否有桡神经损伤症状，如发现有垂腕、掌指关节不能伸直、拇指不能外展或手背桡侧皮肤有大小不等感觉麻木区，要及时查找原因，尽快解除压迫或行神经探查术。

4. 康复锻炼 复位固定后尽早开始功能锻炼。术后抬高患肢，减轻肿胀，主动做手指的屈伸活动。2～3周后，开始做腕、肘关节的主动屈伸及肩关节的外展、内收活动，遵循循序渐进的原则，逐渐增加活动的频率及活动量。6～

8周加大活动量，可行肩关节旋转活动。

二、肱骨髁上骨折

肱骨髁上骨折（supracondylar fracture of humerus）是指肱骨干与肱骨髁交界处发生的骨折。

【病因与分类】

肱骨干轴线与肱骨髁轴线之间有30°～50°前倾角，是容易发生肱骨髁上骨折的解剖因素。多发生于10岁以下的儿童。根据受伤时的暴力和骨折的移位方向不同，可分为伸直型和屈曲型（图43－6，图43－7）。

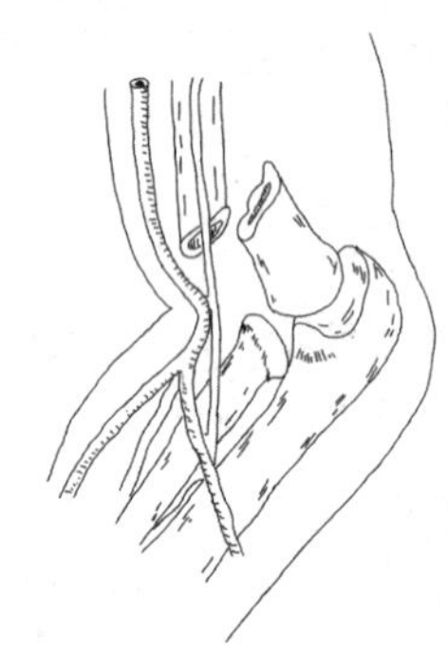

图43－6 伸直型肱骨髁上骨折

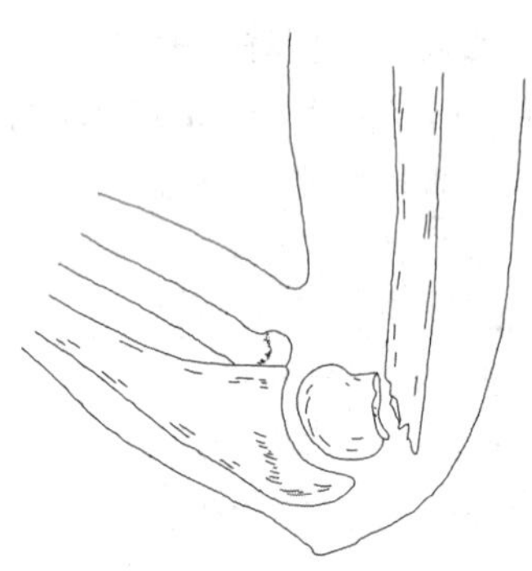

图43－7 屈曲型肱骨髁上骨折

【临床表现】

受伤后肘部出现疼痛、肿胀和功能障碍，肘后凸起，患肢处于半屈曲位，可有皮下瘀斑。检查有骨摩擦音及反常活动，肘部可扪及骨折断端，肘后三角关系正常。若正中神经、尺神经或桡神经受损，可有手臂感觉异常和运动功能障碍。

【辅助检查】

肘部正、侧位X线片，明确骨折类型及移位情况。

【治疗原则】

1. 手法复位外固定 对受伤时间短、局部肿胀轻、无血液循环障碍者，可进行手法复位外固定。受伤后局部组织损伤严重、出现严重肿胀时，应待3～5天肿胀消退后进行手法复位。

2. 切开复位内固定 手法复位失败或有神经血管损伤者，行切开复位内固定术。

3. 康复治疗 复位固定后应及时进行功能锻炼。伸直型肱骨髁上骨折易压迫或刺破肱动脉，加上损伤后组织反应，局部严重肿胀，会影响远端肢体血液循环，导致前臂骨筋膜室综合征。因此，在治疗过程中一旦确定骨筋膜室高压存在，应紧急手术，切开前臂掌、背侧深筋膜，充分减压，辅以脱水剂、扩张血管药等治疗，则可能预防前臂缺血性肌挛缩的发生。若儿童骨折的桡侧或尺侧移位未被纠正，或合并了骨骺损伤，则骨折愈合后可出现肘内翻或外翻畸形，所以说要尽量达到解剖复位。

【护理措施】

1. 心理护理 应关心爱护患儿，同时加强患儿家属的指导，了解患儿的痛苦和需求，合理安抚患儿。

2. 病情观察 观察石膏绷带或夹板固定的松紧度，必要时及时调整，以免神经、血管受压，影响有效灌注。观察前臂肿胀程度及手的感觉运动功能，如果出现高张力肿胀，手指活动障碍，被动伸指剧痛，手指皮温降低、感觉异常，桡动脉搏动减弱或消失，即应确定骨筋膜室高压的存在，须立即通知医师，并做好手术准备。如果已出现5P征（无痛、脉搏消失、皮肤苍白、感觉异常、肌麻痹）即使手术减压，也难以避免缺血性肌挛缩的发生。

3. 体位与固定 用吊带或三角巾将患肢托起，以减轻肢体肿胀疼痛。观察固定位置有无变动、有无局部压迫症状，保持功能位。

4. 康复锻炼 复位固定后尽早开始手指及腕关节屈伸活动，并进行上臂肌肉的主动舒缩运动，有利于减轻水肿。4～6周后外固定解除，开始肘关节屈伸活动。手术切开复位且内固定稳定的病人，术后2周即可开始肘关节活动。若病人为小儿，应耐心向患儿及其家属解释功能锻炼的重要性，指导锻炼的方法，使家属能协助进行功能锻炼。

5. 健康教育 注意观察患肢情况，如出现皮肤颜色发绀、肢端发凉、剧痛、感觉异常等，应及时就诊。骨折后2周、1个月、3个月、6个月定期复查，了解骨折的愈合情况，以便及时调整固定，防止畸形愈合。

三、前臂双骨折

尺桡骨干双骨折（fracture of the radius and ulna）较多见，占各类骨折的6%左右，以青少年多见。因骨折后由于肌肉牵拉，常导致复杂的移位，使复位十分困难，易发生骨筋膜室综合征。

【病因】

1. 直接暴力 多由于重物直接打击或机器损伤，表现为两骨同一平面的横形或粉碎性骨折，多伴有不同程度的软组织损伤。

2. 间接暴力　常为跌倒时手掌着地，引起低位尺骨斜形骨折。

3. 扭转暴力　跌倒时手掌着地，同时前臂发生旋转，导致不同平面的尺桡骨螺旋形骨折或斜形骨折。

【临床表现】

患侧前臂出现疼痛、肿胀、畸形及功能障碍。检查可发现畸形、反常活动、骨摩擦音或骨擦感。

【辅助检查】

X线检查前臂正、侧位片，应包括肘关节或腕关节，明确骨折部位、类型、移位方向以及是否合并有桡骨头脱位或尺骨小头脱位。

【治疗原则】

1. 手法复位外固定　除达到良好的对位、对线以外，注意防止畸形和旋转。复位成功后可采用石膏平板固定，待肿胀消退后改为上肢管型石膏固定，一般8～12周可达骨性愈合。也可采用小夹板固定，即在前臂掌侧、背侧、尺侧和桡侧分别放四块小夹板并捆扎，将前臂放在防旋板上固定，再用三角巾悬吊（图43－8）。

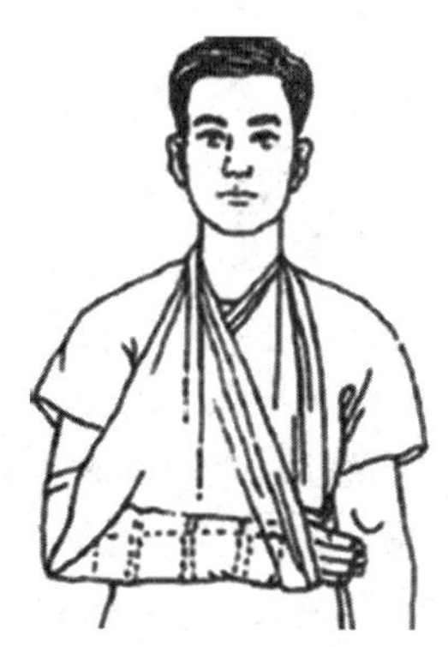

图43－8　前臂小夹板固定

2. 切开复位内固定　在骨折部位选择切口，在直视下准确对位，用加压钢板螺钉固定或髓内钉固定。

【护理措施】

1. 体位　骨折复位固定后，可应用前臂吊带或三角巾托起患肢。加强休息，疼痛严重者卧床休息，减少活动，缓解肌肉痉挛，避免诱发疼痛。卧床休息时患肢用垫枕抬高，利于肿胀消退。

2. 观察病情　严密观察患肢远端血液循环、肿胀程度、温度、颜色和感觉，根据情况及时调整夹板松紧度，避免因肿胀消退、夹板松动引起的骨折移位，或因固定过紧发生前臂骨筋膜室综合征。如手部肿胀严重、皮温低，手指发绀、感觉麻木，疼痛加重，应立即检查病人，适当放松夹板。

3. 康复锻炼　复位固定后尽早开始手指伸屈和握拳活动，并进行上臂和前臂肌肉的主动舒缩运动。2周后局部肿胀消退，开始练习腕关节活动。4周以后开始练习肘关节和肩关节活动。8～10周后拍片证实骨折已愈合，才可进行前臂旋转活动。

四、桡骨远端骨折

桡骨远端伸直型骨折（Colles骨折）是指距桡骨下端关节面3cm以内的骨折，多为腕关节处于背伸位、手掌着地、前臂旋前时受伤，以中老年人多见。

【病因】

多由跌倒时手掌着地，间接暴力所致所致。

【临床表现】

伤后局部疼痛、肿胀、出现典型畸形姿势，即侧面看呈“银叉”畸形，正面看呈“枪刺样”畸形。局部压痛明显，腕关节活动障碍（图43－9）。

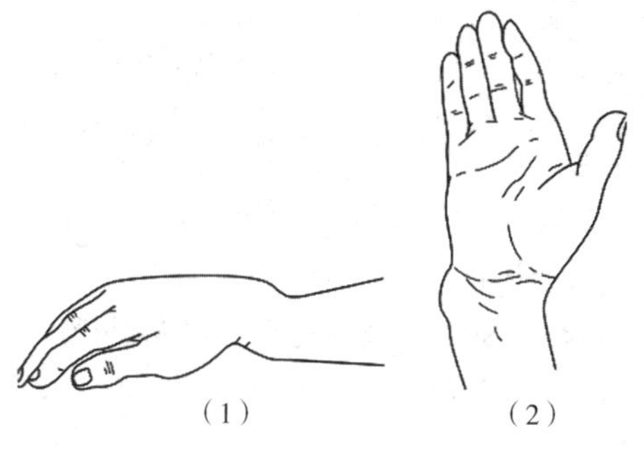

（1）　（2）

图43－9　桡骨远端伸直型骨折

（1）“银叉”畸形；（2）“枪刺样”畸形

【辅助检查】

X线拍片可见骨折远端向桡、背侧移位，近端向掌侧移位。可合并下尺桡关节损伤、尺骨茎突骨骨折。

【治疗原则】

1. 手法复位外固定　手法复位后在旋前、屈腕、尺偏位用超腕关节石膏绷带固定或小夹板固定2周。水肿消退后，在腕关节中立位改用前臂管型石膏继续用小夹板固定。

2. 切开复位内固定　严重粉碎性骨折移位明显、手法复位失败或复位后外固定不能维持复位者，可行切开复位，用松质骨螺钉、T形钢板或钢针固定。

【护理措施】

1. 心理护理　关心体贴病人，帮助病人解决由于手活动受限带来的生活不便。

2. 体位　固定后抬高患肢，应用前臂吊带或三角巾托于胸前，勿下垂或甩动。

3. 观察病情　石膏或夹板固定应松紧度适宜，特别是肿胀高峰期和消退后，应及时根据情况调节松紧度。急性肌萎缩典型症状是疼痛和血管舒缩紊乱，治疗困难，以预防为主，注意观察，早期应抬高患肢，加强功能锻炼。

4. 康复锻炼 复位固定后尽早开始手指伸屈和用力握拳活动，并进行前臂肌肉舒缩运动。4～6周后可去除外固定，逐渐开始腕关节活动。

五、股骨颈骨折

股骨颈骨折（fracture of the femoral neck）指股骨头下至股骨颈基部之间的骨折。多发生在中老年人，以女性多见。

【病因与分类】

常与骨质疏松导致骨质量下降有关，当遭受轻微扭转暴力时即可发生骨折。病人多在走路时跌倒，身体发生扭转倒地，间接暴力传导致股骨颈发生骨折。青少年股骨颈骨折较少见，常需较大暴力才会引起，且多为不稳定型。

1. 按骨折线部位分类

（1）股骨头下骨折　骨折线位于股骨头下方，股骨头缺血严重，极易发生股骨头缺血坏死。

（2）经股骨颈骨折　骨折线位于股骨颈中部，股骨头血供部分障碍，易发生股骨头缺血坏死或骨折不愈合。

（3）股骨颈基底骨折　骨折线位于股骨颈与大、小转子间连线处，骨折处血液供应干扰小，骨折易愈合（图43－10）。

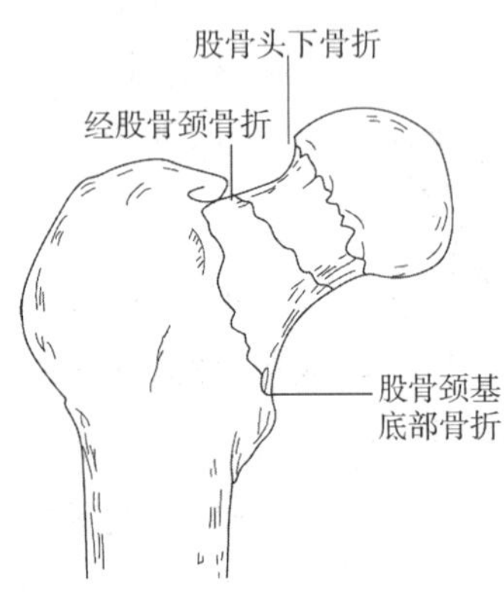

图43－10　股骨颈骨折分类

2. 按X线表现部位分类

（1）内收骨折　远端骨折线与两侧髂嵴连线的夹角（Pauwels角）大于50°，由于骨折面接触较少，容易再移位，是不稳定性骨折。

（2）外展骨折　远端骨折线与两侧髂嵴连线的夹角小于30°。由于骨折面接触多，不容易再移位，是稳定性骨折（图43－11）。

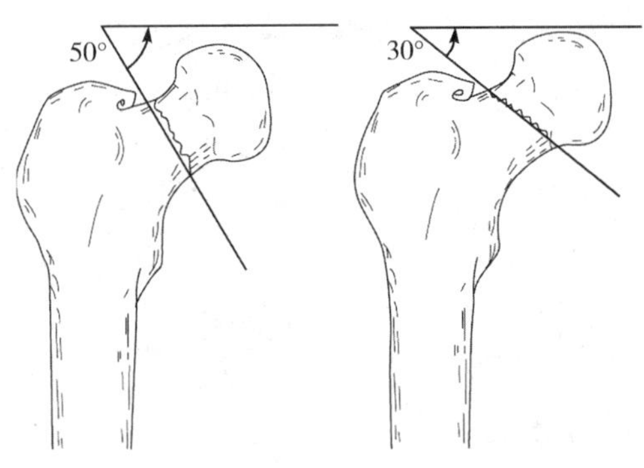

图43－11　股骨颈骨折夹角分类

【临床表现】

中老年人有摔倒受伤史，伤后感髋部疼痛，下肢活动受限，不能站立和行走。嵌插骨折病人受伤后仍能行走，但数日后髋部疼痛逐渐加重，活动后更甚，甚至完全不能行走，提示可能由受伤时的稳定骨折发展为不稳定骨折。检查可发现患肢缩短，出现外旋畸形，一般在45°～60°。患侧大转子突出，局部压痛和轴向叩击痛。病人较少出现髋部肿胀和瘀斑。

【辅助检查】

髋部正侧位X线片可明确骨折的部位、类型、移位情况，是选择治疗方法的重要依据。

【治疗原则】

1. 非手术治疗 无明显移位的骨折、外展型或嵌插型等稳定性骨折者，年龄过大、全身状况差或合并有严重心、肺、肾、肝等功能障碍者，应积极预防并发症、治疗原发病，尽早手术。待术期病人可穿防旋鞋，下肢30°外展中立位皮肤牵引或胫骨结节牵引，卧床6～8周。

2. 手术治疗 对内收型骨折和有移位的骨折，65岁以上老年人的股骨头下型骨折、青少年股骨颈骨折、股骨颈陈旧骨折不愈合以及影响功能的畸形愈合等，应采用手术治疗。手术方法有闭合复位内固定、切开复位内固定、人工关节置换术。

【护理措施】

（一）非手术治疗护理/术前护理

1. 心理护理 老年病人住院期间护士应多巡视，特别是夜间；加强与家属的沟通，加强看护；能及时发现问题，立即处理和报告医师。评估病人心理状态，了解病人需求，协助病人做好生活护理。

2. 保持正确的肢体位置 告知病人及家属，保持正确肢体位置是治疗的重要措施之一，取得配合。在检查和转移过程中，均应牵拉肢体，防止骨折移位加重。

3. 功能锻炼　卧床期间，指导病人进行股四头肌等长收缩训练和踝关节、足趾的屈伸活动和旋转运动，促进静脉回流，预防下肢静脉血栓及关节僵硬。

4. 牵引护理　具体措施参见第四十二章第二节。

5. 术前准备　完善术前检查，做好局部皮肤准备。加强受累关节附近肌肉的力量性训练。

（二）术后护理

1. 体位与活动

（1）内固定术后　卧床时患肢不内收，坐起时不做盘腿动作。根据手术复位情况，遵医嘱早期即可床上坐起和扶双拐下床活动，逐渐增加负重量。X 线检查证实骨折完全愈合后可弃拐负重行走。

（2）人工关节置换术后　患肢保持外展中立位。病人麻醉清醒后督促其进行股四头肌等长收缩训练和踝关节、足趾的屈伸活动和旋转运动。之后逐渐开始髋关节外展、膝关节和髋关节屈伸、抬臀、直腿抬高等运动。病人可以在术后 1 周开始使用助行器、拐杖等做行走练习。制定个体化康复计划，若活动后关节持续疼痛和肿胀，及时调整康复计划。

2. 人工关节置换术后并发症护理　人工关节置换术后关节脱位、关节感染是其较严重并发症，应做好病情观察，积极预防并发症的发生。

（1）关节脱位　人工关节置换术后，若关节周围软组织没有充分愈合、体位摆放不当或锻炼方法不当等均可引起关节脱位。若病人出现髋部不能活动，伴有疼痛，双下肢不等长，应警惕是否出现了关节脱位。为预防关节脱位，指导病人屈髋时应大于 90°（如上身向前弯腰超过 90°，或患侧膝关节抬高超过髋关节），下肢内收不能超过身体中线。

（2）关节感染　若手术后关节持续肿胀疼痛、伤口有异常液体渗出、皮肤发红、局部皮温较高，应警惕是否为关节感染。轻者可经抗感染治疗治愈，重者需要二期手术取出假体。

（三）健康教育

在手术后 3 个月内，为避免关节脱位，应避免下蹲、坐矮凳、坐沙发、跪姿、盘腿、过度内收或外旋、交叉腿站立、跷二郎腿或过度弯腰拾物等动作，嘱病人尽量不做有损人工关节的活动，如爬山、爬楼梯和跑步等。侧卧时应健肢在下，患肢在上，两腿间夹枕头；排便时使用坐便器，上楼时健肢先上，下楼时患肢先下。人工关节置换术后使用时间长可能出现关节松动或磨损，活动时关节疼痛、跛行、髋关节功能减退，均应及时就诊。

六、股骨干骨折

股骨干骨折（fracture of the femoral shaft）是指股骨转子以下、股骨髁以上部位的骨折，多见于青壮年。股骨是人体最粗、最长、承受应力最大的管状骨。股骨干血运丰富，加上肌肉损伤出血，股骨干骨折易导致失血性休克。股骨干骨折后，持久的固定可使股四头肌失去弹性和活动功能，影响膝关节功能。

【病因】

巨大的直接暴力作用于股骨干，容易引起横行或粉碎性骨折，并伴有广泛的软组织损伤，如果骨折断端刺破皮肤可形成开放性骨折；间接暴力如高处坠落、机械扭转等，可导致斜形或螺旋形骨折，周围软组织损伤较轻。

【分类】

1. 股骨上 1/3 骨折　由于髂腰肌、臀中小肌和外旋肌的牵拉而屈曲、外展和外旋；远折端则由于内收肌的牵拉而向内、后方向移位，导致向外成角和缩短畸形。

2. 股骨中 1/3 骨折　由于内收肌群的牵拉，可使骨折向外成角。

3. 股骨下 1/3 骨折　远折端由于腓肠肌的牵拉以及肢体的重力作用而向后方移位，可损伤腘窝的血管和神经。

【临床表现】

受伤后患肢疼痛、肿胀，远端肢体异常扭曲，不能站立和行走。检查患肢明显畸形，出现反常活动、骨擦音。单一股骨干骨折因失血量较多，可能出现休克前期表现；若合并多处骨折，或双侧股骨干骨折，可出现休克表现。若损伤腘窝的血管和神经，可出现远端肢体相应的血液循环、感觉和运动功能障碍。

【辅助检查】

X 线正、侧位拍片可明确骨折的准确部位、类型和移位情况。

【治疗原则】

1. 非手术治疗

（1）皮牵引　3 岁以下的儿童股骨干骨折多采用手法复位、小夹板固定，皮肤牵引维持方法治疗（图 43－12）。

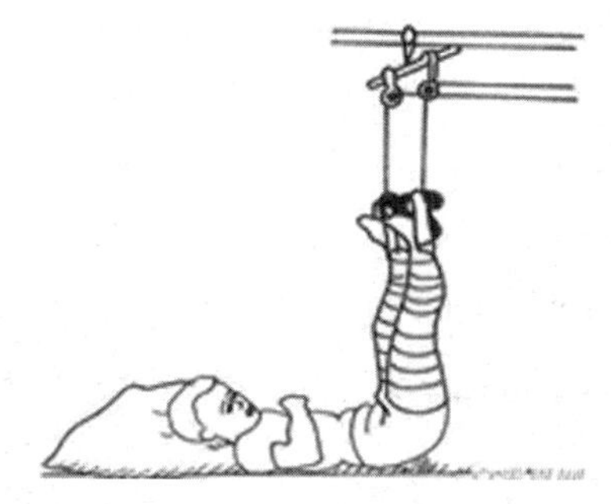

图 43－12　小儿的垂直悬吊皮肤牵引

（2）骨牵引　成人可采用 Braun 架固定持续牵引或

Thomas 架平衡持续牵引器固定方法治疗。一般需持续 8～10 周。

2. 手术治疗 非手术疗法失败、多处骨折、合并神经血管损伤、老年人不宜长期卧床者、陈旧骨折不愈合或有功能障碍的畸形愈合等病人，可行切开复位内固定。常用加压钢板螺钉内固定，近几年带锁髓内钉固定方法应用较多。

【护理措施】

1. 观察病情 由于股骨干骨折失血量较大，应观察病人有无脉搏增快、皮肤湿冷、血压下降等低血容量性休克表现。一旦出现异常，及时报告医师并协助处理。

2. 牵引护理 参见第四十二章第二节。

3. 伤口护理 术后应注意观察伤口有无渗血及患肢末梢循环情况。

4. 康复锻炼 股骨干骨折病人需要长时间扶拐锻炼，应指导病人正确使用双拐。患肢复位固定后，可在维持牵引条件下做股四头肌等长舒缩运动，并活动足部、踝关节和小腿。在 X 线摄片证实有牢固的骨折愈合后，可取消牵引，进行较大范围的运动。牵引 8～10 周后，改用外固定架保护。

七、胫腓骨干骨折

胫腓骨干骨折（fracture of the tibia and fibula）指胫骨平台以下至踝以上部分发生的骨折。是长骨骨折中最常见的一种，以青壮年和儿童居多。

【病因与分类】

1. 病因

（1）直接暴力 如重物撞击、车轮辗轧等损伤，可引起胫腓骨同一平面的横形、短斜形或粉碎性骨折。

（2）间接暴力 如高处坠落后足着地，身体发生扭转所致。可引起胫骨、腓骨螺旋形或斜形骨折，软组织伤较小。儿童胫腓骨干骨折常为青枝骨折。

2. 分类 可分为胫腓骨干双骨折（图 43－13）、单纯胫骨干骨折、单纯腓骨骨折。前者最多见，骨和软组织损伤重，并发症多。后两者少见，常因直接暴力引起，移位少，预后较好。

【临床表现】

受伤后患肢局部疼痛、肿胀，不敢站立和行走或有开放性伤口，严重者可见成角、缩短，足外旋畸形，可触及骨折端。小儿青枝骨折症状轻，易忽略，如伤后拒绝行走、局部压痛或肿胀等，应怀疑有骨折。

【辅助检查】

X 线检查应包括膝关节和踝关节，可确定骨折的部位、类型和移位情况。

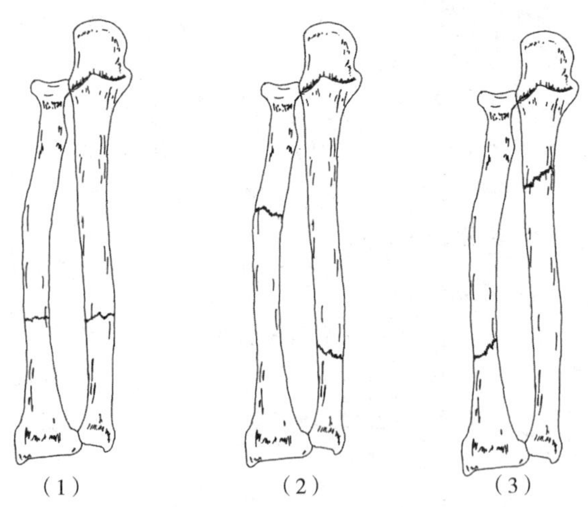

图 43－13 胫腓骨干双骨折

【治疗原则】

目的是矫正畸形，恢复胫骨上、下关节面的平行关系，恢复肢体长度。

1. 非手术治疗

（1）手法复位外固定 稳定的胫腓骨干横形骨折或短斜形骨折可在手法复位后用小夹板或石膏固定，定期行 X 线检查，10～12 周可扶拐部分负重行走。

（2）牵引复位 不稳定的胫腓骨干双骨折可采用跟骨结节牵引，纠正缩短畸形后行手法复位。

2. 手术治疗 手法复位失败、损伤严重或开放性骨折者应切开复位，选择钢板螺钉或髓内针固定。若内固定牢固，术后 4～6 周后可扶双拐部分负重行走。

【护理措施】

（一）非手术治疗护理/术前护理

1. 心理护理 关心体贴病人，告知伤口和骨折的愈合过程，以及骨折所致的并发症的情况，使其能够及时调整心理状态，积极配合治疗。

2. 体位 抬高患肢并处于功能位，保持外固定松紧适宜。

3. 观察病情 观察小腿是否肿胀加重、肢端苍白、感觉消失，若有提示发生小腿骨筋膜室综合征，及时通知医师，做好切开减压的术前准备。若患肢出现足背屈、内翻下垂畸形，小腿前外侧、内侧感觉障碍等，提示腓总神经损伤。

（二）术后护理

1. 观察病情 小腿骨筋膜室切开减压后，应密切观察生命体征、出入量，保持内环境稳定；观察有无感染、心律失常、肾功能损伤的发生。

2. 伤口护理　伤口未愈合前采用暴露疗法时，可用护罩支撑被褥，避免伤口污染及碰撞，伤口渗液较多时，及时更换敷料；如伤口行负压封闭引流（VSD）时，做好负压吸引的护理。

3. 牵引护理　观察牵引肢体长度，避免牵拉过度造成骨折不愈合。

4. 康复锻炼　复位固定尽早开始趾间和足部关节的屈伸活动，做股四头肌等长舒缩运动及髌骨的被动运动。去除牵引或外固定后遵医嘱进行踝关节和膝关节的屈伸练习以及髋关节的各种运动，逐渐下地行走。

第三节　脊柱骨折与脊髓损伤

一、脊柱骨折

脊柱骨折（spinal fractures）又称脊椎骨折，是常见的创伤，约占全身骨折总数的4.3%，约有10%的脊柱骨折有脊髓损伤。以胸腰段骨折最多见。可并发脊髓或马尾神经损伤，特别是颈椎骨折-脱位合并有脊髓损伤者，能严重致残甚至致命。

【病因】

多数脊柱骨折因间接暴力引起，少数为直接暴力所致。间接暴力多见于从高处坠落后头、肩、臀或足部着地，由于地面对身体的阻挡，使暴力传导致脊柱骨折。直接暴力所致的脊柱骨折多见于战伤、爆炸伤、直接撞伤等。

【分类】

1. 颈椎骨折分类　根据病人受伤时颈椎所处的位置，可分为四类。

（1）屈曲型损伤　颈椎在屈曲位时受到暴力作用，造成前柱压缩、后柱牵张损伤。临床常见压缩骨折和骨折-脱位。

1）压缩骨折　该种情况多见于骨质疏松者，临床较为多见。X线侧位片显示椎体前缘骨皮质嵌插成角，或可见椎体上缘终板破裂压缩。后方韧带结构还有不同程度破裂。

2）骨折-脱位　因过度屈曲致中、后柱韧带断裂，使上位椎骨的下关节突超越至下位椎骨上关节的前方，称为关节交锁。与上方椎体脱位程度至少要超过椎体前后径的1/2。部分病例可有小关节突骨折。该类病人大都合并脊髓损伤。

（2）垂直压缩型损伤　颈椎处于直立位时受到垂直应力打击所致，多见于高空坠落或高台跳水者。

1）Jeferson骨折　即第一颈椎双侧性前、后椎弓骨折，X线片上很难发现骨折线，有时可在正位寰枢椎张口位片上看到，CT检查最为清楚，可以清晰地显示骨折部位、数量及移位情况，而MRI检查只能显示脊髓受损情况。

2）爆破型骨折　即下颈椎椎体粉碎性骨折。一般多见于C_5、C_6椎体，破碎的骨折片不同程度地凸向椎管内，因此瘫痪发生率可以高达80%，还可以合并有颅脑损伤。

（3）过伸型损伤

1）无骨折-脱位的骨折　常因病人跌倒时额面部着地、颈部过伸所致。也可发生在急刹车或撞车时，惯性迫使头部过度仰伸后又过度屈曲，使颈椎发生严重损伤，也称“挥鞭伤”或whiplash损伤。严重者可导致脊髓完全损伤。

2）枢椎椎弓骨折　以往多见于被绞死者，故又名缢死者骨折，系由来自颈部的暴力使颈椎过度仰伸，在枢椎的后半部形成强大的剪切力量，使枢椎的椎弓发生垂直状骨折。

（4）齿状突骨折　受伤机制还不清楚。

齿状突骨折可以分为三型：齿状突尖端撕脱骨折；齿状突基底部、枢椎体上方横形骨折；枢椎体上部骨折，累及枢椎的上关节突的单侧或为双侧。

2. 胸腰段脊柱骨折的分类　胸腰段脊柱是指（T_{10} ~ L_2），此处是两个生理弯曲的交汇处，应力易集中，骨折的发生几率大。

（1）按骨折的稳定性可分为　稳定性骨折、不稳定性骨折。

（2）按骨折的形态分可分为　压缩性骨折、爆裂骨折、Chance骨折、骨折-脱位。

胸腰段脊柱骨折具体分类如下：单纯楔形压缩性骨折；稳定性爆破型骨折；不稳定性爆破型骨折；Chance骨折；屈曲-牵拉型损伤；脊柱骨折-脱位。（图43-14）。

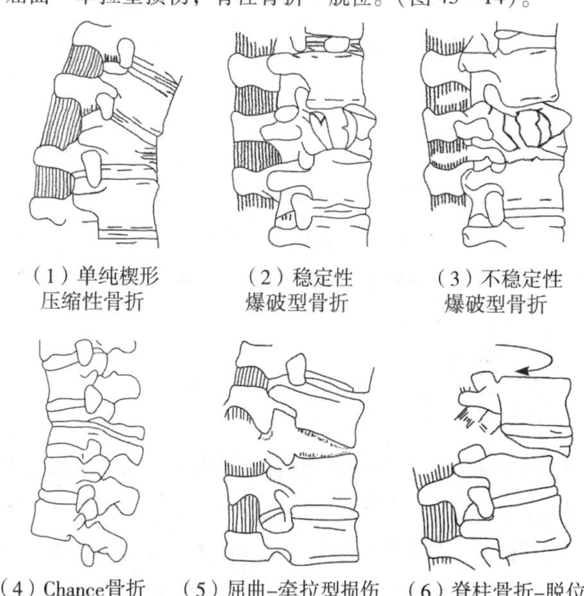

图43-14　胸腰段脊柱骨折的分类

【临床表现】

1. 疼痛 颈椎骨折者可有头颈部疼痛，不能活动。胸腰椎损伤后，因腰背部肌肉痉挛、局部疼痛，病人无法站立，或站立时腰背部无力，疼痛加重。腹膜后血肿刺激了腹腔神经节，使肠蠕动减慢，常出现腹痛、腹胀、肠蠕动减慢等症状。

2. 局部压痛和肿胀 后柱损伤时，中线部位有明显压痛，局部肿胀。

3. 活动受限和脊柱畸形 颈、胸、腰段骨折病人常有活动受限，胸腰段脊柱骨折时常可摸到后凸畸形。严重者常合并脊髓损伤，造成截瘫。

4. 其他 多发伤病人常伴有颅脑、胸腹腔脏器及四肢损伤，可出现神志及生命体征改变。

【辅助检查】

1. X线 有助于明确骨折的部位、类型和移位情况。

2. CT 凡有中柱损伤或有神经症状者均须行CT检查，可以显示出椎体的骨折情况、椎管内有无出血和碎骨片。

3. MRI 可观察和确定脊髓、神经、椎间盘损伤的程度和范围。

【治疗原则】

1. 急救处理 脊柱损伤病人伴有颅脑、胸、腹腔脏器损伤或并发休克时，首先处理紧急问题，抢救生命。

2. 复位体位 胸腰单纯压缩骨折时，应卧硬板床上，骨折部位垫厚枕，使脊柱处于过伸位。

3. 复位固定 对稳定的颈椎骨折者，应卧床休息，轻者可采用枕颌带牵引复位，牵引重量3kg；明显压缩移位者采用Halo架固定或持续颅骨牵引复位，牵引重量3～5kg，必要时可增加6～10kg。定期行X线拍片复查，观察骨折复位愈合情况。

4. 康复治疗 单纯压缩骨折病人卧床3天后开始腰背部肌肉锻炼，利用背伸肌的肌力和背伸姿势使脊柱过伸，借助椎体前方的前纵韧带和椎间盘纤维环的张力，使压缩的椎体自行复位，恢复原状。严重的胸腰椎骨折和骨折脱位者也应进行腰背肌功能锻炼。

【护理措施】

（一）术前护理

1. 急救搬运 脊柱骨折伴休克的病人应就地抢救，休克纠正后再搬动，搬动时用木板或硬担架，搬动过程中保持脊柱伸直，使病人躯体保持一条直线，以免加重脊柱损伤，疑有颈椎骨折时，搬运时一人固定头部，平行搬运。

2. 预防脊髓损伤 观察病人肢体感觉、运动、反射和括约肌功能，是否随着病情发展而变化，及时发现骨髓损伤征象，报告医师处理。尽量减少搬动病人，搬运时保持病人的脊柱中立位，以免造成或加重脊髓损伤。

3. 预防压疮 ①定时翻身：间歇性解除压迫是有效预防压疮的关键，故在卧床期间应每2～3小时翻身1次。翻身时采用轴线翻身法，即胸腰段骨折者双臂交叉放于胸前，两护士分别托扶病人肩背部和腰腿部翻至侧卧位；颈段骨折者还需1人托扶头部，使其与肩部同时翻动。病人自行翻身时应先挺直腰背部再翻身，以利用绷紧的躯干肌肉形成天然内固定夹板。侧卧时，病人背后从肩到臀用枕头抵住以免胸腰部脊柱扭转，上腿屈髋屈膝下腿伸直，两腿间垫枕以防髋内收。颈椎骨折病人不可随意低头、抬头或转动颈部，遵医嘱决定是否垫枕及枕头放置位置。避免在床上拖拽病人，以减少局部皮肤剪切力。②舒适的床单位：床单应清洁、平整、干燥和舒适，必要时使用气垫床，保持病人皮肤清洁干燥。③增加营养：保证足够的营养摄入，提高机体抵抗力。

4. 心理护理 加强与病人的沟通，说明手术治疗的目的和效果，取得病人的信任和配合，帮助解决其生活上的需求，打消顾虑，树立疾病康复的信心。

5. 术前准备 备好各种抢救药品和仪器。

（二）术后护理

1. 观察病情 观察病人的生命体征、肢体肌力感觉的变化，及时做好记录。

2. 安置体位 术后病人搬动时应始终保持身体呈水平线，颈椎手术病人，戴颈托保护翻身时轴线翻身。

3. 并发症的护理 病人如出现声音嘶哑、呼吸表浅，提示有喉头水肿，易并发窒息，需严密观察妥善处理。

4. 康复锻炼 正确指导和督促病人早期进行腰背肌功能康复锻炼。

（1）仰卧位锻炼法 ①五点支撑法：病人用头、双肘及双足作为支撑点，使背部、腰臀部向上抬起，悬空后伸。②三点支撑法：病人双臂放于胸前，用头及双足支撑，使全身呈弓形撑起。③四点支撑法：病人用双手及双足支撑，使全身腾空后呈拱形。

（2）俯卧位功能锻炼法 第一步，病人俯卧于床上，两上肢向背后伸，抬头挺胸，使头、胸及两上肢离开床面。第二步，两腿伸直向上抬起，离开床面，可交替进行抬起，然后同时后伸抬起。第三步，头、颈、胸及双下肢同时抬起，两上肢后伸，仅使腹部着床，身体呈弓形。

二、脊髓损伤

脊髓损伤（spinal cord injury）是脊柱骨折的严重并发症，由于椎体的移位或碎骨片突出于椎管内，使脊髓或马尾神经产生不同程度的损伤，多发生于颈椎下部和胸腰段。

【病理生理】

根据脊髓损伤的部位和程度可出现不同病理变化：①脊髓震荡。②脊髓挫伤。③脊髓断裂。④脊髓受压。⑤马尾神经损伤。此外，各种较重的脊髓损伤后均可立即发生损伤平面以下弛缓性瘫痪，称之为脊髓休克。

【临床表现】

脊髓损伤可因损伤部位和程度不同而表现不同。

1. 脊髓震荡 脊髓损伤平面以下发生弛缓性瘫痪，感觉、运动、反射及括约肌功能全部或大部分丧失。一般在数小时到数日后感觉和运动功能开始恢复，不留任何神经系统后遗症。

2. 脊髓损伤 胸腰段脊髓损伤使下肢的感觉与运动功能产生障碍，称为截瘫。表现为受伤平面以下弛缓性瘫痪，运动、反射及括约肌功能丧失，有感觉丧失平面及大小便不能控制。2～4 周后逐渐演变成痉挛性瘫痪，表现为肌张力增高、腱反射亢进，并出现病理性锥体束征。颈段脊髓损伤表现为四肢瘫，胸段脊髓损伤则表现为截瘫。上颈椎损伤时四肢均为痉挛性瘫痪；下颈椎损伤时由于脊髓颈膨大部位和神经根的毁损，上肢表现为弛缓性瘫痪，下肢仍为痉挛性瘫痪。

3. 脊髓圆锥损伤 表现为会阴部皮肤鞍状感觉缺失，括约肌功能丧失致大小便不能控制和性功能障碍，双下肢的感觉和运动仍保留正常。

4. 马尾神经损伤 表现为损伤平面以下弛缓性瘫痪，有感觉及运动功能障碍及括约肌功能丧失，肌张力降低，腱反射消失。

5. 其他 呼吸衰竭是颈脊髓损伤的严重并发症。颈脊髓损伤后，肋间肌完全麻痹，可出现呼吸衰竭而死亡。

【辅助检查】

参见本节脊柱骨折部分相关内容。

【治疗原则】

1. 非手术治疗 受伤 6 小时内是关键时期，24 小时内为急性期，应抓紧时间治疗。

（1）固定和制动 一般先采用枕颌带牵引或持续颅骨牵引，以防因损伤处移位而产生脊髓再损伤。

（2）药物治疗 甲泼尼龙冲击疗法：只适用于受伤 8 小时以内者。按 30mg/kg 剂量 1 次给药，15 分钟静脉注射完毕，休息 45 分钟，在以后 23 小时内以 5.4mg/(kg·h) 剂量持续静脉滴注。该治疗方法可以减轻外伤后神经细胞变性，降低组织水肿，改善脊髓血流量，预防损伤后脊髓缺血进一步加重，促进新陈代谢和预防神经纤维变性。

（3）高压氧治疗 一般伤后 4～6 小时内应用。

2. 手术治疗 目的是解除对脊髓的压迫和恢复脊柱的稳定性，目前还无法使损伤的脊髓恢复功能。一般而言，手术后截瘫指数可望至少提高一级，这对完全性瘫痪者而言作用有限，却可能改善不完全性瘫痪者的生活质量。因此，对后者更应持积极态度。手术指征包括：①脊柱骨折－脱位有关节突交锁者。②脊柱骨折复位不满意，或仍有脊柱不稳定因素存在者。③影像学显示有碎骨片凸出至椎管内压迫脊髓者。④截瘫平面不断上升，提示椎管内有活动性出血者。

【护理评估】

（一）术前评估

1. 健康史

（1）一般情况 包括病人年龄、性别、职业等。

（2）受伤史 病人多有严重外伤史，如高空坠落、重物撞击腰背部或因塌方而被泥土、矿石掩埋等。应详细了解病人受伤的时间、原因和部位，受伤时的体位、症状和体征，搬运方式、现场及急救情况，有无昏迷史和其他部位复合伤等。

（3）既往史 评估病人既往健康状况，有无脊柱受伤或手术史，近期是否因其他疾病而服用激素类药物，以及应用的剂量、时间和疗程。

2. 身体状况

（1）症状与体征 评估病人的呼吸、血压、脉搏、体温和意识情况。了解有无尿痛、尿潴留或充盈性尿失禁；尿液的颜色、量和比重变化；有无便秘或大便失禁。受伤部位有无皮肤组织破损，肤色和皮温改变，活动性出血及其他复合型损伤的迹象。有无腹胀和麻痹性肠梗阻征象。躯体痛觉、温度觉、触觉及位置觉的丧失平面及程度，肢体运动、反射和括约肌功能损伤情况。

脊髓损伤严重程度分级可作为脊髓损伤后转归及治疗效果的前后对比。目前最常用的是美国脊髓损伤学会 ASIA 功能分级（表 43－1）。

表 43－1 ASIA 功能分级

级别	损伤程度	功能
A	完全损伤	损伤平面以下无任何感觉、运动功能保留
B	不完全损伤	损伤平面以下，包括腰骶段感觉存在，但无运动功能
C	不完全损伤	损伤平面以下有运动功能，一半以上关键肌肉肌力小于 3 级
D	不完全损伤	损伤平面以下有运动功能，一半以上关键肌肉肌力大于或等于 3 级
E	正常	感觉和运动功能正常

（2）辅助检查 评估影像学检查和实验室检查结果有无异常，以帮助判断病情和预后。

3. 心理－社会状况 评估病人和家属对疾病的心理承受能力，以及对相关康复认知和需求程度。

（二）术后评估

1. 手术情况 了解手术和麻醉方式与效果，术中出血、补液及用药情况，术后诊断。

2. 身体状况 评估病人躯体感觉、运动和各项生理功能恢复情况；病人有无呼吸系统或泌尿系统功能障碍、压疮等并发症发生。

3. 心理－社会状况 了解病人有无焦虑、抑郁等负性情绪；病人是否按计划进行功能锻炼，有无活动障碍引起的并发症。

【常见护理诊断/问题】

1. 低效性呼吸型态 与脊髓损伤、呼吸肌无力、呼吸道分泌物存留有关。

2. 躯体移动障碍 与脊髓损伤、肌无力、制动有关。

3. 体温失调 与脊髓损伤、自主神经系统功能紊乱有关。

4. 便秘 与脊髓神经损伤、液体摄入不足、饮食和活动受限有关。

5. 焦虑 与对疾病治疗缺乏信心、担心预后有关。

6. 潜在并发症 肺部感染、压疮、尿路感染。

【护理目标】

1. 病人呼吸道通畅，能够维持正常呼吸功能。
2. 病人感觉运动能力有所改善，生活处理能力增强。
3. 病人体温保持在正常范围。
4. 病人能有效排便。
5. 病人焦虑程度减轻，能配合治疗护理。
6. 病人未发生肺部感染、压疮、尿路感染等并发症。

【护理措施】

（一）非手术治疗护理/术前护理

1. 心理护理 应加强与病人的沟通，评估病人的心理状态，关心支持病人，帮助病人提高自我护理能力，让病人和家属参与制定护理计划，帮助其建立有效的社会支持系统，包括家庭成员、亲属、朋友、医务人员和同事等。

2. 观察病情 密切观察生命体征，必要时每小时监测1次，及时记录；颈脊髓损伤时，病人自主神经系统功能紊乱，往往出现高热（40℃以上）或低体温（35℃以下）；详细观察肢体感觉、运动及反射等功能的恢复情况，肢体有无抽搐和截瘫平面的变化；留置导尿管，监测尿量，准确记录出入量。

3. 维持有效呼吸 观察病人呼吸频率、幅度、呼吸型态，听诊呼吸音，判断有无呼吸困难和呼吸道梗阻存在；鼓励病人深呼吸和有效咳嗽训练，对于肋间肌麻痹的病人鼓励腹式呼吸；对于痰液黏稠者，给予雾化吸入，必要时吸痰或纤维支气管镜清理呼吸道，保持呼吸道通畅，防止感染；给予氧气吸入，根据血气分析结果及时调整吸氧浓度；床边备好急救物品和药品，对于高位脊髓损伤的病人，应早期气管切开，减少呼吸道梗阻，防止肺部感染。

4. 用药护理 应用甲泼尼龙等药物时，应严格遵医嘱按要求输液，同时必须使用心电监护仪和输液泵，密切观察病人生命体征的变化，观察病人有无消化道出血、心律失常等并发症。

5. 维持正常体温 颈脊髓损伤后，自主神经系统功能紊乱，受伤平面以下毛细血管网舒张而无法收缩，皮肤不能出汗，对气温的变化丧失了调节和适应能力。室温>32℃时，闭汗使病人容易出现高热（>40℃）；若未有效保暖，大量散热也可使病人出现低体温（<35℃），这些都是病情危险的征兆。病人体温升高时，应以物理降温为主，如冰敷或温水擦浴、冰盐水灌肠等，必要时给予输液和冬眠药物降温。对低体温病人，以物理复温为主，如调节室内温度、使用升温仪等；尽量避免热水袋、电热毯等，避免烫伤。

6. 排便护理 脊髓损伤后，肠道和膀胱的神经功能一样受到破坏而发生失调，一般结肠蠕动都大为减慢，而活动减少和饮水减少也是便秘的原因。脊髓损伤72小时内病人易发生麻痹性肠梗阻或腹胀。指导病人多食富含膳食纤维的食物和新鲜水果、蔬菜，多饮水。在餐后30分钟做腹部按摩，从右到左，沿大肠行走的方向，以刺激肠蠕动。对顽固性便秘者可遵医嘱给予灌肠、中药通便或缓泻剂。部分病人通过持续的训练可逐渐建立起反射性排便，方法为用手指按压肛门周围或者扩张肛门，刺激括约肌，反射性地引起肠蠕动。当反射建立后用手指按压肛门时即可有大便排出。

（二）术后护理

1. 安置体位 瘫痪肢体保持关节处于功能位，防止关节屈曲、过伸或过展。可用矫正鞋或支足板固定足部，以防足下垂。

2. 观察病情 严密观察躯体及肢体感觉、运动情况，当出现瘫痪平面上升、肢体麻木、肌力减弱或不能活动时，应立即通知医师，及时处理。

3. 引流管护理 观察引流量与引流液颜色，保持引流通畅，以防积血压迫脊髓。

4. 并发症的护理

（1）压疮 脊髓损伤病人长期卧床，皮肤感觉下降，自主神经功能紊乱，骨隆突部位易发生缺血坏死。最常发生部位为骶尾部、股骨大粗隆、髂嵴和足跟等处。截瘫病人一旦发生压疮很难愈合，压疮每日渗出大量体液，消耗蛋白质，又是感染进入的门户，可因消耗衰竭和脓毒症死亡，因此，预防压疮是脊髓损伤病人护理的重点。

（2）肺部感染　由于病人脊髓损伤，咳嗽反射减弱或消失，且长期卧床，呼吸道引流不畅，痰液、分泌物沉积在肺部易引起坠积性肺炎，如病人有人工气道、吸痰等也容易发生肺部感染。应鼓励病人加强深呼吸和有效咳嗽训练，叩击背部，定时翻身，加强痰液排出。

（3）尿路感染　脊髓损伤病人因膀胱功能障碍、尿潴留、长期留置尿管或体液摄入不足，易发生尿路感染。鼓励病人多饮水，保持会阴部清洁，加强导尿管管理，防止尿液反流，管道密闭无菌。

5. 康复锻炼　指导协助病人进行功能锻炼，对于瘫痪肢体应每日做被动的全范围关节活动和肌肉按摩，以防肌萎缩和关节僵硬，减少截瘫后并发症。对于未瘫痪部位，可以通过举哑铃和握力器等方法增强上肢力量，通过挺胸和俯卧撑等增加背部力量，为今后的自理生活做准备，增强病人的信心和对生活的热爱。

（三）健康教育

1. 康复指导　指导病人出院后继续康复锻炼，并预防并发症的发生。指导病人练习床上坐起，使用轮椅、拐杖或助行器等移动工具，练习上下床和行走方法。

2. 自我管理　指导病人及家属应用清洁导尿术进行间歇导尿，预防长期留置导尿管而引起泌尿系感染。

3. 定期复查　告知病人需定期返院检查，进行理疗有助于刺激肌肉收缩和功能恢复。

【护理评价】

1. 病人呼吸道是否通畅，是否能够维持正常呼吸功能。

2. 病人感觉运动能力是否改善，生活处理能力是否逐渐恢复。

3. 病人体温是否保持在正常范围。

4. 病人是否能有效排便。

5. 病人是否保持良好心态，正确面对治疗和护理。

6. 病人有无并发症发生，或并发症发生时是否及时发现和处理。

第四节　骨盆骨折

在躯干骨损伤中，骨盆骨折（pelvic fracture）的发生率仅次于脊柱损伤，常合并静脉丛和动脉大量出血而引起休克，以及盆腔内脏器的损伤。

【病因】

骨盆骨折主要原因是直接暴力挤压骨盆所致。年轻人骨盆骨折主要是由于交通事故和高处坠落引起，老年人最常见的原因是跌倒。

【分类】

1. 按骨折位置与数量分类

（1）骨盆边缘撕脱性骨折　多见于青少年运动，由于肌肉猛烈收缩而造成骨盆边缘肌肉附着点撕脱性骨折，骨盆环不受影响。

（2）骶尾骨骨折　骶骨骨折可引起腰骶神经根与马尾神经的损伤。尾骨骨折多由跌倒坐地所致，一般移位不明显。

（3）骶骨翼骨折　多为侧方挤压暴力所致，移位不明显，可为粉碎性，不影响骨盆环的稳定性。

（4）骨盆环骨折　骨盆环的单处骨折较为少见，多为双处骨折。包括：双侧耻骨上、下支骨折；一侧耻骨上、下支骨折合并耻骨联合分离；耻骨上、下支骨折合并骶髂关节脱位；耻骨上、下支骨折合并髂骨骨折；髂骨骨折合并骶髂关节脱位；耻骨联合分离合并骶髂关节脱位。导致这类骨折的暴力通常较大，并发症也较多。

2. 按暴力的方向分类

（1）侧方挤压损伤（lateral compression injury，LC骨折）　来自侧方的挤压力量，使骨盆的前、后结构及骨盆底部韧带发生一系列损伤。

（2）前后挤压损伤（antero－posterior compression injury，APC骨折）　来自前方的暴力挤压所致。

（3）垂直剪切损伤（vertical shear injury，VS骨折）　通常为高处坠落伤，前方的耻骨联合分离或耻骨支垂直骨折，骶结节韧带和骶棘韧带均断裂，后方的骶髂关节完全脱位，还带有骶骨、髂骨的骨折块，整个骨盆向前上方或后上方移位。

（4）混合暴力损伤（combined mechanical injury，CM骨折）　通常是混合损伤。

上述骨折中以APC骨折与VS骨折最严重，并发症也多见，下面的内容主要讲述该两型骨折。

【临床表现】

病人损伤部位肿胀、疼痛，不敢坐起或站立。有大出血或严重内脏损伤者可有面色苍白、出冷汗、脉搏细数、烦躁不安等低血压和休克早期表现。检查可出现骨盆分离试验与挤压试验阳性，在做以上两项检查时偶尔会感到骨擦音；肢体长度不对称：用皮尺测量胸骨剑突与两髂前上棘之间的距离，骨盆骨折向上移位的一侧长度较短；也可测脐孔与两侧内踝尖端的距离。会阴部瘀斑是耻骨和坐骨骨折的特有体征。

【辅助检查】

X线检查可显示骨折类型及骨折块移位情况，但骶髂关节情况以CT检查更为清晰。骨盆的CT三维重建可以更直观地显示骨折的类型和移位方向。

【治疗原则】

首先处理休克和各种危及生命的并发症，再处理骨折。

1. 非手术治疗

（1）卧床休息　卧床3～4周或症状缓解即可。骨盆环单处骨折者多用多头带行骨盆环形固定，可以减轻疼痛。

（2）牵引　单纯性耻骨联合分离症状较轻者可用骨盆兜带悬吊固定。但由于治疗时间较长，目前以手术治疗为主。

2. 手术治疗　对骨盆环双处骨折伴骨盆变形者，多主张手术复位及内固定，再加上外固定支架。

【护理措施】

（一）非手术治疗护理/术前护理

1. 急救处理　有危及生命的并发症时应先抢救生命，休克病人建立2条以上静脉通道，快速有效补液，减少搬动，吸氧，保暖，然后处理骨折。

2. 合并伤的观察和护理

（1）腹膜后血肿的护理　由于骨盆骨折出血沿腹膜后疏松结缔组织间隙蔓延到肾区或膈下，形成腹膜后血肿，病人可出现腹痛、腹胀等症状，腹腔穿刺可抽出不凝血液；大出血可造成失血性休克，病人甚至会死亡。护士应严密观察生命体征和意识变化，尽快建立静脉输液通道，遵医嘱输血输液，纠正血容量不足。若经抗休克治疗仍不能维持血压，应配合医师及时做好手术准备。

（2）膀胱、尿道损伤的护理　尿道的损伤远比膀胱损伤多见。注意观察病人有无血尿、无尿或急性腹膜炎等表现，以判断膀胱、尿道损伤情况。尿道损伤时需行修补术，留置导尿管2周。注意保持尿管固定、通畅并记录尿液情况，每日用0.5%碘伏棉球擦洗尿道口，避免逆行感染，必要时行膀胱冲洗。膀胱造瘘管一般留置2周，拔管前先夹闭，观察是否能自行排尿，如排尿困难或切口处漏尿应延期拔管。

（3）直肠肛门损伤的护理　检查肛门有无疼痛、触痛、出血，必要时做肛门指检。直肠破裂如发生在腹膜返折以上可引起弥漫性腹膜炎；如在返折以下，则可发生直肠周围感染。应要求病人严格禁食，遵医嘱静脉补液，合理应用抗生素。由于行直肠修补术时还需做临时的结肠造瘘口，以利于直肠恢复，因此应做好造瘘口护理。

（4）神经损伤的护理　主要是腰骶神经丛与坐骨神经损伤。注意观察病人是否有括约肌功能障碍，下肢某些部位感觉减退或消失，肌萎缩无力或瘫痪等表现，发现异常及时报告医师。

3. 体位　骨盆环完整的骨折，可取仰卧和侧卧交替。影响骨盆环完整的骨折，平卧硬板床，减少搬动，使用气垫床减少翻身次数。

4. 排泄护理　正确指导床上大小便，使用便盆时不可随意抬高床头或取坐位，采用两人抬臀后垫厚软枕，再放便盆。

5. 牵引护理　①骨盆兜带悬吊牵引：用厚帆布制成，其宽度上抵髂骨翼，下达股骨大转子，依靠骨盆挤压合拢的力量，使耻骨联合分离复位。选择宽度适宜的骨盆兜带，悬吊重量以将臀部抬离床面为宜，不要随意移动，保持兜带平整，排便时尽量避免污染兜带。②下肢牵引：一般双下肢同时牵引，如果只牵引患侧，会致骨盆倾斜，造成肢体内收畸形，影响以后行走功能。③皮牵引：牵引重量为6～8kg，牵引时保持外展中立位，维持有效牵引，定时检查牵引带的松紧度、位置，观察末梢肢端皮温、颜色和足背伸活动情况。

6. 心理护理　骨盆骨折常由较大的暴力所致，且引起严重的并发症，病人易产生恐惧心理，应给予心理支持，以熟练的抢救技术控制病情发展，减少病人的恐惧。

（二）术后护理

1. 观察病情　术后48小时内腹带加压包扎切口，严密观察生命体征变化，及时记录，使用床边多功能监护仪监护，每30分钟监测1次血压、脉搏、血氧饱和度，正确记录引流量，及时观察切口敷料情况。

2. 切口及引流管护理　观察切口敷料有无渗血、渗液，保持敷料清洁、干燥。观察患肢血液循环情况。妥善固定引流管，防止扭曲、打折、脱落，保持负压球适当负压，观察引流液的颜色、性状，做好记录。

3. 体位护理　取平卧位，双下肢适当抬高，外展中立位，减少搬动病人，防止内固定脱落、断裂。

4. 并发症的护理　加强皮肤护理，卧气垫床，防止发生压疮；鼓励病人多饮水，进食富含纤维的蔬菜、水果，防止便秘；观察病人患肢有无麻木和足背伸活动情况，防止神经损伤的发生；观察下肢有无肿胀、疼痛，适当活动和按摩下肢，防止下肢深静脉血栓的发生，必要时给予低分子肝素0.4ml皮下注射，下肢静脉泵治疗等。

5. 功能锻炼指导　病人早期（术后1周）床上踝关节、足背伸活动，中期（术后2周）床上髋关节、膝关节活动，后期（术后6周）逐步加大功能锻炼的强度，进行屈髋、外展肌群的锻炼，协助进行坐卧，双髋关节屈曲、膝关节屈伸锻炼。

（三）健康教育

1. 康复指导　合理安排饮食，补充营养，增强体质，促进骨折愈合。继续功能锻炼，预防肌肉萎缩和关节僵硬。

2. 复查指导　遵医嘱合理用药，定期复查，如有不适随时就诊。

（陈树军）

目标检测

答案解析

一、简答题

1. 骨折典型的症状、体征有哪些？其治疗原则是什么？

2. 简述脊髓损伤的常见并发症及护理措施。

二、案例分析题

刘女士，52岁，晨起锻炼时摔伤腰部，疼痛、不能活动1小时入院。查体：腰背部压痛，肢体肌力感觉正常，辅助检查示腰1椎体爆裂骨折，需住院行手术治疗。

请思考：

（1）该病人目前最主要的护理问题有哪些？

（2）该病人主要护理措施有哪些？

（3）术后如何指导其腰背肌功能锻炼？

书网融合……

本章小结

题库

第四十四章　关节脱位病人的护理

PPT

学习目标

知识目标：

1. 掌握　关节脱位病人的临床表现、治疗原则和护理措施；肩关节、肘关节、髋关节脱位的临床特点。
2. 熟悉　关节脱位病人的分类、病因。
3. 了解　关节脱位的发病机制。

技能目标：

1. 熟练掌握肩关节脱位、肘关节脱位及髋关节脱位病人复位固定后的肢体摆放的技能。
2. 学会应用护理程序为关节脱位病人实施整体护理。

素质目标：

具有敏锐的观察能力、救死扶伤的急救意识和爱伤观念。

关节脱位是骨科常见病，常见脱位包括肩关节、肘关节、髋关节脱位。脱位原因一般由外伤引起，可伴有韧带损伤或关节囊的损伤，严重时会同时伴有骨折。患肢可出现不同程度的疼痛、肿胀、功能障碍等；如脱位部位血管受压，脱位关节远端肢体动脉搏动减弱或触及不到，皮肤发绀；如脱位部位神经受压，病人脱位肢体会有麻木感。结合病人的外伤史、临床表现、辅助检查等及时识别病人的关节脱位部位，采取相应的急救处理和护理措施是本章重点。

案例引导

案例　李先生，58岁，因左肩部疼痛、肿胀、活动障碍6小时入院。病人6小时前行走过程中不慎跌倒，跌倒时左手掌着地，左肩部疼痛、肿胀，收入院。神志清，体格检查：T 36.2℃，P 76次/分，R 20次/分，BP 126/80mmHg，既往吸烟30年，10支/日，心肺腹检查未见异常。专科检查：左肩峰下空虚，左肩部方肩畸形，左上肢感觉、运动正常，Dugas征阳性。

讨论：

1. 病人经手法复位后，复位成功的标志有哪些？
2. 针对该病人的护理问题采取哪些相应的护理措施？

第一节　概　述

关节脱位（dislocation of joint，or luxation）是指由于直接暴力或间接暴力作用于关节，或者关节病变使关节面失去正常的对合关系。部分失去正常对合关系称为半脱位。外伤性脱位多发生于青壮年和儿童。四肢大关节中以肩、肘关节脱位为最常见，髋关节次之，膝、腕关节脱位则少见。

【病因】

关节脱位的原因多为日常活动和工作中的外伤所致，受伤脱位因素如下。

1. 创伤　外来暴力作用于正常关节部位引起的脱位，是最常见原因，多见于青壮年。

2. 关节结构发生病变　关节头或臼病变，骨端破坏，使关节面失去正常对合关系而引起脱位。如关节结核、类风湿关节炎等所引起的脱位。

3. 先天性关节发育不良　外界或内在因素影响胚胎期发育，导致关节先天发育不良，或胎位不正、助产手法不当，出生后即出现脱位，且逐渐加重，如髋关节脱位，是髋臼或股骨头先天发育不良引起。

4. 治疗因素　创伤性关节脱位后造成韧带、关节囊松弛或在骨附着处被撕脱，复位后没有按要求时间固定，使关节结构不稳定，轻微外力可导致再脱位，反复发生，称为习惯性脱位。多见于肩关节脱位。

【发病机制】

全身各关节至少包括两个骨端被包围在关节囊内，囊外还有韧带和肌肉，因此，正常的关节有一定的稳定性。日常生活和工作中，关节运动时，骨端不会超出关节囊的范围。但在受外力冲击或跌倒时，可使关节囊破裂、骨端脱出而发生脱位。关节脱位的同时可以伴有关节附近的韧带、肌肉和肌腱的损伤，也可伴有撕脱性骨折及血管、神经等损伤。

【分类】

1. 按脱位后时间分类

（1）新鲜性脱位　脱位时间在 2 周以内。

（2）陈旧性脱位　受伤后脱位时间超过 2 周，一般闭合复位困难，常需切开复位。

2. 按脱位程度分类

（1）半脱位　关节面对合关系部分丧失。

（2）全脱位　关节面对合关系完全丧失。

3. 按脱位后关节腔是否与外界相通分类

（1）闭合性脱位　指局部皮肤完好，脱位处关节腔未与外界相通。

（2）开放性脱位　指脱位处关节腔与外界相通。

【临床表现】

1. 症状　关节疼痛、肿胀、功能障碍、局部压痛、瘀斑。早期可伴有复合伤、休克、骨折和神经血管等损伤，晚期可发生创伤性关节炎、骨化性肌炎等。

2. 体征

（1）畸形　脱位的关节处有明显的畸形，与健肢外观不对称，如关节变粗大、患肢缩短或变长等。

（2）弹性固定　由于关节囊周围未撕裂的韧带和肌肉牵拉，使患肢保持在异常位置，被动活动时有弹性阻力感。

（3）关节盂空虚　脱位后可在临近异常位置触及移位的骨端，局部关节盂部位可扪及空虚感。

【辅助检查】

常用 X 线检查，可确定脱位的方向、程度及有无合并骨折、骨化性肌炎等。

【治疗原则】

1. 复位　包括手法复位和手术切开复位。以手法复位为主，且手法复位最好在脱位 3 周内进行，时间越早越易复位，争取在最早时间内复位，复位效果也越好。随着脱位时间的延长，空虚的关节腔被纤维组织填充、周围组织粘连，常导致手法复位困难甚至失败。疼痛剧烈时可在麻醉下进行复位。

手术切开复位指征：①有软组织嵌入，手法难以复位者。②有关节内骨折，经手法复位失败者。③陈旧性脱位手法复位失败者。④伴有神经、血管损伤者。

2. 固定　复位后将关节固定于稳定的功能位置 2 ~ 3 周，使损伤的关节囊、韧带、肌肉等软组织得以修复。

3. 功能锻炼　鼓励病人早期活动，在固定期间经常进行关节周围肌肉的伸缩活动和患肢其他关节的主动活动。固定解除后，逐步进行患肢关节的主动功能锻炼，并辅以理疗、中药熏洗等，促进关节功能恢复。

【护理评估】

（一）术前评估

1. 健康史

（1）一般情况　病人性别、年龄、身高、体重、工作性质等情况。

（2）外伤史　了解病人的受伤经过，受伤后的症状和处理方法。

（3）既往史　有无关节反复脱位的病史，有无关节和骨端的病变，如肿瘤、炎症等。

2. 身体状况

（1）症状与体征　受伤部位有无神经或血管受压的症状和体征；有无关节脱位所导致的并发症。

（2）辅助检查　以 X 线检查为主，可了解关节脱位的类型以及有无合并骨折。

3. 心理 – 社会状况　了解病人及家属对关节脱位的心理状态以及对复位后肢体康复的了解程度。

（二）术后评估

1. 手术情况　麻醉方式，术中出血、补液等情况。

2. 身体状况　评估脱位侧肢体的皮肤颜色、温度和感觉，是否出现与脱位或手术有关的并发症。

3. 心理 – 社会状况　了解病人有无焦虑等负性情绪，是否配合早期活动和康复锻炼。

【常见护理诊断/问题】

1. 急性疼痛　与关节脱位引起局部神经受压和组织损伤有关。

2. 躯体活动障碍　与关节脱位、疼痛、制动有关。

3. 潜在并发症　神经、血管损伤。与关节移位压迫神经、血管有关。

4. 有皮肤完整性受损的危险　与外固定压迫局部皮肤有关。

【护理目标】

1. 病人疼痛减轻或消失。

2. 病人患肢功能恢复，舒适度改善和关节活动能力恢复。

3. 病人未发生周围神经、血管功能障碍等并发症，或发生周围神经、血管功能障碍时得到及时发现和处理。

4. 病人皮肤完整，未出现感染或压疮等并发症。

【护理措施】

（一）术前护理

1. 缓解疼痛　搬动病人或护理操作时，动作轻柔，托住患肢，避免用力不当加重疼痛，穿衣服时先穿患肢，脱衣服时先脱健肢；脱位24小时内局部冷敷；脱位24小时后局部热敷，减轻肌肉痉挛引起的疼痛；转移注意力，必要时应用镇痛剂。

2. 观察病情 移位的骨端可能压迫周围血管和神经，应定时观察患肢远端皮肤颜色、温度、感觉和肢体活动情况，如出现患肢发白、发冷、麻木、肿胀等异常表现及时通知医生。

3. 心理护理 给予病人进食、穿衣、如厕、卫生方面等生活上的照顾，耐心疏导，帮其树立战胜疾病的信心，精神安慰，减轻紧张心理，积极配合治疗。

（二）术后护理

1. 体位 抬高患肢15~30cm，促进静脉回流、减轻肿胀。复位后，维持受伤肢体关节处于功能位。

2. 观察病情 观察患肢远端血运及皮肤颜色、温度、感觉和肢体活动情况，如患肢出现缺血或感觉、运动障碍等，及时通知医生配合处理。

3. 预防再脱位 观察关节周围血肿和软组织肿胀情况。复位后，局部关节脱位的专有体征是否消失，有无发生再脱位的危险。

4. 皮肤护理 行石膏固定或牵引固定者，避免固定物压迫损伤皮肤。行下肢固定者，鼓励其经常改变体位，预防压疮形成。

5. 功能锻炼 ①复位后将关节固定于稳定位置2~3周，使损伤的关节囊、韧带、肌肉等软组织得以修复。②固定期间，要进行关节周围肌肉的舒缩活动和患肢邻近关节的主动活动。③拆除固定后，逐步进行肢体的主动功能锻炼，防止关节僵硬和肌肉萎缩。

（三）健康教育

1. 自我监测 向病人和家属讲解可能发生的并发症，如有石膏固定的病人，应教会病人及家属观察固定肢体的感觉和运动，患肢末梢的血供情况，如有手指或足趾的颜色苍白或发绀、温度下降、感觉麻木等异常情况，及时就诊。

2. 预防再脱位 观察关节周围血肿和软组织肿胀情况。复位后，局部关节脱位的专有体征是否消失，有无发生再脱位的危险。告知病人按要求时间固定，避免再次受伤导致再脱位。

【护理评价】

1. 病人疼痛是否减轻或消失。

2. 病人关节功能是否恢复，能否满足病人日常活动需求。

3. 病人是否发生皮肤完整性受损、压疮或感染等并发症；或发生后是否被及时处理。

4. 病人是否发生神经、血管损伤，或发生时是否被及时发现和处理。

第二节　常见关节脱位

一、肩关节脱位

肩关节活动范围大，关节盂面积小而浅，肱骨头相对大而圆，周围的韧带较薄弱，关节囊松弛，使肩关节的结构不稳定。肩关节是人体活动最灵活、运动范围最大的关节，可做屈、伸、收、展、旋转等运动，肩关节周围肌肉维持了肩关节的稳定性，但肩关节前下方肌肉较少、关节囊松弛，故易发生肩关节脱位（dislocation of the shoulder joint）。

【病因与发病机制】

肩关节脱位好发于青壮年，男性多于女性。多由间接暴力所致。可由于上臂过度外展、外旋、后伸时，肱骨颈或肱骨大结节抵触于肩峰时形成杠杆的支点，使肱骨头向盂下滑出而发生脱位；直接暴力可致肩关节后方直接受到撞伤，使肱骨头向前脱位。也可因身体跌倒时手掌或肘部撑地，肩关节呈外展、外旋后伸位，使肱骨头在外力作用下向前方突破关节囊，肱骨头滑出肩胛盂而脱位。脱位时可合并肱骨大结节撕脱骨折，严重者可合并肱骨外科颈骨折及臂丛神经损伤。

【分类】

根据病人受伤后肩关节脱位的方向，分为前脱位、后脱位、上脱位、下脱位。由于肩关节前下方组织薄弱，其中前脱位临床上多见。

依据暴力的大小，可发生关节囊挫伤、破裂，韧带挫伤、部分断裂、完全断裂，撕脱骨折、半脱位或完全脱位。

【临床表现】

1. 症状 患肩疼痛、周围软组织肿胀、活动受限。

2. 体征 肩峰突出，关节盂空虚，肩部失去正常轮廓，呈方肩畸形，在关节盂外可触及肱骨头。患肢呈轻度外展，以健侧手托患肢前臂，头和身体向患肩偏斜（图44-1）。搭肩试验（Dugas征）阳性，即患侧手掌搭于健侧肩部时，肘部不能紧贴胸壁，如果肘部紧贴胸壁，患侧手掌无法搭于健侧肩部。

【辅助检查】

X线检查能明确脱位的类型及有无合并骨折。

【治疗原则】

1. 复位 对于新鲜肩关节脱位，进行临床检查及评估后，一般在局麻下行手法复位。常用的复位方法有手牵足

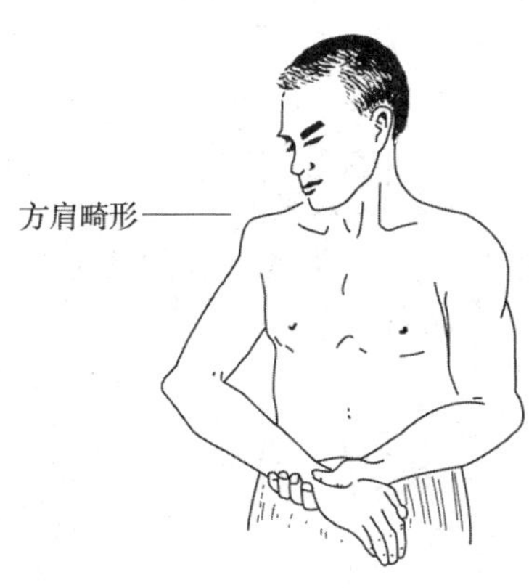

图 44－1　肩关节脱位的方肩畸形

蹬法（Hippocrates 法）和悬垂法（Stimson 法）。当合并肩胛盂骨折移位、大结节骨折、软组织嵌入时，应积极采取手术治疗。

知识链接

急性肩关节后脱位初诊需关注问题

肩关节后脱位的创伤机制与高危人群：①外伤时肩关节处于内收和内旋位。②癫痫发作、低血糖发作、电击伤时肩部肌肉剧烈的非对称性收缩。③肩关节前方受到直接向后方的作用力等。对易合并肩关节后脱位的癫痫（eepilepsy）、电击伤（electric injury）和高能量损伤（extreme trauma）的“3E”病人，须高度重视其伴随急性肩关节后脱位的可能性。

需关注问题：①癫痫发作时，意识不清，对危及生命合并伤救治时观察有无存在肩关节后脱位；②急性肩关节后脱位肩关节可有一定幅度的外展和内旋活动，但患肩处于固定内旋位，外旋活动绝对受限。注意把肩关节后脱位、后肩关节活动受限与肩部软组织损伤或“冻结肩”加以区分，做到疾病诊断的全面性。

2. 固定　单纯肩关节脱位，复位后，用三角巾悬吊上肢，腋窝处置棉垫保护，将关节固定于内收、内旋位，屈肘 90°，关节囊破损明显或仍有肩关节半脱位者，应将上肢贴靠胸壁，患侧手置于对侧肩上，腋下垫棉垫，用绷带将患肢固定于胸壁前，以防外旋和外展，一般固定 3 周，避免过早解除外固定造成关节囊修复不良，容易导致再脱位或习惯性脱位。若合并有肱骨大结节撕脱骨折，应延长固定时间。

3. 功能锻炼　患肢肿胀、疼痛缓解后，可指导病人用健侧手缓慢推动患肢进行内收与外展活动，活动幅度以不引起患侧肩部疼痛为原则，固定期间须主动活动手指与腕部。解除固定后，应主动进行肩关节的锻炼，逐渐加大受伤关节的活动范围，范围由小到大，使肩关节功能逐渐恢复。

【护理措施】

参见本章第一节概述。

二、肘关节脱位

肘关节脱位（dislocation of elbow joint）较常见，发生率仅次于肩关节脱位，好发于 10～20 岁青少年。多为运动损伤，脱位后局部肿胀明显，如不及时复位，易导致前臂缺血性肌挛缩。

【病因与分类】

多由间接暴力引起，根据脱位方向分为前脱位、侧方脱位及后脱位，其中后脱位常见。

1. 后脱位　肱骨下端前后扁薄，内外宽厚；病人跌倒时，肘关节伸直，手掌着地，暴力传递由尺、桡骨上端向近端传导，于尺骨鹰嘴处产生杠杆作用，使其半月切迹移向后上方，尺、桡骨近端同时向肱骨远端后方脱出，而形成肘关节后脱位。

2. 前脱位　如肘关节屈曲位时，由肘后方受到直接暴力，可导致肘关节前脱位和尺骨鹰嘴骨折，这种脱位较少见。

3. 侧方脱位　当肘关节于外翻位或内翻位时，遭受暴力作用，可导致桡侧或尺侧侧方脱位。

【临床表现】

1. 症状　肘关节局部疼痛、肿胀、功能受限。肘关节呈半伸直位，病人以健手支托患肢前臂。

2. 体征　脱位后肘部变粗，前臂缩短，肘后可扪及凹陷，鹰嘴明显向后突出，肘后三角关系失常。后脱位时，如合并正中神经或尺神经损伤，可出现患肢前臂或手疼痛、麻木、活动不灵活；也可损伤肱动脉出现动脉受压的临床表现。

【辅助检查】

X 线检查可明确移位情况、脱位类型及有无合并骨折。对于陈旧性关节脱位，能明确有无骨化性肌炎或缺血性骨坏死。

【治疗原则】

1. 复位　多采用手法复位。复位时可在关节腔内做局部麻醉。置肘关节于半屈曲位，术者一只手握患臂腕部，沿前臂纵轴方向牵引，另一只手拇指压在尺骨鹰嘴突上，沿前臂纵轴方向做持续推挤，即可复位。对于手法复位失败者，可切开复位。

2. 固定　复位后用超关节夹板或长臂石膏托固定肘关节屈曲 90°位，再用三角巾悬吊固定于胸前，一般固定 2～

3 周。

3. 功能锻炼 固定期间行肌肉的舒缩锻炼，并活动各手指与肩关节，如伸掌、握拳、手指屈伸等活动。同时在外固定保护下做肩关节、腕关节、手指活动。解除固定后练习肘关节屈伸、前臂旋转活动及锻炼肘关节周围肌力。循序渐进，达到患肢功能恢复的目的。

【护理措施】

参见本章第一节概述。

三、髋关节脱位

髋关节是人体最大的杵臼关节，由髋臼和股骨头构成。髋臼深而大，呈半球形，能容纳股骨头的大部分，周围有坚强的韧带和肌群保护，结构稳固。髋关节脱位（dislocation of hip joint）往往由于强大暴力引起，脱位的同时可合并骨折。

【病因与发病机制】

当发生强大外力损伤时，病人处于膝、髋关节屈曲坐位，强大的外力使大腿急剧内收、内旋，暴力从膝部向髋部冲击，使股骨头穿出后关节囊。另外，外力直接作用于屈曲的膝部，沿股骨干纵轴方向向后，或外力由后方作用于骨盆，均可使股骨头向后冲破关节囊造成后脱位。如遇地震造成房屋坍塌、高空坠落伤等突发事件，当病人处于蹲位，髋关节处于外展、外旋时，大转子抵于髋臼缘上，形成杠杆支点，受到轴向暴力，股骨头滑出向前穿破关节囊，发生髋关节前脱位。前脱位较少见。

【分类】

按股骨头脱位后的位置可分为后脱位、前脱位和中心脱位，其中以后脱位最为常见。脱位常造成关节囊撕裂、股骨头或髋臼后缘骨折。有时合并坐骨神经损伤。

【临床表现】

1. 症状 患侧髋部疼痛，肿胀不明显，主动活动功能丧失，被动活动时引起剧痛。

2. 体征 后脱位病人患侧髋关节呈屈曲、短缩、内收、内旋畸形。臀部可触及脱出的股骨头，大粗隆上移（图 44－2）。髋关节前脱位病人腹股沟肿胀，可触及股骨头，患侧髋关节呈轻度外展和屈曲、明显外旋畸形；患肢很少缩短，很少合并周围骨折。当合并坐骨神经损伤时，多表现为腓总神经损伤的体征，病人患肢出现足下垂、足背外侧感觉异常、趾背伸无力等。

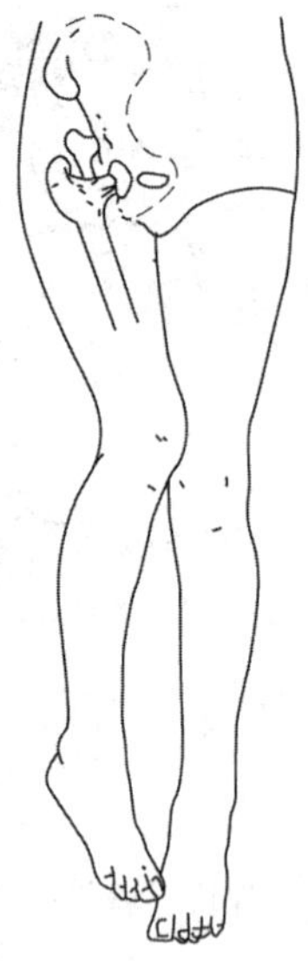

图 44－2　髋关节后脱位典型畸形

【辅助检查】

X 线检查可了解脱位的类型及有无合并髋臼或股骨头骨折。

【治疗原则】

1. 复位 髋关节脱位后宜尽早复位，力争在 24 小时内，全麻或腰麻下进行闭合复位。常用的复位方法有提拉法（Allis 法）和悬垂法（Stimson 法）。对于闭合复位失败者应采用手术切开复位加内固定。小儿髋关节脱位后在 12 小时内，可采用闭合复位；对于不能闭合复位需行手术治疗的患儿，术后行人字石膏固定 4～6 周以达到髋关节稳定。

2. 固定 复位后，置下肢于外展中立位，持续皮肤牵引或穿丁字鞋固定患肢，保持患肢处于外展、伸直位，防止髋关节屈曲、内旋、内收。一般固定 2～3 周。

3. 功能锻炼 早期鼓励病人进行股四头肌舒缩练习及其余未固定关节的活动；3 周后开始活动关节；4 周后，指导病人扶双拐或使用助行器下床活动；3 个月内，患肢不负重，以免发生股骨头缺血性坏死；3 个月后，经 X 线检查证实股骨头血液供应良好者，可尝试弃拐行走。

【护理措施】

参见本章第一节概述。

（林　静）

目标检测

答案解析

一、简答题

1. 简述关节脱位的常见临床表现。
2. 简述关节脱位后的护理措施。

二、病例分析题

王先生，20 岁，不慎跌倒受伤，左手掌着地，伤后 4 小时，左侧肘部疼痛、肿胀、活动受限。查体：左肘关节弹性固定于 150°，左侧肘关节周径增粗，肘前可及肱骨下端，肘后可触及高耸之尺骨鹰嘴，肘后三角骨性标志失去正常关系。

请思考：

（1）该病人首先考虑的临床诊断是什么？

（2）该病人主要的护理措施是什么？

书网融合……

本章小结

题库

第四十五章　手外伤及断肢（指）再植病人的护理

PPT

学习目标

知识目标：

1. 掌握　手外伤及断肢（指）再植的临床表现、治疗原则和护理措施。
2. 熟悉　手外伤及断肢（指）再植的病因、急救处理及护理要点。
3. 了解　手外伤及断肢（指）再植的应用解剖。

技能目标：

1. 熟练掌握断肢（指）的保存和转运。
2. 掌握断肢（指）再植术后功能锻炼的技能。
3. 能为断肢（指）再植手术病人实施整体护理。

素质目标：

具有救死扶伤精神和爱伤观念，表现良好的人文关怀及共情能力。

手是人体重要的劳动器官，其解剖结构非常精细，一旦损伤，可导致手部不同程度的功能障碍，轻者遗留瘢痕，重者功能障碍，甚至缺失，严重影响病人的工作和生活质量。随着显微外科技术的发展，断肢（指）再植修复和重建技术取得巨大突破，目前显微外科关注的重点也从手术的成活率更多集中在再植肢体的外形及功能恢复上。本章重点学习手外伤（hand injury）病人及断肢（指）再植（limb replantation）病人的治疗原则及围手术期护理。

案例引导

案例　张先生，40岁。因3小时前劳动时左手示指不完全离断收入院。病人3小时前行机器操作时致左手示指不完全离断，指节麻木、活动障碍，局部有骨折外露。速到医院就诊。体检：T 36.6℃，P 78次/分，R 20次/分，BP 128/80mmHg，一般情况可，左手示指近节中段不完全离断，掌侧部分皮肤尚连接，断端出血，骨折端外露，皮缘整齐，远端皮肤甲床无充盈、皮肤苍白、感觉丧失。

讨论：

1. 该病人离断的手指应如何妥善保存？
2. 该病人目前主要的护理问题有哪些？护士应采取哪些护理措施？

第一节　手外伤

显微外科（microsurgery）是利用光学放大设备和显微外科器材，进行精细手术的学科。目前，手外科已经成为显微外科中一门独立的学科，本节介绍手部开放性损伤的早期处理。

【应用解剖】

正常手的姿势有功能位和休息位。手的功能位是指手将发生功能时的准备体位，呈握球状。表现为腕关节背伸20°～25°，轻度尺偏；拇指外展、外旋和其他手指呈对指位，掌指关节、指间关节略微屈曲位，其他手指稍分开，掌指关节、近指间关节呈半屈位，远侧手指间关节略屈曲，各手指关节的屈曲度基本一致。它的临床意义在于严重手外伤术后，考虑日后手部关节功能难以恢复正常，甚至可能发生关节强直者，在手的功能位固定可使患肢保持最大功能。手的休息位即手的自然静止状态，是手外在肌、内在肌、韧带、关节囊的张力处于相对平衡状态。表现为腕关节背伸10°～15°，轻度尺偏，掌指关节、指间关节半屈曲位，拇指轻度外展，指腹正对示指远侧指间关节桡侧；如肌腱受损后，手的休息位会发生改变。

【病因与临床表现】

手外伤的原因多为生活中的外伤所致，受伤危险因素如下。

1. 切割伤　常因日常活动中玻璃、电锯、刀等利器切割所致，切口一般边缘整齐，污染较轻，伤口深浅不一，一般出血较多。可造成重要的深部组织损伤，如血管、神经、肌腱的切断伤。严重者致使指端缺损、断指或断肢。

2. 钝器伤　常因钝器砸伤所致皮肤裂伤、组织损伤，可造成皮肤撕脱，神经、肌腱损伤，甚至合并骨折。严重时造成手指和全手各种组织严重损伤。机器高速旋转的叶片，可造成断肢或断指。

3. 刺伤　生活中因针、钉子、木片、碎玻璃片等锐器损伤所致。伤口特点是小而深，如被污染的物品损伤进入深部组织，可因异物存留在深部组织或腱鞘引起感染。

4. 挤压伤　因门、窗等挤压引起的指端损伤。可出现甲床破裂、局部血肿、指骨骨折等。机器和车轮的挤压伤，可造成广泛的皮肤撕脱，甚至全手皮肤脱套伤、多发性开放性骨折和关节脱位；严重深部组织损伤，有时全手或手指毁损性损伤需行截肢（指）。

5. 火器伤　因鞭炮、雷管、枪炮等所致损伤。损伤性质为高速、爆炸、烧灼。损伤范围广泛，伤口不整齐，多可造成广泛的皮肤及软组织缺损和多发性粉碎骨折。污染严重，可致组织坏死，容易发生感染。

【治疗原则】

1. 现场急救　迅速包扎止血、妥善局部固定、快速转运。

2. 创面处理

（1）清创　①一般在受伤后 6 ~ 8 小时内进行，损伤时间较长的伤口，根据污染程度而定。判断损伤皮肤的活力，便于决定保留或切除；清创时一般从浅层到深层顺序进行各种组织清创；创缘皮肤不宜清除过多，尤其是手指和手掌，避免缝合时张力过大。②在良好的麻醉及气囊止血带局部止血控制下进行清创，避免重要组织损伤，手术时间不可过长，减少出血和感染。③尽可能对损伤的深部组织修复，恢复重要组织如神经、肌腱、骨、关节的连续性，以维持及尽早恢复其功能。伤口损伤广泛，污染严重，损伤时间超过 12 小时或缺乏必要条件的，仅做清创后闭合伤口，待伤口愈合后行二期修复。如有骨折和脱位时，需立即复位固定，便于软组织修复和功能恢复；血管损伤影响手部血液循环时，应立即修复。部分病人受伤时间长、伤口污染严重，感染可能性大，可在清除明显坏死组织和异物后，用生理盐水纱布湿敷，观察 3 ~ 5 天，行再次清创延期缝合或植皮。

（2）闭合创口　治疗包括：①自体游离皮肤移植修复，适用于有皮肤缺损或张力过大，而基底软组织良好或深部重要组织能用周围软组织覆盖者。②直接缝合，适用于创口边缘整齐、无明显缺损者。③Z 字成形术，适用于创口纵行越过关节，与指蹼边缘平行或皮纹垂直者，改变创口方向，避免日后瘢痕挛缩，影响手部功能。④其他情况，皮肤缺损伴有重要深部组织如神经、肌腱、骨关节外露者，不适于游离植皮，可根据全身和局部情况，进行局部转移皮瓣、邻近的带血管蒂岛状皮瓣，或者吻合血管的游离皮瓣移植修复等。传统的带蒂皮瓣有：上臂交叉皮瓣，前臂交叉皮瓣，邻指皮瓣，胸、腹部皮瓣等。

3. 消肿镇痛　应用消肿、镇痛药物治疗。

4. 控制感染　合理使用抗生素、破伤风抗毒血清预防和控制感染。

5. 特殊用药　显微修复术后常用活血、解痉、抗凝等药物治疗。

【护理评估】

（一）术前评估

1. 健康史

（1）一般情况　病人性别、年龄、身高、体重、工作性质等情况。

（2）外伤史　了解病人的受伤原因和经过，手外伤后的症状和性质。

（3）既往史　既往有无糖尿病、高血压、心脏病等病史，有无过敏史，吸烟、饮酒史。

2. 身体状况　评估全身情况和患肢局部的体征和功能障碍等情况。对于手部重要组织的损伤做出正确全面判断，手部辅助检查应全面，为手术做好充分准备。

（1）手部皮肤损伤的观察　评估手部皮肤缺损情况，创口的部位和损伤的性质，皮肤的活力，毛细血管回流试验、皮肤的颜色与温度、出血情况等。

（2）神经损伤的观察　评估手部皮肤的感觉和运动情况，分别由来自臂丛神经根的尺神经、桡神经、正中神经支配。尺神经损伤主要表现为环、小指掌指关节过伸，指间关节屈曲，表现为“爪形手”畸形；桡神经损伤主要表现为手的桡侧感觉障碍和拇指背侧感觉障碍；正中神经损伤时表现为拇指对掌功能障碍及拇、示指捏物功能障碍，呈“猿手”畸形。

（3）血管损伤的观察　观察手部皮肤的颜色、温度、血管搏动和毛细血管回流试验，判断手部血管损伤和血液循环情况；如局部肿胀、皮肤颜色青紫、毛细血管回流加快、动脉搏动良好，为静脉回流受阻；如皮肤温度降低、颜色苍白、指腹瘪陷、毛细血管回流缓慢或消失、动脉搏动减弱或消失，提示有动脉损伤。

（4）肌腱损伤的检查　外伤致手部肌腱断裂时，表现为手的休息位发生变化，如伸指肌腱断裂，则表现为该手指屈曲角度加大，且该手指的主动伸指或屈指功能缺失；如屈指肌腱断裂，则表现为该手指伸直角度加大。手外伤后部分病人会出现指深、浅屈肌腱断裂，该手指表现为伸直状态。

（5）骨关节损伤的检查　骨关节损伤时表现为局部肿胀、疼痛、功能障碍，如手指出现异常活动和旋转、成角、缩短或侧偏畸形即可诊断为骨折。疑有骨折时应做辅助检查，拍摄X线常规检查，了解骨折移位情况和骨折的类型，为下一步治疗做充分准备。

3. 心理－社会状况　了解病人及家属对手外伤的心理反应以及手外伤知识的了解程度。

（二）术后评估

1. 手术情况　评估麻醉方式，术中出血、补液等情况。

2. 身体状况　观察生命体征，评估患侧肢体的皮肤颜色、温度和感觉、运动情况，伤口愈合状态，肢体功能锻炼的配合和认知情况。

3. 心理－社会状况　了解病人有无焦虑等负性情绪，是否配合康复锻炼。

【常见护理诊断/问题】

1. 焦虑　与突发事件、担心治疗效果和术后预后有关。

2. 急性疼痛　与创伤和手术有关。

3. 有废用综合征的危险　与不能进行有效功能锻炼有关。

4. 潜在并发症　血管危象、失血性休克、感染、急性肾衰竭、断肢（指）再植失败。

【护理目标】

1. 病人情绪稳定，焦虑减轻或消失，能配合治疗及护理。

2. 病人自述疼痛缓解或消失。

3. 病人能配合医护人员指导进行有效功能锻炼，未出现失用综合征。

4. 病人未出现并发症或并发症得到早期发现和处理。

【护理措施】

（一）急救护理

1. 伤情监测　观察病人意识、脉搏、呼吸、血压等情况，判断有无合并颅脑、胸、腹部等重要脏器损伤或休克发生，应以优先抢救生命为主。若断肢（指）仍在机器中，切勿强行拉出，应拆开机器取出断肢（指）。

2. 包扎止血　最简便有效的止血方法是采用局部加压包扎，尺动脉和桡动脉损伤也可采用此方法；单指中末节损伤可采用指根部指动脉压迫止血法。如有大血管损伤造成大出血时，采用止血带止血。止血带缚于上臂上1/3处，不可缚于上臂中段以免引起桡神经损伤；严格记录止血带的止血应用时间，要定时放松，每小时放松1次，一般持续1～2分钟，放松时用敷料按压肢体近心端主干血管，以减少出血。不可用束带类物品于腕平面以上捆扎，长时间过紧捆扎易造成手指坏死；如捆扎压力过小，动脉未完全阻断而仅将静脉阻断，会导致加重出血。避免止血带捆绑时间过长造成肢体缺血性肌挛缩或坏死。

3. 固定转运　转运过程中，为减轻病人疼痛和避免进一步加重组织损伤，应适当加以固定，可以采用木板、竹片、硬纸板等固定。

（二）术前护理

1. 疼痛护理　手外伤后常常疼痛较明显，疼痛剧烈时可引起血管痉挛，导致病人情绪等发生变化，应及时遵医嘱应用镇痛药物，闭合性损伤使用镇痛药物后观察用药效果，定时评估患肢肿胀情况，避免骨筋膜室综合征发生。

2. 体位指导　平卧位时，患手高于心脏水平，促进血液回流，减轻疼痛和局部肿胀，注意为病人患肢保暖。

3. 预防感染　妥善固定患肢，保护患手，防止加重损伤，避免污染，注意无菌操作，及时应用破伤风抗毒素和广谱抗生素。

4. 预防和纠正休克　手外伤出血较多时，应警惕休克的发生，必要时建立静脉通路，一旦出现失血性休克，立即再次建立静脉通路，抢救休克。并配合医师包扎止血，做好手术准备。

5. 心理护理　安慰病人，缓解其焦虑、紧张情绪，树立战胜疾病信心，积极配合治疗，取得家属的理解和支持。

（三）术后护理

1. 观察病情　观察手外伤病人意识、生命体征变化，患肢末梢皮肤的颜色、温度和感觉有无异常。

2. 饮食指导　进食高蛋白、高热量、高维生素、高铁、富含纤维素饮食，多饮水，忌食辛辣、煎炸、油腻食物。禁烟酒，香烟中尼古丁会引起血管痉挛，饮酒会影响药物作用。

3. 病室环境　保护患手，局部保暖，保持室温22～25℃，促进局部血管扩张，改善末梢血液循环，必要时用烤灯照射，烤灯功率60～100W，烤灯距离创口30～40cm，定期观察，避免烫伤。

4. 伤肢（指）护理

（1）包扎伤口　于指蹼间垫柔软纱布敷料，游离植皮处应适当加压。防止汗液潮湿浸泡造成皮肤溃烂。

（2）固定患肢　为了促进组织的愈合，用石膏托固定患肢。一般应置掌指关节屈曲位、腕关节背伸位、指间关节略屈位固定。如关节损伤严重难以恢复活动功能者，手部关节应处于功能位进行固定。神经、血管、肌腱修复后，以修复的组织无张力为原则进行固定。根据组织的修复情况解除固定，一般肌腱缝合后固定3～4周，血管吻合后固定2周，神经修复后根据有无张力固定4～6周，有骨折时固定4～6周，关节脱位固定3周。

（3）患肢体位　平卧位时，患肢高于心脏水平，抬高30°～45°，促进血液回流，减轻疼痛和局部肿胀。

5. 功能锻炼　指导病人早期活动，非显微修复术后当日即可进行健指屈伸活动、掌指关节屈伸、肘关节屈伸运动、肩关节的内收屈曲和上举外展活动，但植皮病人不宜早期活动。显微修复术后当日进行上肢肌肉等长等张运动，48小时后可进行健指、肘关节、肩关节活动。功能锻炼时，循序渐进、活动度适宜，防止因活动度过大造成神经、血管、肌腱吻合口断裂。

（四）健康教育

1. 生活指导　进食高蛋白、富含维生素饮食，促进血管、神经功能修复。保持伤口周围皮肤清洁，做好个人卫生。避免碰伤、烫伤、冻伤等再次损伤。

2. 康复指导　早期患肢功能锻炼、循序渐进，促进手部功能恢复。

3. 复查指导　遵医嘱定期复诊，有神经损伤、肌腱损伤的病人，遵医嘱佩戴支具，定期复查。有异常随时就诊。

【护理评价】

1. 病人紧张、焦虑是否缓解，情绪是否稳定。
2. 病人是否主诉疼痛缓解。
3. 病人是否主动进行功能锻炼。
4. 病人并发症是否得到预防或及时发现和处理。

第二节　断肢（指）再植

断肢（指）再植是把完全或不完全离断的肢（指）体，在光学放大镜或显微镜的助视下，将离断的血管重新吻合，彻底清创，并行骨、神经、肌腱及皮肤的整复术，以恢复其一定功能的高度精细手术。

【病因和分类】

肢（指）体离断大多由于外伤原因所致。包括不完全性离断肢（指）和完全性离断肢（指）。

1. 不完全性断肢（指）　指伤肢（指）断面主要血管断裂合并骨折或者脱位，断面相连皮肤不超过周径1/8，断面相连软组织不超过断面总量1/4，如不进行血管修复吻合，伤肢（指）远端将发生坏死者。

2. 完全性断肢（指）　指没有任何组织相连或只有少部分残存组织相连，在清创时必须将少量残存的组织切除者。

【现场急救】

如肢（指）体离断现场远离医院，现场急救应包扎止血、妥善保存断肢（指），争分夺秒，做到迅速转运。

1. 迅速包扎止血　首先控制离断肢（指）近端出血，血管离断后会发生血凝块及血管回缩痉挛导致血管闭塞，常采用加压包扎止血。再用敷料局部加压包扎。大动脉出血时采用止血带止血法。一般每小时放松5分钟，以免压迫肢体时间过长导致肢体坏死。止血带放松时，应按压肢体近心端主干血管，减少出血。如发生在髋下或肩部下方的离断，离断位置较高，无法使用止血带，且加压包扎不能控制失血时，可采用止血钳夹住血管断端止血。

2. 断肢（指）保存　对于不完全离断的肢体，先包扎止血，为减轻组织的进一步损伤和减轻疼痛，可用夹板等予以固定。完全离断的肢体，禁止用任何液体浸泡、冲洗或涂药，原则上不做任何无菌处理，在保存上根据运送医院距离而定。距离医院近的，将离断的肢体用清洁布类或无菌敷料包好，同病人一起送医院。运送距离远的，将断肢（指）采用干燥冷藏法保存，用无菌或清洁敷料包好，放入清洁塑料袋内，进行标记，放入加盖的容器内，容器外周加冰块和水各一半在4℃左右（图45－1），避免将冰块与断肢（指）直接接触发生冻伤，记录保存时间，如多指离断，分别保存，塑料袋外明确写明指别。如果断肢（指）仍在机器内，禁止强行拉出或机器倒转而加重损伤，应拆开机器，将断肢（指）从机器取出。到达医院后，立即检查断肢（指），刷洗消毒后用肝素盐水从动脉端冲洗完成后，用无菌敷料包好放入无菌盘内，放于4℃冰箱内冷藏。禁止放入冰箱冷冻。以免造成肢（指）冻伤影响再植。如出现多指离断，应标记清楚，分别包好，放入冰箱。再植时按照顺序逐一取出。

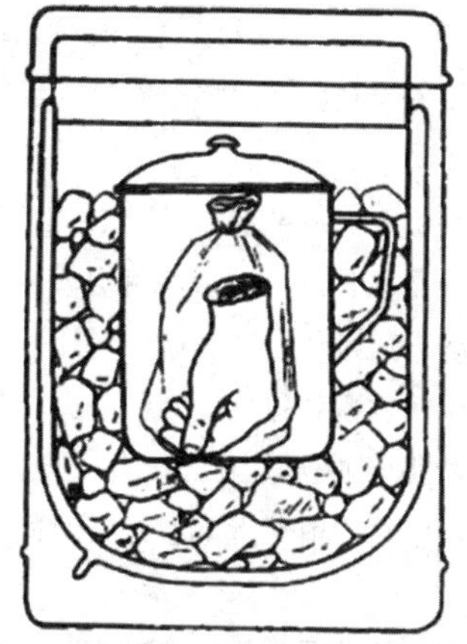

图45－1　断手的保存法

3. 转运迅速　将病人和断肢（指）一同送往医院，再植手术力争在6小时内进行，转运过程中注意观察病人生命体征、意识情况，注意保持呼吸道通畅，积极预防和治疗休克，观察有无其他并发症。

【治疗原则】

断肢（指）再植是创伤外科的一种综合外科操作技术，要求手术者既有良好的技术基础，又有较强的应变能力，尤其是血管吻合的技术。手术操作要根据病人全身情况、断肢（指）离断的时间和条件加以适当调整。其基本治疗原则如下。

1. 检查全身状况 全身状况良好是断肢（指）再植的前提和必要条件。如有危及生命的重要脏器损伤，应优先抢救生命。先将断肢（指）冷藏低温保存，待身体状况稳定后再行肢（指）体再植手术。

2. 彻底清创 在遵循常规清创原则下，切除失活组织，还应仔细检查和修整重要组织，如神经、血管、肌腱，并分别进行标记。在肢（指）体血液循环恢复后，需再次彻底切除无血供的组织。

3. 重建骨的连续性，恢复其支架作用 修整和缩短骨缺损，其缩短的长度应以肌肉或肌腱在适当张力下缝合，血管、神经在无张力下缝合，皮肤及皮下组织能够覆盖为标准，可采用克氏针、钢丝、螺丝钉、髓内针或钢板内固定。

4. 缝合肌腱 肌肉和肌腱的缝合应以满足手部和手指的主要功能为标准，不必将所有的离断肌腱进行缝合。重建骨支架后，先缝合肌腱再进行血管吻合，有利于吻合血管张力的调节，也可避免先吻合血管再缝合肌腱时的牵拉对血管吻合口的影响和刺激。

5. 吻合动、静脉 重建血液循环将动、静脉彻底清创后，在无张力下吻合，吻合血管的数目尽可能多，尽量在显微镜下进行，一般主要血管均需吻合，先吻合静脉，后吻合动脉，动静脉比例以1∶2为宜。

6. 缝合神经 保持离断神经尽可能在无张力状态下争取一期缝合，如有缺损应立即移植修复神经。可采用束膜缝合或神经外膜缝合。

7. 闭合、包扎创口 断肢（指）再植的创口不应留任何创面，可适当缩短骨骼，便于软组织修复。包扎时，先用温生理盐水洗去血迹，与健侧肢体对比观察再植肢体皮肤颜色。用多层松软敷料包扎，指间分开，指端外露，观察肢体末端血液循环情况，用石膏固定腕关节于功能位，固定范围一般从手指到前臂近端，必要时固定超过肘关节或整个上肢。

不同组织对缺血耐受性不一，缺血引起的组织学变化随时间延长加重。肢体离断后，组织细胞因缺血缺氧而死亡。因此，再植时限原则上越早越好，一般以伤后6～8小时为限。如伤后早期将断肢（指）妥善冷藏保存，再植时限可适当延长。如发生大腿和上臂离断，应严格控制再植时限。如为断指再植，可适当延长至伤后12～24小时。

知识链接

再植的关注点——从成活到功能

随着再植技术的发展，再植肢体的存活对于我国显微外科已不再是什么难题，目前显微外科医师关注的重点也从手术的成活率更多集中在再植肢体的外形及功能恢复上。病人对断指再植最主要的期望，就是恢复手相对良好的外形并恢复其重要功能。因此再植学界充分地认识到，保证离断肢体再植存活仅仅是再植术成功的基础，实现手外形的重建及手功能的恢复才是手外科医师断指再植的最终目标。在选择手术适应证时，应认真考量再植后病人包括手外形和功能的获益，不做存活而无功能的再植。同时重视围手术期的护理及术后的复健，将更优的外形和功能重建作为追求的方向。

【护理评估】

（一）术前评估

1. 健康史

（1）一般情况 了解病人年龄、性别、身高、体重、工作性质等情况。

（2）外伤史 了解病人的受伤原因、损伤性质、外伤时间和急救处理，包括离断肢（指）体开始保存时间和保存方法。

（3）既往史 了解病人既往身体健康状况，特别是高血压、糖尿病、冠心病等病史。

2. 身体状况 评估病人的意识和生命体征，有无休克及合并重要脏器的损伤，离断肢（指）组织缺损情况及离断程度、肢体的血液循环情况；不完全断离的肢体的血液循环情况。评估手术情况，术后再植肢（指）体皮肤的颜色、温度、色泽、毛细血管充盈时间、动脉搏动、肿胀等情况；有无感染及肾衰竭。

3. 心理－社会状况 评估病人有无焦虑、恐惧、悲伤情绪，病人及家属对再植后肢（指）体的心理反应及康复知识内容了解的程度。

（二）术后评估

1. 手术情况 了解手术过程和麻醉反应。

2. 身体状况 观察再植肢（指）体皮肤颜色、温度、动脉搏动情况、毛细血管充盈时间，有无感染和血管危象等。观察再植肢（指）体的感觉和运动情况，血管和神经功能恢复及功能锻炼情况。

3. 心理－社会状况 了解病人术后心理状态，对功能锻炼的配合及依从情况。

【常见护理诊断/问题】

1. 焦虑 与突发事件、担心术后效果和预后有关。

2. 有废用综合征的危险 与外伤和不能进行有效功能锻炼有关。

3. 有外周组织灌注无效的危险 与血管痉挛、血管栓塞有关。

4. 潜在并发症 血管危象、静脉血栓栓塞症、休克、感染、急性肾衰竭、断肢（指）再植失败。

【护理目标】

1. 病人情绪稳定，能配合治疗及护理。

2. 病人能主动进行功能锻炼，未出现失用综合征。.

3. 病人再植肢体组织灌流正常，未发生血管痉挛或栓塞。

4. 病人未出现并发症或并发症得到及时发现和解决。

【护理措施】

（一）术前护理

1. 观察病情 严密监测生命体征，观察离断肢（指）体的局部血液循环、感觉、运动情况，是否合并其他器官损伤等，建立静脉通路及时补液，保持呼吸道通畅。

2. 术前准备 病室环境安静整洁，室温22～25℃，避免吸烟和寒冷刺激，避免血管痉挛。查血常规、血型、配血。脱去或剪去创伤部位的衣服，局部清洁。做好手术准备。

3. 心理护理 由于断肢（指）多为突发性事件，病人常处于焦虑、恐惧等不良情绪中，对断肢（指）再植手术能否成功心有顾虑，既担心失去肢体而伤残，又担心再植后不能恢复其功能。护理人员要因人而异，针对不同病人给予不同的心理疏导。耐心向病人及家属介绍断肢（指）再植手术的高新技术的方法及术前、术后注意事项，讲解情绪对手术的影响，并通过成功的病例进行宣教，减轻病人的顾虑，帮助其树立信心，从而保持良好的情绪，积极配合治疗。

（二）术后护理

1. 病室环境 病室应保持安静、舒适，室温22～25℃，用60～100W鹅颈灯照射患肢，鹅颈灯外覆盖灯罩，保持照射距离30～40cm，并用无菌布遮盖患肢，注意照射距离，但在患肢血液循环较差的情况下不宜照射，以免增加局部组织代谢。

2. 体位 患肢抬高，略高于心脏水平，促进静脉回流，减轻肿胀和疼痛。术后平卧10～14天，勿患侧卧位，以免患肢血管受压影响血液循环。术后48小时内进食、如厕时可将床头抬高30°，避免患肢血管压力改变影响血供。

3. 并发症的护理

（1）休克　病人因创伤大和手术时间长，失血多，易引起血容量不足、低血压。术后应严密观察病人的神志和皮肤温度、皮肤颜色的改变，严密观察血压、脉搏、呼吸的变化，观察每小时尿量，及时发现休克的表现，及时处理。血容量不足还可引起血管吻合段血管栓塞而使手术失败。

（2）急性肾衰竭　是再植术后的严重并发症，也是导致断肢再植术后病人死亡的主要原因之一。病人早期表现为少尿或无尿、尿比重降低。因此，必须密切观察尿量、尿比重，有无水肿、心律失常、恶心、呕吐等表现。如每日尿量少于500ml或每小时尿量不足30ml，应及时通知医师处理。

（3）血管危象　一般发生在术后48小时内，血管痉挛和栓塞可导致血管危象。如未及时处理，可影响再植肢（指）体的成活。严密观察再植肢（指）体的皮肤颜色、温度、毛细血管回流及指（趾）端侧方切开出血等情况，并做记录。再植术后循环正常者，指（趾）腹颜色红润，早期颜色可比健侧稍红，皮肤温度也可比健侧稍高，毛细血管回流良好，指（趾）腹饱满，如果切开指（趾）腹侧方，1～2秒钟内流出鲜红色血液。

1）静脉危象　表现为指腹皮肤色泽由红润变为暗紫色，指（趾）腹张力高，进而出现水疱，毛细血管回流加快，皮温从略升高而逐渐下降，指（趾）腹侧切开立即流出暗紫色血液，不久又流出鲜红色血液，且流速较快，指（趾）腹由紫逐渐变红。长时间静脉危象可引起动脉危象。影响再植肢（指）体成活。一旦发现静脉危象征象，应立即去除血管压迫因素，将包扎敷料松解，观察血液循环情况，如症状未见减轻，可将部分缝线拆开，切口处积血进行清理，可切开指腹侧方放血，以减轻局部张力，必要时手术治疗。

2）动脉危象　表现为再植肢（指）体末端皮肤苍白，皮肤温度下降，毛细血管回流减慢或消失，指（趾）腹或末端皮肤张力降低或无张力，指（趾）腹侧方切开不出血。一旦发生动脉危象，立即去除压迫因素，松开敷料，应用解痉药物如罂粟碱等。短期观察仍持续症状加重，应立即手术治疗，以保证再植肢（指）体的存活。

3）动脉血供不足　患肢由红润变为淡红色，进而向白色、灰色、黑色发展，毛细血管回流缓慢或消失，皮温低，指（趾）腹侧方切开缓慢流出淡红色血液或无血液。一旦发现血管危象的迹象，及时汇报医师，检查肢体有无包扎过紧、有无局部压迫、疼痛情况、烤灯保暖是否有效、肢体抬高情况，遵医嘱给予抗凝、解痉药物治疗，局部保温，必要时手术探查。

4. 缓解疼痛 ①遵医嘱给予镇痛药物，必要时可行神经阻滞麻醉，以减轻疼痛，注意观察用药后的效果及不良反应。②转移病人注意力，如让病人听音乐、与人交谈等，调整患肢体位，使之分散对患处的注意力。③尽量减少物理刺激，各项操作尽量动作轻柔，以免引起疼痛。

5. 预防血管痉挛和血栓 ①应用抗凝解痉药物，如低分子右旋糖酐（扩容药物）、消旋山莨菪碱、罂粟碱、低分子肝素等。②注意保温，禁止吸烟等。③禁用血管收缩药物。④预防感染，严格无菌操作，彻底清创，应用广谱抗生素。

6. 功能锻炼 术后循序渐进进行患肢主动和被动功能锻炼，促进患肢功能恢复。术后 3 周内做适当按摩，行超短波、红外线理疗，轻微伸屈未制动的关节。4 ~ 6 周可做患肢（指）伸屈、握拳等活动，预防关节僵硬和肌肉粘连及萎缩。6 ~ 8 周加强受累关节各方向的主动活动，配合用理疗、中药熏洗等，促进肢体运动、感觉功能训练及神经功能的恢复。

（三）健康教育

1. 知识宣教 向病人解释吸烟与断肢（指）再植的利害关系，说明吸烟对血管的影响和危害，劝导病人戒烟。解释保持无痛或者轻度疼痛的重要性，告知病人如中重度疼痛，易使血管痉挛，应及时镇痛。

2. 自我防护 注意安全，加强防护措施，告知病人术后恢复的注意事项。

3. 康复训练 坚持再植肢（指）体的功能锻炼，向病人讲解功能锻炼的目的和方法，指导病人有计划地进行功能锻炼。

4. 复查指导 出院后遵医嘱及时复诊，注意患肢皮肤保护，预防烫伤、冻伤、擦伤，病情有变化随时就诊。

【护理评价】

1. 病人情绪是否稳定，是否能配合治疗及护理。

2. 病人是否能主动进行功能锻炼，是否出现废用综合征。

3. 病人再植肢体组织灌流是否正常，是否发生血管痉挛或栓塞。

4. 病人是否出现并发症，或并发症出现时是否得到及时发现和解决。

（林　静）

目标检测

答案解析

一、简答题

1. 简述断肢（指）的保存方法和转运途中的注意事项。

2. 简述动脉危象和静脉危象的临床表现。

二、病例分析题

王先生，25 岁，因操作机器工作时不慎致右手自前臂下段离断，伤后病人和离断右手一同被送往医院收入院，入院后予以行断肢再植术。术后 10 小时，病人出现右上肢再植肢体末端皮肤颜色苍白、皮肤温度低、指腹瘪陷、动脉搏动减弱、毛细血管充盈时间延长。

请思考：

（1）如何保存该病人的离断肢体？

（2）该病人再植术后出现了什么问题？

（3）该病人手术后应采取哪些护理措施？

书网融合……

本章小结

题库

第四十六章　颈、腰椎退行性疾病病人的护理

PPT

学习目标

知识要求：

1. **掌握**　颈、腰椎间盘突出症的围术期护理。
2. **熟悉**　颈、腰椎间盘突出症的基本概念、病因、临床表现。
3. **了解**　颈、腰椎间盘突出症的分型、诊断和治疗原则。

技能要求：

1. 学会应用护理程序为颈、腰椎间盘突出症病人提供整体护理。
2. 掌握轴线翻身的技巧和注意事项。

素质要求：

1. 具有良好的专业技能和专业素质。
2. 具备良好的人文关怀及共情能力。

退行性变又称退行性改变、退行性病变，简称退变。就腰椎和颈椎而言，其退行性变涵盖椎间盘、椎体、小关节、韧带、肌肉及整个脊柱的退行性变。与其他关节退行性变的不同之处在于，中枢神经穿行于由颈椎和腰椎构成的椎管之内，一旦颈椎和腰椎发生退行性变，不仅会伤及本身，还会诱发一系列的神经系统病变，后果难以预料。本章重点介绍颈、腰椎间盘突出症的病因、临床表现及护理。

案例引导

案例　王先生，52岁，间歇性腰痛5年，右下肢放射性疼痛半年入院。专科检查：腰椎生理前凸消失，腰椎轻度右弯畸形；L_4、L_5、S_1 棘间及棘突旁压痛（+），右下肢直腿抬高试验30°（+），加强试验（+），右膝腱反射减弱，右跟腱反射消失，右小腿后外侧及足背感觉减弱；鞍区感觉异常。CT检查：$L_4 \sim L_5$、$L_5 \sim S_1$ 椎间盘突出，L_3、L_4 椎体骨质增生，诊断为腰椎间盘突出症，完善相关检查后在联合腰醉下行椎间盘切除术。

讨论：

1. 该病人存在哪些主要护理问题？
2. 对该病人应采取哪些护理措施？

第一节　颈椎退行性疾病

一、颈椎病

颈椎病（cervical spondylosis）指颈椎间盘退行性改变及继发性椎间关节改变所致颈脊髓、神经根、椎动脉或交感神经受到刺激、压迫而出现的相应症状及体征的疾病。好发部位依次为 C_{5-6}、C_{6-7}、C_{4-5}。

【病因】

1. 颈椎间盘退行性变　是颈椎病发生和发展最基本的原因。颈椎活动度大，随年龄增长，椎间盘逐渐发生退行性变，使椎间隙狭窄，关节囊、韧带松弛，脊柱活动时稳定性下降，进一步发展可引起椎体、椎间关节及其周围韧带发生变性、增生、钙化，最后致相邻脊髓、神经、血管受到刺激或压迫。

2. 损伤　急性损伤使已退变的颈椎和椎间盘损害加重而诱发颈椎病，慢性损伤可加速退行性变的发展过程。

3. 先天性颈椎椎管狭窄　颈椎管的矢状内径对颈椎病的发展有密切关系。先天性颈椎管矢状径小于正常（14～16mm）时，即使仅有轻微退行性变，也可出现临床症状和体征。

【临床表现】

根据颈椎病的类型可有不同表现。

1. 神经根型颈椎病　最常见，发病率占50%～60%，

是由退变突出的椎间盘、增生的骨赘或肥大的关节突刺激或压迫神经根所致。症状为颈肩疼痛及僵硬，可向上肢放射，单侧或双侧上肢麻木、感觉过敏、无力或有放电样疼痛，咳嗽、喷嚏、颈部活动时加重。体征为头偏向患侧，上肢相应神经根性感觉减退、过敏或感觉异常，肌力下降，腱反射减弱。

2. 脊髓型颈椎病 发病为颈椎病的第2位，占10%～15%，是脊髓受到后突的髓核、椎体后缘的骨赘、增生肥厚的黄韧带、钙化的后纵韧带的刺激或压迫所致。表现为四肢无力，握力弱，精细活动失调，步态不稳，有踩棉花样感觉，病情加重后出现上运动神经元损伤表现，四肢反射亢进，肌张力增强，出现病理征，躯体有感觉障碍平面，并可有括约肌功能障碍。

3. 椎动脉型颈椎病 是椎动脉供血不足所致，常由于颈椎退行性变、颈椎横突孔增生狭窄、上关节突增生肥大、周围韧带松弛或钙化对椎动脉刺激或压迫引起。表现为椎-基底动脉缺血症状，主要有颈性眩晕，即颈部活动尤其是仰头时引起眩晕，平衡障碍和共济失调，甚至猝倒。

4. 交感神经型颈椎病 此型是颈椎不稳定、刺激颈交感神经所致，表现为一系列交感神经症状。交感神经兴奋症状，如偏头痛、眼球胀痛、耳鸣、听力下降、心律失常、心前区疼痛、血压升高等；交感神经抑制症状，如畏光、流泪、头晕、血压下降等。

【辅助检查】

1. 影像学检查 神经根型、交感神经型和脊髓型X线片示颈椎退行性改变征象。神经根型和交感神经型CT、MRI检查可见椎间盘突出、椎管及神经根管狭窄及脊神经受压情况，脊髓型可见脊髓受压情况。椎动脉造影可见椎动脉局部受压、梗阻、血流不畅。

2. 实验室检查 脊髓型颈椎病脑脊液动力学试验显示椎管有梗阻现象。

【治疗原则】

1. 非手术治疗 神经根型、椎动脉型和交感神经型颈椎病以非手术治疗为主。治疗方法有：①颈椎牵引。②颈椎制动，包括石膏围领及领围。③手法按摩。④避免不良体位，如长时间低头。⑤保持良好的睡眠休息体位，睡眠中保持正确的睡姿和睡枕的合适高度。⑥物理治疗、封闭疗法、针灸及药物外敷。

2. 手术治疗

（1）手术适应证 ①经保守治疗症状未改善或症状进一步加重者。②颈椎髓核突出及脱出者。③以椎体后缘骨质增生为主的颈椎病。④颈椎不稳定。⑤后纵韧带骨化症。

（2）手术方法 依据颈椎病类型并结合临床决定行颈椎前路或颈椎后路手术。手术包括对脊髓、神经构成压迫的组织、骨赘、椎间盘和韧带切除或椎管扩大成形，使脊髓和神经得到充分减压，根据病情通过植骨或内固定行颈椎融合术，达到稳定颈椎的目的。

【护理评估】

1. 健康史

（1）一般情况 了解病人的性别、年龄、职业等。

（2）既往史 了解病人有无颈肩部急、慢性损伤史和肩部长期固定史，以往的治疗方法和效果。

（3）家族史 了解病人家族成员中有无类似病史。

2. 身体状况

（1）症状与体征 评估病人疼痛的部位、性质，诱发及加重疼痛的因素，缓解的措施及效果；评估病人有无四肢感觉、活动、肌力、反射异常及躯干部的紧束感；评估病人的意识状态和生命体征，生活自理能力，有无排尿排便失控或失禁现象。

（2）辅助检查 了解影像学检查和实验室检查结果，评估颈椎病的类型和严重表现。

3. 心理-社会状况 评估病人有无焦虑、恐惧等不良情绪；评估病人及家属对手术及术后康复过程，对可能出现的后遗症等的认知程度；评估病人家庭及社会对病人的支持程度。

【常见护理诊断/问题】

1. 焦虑 与预感到健康受到威胁、形象受到破坏、不了解手术的程序、担心手术的效果、不适应医院的环境等有关。

2. 急性疼痛 与神经根受压、脊髓受压、交感神经受刺激、椎动脉痉挛、颈肩痛及活动受限有关。

3. 自理能力缺陷 与疼痛及颈肩活动受限有关。

4. 潜在并发症 术后出血、呼吸困难。

【护理目标】

1. 病人情绪稳定积极配合治疗。
2. 病人疼痛得到控制。
3. 病人最大限度地提高自理能力。
4. 病人未发生并发症或并发症得到及时处理。

【护理措施】

（一）术前护理

1. 心理护理 向病人解释病情，术后恢复可能需要数月甚至更长时间，让病人做好充分的思想准备。给病人介绍治疗方案及手术的必要性，手术目的及优点，介绍目前的医疗护理情况和技术水平，使其产生安全感，愉快地、充满信心地接受手术。重视社会支持系统的影响，尤其是亲人的关怀和鼓励。

2. 术前训练

（1）呼吸功能训练　术前指导病人练习深呼吸、行吹气泡或吹气球等训练，以增加肺的通气功能；术前 1 周戒烟。

（2）气管、食管推移训练　颈前路手术过程中会牵拉气管食管，引起吞咽困难和喉头急性水肿，所以术前应进行气管食管推移训练。找准喉结的位置，第 2～4 指并拢与拇指分开，喉结旁开 1cm，以先轻后重、先慢后快的方式，将气管食管推向对侧，做一个吞咽动作感受推移的强度。开始用力尽量缓和，训练中如果出现局部疼痛、恶心、呕吐、头晕等不适，可休息 10～15 分钟后再继续，直至病人能适应。训练时间：术前 3～5 天开始，开始为每次 10～20 分钟，每日 3 次；以后逐渐增至每次 30～60 分钟，每日 4 次，使气管推移超过中线。

（3）俯卧位训练　为适应颈椎病后路手术长时间俯卧，术前需进行该体位训练。训练方法：开始 3 次/日，30～40 分钟/次；以后逐渐增至 3～4 小时/次，每日 1 次。

3. 安全护理　病人存在肌力下降导致四肢无力时应防烫伤和跌倒，指导病人不要自行倒开水，穿平跟鞋，保持地面干燥，走廊、浴室、卫生间等日常生活场所有扶手，以防止步态不稳摔倒，椎动脉型颈椎病病人避免头部过快转动或屈曲，以防猝倒。

4. 术前准备　做好手术部位的皮肤准备；加强营养，提高抵抗力。

（二）术后护理

1. 观察病情　观察呼吸频率、深度的改变，脉搏的改变，保持呼吸道通畅，低流量给氧。观察术后切口敷料有无渗液及渗出液的颜色、性状、量等；观察伤口引流管是否通畅及引流液的颜色、性状、量等；观察病人术后有无疼痛，疼痛严重者予以镇痛剂或镇痛泵。

2. 体位护理　行内固定植骨融合者，颈部制动。病人取平卧位，颈部稍前屈，两侧颈肩部置沙袋以固定头颈部，侧卧位时枕与肩宽同高，搬动或翻身时，保持头、颈和躯干在同一平面上，维持颈部相对稳定。下床活动时，需行头颈胸支架固定颈部。

3. 并发症的护理

（1）呼吸困难　是前路手术最危急的并发症，多发生于术后 1～3 天。一旦病人出现呼吸困难、张口急迫呼吸、应答迟缓、口唇发绀等表现，立即通知医师，并做好气管切开及再次手术的准备。

（2）术后出血　颈深部血肿多见于术后当日，尤其是 12 小时内，术后应观察生命体征、伤口敷料及引流液。如 24 小时出血量 >200ml，检查是否有活动性出血。若引流量多且呈淡红色，考虑有脑脊液漏发生，及时报告医师处理。检查颈部软组织张力，若发现病人颈部明显肿胀，并出现呼吸困难、烦躁、发绀等表现，报告并协助医师剪开缝线、清除血肿。若血肿清除后呼吸仍不改善应实施气管切开术。

（3）脊髓神经损伤　手术牵拉和周围血肿压迫均可损伤脊髓神经，病人出现声嘶、四肢感觉运动障碍以及排尿排便功能障碍。手术牵拉所致的神经损伤是可逆的，术后 1～2 天内明显好转或消失；血肿压迫所致的损伤为渐进的，应注意观察，以便及时发现问题并处理。

（4）植骨块脱落、移位　多发生在手术后 5～7 天，因颈椎活动不当，椎体与植骨块间产生界面间的剪切力使骨块移动、脱出。所以，颈椎术后应重视病人的活动指导。

4. 功能训练　指导能活动的病人做主动运动，以增强肢体肌肉力量；不能活动者，协助并指导做各关节的被动运动，以防肌肉萎缩和关节僵直。术后第 1 天，开始进行各关节的主被动功能锻炼；术后 3～5 天，引流管拔除后，可戴支架下地活动，行坐位和站立位平稳训练及日常生活活动能力的训练。

（三）健康教育

1. 纠正不良姿势　日常生活、工作、休息时注意纠正不良姿势，保持颈部平直，以保护头、颈、肩。

2. 保持良好睡眠体位　理想的睡眠体位应该是头颈部保持自然仰伸位，胸部及腰部保持自然曲度，双髋及双膝略呈屈曲，使全身肌肉、韧带及关节获得最大限度的放松与休息。长期伏案工作者，宜定时远视，以缓解颈部肌肉的慢性劳损。

3. 选择合适枕头　以中间低两端高、透气性好、长度超过肩宽 10～16cm、高度以头颈部压下后一个拳头高为宜。

4. 避免外伤　行走或劳动时避免损伤颈肩部。一旦发生损伤，尽早诊治。

【护理评价】

1. 病人情绪是否稳定，能否积极配合治疗。
2. 病人疼痛是否得到控制。
3. 病人自理能力是否提高。
4. 病人是否发生并发症，或并发症是否得到及时处理。

二、颈椎间盘突出症

颈椎间盘突出症（cervical disc herniation）是在颈椎间盘退变的基础上，因轻微外力或无明确诱因导致的椎间盘突出而致脊髓和神经根受压的一组病症。发病率仅次于腰椎间盘突出症，多见于 40～50 岁，男性多于女性，突出部位以 C_{5-6}、C_{4-5} 多见。

【病因与分类】

1. 病因　颈椎间盘突出症是临床上较为常见的脊柱疾

病之一，由于颈椎间盘髓核、纤维环、软骨板，尤其是髓核，发生不同程度的退行性病变后，在外界因素的作用下，导致椎间盘纤维环破裂，髓核组织从破裂之处突出或脱出椎管，从而造成相邻的组织受压导致症状的疾病。主要病因有3个：①脊柱外伤和慢性损伤（最常见原因）。②脊柱姿势的改变。③胸椎及椎间盘的退行性改变。

2. 分类 根据颈椎间盘向椎管内突出的位置不同，分为3种类型。①中央突出型：突出部位在椎管中央。②侧方突出型：突出部位在后纵韧带的外侧，钩椎关节的内侧。③旁中央突出型：突出部位偏向一侧而在脊髓与脊神经之间。

【临床表现】

1. 中央突出型 以颈髓受压为主要表现。因脊髓受压，可出现四肢不完全性或完全性瘫痪以及大小便异常；与此同时，四肢腱反射亢进。病理反射征可显示阳性，并按突出平面不同而出现感觉减退或消失。

2. 侧方突出型 主要症状为颈痛、活动受限，疼痛可放射至肩部或枕部；一侧上肢有疼痛和麻木感。查体时发现头颈部常处于僵直位，活动受限。下颈椎棘突及肩胛部可有压痛。如头向后并侧向患侧，头顶加压即可引起颈肩痛，并向手部放射。牵拉患侧上肢可引起疼痛。感觉障碍因椎间盘突出平面不同而表现各异。

3. 旁中央突出型 除有侧方突出型的症状和体征外，尚有不同程度单侧脊髓受压症状，常因发生剧烈的根性疼痛而掩盖了脊髓压迫症状。

【辅助检查】

1. X线检查 可见颈椎曲度改变，生理前凸减小、消失或反常，椎间隙狭窄，椎体后缘骨赘形成，椎间孔狭窄。

2. CT 显示椎间盘突出部位、类型及程度。

3. MRI 对颈椎间盘突出症的诊断具有重要价值，可清楚显示椎间盘突出和脊髓受压程度。

4. 肌电图 用于确定神经根损害的程度，并有助于对神经根的定位，肌电图阴性表示神经根功能尚好，预后良好。

【治疗原则】

以非手术治疗为主，如出现脊髓压迫症状，应尽早施行手术治疗。

（一）非手术疗法

1. 颈椎牵引 原无退变的颈椎间盘突出症，可经牵引恢复其椎间隙高度。牵引方法：采取坐位或卧位，用枕颌带（Glison带）牵引，重量2.0～6.0kg，每次1～1.5小时，每日两次，没有不适情况，可行持续牵引，每天6～8小时，2周为一个疗程。

2. 颈部围领制动 主要作用是限制颈部活动和增强颈部的支撑作用，减轻椎间盘内压力。一般可采用简易颈部围领保护，对严重病例伴有明显颈椎失稳者可采用石膏托颈固定。对牵引后症状缓解者制动有利于病情恢复。

3. 理疗 对轻型病例仅有神经根刺激症状者有一定效果。

4. 药物治疗 对症处理，对疼痛剧烈者可给予镇静镇痛药物。

（二）手术疗法

对颈椎间盘突出症诊断明确、神经根或脊髓压迫症状严重者应采取手术治疗。术式包括颈前路减压术、颈后路减压术、颈椎间盘显微切除术等。

【护理措施】

1. 观察病情 包括生命体征，下肢皮肤温度、感觉及运动恢复情况；观察手术切口敷料有无渗液及渗出液的颜色、性状、量等，渗湿后及时更换敷料，以防感染；观察病人术后有无疼痛，疼痛严重者予以镇痛剂或镇痛泵。

2. 体位护理 术后仰卧硬板床4～6小时，以减轻切口疼痛和术后出血，以后根据手术方法不同可以采取侧卧或俯卧位。翻身按摩受压部位，必要时加气垫床，避免压疮发生，翻身时保持脊柱平直勿屈曲、扭转，避免拖、拉、推等动作。

3. 引流管护理 防止引流管脱出、折叠，观察并记录引流液的颜色、性状、量，有无脑脊液流出，是否有活动性出血，有异常及时报告医师。

4. 尿潴留及便秘的护理 了解病人产生尿潴留、便秘的原因，给予必要的解释和心理安慰，给病人创造良好排尿、排便环境。

5. 其他护理 参见本章第一节颈椎病。

第二节　腰椎退行性疾病

腰椎退行性病变是一种自然的生理性老化现象，符合人体正常的新陈代谢规律。随着年龄的增长，腰椎由于运动磨损和负重损伤，从20岁就开始出现持续性退变，这是一种正常的老化表现。绝大部分60岁以上正常人拍片时可发现腰椎的骨质增生、椎间隙狭窄等退变老化现象。这种现象也可发生于30岁左右的青年人，且多为伏案工作人员或运动员。过去主要发生在中老年人群中，随着近年来人口老龄化和人们生活方式的改变，发病率增高，且初发年龄趋于年轻化。最多见于中年人，20～50岁为多发年龄，男性多于女性。

一、腰椎间盘突出症

腰椎间盘突出症（lumbar intervertebral disc herniation）是指由于椎间盘变性、纤维环破裂、髓核组织突出刺激和压迫马尾神经或神经根所引起的一种综合征，是最常见的腰腿痛原因之一。腰椎间盘突出症多发生在脊柱活动度大，承重较大或活动较多的部位，好发部位是 L_{4-5} 和 L_5 ~ S_1 椎间隙，可发生于任何年龄，最多见于中年人，20 ~ 50 岁为多发年龄，男性多于女性。

【病因】

1. 椎间盘退行性变　是腰椎间盘突出的根本病因。随着年龄增长，纤维环和髓核水分减少，弹性降低，椎间盘变薄，易于突出。

2. 损伤　积累损伤是椎间盘退变的主要原因。反复弯腰、扭转等动作最易引起椎间盘损伤，故本病与职业有一定关系。驾驶员长期处于坐位和颠簸状态，及从事重体力劳动者，因过度负荷，均易造成椎间盘早期退变。急性的外伤可以为椎间盘突出的诱发因素。

3. 妊娠　妊娠期间整个韧带系统处于松弛状态，而腰骶部又承受比平时更大的应力，增加了椎间盘突出的风险。

4. 遗传因素　有色人种本病的发病率较低。小于 20 岁的青少年病人中约 32% 有阳性家族史。

5. 发育异常　腰椎骶化、骶椎腰化和关节突不对称等腰骶部先天发育异常，使下腰椎承受异常应力，均会增加椎间盘的损害。

【病理】

椎间盘承受人体躯干及上肢的重量，较其他组织更易劳损。且仅有少量血液供应，营养极为有限，从而极易退变。一般认为，人 20 岁以后，椎间盘开始退变，髓核的含水量逐渐减少，椎间盘的弹性和抗负荷能力也随之减退。在外力及其他因素的影响下，椎间盘继发病理性改变，以至于纤维环破裂，髓核突出引起腰腿痛和神经功能障碍。

【分型】

根据突出程度及影像学特征，结合治疗方法可进行如下分型。

1. 膨出型　纤维环部分破坏，而表层完整，此时髓核因压力而向椎管内局限性隆起，但表面光滑。这一类型经非手术治疗大多可缓解或治愈。

2. 突出型　纤维环完全破裂，髓核突向椎管，但后纵韧带仍然完整。此型常需要手术治疗。

3. 脱出型　髓核穿破后纵韧带，形同菜花状，但其根部仍然在椎间隙内。需手术治疗。

4. 游离型　大块髓核组织穿破纤维环和后纵韧带，完全突入椎管，与原间盘脱离。需手术治疗。

5. Schmorl 结节及经骨突出型　Schmorl 结节是指髓核经上、下软骨板的发育性或后天性裂隙突入椎体松质骨内；经骨突出型是髓核沿椎体软骨终板和椎体之间的血管通道向前纵韧带方向突出，形成椎体前缘的游离骨块。这两型临床上无神经症状，无需手术治疗。

【临床表现】

1. 症状

（1）腰痛　大部分病人出现腰痛，主要是由于变性的髓核进入椎体内或后纵韧带处，引起化学性和机械性神经根炎，以持续性腰背部钝痛为多见，痉挛性剧痛少见。

（2）坐骨神经痛　突出的椎间盘对坐骨神经根造成化学性和机械性刺激，表现为腰部至股及小腿后侧的放射性疼痛或麻木感。肢体麻木多与下肢放射痛伴发。

（3）间歇性跛行　髓核突出继发椎管狭窄，行走时椎管内受阻的椎静脉丛扩张，加重对神经根压迫引起间歇性跛行。

（4）马尾神经受压症状　表现为会阴部麻木和刺痛感，排便和排尿困难。

2. 体征

（1）腰椎侧凸　腰椎为减轻神经根受压而引起的姿势性代偿畸形（图 46 - 1）。

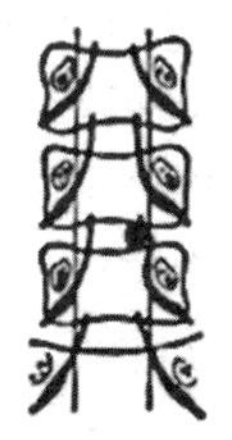
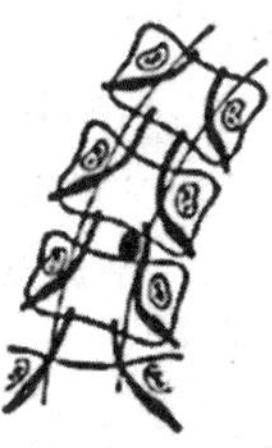
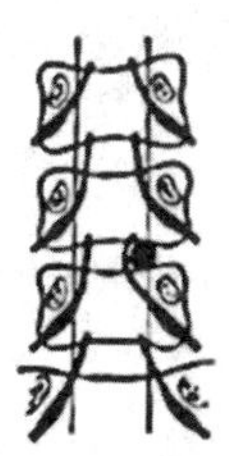
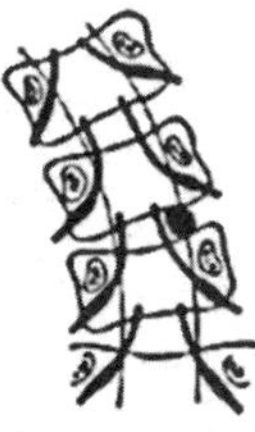

图 46 - 1　姿势性代偿畸形

（2）腰部活动受限　主要以前屈受限最明显，是由于前屈位时进一步促使髓核向后移位并增加对受压神经根的牵张所致。

（3）压痛与叩痛　出现腰椎生理曲度改变，腰背部压痛和叩痛。

（4）直腿抬高试验及加强试验阳性。

（5）感觉及运动功能减弱　因神经根受损使其所支配区域的感觉异常、肌力下降和反射异常。病人自觉肢体发冷、发凉、发麻。

【辅助检查】

1. X 线检查　显示腰椎间盘出现椎体边缘增生和椎间隙变窄等退行性改变。部分病人可以有脊柱偏斜、脊柱侧凸。此外，X 线平片可以发现有无结核、肿瘤等骨病，有重要的鉴别诊断意义。

2. CT　可显示黄韧带是否增厚及椎间盘突出的大小、

方向等。

3. MRI 显示椎管形态，全面反映出各椎体、椎间盘有无病变及神经根和脊髓受压情况，对本病有较大诊断价值。

4. 其他 肌电图等电生理检查有助于腰椎间盘突出的诊断，并可以推断神经受损的节段。

【治疗原则】

1. 非手术治疗 适用于首次发病者、较轻者、诊断不明者以及全身及局部情况不宜手术者。发作期休息、制动，必要时绝对卧硬板床休息。也可行牵引、支具固定、推拿、理疗、按摩、封闭、髓核溶解术。

2. 手术治疗 适用于诊断明确，经正规非手术治疗无效并影响工作和生活者；马尾经损伤严重者；症状虽不严重，但久治无效，影响步行和剧烈活动者；伴有椎管狭窄者。手术方法有：①常规后路手术，如全椎板切除术、单侧椎板切除术、开窗术。②腰椎间盘微创手术，如经皮穿刺单纯髓核溶解、腰椎间盘突出症的显微内镜下椎间盘切除术、显微镜辅助下的椎间盘切除术。③人工椎间盘置换术。④人工髓核置换术。

知识链接

腰椎间盘突出症的追溯

对腰椎间盘突出症的认识可追溯到公元前400年，古希腊的Hippocrates最早应用了“坐骨神经痛”这一名词，并应用牵引和按摩来缓解腰骶部疼痛症状。公元980年，阿拉伯医师Avicenna介绍了坐骨神经痛的症状：疼痛开始于髋关节向下至大腿后侧，有时疼痛至整个膝部，有时至足跟，偶至足拇趾。文艺复兴后，意大利人Domenico Cotugno在1764年写了一本关于坐骨神经痛的专著《坐骨神经痛识治》，系统地介绍了坐骨神经痛。1857年，Virchow首先从尸检中发现腰椎间盘突出，并称其为Virchow瘤但并不知道它与腰腿痛的关系。1880年，前南斯拉夫医师Lazarevic首先介绍了用直腿抬高法来检测坐骨神经痛的方法。1934年，Barr和Mixter在《新英格兰医学杂志》发表了《累及椎管的椎间盘破裂》一文，阐述了腰椎间盘突出的实质，引起了临床工作者的广泛关注。英国及新西兰于1939年和1944年分别开展了腰椎间盘突出症手术。在我国，1946年骨科前辈方先之教授率先开展了腰椎间盘突出症的手术，并于1952年发表了《腰椎间盘纤维环破裂症——附临床病例报告47例》一文，对腰椎间盘突出症的病因、检查、诊断治疗及随访做了较为详细的报告。

【护理评估】

（一）术前评估

1. 健康史

（1）一般情况 了解病人的性别、年龄、职业、营养状况，评估生活自理能力，压疮、跌倒/坠床的危险性评分；询问受伤时病人的体位、外来撞击的着力点，受伤后的症状和腰痛的特点和程度，致腰痛加剧或减轻的相关因素，是否采取制动和治疗措施。

（2）既往史 了解病人是否有先天性椎间盘疾病，评估病人有无急性腰扭伤或损伤史。既往有无腰部外伤、慢性损伤史，是否做过腰部手术，有无冠心病、高血压、糖尿病和肝肾功能不良等疾病。

（3）家族史 了解病人家族成员中有无类似病史。

2. 身体状况

（1）症状与体征 评估病人腰部疼痛的性质、部位、范围、诱发及加重的因素，缓解疼痛的措施及效果等；评估本次疼痛发作后治疗的情况，是否使用镇痛剂、肌肉松弛剂等药物，评估病人下肢的感觉、运动和反射情况，病人行走的姿势、步态，有无排尿、排便失禁现象。了解病人有无腰痛、坐骨神经痛、间歇性跛行。合并神经根受压者，了解其疼痛、活动受限程度及时间。

（2）辅助检查 了解影像学检查结果，评估腰椎间盘突出症的严重程度。

3. 心理－社会状况 评估病人的情绪，对疾病的了解程度，病人的家庭及支持系统及对病人的支持帮助能力等。

（二）术后评估

1. 手术情况 了解手术方式、麻醉方式、术中情况。

2. 身体状况 评估生命体征、伤口及引流液情况；评估病人排尿情况、下肢感觉运动等情况。

3. 心理－社会状况 了解病人的情绪变化，有无焦虑、担忧心理；能否配合术后功能锻炼。

【常见护理诊断/问题】

1. 慢性疼痛 与椎间盘突出压迫神经、肌肉痉挛及疼痛有关。

2. 躯体活动障碍 与疼痛、牵引或手术有关。

3. 潜在并发症 肌肉萎缩、神经根粘连。

【护理目标】

1. 病人疼痛减轻或消失。
2. 病人能够使用适当的辅助器具增加活动范围。
3. 病人未发生并发症，或并发症得到及时发现和处理。

【护理措施】

（一）非手术治疗护理/术前护理

1. 有效镇痛 急性期绝对卧床休息。必要时遵医嘱给予口服非甾体抗炎药、活血化瘀类药物。

2. 保护腰椎　戴腰围能加强腰椎的稳定性，对腰椎起到保护和制动作用。卧床1～3周后，戴腰围下床活动。

3. 保持有效牵引　牵引前在牵引带压迫的髂缘部位加减压保护贴，预防压疮。牵引期间观察病人体位、牵引线及重量是否正确，经常检查牵引带压迫部位的皮肤有无疼痛、红、肿、破损、压疮等。牵引重量一般为7～15kg，持续2周。

4. 心理护理　鼓励病人及其家属参与治疗，解释急性期卧床休息的重要性，积极配合，增加治疗信心。

5. 术前准备　常规戒烟，训练床上排便，根据病人对手术的了解程度，向其解释手术方式及术后可能出现的问题，如出现疼痛、麻木及时告知医师采取措施。

（二）术后护理

1. 观察病情

（1）密切观察病人生命体征、意识状态，保持呼吸道通畅，鼓励有效咳嗽。

（2）密切观察病人双下肢感觉活动情况，会阴部括约肌功能恢复情况，双下肢有无肿胀、皮温是否正常，术前症状有无改善或加重，发现异常及时报告医师。

（3）观察伤口敷料有无渗液、渗血、脱落及感染情况，引流液的颜色、性质和量，若出现引流液增多，引流颜色变浅呈洗肉水样颜色，提示有脑脊液漏的发生，取头低足高位，遵医嘱使用抗生素预防颅内感染，监测并补充电解质。必要时探查伤口，行裂口缝合或修补硬脊膜。

（4）观察有无腹胀，指导病人深呼吸、腹部按摩，促进肠蠕动。

2. 体位　平卧位，保持脊柱平直；每2小时轴线翻身1次。

3. 功能锻炼　为预防长期卧床所致的肌肉萎缩、关节僵硬等并发症，麻醉药物作用消失后即可开始进行踝、膝关节的主动屈伸和股四头肌的静力性收缩，促进下肢血液循环；早期进行直腿抬高训练，以防止神经根粘连。若病人不能进行主动锻炼，在病情许可的情况下，由医护人员或家属协助活动各个关节、按摩肌肉，以促进血液循环，预防并发症。行腰椎微创手术者，遵医嘱术后2～7天指导并协助佩戴腰围下床活动。

（三）健康教育

1. 预防指导　指导病人及家属平时坐、卧、立、行、劳动时采取正确姿势，减少急、慢性损伤发生的机会。持物少于15kg。

（1）保持正确的坐、立、行姿　坐位时选择高度合适、有扶手的靠背椅，保持身体与桌子距离适当，膝与髋保持同一水平，身体靠向椅背，并在腰部垫一软枕；站立时尽量使腰部平坦伸直、收腹、提臀；行走时抬头、挺胸、收腹，利用腹肌收缩支持腰部。

（2）避免长时间保持同一姿势　适当进行原地活动或腰背部活动，以解除腰背肌肉疲劳。长时间伏案工作者，积极参加课间操活动，以避免肌肉劳损。

（3）合理应用人体力学原理　如站位举起重物时，高于肘部，避免膝、髋关节过伸；蹲位举重物时，背部伸直勿弯；搬运重物时，宁推勿拉；搬抬重物时，弯曲下蹲屈髋膝，伸直腰背，用力抬起重物后再行走。

（4）采取保护措施　腰部劳动强度过大的工人、长时间开车的司机可戴腰围保护腰部。脊髓受压者，也可戴腰围，直至神经压迫症状解除。

（5）超重或肥胖者要控制饮食和减轻体重。

2. 加强腰背肌锻炼　增强腰背肌肌力以增加脊柱稳定性。参加剧烈运动时，运动前应有预备活动，运动后有恢复活动，切忌活动突起突止，应循序渐进。

【护理评价】

1. 病人疼痛是否减轻或消失。

2. 病人是否能够使用适当的辅助器具增加活动范围。

3. 病人是否发生并发症，或并发症发生时是否得到及时发现和处理。

二、腰椎管狭窄症

腰椎管狭窄症（lumbar spinal stenosis syndrome）是指因某种原因腰椎管内产生骨性或纤维性结构异常，导致一处或多处管腔狭窄，使脊髓马尾神经或脊神经根受压所引起的一种综合征。

【病因】

有先天性因素和后天性因素，先天性因素有发育性和特发性原因，后天性因素包括退行性、损伤性、医源性和脊柱滑脱等原因，最常见的因素是退行性变，临床上以混合性因素较多见。狭窄发生于椎管中央部者称为中央椎管狭窄，而发生在椎管侧方者称为侧隐窝狭窄，若发生于椎间孔则称为神经根管狭窄。狭窄有骨性因素，也有软组织因素。

【临床表现】

1. 神经源性间歇性跛行　在步行数十至数百米后，出现下肢疼痛、麻木、酸胀、无力等症状，以致不能继续行走，此时如坐、蹲或弯腰休息片刻，症状即明显减轻或消失，反复发生。

2. 腰腿痛　腰臀部痛及下肢痛，可为单侧或双侧。疼痛多为持续性，活动时加重，体位改变可影响疼痛的程度。疼痛多发生于站立位、过伸位或行走较久时，若取前屈位、坐位、卧位、蹲或骑自行车时可使疼痛减轻或消失。可有骶棘肌紧张及相应的椎旁压痛点，个别有下肢放射性痛，还可出现下肢麻木感，偶有马鞍区麻木、大小便失禁或阳痿。

3. 脊柱活动改变 腰椎生理前凸减少或消失，腰椎后伸受限，为本症主要体征之一。

4. 下肢感觉、运动、反射改变 若为中央椎管狭窄者，两侧出现一条或多条神经根受压的相应改变；若为侧隐窝狭窄或神经管狭窄者，一般仅出现一侧单一神经根受压的改变。

【辅助检查】

X 线片可见椎体、椎间关节和椎板的退行性改变，脊髓造影可确立诊断，并显示病变的范围，但不能显示侧隐窝和神经管狭窄。CT 和 MRI 对椎管狭窄的诊断价值很大，尤其是 MRI。

【治疗原则】

临床症状和体征及辅助检查可做出诊断，治疗原则如下。

1. 非手术治疗 卧床休息，骨盆牵引，腰背肌锻炼，理疗、按摩，腰围保护及适当的抗炎药物。

2. 手术治疗 症状严重、半年以上非手术治疗无效者，有较严重的神经功能障碍者，症状反复发作，进行性加重者，可经手术解除压迫马尾神经和神经根的狭窄因素，以及维持脊柱的稳定性。

【护理措施】

参照本章第二节腰椎间盘突出症。

（邓　英）

目标检测

答案解析

一、简答题

1. 简述颈椎间盘突出症病人的健康教育。
2. 简述腰椎间盘突出症的功能锻炼内容。

二、病例分析题

王女士，45 岁，因“腰痛 3 个月，大小便失禁 10 小时”入院。入院后予以留置导尿管，MRI 检查显示腰椎间盘突出症并马尾神经损伤。完善相关检查后急诊在全麻下行腰椎间盘髓核摘除术，术后伤口留置引流管一根。

请思考：

（1）该病人术后可能出现哪些护理诊断/问题？

（2）术后该如何护理该病人？

书网融合……

本章小结

题库

第四十七章　骨与关节感染病人的护理

PPT

学习目标

知识目标：

1. **掌握**　急性骨髓炎、慢性骨髓炎的病因、临床表现、处理原则和护理措施。
2. **熟悉**　化脓性关节炎、骨与关节结核和非化脓性关节炎的临床特点、处理原则。
3. **了解**　骨与关节感染疾病的病理生理。

技能目标：

学会应用护理程序为骨与关节感染疾病病人提供整体护理。

素质目标：

具备良好的人文关怀及共情能力，表现出对病人的尊重、理解和关心。

骨与关节感染疾病包括化脓性骨髓炎、化脓性关节炎、骨与关节结核、非化脓性关节炎等。当病人出现骨与关节感染时，表现为不同程度的局部疼痛、体温升高和肢体功能障碍，甚至导致关节挛缩畸形和病理性骨折。如未得到及时治疗和有效护理，可能引起感染反复，甚至肢体残疾。本章重点介绍急慢性血源性骨髓炎、化脓性关节炎、脊柱结核、髋膝关节结核、骨关节炎及类风湿关节炎围手术期护理。

案例引导

案例　病人，男，10岁。因“左下肢肿痛活动受限伴寒战高热10小时”入院。患儿3天前有左下肢外伤史，伤后左膝部剧烈疼痛，当夜诉左膝关节剧烈疼痛，并出现体温升高，予药物降温后体温降低。次日晨诉疼痛明显加剧，膝关节不能主动活动，局部肿胀明显。体格检查：T 39.2℃，P 115次/分，R 25次/分，BP 106/60mmHg。左胫骨上端剧痛，且有深压痛，患肢局部温度增高，血白细胞计数 2.1×10^9/L，中性粒细胞93%，X线检查未见异常。脓肿分层穿刺于左胫骨上端骨膜下穿刺抽出脓性液体。初步怀疑为急性血源性化脓性骨髓炎。

讨论：

1. 该病人目前主要的护理问题及手术后可能面临的问题有哪些？

2. 如何针对该病人的护理问题采取相应的护理措施？

第一节　化脓性骨髓炎

化脓性骨髓炎（pyogenic osteomyelitis）是化脓性细菌感染骨膜、骨皮质和骨髓组织引起的炎症。本病按其临床表现（病程）分为急性和慢性骨髓炎两类。骨髓炎感染途径有三种。①血源性感染：细菌从体内其他感染灶，如上呼吸道感染、扁桃体炎、中耳炎、脓肿等，经血液循环散播至骨组织，称为血源性骨髓炎。②创伤后感染：细菌从伤口侵入骨组织，如开放性骨折直接污染或骨折术后出现骨感染，称为创伤后骨髓炎。③邻近感染灶：邻近软组织感染直接蔓延至骨骼，如脓性指头炎蔓延引起骨髓炎，小腿溃疡引起的胫骨骨髓炎等。血源性骨髓炎是主要的感染来源，且最为严重而常见。急性骨髓炎未得到及时有效治疗可转化为慢性骨髓炎。

一、急性血源性骨髓炎

身体其他部位化脓性病灶中的细菌经血流传播引起骨膜、骨皮质和骨髓的急性化脓性炎症，称急性血源性骨髓炎（acute hematogenous osteomyelitis）。80%以上为12岁以下儿童，男性多于女性。本病好发于长管状骨干骺端，最常见于胫骨和股骨远端，其次为肱骨及髂骨等。

【病因】

急性血源性骨髓炎最常见的致病菌是溶血性金黄色葡萄球菌，其次为β溶血性链球菌，其他包括流感嗜血杆菌、肺炎双球菌、大肠埃希菌、产气荚膜杆菌和白色葡萄球菌等。

病人体内先有原发性感染病灶，如疖、痈、扁桃体炎、中耳炎或上呼吸道感染等，若原发病灶处理不当或机体抵抗力下降时，细菌经病灶进入血液循环播散至骨组织，由于儿童干骺端骨滋养血管为终末血管，血流缓慢，容易使细菌滞留，引发急性感染。感染也可能与局部免疫功能缺陷有关。此外，扭伤和挫伤等所致局部组织损伤，也可能是骨髓炎发生的间接原因。

【病理生理】

本病的病理变化是骨组织的急性炎症反应以及骨质的破坏，同时有新骨生成。感染开始后48小时细菌毒素即可损害干骺端的毛细血管循环，在干骺端生成脓液，使骨膜剥离，导致骨质破坏、坏死。

病理演变：身体其他部位的细菌经血液循环到达干骺端，菌栓阻塞微小血管，细菌在局部增殖，导致局部微小骨坏死以及急性炎症反应，局部大量白细胞浸润，释放蛋白溶解酶杀伤细菌，导致骨组织以及邻近的骨髓组织坏死，并引起局部炎性渗出，使骨腔内压力增高，进一步破坏局部血液循环，继而形成更多的坏死组织，使炎症范围扩大形成脓肿。脓腔内高压的脓液经骨骼的哈佛管道系统以及骨膜下间隙不断蔓延，从而使感染范围逐渐扩展至骨膜、骨质以及骨髓组织。脓肿蔓延的方向可以是穿破干骺端的骨密质形成骨膜下脓肿，在远处再穿破骨质或经骨小管重新回到骨髓腔，也可以直接在髓腔内蔓延。髓腔血管及骨膜失去血供可造成松质骨和皮质骨的大量坏死和死骨形成。脓液可穿破骨膜或皮肤形成软组织脓肿或窦道。

【临床表现】

1. 症状

（1）全身症状　发病急骤，可突发寒战、高热，体温达39℃以上。患儿可表现为烦躁不安、脉速、呕吐或惊厥，严重者可有谵妄、昏迷或感染性休克。

（2）局部症状　患肢有持续、进行性加重的疼痛，拒动。

2. 体征　患肢主动与被动活动受限。早期有局部剧烈疼痛和搏动样痛（跳痛），肌肉有保护性痉挛，肢体呈半屈曲状态，拒绝活动及负重，强迫体位。患部皮肤温度增高、干骺处有局限性深压痛，肿胀不明显。数日后该处形成骨膜下脓肿，当脓肿穿破骨膜形成软组织深部脓肿时，疼痛反而减轻，但局部红、肿、热、压痛更为明显。当脓肿穿破皮肤时，体温可逐渐下降，但局部形成窦道。1～2周后，由于骨骼被破坏，有发生病理性骨折的可能。

【辅助检查】

1. 实验室检查　血常规示白细胞计数增高，一般在$10\times10^9/L$以上，中性粒细胞比例可达90%以上。C反应蛋白明显升高，血沉增快，血培养可阳性。

2. 影像学检查　X线检查早期无骨质改变，起病2周后，出现干骺端骨质模糊或散在虫蛀样骨破坏，并有骨膜反应等。数周后出现骨破坏、死骨和新生骨形成。少数病人伴病理性骨折。CT可较早发现骨膜下脓肿。MRI有助于早期发现骨组织炎性反应。

3. 局部脓肿分层穿刺　在干骺端压痛最明显处刺入，边进针边抽吸，抽出混浊液、血性或脓性液及时送检，若涂片中发现多是脓细胞或细菌即可明确诊断，同时做细菌培养和药物敏感试验以便调整治疗方案。

【治疗原则】

治疗的关键是早诊断与正确治疗，防止骨髓炎由急性期向慢性阶段发展及死骨形成。

1. 非手术治疗

（1）抗生素治疗　早期、联合、足量、连续应用抗生素。敏感抗生素须至少使用3周以上，停药前需多次复查血培养、血常规及血沉等指标，直至阴性或正常，待症状、体征消退后，仍继续应用3～6周。

（2）局部肢体制动　用皮牵引或石膏托固定患肢于功能位，有利于减轻疼痛并促进炎症吸收消退，并防止发生病理性骨折、关节挛缩等。

（3）全身支持疗法　降温、补液、补充热量和维生素，维持水电解质和酸碱平衡。必要时输血。

2. 手术治疗　当应用抗生素治疗2～3天不能控制炎症或局部分层穿刺抽到脓液或炎性液体时，应积极手术治疗。手术方式为钻孔引流术和开窗减压及闭式灌洗引流术。

【护理评估】

（一）术前评估

1. 健康史

（1）一般情况　了解病人有无其他部位感染和受伤史，病程时间，治疗措施及治疗效果。

（2）既往史　既往有无基础疾病、手术史和药物过敏史。

2. 身体状况

（1）症状与体征　评估病人有无寒战、高热、疼痛、烦躁不安、呕吐、惊厥等全身症状；评估患肢疼痛的部位、性质、持续时间，诱发和缓解因素；评估局部有无红、肿、热、痛及窦道情况；病人的运动、感觉、末梢循环等。患肢有无畸形和病理骨折；有无制动及固定效果。

（2）辅助检查　包括白细胞计数、中性粒细胞比值、血沉、C反应蛋白结果；X线检查结果有无异常；局部脓肿分层穿刺细菌培养结果等。

3. 心理－社会状况　了解病人及家属对有关疾病的知识掌握状况，家庭经济与社会支持情况，这些都会影响到病人对疾病的接受程度、治疗的效果以及术后的康复情况。应注意评估病人对疾病及对自身形象变化的认识和反应。

（二）术后评估

1. 手术情况　麻醉方式，手术方式，术中出血、补液等情况。

2. 身体状况　局部伤口创面有无异味；局部冲洗及引流管是否通畅；引流液的性状、颜色及量；局部症状有无改善；体温有无降低；患肢功能恢复情况。

3. 心理－社会状况　了解病人有无焦虑等负性情绪，对康复期保健和疾病相关知识的了解和掌握程度。

【常见护理诊断/问题】

1. 体温过高　与急性化脓性感染有关。

2. 急性疼痛　与急性感染有关。

3. 有躯体创伤的危险　与发生病理性骨折有关。

【护理目标】

1. 病人体温维持正常水平。
2. 病人疼痛减轻或消失。
3. 病人感染得到控制，住院期间未发生病理性骨折。

【护理措施】

（一）非手术治疗护理/术前护理

1. 观察病情　观察生命体征及有无烦躁等神志变化；当病人发热时，若体温 <38.5℃，鼓励病人多饮水，可用冰袋、温水擦浴；体温 >38.5℃时，可联合使用退热药物，并观察用药效果，必要时抽取血标本送检；指导病人高热期间，卧床休息，以保护患肢和减少消耗。注意邻近关节有无红、肿、热、痛或积液出现；大剂量使用抗生素治疗时，应合理安排用药顺序，注意药物浓度和输注速度，观察药物的不良反应。

2. 患肢制动　抬高患肢，减轻局部肿胀；必要时用石膏或皮牵引固定于功能位，以此缓解肌痉挛、防止炎症扩散、避免患肢畸形及预防病理性骨折的发生。

3. 维持营养和体液平衡　指导病人进食高热量、高蛋白、高维生素、易消化的流质或半流质饮食；根据病情并遵医嘱予少量多次输入新鲜血、氨基酸、白蛋白等。

4. 缓解疼痛　患肢抬高，维持肢体功能位，减轻疼痛及局部病灶修复；转移病人对患肢疼痛的注意力；必要时遵医嘱使用镇痛药物缓解疼痛。

（二）术后护理

1. 引流管的护理

（1）妥善固定冲洗、引流装置　拧紧各连接接头，翻身时妥善安置管道，以防脱出，躁动病人适当约束四肢，以防自行拔出。

（2）保持引流通畅　伤口部位的冲洗管位置应在引流管之上，以利引流。冲洗管输液瓶高于伤口 60～70cm，引流袋低于伤口 50cm，保持负压状态。

（3）观察和记录　钻孔或开窗引流术后 24 小时内快速灌洗，以后每 2 小时快速冲洗 1 次，维持冲洗直至引流液清亮；观察和记录引流液的性质、颜色及量，保持出入量的平衡。

（4）严格无菌操作　防止发生逆行感染。

（5）拔管指征　①关节周围无红、肿，体征消失。②引流液澄清。③体温正常维持在 3 天以上，引流液 3 次细菌培养均为阴性，方可拔管。拔管前停止灌洗，用负压吸引球继续吸引 1～2 天后，伤口无渗液时拔除引流管。拔管后视伤口情况进行换药。

2. 皮肤的护理　保持石膏、敷料等干燥、整洁，及时更换浸湿的敷料。卧床病人，保持床单元清洁干燥，每2～3 小时翻身按摩 1 次，按摩骨隆突处及长期受压部位的皮肤。

3. 康复锻炼　①麻醉消退后即可进行踝关节跖屈、背伸以预防下肢深静脉血栓形成。②为防止长期制动导致的肌肉萎缩，减轻关节内粘连，鼓励病人进行股四头肌等长收缩训练，以感到肌肉有轻微酸痛为度。未被固定关节如无禁忌可进行主动活动。③鼓励病人经常做深呼吸、有效咳嗽及引体向上运动，以改善肺功能，减少并发症的发生。

（三）健康教育

1. 饮食　加强营养，多食高蛋白、高热量、高维生素、易消化食物，提高机体免疫力。

2. 活动　指导病人每日进行患肢肌肉的主动和被动活动，避免患肢功能障碍。正确使用辅助器械，避免过早负重以防诱发病理性骨折。

3. 用药护理　继续遵医嘱联合足量应用抗生素治疗，观察用药后的不良反应，一旦出现，立即停药并去医院就诊。

4. 复诊　出院后定时复诊，并注意自我观察。若伤口愈合后又出现流脓、肿痛等异常现象，及时就诊。

【护理评价】

1. 病人体温是否维持正常范围。
2. 病人疼痛是否减轻或消失。
3. 病人感染是否得到控制，是否发生病理性骨折。

二、慢性血源性骨髓炎

急性血源性骨髓炎在急性感染期未能彻底控制，反复发作，遗留死骨、无效腔和窦道，形成骨性包壳，即演变为慢性血源性骨髓炎（chronic hematogenous osteomyelitis）。

【病因】

金黄色葡萄球菌是最常见的致病菌，其次是链球菌。

然而，多数病例表现为多种细菌的混合感染，如铜绿假单胞菌、变形杆菌、大肠埃希菌等。院内获得性慢性骨髓炎则多以革兰阴性菌感染为主。

慢性骨髓炎多因急性骨髓炎治疗不当或不及时发展而来。少数病人因低毒细菌感染或机体抵抗力较强，起病时即为慢性骨髓炎表现。在急性骨髓炎发展中，若出现有死骨、无效腔和窦道，即已转入慢性骨髓炎。

【病理生理】

骨内感染造成骨破坏及骨坏死，并形成死骨。死骨周围有新生骨形成，构成包壳把死骨包裹。包壳常被脓液浸泡，形成多个瘘孔，常有脓液或死骨碎块自窦道排出体外。骨内无效腔、死骨及附近瘢痕组织内缺乏血液供应，身体的抗菌能力和药力难以到达病灶，常有细菌残留，故当病人抵抗力降低或脓液得不到引流时，即出现急性炎症发作，炎症可反复发作。窦道周围软组织瘢痕增生、皮肤色素沉着。少数因窦道附近皮肤长期受脓液刺激，可形成鳞状上皮癌。

【临床表现】

1. 症状 在静止期可无症状。急性发作时患肢局部红、肿、热、痛，已愈合的窦道口又破溃流脓，可排出小块死骨，此后症状、体征逐渐消失，窦道口又闭合。常有窦道口长期不愈，肉芽组织增生，流出恶臭脓液。窦道口皮肤色素沉着或湿疹样皮炎。伴消瘦贫血等慢性中毒表现。

2. 体征

（1）畸形　患肢局部增粗、变形，邻近关节畸形。幼年期发病者，由于骨骺破坏，生长发育受影响，肢体呈现短缩或内、外翻畸形。

（2）瘢痕和窦道　患肢周围皮肤菲薄，易破溃形成慢性溃疡或窦道。窦道口肉芽组织增生，流出臭味脓液，有时排出小的死骨；死骨排净后，窦道可暂时闭合，炎症逐渐消退。

【辅助检查】

1. 实验室检查 急性发作时类似于急性骨髓炎表现，血常规显示白细胞总数及中性粒细胞比例升高；C反应蛋白升高及血沉增快。

2. X线 早期表现为虫蛀样骨质破坏及骨质疏松改变，可有硬化区。新生骨形成后可出现类似骨肿瘤的层状骨膜反应改变。死骨的X线表现为孤立、无骨小梁结构、浓白致密的不规则骨片影，周围可出现空隙。

3. CT 可显示出脓腔与小型死骨，经窦道插管注入碘造影剂可显示出脓腔的部位、大小及延伸方向。

【治疗原则】

慢性骨髓炎以手术治疗为主，手术方式为病灶清除术。治疗原则是彻底清除病灶，包括死骨、炎性肉芽及瘢痕组织，消灭无效腔。改善局部血液循环，为愈合创造条件。抗生素治疗需要足量，从而有效抑制和消灭细菌，防止感染扩散。同时给予全身支持治疗，改善营养状态，增加机体抵抗力。

1. 清除病灶组织 术前做分泌物培养和药敏试验，给予足量抗生素以达到足够的血药浓度，防止术中感染扩散。清除病灶组织要求彻底，但不宜过多清除骨质，否则易造成骨缺损和病理性骨折。

2. 消灭无效腔

（1）蝶形手术　又称奥尔氏（Orr）法，即清除病灶组织后，将骨腔边缘打磨使之成为平坦的蝶状，便于周围软组织的覆盖。

（2）肌瓣填塞　对骨腔较小的病人，将骨腔用周围正常肌肉组织所制带蒂肌瓣填塞，从而消灭无效腔。

（3）灌洗引流　主要用于小儿病人。病灶清除后，骨腔内留置粗、细两根引流管。缝合伤口后，持续经细管（作为灌洗管）注入抗生素溶液，粗管作为引流管持续引流。待引流液持续清亮，细菌培养阴性后可停止灌洗，同期拔出或继续留置细管1～2天，伤口愈合良好后拔除粗管（图47－1）。

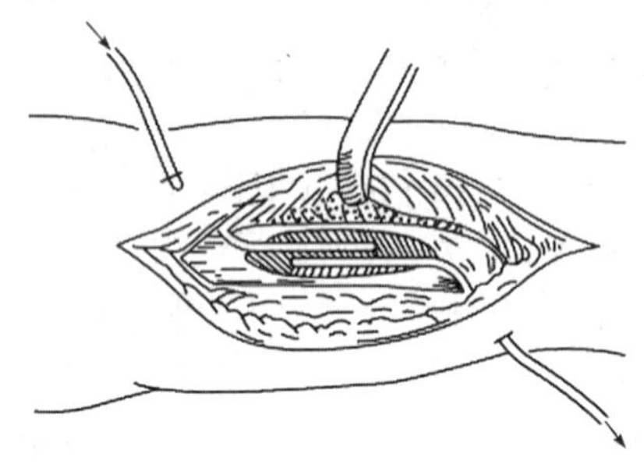

图47－1　灌洗引流

（4）抗生素－骨水泥填塞加二期植骨　对于骨缺损较大的无效腔，可将抗生素－骨水泥填塞到骨腔内，混合其中的抗生素缓慢释放，可维持局部血药浓度，促进肉芽组织生长。2周后采取自体骨植入使骨愈合。

3. 其他 如腓骨、肋骨及指（趾）端等处，可做病段骨整体切除。可疑窦道口癌变或肢端骨髓炎骨质损毁严重而难以彻底清除病灶和重建肢体形态功能者，可行截肢术。

【护理措施】

（一）非手术治疗护理/术前护理

1. 观察病情 每4小时测体温1次，体温高于39℃时，采取有效的降温措施。病情较重者，特别是儿童，应密切观察神志和生命体征变化。

2. 体位及皮肤护理 抬高患肢，局部制动，用皮牵引或石膏托固定；有窦道形成时，加强局部皮肤护理。

3. 用药护理　遵医嘱正确使用抗生素，观察药物有效性和不良作用。

4. 营养支持　指导病人进食高热量、高蛋白、高维生素、易消化的流质或半流质饮食；保证牛奶、鸡蛋、鱼、瘦肉、豆制品、蔬菜和水果等均衡摄入。

5. 心理支持　急性骨髓炎治疗不彻底发展成慢性骨髓炎，因病情反复发作迁延不愈，使大多数病人出现急躁、悲观、自卑、忧郁等消极情绪。应给予心理上的支持和鼓励，增强信心。

（二）术后护理

同本节急性化脓性骨髓炎术后护理措施。

第二节　化脓性关节炎

化脓性关节炎是化脓性细菌感染关节内滑膜组织，继而破坏关节软骨的化脓性炎症过程。儿童常好发于髋、膝关节，其次为肘、肩、踝关节。

【病因】

最常见的致病菌为金黄色葡萄球菌，其次为白色葡萄球菌、肺炎链球菌、大肠埃希菌等。感染途径包括：血行感染，多为败血症或脓毒血症的并发症；邻近关节病灶直接蔓延，如骨髓炎穿破关节囊或干骺端骨质进入关节；其他途径包括关节开放性损伤继发感染，关节穿刺或手术后继发感染等。

【病理生理】

化脓性关节炎病变发展可分为三个阶段。

1. 浆液性渗出期　细菌进入关节腔，导致关节滑膜充血、水肿、白细胞浸润，并有浆液性渗出液，内含大量白细胞，关节软骨未受破坏。本期病变为可逆性，若治疗及时，愈后无关节功能障碍。

2. 浆液纤维素性渗出期　病变继续发展，渗出物变浑浊、黏稠及增多；内含大量脓细胞和纤维蛋白。纤维蛋白黏附于关节软骨上，妨碍软骨的代谢。白细胞释放出大量溶酶体，造成软骨基质的破坏，使软骨崩溃、断裂和塌陷。本期病变为部分不可逆性，即使治愈也会遗留部分关节功能障碍。

3. 脓性渗出期　渗出物为脓液，内含大量细菌和脓细胞，炎症已侵及软骨下骨质，破坏滑膜和关节软骨，关节周围也有蜂窝织炎。本期病变为不可逆性，治疗后留有严重关节功能障碍，甚至发生纤维性或骨性强直。

【临床表现】

1. 症状　起病急骤，寒战、高热，体温可达39℃以上，可出现谵妄与昏迷，小儿多见惊厥；全身不适，乏力、食欲减退。病变处剧烈疼痛。

2. 体征　表现为病变关节功能障碍。①浅表关节：可见红、肿、热、痛及关节积液表现，关节多处于半屈曲位，浮髌试验可为阳性。②深部关节：局部红、肿、热不明显，关节常处于屈曲、外展、外旋位。

【辅助检查】

1. 实验室检查　白细胞计数在 $10\times10^9/L$ 以上，中性粒细胞占90%以上，红细胞沉降率增快。

2. 影像学检查　X线早期显示关节肿胀、积液，关节间隙增宽。后期显示关节间隙变窄或消失，软骨下骨质疏松，骨质破坏。甚至出现骨增生、硬化、关节强直。MRI可直接显示关节内积液。ECT检查敏感性高，有利于早期诊断。

3. 关节腔穿刺　关节液外观可为浆液性（清的）、纤维蛋白性（浊的）或脓性（黄白色）。镜检可见大量脓细胞和革兰阳性球菌，血培养可检出病原菌。

【治疗原则】

治疗原则是早期诊断、及时治疗。治疗目的是保全生命和关节功能。

1. 非手术治疗

（1）应用抗生素　早期应用有效足量抗生素，可根据细菌培养及药物敏感试验选择敏感抗生素。

（2）全身支持治疗　维持水、电解质平衡，加强营养支持，输注新鲜血或球蛋白，以及对症治疗等。

（3）局部治疗　①局部制动：用皮牵引或石膏托外固定，以减轻肌肉痉挛及疼痛，防止畸形。②关节腔内注射抗生素：先抽尽关节内渗出液，用生理盐水冲洗后注入抗生素。③关节腔灌洗：适用于表浅大关节如膝关节，在膝关节两侧穿刺，插入两根硅胶管于关节腔内做闭式灌洗引流。每日滴注抗生素生理盐水2000～3000ml。

2. 手术治疗

（1）关节切开引流　经上述治疗后无效或髋关节化脓性炎症，则应做切开引流，吸出脓液，清理脓腔，留置两根硅胶管做关节腔连续闭式灌洗。

（2）关节镜手术　在关节镜下清除脓性渗液、脓性坏死碎屑，彻底冲洗关节腔，必要时置管灌洗引流。

【护理措施】

1. 用药护理　全身应用大剂量抗生素，观察用药反应及炎症控制效果。

2. 局部冲洗及引流护理　炎症早期，对较小而表浅的关节，每日行关节腔穿刺抽出渗液，然后注入抗生素。髋关节化脓性炎症一经确诊应立即切开，彻底冲洗，防止关节挛缩或僵直，减轻疼痛，预防脱位或骨折。注意引流通畅，观察冲洗液或引流液的性状。

3. 局部制动及体位 用石膏固定或皮牵引固定关节于功能位，防止关节挛缩或僵直，减轻疼痛，预防脱位或骨折。

4. 康复锻炼 急性炎症期，只做股四头肌等长收缩运动；局部症状及体征缓解后尽早开始主动和被动功能训练。炎症消退后，体温平稳2周，可进行关节伸屈练习，如采用持续被动活动治疗仪（CPM）行关节持续被动运动，防止关节粘连及挛缩。

第三节 骨与关节结核

骨与关节结核（tuberculosis of bone and joint）是一种常见病、多发病，常继发于肺结核（约90%），少数继发于消化道或淋巴结结核。好发于儿童及青少年，男性多于女性，30岁以下病人占80%以上。好发部位为脊柱（约占50%），其次为膝、髋及肘关节。

一、脊柱结核

全身骨与关节结核中，脊柱结核发病率最高。其中，椎体结核占绝大多数，主要原因是椎体以松质骨为主，负重大，易受劳损。椎体滋养血管为终末血管，整个脊柱中，腰椎发病率最高，胸椎次之，颈椎和骶尾椎发病率最低。既往以儿童居多，现儿童和成人发病率相似。

【病理生理】

椎体结核可分为：①中心型，10岁以下儿童常见，病变位于胸椎体松质骨，骨坏死明显，易形成死骨及空洞，少侵犯椎间盘，易造成椎体呈楔形压缩变形。②边缘型，好发于成年人，病变多位于腰椎体上下缘，骨破坏明显，很少形成死骨，易累及椎间盘及相邻椎体，本病特点为椎间隙变窄。

【临床表现】

1. 全身症状 起病缓慢，早期多无症状，可有低热、疲倦、盗汗、消瘦、食欲缺乏及贫血等。儿童可有性情急躁、夜啼等非特异性表现。

2. 局部表现 患处轻微疼痛，劳累后加重，休息后减轻。病变椎体棘突有压痛及叩击痛，可有椎旁肌紧张、姿势异常、棘突后凸或驼背畸形，脊柱活动受限或截瘫表现。幼儿可进行脊柱活动检查及拾物试验（图47-2）。

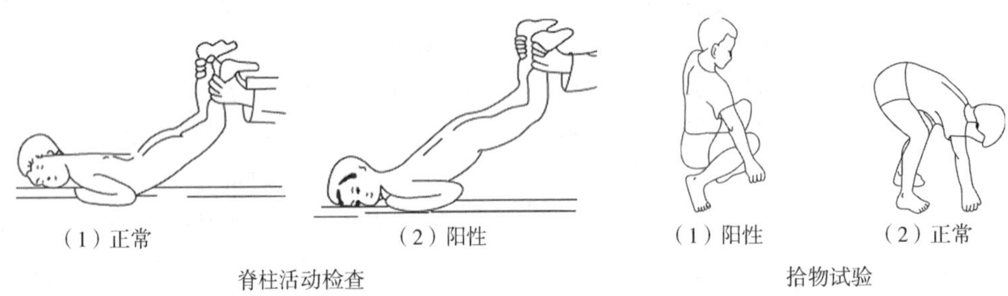

图47-2 幼儿脊柱活动检查及拾物试验

3. 寒性脓肿 70%～80%的脊柱结核合并寒性脓肿。因在身体某部位发现冷脓肿所致的肿块就诊。应详细检查冷脓肿好发部位，必要时可行诊断性穿刺及细菌培养。

【辅助检查】

1. X线检查 椎体中心型的骨质破坏，可有小死骨，椎体呈楔状改变。边缘型的骨质破坏集中在椎体上或下缘，椎间隙变窄或消失，可见寒性脓肿的阴影。

2. CT 可以了解软组织病灶的界限，证实骨质破坏的程度和范围等。

3. MRI 是诊断脊柱结核的首选检查手段，对于脊柱结核的早期诊断具有重要意义。

【治疗原则】

根据病史、症状、体征、实验室和X线检查，一般可作出比较正确的诊断，治疗原则如下。

1. 非手术治疗 包括局部制动、支持疗法、抗结核药物、加强营养和休息。临床上常用的一线抗结核药物有异烟肼、利福平、链霉素、对氨基水杨酸钠、乙胺丁醇等。一般可同时使用2～3种抗结核药物，脊柱结核一般要用药2年左右。有窦道出现混合感染者，应结合药敏试验，应用敏感的抗生素。

2. 手术治疗 可行病灶清除术，包括清除脓腔、干酪样物和坏死的椎间盘，可同时行植骨、内固定术，纠正畸形及稳定脊柱。术后卧床3～6个月，继续抗结核药物治疗及全身支持疗法。

【护理措施】

1. 疼痛护理 疼痛严重者，局部给予制动，严格卧床休息，床上轴线翻身，防止病理性骨折，必要时给予镇痛药物。

2. 营养支持 给予病人高热量、高蛋白、高维生素的饮食，食欲差者可增加蛋白粉等的摄入，必要时提供肠外营养。对于贫血严重病人，遵医嘱输注白蛋白或红细胞。

3. 用药护理　遵医嘱给予抗结核药物，观察药物的治疗效果及用药后的不良反应。

4. 康复训练　主动活动各关节，循序渐进，主动为主，被动为辅，防止关节粘连及肌肉萎缩。

5. 心理护理　病程长者，加之担心疾病预后，病人会存在焦虑及悲观情绪，向其解释手术的意义，介绍成功案例，增强病人战胜疾病的信心，积极配合手术。

6. 健康教育　告知病人注意防止手术部位屈曲，以免术后植骨块脱落或移动。讲解遵医嘱服用抗结核药物的意义、时间和剂量，指导病人观察药物不良反应。指导病人和家属出院后功能锻炼。

二、髋关节结核

髋关节结核发病率在骨关节结核中次于脊柱和膝关节，多见于儿童和青壮年，单侧发病居多。

【病理生理】

早期为单纯骨结核或单纯滑膜结核，单纯滑膜结核多见，单纯滑膜结核居多，滑膜水肿、充血、肥厚。单纯骨结核好发于髋臼、股骨头和股骨颈，表现为骨质破坏出现死骨和空洞，大多形成脓肿，造成股骨头部分或全部吸收和病理性脱位，导致肢体短缩和关节功能障碍。寒性脓肿可位于股三角或臀部，也可形成盆腔内脓肿，脓肿可溃破形成窦道，出现混合感染。

【临床表现】

1. 全身症状　起病缓慢，全身表现可有消瘦、食欲减退、暴躁、易哭、盗汗、发热、血沉加快等症状。

2. 局部表现　早期症状为髋部轻度压痛和跛行，休息后减轻。儿童常诉同侧膝部疼痛。跛行在全关节结核最明显，较滑膜结核者轻。关节活动受限在滑膜结核和骨结核者中较轻，在全关节结核者中最显著，托马斯征阳性，可出现髋关节屈曲、内收、内旋畸形，患肢短缩，于腹股沟或臀部可出现肿胀或肿块，有压痛。患肢及臀部肌萎缩。

【辅助检查】

1. X 线检查　单纯滑膜结核患侧局限性骨质疏松骨小梁变细、骨皮质变薄，关节囊肿胀、关节间隙增宽及闭孔变小等。单纯骨结核可见骨质破坏、死骨和空洞形成。全关节结核可见关节间隙变宽，股骨头部分或全部吸收，晚期可形成纤维性或骨性强直，可有病理性脱位。

2. CT、MRI　CT 有助于早期发现异常，清楚显示髋关节内积液和微小骨骼破坏病灶。MRI 早期可显示局部骨质炎性浸润，有助于早期诊断。

【治疗原则】

根据病情、年龄、病理类型和不同发展阶段采取不同的治疗措施。

1. 非手术治疗　包括局部制动、支持疗法、抗结核药物、加强营养和休息。

2. 手术治疗

（1）单纯滑膜结核　早期行关节穿刺抽液和注入抗结核药物，患肢皮牵引。无效者行滑膜切除术。

（2）单纯骨结核　若有死骨或无效腔者，应尽早行病灶清除术，清除死骨、清理无效腔，遗留的空腔可用自体或异体骨植骨，术后卧床 3～4 周，开始下地活动。对植骨者，术后卧床时间延长至 2～3 周，待植骨愈合后才能下地活动。

（3）全关节结核　早期行病灶清除术，术后皮牵引 3～4 周。晚期则行病灶清除术及关节融合术，术后髋人字石膏固定 3～6 个月。病情稳定者，也可行全髋关节置换术。

【护理措施】

1. 有效牵引　详见第四十二章牵引护理措施。

2. 功能锻炼　早期进行踝关节活动和股四头肌等长收缩锻炼，预防下肢深静脉血栓、足下垂等并发症。髋关节置换术后预防关节假体脱位，患肢保持外展中立位，避免髋关节过度内收外旋。

3. 其他护理　同本节脊柱结核病人的护理内容。

知识链接

人工关节置换术

人工关节置换术是指采用金属、高分子聚乙烯、陶瓷等材料，根据人体关节的形态、构造及功能制成人工关节假体，通过外科技术置入人体内，代替患病关节功能，达到缓解关节疼痛、恢复关节功能的目的。关节假体的固定方式分为骨水泥和非骨水泥固定。膝关节和髋关节置换最为普遍，除此以外，肩关节、肘关节、踝关节等关节置换也在不断发展。人工关节置换术后，病人可以重新恢复到正常的工作生活和社交活动中，病人可以进行诸如跑步、游泳、骑自行车、舞蹈等各项运动。人工关节作为一种器官替代物，必然存在磨损与失败的问题。大量数据表明，通过良好的手术技术、选择合适的关节假体和病人的充分配合，人工关节置换，特别是膝、髋关节置换的 20 年的优良率可以达到 90%。

三、膝关节结核

膝关节结核位居全身骨关节结核第二位，仅次于脊柱结核。多见于儿童及青少年，常为单侧。其发病率高，与膝关节有丰富的骨松质及较多的滑膜有关。

【病理生理】

膝关节滑膜丰富，单纯滑膜结核要远高于单纯骨结核。滑膜结核和骨结核均可侵犯软骨及软骨下组织，发展为全关节结核。脓液可破溃形成窦道，继发混合感染时，窦道可长期不愈。可出现膝关节病理性半脱位或脱位，可有膝关节挛缩畸形。在儿童可造成患肢短缩畸形。

【临床表现】

1. 全身症状 起病缓慢，全身表现可有消瘦、食欲减退、暴躁、易哭、盗汗、发热、血沉加快等症状，但症状较轻。

2. 局部表现 滑膜一般无明显疼痛，关节呈弥漫性肿胀，关节内渗液多时浮髌试验可为阳性；有跛行和关节功能障碍；骨结核症状更轻，仅有关节肿胀、压痛，关节功能多不受限；全关节结核症状较明显，有关节梭形肿胀、疼痛、跛行、肌肉萎缩和关节功能受限；晚期可有脓肿破溃，形成窦道，继发混合感染时，可出现关节脱位、屈曲挛缩畸形及肢体短缩畸形等。

【辅助检查】

1. 影像学检查 X线片于滑膜结核可见关节周围软组织肿胀，骨质疏松，髌下脂肪垫影模糊，关节间隙变宽或变窄。骨结核可见骨质破坏呈磨砂玻璃样改变，有死骨及空洞形成。全关节结核晚期还可见关节间隙消失，关节面破坏严重，关节畸形、脱位、强直等。CT早期可发现小脓肿、软组织增厚及死骨等。MRI早期即能显示局部骨髓水肿及关节积液等。

2. 关节镜检查 对膝关节滑膜结核早期诊断具有独特价值，可同时行关节液培养、组织活检及滑膜切除术。

【治疗原则】

早期诊断单纯骨结核或滑膜结核，并给予抗结核治疗，多能获得良好效果，关节功能可得以保留。

1. 非手术治疗 包括局部制动、支持疗法、抗结核药物、加强营养和休息。

2. 手术治疗

（1）单纯滑膜结核 皮牵引制动，关节腔内穿刺抽液和注射抗结核药物，每周1~2次，3个月为1个疗程。无效者，可行滑膜切除，术后皮牵引或石膏固定2~3周。

（2）单纯骨结核 有死骨或无效腔者，应及早行病灶清除术，用自体或异体骨填充遗留的空腔，术后管型石膏固定3个月。

（3）全关节结核 早期应及早行病灶清除术，以保留关节功能。晚期则需行病灶清除术和关节加压融合术（但15岁以下者仅行病灶清除术），术后4周拔出加压钢针，改用管型石膏固定2个月。

【护理措施】

1. 心理护理 结核病的病程长，因病情所致全身表现及局部肌肉痉挛、萎缩、关节畸形和功能障碍等。病人易出现不同程度的悲观、焦虑情绪。应做好心理护理，多与病人沟通，鼓励病人及家属增强疾病治疗的信心。

2. 营养支持 鼓励病人进食高热量、高蛋白、富含维生素、易消化的饮食，遵医嘱静脉输入白蛋白、氨基酸和新鲜血。

3. 用药护理 病人术前用抗结核药物2~4周。注意观察用药效果及不良反应。对有窦道的病人，除用抗结核药物外，应根据细菌培养和药敏试验，术前1周给予敏感抗生素。必要时给予药物镇痛。术后继续用抗结核药物3~6个月。

4. 制动与锻炼 膝关节结构病人局部制动，固定时间一般不少于3个月。早期开始不负重功能锻炼，根据关节恢复情况，逐步过渡到部分负重和全负重功能锻。

5. 其他护理 参见本节脊柱结核病人的护理。

第四节 非化脓性关节炎

一、骨关节炎

骨关节炎（osteoarthritis，OA）是一种以关节软骨变性、丢失及关节边缘和软骨下骨骨质再生为特征的慢性关节炎疾病，严重影响病人生活质量的关节退行性疾病。OA可导致关节疼痛、畸形与活动功能障碍，进而增加心血管事件的发生率。好发于负重较大的膝关节、髋关节、脊柱及远侧指间关节等部位。其中，髋、膝关节OA发病率随年龄增加而升高，且女性发病率高于男性。骨关节炎分为原发性和继发性两类。

【病因】

骨关节炎的发病原因尚未完全明了，大多数OA的发病缺乏明确的病因，被称为原发性OA，可能与创伤、遗传及老年退化有关，多发生于老年人。少数由于关节畸形、感染或发育、代谢及神经源性疾病而引起的称为继发性OA，青壮年、儿童均可发生，也可能与下列因素有关：①软骨代谢异常。②酶对软骨基质的降解作用。③生物化学的改变。④营养的改变。⑤损伤。⑥生物因素（遗传、年龄、炎症等）。⑦机械性损伤造成关节软骨的破坏。

【病理生理】

多种因素引起一系列病理生理变化，造成结构上的损坏，进一步引起生物力学方面的紊乱而致骨关节炎的表现。

关节软骨及软骨下骨的血管病变均是早期病变。首先关节软骨局部发生软化、糜烂，导致软骨下骨骨质外露。随后继发骨膜、关节囊及关节周围肌肉的改变，使关节面上生物应力平衡失调，形成恶性循环，不断加重病变，最终导致关节面完全破坏、关节畸形。

【临床表现】

1. 症状

（1）疼痛　主要症状是疼痛，间断性疼痛为骨关节炎早期的症状，运动时加重，休息后好转。有的病人在静止或晨起时感到疼痛，稍微活动后减轻，称之为“休息痛”。也可受寒冷潮湿的影响而加重。

（2）关节僵硬　指间关节骨关节炎可能会出现晨僵，一般活动30分钟后缓解。膝关节骨关节炎晚期由于炎症造成的关节囊挛缩和骨赘造成的活动受限，会出现关节活动障碍。如有游离体存在，可出现关节交锁症。

2. 体征

（1）肿胀　可见关节肿胀，有积液时膝关节浮髌试验阳性。

（2）压痛　髌骨深面及膝关节周围压痛，髋关节内旋角度增大时，疼痛加重。

（3）肌肉萎缩　关节周围肌肉萎缩、软组织挛缩，严重髋关节骨性关节炎可触及臀中肌肌肉萎缩。

（4）畸形　是OA的晚期表现，严重髋关节骨关节炎出现屈曲、外旋和内收畸形。膝内侧关节间隙变窄，膝关节常见内翻畸形，膝外翻畸形多见于类风湿关节炎。

（5）特殊体征　偶可触及滑膜肿胀，有积液时浮髌试验阳性。髋关节畸形较重时可出现Thomas征阳性。

【辅助检查】

1. 实验室检查　无特异性的实验室检查，关节滑液检查可见白细胞增多，偶尔见红细胞。

2. X线检查　表现为关节间隙不同程度变窄，关节间隙不对称，关节边缘有骨赘形成，晚期骨端变形，关节表面不平整，边缘骨质增生明显，软骨下骨有硬化和囊腔形成。髋关节可见股骨头变扁，股骨颈变粗变短，髋臼顶部可见骨密度增高，其外上缘有骨赘形成。膝关节X线角度测量，使治疗方案最优化。

知识链接

膝关节骨关节炎诊断标准

（1）近一个月内经常反复膝关节疼痛。

（2）活动时有摩擦音。

（3）膝关节晨僵≤30分钟。

（4）中老年者（≥40岁）。

（5）膝关节骨端肥大伴有骨质增生。

临床上符合（1）、（2）、（3）、（4）或（1）、（2）、（3）、（5）者，临床表现可诊断为膝关节骨关节炎。

【治疗原则】

治疗的关键是缓解或解除疼痛症状，延长关节使用寿命，最大限度恢复病人的日常生活。

1. 非手术治疗

（1）非药物治疗　减少关节负重，理疗、体疗减轻症状，保持关节稳定是OA主要治疗策略。对于髋关节骨性关节炎病人来说，适当的休息，允许其自理日常生活，可减轻症状及延缓疾病的进程，可使用辅助用具减轻关节的负重。膝关节骨性关节炎病人，上下楼梯时应扶楼梯扶手。坐位站起时，用手支撑椅扶手以减少关节软骨所承受的压力。每日适当地进行肌肉力量的锻炼，如股四头肌等长收缩训练等。

（2）药物治疗　目前OA的治疗药物分为改善症状和改善病情两类药物。OA治疗仍然以抗炎镇痛药和非甾体抗炎药（NSAIDs）的症状治疗为主。也可选用COX-2抑制剂或非选择性NSAIDs。硫酸氨基葡萄糖既有抗炎镇痛又有延缓OA发展作用，可以长期服用。关节腔内可注射透明质酸钠作为黏性补充剂，以缓解关节疼痛。

2. 手术治疗　目的是减轻病人疼痛、改善关节功能和矫正畸形。用于膝关节骨性关节炎的手术包括关节镜清理术、股骨远端截骨术、胫骨平台截骨术、单髁置换术和膝关节表面置换术、关节融合术等。用于髋关节骨性关节炎的手术分为两大类：一类是保留髋关节手术，包括髋臼骨赘切除术、OA加压钢板截骨术、股骨近端截骨术、髋关节松解术和髋臼囊性变刮除植骨术等；另一类是髋关节重建术，包括人工股骨头置换术和全髋关节置换术。

【护理措施】

（一）术前护理

1. 休息与体位　发作时宜卧床休息，取关节功能位，避免活动和负重。

2. 用药护理　①改善病情药物及软骨保护剂：起效慢，可抗炎、镇痛，也可保护关节软骨，延缓骨关节炎发展。②非甾体抗炎药：饭后服药，观察用药不良反应。③关节腔给药：糖皮质激素、透明质酸钠。

3. 疼痛护理　观察疼痛的程度及部位，必要时遵医嘱使用镇疼药物，观察用药的效果。

4. 观察病情 晨僵发生时间及持续时间，疼痛的部位、发生及持续时间、缓解因素等。

5. 并发症预防 长时间卧床或制动，可能引起废用综合征：①指导病人功能锻炼的方法，防止关节畸形和肌肉萎缩。②鼓励病人及早下床活动，必要时使用辅助工具。③肢体锻炼应循序渐进，活动度以病人耐受为限。④配合理疗、按摩、松弛肌肉、活动关节，防止关节失用。

（二）术后护理

1. 体位护理 关节镜手术后6小时可使用助行器等辅助器具下地行走、如厕。髋关节置换术回室后给予术肢下垫薄枕平卧位，手术肢体外展30°，下肢和足置外展中立位，穿防旋鞋预防患肢的内旋和外旋。6小时后可抬高床头45°~90°，根据身体状况，第1~2天可在医生及护士的陪护下地站立和行走数步。

2. 观察病情 ①观察关节镜术后伤口有无渗血，伤口敷料有无渗出。②观察患肢末梢血运循环情况，如趾端的颜色、温度、感觉。嘱其进行踝关节活动，10组/小时，促进血液循环。③髋关节置换术后观察生命体征及血氧饱和度，防止低血容量休克，注意输液管道的通畅及输液速度的准确；做好引流管道的观察及记录；观察肢体有无发生肿胀，及腓肠肌是否疼痛，防止下肢深静脉血栓形成。

3. 用药护理 ①根据疼痛评估的结果，正确使用镇痛药物，根据医嘱可联合使用镇痛药，减少疼痛刺激，保证病人休息。②合理使用抗生素，术后常规使用抗生素3~5天。③髋关节置换术后正确使用抗凝药物，如低分子肝素钠等，观察不良反应，如发生口腔黏膜出血、皮肤瘀点等要报告医师并及时停药。

4. 预防患肢肿胀 给予抬高垫将患肢抬高，高于心脏水平10cm。指导进行踝泵运动促进血液循环，减轻肿胀。

5. 预防假体脱位 避免屈髋超过90°，髋关节过度内收，避免坐矮板凳、跷二郎腿等动作。健侧夹枕翻身，使用坐便器，上下楼梯遵循“健肢先上患肢先下”的原则。

6. 康复锻炼 手术后第1天开始做股四头肌等长收缩练习，2~3天后开始直腿抬高训练，以防股四头肌萎缩。髋关节置换手术后第1~2天开始扶助行器下地站立，逐渐过渡到行走，增加行走距离，保持正确的姿态与步态，达到良好的康复效果。

二、类风湿关节炎

类风湿关节炎（rheumatoid arthritis，RA）是一种慢性、全身性、自身免疫性综合征，其特征是外周关节的非特异性、对称性炎症，关节滑膜的慢性炎症、增生，形成血管翳，侵犯关节软骨、软骨下骨、韧带和肌腱等，造成关节软骨、骨和关节囊破坏，最终导致关节畸形和功能丧失，受累关节以近端指间关节、掌指关节、腕、肘、肩、膝和足趾关节多见，髋关节受累少见。我国RA的患病率为0.3%~0.4%，女性发病率较男性高2~3倍。本病的好发年龄为25~50岁。

【病因】

病因尚不明确。相关因素包括：①环境因素。②遗传倾向，相关基因位于类组织相容性复合体的HLA-DR4位点。RA有明显的遗传特点，发病率在RA病人家族中比正常人群家族高2~10倍。③自身免疫反应，病人的免疫系统错误地将自身正常的关节组织当作威胁，并对其进行攻击，导致软骨、滑膜、韧带和肌腱等组织发生一系列炎症反应。④感染，本病发展过程中的某些特征常与病人发热、白细胞增高、血沉增快、甲型球菌等病毒感染有关。

【病理生理】

基本病理变化包括：①滑膜的充血水肿，单核细胞、淋巴细胞和浆细胞浸润，纤维蛋白渗出。②滑膜内皮细胞增生、肥厚，形成绒毛状皱褶，突入关节内。③滑膜边缘部分增生形成肉芽组织血管翳，并逐渐覆盖于关节软骨表面，使关节软骨逐渐被破坏、吸收，仅有纤维组织覆盖。④肉芽组织也可破坏软骨下骨，使骨小梁减少，骨质疏松。

【临床表现】

本病呈隐匿发病，进行性关节受累，也可急性发病，同时累及多个关节。受累关节以近端指间关节、掌指关节、腕关节、肘关节、肩关节、膝关节和足趾关节最为多见。关节炎常表现为对称性、持续性肿胀、压痛和晨僵。也可伴有体重减轻、低热等全身症状。

1. 关节疼痛和肿胀 关节疼痛为最先出现的症状，性质为酸痛，随着肿胀逐步明显，疼痛加重，局部皮温增高，有积液产生。疼痛也与气温变化有关。

2. 晨僵现象 晨起后出现关节僵硬或全身发紧感，起床活动一段时间后症状缓解或消失，超于30分钟。

3. 关节活动受限或畸形 晚期手指及掌指关节呈梭形肿胀、鹅颈畸形，腕关节强直，肘关节半屈曲固定，膝关节呈内外翻畸形，髋关节多强直在屈曲内收位。

4. 多个关节受累 掌指关节或指间关节发病，其次为膝关节。

【辅助检查】

1. 实验室检查 可有正色素性正细胞性贫血，血红蛋白>100g/L，白细胞增高。血沉加快、类风湿因子阳性率70%~100%。部分病人抗链球菌溶血素“O”及血清免疫球蛋白升高。

2. X线早期 仅见软组织肿胀，骨质疏松，关节间隙变窄及边缘侵蚀。X线分期：①Ⅰ期，正常或骨质疏松。

②Ⅱ期，骨质疏松，有轻度骨质侵袭或破坏，临近肌肉萎缩，关节间隙轻度狭窄。③Ⅲ期，骨质疏松合并软骨或骨质破坏，关节半脱位畸形，广泛肌萎缩。④Ⅳ期，上述改变合并有关节纤维性或骨性强直。

3. CT和MRI　CT提示肺部病变，可见少量胸腔积液。手关节及腕关节的MRI检查可提示早期的滑膜炎病变，有助于发现早期关节破坏。

【治疗原则】

类风湿关节炎的治疗原则包括病人健康教育、早期治疗、联合用药、个体化治疗方案以及功能锻炼。主要目的是减轻关节炎症反应，抑制病变发展及不可逆的骨质破坏，尽可能保护关节和肌肉的功能。

1. 非手术治疗

（1）药物治疗　①早期给予NSAIDs缓解疼痛和炎症。②尽早使用改善病情药物（DMARDs）以延缓骨破坏。③锝［^{99}Tc］亚甲基二磷酸盐注射液缓解症状，起效快。④糖皮质激素。⑤植物药制剂，如雷公藤、白芍总苷等。

（2）健康教育　正确认识疾病，积极配合医师治疗。

（3）功能锻炼　急性期适当限制关节活动，症状改善后积极进行正规的功能锻炼。功能锻炼是类风湿关节炎病人关节功能得以恢复及维持的重要方法。

2. 手术治疗　外科手术是功能障碍类风湿关节炎病人的有效治疗手段。常用术式有：关节清理术、关节融合术、胫骨平台截骨术、滑膜切除术及人工关节置换术。

【护理措施】

（一）术前护理

1. 体位护理　急性期病人应卧床休息，保护关节功能，避免脏器受损；缓解期进行关节功能锻炼。

2. 饮食护理　给予足量的蛋白质、高维生素、营养丰富的饮食，宜清淡、易消化，忌辛辣性食物；适当补钙以防低钙血症、骨质疏松症的发生，有贫血者增加含铁食物。

3. 用药护理　遵医嘱正确使用NSAIDs、DMARDs、糖皮质激素及植物类制剂，做好用药的观察及护理。

4. 观察病情　观察病人关节疼痛的部位、对疼痛性质的描述、关节肿胀和活动受限的程度、晨僵的程度和持续时间；观察有无关节外表现，如胸闷、心前区疼痛、腹痛、消化道出血、类风湿结节、类风湿血管炎及其他脏器病变；监测血常规、生化电解质及类风湿因子（RF）、血沉、C反应蛋白等免疫指标。

（二）术后护理

1. 体位护理　平卧位并抬高患肢略高于心脏水平，给予24小时持续冷敷。

2. 观察病情　①注意观察患肢的末梢血运、感觉及运动情况。②观察伤口敷料及引流情况。③观察生命体征及SpO_2，保证静脉输液通畅。

3. 用药护理　根据疼痛的评估结果，遵医嘱联合使用镇痛药物。合理使用抗生素。使用药物预防深静脉血栓，按时执行医嘱。如发生口腔黏膜出血、皮肤瘀点等，要及时停药并汇报医师。

4. 并发症的护理

（1）下肢深静脉血栓和肺栓塞　膝关节表面置换术后下肢深静脉血栓发生率达40%～60%，因此要加强预防。预防方法包括患肢穿弹力袜，踝关节屈伸活动，预防性用药即口服小剂量华法林、阿司匹林或低分子肝素，气压泵治疗等。如有下肢胀痛、皮肤色泽加深、皮温升高、Homans征阳性，应怀疑有发生下肢深静脉血栓形成的可能。

（2）假体松动　松动是人工膝关节返修的主要原因。预防假体松动除提高手术精确性外，还要加强健康教育，体胖者减肥，避免跑、跳、拿取重物，防止膝关节假体过度承受力量。

（3）感染　密切观察体温变化，伤口局部是否红、肿、痛，术前、术中有效给予抗生素，严格无菌操作。

5. 康复锻炼

（1）术后0～3天　因疼痛较重，不主张活动关节，病人可抬高患肢，主动屈伸踝关节和趾间关节，进行股四头肌和腘绳肌的等长收缩活动。每小时进行5～10分钟，以防止血栓形成和肌肉萎缩。

（2）术后4～14天　除继续早期锻炼外，要加强膝关节屈伸活动范围。可遵医嘱使用CPM机（肢体智能运动训练治疗护理器）继续锻炼，术后第4天开始连续使用6～12小时，开始屈伸范围在0～30°，以后每天增加10°，出院时应达90°以上。不使用CPM机时可在床上继续膝关节屈伸活动。

（3）术后2～6周　上述的练习增加频率和时间，拄拐练习行走，逐渐脱拐杖行走，练习上下楼梯活动。要求健腿先上，患腿先下。适应后脱离拐杖。完全康复后可进行适当的体育活动，如散步、打太极拳、骑自行车，但要预防肥胖，预防骨质疏松症，不做剧烈活动。

（王广玲）

目标检测

答案解析

一、简答题

1. 简述急性血源性骨髓炎的临床表现。

2. 简述全髋关节置换术后病人的体位护理。

二、病例分析题

1. 小儿，男，7岁，左膝部碰伤6天开始持续高热寒战，患肢活动受限。左胫骨上段剧痛，且有深压痛。白细胞 $21 \times 10^9/L$，中性粒细胞90%，X线片正常。

请思考：

（1）该病人最可能的医疗诊断是什么？可考虑行何种手术？

（2）手术前后的护理措施有哪些？

2. 马女士，65岁，左膝关节疼痛伴活动受限10年，加重半年余，X线示：关节间隙狭窄，关节表面不平。病人左膝肿胀伴关节畸形，有压痛。诊断为：膝骨关节炎。今日行“人工膝关节表面置换术”，手术顺利，安返病房。

请思考：

（1）术后为预防下肢深静脉血栓应采取何种措施？

（2）如何指导病人进行术后康复锻炼？

书网融合……

本章小结

题库

第四十八章　骨肿瘤病人的护理

PPT

学习目标

知识目标：

1. 掌握　骨肉瘤、骨巨细胞瘤、骨软骨瘤的围手术期护理。
2. 熟悉　骨肉瘤、骨巨细胞瘤和骨软骨瘤的临床表现；骨肿瘤的治疗原则。
3. 了解　骨肿瘤的外科分期及常用的辅助检查方法。

技能目标：

能运用护理程序对骨肉瘤病人实施整体护理。

素质目标：

具有良好的沟通、共情能力及人文关怀。

骨肿瘤是指起源于骨及其附属组织或通过血液及淋巴转移至骨的肿瘤。骨肿瘤根据不同方法可分为原发性和继发性骨肿瘤；也可分为良性、恶性及交界性骨肿瘤。病人局部会出现不同程度的肿胀和疼痛，影响肢体功能，甚至导致病理性骨折，破坏严重的恶性骨肿瘤常需要进行截肢手术，对病人身心健康影响较大。本章重点介绍骨肉瘤的临床特点及围手术期护理。

案例引导

案例　病人，男，15岁。2周前出现右膝部间歇性疼痛和肿胀，拒按，休息后不缓解，且逐渐出现轻度跛行。X线可见右股骨下段骨质破坏，边界模糊，可见Codman三角，被高度怀疑患有骨肉瘤。

讨论：

1. 该病人目前主要的护理诊断/问题是什么？
2. 针对这些问题，如何进行护理？

第一节　骨恶性肿瘤

一、骨肉瘤

骨肉瘤（osteosarcoma）是最常见的原发性恶性骨肿瘤。恶性程度高，预后差。好发于10～20岁青少年，男性多于女性，好发部位为长管状骨干骺端，如股骨远端、胫骨和肱骨近端。近年来，由于早期诊断和辅助化学治疗的发展，使骨肉瘤的5年存活率大大提高。

【病因与病理】

骨肉瘤的发生与骨骼的活跃生长、放射线、遗传、病毒及良性骨疾患的恶变等因素有关。

骨肉瘤从间质细胞系发展而来。肿瘤经软骨阶段直接或间接形成肿瘤骨样组织和骨组织而迅速生长。骨肉瘤的组织学特点是瘤细胞直接形成骨样组织或未成熟骨。它是一种倾向于退行性和多型性的肿瘤，大多数病例都由2种或2种以上不同形态的细胞组成。骨肉瘤可分成3种亚型，即成骨型、成软骨型、成纤维型。

【临床表现】

1. 局部表现

（1）疼痛　骨肿瘤早期出现的症状，病初较轻，呈间歇性，可向远处放射。随病情的进展，疼痛逐渐加重，发展为持续性。多数病人夜间疼痛加剧以致影响睡眠。

（2）肿胀或肿块　位于骨膜下或表浅的肿瘤出现较早，可触及骨膨胀变形。如肿瘤穿破到骨外，可产生大小不等、固定的软组织肿块，表面光滑或者凹凸不平，并常于短期内形成较大的肿块。局部血管怒张反映肿瘤的血供丰富，多属恶性。

（3）畸形　肿瘤影响肢体骨骼的发育出现畸形，下肢较明显。

（4）病理性骨折　肿瘤部位只要有轻微外力就出现骨折，骨折部位肿胀、疼痛剧烈，脊椎病理性骨折常合并截瘫。

（5）压迫症状　盆腔肿瘤可压迫直肠与膀胱，产生排便及排尿困难；脊椎肿瘤可压迫脊髓而产生瘫痪。

2. 全身症状　骨肿瘤早期一般无明显的全身症状，后期由于肿瘤消耗、毒素刺激和心理压力，病人可出现一系列全身症状，如失眠、烦躁、食欲缺乏、精神萎靡、面色苍白、进行性消瘦、贫血、恶病质等。

【辅助检查】

1. X 线检查 病变多起于长骨干骺端，为成骨性、溶骨性或混合性骨质破坏（图 48－1）。肿瘤生长顶起骨外膜，骨膜下产生新骨，表现为三角状骨膜反应阴影，称 Codman 三角；若恶性肿瘤生长迅速，超出骨皮质，沿血管随之长入，肿瘤与反应骨沿放射状血管方向沉积，表现为“日光射线”形态。

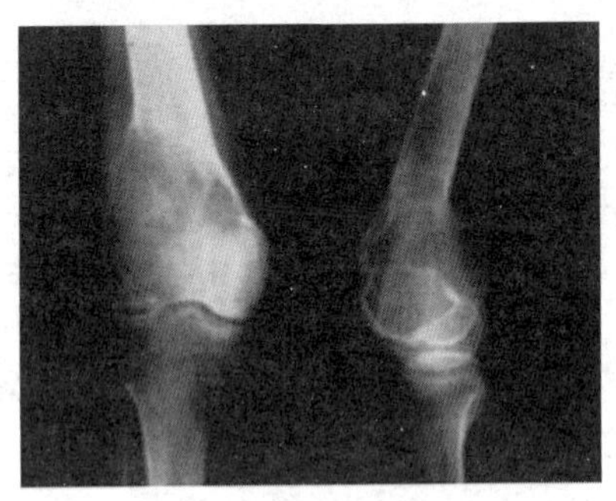

图 48－1 骨肉瘤 X 线表现

2. CT 检查 可以确定肿瘤的存在及确定肿瘤性质，也可以清晰地显示肿瘤的范围，识别肿瘤侵袭的程度，以及与邻近组织的关系。

3. 实验室检查 血清碱性磷酸酶、乳酸脱氢酶升高，与肿瘤细胞的成骨活动有关。术后碱性磷酸酶可下降至正常水平。

【治疗原则】

以手术治疗为主，结合化疗和生物学治疗的综合治疗。一般多采用术前大剂量化疗，根据肿瘤浸润的范围，做根治性切除、瘤段灭活再植或置入假体的保肢手术或截肢术，术后再大剂量化疗。

【护理评估】

（一）术前评估

1. 健康史

（1）一般情况 了解病人的年龄、性别、职业、工作环境和生活习惯，有无发生肿瘤的相关因素；肢体疼痛的性质、程度，加重或缓解的相关因素。

（2）既往史 有无外伤和骨折史，是否有食欲缺乏、低热和疼痛等病史，既往有无其他部位肿瘤史。

（3）家族史 家族中有无类似病史者，如有目前状况如何。

2. 身体状况

（1）症状与体征 了解疼痛的部位、性质，肢体有无肿胀、肿块和表面静脉怒张；局部有无压痛和皮温升高，肢体有无畸形，关节活动是否受限；有无肿块压迫和转移引起的局部体征；了解病人有无消瘦、体重下降、营养不良和贫血等恶病质表现；评估心、肺、肝、肾功能是否正常，能否耐受手术治疗和化疗。

（2）辅助检查 X 线检查骨肿瘤性质、大小及显影征象；心、肺等重要脏器的功能是否正常。

3. 心理－社会状况 评估病人及家属对疾病的认知程度、心理承受程度、心理状态以及经济承受能力。

（二）术后评估

1. 手术情况 了解病人手术、麻醉方式与效果，病变组织切除情况，术中出血、补液情况和术后诊断。

2. 身体状况 评估病人体温、脉搏、呼吸、血压是否平稳；观察引流是否通畅，引流液的性质和量。观察远端肢体有无肿胀、感觉有无障碍及运动反射是否异常，观察伤口有无红、肿、热、痛等感染迹象。辅助检查结果是否正常。

3. 心理－社会状况 了解病人有无焦虑、紧张情绪；康复训练和早期活动是否配合；对出院后的康复治疗是否清楚。

【常见护理诊断/问题】

1. 疼痛 与肿瘤浸润压迫周围组织、手术创伤、骨瘤转移、术后幻肢痛有关。

2. 恐惧 与担心肢体功能丧失和术后预后有关。

3. 皮肤完整性受损 与长期卧床有关。

4. 潜在并发症 病理性骨折。

【护理目标】

1. 病人痛感减轻或消失。
2. 病人恐惧感减轻或消失。
3. 病人皮肤完整，未出现压疮。
4. 病人没有出现并发症，未发生病理性骨折。

【护理措施】

（一）术前护理

1. 心理准备 骨肉瘤恶性程度高，预后差，病死率高，病人往往产生恐惧、悲观、忧郁等情绪，对治疗失去信心。特别对需要截肢手术的治疗往往比较抗拒。护士应加强沟通，了解病人的心理需求，理解病人的情绪反应。向病人及家属介绍当前骨肿瘤的治疗方法和进展、手术治疗和化疗的重要性，鼓励病人积极配合治疗，树立病人战胜疾病的信心。

2. 缓解疼痛

（1）非药物镇痛 了解疼痛的性质、程度、发作持续时间，指导病人避免诱发或加重疼痛的因素。患肢制动，局部垫枕维持肢体功能位，在搬动病人及翻身时，应避免对肿瘤局部的触碰。下肢肿瘤病人避免下床负重，预防跌倒致病理性骨折而使疼痛加剧。与病人讨论缓解疼痛的有效措施，如缓慢地翻身和改变体位，听音乐、按摩等转移注意力。

（2）药物镇痛 WHO 推荐癌性疼痛三阶梯的疗法。一般在疼痛发作初期即需应用，常用三阶梯镇痛药。①第一阶梯镇痛药：为非阿片类制剂，如阿司匹林、双氯芬酸、对乙酰氨基酚等。②第二阶梯镇痛药：为弱阿片类制剂，如可待因、布桂嗪等。③第三阶梯镇痛药：为强阿片类制剂，如吗啡、哌替啶等。

（二）术后护理

1. 体位及休息 ①保持肢体功能位，预防关节畸形。股截肢术后易发生髋关节屈曲、外展挛缩畸形，小腿截肢术后要避免膝关节屈曲挛缩畸形，需通过摆放体位进行预防。②膝部手术后，膝关节屈曲 10°～15°，距小腿关节屈曲 90°。髋部手术，髋关节外展中立或内旋，防止发生内收、外旋脱位。③术后 48 小时开始锻炼肌肉的等长收缩，促进血液循环，防止关节粘连。

2. 康复训练 根据病人的情况制订功能锻炼计划，鼓励病人早日床上坐起或离床进行残肢运动训练，伤口拆线后行残肢肌肉的主动活动、截肢侧关节活动、按摩等，防止肌肉萎缩、关节强直和静脉血栓。①术后 48 小时，开始锻炼肌肉等长收缩，促进血液循环，关节禁止进行影响骨和肌肉稳定性的活动。②术后 3 周开始做手术部位远近关节活动，但不负重。③术后 6 周，进行全身及重点关节的活动，逐渐加大力度，并可辅以理疗、按摩、器械进行活动等。④人工关节置换术者，术后一般不需要外固定，2～3 周后开始关节的功能锻炼。恶性肿瘤术后 3 周可进行患处远侧和近侧关节的活动，逐渐加大活动范围。询问病人运动后感觉，如有不适应卧床休息，防止过度运动。

3. 截肢术后护理

（1）体位 术后 24～48 小时抬高患肢，预防肿胀，但抬高患肢不宜超过 2 天，以免造成膝关节的屈曲挛缩变形。下肢截肢者，每 3～4 小时俯卧 20～30 分钟，并将残肢以枕头支托，给予残端均匀压迫，使残端软组织收缩。术后残肢应用牵引或夹板固定在功能位置，以防发生关节挛缩。

（2）并发症的护理

1）术后出血 严密观察全身状况和残端伤口渗血情况，保持各引流管固定通畅，观察引流液的量、颜色和性状。床旁备止血带、沙袋便于及时止血。搬动残肢时，注意保护残端避免碰撞。对于残端伤口渗血较多者，可用棉垫加弹性绷带加压包扎；若出血量较大，血压急剧下降，脉搏细弱，应警惕患肢残端动脉破裂或血管结扎线脱落，须配合医师立即沙袋压迫术区或在出血部位的近心端扎止血带压迫止血，在局部止血的同时，遵医嘱迅速静脉应用止血药、扩容等抗休克治疗。严重出血或血肿反复发生者，需再次手术探查止血。

2）伤口感染 严格无菌操作，认真止血清创后适当加压包扎，根据术中情况残端留置引流管，按时换药，观察伤口渗液情况。若病人体温升高，局部有伤口跳痛并伴波动感，可能有术区深部感染，应报告医师及时查找原因，及时做细菌培养和药敏试验，合理使用抗生素，必要时局部穿刺或引流。

3）幻肢痛 绝大多数病人在术后相当长的一段时间内感到已切除的肢体仍然有疼痛或其他异常感觉，称为幻肢痛。尤其是术前曾有长期严重疼痛病史者更易发生，这可能是由于术前肿瘤压迫周围组织造成的剧烈疼痛对于大脑皮质中枢刺激形成兴奋灶，术后短时间内未能消失所致；疼痛多呈持续性，且以夜间为甚，其特点和程度不一，但少有剧烈疼痛。术后护士应引导病人注视残端，以加强对肢体截除事实的心理承受。因幻肢痛属精神因素疼痛，运用松弛疗法、心理疏导和精神安慰等心理治疗方法，使病人达到自我分析、自我控制、自我暗示的目的，不主张使用镇痛药，必要时给予安慰剂治疗。对幻肢痛持续时间较长的病人，可轻叩击其神经残端，也可采用理疗，如热敷、离子透入、蜡疗等方法消除幻肢痛。对顽固性疼痛病人，可配合医师进行封闭、交感神经阻滞或交感神经切除术。适当的残肢活动和早期行走亦有利于缓解症状。幻肢痛大多可随时间延长而逐渐减轻或消失。

（3）残肢功能的锻炼 伤口完全愈合后开始残肢功能锻炼，以增强肌力。鼓励病人勤翻身，每天俯卧 2 次以上，每次 30 分钟；俯卧时在腹部及大腿下放置一软枕，用力下压软枕，以增强伸肌肌力；在两腿间放置一软枕（膝上截肢术后例外），残肢用力向内挤压，以增强内收肌肌力，防止外展挛缩。残端用弹性绷带每天包扎数次，经常对残端给予均匀的压迫，促进残端软组织收缩。当残端瘢痕不敏感、伤口愈合牢固后，对残端进行按摩、拍打，用残端蹬踩，先蹬、踩在柔软物品上，逐渐由软到硬，增加残端的负重能力。装配义肢一般在手术后 6 个月残端软组织收缩已定型时。装配义肢前可先安装临时性支具，以便锻炼残端，促进残端成熟，为安装义肢做准备。

4. 病理性骨折的护理 由于骨质破坏，骨肉瘤病人可能发生病理性骨折，搬运病人时应动作轻柔，避免过度用力，翻身时应予以协助，注意观察患肢的血供情况，如有异常及时通知医生。对于行人工关节置换或异体骨移植的病人，应注意保持患肢处于功能位。根据病人的情况制订功能锻炼计划，功能锻炼要循序渐进，注意保护患侧肢体，避免过早负重或急于下床行走，病人下床练习站立或行走时应专人协助保护，预防跌倒。若发生骨折，应配合医生行局部石膏外固定或牵引，并按骨折护理常规进行护理。

5. 术后化疗的护理 化疗后引起的脱发、消化道等不良反应对病人的影响较大，护理人员要给予有针对性的解释和安慰。可建议病人佩戴假发以维护外观形象。了解和掌握化疗药物的作用和不良反应，血小板减少时应注意观察皮肤黏膜有无出血点，白细胞减少时应采取保护性隔离措施防止交叉感染。

（三）健康教育

1. 心理指导 协助病人重新设计自我形象，积极引导病人进行功能锻炼，最大限度地发挥残肢的功能。介绍类似经历的病人，帮助设计切实可行的谋生手段和生活方式，对病人积极的处世态度给予肯定、赞扬，促使病人逐渐接受和坦然面对自身形象。

2. 饮食指导 增加营养，给予高热量、高蛋白、高维生素、易消化饮食。纠正慢性贫血和营养不良。

3. 康复指导 根据病人的情况制订功能锻炼计划，指导病人正确佩戴义肢，正确应用拐杖、轮椅等各种助行器，锻炼协调性、平衡性，最大限度地促进病人的生活自理能力。

4. 自我监测 教会病人自我检查和监测的方法，出院后继续坚持放疗和化疗；发现肢体肿胀及疼痛，应及时就医。

5. 定期复查 定期门诊检查，防止复发。术后1年内至少每个月复查1次患肢正侧位片和胸部X线，术后1～2年每2个月复查1次，以后每3个月复查1次，发现异常及时就诊。

【护理评价】

1. 病人疼痛是否得到缓解。
2. 病人恐惧感是否减轻或消失。
3. 病人皮肤状态是否正常，有无发生压疮。
4. 病人病理性骨折是否得到早期预防，或发生时是否得到及时的发现和处理。

知识链接

骨肉瘤的化疗

在辅助化疗出现之前，骨肉瘤的治疗方式主要是截肢手术，随着外科技术的提高，美国梅奥医学中心骨肉瘤病人生存率从20世纪60年代的13%提高到20世纪70年代的42%，20世纪70年代，随着辅助化疗研究的进行和外科技术的发展，部分骨肉瘤病人可以接受人工假体置换从而避免截肢，但人工假体的个性化设计和制造需要2～3个月，Rosen等为避免病人在等待手术期间缺乏治疗，设计了一种术前化学治疗方案（T5方案），包括甲氨蝶呤、长春新碱和阿霉素治疗，这3种药物循环应用1次后进行手术，这就是最早的新辅助化疗方案。目前大量研究结果表明，新辅助化疗不能在辅助化疗的基础上继续提高病人生存率，但可有效提高手术保肢率。至此，形成了沿用至今的标准骨肉瘤治疗方案：新辅助化疗－手术－辅助化疗。

二、软骨肉瘤

软骨肉瘤（chondrosarcoma）是成软骨的恶性肿瘤，其特点是肿瘤细胞产生软骨，有透明软骨的分化，常出现黏液样变、钙化和骨化。多见于30岁以上成年男性。好发于骨盆，其次为肩胛骨、股骨及肱骨。

【临床表现】

病程缓慢，局部肿块和疼痛为主要表现。最初是间歇性隐痛，后逐渐加重，转为持续性疼痛，局部可扪及肿块，可有压迫症状。X线表现为密度降低的溶骨性破坏，其间有斑点状钙化区或絮状骨化影（图48－2）。

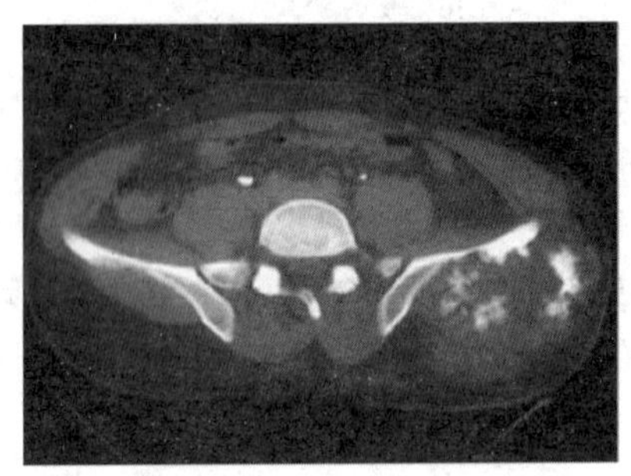

图48－2　软骨肉瘤X线表现

【治疗原则】

手术治疗为主，根据情况选择做局部大块切除、节段截除或截肢术，对放疗不敏感。预后较骨肉瘤好。

【护理措施】

参见本章第一节骨肉瘤病人护理措施。

三、骨纤维肉瘤

骨纤维肉瘤（fibrosarcoma）是起源于非成骨性纤维结缔组织的一种少见恶性骨肉瘤。可在任何性别及年龄发病，但一般在30～70岁的发病率较高，很少在10岁前发病。

【临床表现】

好发于四肢长骨干骺端或骨干，以股骨多见。起病缓慢，主要表现为疼痛和局部肿块，易并发病理性骨折。X线表现为斑纹状或虫蚀样的囊性骨缺损，一般无骨膜反应。

【治疗原则】

骨纤维肉瘤对化疗和放疗不敏感，以手术切除为主，根据外科分期选择做根治性切除或截肢术、关节离断术。预后较骨肉瘤佳。晚期多经血液转移至肺。

【护理措施】

参见本章第一节骨肉瘤病人护理措施。

四、恶性淋巴瘤

恶性淋巴瘤（malignant lymphoma）也称网状细胞肉瘤，是起源于骨髓或骨松质的原发性骨肿瘤，是一种恶性淋巴细胞组成并在骨骼内产生病灶的骨肿瘤，好发于40～60岁。

【临床表现】

恶性淋巴瘤临床表现以疼痛和局部肿块为主，常伴病理性骨折。X线通常表现为骨穿透性、斑点状的灶性破坏，相互融合则呈大范围的溶骨缺损，最后皮质受侵穿破。

【治疗原则】

一般主张以放射、化疗治疗为主，并辅以手术治疗，预后较好。

【护理措施】

参见本章第一节骨肉瘤病人护理措施。

五、骨髓瘤

骨髓瘤（myeloma）是B淋巴浆细胞系统恶性增殖所致一种肿瘤。其特点是骨髓中出现异常的浆细胞（称为骨髓瘤细胞）的恶性增殖，并分泌某种体液因子，使破骨细胞异常激活，造成溶骨性病变，引起骨痛和骨质破坏、贫血、肾功能损害、免疫功能异常。40岁以上的男性多见，好发部位为椎体、肋骨、胸骨、颅骨和骨盆等有造血骨髓的骨骼。

【临床表现】

骨骼疼痛是最常见的症状，多为腰骶、胸骨、肋骨疼痛。肿瘤一旦发现后，多数病人逐渐出现进行性贫血和恶病质。X线检查可见多发性溶骨性穿凿样骨质缺损区或骨质疏松、病理性骨折。

骨髓涂片呈增生性骨髓象，可见大量形态异常的浆细胞，为主要的诊断依据。血清或尿中异常球蛋白增多，A/G倒置，本－周（Bence－Jones）蛋白半数阳性，血钙增高、尿蛋白电泳异常等。

【治疗原则】

以化疗和放疗为主，辅以一般对症治疗。病理性骨折和脊髓压迫者可考虑外科手术治疗。本病预后差。

【护理措施】

参见本章第一节骨肉瘤病人护理措施。

第二节 骨巨细胞瘤

骨巨细胞瘤（giant－cell tumor of bone）是一种原发性潜在恶性骨肿瘤，骨好发于20～40岁，女性多于男性，好发部位为长骨干骺端和椎体，特别是股骨远端和胫骨近端。

【病理生理】

骨巨骨细胞瘤是发生于骨松质的溶骨性肿瘤，源于骨髓结缔组织的间充质细胞，由间质细胞和多核巨细胞构成，是介于良性和恶性之间的临界瘤。Campanacci等结合影像学表现和组织学基质细胞特异性进行分级，分为Ⅰ级（静止，非活跃）、Ⅱ级（活跃，此级最多）、Ⅲ级（侵袭性，此级在复发的骨巨细胞瘤更多见）。

【临床表现】

早期多见疼痛，不剧烈。局部肿胀，皮肤温度升高，静脉显露。可触及肿块，肿块出现迟于疼痛状态。肿瘤浸润反应造成关节功能障碍，发生于脊柱部位的骨巨细胞瘤引起椎体压缩骨折、脊髓损伤及截瘫。位于骶骨者可引起骶区疼痛，马鞍区麻木合并排尿、排便障碍，肛门指检可扪及骶前肿物。

【辅助检查】

1. X线检查 是最具诊断价值的放射学检查。表现为长骨骨骺处偏心性溶骨性破坏，骨皮质膨胀变薄，界限清晰，周围无骨膜反应。病变常累及邻近干骺端，甚至侵犯到关节。溶骨性破坏呈典型的“肥皂泡”样改变。合并病理性骨折者常伴有骨折影像（图48－3）。

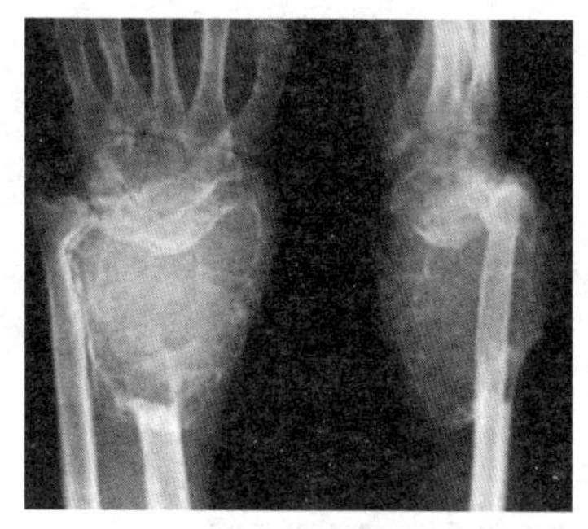

图48－3 骨巨细胞瘤X线表现

2. 血管造影 显示肿瘤血管丰富，并有动静脉瘘形成。

【治疗原则】

以手术治疗为主，采取边缘或外科边界的切除手术，传统的手术方法是肿瘤刮除后植骨填充缺损，但此种手术只是囊内切除，会因残留病灶而复发，复发率达40%～

60%，而边缘切除或广泛切除则降低了肿瘤的复发率。对于复发者，应行切除、节段截除术或假体植入术。

【护理评估】

（一）术前评估

1. 健康史

（1）一般情况　了解病人的性别、年龄、民族、文化程度、工作性质等。

（2）既往史　了解病人有无肿瘤病史或手术治疗史；有无其他系统疾病及治疗史。

（3）家族史　了解病人家族中有无类似的肿瘤病人。

2. 身体状况

（1）症状与体征　评估病人全身营养状况、重要脏器功能状态；评估病人肢体的颜色、温度、肿胀、疼痛以及有无压迫、转移症状；评估病人是否因疼痛活动受限或完全不能活动。

（2）辅助检查　X线检查是否有典型的X线征，骨肿瘤的范围、对骨破坏的程度如何；活组织病理检查有无异常；心、肺等重要脏器的功能是否正常。血管造影有无异常发现。

3. 心理－社会状况　评估病人及家属对疾病的认知程度、心理承受程度、心理状态以及经济承受能力。

（二）术后评估

1. 手术情况　了解病人手术、麻醉方式与效果，病变组织切除情况，术中出血、补液情况和术后诊断。

2. 身体状况　评估病人生命体征是否平稳，观察远端肢体有无肿胀、感觉有无障碍、运动反射是否异常，关节功能是否恢复；观察伤口引流是否通畅，引流液的颜色、性质和量；伤口有无红、肿、热、痛等感染迹象；辅助检查结果是否正常。

3. 心理－社会状况　了解病人有无焦虑、紧张心理；康复训练和早期活动是否配合；对出院后的康复治疗是否清楚。

【常见护理诊断/问题】

1. 焦虑/恐惧　与肢体功能丧失及对预后的担心有关。

2. 疼痛　与肿瘤压迫周围组织有关。

3. 躯体移动障碍　与疼痛及肢体功能受损有关。

4. 潜在并发症　病理性骨折。

【护理目标】

1. 病人自述焦虑、恐惧减轻或消失。
2. 病人自述疼痛减轻或可以耐受。
3. 病人关节活动得到恢复或重建。
4. 病人未发生并发症或并发症得到及时发现、处理。

【护理措施】

（一）术前护理

1. 心理护理　骨巨细胞瘤为低度恶性或潜在的恶性肿瘤，病人常常担心疾病的预后。与病人沟通，鼓励病人说出引起焦虑或恐惧的原因，了解疾病对病人和家庭带来的影响，向病人及家属介绍目前骨肿瘤的治疗方法和进展，介绍治疗成功病人与其交流，助其树立战胜疾病的信心。鼓励家属多关心安慰病人，使病人保持情绪稳定，有效配合治疗及护理。

2. 减轻疼痛　嘱病人疼痛时尽量卧床休息，肢体置于功能位。与病人探讨引起疼痛的原因和缓解的方法，疼痛较轻的可采用放松疗法分散注意力；疼痛严重的，可遵医嘱应用镇痛药物，采用三阶梯镇痛治疗。进行护理操作时动作要轻柔，减少不必要的肢体搬动，避免按摩、挤压、热敷，尽量减少诱发或加重疼痛的诱因。

3. 预防病理性骨折　告知病人患侧肢体避免负重，尽量卧床休息，协助病人床上活动变动体位时，动作轻柔。对骨破坏严重者配合医生行小夹板或石膏托固定患肢；股骨近端骨质破坏严重者，在外固定的基础上还需同时进行患肢牵引，以免关节挛缩畸形。一旦发生骨折，应按骨折病人护理常规进行护理。

（二）术后护理

1. 观察病情　术后密切观察病人的意识、血压、脉搏、呼吸变化，及时观察引流液的量、颜色，切口有无出血；观察尿量及病人的面色、皮肤黏膜色泽，有无恶心、头晕、出冷汗、脉搏细速等症状，并及时记录。如每小时引流液 >150ml，应及时通知医生处理。观察患肢远端血运情况，肢体肿胀、疼痛、色泽、温度的改变。上肢手术后观察桡动脉搏动；下肢手术后观察足背动脉搏动。

2. 体位与活动　术后抬高患肢，预防肿胀。保持肢体功能位，预防关节畸形。①膝部手术后，膝关节屈曲15°。②髋部手术后，髋关节外展中立或内旋，防止发生内收、外旋脱位。术后早期卧床休息，避免过度活动，以后可根据康复状况开始床上活动和床旁活动。

3. 引流管护理　切口引流管应妥善固定，防止折叠、扭曲、脱落。定时挤压引流管，保持有效负压。记录引流液的量和性状。引流液多时，应及时报告医师处理。

4. 康复锻炼　鼓励病人早期进行肢体的功能锻炼，预防肌挛缩和关节僵硬。术后病情平稳即可指导病人进行踝关节的背伸训练及足趾活动，进行股四头肌的等长收缩锻炼。术后1～2周逐渐增加关节的活动度。人工膝关节手术者，进行被动及主动的膝关节的伸直和坐位膝关节的屈曲伸直锻炼。人工髋关节置换者练习外展运动，骨水泥全髋假体置换术后1天即可站立训练，手术侧肢体逐渐部分负重。异体骨与关节移植者，根据病人的骨质条件及愈合程度，手术侧肢体逐渐在保护下负重训练，以防异体骨发生骨折。

（三）健康教育

1. 康复指导 指导病人出院后坚持功能锻炼，避免早期负重及剧烈运动，练习行走时不可跌倒，防止骨折。

2. 定期复查 术后1年内每个月复查1次X线摄片；术后1~2年每2个月复查1次，以后每3个月复查1次，了解肿瘤切除部位骨修复情况以早期发现有无局部肿瘤复发。经手术或放射治疗的病人，要长期随诊，注意有无局部复发、恶性改变及肺部转移。

【护理评价】

1. 病人自述焦虑、恐惧是否减轻或消失。
2. 病人自述疼痛是否减轻或可以耐受。
3. 病人关节活动是否得到恢复或重建。
4. 病人是否发生并发症，或并发症发生时是否得到及时发现、处理。

第三节 良性骨肿瘤

一、骨软骨瘤

骨软骨瘤（osteochondroma）是一种常见的、软骨源性的良性肿瘤。是一种多发于长骨干骺端的骨性隆起，起源于软骨生长板的外围，是一种骨与软骨形成的发育畸形，还可以见于具有软骨生长的任何骨上。多发生于青少年，最初发病年龄一般在5~15岁，随机体发育而增大，当骨骺线闭合后，其生长也停止。骨软骨瘤可分为单发性与多发性两种。单发性骨软骨瘤也称外生骨疣，多发性骨软骨瘤也称骨软骨瘤病，多有家族遗传史，具有恶变倾向。

【临床表现】

通常表现为关节周围生长缓慢的、无痛性、质硬的包块。部分病人在剧烈活动时或疲劳活动后有患部的疼痛和酸胀不适。症状的产生多与肿块对周围软组织的机械压迫有关，长时间的摩擦与压迫可使患部发生滑囊炎引起疼痛。较大或者较浅部位的包块对外观的影响也是病人前来就诊或要求治疗的另一个重要原因。

在成年人，无外伤突然出现的疼痛和包块进行性增大常预示着有恶变的可能。家族性骨软骨瘤病常表现为各长骨端或关节周围的包块，病人多矮小，经常伴有桡骨头脱位、膝外翻等多种畸形。骨软骨瘤发生恶性变可出现疼痛、肿胀、软组织肿块等症状。

【辅助检查】

典型X线表现是长骨干骺端的骨性隆起，隆起方向多与关节方向相反，肿物表面光滑或有菜花状的软骨钙化，肿物包绕的皮质骨完整并与宿主骨的皮质相连，肿物包壳内的松质骨与宿主骨髓腔松质骨相通（图48-4）。一般依据蒂部的情况可分为窄基型和阔基型。骨软骨瘤发生恶性变时，X线片可见原来稳定的软骨瘤再度生长，骨质破坏，呈云雾状改变以及钙化不规则等表现，单发骨软骨瘤宽基底者恶变率高。

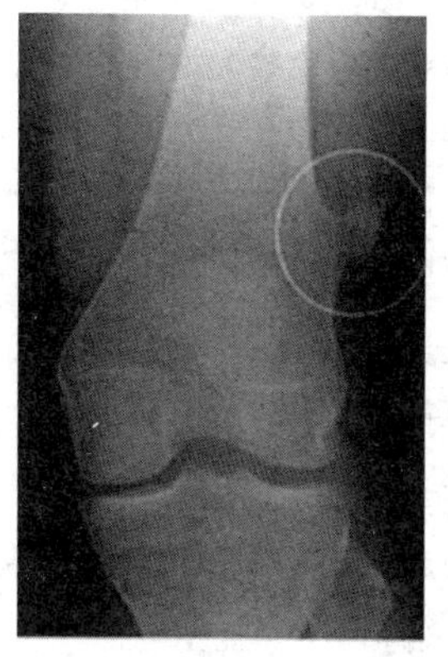

图48-4 骨软骨瘤X线表现

【治疗原则】

一般不需要治疗，但出现如下情况通常需手术切除：①肿瘤的原因造成的局部疼痛不适和功能障碍。②为纠正畸形和预防将要发生的畸形。③肿块较严重，影响病人外观。④怀疑有恶变倾向者。⑤发生在扁平骨，特别是骨盆和肩胛骨的骨软骨瘤，恶变概率较高，一般建议给予切除。⑥压迫血管、神经以及肿瘤自身发生骨折时。⑦肿瘤表面滑囊反复感染者。

骨软骨瘤切除后复发的概率非常低，软骨帽残留是复发的关键，所以其能否被完整切除就显得至关重要。切除应从肿瘤基底四周部分正常骨组织开始，包括纤维膜、滑囊、软骨帽等。恶变为软骨肉瘤时的病变须行广泛的大块切除。

【护理措施】

1. 心理护理 主动与病人进行沟通，了解其产生焦虑恐惧的具体原因。若病人担心疾病预后，可向病人解释骨软骨瘤属良性肿瘤，无症状者无需治疗，有症状者可手术切除，向病人介绍治疗方法及预后。

2. 缓解疼痛 为病人提供安全、舒适的环境，并与其讨论疼痛的原因和缓解方法。指导病人应用非药物方法缓解疼痛，如放松训练、催眠暗示、想象等，若疼痛不能控制，可遵医嘱应用镇痛药物。

3. 预防病理性骨折 提供无障碍环境，教会病人正确使用拐杖、轮椅等助行器具，避免肢体负重，预防病理性骨折。

4. 体位护理 术后予抬高患肢，保持肢体关节于功能位。

5. 康复锻炼 骨软骨瘤手术一般不影响关节功能的活动，术后早期即可进行肢体的主动活动，预防肢体肿胀。

二、骨样骨瘤

骨样骨瘤（osteoid osteoma）是一种孤立性、圆形的、成骨性的良性肿瘤，以疼痛为主，较少见。常发生于儿童和少年，好发部位以下肢长骨为主。病灶呈圆形或卵圆形瘤巢，被反应骨包围，生长潜能有限，肿瘤直径很少超过1cm。CT检查有助于发现瘤巢。

【临床表现】

主要症状是疼痛，有夜间痛，进行性加重，可服用阿司匹林镇痛，饮酒可使疼痛加重，并以此作为诊断依据。若病损在关节附近，可出现关节炎症状，影响关节功能。

【治疗原则】

有自限性愈合倾向，无症状者无须治疗，持续性疼痛者行手术切除，将瘤巢及其外周的骨组织彻底切除，可预防复发，预后好。

【护理措施】

参考本节骨软骨瘤护理措施。

三、软骨瘤

软骨瘤（chondroma）是一种松质骨、透明软骨组织构成的、软骨源性的良性肿瘤，好发于手和足的管状骨。位于骨干中心者称为内生软骨瘤，较多见；偏心向外突出者称为骨膜软骨瘤或外生性软骨瘤，较少见。多发性软骨瘤恶变多形成软骨肉瘤。

【临床表现】

以无痛性肿胀和畸形为主。有时也因病理性骨折或偶然发现。

【X线表现】

内生软骨瘤显示髓腔内有椭圆形透亮点，呈溶骨性破坏，皮质变薄无膨胀，溶骨区内有间隔或斑点钙化影。骨膜下软骨瘤在一侧皮质形成凹形缺损，并可有钙化影。

【治疗原则】

以手术治疗为主。采用刮除或病段切除植骨术，预后好。

【护理措施】

参考本节骨软骨瘤护理措施。

（邓　英）

目标检测

答案解析

一、简答题

1. 简述骨肉瘤的临床表现。
2. 简述骨肉瘤病人截肢术后功能锻炼的原则和方法。

二、病例分析题

刘先生，19岁，左膝关节外上方肿痛3个月，加重1周就诊。体格检查：左膝部弥漫性包块，边界不清，压痛明显，局部皮温高，可见静脉怒张，左膝关节屈曲，不能伸直。X线检查：左股骨下端骨质呈浸润性破坏，有溶骨现象，可见明显的Codman三角。肺纹理清晰。经医师诊断此病需手术治疗，病人及家属担心手术及疾病预后。

请思考：

（1）该病人的护理诊断/问题有哪些？

（2）病人在全麻下行左膝上截肢术，术后出现幻肢痛，病人疼痛的原因是什么？如何对疼痛进行评估？

（3）患肢痛的护理措施有哪些？

书网融合……

本章小结

题库

参考文献

[1] 李乐之，路潜．外科学护理学［M］．6版．北京：人民卫生出版社，2017.

[2] 郭子健，费舟．外科学［M］．北京：中国医药科技出版社，2017.

[3] 张清．内外科护理学［M］．北京：清华大学出版社，2020.

[4] 袁凯涛，石汉平．《欧洲临床营养和代谢学会指南：外科临床营养》解读［J］．中国实用外科杂志，2017，37（10）：1132－1134.

[5] 王宇娇，黄迎春，高岚，等．重症营养风险评分表的应用进展［J］．中华护理杂志，2017，52（5）：568－570.

[6] 陈孝平，汪建平，赵继宗．外科学［M］．9版．北京：人民卫生出版社，2018.

[7] 中华护理学会手术室护理专业委员会．手术室护理实践指南（2021版）［M］．北京：人民卫生出版社，2021.

[8] 张可贤，杨青．麻醉专科护士临床工作手册［M］．北京：人民卫生出版社，2020.

[9] 曹晖，陈亚进，顾小萍，等．中国加速康复外科临床实践指南（2021版）［J］．中国实用外科杂志，2021，41（9）：961－992.

[10] 徐波，陆宇晗．肿瘤专科护理［M］．北京：人民卫生出版社，2018.

[11] 张洪涛，李霄，陶开山．中国肝移植免疫抑制治疗与排斥反应诊疗规范（2019版）［J］．器官移植，2021，12（1）：8－14.

[12] 陶开山，李霄．中国肝移植术后并发症诊疗规范（2019版）［J］．器官移植，2021，12（2）：129－133.

[13] 梁强，邵淑琦，段磊，颅内压监测研究进展［J］．中国神经精神疾病杂志，2019，45（4）：242－245.

[14] 中国医师协会神经介入专业委员会．中国颅内破裂动脉瘤诊疗指南2021［J］．中国脑血管病杂志，2021，25（1）：1－7.

[15] 中国抗癌协会乳腺癌专业委员会．乳腺癌诊治指南与规范（2021年版）．中国癌症杂志，2021，31（8）：770－842.

[16] 中华医学会肿瘤学分会，中华医学会杂志社．中华医学会肿瘤学分会肺癌临床诊疗指南［J］．中华医学杂志，2021，101（23）：1725－1757.

[17] 国家卫生健康委办公厅．原发性肝癌诊疗指南（2022年版）［J］．中华外科杂志，2022，60（4）：273－309.

[18] 马远征，王以朋，刘强，等．中国老年骨质疏松诊疗指南（2018）［J］．中国骨质疏松杂志，2018，24（12）：1541－1567.

[19] 宗兆文，秦昊，陈思旭，等．现代脊柱战伤分级救治专家共识［J］．解放军医学杂志．2019，44（12）：991－999.

[20] 吴晓明，蔡明，东靖明，等．肩关节后脱位诊断与治疗的专家共识［J］．中国骨与关节杂志，2019，8（8）：610－616.

[21] 柴益民．中国再植再造发展与现状［J］．中国修复重建外科杂志，2018，32（7）：798－802.